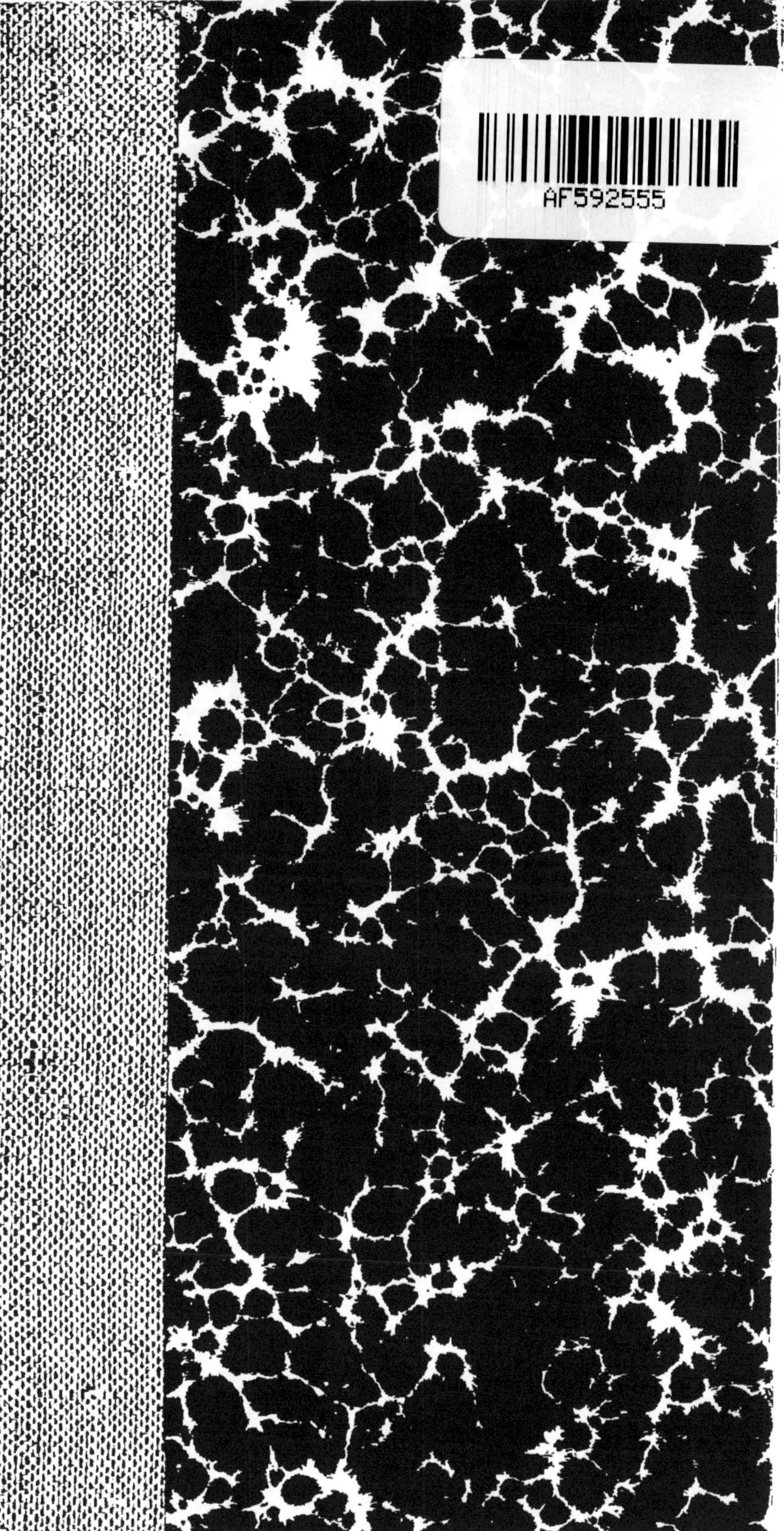
AF592555

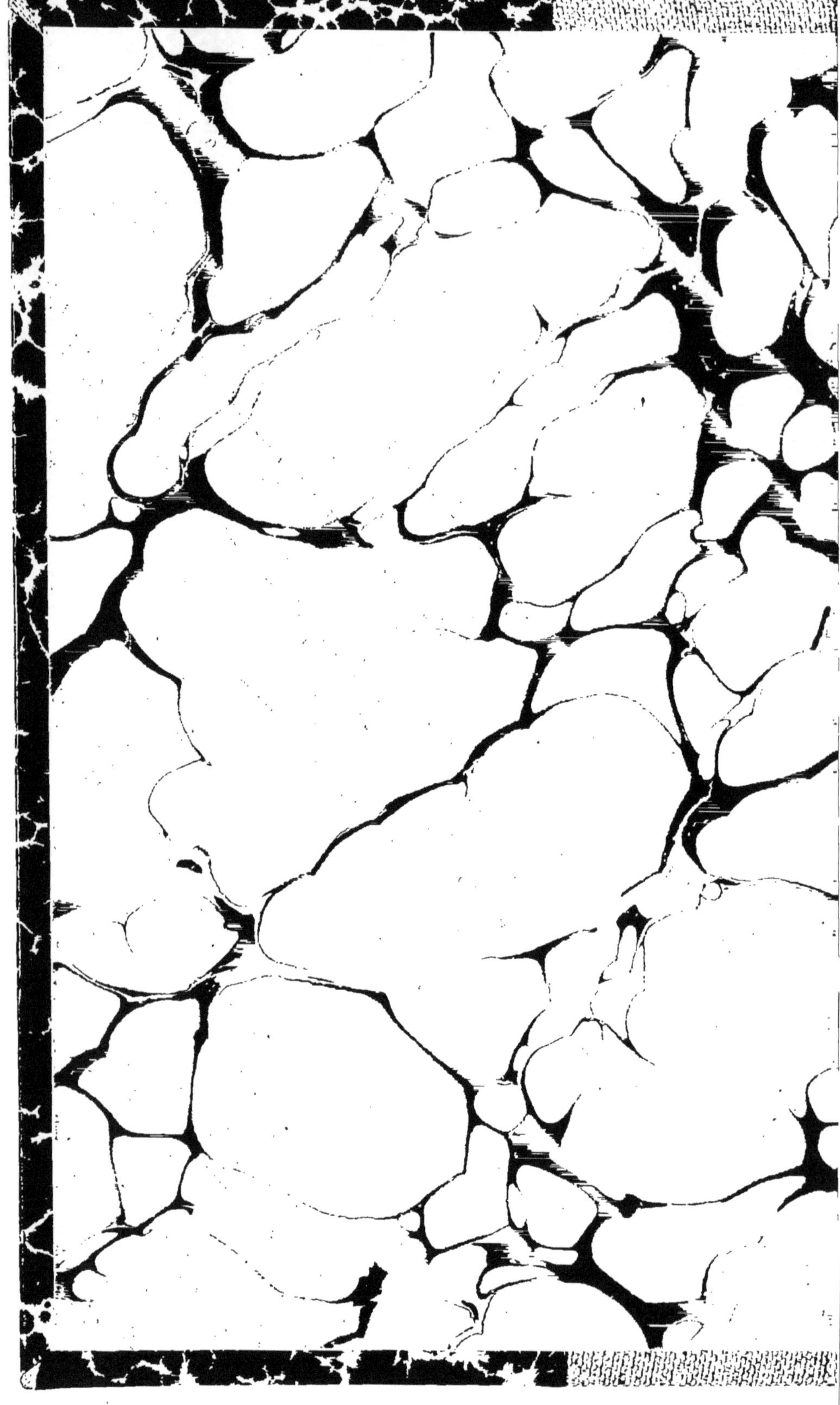

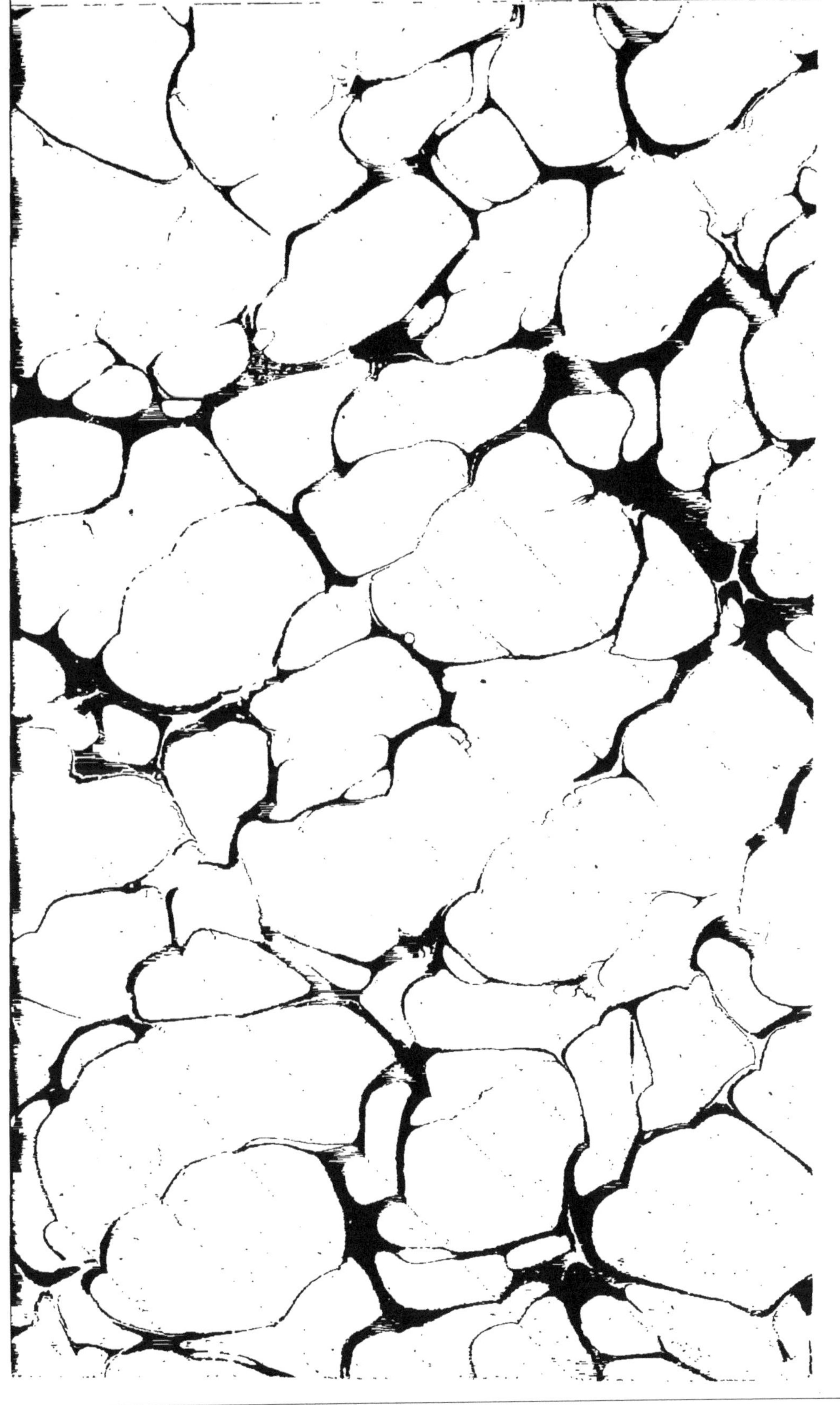

MANUEL

DE L'ART

DES AUTOPSIES

CADAVÉRIQUES

SURTOUT DANS SES

APPLICATIONS A L'ANATOMIE PATHOLOGIQUE

PAR LE DOCTEUR

ÉMILE GOUBERT

Correspondant de la Société des naturalistes de Moscou et de celle de Hanau,
Président de la Société des naturalistes de Paris, etc.

En collaboration, pour la première partie, avec M. A. HARDON

PRÉCÉDÉ D'UNE LETTRE DE

M. BOUILLAUD

Professeur de clinique à la Faculté de médecine de Paris.

Avec 145 figures dans le texte

PARIS

GERMER BAILLIÈRE, LIBRAIRE-ÉDITEUR

Rue de l'École-de-Médecine, 17.

Londres
Hipp. Baillière, 219, Regent street.

New-York
Baillière brothers, 440, Broadway.

MADRID, C. BAILLY-BAILLIÈRE, PLAZA DEL PRINCIPE ALFONSO, 16.

1867

MANUEL

DE L'ART

DES AUTOPSIES

CADAVÉRIQUES

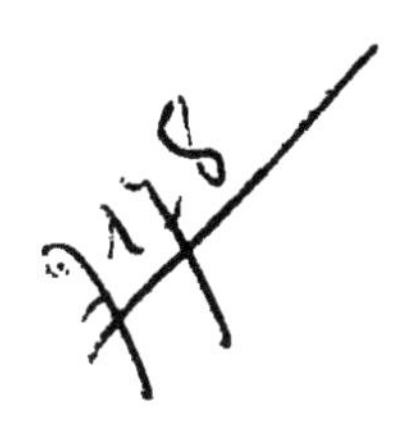

Paris. — Imprimerie de E. Martinet, rue Mignon, 2.

MANUEL

DE L'ART

DES AUTOPSIES

CADAVÉRIQUES

SURTOUT DANS SES

APPLICATIONS A L'ANATOMIE PATHOLOGIQUE

PAR LE DOCTEUR

ÉMILE GOUBERT

Correspondant de la Société des naturalistes de Moscou et de celle de Hanau,
Président de la Société des naturalistes de Paris, etc.

En collaboration, pour la première partie, avec M. A. HARDON

PRÉCÉDÉ D'UNE LETTRE DE

M. BOUILLAUD

Professeur de clinique à la Faculté de médecine de Paris.

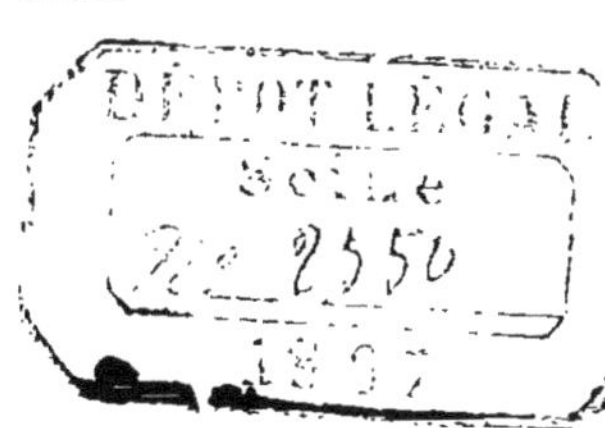

Avec 145 figures dans le texte

PARIS

GERMER BAILLIÈRE, LIBRAIRE-ÉDITEUR

Rue de l'École-de-Médecine, 17.

Londres	New-York
Hipp. Baillière, 219, Regent street.	Baillière brothers, 440, Broadway.

MADRID, C. BAILLY-BAILLIÈRE, PLAZA DEL PRINCIPE ALFONSO, 16.

1867

A

M. BOUILLAUD,

PROFESSEUR DE CLINIQUE MÉDICALE A L'HOPITAL DE LA CHARITÉ.

MONSIEUR ET TRÈS-HONORÉ MAÎTRE,

Je vous prie de vouloir bien accepter la dédicace de ce livre. C'est dans vos travaux que j'ai appris à aimer l'anatomie pathologique, science à laquelle votre nom est pour jamais attaché.

C'était un devoir pour moi de reconnaître tout ce que je dois à vos savantes cliniques.

Veuillez agréer, monsieur et très-vénéré maître, avec votre bienveillance ordinaire, l'expression de ma profonde gratitude.

Dr Émile GOUBERT.

Paris, 30 décembre 1866.

CHER MONSIEUR GOUBERT,

Votre *Manuel de l'art des autopsies cadavériques*, que j'espérais en 1864, va donc enfin comparaître devant son juge naturel, le public. Puisse-t-il en recevoir un accueil aussi favorable qu'il le mérite !

Le sujet que vous avez traité est d'une importance capitale et attendait cependant encore un livre *ex professo*.

Le voici enfin ce livre que tout étudiant devrait s'empresser de feuilleter pour ainsi dire jour et nuit, — à moins que, comme vous, cher monsieur Goubert, il ne voulût et pût feuilleter le meilleur, le premier de tous les livres, c'est-à-dire le grand livre de la nature. Mais, en matière d'autopsies cadavériques surtout, le livre dont il s'agit, bien que nul autre ne le puisse remplacer, n'est à la disposition que d'un infiniment petit nombre d'élèves.

J'espère donc que ce *Manuel*, qui vous a coûté tant de peines et de veilles, sera bientôt, ainsi que son nom l'annonce d'avance, entre les mains de tous les élèves avides d'une solide instruction en une matière dont l'importance, comme je le disais plus haut, est vraiment capitale.

A vous bien cordialement, cher monsieur Goubert.

BOUILLAUD.

INTRODUCTION.

L'impression de ce travail a été commencée en 1863. Des motifs indépendants de ma volonté ont seuls retardé cette publication.

La *première partie* a été rédigée en collaboration avec M. A. Hardon, qu'une assez longue pratique des hôpitaux de Paris a rendu habile dans l'art des autopsies cadavériques.

Ce qui nous avait déterminés en 1863, M. Hardon et moi, à composer ce MANUEL, c'est, d'une part, l'absence d'ouvrage spécial au sujet, tant en France qu'à l'étranger; de l'autre, l'importance bien légitime qu'on attribue aux études nécroscopiques, soit à l'œil nu, soit au microscope.

Telles sont les deux principales considérations que je chercherai à développer dans cette Introduction. Autrement nous n'avons aucune prétention de découverte; le modeste mérite que nous puissions ambitionner, c'est de simplifier une étude indispensable. Je donnerai ensuite au lecteur un aperçu d'ensemble sur ce livre.

L'anatomie pathologique est aujourd'hui plus que jamais à l'ordre du jour : c'est une des branches de la médecine qui a le plus progressé depuis quelques années. De nos temps, maîtres et élèves semblent rivaliser de zèle pour fouiller le cadavre et demander à la mort quelque secret nouveau. En

France, comme en Angleterre et en Allemagne, l'autopsie cadavérique est donc tout à fait en vogue, et il n'y aurait pas un élève sérieux qui se dispenserait d'assister à une ouverture quand l'occasion lui en est offerte, ou de présenter aux Sociétés anatomique et biologique les pièces curieuses qu'il aurait pu extraire.

Or, il n'est pas aussi facile que le pensent les personnes inexpérimentées d'ouvrir convenablement un cadavre, quand on n'a pas de règles pour cette opération. Tous les ans de nouveaux élèves se succèdent dans nos hôpitaux, stagiaires ou externes, qui se trouvent dans le plus grand embarras quand le chef de service ou l'interne les prie d'aller, soit avant, soit pendant la visite, constater sur le cadavre les *symptômes de Morgagni*, c'est-à-dire les lésions qui devront sévèrement contrôler le diagnostic posé pendant la vie, ce *quid ignotum* qui fait le désespoir de tous les praticiens. C'est pour avoir éprouvé nous-même ce fâcheux embarras que nous en parlons à nos jeunes confrères exposés à le rencontrer au premier jour.

Il me serait également facile de mentionner les obstacles semblables que rencontre le praticien isolé dans la campagne, ayant fréquenté à peine un ou deux ans les hôpitaux, et requis quelque jour par l'autorité pour faire un examen nécroscopique.

Je pourrais ajouter qu'on retrouve assez souvent dans le programme des divers concours des questions ayant trait à la nécropsie (1); — que la plupart des familles riches font faire l'autopsie cadavérique de leurs parents, et que cet usage prévaudra peut-être pour toutes les villes dans un avenir peu éloigné.

En vain vous adresseriez-vous aux libraires ou bibliothécaires ; aucun ouvrage ne parle du sujet, suffisamment au moins. Quand on va disséquer, on peut emporter avec soi une foule de livres qui indiquent les coupes ou les recherches à

(1) Nous en avons un exemple dans le *Guide des examens* du docteur Berton (p. 122). En 1861, les élèves eurent à traiter, pour la composition écrite de l'externat, la question suivante : *Comment fait-on l'examen nécroscopique du tube digestif?*

En 1863 (*Gazette des hôpitaux,* 19 mai), au concours pour un emploi de professeur agrégé à l'École impériale de médecine et de pharmacie militaires, il sortit la question suivante, qui pourrait servir de texte à notre livre : *Autopsie cadavérique avec lésions qu'on peut y observer, et application à la médecine légale.*

faire ; mais, quand il s'agit de pratiquer une nécropsie, on n'a jusqu'ici aucun guide à se mettre sous les yeux.

Dans les meilleurs traités de médecine légale vous voyez discuté tout au long l'examen extérieur du cadavre d'un homicidé, d'un noyé, d'un pendu, etc. ; la levée des corps, les signes de la mort, les altérations cadavériques. Quelques-uns, allant plus loin, indiqueront des méthodes pour ouvrir le crâne, le thorax, l'abdomen, le rachis ; mais leur exposé, sur ce dernier point, est fort succinct ; à peine, en outre, deux auteurs sont-ils d'accord sur les procédés. Enfin, si l'on en excepte quelques lignes de la dernière édition de Chomel, pas un chapitre n'est consacré à l'examen des lésions pathologiques, de celles que nous sommes obligés de constater chaque jour dans les hôpitaux. Tous les ouvrages s'occupent donc, quand ils parlent de l'ouverture des corps, du point de vue d'expertise médico-légale exclusivement. Quelques livres d'anatomie descriptive donnent également les coupes à pratiquer pour mettre à nu tels ou tels organes : nous citerons avant tout Marjolin, *Manuel d'anatomie*, 1812-1815 ; Lauth, *Manuel de l'anatomiste*, 1835, et quelques passages de Jamain, de M. Sappey, de M. Cruveilhier. Si, à la différence du but près, le procédé d'ouverture des corps restait le même, il n'y aurait que peu à ajouter ; malheureusement il n'en est généralement pas ainsi. Dans nos salles d'hôpitaux, il nous faut respecter le sujet, et à cause du règlement, et parce qu'il sera souvent visité ultérieurement par la famille. Telle n'est pas l'obligation où se trouvent l'expert par rapport à l'homicidé, et surtout l'élève dans la salle de dissection. Aussi le garçon d'amphithéâtre et le directeur de la maison pousseraient-ils de grands cris, si, confiant dans les seules données bibliographiques qu'on possède jusqu'ici, un élève, armé des prescriptions de Renard, de Briand et Chaudé, du *Dictionnaire* en 30 volumes, etc., venait fendre la commissure labiale jusqu'à l'oreille, ouvrir le cou, scier ou désarticuler même en arrière les côtes, faire une incision à la tête, de la bosse nasale à l'occiput, etc.

Ainsi, rien jusqu'ici sur les autopsies cadavériques, telles que nous les pratiquons chaque jour à l'hôpital (1). Çà et là, sur la pratique médico-légale, quelques indications sommaires,

(1) Au moment d'achever cette introduction, je trouve cependant un volumineux ouvrage que je regrette de n'avoir pu consulter plus tôt, le *Zergliederungskunst* (Art des dissections) du célèbre Hyrtl, de Vienne. Cet ouvrage, classique en Autriche et en Russie, contient de

mais le plus souvent discordantes, dans les ouvrages de médecine légale ou les dictionnaires.

Pour faire profiter nos lecteurs de nos recherches bibliographiques, tant en France qu'à l'étranger, nous citerons néanmoins, bien que ne s'occupant que de l'examen médico-légal des corps et presque toujours de l'examen extérieur uniquement :

Seldeman, *De cadavere inspiciendo.* Groningue, 1692.

Sentence rendue par le lieutenant criminel, au sujet des ouvertures qu'il convient de faire aux cadavres des personnes décédées de mort violente. Paris, 1722.

Salzer, *De inspectione et sectione cadaveris in homicidio.* Tubingue, 1736.

Gericke, *De summè necessaria vulnerum inspectione*, 1737.

Lieberkühn, *De utilitate inspectionis et sectionis cadaveris.* Halle, 1771.

Teichmeyer, *De cadaveris sectione legali.* Iéna, 1742.

Hommel, *De inspectione*, etc., Leipzig, 1747.

Fabricius. Helmstadt, 1750.

Ackerman, 1801.

Rose, 1800, *Manuel d'autopsie cadavérique médico-légale*, suivi de *Mémoires sur la docimasie pulmonaire et sur les moyens de constater la mort par submersion*, traduit de l'allemand par Marc, 1808.

C'est le premier ouvrage sérieux sur le sujet. Il est épuisé, et devenu de nos jours fort incomplet.

Œchy, *Instruction pour l'examen médico-légal.* Prague, 1802.

Chaussier, *Tables synoptiques de l'ouverture des cadavres.* *Dictionnaire des sciences médicales* (60 vol.), 1812.

Dans ce dernier, l'article *Cadavre* est consacré en partie aux règles à suivre avant et après les ouvertures, à l'examen extérieur des corps au point de vue médico-légal. Il n'est pas fait mention des procédés d'autopsie cadavérique, même dans les expertises.

Chaussier, l'auteur des *Consultations médico-légales* (1811), s'occupe ensuite du sujet, comme le prouvent quelques passages de ses contemporains.

précieux détails sur les injections, l'emploi du microscope, les piqûres anatomiques, et de charmantes pages sur les étudiants qui viennent disséquer en gants et en chapeau noir.

Renard, *Manière de procéder à l'ouverture des cadavres dans les cas de visite judiciaire.* Paris, 1819 (publié avec la thèse de Lecieux *sur l'infanticide*). Bon ouvrage, trop souvent copié par ses successeurs.

Dictionnaire abrégé des sciences médicales, 1821 (15 vol.), article *Cadavre.*

Dictionnaire de médecine et de chirurgie (en 15 vol.), 1829, article *Ouverture* (il n'est fait mention que du cas médico-légal), et article *Cadavre* (dû à Devergie).

Dictionnaire de médecine de 1833 (en 30 vol.), article *Cadavre*, par Ollivier d'Angers, Béclard, Devergie.

Orfila, *Traité de médecine légale* (t. XI, p. 1-48 notamment), 1818.

Devergie, *Médecine légale*, 1863, dernière édition.

Briand et Chaudé, *Médecine légale*, dernière édition, 1863 (article *Examen du cadavre des homicidés*, p. 360, sq.). Ouvrage devenu classique, bien qu'un peu trop riche en procédure judiciaire.

Casper, *Traité pratique de médecine légale*, traduit de l'allemand par Gustave Baillière, 1862 (voyez t. II).

C'est l'ouvrage qui indique les meilleures méthodes d'ouverture, presque identiquement celles que nous suivons dans les hôpitaux : il est regrettable, pour le sujet qui nous occupe, que cette portion soit trop laconique.

Parmi les auteurs d'anatomie pathologique générale, il n'existe, à notre connaissance, que Chomel, qui parle de l'ouverture des corps. La dernière édition de sa *Pathologie générale* (p. 502, sq.) fournit quelques principes utiles sur l'autopsie cadavérique dans les hôpitaux : tel est le seul passage imprimé que nous connaissions à ce sujet.

C'est, nous l'avons dit, pour avoir ressenti par nous-même les effets fâcheux de cette lacune, que nous croyons pouvoir offrir aux élèves et au public médical le fruit de notre expérience personnelle sur les différentes méthodes suivies dans les divers hôpitaux.

— Actuellement, s'il nous fallait argumenter sur les avantages des autopsies cadavériques, ce serait faire l'apologie et exposer l'utilité de l'anatomie pathologique, *ce flambeau de la nosologie, ce guide du diagnostic*, comme l'a dit Bayle (*Dictionnaire* en 60 vol.), utilité vingt fois prouvée par des plumes autrement autorisées que la nôtre. La nécropsie est en effet l'inséparable instrument de l'anatomie comparée de l'état normal à l'état morbide. Nous renvoyons aux écrits de Bayle,

Ballie (1), Laennec, Dupuytren, Breschet, Cruveilhier (1er vol. de l'*Anatomie pathologique*, etc.), Louis, Andral, Bouillaud, Rayer, Carswel, Lobstein, Vogel, Rokitansky, Rayer (2) et autres. « L'anatomie pathologique est une science, et ses lésions sont assujetties à des lois certaines. » (Cruveilhier.) — « C'est la science de l'organisation morbide, de même que l'anatomie physiologique est la science de l'organisation normale. Elle a pour objet l'étude et la détermination de toutes les lésions matérielles dont les êtres organisés sont susceptibles. » (Id., *Traité d'anat. path. génér.*) — « Les caractères anatomiques doivent être la base de la détermination des espèces morbides : on les puise dans la conformation extérieure et dans la texture des organes malades. » (Id., p. 43.) — « Les espèces morbides ne se transforment pas les unes dans les autres. » (Id., p. 51.)

Aujourd'hui, et sans parler de ses autres utilités, notamment pour les notions physiologiques (p. 282, sq.) (3), la nécropsie, critérium du diagnostic, est le contrôle et le complément in-

(1) *The morbid*, etc., 1793.

(2) *Sommaire d'une hist. abrégée de l'anat. pathologique*. Voyez aussi l'article *Anatomie pathologique* dans les deux nouveaux Dictionnaires de médecine.

(3) Nous pourrions mentionner quelques-unes des expériences qu'on peut faire sur le cadavre, même avant qu'il soit porté aux amphithéâtres de dissection, par exemple les recherches de M. Villemin (*Acad. de méd.*, 5 décembre 1865), prenant de la matière tuberculeuse dans le poumon pour l'inoculer aux animaux, et montrer qu'elle constitue un virus. Ainsi encore M. Piorry (*Courrier médical*, 13 et 18 janvier 1866) établit que si le plessimétrisme de l'aorte, avant l'ouverture du corps, donne un son hydrique, c'est que ce gros vaisseau n'est pas vide de liquide, ne contient pas d'air, comme le veut l'ancienne opinion sur la vacuité des artères principales; le sang ne s'écoule que par l'ouverture préalable du cœur, et nullement si le vaisseau est lié avant cette vacuité relative.

Parmi les erreurs de ce genre que la nécropsie *non raisonnée* tendrait à faire admettre, et que peut rectifier le plessimétrisme pratiqué pendant la vie, on peut citer : l'état matériel du poumon, la position du cœur, de la rate; les rapports existant entre les divers organes contenus dans le thorax ou l'abdomen.

Nous sommes heureux d'avoir à constater dès l'abord qu'il existe aussi des écueils dans les données nécroscopiques, et qu'il ne faut pas toujours se hâter de conclure de la mort à la vie. Par exemple, la coupe d'un muscle vivant est toujours alcaline, le suc musculaire ayant une réaction basique par les sels de soude qu'il contient; la coupe d'un muscle mort est acide.

dispensable de toute observation médicale ou chirurgicale bien prise. Les observations sont dites *incomplètes*, quand, le sujet n'ayant pas succombé, ou bien ayant été soustrait par quelque circonstance à nos recherches cadavériques, elles n'ont pas été suivies d'une description des lésions anatomiques. Sans doute, nous nous représentons bien le plus souvent, d'après la description des symptômes, l'aspect que doivent offrir les parties, quand ces désordres ont été déjà révélés par beaucoup de nécropsies antérieures faites avec soin : néanmoins la curiosité légitime du lecteur se révolte toujours du doute que laisse à l'esprit l'absence des constatations *post mortem* ; et, d'ailleurs, l'excuse précédente ne saurait être toujours applicable : ainsi, deux opérations de hernie étranglée, vérifiées sur le mort, ne se ressemblent presque jamais. Nous ne sommes heureusement plus à l'époque aphoristique où Pinel ne voyait rien à répondre à l'auteur des *Phlegmasies chroniques*, qu'en lui reprochant la longueur de ses observations, qu'on trouve toujours trop courtes de nos jours. « Sabrez, sabrez » (1), disait Pinel à son ancien élève devenu médecin militaire distingué, au point que celui-ci, confiant encore dans l'infaillibilité de son maître, avait consenti à mutiler son ouvrage en plus d'un point. Aujourd'hui, loin de faire le reproche que Pinel adressait à Broussais, tout chef de service est disposé à enseigner que, pour une observation bien prise, il faut le contrôle de la nécropsie. Dans celle-ci, on ne saurait jamais trop préciser, on doit même relater aussi bien les symptômes positifs que les négatifs, — non pas sans doute tous les phénomènes négatifs, ce qui rendrait la relation d'une longueur fastidieuse et la surchargerait de détails inutiles, entre lesquels les faits réels seraient comme perdus, mais en tenant un juste milieu, en s'arrêtant sur les signes que le lecteur peut s'attendre à trouver affirmatifs.

L'histoire des affections morbides est donc incomplète quand on en sépare l'altération des organes affectés, et l'examen anatomique, seul ou aidé du microscope, vient souvent redresser les erreurs ou lever les doutes de la clinique. En un mot, toute thèse nosologique réclame la sanction anatomo-pathologique, comme l'a dit le regrettable Legendre : c'est par l'altération des organes que l'on doit caractériser et spécifier la maladie. Aussi le médecin doit-il presque toute sa vie interroger les

(1) Voyez *Éloge de Broussais*, par M. Bérard (séance publique de la Faculté de méd., 4 novembre 1839).

cadavres, ces livres ouverts de la maladie. C'est dans la salle de nécropsie qu'il apprendra, pour la plupart des cas, le vrai diagnostic, et, par suite, le pronostic et le traitement, — à moins, bien entendu, qu'il ne fasse les nécropsies sur commande, dans le but de confirmer une théorie, au lieu de pouvoir dire comme Baglieri : «*Quod vidi, scripsi ; ars tota in observationibus.*» Heureuses les nations comme la France, où cet examen est licite ! heureuses les cités où la présence d'hôpitaux permet de le répéter fréquemment ! Presque chaque matin les praticiens de la ville qui comprennent les devoirs de leurs hautes fonctions devant la société viennent, eux aussi, à l'amphithéâtre demander spontanément à la mort ses plus intimes secrets. Bien insensés sont les élèves qui négligent dédaigneusement la salle d'autopsies cadavériques : le temps précieux qu'ils perdent ainsi sera peut-être irréparable, s'ils doivent aller s'isoler un jour en province (1). Il en est malheureusement trop à qui s'adresse ce reproche. Pour prouver qu'on n'étudie pas assez la nécropsie, il nous suffirait de citer la fréquence des lésions que les élèves ou les prosecteurs rencontrent sur les cadavres livrés aux écoles de dissection dans des parties laissées intactes.

Aux universités de Vienne et de Berlin l'enseignement de l'anatomie pathologique est étroitement lié à une organisation toute spéciale du service des autopsies cadavériques. Le professeur d'anatomie pathologique a seul le monopole des nécropsies. Seul il a le droit de pratiquer ou de faire pratiquer sous ses yeux, par les élèves, l'ouverture du corps des malades qui succombent dans les différents services de clinique. Au moment de procéder à l'examen du cadavre, il dicte à son assistant un protocole qui est également écrit par l'assistant du professeur de clinique présent, ainsi que ses élèves; séance tenante, il décrit les lésions constatées et réserve les pièces utiles aux recherches de la microscopie pathologique. Les pro-

(1) « Si, vous enfermant dans une salle d'hôpital pour voir et soigner des malades, lisant des ouvrages anciens et modernes, vous vouliez apprendre ainsi la médecine, vous feriez fausse route. Vous arriveriez après quelques années à porter un pronostic heureux ou malheureux, comme un infirmier ou une sœur hospitalière, mais jamais un diagnostic sûr et ferme. Vous auriez vu beaucoup de malades et peu de maladies, en n'assistant pas aux autopsies. » (M. Laboulbène, *Revue des cours scientifiques*, 20 octobre 1866, *Utilité de l'anatomie path.*, article que nous recommandons au lecteur.)

tocoles de toutes les autopsies cadavériques sont classés et forment un recueil scientifique très-précieux.

Ce professeur d'anatomie pathologique n'a jamais un service médical sous sa direction, mais il exerce un contrôle puissant sur le diagnostic, le pronostic et le traitement du professeur de clinique; sans idée préconçue, sans savoir l'historique du malade, il énonce publiquement les lésions observées. Impossible de dissimuler une erreur. Le diagnostic anatomique va confirmer ou renverser brutalement le diagnostic clinique. Le médecin traitant est donc forcé d'apporter une attention rigoureuse dans sa pratique; il sait l'épreuve inévitable qui l'attend. Dans les cas douteux, difficiles, obscurs, la nécropsie prépare un triomphe ou un échec. Les élèves qui ont aussi discuté le diagnostic restent également divisés d'opinions et partagent les mêmes inquiétudes que le maître.

Le professeur chargé de l'analyse cadavérique ne se trouve point placé, comme le serait le professeur de clinique, entre les intérêts de son amour-propre et ceux de la vérité. Il observe avec une parfaite liberté d'esprit et expose exactement les résultats de son examen. Ne connaissant pas l'histoire clinique de son sujet, il est obligé de faire une *complète* dissection pour reconstruire et donner les symptômes observés sur le vivant, d'après l'étude exclusive des lésions anatomiques. Les intérêts de la science et ceux de l'enseignement sont de la sorte parfaitement garantis (1).

En étudiant ainsi la dépouille des êtres organisés pour y découvrir le mécanisme de la vie (2), le médecin met à couvert sa responsabilité thérapeutique, et apprend peu à peu, nous ne saurions trop le rappeler, l'art souvent bien difficile de soulager ses semblables. Les meilleures statistiques médicales sont faites sur le cadavre, et c'est par les altérations nécroscopiques qu'on reconnaît le mieux les causes de la mort (3).

(1) C'est par la même méthode que Casper a pratiqué plus de mille autopsies juridiques, a fondé l'enseignement pratique et public de la médecine légale à Berlin; il est incontestable que la supériorité est pour ces méthodes d'enseignement que nous ne possédons pas en France.

(2) « Étudier la mort, c'est s'initier au mystère de la vie; car, la mort étant le contraire de la vie, apprendre comment on meurt, c'est en même temps apprendre comment on vit. » (Cl. Bernard, *Revue des cours scientifiques*, 31 décembre 1864.)

(3) Bichat a dit : « Combien sont petites les raisons d'une foule de médecins grands dans l'opinion, quand on les examine, non dans les

« L'ouverture des cadavres, la dissection et l'examen clinique des organes ont fourni les plus précieuses lumières sur la structure, la forme, la composition élémentaire, les fonctions et les lésions des parties du corps humain, sur l'action des aliments, des médicaments et des poisons. C'est surtout à l'ouverture des corps que sont dus les progrès de la médecine depuis le milieu du dernier siècle, et ses découvertes les plus récentes (1), fruit des travaux de l'école française, dont la doctrine est devenue inébranlable, parce qu'elle est fondée sur la plus intime union de l'anatomie, de la physiologie et de l'observation clinique. » (Fin de l'art. CADAVRE, *Dictionn. abrégé*, en 15 vol., 1821.)

La médecine moderne n'existe, à proprement parler, que du jour où le praticien, ne se contentant plus des dissections sur les animaux, commentées par Galien, au temps où les préjugés réduisaient à étudier sur des singes anthropomorphes, put, malgré le respect qu'on avait pour les morts, et osa, malgré l'horreur qu'inspiraient encore ces recherches, s'essayer sur le corps humain lui-même à l'étude des maladies de notre organisme. Jusque-là on devait se contenter de faire l'anatomie pathologique sur le vivant, la physiologie pathologique. La grande différence de la médecine ancienne et celle des temps modernes, c'est que les anciens ne consultaient pas le cadavre. L'époque n'eût pas, au reste, été propice pour l'ouverture des morts. Les connaissances indispensables, empruntées à la physique, celle ci longtemps en germe sous le nom de sciences occultes, — à la chimie, qui ne fut d'abord que l'alchimie, et surtout à l'anatomie ou à la physiologie, — restaient encore complétement inconnues.

Toujours est-il que l'anatomie de l'homme sain était déjà cultivée avec assez grand succès depuis les travaux de Montagnana, Fallope, Vésale, Eustachi, et, qu'en exceptant Ant. Benevieni, Benedetti, Dodoens, Fabricius (1594), Pietre (1634), on ne s'était pas encore occupé des lésions ou altérations morbides révélées par l'autopsie cadavérique, quand Thomas

livres, mais sur le cadavre! Tout ce fatras de descriptions qui n'ont pas reçu la sanction de l'amphithéâtre, néant. Il faut de solides assises au monument nouveau. Les symptômes sont plus mobiles, il faut des lésions. »

(1) Nous citerons notamment l'endocardite (Bouillaud), la méningorrhagie, certaines paralysies, le ramollissement du cerveau (Rostan, 1820), etc.

Bartholin, par son *Concilium de anatome practica ex cadaveribus morbosis adornanda* (1674), vint ouvrir à la science une voie nouvelle, bientôt suivie par Blancard (*Anatomia practica rationalis*, 1688), Théophile Bonet (*Prodromus anatomiæ practicæ, sepulchretum*, 1709), Barrère (*Observations anatomiques, tirées de l'ouverture des cadavres*, 1751), et quelques autres cités plus haut.

Ces ouvrages, celui de Bonet même, ce chercheur nommé *le grand ouvreur de cadavres*, n'étaient guère encore que d'informes compilations des obervations faites jusque-là sur le siége et les causes des maladies : les choses sont vues autrement qu'elles n'existent, mélangées de fables, de données apocryphes ; l'amour du merveilleux fausse partout les faits. Mais un siècle après, Morgagni, une des plus belles gloires de l'Italie médicale moderne, le Haller de l'anatomie pathologique, comme dit Cruveilhier, posa les bases de cette science en contrôlant ses observations par l'examen nécroscopique. Son fameux traité de 1761, *De sedibus et causis morborum per anatomen indagatis*, basé sur l'ouverture de soixante cadavres, est l'expression de la révolution qu'il fit dans la science à la fin du XVIIIe siècle, s'il est permis de se servir du mot *science* avant Bichat.

Jusque-là on n'avait guère observé que les symptômes extérieurs. Après les avoir groupés avec plus ou moins de raison, on avait imposé des titres à ces groupes, sans trop les rattacher aux organes souffrants. En vertu de la tendance de l'esprit humain à donner un corps à ses abstractions, à les personnifier, le nom d'une maladie avait fini par éveiller presque celui d'un être (*ontos*) fatal et malveillant, exerçant ses ravages sur l'homme. La science se trouvait presque exclusivement limitée à cette *ontologie* que reproduisit Pinel au commencement même de notre siècle, et que combattit alors à outrance l'illustre Broussais dans son manifeste de 1816, dans son fameux *Examen des doctrines*. Mais, à partir de Morgagni, les germes de la vraie observation médicale étaient jetés. Leur développement fut long sans doute, contrarié par les préjugés vulgaires (1), le dégoût inséparable de l'étude cada-

(1) Au XVe siècle, les médecins eux-mêmes poursuivaient les médecins qui disséquaient les cadavres humains. On eût dit que les érudits du temps voyaient avec inquiétude ce genre nouveau de recherches, et qu'en s'opposant à ces moyens d'investigation, ils voulaient restreindre la science aux hypothèses mystiques et conjecturales dont

vérique et le défaut d'un guide sûr et fidèle ; mais il se poursuivit néanmoins, par les soins notamment de certains maîtres français de la fin du dernier et du commencement de notre siècle. Si nous omettons les travaux de Clossy (1763, *Observations on some*, etc.), de Cheston (*Pathological inquiries*, 1766), de Lieutaud (*Historia anatomica-medica*, 1767), de Sandifort (*Observationes anatomico-pathologicæ*, 1779), de Ludwig (*Primæ lineæ anatomicæ pathologicæ*, 1793), de Boerhaave, de J. Fred. Meckel, de Stoll et de de Haen, de Will. Hunter et de Matthews Baillie, nous rencontrons après Morgagni, un maître bien supérieur à l'anatomiste italien, notre illustre Bichat. Il fut enlevé trop jeune à la science pour compléter l'édifice, mais il y travailla activement. Son *Traité des membranes*, où il expose les altérations générales et particulières, surtout son *Anatomie générale* ou *Anatomie des systèmes générateurs*, « le plus bel ouvrage publié depuis la naissance de la médecine, en tant que fondé sur les connaissances du corps humain et de ses lésions pathologiques » (1), étaient bien faits pour amener une rénovation dans ce qu'on ose à peine appeler la science médicale du temps. Les cent premières pages de cet immortel traité constituent un excellent résumé des idées nouvelles apportées par le créateur de l'anatomie générale. Toutes les maladies, y est-il dit, doivent ressortir de l'anatomie pathologique, sauf, ajoute l'illustre victime prématurée de la mort, les fièvres essentielles,

on s'était jusque-là contenté. Mais, en plein XVIIIe siècle, des jurisconsultes autorisés de l'époque ne s'élevaient-ils pas encore contre l'ouverture des cadavres, même au point de vue des expertises légales ? Témoin Bodin, *De non acquirenda lethalitate vulneris in homicidio*, 1703, et Leyser, *De frustranea cadaveris inspectione in homicidio*, 1723. Le fameux philosophe Kant ne fut pas loin de leur prêter lui-même appui.

(1) Nous empruntons cette appréciation du grand livre de Bichat à la clinique de M. le professeur Bouillaud à la Charité (24 novembre 1863).

« Par un trait de génie dont il n'existe pas d'exemple dans l'histoire des sciences, dit également M. Robin (*Du microscope*, p. 231, sq.), Bichat, cet homme éminent, qui savait employer avec une telle supériorité d'intelligence l'observation, l'expérimentation et la comparaison, aborda directement la structure des organes, l'étude des systèmes et des tissus, et il indiqua même celle des éléments anatomiques. » (*Histologie*.)

— trop accréditées encore pour que Bichat ait osé les anéantir, — et les névroses.

Fondateur de la biologie, Bichat posa les bases de la physiologie médicale, et localisa dans chacun des tissus un phénomène vital élémentaire. La médecine, en effet, n'est pas seulement, comme l'école de Paris est à tort accusée souvent de le croire, la connaissance des altérations des organes constatées par l'autopsie cadavérique, c'est cette connaissance aidée et parfois même contrôlée par la physiologie, les signes physiques (percussion, auscultation), les réactifs chimiques, le microscope, l'ophthalmoscope, etc.

Le but de notre livre nous oblige précisément à nous arrêter en passant sur ce sujet. Nous montrerons, à propos de l'encéphale (chap. VII) et de la moelle (chap. VIII), quelle importance nous attachons aux données physiologiques. C'est sans raison qu'on inculperait l'école de Paris de sacrifier exclusivement à l'anatomie, à l'organicisme. Comme le remarquait M. Bouillaud à la clinique du 3 décembre 1863, « l'école de Paris n'est guère plus adonnée au *cadavérisme* que celle de Montpellier, que toutes les autres. » Bichat traitait sans doute d'abstrait, d'imaginaire le *principe vital* de Barthez, ce Protée insaisissable qui explique bien tout ce qu'on n'explique pas ; il admettait des propriétés inhérentes à la matière, et non cette *force vitale* que nous récusons aujourd'hui encore (voyez p. 315, note 3). Mais au fond, sa *contractilité* et sa *mobilité générale* n'étaient autre chose que les *forces sentante et motrice* de Barthez. Sa *double vie* reproduisait les deux principes du professeur de Montpellier et des *duo-dynamistes*, *l'âme de seconde majesté* (*principe vital* de Barthez), et l'*âme pensante* ou de *première majesté* de M. Lordat (âme des théologiens et des métaphysiciens); — en un mot, les deux modes de l'âme de Stahl : l'un qui préside aux actes intellectuels, à la conscience; l'autre qui régit la matière organique. Il était donc plus que physiologiste, il tendait vers la psychologie, le mysticisme. Nos grands défenseurs de la doctrine organicienne, les Andral, Rostan, Bouillaud, Piorry, ont la même tendance, puisqu'ils sont restés spiritualistes convaincus, tout en agrandissant le domaine de l'organisme : M. Piorry, dans son poëme sur *Dieu, l'âme et la nature* ; M. Rostan, en posant Dieu comme le créateur de notre corps. Sans nous occuper de ces abstractions étrangères à la science anatomique, puisque nous croyons, contrairement à Hippocrate, que la médecine ne doit pas entrer dans ce que les chercheurs de causes premières ou finales nomment la philosophie (1) et la philosophie dans la médecine, — posons en principe qu'aucune école médicale sérieuse, pas même la doctrine organicienne, ne saurait être purement anatomiste. Car, si l'homme est, comme tous les corps, sous la dépendance des lois physiques, chimiques, mécaniques, on est contraint de reconnaître en lui et en tout être vivant des lois spéciales, les lois organiques, vitales, biologiques, qui se transmettent de parents à semblables d'une manière continue, entre tous les individus d'une même espèce animale ou végétale, que la matière brute paraît seule impuissante à revêtir, mais qui, une fois incorporées à la matière quand elle s'est organisée, en deviennent momentanément inséparables, puisque sans organes, pas de fonctions (2).

(1) Par le mot *philosophie* (voyez page 279, note 3), nous entendons tout système d'idées générales sur l'ensemble des choses, basé sur des personnifications ou des entités, c'est-à-dire resté aux deux phases nommées *théologique* et *métaphysique* par Comte et par M. Robin (*Dict. de Nysten*, p. 1139, 12e édition). Mais, à sa phase positive, la philosophie, qui devient la généralisation des sciences, la simple recherche des lois, doit être aussi intimement que possible liée à la biologie, et par conséquent à la médecine, simple application de la biologie.

(2) Nous disons *lois organiques*, mais sans admettre la *force vitale*, le *principe vital*, tel que l'a rêvé Barthez, quand il inaugura l'ère du double dynamisme, tel que Stahl le voulait extérieur à la matière vivante : principe coordinateur de toutes les manifestations vitales, force unique d'où dépendraient les actes principaux de la vie, qui gouvernerait la nutrition, présiderait à l'agencement des organes, enfin à cet admirable maintien d'une forme et d'une dimension fixées à l'avance (ce que M. Bouchut nomme la *promorphose*). Si cette puissance directrice de l'organisation, — ou, comme M. Monneret, dans la préface de la *Pathologie générale*, le dit avec Cicéron : *Vis quædam sine ratione ciens motus in corpore necessarios*, et avec Virgile :

Mens agitat molem, et magno se corpore miscet,

— existait comme entité, indivisible et distincte de la matière *organisée* dont elle est en réalité la propriété, comment un polype d'eau douce, ou une planaire, coupés en deux, constitueraient-ils deux animaux complets? Comment expliquer les transplantations faites par M. Bert de la patte d'un rat sous la peau abdominale d'un autre rat? Comment M. Vulpian aurait-il constaté la survie des queues d'embryons de grenouille, après leur séparation du corps? etc. Il n'y a pas une force directrice unique, une dualité du corps et de l'élément organisateur, mais, comme le pensait Bichat, rattachant tous les phénomènes vitaux à des tissus, un ensemble de propriétés

En un mot, l'anatomie morbide n'est pas toute la médecine : il ne suffit pas d'étudier le côté statique ; il faut tenir compte du côté dynamique, cette abstraction qu'on nomme *vie* représentant un mouvement incessant. L'homme est une machine, mais une machine animée; la médecine est l'étude

physiologiques résultant de la vie indépendante des éléments anatomiques (bien que MM. Jautet, dans leur *Doctrine médicale matérialiste*, 1866, nomment « ces propriétés greffées sur nos tissus » des « fétiches coopérant avec la matière organisée », et conçus par « un ontologisme spirite »). L'être est multiple dans son unité. Aucun phénomène de la vie n'est d'ailleurs ni exclusivement physique ou chimique, ni exclusivement organique (vital).

Nous nous rangeons ici complétement à l'opinion de Rostan. Tout le livre de ce maître, intitulé *Organicisme* (3e édit., 1864), est consacré à la démonstration de cette première phrase de l'exposé des principes : « Le but de l'organicisme est de prouver qu'il n'existe pas, qu'il ne saurait exister de principe vital, de force vitale, de propriétés vitales, indépendantes de la matière organisée, séparables de cette matière et pouvant exister sans elle, hors d'elle, surajoutées à elle, et chargées d'accomplir les actes phénoménaux de la vie. » Nous le redisons plus d'une fois : sans organes, pas de fonctions, et, par conséquent, pas de vie ; pas de maladie, sans lésion organique, en faisant au moins rentrer sous ce titre les altérations de quantité ou de nature des éléments anatomiques, ce dont ne tiennent pas compte les organicistes exclusifs.

En résumé, deux opinions contradictoires sont en présence, et il n'est pas indifférent d'admettre l'une ou l'autre comme guide dans ses études. La première, distincte du matérialiste métaphysique de Zénon, d'Épicure, de Lucrèce, d'Asclépiade, est à peu près celle de Sylvius, de Borelli, de Broussais, de Cabanis, de tous ceux que le positivisme porte à écarter toute spéculation sur l'essence des phénomènes ; c'est la seule scientifique : elle représente la matière organisée active par elle-même, sans qu'on ait besoin d'admettre un être mystique pour la diriger. La vie n'est que cette activité immanente à la substance organisée et dont la manifestation la plus générale est la nutrition, c'est-à-dire un mouvement incessant d'assimilation et de désassimilation, dans lesquels les forces chimiques jouent seulement un certain rôle (Koulakowski, de Saint-Péterbourg, *Considérations générales sur la vie organique*, 1860 ; Robin, *Dict. de Nysten*, etc.). — Dans l'autre école, au contraire (Platon, Hippocrate, Aristote, Galien, Paracelse, van Helmont, Stahl, Grimaud, Bordeu, Barthez, Fréd. Bérard, Lorda, etc.), la vie est le principe d'activité de la matière, la cause des phénomènes de l'être, en dehors de toute qualité de structure. Cette entité, tour à tour nommée *nature*, *âme*, *principe vital*, *ferment*, a une essence insaisissable encore, mais dont la connaissance imparfaite ne nuit pas à la démonstration de cette force

de cet être vivant, et il ne faut pas cesser d'être physiologiste en entrant dans une salle d'autopsie cadavérique, par cela qu'on ne peut plus de nos jours concevoir d'organe sans fonctions, qu'on ne saurait plus admettre de séparation entre la matière organisée et ses propriétés. La pathologie n'est que la physiologie modifiée par des causes perturbatrices.

Ainsi, à Paris comme ailleurs, la connaissance du cadavre serait insuffisante sans les secours de la physiologie (1). La médecine est partout une science complexe, par cela qu'elle est la connaissance de l'homme, l'être le plus complexe de la nature. A Paris même, où est née l'anatomie pathologique, monument plus durable que l'airain, on voit, à côté de l'organicisme moderne, cette science vraie dans laquelle notre génération actuelle puise à longs traits, qui n'a eu contre elle que les vaines revendications d'un passé déjà fossile, vivre encore quelques débiles rejets des doctrines anciennes condamnées cependant par le positivisme moderne : — le *laxum*, le *strictum* et le *mixtum* de Thémison et Soranus, avec toutes leurs transformations : l'*irritation* (ou *stimulus* de Rasori), opposée par Broussais à Brown, qui voyait dans toute maladie des faiblesses de l'économie, et tempérée par un prudent éclectisme; l'antique humorisme galénique, le

qui s'affirme elle-même par ses effets, par ses attributs particuliers, comme indépendante de l'organisation, comme extra-organique. « La forme n'est pas fixe, mais évolutive. On ne peut la concevoir que comme immatérielle, occupant l'espace. La matière corporelle, qui ne sert qu'à la fixer, ne la fixe que peu d'instants. C'est même la fonction la plus importante de la matière que de fournir cette sorte de fatalité statique qu'on nomme l'*inertie*. Ajoutons que cette matière corporelle est d'ailleurs elle-même composée de formes élémentaires évolutives aussi. » (Ant. Cros, *France médicale*, 22 septembre 1866.)

La force vitale serait un attribut en dehors de toute structure anatomique, quelque chose que nous ne sentons pas, qu'on ne peut localiser : *Causa latet.... vis est notissima* (Ovide).

Malheureusement, comme dit Phèdre : *Periculosum est credere et non videre*. Il n'y a plus qu'en France où l'on rencontre des vitalistes et même des ultra-vitalistes ; en Allemagne, on taxerait de fou le médecin qui exhumerait de semblables fétiches.

(1) « La médecine commence toujours par l'observation clinique, dit M. Cl. Bernard (*Revue des cours scientifiques*, 31 décembre 1864); mais, une fois les phénomènes constatés, il faut aussitôt que la physiologie vienne en débrouiller le chaos, en expliquant les faits intérieurs cachés sous ces apparences. A son tour, la médecine éclaire la physiologie en lui révélant toute une série de phénomènes intérieurs, et en lui montrant le jeu de la vie sous un jour nouveau. »

solidisme, l'iatro-mécanicisme de Boerhaave; la chimiatrie de Sylvius de le Boë, d'après lequel tout est effervescence et fermentation, la santé résultant de l'union intime de l'alcali à l'acide ; — enfin même un peu d'animisme stahlien et de ce vitalisme hippocratique dont Montpellier s'est fait une religion. On s'étonne presque que cette Babel puisse, au milieu d'une si incohérente anarchie de tendances doctrinales, conserver une certaine unité qui rappelle le *rerum concordia discors* d'Horace. Il serait injuste d'entacher toute la nation française de matérialisme, parce que Lamettrie a écrit l'*Homme-machine ;* de même on ne saurait reprocher à l'école de Paris l'organicisme anatomique exclusif pour lequel les altérations matérielles sont tout ; qui, dépassant a portée des faits et prenant à la lettre sa signification étymologique sans tenir compte des changements de quantité ou de nature des éléments, donne la main au métaphysico-vitalisme pour lequel elles ne sont rien, et dont l'arbitraire n'est plus en rapport avec l'ensemble des progrès de la physiologie, de la médecine et de la micrographie.

Aussi, Broussais, l'un des continuateurs les plus heureux du jeune Bichat ; Broussais, organicien avant tout, se défendait-il de ce dernier titre pour répudier les idées absolues des anatomo-pathologistes purs, et pour porter également dans ses *Annales de la doctrine physiologique* l'attention des médecins sur la physiologie, cette *anatomie vivante* (*anatome animata*), comme l'appelait Haller. L'organisme, c'est l'ensemble des organes vivants, et non pas morts. L'école que forma Broussais, dès qu'il s'attaqua au brownisme et au pinélisme, porte même le nom d'école philosophique (voyez page 233).

Pinel avait ramené la France à la médecine hippocratique, aux doctrines du temps de Morgagni ; il avait édifié tout un magnifique échafaudage de *nosographie médicale* philosophique, sans l'étayer par l'anatomie, telle que la comprenait Bichat. On en était arrivé à étudier et à classer les maladies comme de purs objets d'histoire naturelle. Une médecine simplement expectante (1) était la conséquence de ce travers que

(1) « Mais que fait donc le médecin devant ces scènes de douleur ? Il s'occupe à compter les jours, à observer les urines et les selles pour y trouver quelque indice d'une crise prochaine. » (Broussais.)

Nous ne parlons pas des luttes de Broussais contre ces rêveurs dédaignant le secours des sens externes, et que l'on connaît sous le nom de kanto-platoniciens.

« La médecine de ce temps, dit M. Chauffard (*Revue des cours sc.*, 18 juin 1864), était devenue uniquement et stérilement nosogra-

ne corrigeaient guère les principes dichotomiques de Brown, *sthénique* et *asthénique* (1), admis par Bichat lui-même, et reproduisant le *laxum* et le *strictum* de Thémison de Rome, le *froid* et le *chaud*, l'*humide* et le *sec* d'Hippocrate, le *relâchement* et le *resserrement des pores* d'Asclépiade de Bithynie, le *spasme* et l'*atonie* de Frédéric Hoffmann et Cullen.

Broussais, qui avait commencé par être plus pinéliste que Pinel, — puisqu'il soutint dans sa thèse inaugurale, contre

phique sous l'influence d'un maître à débile sagesse. La science de Pinel s'adonnait tout entière à un faux amour d'ordre et de classification. Observer, décrire et classer les phénomènes morbides sans les interpréter; en composer des groupes distincts, faciles à reconnaître au moyen de caractères extérieurs simples et fixes, était pour lui l'idéal de la science. Il trouvait *plus de présomption que de lumières et de sagesse* aux médecins qui, *une maladie étant donnée*, se proposaient d'en *trouver le remède*, au lieu d'en *déterminer le rang dans un tableau nosologique.* » (*Nosographie philosophique.*)

On lira avec intérêt le numéro du 25 juin 1864 de la même *Revue*, où M. Chauffard n'admet pas l'opinion suivante que M. Dubois (d'Amiens) fait dans son *Éloge de Broussais* : « Il nous a ramenés à l'étude des lésions organiques, à la recherche du diagnostic local et à la véritable interprétation des symptômes. » Pour M. Chauffard, dont on connaît les tendances métaphysiques, Broussais a dévié au contraire de leur cours légitime les études anatomo-pathologiques, en leur donnant des bases mensongères...., en cherchant dans la lésion la cause du mal et sa nature, sans admettre au-dessus de cette lésion une détermination de l'activité vitale, point de départ premier d'où tout symptôme doit découler.

« Pour lui, la lésion est toute la maladie, *le cri de l'organe souffrant*, et le *douloureux mobile du désordre universel;* pour lui, les diathèses, l'adynamie, etc., sont des créations fantastiques. C'est l'introduction en pathologie de tous les préjugés du matérialisme philosophique. » Mais c'est là, ajouterons-nous, la médecine de l'avenir.

(1) L'incitabilité de Brown eut beaucoup de retentissement parmi les physiologistes et les médecins . la doctrine de Broussais n'est autre chose que l'application des idées de Brown à la pathologie. Broussais admettait des incitants pathologiques comme des irritants physiologiques ou normaux : c'est ainsi qu'il pouvait considérer toutes les maladies comme le résultat d'une irritation. La vie, pour lui, n'est qu'une propriété de la matière, la contractilité, ou, ce qui est synonyme, l'irritabilité, l'excitabilité. Pas de vie sans excitation, sans irritabilité des organes.

« Aujourd'hui, dit M. Cl. Bernard (*Revue des cours scientifiques*, 4 juin 1864), on est arrivé à considérer l'irritabilité, — propriété regardée déjà par Glisson (1672) comme inhérente à l'organisme dont elle détermine les mouvements, — pour le caractère essentiel de la ma-

Pinel lui-même, son président, que la fièvre hectique était *essentielle*, — dut bientôt, quand la retraite de nos armées, en 1814, interrompit pour lui la carrière, jusque-là si active, de la médecine militaire (1), tonner contre les doctrines idéales régnantes, telles que les avait rendues classiques son vieux maître Pinel. Le fougueux tribun de l'école physiologique, englobant sous le nom d'*ontologisme* toutes les créations nosographiques de Pinel, vint prétendre que la maladie et la médecine n'étaient rien en dehors des lésions.

A la suite de ses nombreux examens nécroscopiques, il localisa, cantonna les maladies, comme avaient essayé de le faire Morgagni et Bichat : il rattacha étroitement les symptômes aux organes souffrants (2). C'est à son exemple que ses disciples ou continuateurs, nos maîtres modernes, — les Cruveilhier, Andral, Bouillaud, Piorry, Rokitansky d'une part, pathologistes de l'ancienne école dont nous subissons encore, bon gré mal gré, l'influence en France ; de l'autre, les Virchow, Robin, Leydig, et tant d'autres de l'école moderne, qui ont appliqué

tière vivante. Chacun s'accorde pour reconnaître deux choses comme indispensables à la manifestation des phénomènes vitaux :

1° Une organisation, c'est-à-dire une matière vivante. Les forces inhérentes et spéciales à cette matière vivante ne peuvent évidemment lui venir de la matière brute : elles sont le résultat de l'organisation.

2° La matière vivante ne manifesterait jamais ses propriétés, si le milieu qui l'entoure ne lui en donnait l'occasion par des excitants spéciaux qui constituent les conditions extérieures à la partie excitée. »

Cependant M. Taule, dans sa thèse (1866), a réfuté fortement la doctrine de l'irritabilité.

(1) *Examen de la doctrine médicale généralement adoptée*, Broussais, 1816.

(2) « A l'état déplorable de la médecine pendant les XVIIe et XVIIIe siècles avait succédé une ère nouvelle, celle de cette médecine philosophique, procédant par l'analyse et la synthèse à l'étude des maladies, les envisageant comme des idées et des abstractions, se bornant à les classer, et se préoccupant aussi peu que possible de les guérir. En 1815, Broussais vint affirmer la solidarité de la pathologie avec la physiologie normale, et faire entendre un langage tout nouveau, celui du bon sens et de la vraie philosophie.

» Son système, ajoute M. Dubois (d'Amiens), était une pure conception de son esprit, un être de raison ; il voulait y attacher sa gloire, mais sa gloire lui est venue d'autre part, de l'impulsion toute pratique qu'il a donnée aux recherches de la nouvelle génération médicale, et en vertu de laquelle il nous a tous ramenés à l'étude des lésions organiques, à la recherche du diagnostic local et à la véritable interprétation des symptômes. »

comme ces derniers le microscope à l'étude de l'anatomie pathologique, — ont su tirer d'immenses avantages d'autopsies cadavériques multipliées pour les travaux qui ont immortalisé leur nom, tout en modifiant cependant ce que pouvaient avoir de trop exclusif dans certaines affections les idées de localisation ou de systématisation émises par Broussais.

Depuis trente ans, les progrès et les découvertes qu'a faits la médecine ne sont en partie dus qu'aux soins apportés aux recherches d'amphithéâtre, à l'habitude prise de scruter la matière et de fouiller les phénomènes. Quelques années d'analyses cadavériques ont plus fait pour l'avancement de la science que des siècles de spéculations sur le *laxum* et le *strictum*. Avant Laennec et Corvisart, les inaugurateurs de la clinique, nous n'avions à peu près point de définition de maladies; le diagnostic laissait fort à désirer, même pour les affections déjà connues. Quant au traitement, il n'existait à vrai dire pas : croyant beaucoup au fatalisme des maladies, on n'osait guère espérer en modifier la marche. Il y avait presque autant de médecines que de médecins : *Tot capita, tot sensus*. Bichat écrivait que la thérapeutique du temps était indigne d'un homme raisonnable; et Pinel, qui, à l'article *Pneumonie* de son volumineux traité, ne profère pas un mot du traitement, trouvait fort étrange de chercher la cure d'une affection au lieu de songer à la place qu'elle pourrait occuper dans son cadre nosologique. Précision du diagnostic et diagnostic de la cause (1), pronostic et indications du traitement, certitude de

(1) L'anatomo-pathologiste, en reconnaissant dans la lésion qu'il étudie avec recueillement, le passage, la trace de la maladie; en voyant les coups qu'elle a portés, doit chercher à deviner la nature du mal d'après ses empreintes. Dans les recherches cadavériques, il n'est pas seulement important de constater quelles parties sont malades, il faut encore apprendre à connaître la cause : les lésions sont-elles scrofuleuses, syphilitiques, etc. ? Quand on s'est habitué à ces distinctions, on trouve que les altérations de tel organe ont quelque chose de spécial dans telle maladie : ainsi, les désordres apportés dans le cœur par le rhumatisme atteignent le plus souvent la valvule mitrale; le foie gras des buveurs a une forme spéciale (cubique), etc. Comme l'a dit Lancereaux (*Gaz. hebd.*, 1864) : « Tout agent morbifique traduit son action sur l'organisme vivant par des altérations toujours identiques, si bien que, les lésions étant données, il est possible d'en affirmer la cause spéciale, et réciproquement : ce qui revient à dire que chaque maladie possède des caractères essentiellement distincts et spécifiques. »

la curabilité de certaines affections graves (1) (hémorrhagies cérébrales, peut-être phthisies, etc.), découverte d'affections nouvelles, jusque-là inaperçues : tels furent les résultats des recherches persévérantes d'anatomie pathologique entreprises depuis trente ans.

Nous n'en citerons pour exemple que celui de l'illustre professeur à qui nous dédions notre travail. Pendant dix-huit ans que l'auteur de la *Nosologie philosophique* prit lui-même les observations au lit de ses malades de la Charité, les dictant à ses auditeurs, et pratiquant en personne l'ouverture des cadavres, que de précieuses découvertes n'eut-il pas occasion d'enregistrer pour la science? ne fût-ce que l'endocardite, affection jusque-là passée inconnue, et dont il apprit enfin à arrêter les ravages. C'est en agissant ainsi, mais en s'aidant en outre du microscope, que Virchow a composé tous ces travaux qui l'ont rendu le premier anatomo-pathologiste actuel.

Les sources de la médecine de l'avenir sont, si je résume la pensée développée dans les pages précédentes, la physiologie, la pathologie expérimentale, l'anatomie normale et pathologique.

— C'est en se pénétrant ainsi de l'utilité des recherches de l'anatomie pathologique, aidées par une saine interprétation des données physiologiques, qu'on parviendra à se débarrasser du fatras des névroses et des maladies *sine materia*, contre lesquelles nous aurons encore occasion de protester (pages 277-279; p. 427, note 1, etc.). « Il n'existe pas de maladies sans siége ou sans lésion d'un organe ou d'un élément organique. » (Bouillaud.) (2)

Méfions-nous d'ailleurs toujours de ces relations d'après lesquelles, à l'autopsie cadavérique, les organes auraient été

(1) « Il existe une relation, un lien logique, rationnel, forcé, entre le traitement et la connaissance de la nature des maladies. » (Bouillaud, *Doctrines médicales*, Académie de médecine, 9 août 1859.)

« Il me semble évident que, dans la plupart des questions médicales, c'est la distinction anatomo-pathologique qui commande la distinction clinique, qui elle-même entraîne les médications thérapeutiques. » (Foucher, *Bull. de la Soc. anat.*, 1855, p. 487.)

(2) Maintenons, toutefois, la restriction admise page 277, note 2, pour les phénomènes nerveux par action réflexe, par exemple les vertiges par dyspepsie (*vertigo à stomacho læso*) de Bretonneau et Trousseau, ou par maladies du rocher (*vertigo ab aure læsa*), etc. « On peut faire mourir en chatouillant longtemps la plante des pieds. Il y a quelques années, un misérable fut condamné aux travaux forcés

dans une intégrité complète, en sorte que la mort serait attribuable à une lésion dynamique ou de la mystique force vitale (page XXII), et que l'anatomie pathologique ne serait plus le critérium, le mode de vérification des observations cliniques. Une force n'étant qu'une abstraction destinée à représenter telle ou telle propriété d'un corps dans l'esprit de ceux qui croient encore ces propriétés indépendantes du corps, il est difficile de comprendre, à moins d'être vitaliste, comment elle peut être altérée. Défions-nous aussi soit de la vieille épithète *passive* appliquée à une hypérémie relevée par l'inspection nécroscopique, soit des lésions peu en rapport avec la gravité des symptômes.

Nous aurons occasion plus d'une fois de mettre nos lecteurs en garde contre ces grands termes cachant la négligence ou l'ignorance des observateurs. Le nombre des cas négatifs se réduit chaque jour. Les lésions organiques causes de la mort résident, soit dans les éléments histologiques qui composent les tissus, soit dans le milieu qui les entoure. Quand en effet le microscope lui-même, aide *indispensable* de toute nécropsie, est resté muet relativement aux organismes élémentaires des solides, ne vous rebutez pas, songez aux milieux qui les baignent : dites-vous tout au moins qu'en présence des résultats nécropsiques variables ou négatifs dans certaines affections, il est sage d'attendre de la part des travaux à venir la solution de ces problèmes obscurs. Sans être humoriste, interrogez les humeurs, les plasmas, ces milieux intérieurs de l'économie, qui sont dans un rapport incessant avec les matériaux venus du dehors, et surtout avec l'intimité de nos tissus par lesquels se produisent et se transmettent sans doute les maladies dites générales. « A l'autopsie, dit M. Robin (1), on ne retrouve rien, et l'on dit qu'il y a eu *mort sans lésion*, parce qu'on n'a pas su la voir là où elle est, parce qu'on ne s'est pas donné l'éducation expérimentale, anatomique et physiologique, nécessaire pour la constater. Mais la lésion, dans ces cas, existe fort

pour avoir tué successivement deux femmes en les chatouillant aux pieds. » (Trousseau, *Gaz. des hôp.*, 25 février 1864.) Mais nous ne saurions, avec M. Monneret (*Traité de path. interne*, chapitre des *Maladies de l'encéphale*), poser en principe « qu'il n'existe pas une seule maladie avec altération d'organe qui ne puisse être provoquée également sans altération de l'organe, par le seul fait de la lésion de ses fonctions et de ses *propriétés vitales*. »

(1) *France médicale*, 17 février 1866.

bien ; elle est générale et elle est des plus graves! seulement, elle n'est ni jaune, ni rouge, ni dure, ni molle; elle est en dehors de ce qui est directement perceptible aux sens. Il faut, pour la dévoiler, faire intervenir un certain nombre de moyens dont nous n'avons pas encore l'habitude, et dont l'emploi, cependant, peut devenir aussi familier que l'usage du scalpel. Pour bien comprendre donc ce que sont les *prétendues maladies sans lésion*, il faut bien savoir qu'en dehors des lésions perceptibles directement aux yeux et au toucher, il y a des lésions invisibles, moléculaires, qui peuvent être constatées autrement que par le toucher ou qu'à l'aide de la vue. »

L'étude des maladies du sang et l'hématologie en général, étudiée déjà avec soin par MM. Andral et Gavarret, sont trop souvent négligées des élèves. Ainsi, dans le scorbut, il y a des altérations du sang, — fluide, parfois verdâtre, moins riche en fibrine. Mais ici la rate, cet organe essentiellement hémato-poétique, a augmenté de volume, parfois au triple et plus même. Or, dans ces cas, dits *altérations du sang*, — et tout en réservant certains empoisonnements, comme l'oxyde de carbone semblant frapper primitivement notre *humeur constituante* (Robin), et surtout ses cellules ou globules, si toutefois nous ne tenons pas compte des modifications concomitantes dans les organes d'élaboration sanguine (rate, foie, poumons), — ce liquide n'est-il altéré que consécutivement aux autres éléments histologiques? ou bien peut-il l'être tout d'abord, et y a-t-il discrasie sanguine dans les cachexies, alors même que l'essence de cette discrasie nous est inconnue? La fièvre typhoïde (p. 107 et 111, notes), la variole, l'albuminurie (p. 145) et autres, sont-elles des maladies primitives du sang avec manifestations anatomiques sur la muqueuse intestinale, le derme, le rein? Sont-ce des affections générales avec des altérations du sang? Grande question résolue dans un sens ou dans l'autre, selon l'école doctrinale à laquelle on appartient. Pour les uns, comme tout part du sang et tout y revient, cet organe vivant d'une forme spéciale participe à toutes les affections de l'économie ; son altération réagit sur tout l'organisme, et produit ces dispositions maladives générales nommées, *diathèses*. « Les humeurs, — servant de milieu *intérieur* pour les tissus (sang, chyle, lymphe) et d'intermédiaire entre les éléments anatomiques et les milieux, — peuvent s'altérer facilement sous l'influence du milieu, et transmettre cette altération des éléments avec lesquels elles échangent incessamment : d'où les maladies générales et *la mort dite sans lésion apparente*, parce qu'au delà des lésions visibles, il y a les altérations moléculaires invisibles plus graves que les autres; parce que, des humeurs où elles commencent, elles se transmettent à la totalité des tissus (*infection, généralisation*), qui empruntent et rejettent, et de plus aux autres humeurs, celles qui sont produites, sécrétées, non constituantes, quand toutefois leur sécrétion n'est pas suspendue, dès qu'elles sont altérées proportionnellement. » (Cours de M. Robin, *France médicale*, 21 février 1866.)

L'école allemande, au contraire, veut que le sang puisse tout au plus être malade consécutivement. Ses métamorphoses sont en effet si rapides, qu'il n'a pas le temps d'être malade. Il sera, par un afflux d'éléments nouveaux de la part d'organes malades, modifié quant à la proportion relative de ses éléments normaux, comme dans la leucémie soit splénique, soit par affection des ganglions lymphatiques; mais, dès que les organes cesseront d'être à l'état morbide, il redeviendra sain. C'est comme une rivière dont l'eau éprouverait un changement temporaire de composition par suite de liquides industriels momentanément déversés, mais qui reviendrait à sa nature normale dès que cesse cette cause passagère de trouble. Dès lors, il n'y aura plus ni prédisposition héréditaire, ni diathèse, ni cachexie. Autrement, avec les vues des humoristes, toutes les affections seraient des diathèses, comme le veut Thommasini.

Quoi qu'il en soit, le microscope recule tous les jours le champ de l'anatomie pathologique, et multiplie, aux dépens des affections regardées jusqu'à ce jour comme essentielles, le nombre des lésions de texture ou de composition de nos organes. Tous les virus sont en ce moment soumis à l'examen microscopique, et les vitalistes auront beau se désoler, ils verront encore, bien des fois, disparaître quelques-unes de leurs maladies essentielles. Tigri, professeur d'anatomie à Sienne, le même qui a montré d'innombrables *bactéries dans le sang* des sujets morts de fièvre typhoïde, a découvert une nouvelle altération du sang, soit extravasé, soit circulant dans les vaisseaux, par accumulation d'une substance grasse au sein des globules sanguins. Cette *hæmolipose des globules sanguins* explique pour lui certaines morts où l'on ne trouve dans tous les organes indispensables à la vie aucune altération apparente.

Il nous fallait revenir ainsi contre les résultats négatifs des analyses cadavériques. D'ailleurs, une nécropsie sans lésion constitue comme une expérience physiologique qui ne réussit pas, et est souvent plus instructive qu'un succès. Un succès nous apprend ce que nous savons déjà ; un insuccès conduit à chercher des conditions passées d'abord inaperçues. Une expérience réussira toujours quand nous en aurons bien établi les conditions.

Mais il est amplement temps de prévenir le lecteur de la constitution de ce livre. Quand on aborde un ouvrage, c'est volontiers pour jeter les yeux sur la préface. On aime à savoir promptement où l'auteur veut vous conduire, quels faits il exposera, quelles idées présideront à l'exposition de ces faits. Les préfaces servent tout au moins à ce résumé d'ensemble. Si un poëte satirique a dit ironiquement de Dalembert :

Il se crut un grand homme et fit une préface,

il n'en est pas moins vrai que le discours préliminaire de l'*Encyclopédie* du XVIIIe siècle est un chef-d'œuvre, un des principaux titres de la gloire littéraire de Dalembert. Les généralités d'une introduction sont comparables, dit M. Delavaud (1), à ces vues d'ensemble dont on jouit d'une haute montagne, et qui permettent de saisir de prime abord la configuration de toute la contrée. Quelques mots donc sur la manière dont nous envisagerons le sujet traité, sur notre plan, succinctement résumé d'ailleurs à la page 25.

Après une série de considérations préliminaires, j'aborde les *trois parties* du travail : l'une consacrée aux règles pour l'ouverture des cavités splanchniques ; l'autre, à l'examen anatomo-pathologique de ces divers organes ; la troisième, à l'examen microscopique et chimique, aux piqûres anatomiques, à la rédaction des observations nécroscopiques, aux injections, à la conservation des pièces sèches et humides. La première, beaucoup plus courte, aurait pu répondre seule au titre de l'ouvrage. La troisième ne paraît pas aujourd'hui, par des influences indépendantes de notre volonté.

Dans les considérations préliminaires, après avoir brièvement parlé des conditions requises pour l'hygiène des amphithéâtres, pour l'établissement des signes de la mort (2), j'appelle spé-

(1) *Archives de médecine navale*, juillet 1864.

(2) Voyez aussi *Rapports du conseil de salubrité*, 1859-1861, sur le bon entretien des amphithéâtres et les inhumations précipitées ; Ripault (*Congrès scient. de France à Lyon*, 1841), Bardinet (*Acad. de*

cialement l'attention, même en dehors des expertises médico-légales (1), sur l'examen extérieur ou *habitus*. C'est là une des parties trop négligées de l'inventaire nécroscopique, et j'y reviendrai longuement dans le chapitre x de la *deuxième partie*, consacrée aux membres, aux os, à la peau, là où seront exposées les règles à suivre dans l'étude des tumeurs ou des membres enlevés. Il est bon de s'exercer à diagnostiquer la maladie par l'habitude du cadavre : bouffissure, œdème, décoloration, etc. On peut ainsi arriver à six diagnostics au moins sur dix, ce qui ne veut pas dire qu'il faille trop se fier à ces tours de main, alors surtout que nous insistons pour qu'on interroge tous les organes.

Je note également, dans cet *Avant-propos*, l'utilité de connaître l'état normal pour comprendre l'état morbide. « L'anatomie pathologique n'est plus indépendante de la normale : celle-ci conduit naturellement à celle-là (2). » Notre conseil est applicable également à la partie micrographique des autopsies cadavériques. Les éléments anatomiques ont chacun un lieu, une époque et un mode particulier d'apparition ; ils ont aussi des modes spéciaux de disparition, d'altération ou de destruction pathologique ou cadavérique. Enfin, entre ces deux termes, il faut connaître les phases successives de leur évolution. « Il est tout à fait impossible, dit M. Robin (3), de déterminer la nature d'un élément considéré dans une tumeur, si l'on n'a pas étudié

méd., nov. 1864), Larcher (*Acad. des sc.*, 10 mars 1862), Le Bon (*De la mort appar. et des inhum. prémat.*, 1866), Plouviez (*Soc. de méd. prat.*, 25 juillet 1865).

(1) Pour ces expertises si importantes et où, comme le dit Devergie, *medici propriè non sunt testes, sed est magis judicium testimonium*, — je suppose les cas ordinaires, les nécropsies récentes, ne m'occupant pas de celles où le cadavre est devenu méconnaissable et où l'on ne peut guère se prononcer avec certitude sur la cause de la mort. Je laisse d'ailleurs volontiers de côté toutes les questions dont il est aisé de retrouver la solution dans les traités de médecine légale. — A cet effet, rappelons que le docteur Richardson (de Londres) est parvenu à faire disparaître la tuméfaction, à rendre assez distincte la physionomie d'un sujet noyé depuis plusieurs semaines et putréfié, au moyen d'un bain de 10 kilogr. de sel marin additionné d'acide chlorhydrique (500 gram.), en s'aidant du reste d'un courant de chlore et d'injection dans les veines de chlorures (de zinc et de fer) dissous dans l'eau chlorée.

(2) Ch. Robin, *Gaz. des hôpit.*, 23 août 1864.

(3) *France médicale*, p. 10.

préalablement cet élément *à toutes les phases de son évolution normale*. C'est pour n'avoir pas fait cette sorte d'études préliminaires embryogéniques, c'est pour avoir voulu étudier le dérangement des éléments avant d'en connaître l'arrangement, qu'on a émis tant d'hypothèses sans valeur sur la nature des produits morbides. » (Voyez nos pages 257-259, note 1, et, plus loin, p. XLVI.)

Ce n'est pas seulement l'anatomie normale qu'il faut posséder, mais aussi la physiologie, car toutes deux ne constituent plus avec la pathologie qu'une même science, la *biologie*. Il ne suffira pas en effet, dans une relation nécropsique, de nous relater quel instrument s'est montré altéré ; il faudra dire en quoi et comment cette altération a pu nuire aux fonctions qu'il est chargé d'accomplir. Les lésions anatomiques et les perturbations fonctionnelles sont des phénomènes non isolables. Aussi rappellerons-nous sommairement, en italique, la physiologie normale du système nerveux (chap. VII et VIII), surtout d'après les recherches récentes moins connues des élèves.

Nous terminons ces *Considérations générales* en donnant la méthode qui nous paraît utile à suivre dans l'ouverture des cadavres. L'ordre que nous conseillons n'est d'ailleurs pas toujours adopté. Quelques praticiens commencent par la cavité crânienne, parce que les lésions de l'encéphale sont du premier ordre. D'autres abordent en premier lieu le thorax, s'il s'agit d'affections thoraciques ; le ventre, quand on attribue la mort à des lésions abdominales.

La PREMIÈRE PARTIE résume les procédés employés pour l'ouverture des cavités splanchniques. C'est la plus importante pour l'élève, dont le rôle est, dans beaucoup de services, réduit à venir, quelques instants avant son chef, ouvrir le thorax, l'abdomen, le crâne (voyez aussi p. 319-322), mais sans toucher aux viscères, en se contentant de préparer les voies d'investigation au maître, seul autorisé à faire ou à surveiller l'autopsie cadavérique, aux termes du règlement (p. 4).

Ici, surtout, nous avons cherché à ne pas être prolixe, à coercer, selon l'expression de M. Gintrac au congrès de Bordeaux en 1865.

Les méthodes que nous proposons ne sont pas nôtres : on les trouve tout établies dans nos hôpitaux. Seulement, nous l'avons dit, jusqu'ici on n'apprenait à les connaître que par tradition ; aussi avons-nous cru pouvoir apporter à nos jeunes confrères le tribut des observations que nous avons recueillies nous-mêmes peu à peu.

Nous n'avons indiqué que les procédés et les instruments les plus employés dans notre pays. Ainsi, en Hollande et dans quelques parties de l'Allemagne, nous avons vu ouvrir le crâne par un procédé inconnu en France, mais assez commode. La tête est fixée par une sorte de compas circulaire monté sur deux pieds de 35 centimètres de hauteur, et dont les deux branches courbes, articulées à charnière, peuvent être rapprochées par une vis de pression. La calotte osseuse circonscrite de cette façon est nettement enlevée par une scie circulaire à manivelle.

Ce que nous disons s'applique spécialement à l'adulte. En effet, l'autopsie cadavérique des enfants très-jeunes et des fœtus est aisée, à cause de la facilité qu'on éprouve à tourner le corps à volonté et à couper les os. Cependant, à l'occasion, nous n'oublions pas, dans notre travail, les cas particuliers aux hôpitaux d'enfants. Les fœtus surtout sont, à Paris, trop négligés des élèves. La plupart de ceux qu'on apporte aux amphithéâtres de dissection ne sont pas ouverts, et ne seront le plus souvent pas disséqués, ni même examinés. C'est là un fait regrettable pour la pathogénie de la vie intra-utérine.

La SECONDE PARTIE, consacrée à la splanchnotomie et à l'examen des organes, est divisée *artificiellement* en neuf chapitres, où sont examinés successivement : 1° l'appareil respiratoire, le corps thyroïde et le thymus ; 2° l'appareil vasculaire ; 3° l'appareil digestif et la rate, arbitrairement placée ici au lieu de l'être dans le chapitre précédent avec les glandes vasculaires sanguines (corps thyroïde, thymus, capsules surrénales) ; 4° l'appareil urinaire, l'urèthre de la femme et les glandes surrénales ; 5° l'appareil génital de l'homme ; 6° celui de la femme ; 7° l'encéphale, auquel nous avons rattaché les nerfs crâniens et, conventionnellement, le bulbe, ainsi que le grand sympathique ; 8° la colonne vertébrale, la moelle et les nerfs rachidiens ; 9° l'habitus extérieur, la peau, les muscles, les os.

Dans cette seconde partie, complétant la première où sont esquissées les grandes coupes pour la préparation à l'autopsie cadavérique, je donne encore avant tout le *modus faciendi*, trop négligé par beaucoup d'élèves. Je l'expose au triple point de vue de l'extraction des viscères, de l'examen extérieur et de l'examen intérieur, à l'œil nu comme au microscrope. L'art de la nécropsie n'est certainement pas un don du ciel ; comme toute opération, la nécropsie doit avoir ses règles, ses exigences propres : ce n'est pas tout de suite qu'on apprend à devenir praticien.

> Minerve à tous ne départ ses largesses ;
> Moult savent l'art, peu savent les finesses.

Aussi, à côté du *modus faciendi* (1), avons-nous cru devoir donner, pour chaque groupe d'organes, et résumer ensuite sous forme de *tableaux synoptiques*, les principales altérations reconnues jusqu'ici dans les maladies de nos climats spécialement. C'est là un moyen d'indiquer pour chaque série de cas les particularités dans les recherches à faire, et de rappeler en outre sommairement, à l'élève qui aura une ouverture à pratiquer, quelles lésions il pourrait avoir à constater.

De la sorte, notre *Manuel* devient utile à consulter la veille de l'autopsie cadavérique, aussi bien que durant cette opération, quand l'élève se trouve seul en présence de la mort. En effet, avant d'agir par soi-même, il est bon de savoir ce qu'ont fait les autres ; avant d'annoncer ce qui nous paraît une découverte, il est indispensable de connaître ce que la science nous a légué, quel champ est resté libre à la persévérance de nos investigations. Pour le reste, c'est l'usage qui fera lever les mille petites difficultés de la pratique qu'il eût été trop long de prévoir : *Non lectione, non meditatione, non disputatione, sed usu fieri artificem et magistrum.*

Sans nous occuper de l'élégance du style, à laquelle nous ne pouvions sacrifier dans un sujet aussi important, et sans entreprendre un résumé compendieux de tous les incidents de la nécropsie, nous avons donc indiqué quelles principales lésions on peut avoir à relever dans les cas les plus fréquemment observables à l'amphithéâtre : il devait s'agir d'un manuel pratique plutôt que d'un travail didactique et d'érudition.

A cet effet, et bien que nous ayons préalablement posé en

(1) Bien d'autres coupes pourraient être pratiquées que celles indiquées dans notre manuel. Ainsi pour le larynx (p. 64), après l'extraction de l'encéphale, on ferait deux coupes obliques partant de l'angle de la mâchoire, en avant de l'apophyse mastoïde, et menées obliquement d'arrière en avant, de manière à tomber derrière la selle turcique. On rabat toute la face : le larynx, le pharynx, etc., peuvent être extraits sans que le cadavre soit défiguré. — On enlèverait également ces organes après avoir pratiqué un trait de scalpel qui suivît la courbure du maxillaire inférieur, les côtés du cou à 2 centimètres du larynx et la fourchette sternale.

principe qu'il faut savoir l'anatomie et la physiologie normales pour comprendre la pathologie, nous rappelons d'abord sommairement, surtout pour les parties les plus délicates (organes génitaux, encéphale), la forme, le volume, la couleur, souvent même (chap. VII) les fonctions à l'état sain. Nous donnons en outre des figures empruntées aux traités d'anatomie, figures dont nous avons allongé à dessein les légendes (voy. chap VII), pour rappeler les détails. Ensuite, insistant peu sur les nouveaux rapports d'organes ou les modifications constatables pendant la vie par la vue, le palper, le toucher, ou à travers les orifices naturels, nous indiquons sommairement les hétérotrophies (hypertrophie, atrophie, lésions de consistance, de continuité, de couleur) et les altérations de texture et de structure classiquement enregistrées par les auteurs.

Ces généralités, qui forment partout une partie si abstraite, sont assez succinctement exposées pour suffire à l'étude de l'amphithéâtre, tout en la simplifiant. Nous les avons surtout écourtées pour les deux premiers chapitres, parce que les élèves savent généralement mieux faire l'examen cadavérique des appareils respiratoire et circulatoire que des organes génitaux, du système nerveux, des muscles et des os.

Nous avons néanmoins la triste conviction, surtout pour les chapitres consacrés à ces derniers groupes d'organes, et où nous avons été entraînés par la richesse même du sujet, qu'on nous reprochera d'avoir empiété sur le domaine de l'anatomie pathologique. C'est un écueil que nous cherchions à éviter, en nous limitant humblement au *modus faciendi* pour les altérations que nous indiquons, et au souvenir de ce précepte d'Horace :

Sumite materiam vestris, qui scribitis, æquam viribus.

Mais, quand on aborde le premier un champ d'études aussi vaste, il est difficile de ne pas sortir un peu du chemin conventionnellement tracé d'avance, et chaque pas rencontre tant de points dignes d'intérêt, que vous dépassez infailliblement le nombre de stations que vous vous étiez accordées.

Pour répondre à mon but, j'ai cherché à fondre, avec les connaissances personnellement acquises par un contact journalier avec plusieurs chefs de service, les notions que j'ai pu recueillir en coordonnant et condensant les travaux d'anatomie pathologique les plus récents. J'ai compulsé les ouvrages et journaux scientifiques français, allemands, anglais, belges, dans lesquels je pouvais rencontrer des relations nécroscopiques, surtout quant aux détails sur le *modus faciendi*. J'ai fait de même pour les thèses (1) et pour les bulletins de la Société anatomique, l'une des mines les plus riches que possède la médecine parisienne.

Pouvais-je prétendre à un guide plus sûr que l'expérience de mes devanciers? Véritable œuvre de Pénélope, la science serait à recommencer sans cesse, si les travailleurs de la veille n'avaient transmis leur tâche aux pionniers du lendemain.

Toutefois le juste sentiment du *quid valeant humeri, quid ferre recusent*, ne m'a pas laissé reproduire aveuglément toutes les idées d'autrui. J'ai cherché à porter un sage éclectisme dans ces recherches bibliographiques, à n'admettre pour vrai que ce qui est rigoureusement démontré, d'après le précepte de Descartes, auquel l'organicisme doit sa certitude accessible cependant à tous les progrès.

Bien que les renvois de bas de pages interrompent désagréablement la lecture, j'ai cru, me conformant au vieux proverbe *multa paucis*, pouvoir les multiplier, à propos soit des remarques critiques, soit des données bibliographiques principales qui permettront à l'élève assez heureux pour rencontrer un fait rare de s'éviter bien des investigations. Ces cas rares, uniques même, j'en ai mentionné à dessein çà et là un certain nombre, afin qu'on soit prévenu de la possibilité de les observer. L'indication des faits extraordinaires au premier examen sollicitera précisément, je pense, l'attention nécessaire à leur solution. Les faits exceptionnels ne sont pas plus dépourvus d'utilité que d'intérêt. La nature ne procède guère par des exceptions, et le médecin, en véritable savant, doit étudier ces prétendues exceptions avec le plus grand soin pour les rattacher à des lois générales. En agissant ainsi, il n'élargit pas seulement l'horizon scientifique, il sert aussi les intérêts de la pratique; car un fait rencontré plusieurs fois seulement peut s'observer de nouveau au moment où l'on s'y attend le moins, et constituer une source de difficultés d'autant plus sérieuses, qu'on se trouve pris alors au dépourvu.

Entassons donc les observations particulières, surtout pour certaines maladies, çà et là indiquées dans cet ouvrage (pel-

(1) En général, quand on lit *thèse* dans une de nos notes bibliographiques, ou quand un journal est désigné sans autre indication, il s'agit d'une publication parisienne.

lagre, affections mentales, etc.), dont on ne connaît guère encore les lésions caractéristiques. Dans une science empirique, comme l'est encore notre médecine, les faits sont l'essentiel. Ils ne deviennent accessoires qu'au moment où peut s'en déduire la loi, c'est-à-dire le fait se répétant identique avec lui-même dans les mêmes conditions. Alors ils n'ont plus aucune valeur chacun à part et dans leur diversité, puisqu'ils rentrent tous dans la loi : on peut n'en conserver qu'un seul, ou tout au plus quelques-uns parmi ceux qui expriment la loi avec une grande simplicité. La science est un capital dont l'application est le revenu : plus nous aurons d'idées générales, plus nous agrandirons le champ de l'application.

Les données d'anatomie pathologique résumées à propos du *modus faciendi* laisseront certainement, par suite du long temps qu'a duré l'impression de ce *Manuel*, des lacunes ou même des contradictions doctrinales. Nous en pourrions rectifier un certain nombre (1). Les recherches ou les publications

(1) Contentons-nous d'indiquer quelques erreurs d'impression ou autres, en priant le lecteur de compléter par l'examen des légendes de nos *figures supplémentaires*.

PAGE 1, ligne 21 et note (3) ; p. 4, note (2); p. 9, § 2e ; p. 11, etc., lisez *autopsie cadavérique*.

PAGE 53, fin du § 3e : *pisiformes*, au lieu de *piriformes*.

PAGE 56, note (1). Voyez pages 393-399, comme rectification.

PAGE 66, fin du § 1er. Au lieu de *retraite*, lisez *retrait*.

PAGE 72, note (1). Sur les concrétions sanguines du cœur, voyez Perrond, *Journ. de méd. de Lyon*, nov. 1864, et thèse de M. Poullet (Montpellier, 1866). Les caillots d'effet cadavérique ne sauraient être rapportés à l'agonie, car toute asphyxie est incompatible avec la coagulation ; ils se produisent *post mortem*.

PAGE 82, tableau VIII, 4e ligne. Ces foyers d'aspect purulent, à contenu en fibrine désagrégé et en leucocytes (p. 393), constituent l'endocardite ulcéreuse sur laquelle on consultera, comme ouvrages français : Lancereaux, *Mém. sur l'endoc. ulcér.*, 1862 ; Vulpian, *Union méd.*, 11 févr. 1865 ; thèse de M. Vast (1864), etc.

PAGE 87, § 3e. Aujourd'hui que la pyohémie est partout battue en brèche, au profit de l'embolie, on tend à rapporter les suites mortelles des opérations ou des couches à des caillots migratoires détachés des *thrombus* ou concrétions formées sur place, dans les veines par phlébite. Voyez Azam (*Acad. de méd.*, 7 juin 1864), thèse de MM. Ball (1862) et Richert, nos pages 343, sq.

PAGE 88. Du pus ou plutôt, pour Virchow, des amas de leucocytes.

PAGE 116, ligne 9. Le renvoi (1) est celui de la page 115, et celui qui est indiqué page 116 aurait dû correspondre à la note (2) de la page 115.

se succèdent si rapidement en France comme à l'étranger, qu'il est difficile d'embrasser, aussi sommairement qu'il nous était permis de le faire, leur cadre s'élargissant chaque jour, et de ne pas laisser de côté bien des cas intéressants. D'ailleurs n'est-il pas permis de dire :

> Loin d'épuiser une matière,
> Il n'en faut prendre que la fleur,

ou avec la Fontaine :

> Mais ce champ ne se peut tellement moissonner
> Que les derniers venus n'y trouvent à glaner?

La TROISIÈME PARTIE traite des recherches indispensables à faire dans le laboratoire, à la suite de la plupart des nécropsies, soit à l'aide de données chimiques, soit principalement avec le

PAGE 124, ligne 14, lisez *histologique* au lieu d'*historique*.

PAGE 128, ligne 15, après sanguification, il a été oublié : « passent toutes les substances absorbées à l'intestin, sauf les graisses, et qu'elles s'y dédoublent partiellement, d'une part, etc.

PAGE 129, ligne 5. Après du *foie*, il faut lire : dont la glycosurie ne serait peut-être qu'un symptôme (1). — bien que le diabète soit proclamé, au moins par l'école humoriste et contrairement aux travaux de Richter (*Influence de la path. cell. sur la méd. pratique*), une maladie générale du sang, une sorte de diathèse. Cette altération hépatique chez les glycosurrhéiques a d'ailleurs été partiellement indiquée par M. Cl. Bernard même : hypertrophie, coloration rouge, etc. Voyez pages 414 et 476.

Même page, note (1). Lisez *Cheselden*.

PAGE 130, ligne 4. Au lieu d'*acéphale*, lisez *anencéphale*.

PAGE 131, note (2). Lisez Bécourt, et ajoutez Besson (*Path. du pancréas*, thèse, 1864), *Gaz. méd. de Lyon* du 18 déc. 1865 ; Ancelet (*Études sur les mal. du pancréas*, 1866).

PAGE 133, note (3). Lisez *altération* au lieu d'*aliénation*.

PAGE 134, ligne 10. Au lieu de 5, lisez 15.

PAGE 136, ligne 10. Lisez 89.

PAGE 137, ligne 8. Le renvoi (2) devrait être après Kœlliker, et le (3) là où est le (2). Sur la leucémie, voyez Vidal (1856), clinique de Trousseau, H. Feltz (*Mémoire de la Société de médecine de Strasbourg*).

PAGE 138, ligne 20. Lisez *transformés*.

PAGE 142, ligne 5. Supprimez le *et* : la figure devrait porter le numéro 57.

PAGE 152, ligne 1. Lisez *infarctus*.

PAGE 159, § dernier, lisez figure 53.

PAGE 176, fin du § dernier, lisez *exemple*.

microscope. Elle se termine par plusieurs chapitres consacrés, l'un aux piqûres anatomiques, l'autre à la manière de prendre une observation nécroscopique et de la rédiger (des modèles de rapport sont annexés à ce chapitre), un dernier à l'injection, à la préparation et à la conservation des pièces sèches ou humides.

On ne saurait demander au médecin d'être chimiste. Ce qui peut être exigé de lui, c'est qu'il possède des connaissances générales assez étendues pour être à même de comprendre facilement les ouvrages spéciaux de chimie (1), de toxicologie, de médecine légale, et de devenir en quelque temps un expert intelligent, si besoin était. Aussi, pour l'examen chimique des liquides ou solides mis de côté dans un amphithéâtre d'hôpital, avons-nous pris seulement quelques exemples, en supposant que le médecin serait à même de s'adjoindre un chimiste, s'il

PAGE 207, note (5), lisez 1855.

PAGE 224, § 4e, lisez 239. Consultez le travail de M. Abel Frasier (1866) et la thèse de M. Paul (1866).

PAGE 233, ligne 1, lisez la *prétendue* coque fibreuse. 4e ligne de cette page et légende de la page 344, lisez *hæmatoïdine*.

PAGE 240, note (3), lisez p. 233. Ajoutez Hill, *De utero deficiente*, Prague, 1777.

PAGE 246, fin du § 2e. M. Bataille (*France médicale*, 28 octobre 1865) veut que les phlébites et les angioleucites de la fièvre puerpérale soient simplement métastatiques, consécutives à l'infection putride.

PAGE 251, lisez tableau XLVIII, page 402, note (3).

PAGE 259, 6e ligne de la note, lisez *gestateurs*.

PAGE 307, note (4), lisez *Lussana*.

PAGE 314, 22e ligne, lisez *impressionnabilité*.

PAGE 315, § 1er. Telle est l'opinion de M. Seczenow, l'illustre physiologiste de Saint-Pétersbourg, combattue par Schiff (p. 469).

PAGE 337, lisez tableau XLVI.

PAGE 340, ligne 7, lisez du *pseudo-pus* (p. 393).

PAGE 356, supprimez (3).

PAGE 376, lisez *Galien*.

PAGE 390. Cette substance interposée aux éléments nerveux n'est pas conjonctive pour M. Robin (p. 436).

PAGE 479, § 3e. Cette opinion est combattue par Geigel (*Würzburger medicin. Zeitschr.*, 7e vol., 2e livr., 1866).

(1) Outre les livres classiques de chimie, consultez l'ouvrage de MM. Robin et Verdeil, ainsi que celui de M. Schützenberger (*Chimie appliquée à la physiologie, à la pathologie et au diagnostic médical*, Paris, 1864), travail estimable pour sa méthode au double point de vue théorique et pratique.

lui fallait constater dans l'économie tel ou tel poison par les réactifs ou par l'analyse spectrale, analyser les gaz recueillis (1), ou certains liquides et solides, comme M. Baudrimont l'a fait pour les cholériques (2), ou, enfin, des substances non toxiques, telles que les taches de sperme ou de sang, les urines, etc.

A la suite de ce chapitre et s'y rattachant par les agents chimiques employés, vient la partie spécialement consacrée au microscope, une de celles qui doit certainement le plus appeler l'attention du lecteur ; car aujourd'hui les préparations fines ne sont plus guère disséquées sous l'eau (études hydrotomiques), mais sur le porte-objet.

Après avoir, dans le cours de la *deuxième partie*, montré, à propos de la plupart des organes, quels immenses services le microscope rend ou est appelé à rendre comme complément indispensable de toute nécropsie (3) entre les mains de celui qui s'astreint à réserver pour un examen ultérieur et attentif toutes les pièces de l'autopsie cadavérique paraissant intéressantes à ce but, — nous donnons ici quelques indications générales sur l'emploi de ce merveilleux instrument (4), ses applications

(1) Pour recueillir les gaz, du thorax par exemple, comme il n'y a pas d'appareil sous la main, qu'on ne saurait mettre le sujet dans l'eau, faites une incision à la peau seule, entre deux côtes ; introduisez-y un corps rond (un rond de serviette, je suppose), remplissez-le d'eau ; adaptez un tube ou une éprouvette, et faites une ponction.

MM. Demarquay et Lecomte (*Acad. des sc.*, 2 février 1863), ont montré que l'analyse des gaz pouvait, par la quantité d'oxygène, indiquer s'il y avait eu communication entre la cavité pleurale et l'atmosphère : ils ont trouvé :

	Dans l'hydro-pneumothorax.	Dans l'emphysème.
Oxygène..........	1,540	5,392
Acide carbonique...	10,820	8,823
Azote...........	87,640	85,785

(2) *Académie des sciences*, 23 oct. 1865.

(3) Voyez *Das Microscop und sein Gebrauch für den Arzt*, par le docteur Hermann Reinhard, *zweite Auflage*. Leipzig, 1864.

(4) Voyez *Du microscope*, par Robin, ouvrage déjà un peu ancien ; l'*Étudiant micrographe*, par Chevalier, livre trop élémentaire ; le traité de Hartwig, bien volumineux ; celui de Schacht, trop spécial à la botanique ; celui du conchyliologiste anglais Carpenter ; enfin celui de Frey (de Zurich). Ce dernier est recommandable pour les chapitres où il traite du choix des microscopes, du maniement, de la préparation et de la conservation des pièces, des réactifs appropriés à leur examen ; il donne encore aux élèves un bon résumé d'histologie normale, une sorte d'abrégé de l'œuvre de Kœlliker.

à la reconnaissance des principaux éléments (globules de pus, leucocytes, sang, etc.), et les précautions délicates que réclame l'interprétation de ses données ; enfin, sur la classification histologique des tumeurs, particulièrement d'après le bel ouvrage de Virchow, traduit enfin en français il y a quelques mois, et auquel nous avons emprunté quelques-unes de nos *figures supplémentaires*.

Le microscope d'ailleurs se présente, avec le micro-spectroscope (1), comme le contrôle fidèle des recherches cadavériques et chimiques que doit, en toxicologie et en médecine légale (2), faire le médecin commis par la justice comme expert, ou requis par l'accusé comme défenseur, alors surtout qu'on ne dispose que de quantités minimes.

« Renforcer un des organes de nos sens revient à renforcer l'intelligence, à étendre le cercle des idées, à ennoblir l'humanité. Par les instruments grossissants se sont agrandies presque à l'infini la sphère de nos recherches et la portée du coup d'œil qu'il nous est donné de jeter sur la création. » (De Humboldt.)

Mais, nous ne saurions trop le redire, pour nous limiter à la pratique des hôpitaux, le microscope est encore le souverain arbitre. « En médecine, au delà des lésions directement saisissables à nos sens, tels que la vue et le toucher, il y en a qui sont moléculaires, qui sont caractérisées par une quantité normale de tels ou tels principes immédiats naturels, par la présence de principes accidentels, par des modifications isomériques de tels ou tels des principes naturels, et par des changements dans leur mode d'association moléculaire (3). »

Bichat distinguait la mort par le cœur, par le poumon, par le cerveau : aujourd'hui, on va plus loin, et nous cherchons des modifications dans les éléments histologiques, au lieu de nous arrêter aux modifications des organes, aux caractères macroscopiques. C'est là que se trouve l'avenir de l'anatomie pathologique.

(1) Quand il y a du sang dans une liqueur, le spectre est altéré ; deux raies noires se produisent dans les rayons verts et sur la limite des radiations jaunes. Cette épreuve, corroborée par l'examen microscopique et chimique, est confirmative. — Voyez *Gaz. hebd.*, 1866, n° 19 : emploi du spectroscope à la constatation médico-légale des taches de sang.

(2) *Das Microscop. in Toxicologie*, etc., par Helwig (de Mayence), avec planches photographiques, analysé dans les *Ann. d'hyg. et de méd. lég.*, t. XXII, 1865, et t. XXV, 1866.

(3) Robin, *Revue des cours scientifiques*, 13 février 1864.

Quand on n'emploie pas le microscope, la partie anatomo-pathologique d'une observation échappe à toute analyse. Si bien exercés que soient les sens d'observation, ils ne peuvent suppléer au microscope, seul susceptible d'apprendre si les éléments sont ou non altérés. « L'étude de la structure intime des produits morbides, faite à l'aide du microscope, devient le plus précieux des compléments qu'on puisse désirer de toute description attentive de leurs caractères extérieurs. Plus de précision dans les rapports existant entre les troubles fonctionnels et la lésion, plus de certitude sur la nature réelle de celle-ci : tel est le résultat général auquel conduit l'étude de la structure intime des organes malades (1). » (Robin.)

Mais si le microscope seul peut nous montrer les parties élémentaires dont la réunion forme nos tissus, « en même temps ce mode d'examen nécessite un nouvel ordre d'interprétation, parce que les objets décelés par le microscope sont vus par transparence, à l'aide de la lumière transmise et réfractée au travers de leur épaisseur, et non à l'aide de la lumière réfléchie, comme les corps qui frappent habituellement nos yeux. De là ressort la nécessité d'une *éducation expérimentale* offrant quelque différence, selon qu'il s'agit de l'observation des éléments, des tissus, des principes cristallins, etc. (2). » L'anatomie générale ne peut donc être entièrement apprise dans les livres, sans observer directement les éléments anatomiques et les tissus, tellement est spécial l'aspect de ces corps dont nous n'avons aucune idée par les objets visibles à l'œil nu. Aussi ne saurions-nous trop conseiller à Paris de fréquenter les laboratoires de MM. Robin, Cornil, Ranvier, Ordoñez, Villemin, etc.

Ces difficultés d'interprétation expliquent les objections qu'on entend trop souvent encore, au moins à Paris, faire à ce qu'on nomme *l'abus du microscope*. Selon ces partisans de l'ancien régime, le microscope montrerait tout ce qu'on veut. Il n'y a pas un demi-siècle, les mêmes clameurs s'élevaient contre l'auscultation et la percussion. Il s'agit toujours de praticiens routiniers, ne sachant pas l'usage du microscope, et trouvant moins aisé d'apprendre que de dénigrer. Malheureusement, en concluant à l'inutilité du microscope, ils arrivent, par un jugement prématuré, à éloigner de ces saines recherches beaucoup d'esprits désireux de les poursuivre.

(1) *Notice sur les travaux d'anat. path. de M. Robin*, p. 4.
(2) Cours de M. Robin, *France médicale*, 31 décembre 1864.

Je trouve aussi l'origine de ces dénigrations dans les difficultés d'interprétation dont je parlais plus haut, et qui nous expliquent les regrettables désaccords existant entre les histologistes sur certains points d'anatomie, soit normale (structure des conduits galactophores, etc.), soit pathologique (cancer, p. 259; tubercule, p. 256 et p. 394-399; substance intermédullaire, p. 436, note 1, etc.). Cette désunion elle-même provient en grande partie de la négligence que les auteurs s'occupant de micrographie pathologique ont mise à étudier préalablement l'histologie normale, et principalement l'évolution embryogénique des éléments. « L'anatomie générale commence l'examen des parties élémentaires du corps dès leur état naissant chez l'embryon ; elle les poursuit dans leurs phases successives d'évolution ascendante pendant la série des âges et jusqu'à leur décroissance sénile. C'est grâce à cette série d'observations logiquement enchaînées qu'elle parvient à saisir comment la naissance, le développement ou la nutrition, ayant lieu d'une manière anormale, en plus, en moins ou aberrante, devient pour chacun de nos tissus le point de départ des productions morbides diverses dont ils sont affectés. Elle a montré comment la multiplication exagérée des éléments, ou *hypergenèse*, jointe à leur hypertrophie et aux phénomènes précédents, a pour résultat l'apparition des tumeurs. Aussi n'y a-t-il point à se préoccuper du désaccord entre les déterminations de ceux qui se bornent à un examen à l'œil nu et de ceux qui s'aident du microscope : les premiers ne décrivent que des apparences (1). »

Nous ne parlerons pas ici des pages consacrées aux préparations des pièces et aux piqûres anatomiques. Sans vouloir faire de ces dernières un traité didactique, nous en avons divisé l'étude en symptomatologie, étiologie, diagnostic, origine, traitement : tout médical qu'il est, cet ordre en est un et convient mieux qu'un exposé fait au hasard.

Le chapitre consacré à la rédaction des observations résume certaines règles utiles à connaître pour les jeunes lecteurs. Toute observation doit comprendre trois parties : la clinique, la nécropsie, les réflexions. Ce n'est pas à nous à parler longuement de la première; mais, nous l'avons dit, l'union de l'anatomie pathologique et de la clinique est un guide précieux en médecine. Alors même que l'intérêt principal serait dans l'autopsie cadavérique, on ne devrait pas la décrire sans rap-

(1) Cours de M. Robin, *Gaz. des hôpit.*, 4 décembre 1862.

peler en tête les signes commémoratifs et symptomatiques relevés pendant la vie, sans résumer brièvement les renseignements connus sur le malade.

Après nous avoir édifié sur les circonstances qui ont précédé la maladie et la mort, faites-nous sans périphrase assister à la nécropsie, suivre l'exploration des désordres organiques. Ne vous contentez pas de nous dire qu'il y avait les lésions d'une pneumonie au second ou au troisième degré ; détaillez ces lésions pour rendre vos lecteurs juges de votre appréciation ; autrement on ne tiendra guère compte de votre travail : *Verba et voces, prætereaque nihil.* Relevez toutes les altérations observées, qu'elles paraissent ou non avoir trait à la maladie diagnostiquée ; mais tâchez de distinguer les modifications cadavériques ou séniles (1) que nous avons pris soin, en général, de différencier dans notre *deuxième partie.*

Après la description des désordres organiques saisis à l'œil nu et au microscope, il est bon de terminer par des réflexions dont la longueur sera proportionnée à l'intérêt de la phénoménisation morbide qu'elles résument. Elles seront généralement mieux placées ici qu'en tête de l'observation ou dans le cours de la description nécropsique. Il est utile en effet, maintenant que nous sommes au courant de la maladie et de la nécropsie, de nous dire quels sont, des faits relatés, ceux qui ont précédé les autres, d'interpréter les symptômes nosologiques, simples modifications fonctionnelles consécutives aux changements anatomiques ; de chercher si ces derniers paraissent la cause ou l'effet de la maladie ; quel a été le mécanisme de la lésion principale, sa marche et la durée de son évolution. On doit donc s'exercer à saisir la filiation légitime des troubles fonctionnels et anatomiques, à les rattacher à leur véritable origine, à leur donner une interprétation réelle. Une observation minutieuse, une analyse délicate des symptômes comparés aux données nécroscopiques, peuvent seules réduire les altérations à leur vraie signification pathogénique.

C'est ici seulement que vous pouvez nous dire à quelle époque d'évolution était telle pneumonie, tel *processus* can-

(1) Ainsi, chez le vieillard, il y a diminution de poids et de volume pour la plupart des organes splanchniques, sauf le rein et le cœur. Les cellules du cerveau s'infiltrent de pigment (p. 357, note). Les éléments des muscles deviennent pâles, de petite dimension, et s'infiltrent même de granulations graisseuses, dans les membres inférieurs surtout et les parois du cœur.

céreux de l'utérus, etc. ; si les détails de la nécropsie sont entièrement dans les habitudes de l'affection et confirment les propositions classiques, les observations du même genre, publiées ou connues, relevées par des recherches bibliographiques consciencieuses, tant en France qu'à l'étranger. Les désordres organiques constants, cause probable de la mort, permettront d'établir la filiation probable des accidents pathologiques. Les lésions non constantes, signalées comme faits bruts, peuvent paraître, aujourd'hui du moins, une simple coïncidence, s'il est impossible d'établir une relation de cause à effet entre les symptômes observés et les désordres anatomiques constatés ; mais elles sont susceptibles aussi de résulter d'une même influence morbide, de présenter entre elles des rapports de causalité. C'est ainsi que, dans ces derniers temps, on a pu, — en usant même des observations antérieures où certains symptômes ne paraissaient qu'anomalies, accidents, complications, manifestations purement sympathiques, effets de l'agonie ou de l'imbibition cadavérique, — constituer des entités nosologiques nouvelles, en réunissant les tronçons épars de ces maladies passées inaperçues dans leur ensemble organopathique.

En résumé, les symptômes recueillis et classés, l'affection morbide nettement déterminée par l'autopsie cadavérique, il faut en tirer des enseignements rigoureux ; mettre en saillie les particularités insolites, fournir des indications à la thérapeutique ; expliquer la marche, le développement successif des symptômes, leur coordination, la pondération de leur rapport, ou bien leur défaut d'harmonie, leur ataxie.

Terminez donc en nous donnant, ou un résumé concis de l'observation, ou, mieux, vos conclusions basées sur l'analyse raisonnée des désordres anatomiques. « Les faits, en pathologie, sont la base sur laquelle on doit s'appuyer ; mais il ne suffit pas de les avoir recueillis pour faire de la science, il faut les rapprocher, les comparer et en déduire, sinon des lois, du moins des conclusions ayant un caractère de généralité (1). »

— Nous avions rédigé pour le lecteur, à la fin de ce volume, une longue suite d'*Errata*, *Addenda* et pièces justificatives ou bibliographiques complémentaires, rendus nécessaires par la longueur du temps qu'a duré cette publication ; d'où les renvois aux *Addenda* indiqués dans plusieurs passages. Mais, contrairement à notre désir, il ne nous a été permis de donner ce supplément. Nous avons cependant extrait un certain

(1) Dubois (d'Amiens), *Rapport sur les prix*, décembre 1864.

nombre de figures avec légendes raisonnées, placées à la fin du livre dans l'ordre de la pagination.

Je termine, non sans songer à l'adage : *Habent sua fata libelli*. Il est donné à bien peu d'auteurs d'aborder magistralement, du premier coup, une question toute nouvelle. Aussi, pour cette première édition, ne sommes-nous pas sans nous attendre à de nombreuses objections dont nous tiendrons ultérieurement bonne note. Nous le redirons pour en prévenir quelques-unes : « On ne peut jamais trouver dans les livres le moyen de lever toutes les difficultés qui se présentent, parce qu'elles varient à chaque instant, suivant mille circonstances.... où s'exercera la sagacité de l'observateur, qualité à laquelle les ouvrages ne suppléent en aucune circonstance. » (Robin, *Du microscope*, 1849, lj.)

Dr Émile GOUBERT.

Paris, 15 janvier 1867.

MANUEL

DE L'ART

DES AUTOPSIES

CADAVÉRIQUES

CONSIDÉRATIONS PRÉLIMINAIRES.

Définition et conditions administratives.

Le terme *autopsie* (αὐτὸς, soi-même, ὄψις, vue), pris isolement, signifie inspection d'un objet que l'on fait par soi-même, rien absolument de plus. — Chaussier (art. *Autopsie* du *Dictionn. des sciences médicales* en 60 vol., 1812) fait remarquer combien il convient peu d'employer ce mot seul comme synonyme d'autopsie cadavérique, d'ouverture des cadavres, acception cependant accréditée dans le langage usuel et par beaucoup de lexicographes.

On dit encore *nécropsie* (νεκρὸς, mort, ὄψις, vue), ou *nécroscopie*, *examen nécroscopique* (νεκρὸς, σκοπεῖν, regarder), *ouverture*.

L'autopsie cadavérique se pratique, soit pour chercher les altérations pathologiques, soit, en médecine légale, dans le but 1° de déclarer si un enfant est né viable ou a vécu ; 2° de déterminer combien de temps s'est écoulé depuis la mort et quelle a été la cause de cette mort. — Nous n'aurons pas à parler de l'autopsie que le médecin sera parfois appelé à pratiquer sur un animal (rage, morve, etc.).

Dans le premier cas, le praticien ne procédera à l'ouverture du corps (même sur la réquisition des parents) que vingt-quatre heures après la mort reconnue par une *vérification légale du décès* (1). Il ne pourrait agir en outre qu'en présence du médecin

(1) Dans beaucoup d'hôpitaux, c'est le garçon d'amphithéâtre qui va à la mairie porter la feuille du décès signée par le chef de service.

chargé de la constatation des décès (arrêté du préfet de la Seine du 24 décembre 1824) et assisté de l'officier de police : le consentement de la famille est indispensable (art. 5 et 6 de l'ordonnance de police du 14 messidor an XII). Dans les hôpitaux, la présence du magistrat et du médecin vérificateur est inutile, mais on ne fera la nécroscopie que si la famille n'a pas mis *opposition* (voy. p. 3, *Règlement des hôpitaux*).

Dans les expertises médico-légales, l'expert requis par la justice doit, avant de pratiquer l'autopsie cadavérique (1), envoyer au procureur impérial un *procès-verbal de levée* du cadavre, indiquant l'état extérieur du corps et toutes les circonstances accessoires (voy. p. 16 et 20), procès-verbal dressé le plus souvent en présence du procureur lui-même, ou d'un de ses substituts, ou d'un juge d'instruction (art. 81 du Code civil, 43 et 44 du Code d'instruction criminelle, cités et commentés dans les *Traités de médecine légale* de Briand et Chaudé, Devergie, p. 559, et autres auteurs). Le médecin commis alors, s'il y a lieu, pour procéder judiciairement à l'ouverture du corps, reçoit, après prestation de serment, ordonnance contenant, sous forme de questions, les points sur lesquels la justice désire qu'il s'explique. L'expert procédera à l'autopsie devant un délégué du tribunal ; il devra décrire toutes les lésions observées, avec impartialité et en ayant bien conscience de la gravité du rapport médical ; enfin, il terminera par des *conclusions* (2).

Ce n'est que dans les cas de putréfaction trop avancée du cadavre (3), ou de distance trop grande de l'habitation du pro-

— En ville, le médecin vérificateur des décès doit, d'après son MANDAT DE VISITE, *se transporter immédiatement dans la maison mortuaire, se faire présenter le corps, constater le décès, et en expliquer les causes* dans un rapport édicté avec des indications marginales par la préfecture de la Seine et intitulé CERTIFICAT DE DÉCÈS.

Si la putréfaction et l'odeur cadavérique sont déjà prononcées, le vérificateur fait procéder d'urgence à l'inhumation du corps, avant l'expiration des vingt-quatre heures

(1) Dans ces expertises, on peut se dispenser d'attendre vingt-quatre heures, si l'état de la putréfaction ou si le genre de mort excluent tout soupçon de vitalité.

(2) Pour la rédaction des *rapports*, voyez les ouvrages de médecine légale : Orfila, t. I, p. 7 et 9; Devergie, Casper. Voyez aussi Briand et Chaudé : *Quelles autorités ont droit de requérir les hommes de l'art* (p. 10)? *Formalités à remplir dans les expertises médico-légales* (p. 20); *Serment à prêter* (id.), *rapports* (p. 33 et suiv.).

(3) La plupart des autopsies, dans les cas d'expertise médico-légale, se font en effet longtemps après les vingt-quatre heures réglementaires.

cureur impérial, qu'un officier de police peut autoriser immédiatement l'autopsie, après la rédaction du procès-verbal de levée du corps (décision du garde des sceaux, 23 octobre 1824).

L'inculpé assiste souvent à l'autopsie et ses réponses peuvent servir à guider l'expert dans ses recherches.

Règlement.

(Extrait du règlement des hôpitaux sur la salle des autopsies cadavériques.)

« La salle d'autopsies fait partie des salles des morts ; elle est surveillée par la même religieuse (1) et desservie par le même garçon.

» Les corps ne peuvent être transférés de la salle des morts à la salle des autopsies que vingt-quatre heures apres le décès : immédiatement après l'autopsie, ils sont réintégrés dans la salle des morts (2), et n'en sortent que pour être transportés au cimetière ou, s'ils ne sont pas réclamés, aux amphithéâtres des hôpitaux (Clamart) et de la Faculté (École pratique).

» Les médecins ne peuvent faire l'autopsie que du tiers des sujets décédés dans leurs salles (3) : les corps réclamés par les familles ne comptent pas dans ce tiers, et l'autopsie ne peut en être faite que si les parents ne s'y opposent pas (4).

(1) Il n'y a plus de religieuse attachée à la salle d'autopsie.

(2) Les corps ne séjournent guère plus de trois ou quatre heures dans les salles de malades.— Dans quelques hôpitaux, le pavillon des morts contient trois salles : une d'attente, une d'autopsie cadavérique, une dernière où ils sont ensevelis.

(3) Le garçon d'amphithéâtre possède un registre du nombre des morts de chaque service. — L'École de médecine tient à l'exécution de cet article, pour avoir plus de cadavres entiers ; cependant *il n'est pas suivi à la lettre.*

(4) Il existe chez le directeur de l'hôpital un *registre spécial des oppositions faites à l'autopsie des corps.* Les parents étant avertis aussitôt après la mort, l'opposition doit être faite dans les vingt-quatre heures : on ne s'occupe pas de savoir si la lettre d'avis est arrivée à temps.

Nous trouvons, dans le *Recueil des arrêtés, instructions et circulaires adressés aux directeurs des hôpitaux* (1849-1855, Paris, chez Dupont, 45, rue de Grenelle Saint Honoré), p. 109 (*circul. du* 15 *juillet* 1850) : « L'administration, en se croyant obligée de respecter le vœu des familles, quant au refus d'autopsie, est loin de méconnaitre les intérêts de la science ; c'est sa volonté formelle, sa mission et son devoir. Vous devrez donc laisser les familles à leur spontanéité et vous abstenir de pro-

» Les professeurs de clinique et les chirurgiens peuvent faire l'autopsie de tous les corps provenant de leur salle (1).

» Les autopsies ne peuvent être faites qu'en présence et sous la direction du chef de service dans la division duquel le malade est décédé (confirmé par l'art. 2 de l'*Arrêté du cons. génér. des hôpit.*, 28 août 1849 ; *Code administr. des hôpit.*, t. II. n° 3030). Les élèves ne peuvent séjourner à la salle des autopsies après le départ du chef de service : l'interne seul peut y rester pour rétablir le corps dans l'état le plus convenable, afin qu'au besoin il puisse être reconnu par la famille (2).

voquer leur opposition à l'autopsie. Il est même à propos que vous vous efforciez, au besoin, d'exercer sur leur détermination une légitime influence, en leur faisant comprendre que les investigations médicales sont autant dans leur propre intérêt que dans celui de l'humanité et de la science. Insister avec mesure, mais sans rien exiger, ni imposer, sera souvent le moyen de vaincre des résistances, et de faire prévaloir les conseils de la raison. »

C'est ainsi que les directeurs disent aux parents, s'il y a des enfants, qu'il peut être utile pour ceux-ci d'apprendre si leur père avait une maladie héréditaire, etc., etc.

Voyez aussi *Arrêté du* 22 *décembre* 1844, n° 89 671.

On trouve, p. 120, n° 95, l'indication des personnes qui, en raison de leur degré de parenté, pourront s'opposer à l'autopsie (*circul. du* 31 *août* 1850 *aux directeurs*). Ce sont « les ascendants ou descendants en ligne directe, époux, frères et sœurs, fils, oncles, tantes, neveux, nièces. » « En tous cas, le directeur pourra exiger la justification de la parenté. Il s'efforcera d'ailleurs de bien faire comprendre la différence entre une mutilation par la dissection, et des recherches cadavériques. »

Si néanmoins l'autopsie est formellement défendue, le garçon d'amphithéâtre reçoit un bon qui lui indique de ne pas livrer le corps : s'il enfreint cet ordre, il est renvoyé.

L'autopsie des juifs est prohibée. Les juifs sont réclamés à l'avance, une fois pour toutes, par le consistoire israélite.

Nous avons vu quelquefois, sur les autopsies prohibées, enlever, du consentement du garçon, certaines pièces ayant du rapport avec la maladie, ou avec une opération pratiquée sur le vivant : ainsi le larynx sur un enfant trachéotomisé, le rocher en cas de carie ou de fracture, le testicule en cas de cancer suppuré, etc.

(1) Il est, au reste, certaines maladies dont les professeurs de clinique s'abstiennent eux-mêmes *trop souvent* de constater les lésions cadavériques, phthisie, variole, etc.

(2) Cependant l'autopsie est le plus souvent faite par un interne, un externe, voire par un stagiaire, le chef de service se contentant de venir examiner le résultat du travail ou de se faire apporter les pièces

» *Il est défendu de disséquer ou de faire des manœuvres sur le cadavre dans les salles d'autopsie des hôpitaux* (1). L'autopsie devra se borner aux recherches nécessaires pour reconnaître les causes de la mort. — *Dans aucun cas, le visage ne peut être mutilé* (2). Si, pour quelques cas extraordinaires, les médecins ou chirurgiens ont besoin de faire des recherches plus étendues, ils peuvent demander que le sujet soit conservé à l'amphithéâtre des hôpitaux ou à celui de la Faculté afin d'y continuer ces recherches (3).

» *Aucune pièce anatomique ne peut être enlevée pour quelque cause que ce soit sans une autorisation de l'administration* (4).

» Il est expressément défendu au garçon d'amphithéâtre, *sous peine de renvoi immédiat*, d'enlever les dents, les cheveux ou

principales. — Quant aux soins ultérieurs de l'autopsie, ils incombent entièrement aux garçons (voy. p. 11).

(1) C'est également une règle, en médecine légale, de ne pas faire sur le corps d'incisions inutiles et de n'emporter des pièces qu'en le notant dans son rapport. — Dans les hôpitaux on mettra aux ouvertures tous les soins nécessaires, pour que le cadavre puisse encore servir ultérieurement à la dissection (*Arrêté du cons. gén. des hôpit.*, 21 oct. 1812; *Code administr. des hôpit.*, t. II, 1824, n° 3029).

(2) En tous cas, on pourrait aborder les organes de la face par derrière. Nous avons assisté quelquefois à l'extraction de l'œil; mais le chef de service a dû le remplacer par un œil artificiel ou par l'œil d'un cadavre réclamé : nous avons aussi été témoin de l'ablation de l'œil par derrière, après fracture de la partie correspondante du crâne primitivement ouvert. Il est évident que, dans certaines affections du cou (parotidite, cancer, etc.), on pourrait obtenir l'autorisation de disséquer les muscles, vaisseaux et nerfs de la région. Nous avons vu enlever la cloison du nez, chez un sujet où elle était, par suite de nécrose, déviée, sortie du sillon que lui présentent le vomer et la lame perpendiculaire de l'ethmoïde. — S'il s'agissait de hernie du cerveau entre les deux yeux ou par l'orbite (*Bull. de la Soc. d'anat.*, 1855), de cancer à la face, d'affections des os de la face ou de leur périoste, de fistule lacrymale, on s'évertuerait pour être autorisé à disséquer la région. — Règle générale, les autopsies, en cas de lésions chirurgicales de la face ou du cou, laissent une assez grande liberté à l'opérateur, surtout si l'on se contente de toucher aux parties malades, et si, pour quelques hôpitaux au moins, l'élève sait obtenir le silence du garçon d'amphithéâtre.

(3) Il existe, à cet effet, un cabinet tout spécial à l'École pratique.

(4) On peut sortir de l'hôpital, même ostensiblement, des pièces quelconques si l'on s'est muni d'un bon du directeur. — Un bon du chef de service suffit pour obtenir de la pharmacie l'alcool nécessaire à la conservation des pièces pathologiques qu'on juge utile de garder.

de commettre toute autre mutilation sur les corps confiés à sa garde (1).

AMPHITHÉATRES D'AUTOPSIE CADAVÉRIQUE.

Les salles d'autopsie cadavérique ou de dissection devraient être hautes, spacieuses, largement éclairées, aérées par des fenêtres élevées et en regard. Un poêle, qu'il sera bon de faire allumer l'été même, activera, dans les amphithéâtres d'autopsie, le renouvellement de l'air. Il serait bon que des vases de bois, contenant du chlorure de chaux, existassent dans les coins de la salle. Le garçon devra veiller à ce qu'aucun debris d'organe ne reste à terre, livré à la putréfaction.

On trouve, dans toutes les salles d'autopsie cadavérique, des tables solides, de pierre ou de fer généralement, destinées à recevoir les corps : une table ne sera occupée que par un seul sujet; le nom de la salle, ainsi que le numéro du lit qui avait reçu le malade, se trouvent, en regard, écrits à la craie sur un tableau noir, ou bien ils ont été marqués sur le bras.

Ces tables sont percées, en leur milieu, de trous destinés à l'écoulement des liquides morbides.

De l'eau amenée avec une certaine force par un robinet, des seaux de bois pour laver les pièces pathologiques, ou pour recueillir les liquides qu'on peut trouver contenus en abondance dans le ventre des hydropiques, ou dans la cavité pleurale, sont encore de toute nécessité Il y a également, dans les salles d'autopsie cadavérique, des poteries et vases de verre pouvant recevoir certains organes, ou bien de petites quantités de liquide, des morceaux de bois, nommés *billots*, destinés à placer sous le cadavre. Quelques salles renferment enfin des planches ou des claies de bois permettant d'abriter les pieds de l'humidité.

Dans les amphithéâtres d'autopsie, on trouve enfin du savon ou de la poudre grossière d'amande, et quelquefois du chlorure de chaux pour se laver les mains.

Lavage des mains pour détruire instantanément l'odeur cadavérique. — Les lotions au savon et aux sels désinfectants chlorurés

(1) On se rappelle qu'autrefois les garçons faisaient un lucratif commerce des dents et des cheveux. Ce privilége n'est plus guère possible qu'aux garçons de Clamart et de l'École pratique chargés de l'ensevelissement des cadavres déjà travaillés par les étudiants : ces mêmes garçons, et surtout leurs collègues de Strasbourg, Lyon, Montpellier, complètent également leurs appointements par la vente trop fréquente de débris cadavériques, aux préparateurs d'ostéologie.

ne suffisent pas pour enlever immédiatement l'odeur attachée aux mains qui ont fouillé dans des substances animales ayant subi un commencement de putréfaction. Nous conseillons de se laver avec du permanganate de potasse, un des antisceptiques les plus puissants qui soit connu, employé depuis longtemps en Angleterre pour désinfecter l'air et les matières animales (1). M. Daluna, médecin espagnol, et, plus récemment, M. Castex, ont montré l'utilité de ce précieux agent pour les plaies ou les sécrétions fétides ; leurs expériences ont été confirmées par les recherches de M. Reveil, qui conseille d'employer le sel manganique en solution au 1/10e ou au 1/100e (voyez *Rapport de M. Blache à l'Acad. de méd.*, 10 juillet 1863). Ce sel se prépare en mêlant d'abord, dans une cuiller de fer, deux parties de potasse caustique et une partie de chlorate de potasse, puis, quand le mélange est fondu sous l'action de la lampe à alcool, deux parties de peroxyde de manganèse pulvérisé finement : après avoir chauffé au rouge, on dissout dans l'eau et l'on obtient ainsi une solution acide vert foncé. Enfin, par l'addition d'un peu d'acide chlorhydrique, une partie du manganèse se dépose, et il reste une liqueur rouge pourpre. Quelques cuillerées suffisent pour désinfecter les mains à l'instant même.

Ce sel étant dispendieux, on pourrait le remplacer avantageusement par le phénate de soude, aussi efficace, au moins, que ce permanganate. Les phénates alcalins, comme l'acide phénique employé au 1/1000e dans le service de M. Maisonneuve et auquel on doit attribuer les propriétés antiputrides du coaltar, sont d'excellents antisceptiques : on s'en sert depuis longtemps en Angleterre, en solution étendue, pour arrêter la putréfaction des urines, des liquides des égouts, pour assainir les dépôts d'os, de chiffons, de peaux, etc.

Nous souhaitons fort que l'usage de ces désinfectants se vulgarise dans les salles d'autopsie cadavérique, comme dans les pavillons de dissection.

Quant aux soins à prendre avant de faire une autopsie ou une dissection, nous en parlerons à la fin de cet ouvrage (voy. *Piqûres anatomiques*).

(1) L'odeur s'imprègne souvent aux habits plus qu'aux mains. Mais ici il y a moins d'inconvénient, par suite de la prudente habitude qu'ont la plupart des élèves d'avoir un paletot spécial pour l'hôpital.

CONNAISSANCES ET OBJETS NÉCESSAIRES.

Connaissances indispensables.— De solides études d'anatomie normale doivent précéder les recherches d'anatomie pathologique, si l'on veut bien distinguer les désordres apportés par la maladie.

Une ouverture doit être pratiquée, le plus possible, sans opi-

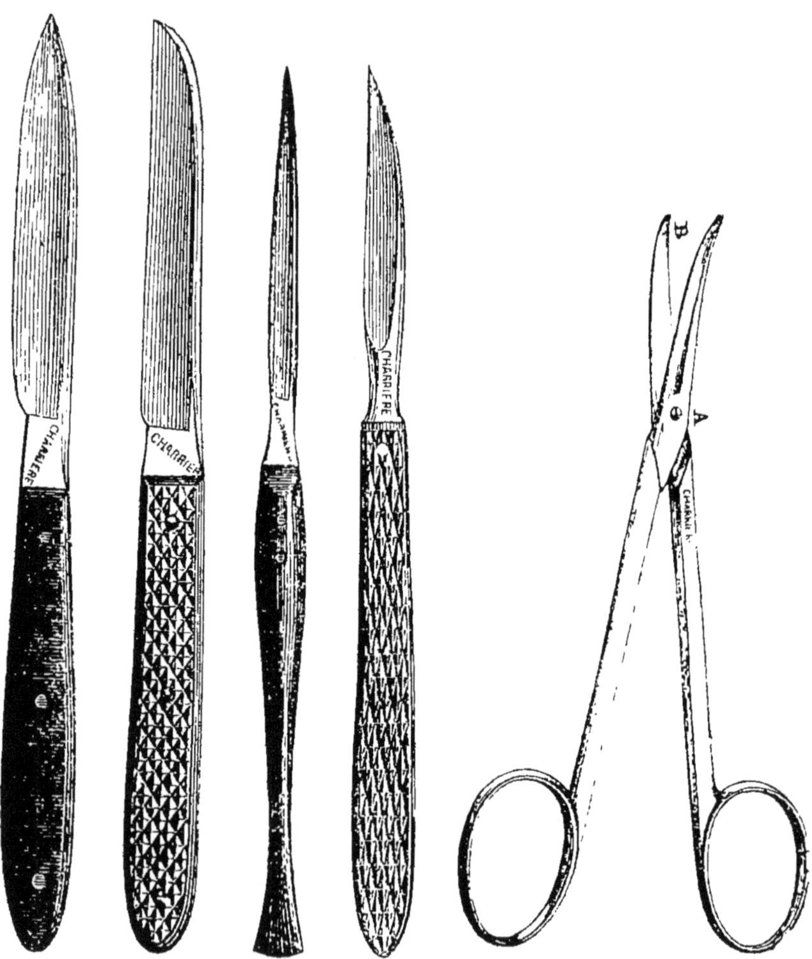

Fig. 1. Fig. 2. Fig. 3. Fig. 4. Fig. 5.

nion préconçue : cependant il sera utile, quand on a suivi une maladie bien diagnostiquée, de connaître préalablement les altérations morbides produites d'ordinaire par cette maladie, et, plus généralement, de savoir qu'elles sont, comme nous l'exposerons dans ce livre, les différentes lésions propres aux divers organes.

Instruments. — Les instruments *nécessaires dans la grande*

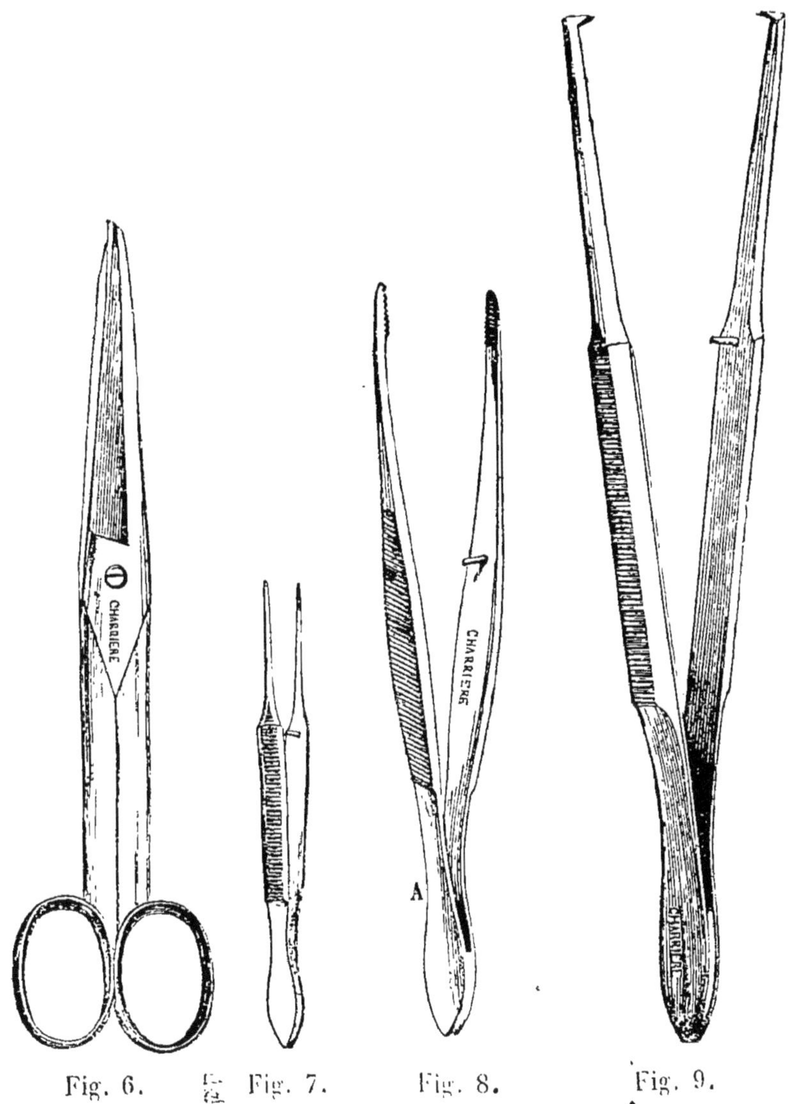

Fig. 6. Fig. 7. Fig. 8. Fig. 9.

majorité des ouvertures, et qui sont communs à presque toutes les autopsies, sont :

1° Des scalpels, au nombre de quatre environ : deux gros (fig. 1 et 2), ayant ordinairement une lame de 0m,095 de long, et un manche d'ébène quadrillé, cloué sur l'acier ; deux petits, ordinaires, l'un droit, l'autre demi-convexe (fig. 3 et 4). — On n'emploie généralement pas de bistouris ou scalpels fermants.

2° Deux paires de ciseaux, l'une courbée sur le plat et sur le

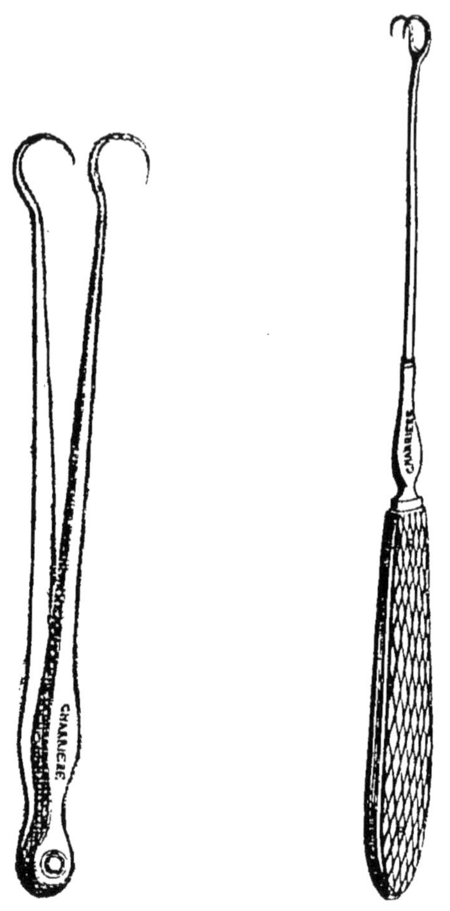

Fig. 10. Fig. 11.

côté, d'une longueur totale de 10 à 14 centimètres (fig. 5), l'autre droite (fig. 6).

3° Des pinces à dissection de diverses grosseurs (fig. 7, 8, 9).

On trouvera encore, dans toutes les boîtes d'amphithéâtre, d'autres instruments dont nous parlerons à mesure que leur emploi sera nécessaire : un marteau à crochet, un couteau à cerveau, un rachitome, un entérotome, un tube insufflateur, etc. Nous pourrions ajouter une ou deux scies pour les pièces osseuses à préparer, et même une ou deux érignes (fig. 10, 11), bien qu'on se passe prudemment d'érignes dans la majorité des cas.

Ceux de ces instruments qui sont destinés aux incisions doivent bien couper : on aura grande attention, après chaque nécropsie, de nettoyer soigneusement tous les instruments d'acier dont on a pu se servir : autrement la rouille attaquerait promptement le métal souillé de sang.

On peut enfin avoir besoin de fil pour ligature, d'éponge pour absterger les liquides, d'un mètre en ruban (fig. 12), d'une balance avec ses poids, d'une loupe (fig. 13) et même d'un

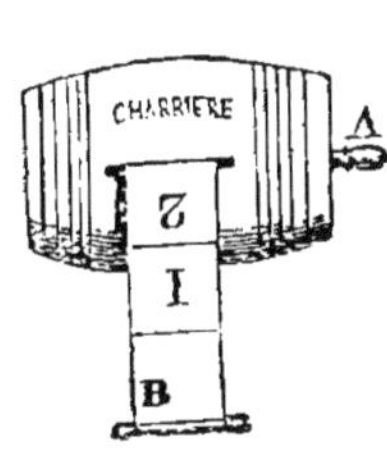

Fig. 12.

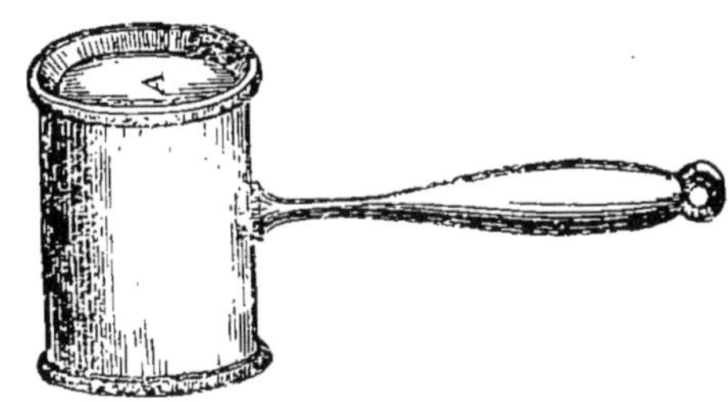

Fig. 13.

microscope, d'une seringue destinée à recevoir un liquide coloré coagulable pour injections vasculaires.

Soins après l'autopsie. — L'autopsie une fois terminée, l'élève

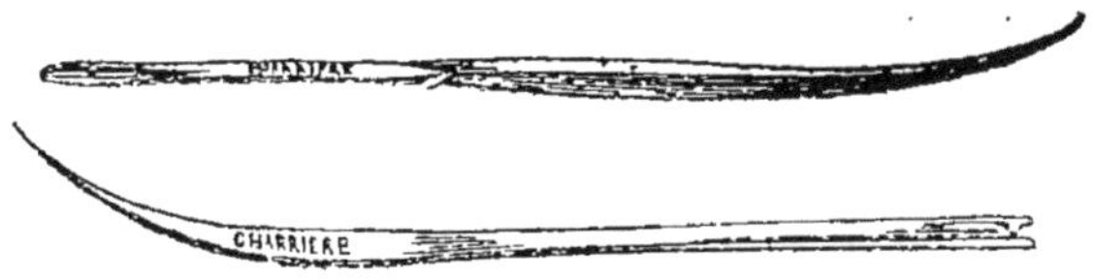

Fig. 14.

doit nettoyer les instruments le mieux possible, puis fermer et ranger sa boîte d'amphithéâtre ou celle de son service.

C'est au garçon que revient le soin de rentrer, dans une cavité quelconque, les débris d'organes, de nettoyer le corps et de recoudre les solutions de continuité, — toutes charges qui incombent à l'expert dans les opérations médico-légales. Dans ces derniers cas, on ne devra pas oublier, ni dans l'ouverture, ni après qu'elle est terminée, qu'une nouvelle enquête peut devenir ultérieurement nécessaire, et il faudra ménager les parties, les replacer avec assez de soin pour ne pas rendre impossibles des recherches ultérieures : on s'abstiendra, dans ce but, de remplir les cavités avec du son ou de la sciure, comme on le fait dans quelques-uns de nos hôpitaux ou amphithéâtres de dissection.

Porte-aiguille (fig. 15). — (Dans beaucoup d'hôpitaux, on

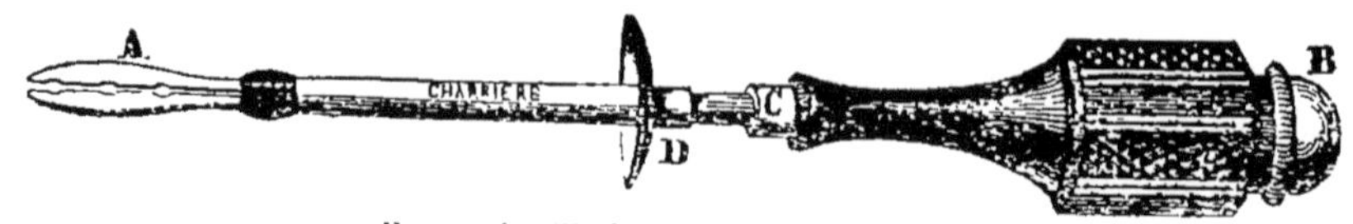

Porte-aiguille à recoudre les sujets.

Fig. 15.

n'emploie pas de porte-aiguille ; les aiguilles courbes sont suffisamment longues à cet effet. On se sert généralement de corde plutôt que de fil de chanvre.)

EXAMEN EXTÉRIEUR DU CADAVRE.

Examen extérieur du cadavre dans les cas pathologiques et de médecine légale.

Avant de commencer une nécroscopie, on aura soin d'examiner l'état extérieur du cadavre.

Nous renvoyons aux traités de médecine légale (1) pour les *signes de la mort* : respiration et circulation artérielle ou veineuse anéanties, vacuité des artères carotides ; œil terne, affaissé, mou, flasque et glaireux ; taches de la conjonctive ; pupilles dilatées, fixes, immobiles ; abolition des mouvements, et roideur cadavérique ; aucune réaction provoquée par les stimulants et les irritants quelconques (électricité, etc.) ; peau décolorée, facies

(1) Voyez notamment Casper, t. II, p. 11 et suiv. : *Précautions à prendre pour constater le décès en cas d'expertise* ; Devergie, p. 549 et suiv. ; Orfila, t. I, p. 476, et t. II, p. 1 et suiv.

On sait tous les doutes élevés sur la certitude de la mort. « Nous ne sommes sûrs de rien, pas même de la mort, » a dit Pline ; « *Mortis incerta signa*, dit Winslow, *non minus ab chirurgicis quam ab aliis experimentis.* » « Les dispositions législatives actuellement en vigueur, relatives aux inhumations, en supposant même qu'elles soient rigoureusement observées, peuvent ne pas empêcher, dans certains cas, que l'on n'enterre des individus vivants. » (Orfila, *Méd. lég.*, t. II, p. 2.) Cependant, comme le remarque à ce sujet M. Deschamps dans une note fort intéressante insérée au numéro du 19 janvier 1864 de l'*Union médicale*, la vérification des décès, bien que fondée sur le système des probabilités, renferme un nombre de preuves indirectes presque toujours suffisantes pour caractériser la fin de la vie.

hippocratique ou cadavérique; coloration livide et plombée des téguments; muqueuses exsangues aux ouvertures naturelles; affaissement et froncement des lèvres; coloration jaune de la paume de la main et de la plante des pieds; pointe du pied tournée en dehors; perte de la transparence des mains; flexion de la première phalange du pouce vers la paume de la main; relâchement des sphincters avec sortie spontanée des matières d'excrétion; chaleur animale perdue, sueur froide du corps; hypostases sanguines; aplatissement des parties sur lesquelles le cadavre repose; surfaces de suppuration blafardes, desséchées; coloration verte du ventre (1); odeur cadavérique ou de relent, et, si la mort remonte à quelque temps, les diverses espèces de putréfaction.

On constatera la rigidité des membres et des articulations, plus grande à la suite de décès par maladies aiguës, tardive à la suite d'affections chroniques et d'asphyxie par l'oxyde de carbone, la putréfaction plus ou moins avancée (2), les taches violacées, livides (*lividités*), fréquentes après certaines maladies

(1) M. Deschamps a lu le 28 mars 1843, à la séance de l'Académie de médecine, un mémoire intitulé : *Du signe certain de la mort de l'homme et des vertébrés supérieurs*. Après une étude comparée des phénomènes cadavériques, il établit dans cet ouvrage que la *coloration verte du ventre est le stigmate de la mort*.

« La coloration verte abdominale, indice certain de la cessation de la vie, nous annonce le moment précis où la putréfaction va s'établir, mais ce n'est pas, comme on le dit généralement en médecine, la putréfaction commençante. Peau, tissu cellulaire sous-cutané, aponévroses, muscles, tout est coloré, rien n'est encore putréfié; on distingue nettement chacun des tissus constitutifs de la paroi antérieure du ventre. Un degré cadavérique de plus, et l'odeur de relent devient piquante, et la trépidation moléculaire se manifeste : alors, l'épiderme se fronce sous la pression du doigt et se sépare du derme; les autres organes, ramollis, désagrégés, tombent en masse amorphe, brune ou verdâtre foncé : voilà les phénomènes de putridité des tissus. Autant la teinture abdominale est sans danger, autant la paroi du ventre réduite en putrilage est dangereuse. On ne doit donc pas attendre la décomposition du cadavre; dès qu'elle commence, il faut tout de suite éloigner le corps mort des habitations. » (*Union médicale, loc. cit.*)

Pour être certain de la mort, M. Deschamps propose à l'autorité d'ajourner l'inhumation jusqu'à ce que la teinte verte du ventre se manifeste. Or elle ne tardera pas à se manifester, même avant les vingt-quatre heures réglementaires, si la température de la chambre mortuaire est maintenue à 20-25 degrés, et saturée de vapeur d'eau.

(2) Sur la putréfaction, voyez : Orfila, t. I, p. 488-818; Devergie; Casper, t. II; Briand et Chaudé, p. 373.

(fièvre typhoïde, scarlatine, variole, suette miliaire, peste, pustule maligne, affections gangréneuses), la facilité avec laquelle l'épiderme se décolle par le frottement, l'état d'amaigrissement du corps, le gonflement général ou partiel dû à des épanchements de gaz ou de sérosité, la forme du thorax et du ventre, la pâleur des muqueuses, la fétidité du cadavre, etc.— Nous compléterons ces notions dans l'examen extérieur en cas d'expertise médico-légale (p. 16 et 20).

Si le sujet est décédé avant qu'on ait pu prendre aucun renseignement médical, il deviendra indispensable de constater tous les signes extérieurs qui peuvent aider à déterminer les causes de la mort, comme si l'on avait à procéder judiciairement (p. 16 et 20) : les traces de coups, de blessures, de brûlures, etc., les eschares au sacrum, les fuliginosités à la bouche ou au nez (indices de fièvre typhoïde), l'enflure des jambes, la voussure partielle du thorax, la proéminence du ventre, l'aspect général du malade, l'amaigrissement et la teinte jaune-paille de la cachexie cancéreuse, les pustules et ulcérations au voisinage des organes génitaux externes par suite du contact de l'urine, etc.

Dans les hôpitaux on a, en effet, quelquefois affaire à des sujets inconnus, au point de vue médical du moins (1), morts subitement dans la rue ou bien en arrivant à la salle (2). Nous avons vu, pour notre part, quelques cas de ce genre, notamment un individu transporté dans la salle Sainte-Jeanne, à l'Hôtel-Dieu, et qui succomba immédiatement, avant d'avoir pu fournir aucun renseignement : la nécropsie montra un empoisonnement par les allumettes phosphoriques. Un homme relevé par les agents de police dans la rue, fut amené à la Pitié comme se trouvant en ivresse :

(1) Si l'identité n'avait pas été complétement constatée, le cadavre serait transféré de l'hôpital à la Morgue.

(2) Indépendamment des cas d'empoisonnement, on sait, depuis les recherches de Bichat et de M. Andral, comme le faisait remarquer M. Velpeau à sa clinique (*Gaz. des hôp.*, 19 avril 1862), que la mort subite arrive par le cerveau, le cœur ou le poumon. On ne meurt subitement par le cerveau que si la lésion porte sur la protubérance annulaire ou le bulbe. La rupture du cœur ou des gros vaisseaux ne tue *guère* immédiatement ; la face conserve d'ailleurs une pâleur caractéristique. Quand la mort est instantanée, que la face est bouffie, presque violette, il faut songer aux embolies, ces concrétions sanguines mobiles, plus ou moins volumineuses, oblitérant, comme des corps étrangers, les branches secondaires ou même les deux branches principales de l'artère pulmonaire. La concrétion fibrineuse naît dans une autre région, dans les veines des membres affectés de varice, de l'abdomen, etc., se détache de son lieu d'origine et est transportée par le courant sanguin

il mourut sans sortir de son état de somnolence et sans qu'on ait pu obtenir de détails pour la justifier : l'autopsie démontra une hémorrhagie cérébrale. Un autre, mort aussi subitement, présentait cette teinte brune des membres inférieurs, signe de varices : on trouva des embolies dans les artères pulmonaires et des caillots glutineux noirs dans la veine cave inférieure. — Il faudra noter l'état de coloration, les éruptions et les affections diverses de la peau. La coloration peut être, en effet, anormale, par exemple, dans la mélanodermie ou nigritie, que celle-ci soit due à un trouble de la pigmentation par suite des lésions de la rate dans les fièvres paludéennes (*Mélanémie*, Meckel, 1837 ; MM. Virchow, Heschl, Plance, Frerichs), ou qu'elle soit produite par la *maladie bronzée* d'Addison, et attribuée à une altération des capsules surrénales (2e partie, chap. IV). Dans le premier cas, la peau est *couleur de cendre*, ou *brun gris sâle* ou *jaune brun foncé* (Frerichs) ; dans le second, la peau est bronzée, le malade a l'aspect d'un mulâtre. — Dans la fièvre jaune, la coloration jaune des tissus est constante, surtout sur la partie antérieure du tronc, et notamment quand la mort a été rapide. — Nous ne parlerons pas de la coloration de la peau dans l'ictère, dans la cachexie cancéreuse, etc.

Quelquefois l'examen nécroscopique porte même à peu près exclusivement sur les téguments, dans le *cancer ligneux* ou *en cuirasse*, par exemple, induration uniforme ou par plaque ou par points, de toutes les parties molles de la poitrine. Ainsi encore, si l'on voulait étudier la structure des *nævi materni* et des tumeurs érectiles, on disséquerait la peau par sa partie profonde pour examiner les vaisseaux qui se rendent à la tumeur, et pour bien suivre les veines du derme dilatées, formant sinus, et segmentées

jusqu'à l'artère pulmonaire, où elle produit un arrêt instantané de la circulation et de l'hématose.

Voyez, à ce sujet, *Clinique des affections emboliques, étudiées surtout au point de vue pratique*, par M. Cohn, ouvrage mentionné honorablement par l'Académie des sciences, dans la séance publique du 29 décembre 1862.

Sur la mort subite par le cerveau, le poumon, le cœur, consultez la *Médecine légale* de Briand et Chaudé, p. 365.

On a cité des cas de mort subite par syncope, par chloroforme, par mucosités ou corps étrangers dans les voies respiratoires, par rétrécissements de l'œsophage (*Soc. méd. des hôpit.*, 13 janvier 1864), par épanchements pleuraux abondants ou même ordinaires (Thibierge, *Archives*, 1852 ; Blachez, *Soc. méd. des hôp.*, 1863 ; Lassègue, Thirial, même Société ; thèse de M. Lacaze du Thiers), par la présence de gaz dans le système circulatoire, à la suite d'opérations chirurgicales, ou (*Union médicale*, 4 février 1864, docteur Hervieux) chez les femmes en couche.

par du tissu fibreux : on examinerait de même si l'épiderme passe au-dessus de la tumeur, etc. La peau sera encore l'objet de recherches cadavériques dans le cas de productions épidermiques, de lipomes ou autres tumeurs sous-cutanées, d'affections du tissu cellulaire sous dermique, etc. Nous donnerons d'autres exemples en nous occupant des *membres* (2e partie, chap. IX).

Alors même que tous ces caractères extérieurs auraient été relevés pendant la vie, il ne sera pas inutile de les passer en revue plus minutieusement avant l'ouverture (1).

Dans tous les cas, on fera bien de noter le temps écoulé depuis la mort, la température extérieure, la température du corps, relativement élevée dans les cas d'asphyxie par l'oxyde de carbone, de choléra, etc., et, plus tard, celle des viscères.

Examen extérieur dans les expertises médico-légales. — Ces soins préalables seront rigoureusement indispensables, et l'on devra les multiplier en cas de nécropsie judiciaire, par suite de la gravité même des conclusions de l'expert.

Fœtus et nouveau-nés (2). — Un nouveau-né est viable,

(1) On devra bien avoir présent à l'esprit, dans cet examen extérieur, comme dans l'étude ultérieure des organes internes, que certaines lésions existant sur le vivant ont pu disparaître sur le cadavre si elles étaient légères (rougeur, etc.) ; et que, d'autre part, quelques altérations sont uniquement le résultat de la mort, de l'imbibition cadavérique : lividités, certains engorgements hypostatiques, certains épanchements de liquide, rougeur légère de l'intestin, congestion à la partie déclive des poumons, etc. Souvent, sur le cadavre, l'utérus offre une rigidité qui lui est commune avec tous les muscles de l'économie ; la muqueuse de l'estomac, blanche *à la mort*, devient souvent jaune rougeâtre vingt-quatre heures après, sa consistance diminue ; la consistance de la rate diminue également, etc.

(2) Voyez, pour plus de renseignements à ce sujet : Casper, *Médecine légale*, t. II, p. 468-588 ; Briand et Chaudé, p. 215-257 ; Orfila, t. II, *Infanticide*, p. 114-327. La législation prussienne ne laisse pas au libre arbitre des experts le choix de la méthode à suivre pour procéder aux autopsies cadavériques, dans les cas d'expertise judiciaire. Nous reproduisons les §§ 16 et 17 du règlement régissant, en Prusse, ces recherches de médecine légale sur les fœtus et nouveau-nés.

« § 16. Pour les autopsies des nouveau-nés, il faut observer les règles suivantes :

» On doit d'abord regarder les signes de la maturité et de la viabilité, c'est-à-dire la longueur, le poids de l'enfant, l'état des téguments et du cordon, la longueur et l'état des cheveux, la dimension des fontanelles, les diamètres longitudinal, transversal et diagonal de la tête, l'état des yeux (membrane pupillaire), les cartilages du nez et des oreilles, la longueur et l'état des ongles, le diamètre des épaules et des

dans le sens médical, si, par son âge et la conformation de ses organes, il pouvait vivre *extra utero* (1).

Il faudra soigneusement indiquer, dans son rapport, ce qui enveloppait ou entourait le fœtus ou le nouveau-né, la position de celui-ci dans le lieu où on l'a trouvé, son âge approximatif, son poids, sa conformation, notamment pour la tête. sa longueur (2), la distance du sommet de la tête à l'ombilic et de l'ombilic au talon, les dimensions du bassin, des épaules, de la tête (fig. 16).

On note la longueur et l'état des cheveux, leur abondance et leur couleur, le développement des ongles, la texture et la

hanches. Chez les garçons, l'état du scrotum, la position des testicules; chez les filles, l'état des parties génitales extérieures. Enfin on doit examiner le point d'ossification de l'extrémité inférieure du fémur. Pour cela, on coupe la peau au-dessus de l'os, on fléchit la jambe sur la cuisse et l'on coupe des tranches minces de cartilage jusqu'à ce qu'on arrive au plus grand diamètre du point d'ossification, et alors on le mesure. Quand l'aspect général du fœtus montre que certainement celui-ci n'a pas été viable, on peut se passer de faire l'autopsie, excepté si elle est demandée expressément par le juge.

» § 17. Quand on a trouvé que l'enfant est né viable, on doit rechercher s'il a vécu, c'est-à-dire s'il a respiré. Pour cela on doit faire la docimasie : *a*. On regarde, après l'ouverture du ventre, la position du diaphragme. Pour arriver à ce résultat, il faut, chez les nouveau-nés, ouvrir toujours d'abord le ventre, puis la poitrine et ensuite la tête. *b*. On apprécie l'étendue et la situation des poumons, surtout par rapport au péricarde. *c*. Pour retirer les organes de la cavité thoracique, on ouvre le péricarde, on lie la trachée-artère et on la coupe au-dessus de la ligature. *d*. Après avoir retiré les organes de la poitrine, on examine la trachée-artère et les bronches; *e*. puis la couleur et la consistance des poumons. *f*. On retire le thymus et l'on met les poumons avec le cœur dans un vase assez large rempli d'eau froide pure, et l'on voit s'ils surnagent. *g*. Puis on voit si les poumons, séparés du cœur, surnagent dans l'eau. *h*. On fait des incisions dans les poumons, et l'on observe s'il y a crépitation. *i*. On observe la quantité et la qualité du sang provenant de ces incisions quand on presse les parties environnantes. *k*. On incise les poumons au-dessous de l'eau pour voir s'il en sort des bulles d'air. *l*. Enfin on découpe les poumons en lobes et les lobes en petits morceaux, pour voir s'ils surnagent tous. »

(1) Casper *loc. cit.*, t. II. L'autopsie des nouveau-nés forme le quart de toutes les autopsies légales.— Sur la *viabilité du fœtus*, voyez Orfila, t. I, p. 294.

(2) Pour apprécier la longueur d'un cadavre, dans ces expertises, on se sert quelquefois du *micromètre* de Chaussier, assez semblable à l'instrument avec lequel les cordonniers mesurent les dimensions du pied.

coloration de la peau, l'enduit sébacé qui peut la recouvrir, la putréfaction du corps, les ecchymoses ou taches qu'il présente (1),

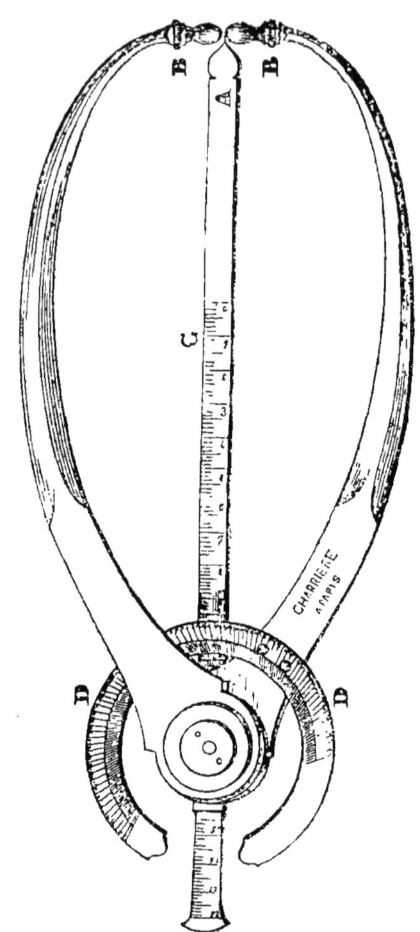

Compas craniomètre destiné à mesurer les diamètres externes, les saillies et les cavités.

Fig. 16.

la voussure du thorax, l'état et la situation de l'ombilic, le volume, la longueur et l'état du cordon, — qui peut être frais, flétri, mou,

(1) Sur les altérations des tissus et des fluides qui sont le résultat de la mort et qu'on pourrait attribuer à des violences extérieures exercées sur l'individu vivant, voyez : Orfila, t. II, p. 5 et 42 ; Casper ; Briand et Chaudé, p. 367 ; Devergie, p. 532-544.

desséché, arrondi ; — sa perméabilité, l'apparence de son extrémité libre ; l'état de l'œil (membrane *pupillaire*), de la langue, de la bouche, des cartilages du nez et des oreilles, de toutes les cavités naturelles en un mot, la conformation des organes génitaux externes, la présence du testicule dans les bourses (1), l'ossification des os du crâne et l'état des fontanelles (fig. 17).

Face supérieure de la tête d'un fœtus sain et à terme.

1. Fontanelle occipitale.
2. Suture antéro-postérieure, ou sagittale.
3. Fontanelle antérieure.
4. Suture fronto-pariétale.
5. Suture occipito-pariétale, ou lambdoïde.

AA. Diamètre bipariétal.
BB. Diamètre bitemporal.

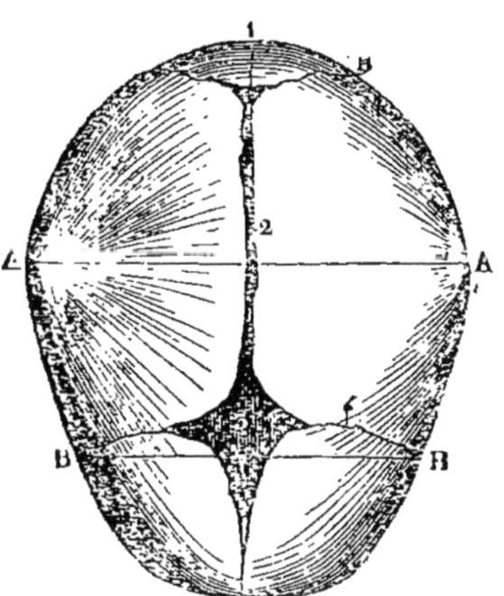

Fig. 17.

On complétera cet aperçu par les autres constatations dont nous parlerons tout à l'heure, au sujet de l'adulte.

Examen intérieur du fœtus ou nouveau-né. — Le médecin qui a accepté la responsabilité d'éclairer la justice devra, disons-le tout de suite, quand il ouvrira le cadavre par l'un des procédés que nous indiquerons ultérieurement, résoudre la grande question de l'infanticide en examinant avant tout les poumons. Il placera doucement ces organes, encore unis au thymus et au cœur, à la surface de l'eau, pour voir s'ils s'enfoncent plus ou moins (*docimasie pulmonaire hydrostatique*, de Daniel, et selon le procédé ordinaire) (2) : il répétera cette épreuve avec les poumons isolés du cœur et du thymus, puis avec chaque poumon séparément, avec chaque lobe, enfin avec chaque morceau de poumon. Il comprimera les poumons, sous l'eau, entre les doigts, pour voir s'il s'en échappe des gaz ou du sang. S'il ne croit pas pouvoir conclure de cette inspection que l'enfant a vécu, et combien de

(1) On sait qu'à la naissance, les deux testicules (ou au moins l'un d'eux) sont *le plus souvent* descendus dans les bourses.

(2) Sur la docimasie pulmonaire, voyez : Briand et Chaudé, p. 218 et suiv.; Devergie, Casper.

temps il a respiré, il devra songer à la docimasie pulmonaire optique, ou examen microscopique des lobules, proposé par M. Bouchut à l'Académie de médecine, en 1862.

Dans le cœur, on envisagera surtout le trou de Botal.

L'expert, passant à l'abdomen, étudiera l'état de l'anneau ombilical, les vaisseaux ombilicaux, pleins de sang, vides, ou en partie déjà oblitérés, la perméabilité du canal veineux, la voussure du diaphragme, le liquide que peuvent contenir la vésicule biliaire et l'estomac. Enfin, il cherchera s'il reste dans les intestins des traces de méconium, s'il y a de l'urine dans la vessie, ou de l'acide urique dans les tubes urinifères, si l'extrémité inférieure du fémur présente le point d'ossification qui apparaît quinze jours avant la naissance.

Toutes ces recommandations n'excluent pas celles que nous ferons en parlant de l'ouverture des cavités ou de l'examen des organes splanchniques.

Levée du cadavre d'un adulte et examen extérieur (1). — Le médecin requis, pénétré de l'importance des fonctions qui lui sont confiées, et des conclusions qu'il tirera ou qu'on pourra tirer de son examen, décrira tout d'abord, sur le lieu même et sans attendre que le corps soit transporté à la salle d'autopsie, — dans le transport, les lésions, plaies, fractures, engorgements sanguins, pourraient s'altérer, — la situation, l'attitude, l'expression de la physionomie, la coloration de la face du sujet : la face est souvent violette et tuméfiée chez les strangulés et les pendus; dans les cas d'asphyxie, elle peut être livide, bouffie, les yeux restant injectés, saillants et fermés. Il indique ce que le cadavre tiendrait à la main (en songeant que les auteurs du meurtre ont pu lui mettre des armes entre les doigts pour faire croire à un suicide) (2), ce qui le touche et l'entoure, la disposition de l'endroit où il se trouve, les différentes substances, machines ou instruments, qu'on rencontrerait près du défunt, les traces ou marques sur le sol, la proximité de lieux habités, de routes, etc. On tient compte de la température extérieure.

Si l'individu est inconnu, — et malgré la présence sur lui de papiers qui pourraient avoir été placés par les coupables pour détourner les soupçons, — il faudra noter le sexe, la stature, l'em-

(1) Consultez aussi sur ce sujet : Renard (p. 84-90), Casper (t. II, p. 73-161), Devergie (p. 549-558-24), Briand et Chaudé.

(2) On verra avec intérêt : Esquirol, *Remarques sur les signes donnés par les auteurs*, comme propres à faire connaître si le corps d'une personne, trouvé pendu, l'a été après la mort ou pendant qu'elle vivait encore (p. 844 du tome II du *Traité des maladies mentales*, 1838).

bonpoint, les tumeurs, marques, signes ou taches naturels, de naissance, accidentels (cicatrices), factices (tatouage), ou de profession (durillons des mains, pulpe des doigts, etc.) (1), la couleur et l'état des cheveux, de la barbe, des yeux, des dents, l'âge approximatif, — en un mot, tout ce qui peut servir à établir l'identité.

Dans tous les cas, on examinera, sans préjudice d'une vérification plus attentive, l'écume de la bouche, la couleur des lèvres, l'état de la langue, — tuméfiée dans certaines asphyxies (2), — de la bouche, du nez, des yeux, des oreilles (3), du cou, des ongles, — les ongles peuvent contenir du sable, chez les asphyxiés par submersion, — des mains, — écorchées, présentant des contusions, etc. — On indiquera la rigidité des membres et des articulations, l'emphysème du corps dû à la fermentation putride, les caractères de la putréfaction. S'il y a trace de liens ou de violences, taches de sang (4), blessures (5), il faudra le constater sur les lieux, se réservant encore de compléter plus tard cette description superficielle. On cherchera également si les blessures paraissent faites par un instrument piquant, tranchant, contondant ; si elles ont été pansées, comment elles l'ont été, combien de temps s'est écoulé depuis la mort ; quelle a pu être la durée du séjour du cadavre dans l'eau, dans les fosses d'aisances, etc. (6).

(1) Il nous faudrait passer ici en revue toutes les marques de profession : plaies sphacéliques avec induration sur les parties latérales des doigts ou des orteils et éruptions pustulo-ulcéreuses sur les bras chez les ouvriers qui travaillent aux chromates (Académie de médecine, 29 décembre 1863, M. Delpech) ; — eczéma des mains chez les chauffeurs par suite de la chaleur du foyer et du contact du charbon ; — piqûres multiples des doigts chez les couturières, etc.

(2) Et dans quelques cas de suicide par explosion d'arme à feu dans la bouche.

(3) On a signalé la rupture de la membrane du tympan chez les pendus (Littré, *Traité de chirurgie* du docteur Wilde, p. 326) ; dans certains cas de pendaison, on a noté des hémorrhagies de l'oreille.

(4) *Inspection des armes, des vêtements, des taches de sang*, voyez Casper, t. II ; *examen des taches de sang*, Briand et Chaudé, p. 358 ; Devergie ; Orfila, t. II, p. 609. *Des taches au point de vue médico-légal*, par le docteur Gosse, 1863.

(5) *Examen médico-légal et classification des blessures*, Briand et Chaudé, p. 353 ; Orfila, t. II, p. 443.

(6) Voyez, pour ces dernières questions, Briand et Chaudé, p. 372-427 ; Casper, Orfila, Devergie.

S'il y a plusieurs individus tués, il faut s'efforcer de préciser quelle a été la première victime (1).

Examen après la levée. — Le cadavre, placé sur une civière, sera porté sans secousses, par des gens affidés et sous la surveillance de l'expert, dans une salle bien éclairée où l'on procédera, s'il y a lieu, à un examen extérieur plus complet, avant de faire l'ouverture. C'est ici surtout que commence l'œuvre du médecin requis, une grande partie de l'inspection cadavérique dont il a été question jusqu'ici pouvant être dévolue à l'officier judiciaire (2).

L'expert fera déshabiller avec soin le sujet, notant l'état des vêtements avant de les laisser mettre sous scellés ; autant que possible, il ne devra pas toucher aux scellés apposés, du moins sans l'indiquer dans son rapport.

Le corps mis à nu et lavé aux endroits où il pouvait être souillé, on considère à nouveau l'état de la peau, l'impression des liens sur l'épiderme, les contusions, excoriations, piqûres, ou autres blessures, — dont on déterminera soigneusement le siége, la forme, la largeur, la direction, la profondeur, avec le doigt, une sonde, un stylet boutonné, et, ultérieurement, en disséquant la plaie.

Il faudra tenir compte des *lividités* et *vergetures cadavériques*, — indiquant le côté sur lequel le sujet pouvait être appuyé au moment de l'accident et depuis, — stigmates de la mort qu'il est utile de bien savoir distinguer des ecchymoses dues à l'extravasation du sang dans le tissu cellulaire sous cutané.

L'expert examinera ensuite la forme et l'état des membres ; il les palpe pour constater les fractures ou luxations possibles. Il vérifie la mobilité de la tête sur le cou et passe soigneusement en revue toutes les cavités de la face.

Il regarde attentivement le cou, le thorax, qu'il suffira parfois de presser pour faire refluer certains liquides par la bouche ou le nez — On pourra parfois arriver au même résultat en mettant le cadavre la tête en bas. — Il constate le volume et l'état des mamelles, cherchant si la pression en fait sortir du lait. Il note

(1) Voyez, sur ce sujet, une bonne notice d'Orfila, *Diction.* en 30, art. *Cadavre*, partie intitulée *Médecine légale*.

(2) Nous ne parlerons ni des cas d'exhumation, renvoyant aux traités précités, notamment à Orfila, t. II, p. 58-414, ni des morts spéciales (asphyxies diverses), ni des empoisonnements et de la recherche des poisons (Briand et Chaudé, p. 473 et suiv. et 581-724). On se reportera en général pour ces diverses questions aux auteurs classiques que nous avons déjà mentionnés dans cet aperçu médico-légal.

la forme et l'aspect du ventre, les rides de l'abdomen, chez une femme inconnue particulièrement, les plicatures de l'aine. On termine enfin par l'examen de l'anus (1), et surtout d s organes génitaux externes, — chez la femme notamment, et chez les sujets qu'on soupçonne morts par strangulation, une demi-érection de la verge avec sortie de fluide prostatique ou spermatique ayant été signalée dans ce cas.

L'examen extérieur terminé, on pourra passer à l'ouverture du cadavre.

MÉTHODE A SUIVRE POUR LES OUVERTURES.

Ainsi que le dit Chomel, à la page 504 (3e édition), et selon l'usage établi d'ailleurs dans la plupart de nos hôpitaux, on *doit commencer par l'ouverture de l'abdomen, puis du thorax; ce n'est qu'après avoir étudié les organes de ces cavités qu'on examinera le crâne, enfin le rachis et les membres* (muscles, os et articulations). Si l'on abordait d'abord le rachis, comme le veulent la plupart des auteurs d'anatomie pathologique, Chaussier, et, d'après lui, Renard, etc., pour continuer ensuite par le crâne, le thorax, l'abdomen, on s'exposerait à produire des lésions dont la cause pourrait être méconnue, et modifier l'état des organes des cavités thoracique ou abdominale, par la situation que l'ouverture du canal vertébral oblige de donner au cadavre : il faudrait en outre retourner trop de fois le sujet.

Commencerait-on par le crâne, pour examiner ensuite le rachis, comme l'indiquent l'article *Cadavre*, dans le *Dictionnaire abrégé de médecine* (1821), et quelques auteurs (Orfila notamment, ainsi qu'Ollivier, d'Angers et Béclard, à l'article *Cadavre* du *Dictionnaire* en 30 vol.), les mêmes inconvénients se présenteraient sans aucun doute.

En ouvrant de prime abord l'abdomen, si quelque liquide, comme le remarque Chomel, est contenu dans cette cavité, il est possible de bien apprécier sa quantité et ses qualités; s'il existe chez le même sujet du liquide dans la poitrine, il y reste en totalité, et l'abaissement plus ou moins considérable du diaphragme qu'il refoule vers le ventre peut être distinctement reconnu. En commençant, au contraire, par le thorax, il arrive presque

(1) Hémorrhoïdes, fissures, condylomes, etc. On sait que l'effacement des plis du sphincter et la laxité des fibres anales sont le plus souvent les signes d'habitudes de pédérastie.

toujours, à moins d'apporter dans cette opération un soin très-grand, que le diaphragme est lésé, et qu'on établit une communication entre les cavités pleurale et péritonéale : dès lors, si quelque liquide remplit l'une de ces cavités, il passe en partie dans l'autre ; s'il y en a dans les deux, il s'établit un mélange, et, pour l'un et l'autre cas, il en résulte des erreurs, ou tout au moins de l'incertitude dans les observations. Il est, au reste, naturel d'étendre l'ouverture de l'abdomen à la poitrine plutôt que de passer au crâne pour revenir ensuite au thorax, d'autant qu'après avoir mis l'encéphale à nu, on est quelquefois dans la nécessité de retourner le cadavre afin d'examiner la moelle épinière (1).

D'ailleurs, bien qu'on doive *commencer par l'ouverture de l'abdomen*, cependant, dans la plupart des cas, les deux cavités du tronc ayant été mises à jour, *on examine les organes thoraciques avant de passer aux organes digestifs et génito-urinaires, puis à l'ouverture et à l'étude du crâne et du rachis.*

Il n'est effectivement possible, comme le remarque Chomel, de bien juger, du volume et de la distension du cœur, que si les gros vaisseaux qui en naissent et qui s'y rendent sont intacts : or, si l'on commençait par passer en revue les viscères abdominaux, et qu'on enlevât alors le foie, la veine porte, la veine cave inférieure, le cœur serait affaissé sur lui-même avant qu'on l'eût étudié. Par la même raison, il sera logique, contrairement à la pratique ordinaire de nos hôpitaux, de n'en venir aux poumons qu'après avoir vu le cœur. — L'œsophage, portion de l'appareil digestif, ne peut être au reste abordé qu'après les organes de la circulation et de la respiration, derrière lesquels il est situé.

Ainsi donc, en résumé, *le meilleur ordre à suivre dans une autopsie est le suivant :*

Ouverture. — Abdomen, thorax et cou, crâne, rachis, membres.

Examen des organes. — Organes de la circulation, de la respiration, de la digestion, génito-urinaires ; encéphale, moelle épinière, muscles, articulations, os.

(1) La législation prussienne (Casper, t. II, p. 68-69), qui indique soigneusement la manière dont doit être fait l'examen nécroscopique, ordonne de procéder dans cet ordre : tête, cou, poitrine, ventre, dos, anus, parties génitales, membres. Cette méthode, conseillée également par Devergie, Briand et Chaudé, nous paraît encore vicieuse, et par les raisons précitées, et parce que, de la tête, il est plus normal de passer tout de suite au rachis.

Tel sera le plan adopté dans notre travail. Une PREMIÈRE PARTIE nous permettra d'exposer les règles usitées, ou nous paraissant les meilleures, pour l'ouverture des cavités splanchniques. Une SECONDE PARTIE sera réservée à la splanchnotomie et à l'examen des lésions le plus souvent observées sur les organes. — Nous traiterons de l'appareil respiratoire avant d'aborder le système de la circulation, non pas seulement pour nous conformer à la marche usuelle des hôpitaux, mais surtout pour mieux suivre l'enchaînement des manœuvres à opérer dans le thorax.

Nous exposerons successivement le résultat de notre expérience personnelle ; et certainement l'élève ou le praticien qui consentira à admettre avec confiance l'ordre que nous indiquerons, ou à chercher les lésions sur lesquelles nous appellerons son attention, ne tardera pas à se convaincre que nos conseils n'ont pas été émis sans mûre réflexion. Sans doute, on pourra s'abstenir de nous suivre pas à pas, de pratiquer, dans toutes les nécropsies, l'ouverture de chaque cavité ; les recherches sur le cou ou sur les membres sont même interdites, sauf cas exceptionnels qu'il ne faudra pas laisser échapper. Mais enfin nous pensons qu'en se faisant une règle d'examiner dans chaque autopsie cadavérique tous les organes dont l'inspection est licite, on ne tarderait pas à être rémunéré de sa peine et de son temps. Est-on bien sûr en effet, après le meilleur diagnostic, qu'il n'existe de lésions que dans l'organe accusé d'affection ? M. Piorry, entre autres, a démontré qu'il existe, à proprement parler, bien peu de maladies simples : il n'y a guère que des états organopathiques multiples, — et ce, abstraction faite des maladies *composées*, générales, telles que les fièvres, les diathèses, les cachexies et altérations du sang, telles que la fièvre typhoïde, la scrofule, la syphilis, la goutte, le rhumatisme, où tous les actes morbides figurent sous des combinaisons plus ou moins variées. — « Le nombre des maladies locales a beaucoup diminué depuis quelques années, et, sous ce rapport, comme sous bien d'autres, la pathologie a entièrement changé de face. L'anatomie pathologique, exagérant l'importance des lésions, avait fini par faire croire qu'à chacune d'elles correspondait une maladie distincte. Or, une observation plus attentive et plus approfondie n'a pas tardé à démontrer que, au-dessus des lésions locales, existe souvent une affection générale qui les domine toutes. Elle s'exprime seulement par des troubles locaux fonctionnels ou de texture, qui varient par leur siége et leur nature. » (*Pathologie* de M. Monneret, *Prolégomènes*, p. 9.)

Combien d'altérations peuvent, d'autre part, rester longtemps sans trahir leur présence par des signes extérieurs chez certains sujets au moins, même parmi celles qu'on répute les plus graves : cancer du cerveau, tubercules du cerveau, fausses membranes de l'arachnoïde, etc. Combien de désordres révélés par l'autopsie cadavérique, et sur lesquels, leurs manifestations symptomatiques étant peu précises, on ne saurait encore avoir que des présomptions de diagnostic, si toutefois l'idée en vient à l'observateur et s'il peut procéder par exclusion : grossesse extra-utérine d'un, deux ou trois mois, cirrhose ou induration fibreuse du poumon, hydatides du poumon, cancer et tubercules de l'encéphale, hémorrhagies de la protubérance, certains kystes du foie, du pancréas, certaines tumeurs du foie, de la rate, de l'estomac, cachées sous les fausses côtes, corps fibreux de l'utérus, etc.

Dans les expertises de médecine légale, l'exploration de toutes les parties est d'ailleurs un devoir rigoureux : c'est un moyen d'éviter toute objection de la part du défenseur du prévenu, qui ne manquerait pas de tirer parti des omissions de l'expert, devant des juges étrangers à la médecine.— Dans ces cas seuls, nous ne reprocherons pas au praticien de suivre un ordre quelconque pour les ouvertures Ainsi, nous serons les premiers à lui conseiller de commencer par celle des cavités splanchniques sur laquelle son attention a été plus particulièrement appelée et de modifier les coupes ordinaires en cas de plaies ou blessures quelconques.

Terminons en prescrivant de prendre les diamètres exacts et la circonférence des tumeurs qu'on rencontrera, et de noter toutes les lésions, quelles qu'elles soient, qu'on peut trouver dans une autopsie Telle altération qui ne paraît aujourd'hui présenter aucun rapport avec l'affection principale diagnostiquée ou démontrée par l'autopsie, sera retrouvée dans les cahiers d'observation avec grand plaisir, si l'on vient plus tard à appeler sur ces désordres, regardés jusque-là comme secondaires, l'attention du monde médical

Il sera bon enfin, chaque fois qu'un liquide est constaté, d'en recueillir quelque peu pour l'examiner ultérieurement au microscope ou par les réactifs chimiques.

PREMIÈRE PARTIE.

OUVERTURE DES CAVITÉS SPLANCHNIQUES.

CHAPITRE PREMIER.

OUVERTURE DU THORAX ET DE L'ABDOMEN.

Nous décrirons ces deux ouvertures ensemble, parce que l'une entraîne généralement l'autre. On comprendra qu'il serait cependant possible de les isoler, surtout si l'on soupçonne des liquides dans les cavités, et si l'on veut plus sûrement respecter le diaphragme. S'il était utile d'ouvrir la poitrine isolément et tout d'abord, il ne faudrait pas toucher à l'abdomen ; on aurait à ménager les deux dernières côtes, le diaphragme, les muscles abdominaux. A cela près, on pourrait user de la première méthode ci-dessous indiquée et rabattre sur le ventre le lambeau sternal, ou bien de la seconde et de la troisième méthode, qui ne différeront pas ici quant à l'incision des téguments.

L'ouverture du thorax devra être précédée, comme on le conseille aussi en médecine légale, de l'ouverture du cou, dans les cas où le directeur de l'hôpital trouverait cette dernière opération suffisamment justifiée.

Trois méthodes sont le plus souvent employées de nos jours, pour l'ouverture du thorax et de l'abdomen (1) ; nous les énumérerons successivement, bien que *la dernière nous paraisse la meilleure.*

1re MÉTHODE. — *Cartilages costaux coupés, et incisions cutanées symétriques.* — Le sujet est couché sur le dos ; on lui étend les

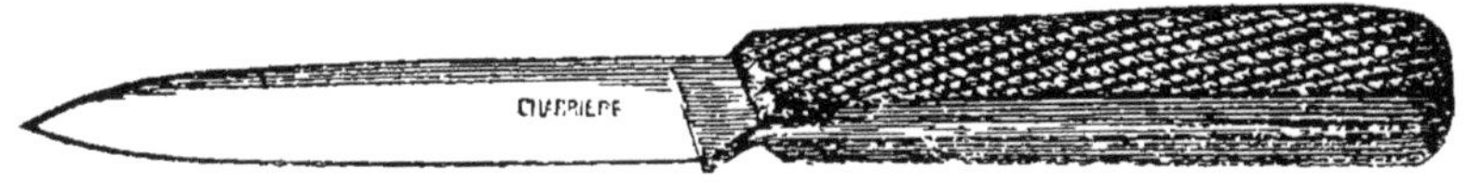

Fig. 18.

bras, si la mère de la salle les a croisés sur la poitrine. On prend un des gros scalpels indiqués plus haut (fig. 1 et 2), ou mieux un couteau à autopsie (fig. 18).

(1) Nous renvoyons à notre seconde partie l'*ouverture du bassin.*

Cet instrument a la forme d'un gros scalpel droit ; il est assez fort pour couper les cartilages et même les os à l'aide d'un marteau. La lame a d'ordinaire 12 centimètres de long. Le manche est d'ébène quadrillé.

Ce couteau tenu de la main droite, on fait une incision oblique de haut en bas et d'avant en arrière, partant un peu au-dessus de l'articulation sterno-claviculaire, et suivant la ligne courbe à concavité externe formée par les articulations chondro-costales, jusqu'à l'extrémité interne de la dernière côte asternale. Il est procédé de même pour l'autre côté. Cette incision doit intéresser tous les tissus jusqu'aux côtes ; elle sera nette, à bords continus, non hachés. Il faut avoir soin de ne pas appuyer trop fort, et de ne pas tenir le couteau perpendiculairement, pour ne pas léser la plèvre ou le poumon.

Cette double incision est continuée de la dernière côte jusqu'à l'épine iliaque antéro-supérieure ; puis elle vient se réfléchir, en se courbant, jusqu'à la symphyse pubienne. On la remonte alors symétriquement pour atteindre la dernière côte du côté opposé.

L'incision abdominale intéressera la peau, les aponévroses, les muscles : on la pratiquera couche par couche, en dédolant. Quand on sera près d'atteindre le péritoine, il sera bon de tendre, avec les doigts, les parties encore intactes, dans la crainte de perforer l'intestin et d'amener ainsi l'issue de matières fécales, ce qui rendrait l'autopsie désagréable à continuer, surtout dans ces cas où l'intestin semble faire hernie au dehors, aussitôt la cavité ouverte, comme s'il était trop à l'étroit dans l'abdomen. Il faudra également, dans certaines distensions de l'abdomen, attendre, avant de continuer l'incision, que les gaz contenus dans le ventre se soient échappés.

La paroi abdominale,— rendue libre depuis l'extrémité interne de la dernière côte sternale d'un côté jusqu'à la côte correspondante, en passant par la crête iliaque et la symphyse pubienne, — est relevée sur le thorax de la main gauche, tandis que la droite coupe les adhérences pouvant encore exister. On sectionne avec le couteau les cartilages costaux, de dedans en dehors, à leur insertion costale, remontant jusqu'à la première côte *inclusivement*. On procède de même de l'autre côté, en ayant soin de ne pas produire d'esquilles osseuses qui pourraient blesser. Les cartilages sont quelquefois coupés de dehors en dedans ; mais, par le premier moyen, la cavité pleurale est plus sûrement respectée.

Le mieux, en tous cas, pour éviter les esquilles, est de scinder les cartilages à 1 ou 2 centimètres de la côte : on n'a de la sorte aucun danger à courir, l'extrémité de l'os n'étant pas mise à nu. — Ces recommandations s'appliquent également à la troisième méthode.

Pour diviser les cartilages, dans cette première et dans la troisième méthode, ou bien, dans la seconde, pour diviser les côtes elles-mêmes, il faut éviter de tenir le couteau perpendiculairement, pour qu'il ne s'enfonce pas dans la plèvre ou le péricarde. Avant d'aborder la côte ou le cartilage suivant, on devra donc mettre son couteau horizontalement, c'est-à-dire qu'ayant scindé le premier cartilage avec le tiers supérieur, il faut que les deux tiers inférieurs de l'instrument reposent sur le cartilage suivant, et que le couteau puisse à la rigueur couper les deux cartilages sans se déplacer. On évite ainsi, dans bon nombre de cas, d'intéresser les organes thoraciques.

La première côte divisée, il faudra chercher avec le doigt l'articulation sterno-claviculaire : pour la désarticuler, on place le couteau perpendiculairement ; le forçant à suivre les inégalités des deux facettes, on lui fait décrire une concavité externe, et on le meut de droite à gauche, en prenant soin d'ailleurs de ne pas blesser les veines cave supérieure et sous-clavières (1).

Il ne reste plus qu'à enlever d'une seule pièce le sternum, les cartilages costaux et la paroi abdominale antérieure : de la main gauche on soulève la partie inférieure du sternum, en coupant, de la droite, les adhérences de l'os avec la portion antérieure du médiastin et avec le diaphragme. *On prend bien soin de ne pas léser le péricarde*, et, à cet effet, il faut raser le plus près possible la face interne du sternum. Enfin cet os sera détaché avec le couteau des téguments du cou auxquels il adhère, et l'on se débarrassera de ce grand lambeau, mi-osseux, mi-membraneux, formé par le sternum, les cartilages costaux, la paroi abdominale. — Quelquefois on se contente de le rejeter sur la face du sujet.

Dans certains cas, le sternum ne sera enlevé qu'avec grande précaution, par exemple s'il y avait cancer et trajet fistuleux du sternum, adhérence à l'os d'un anévrysme de l'aorte. — Il est également des autopsies cadavériques où l'on aura à constater

(1) Si la clavicule n'était pas suffisamment désarticulée et la première côte bien coupée, on pourrait luxer le sternum, et produire des esquilles. Quelques chefs de service font luxer le sternum sur les clavicules, en le redressant ; mais nous désapprouvons ce procédé dangereux.

l'état des côtes, rapprochées, aplaties, fracturées, ayant changé de direction (mal de Pott), présentant des ostéophytes, etc., si toutefois on n'a déjà procédé à cet examen avant d'enlever le ster-

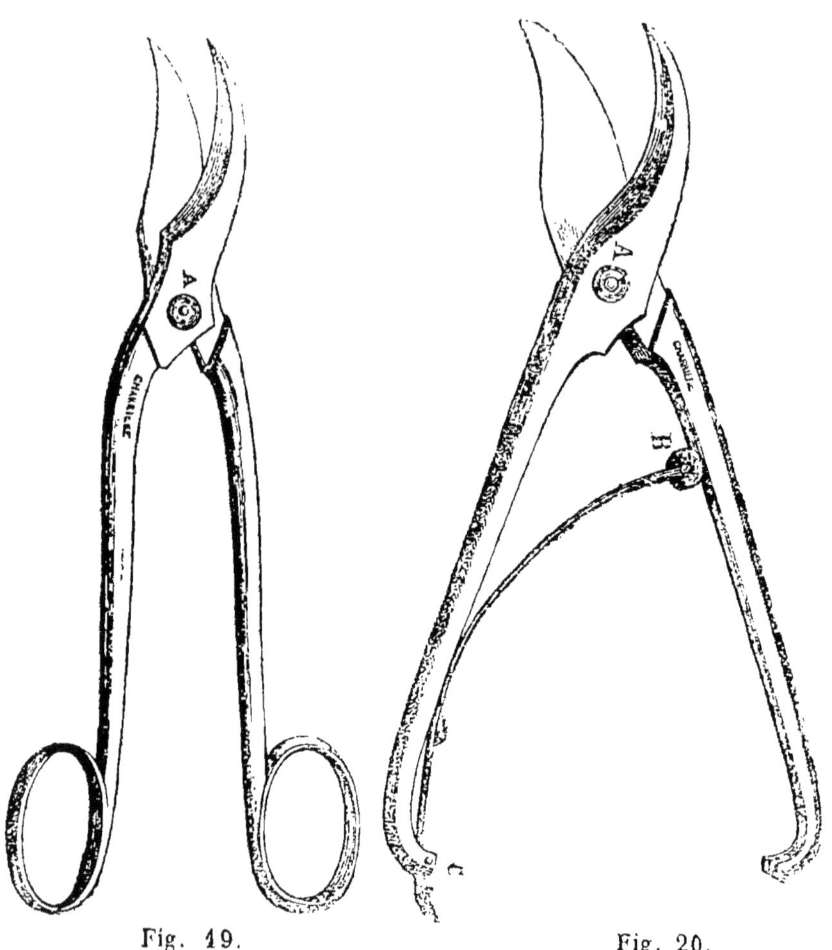

Fig. 19. Fig. 20.

num (1). Enfin, il sera quelquefois bon de noter les altérations

(1) Il est rare qu'on trouve à l'autopsie des altérations des cartilages costaux : cependant nous avons vu, dans deux cas, des fractures de ces cartilages passées inaperçues sur le vivant. Ces fractures portent sur un ou sur plusieurs cartilages costaux : il y a souvent chevauchement et écartement entre les fragments, écartement comblé par des tissus fibreux ou osseux sécrétés par le périchondre, et qui, selon une expression heureuse de M. Malgaigne, séparent et unissent à la fois les fragments opposés. On a cité des ulcérations des cartilages costaux.

pouvant siéger à la face interne des parois abdominales, plaques cancéreuses, fistules, kystes, etc.

On pourra passer ensuite à l'étude sur place et à l'extraction des organes thoraciques.

Appréciation. — Ce procédé est bon, il est fréquemment employé : c'est à peu près le seul que recommandent les auteurs ; il a cependant le tort de mutiler le sujet beaucoup plus que le troisième. Quand on en a l'habitude, il permet de faire rapidement l'ouverture du thorax et de l'abdomen, sans rencontrer de difficultés : il arrive quelquefois néanmoins, surtout chez les vieil-

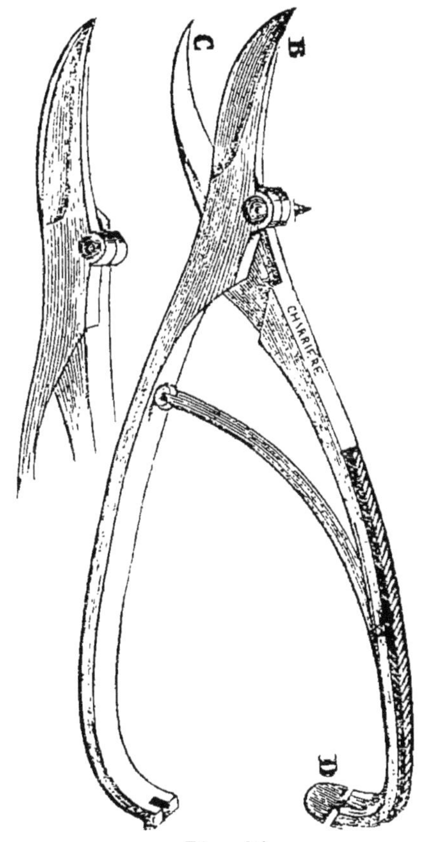

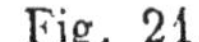
Fig. 21.

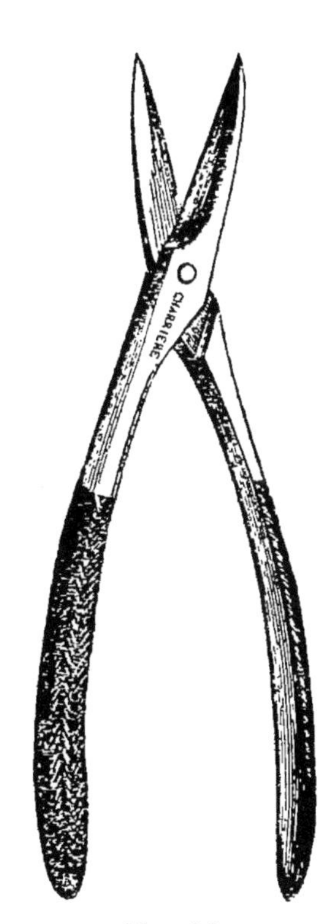

Fig. 22.

lards, que les cartilages costaux soient passés à cet état pierreux, calcaire, improprement appelé ossification ; dans ce cas, le second procédé serait préférable.

2e MÉTHODE. — *Côtes coupées.* — Le sujet est encore couché sur le dos. Avec le couteau à autopsie, tenu de la main droite, on fait une incision *sur la partie médiane du sternum*, partant de l'extrémité supérieure de cet os, et allant un peu au-dessous de l'appendice xiphoïde, puis deux incisions qui, de ce point, vont se rendre à chaque épine iliaque antérieure et supérieure.

Les parties molles recouvrant les côtes en avant sont détachées latéralement à l'incision ; on procède pour la paroi abdominale avec tout le soin prescrit dans la méthode précédente, et le lambeau ventral est rabattu sur les cuisses du sujet.

Les côtes mises à nu, seront sciées près de leur articulation

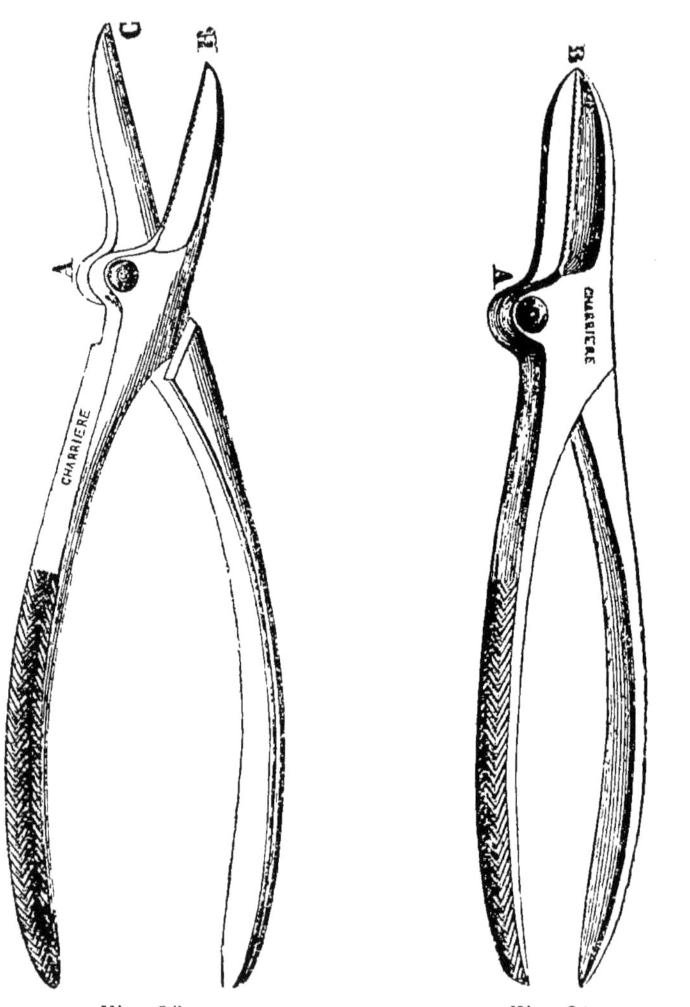

Fig. 23. Fig. 24.

chondrale, ou mieux coupées, comme on le pratique *toujours dans les hôpitaux*. Pour les couper, on se sert du costotome, dont les branches, d'une longueur de 16 centimètres, sont taillées à lime ou à anneaux (fig. 19, 20), et peuvent être munies d'une vis excentrique A (fig. 21). Plus rarement on emploie les cisailles de Liston, droites (fig. 22) ou courbes, sans (fig. 22) ou avec vis excentrique (fig. 23, 24); et l'on ne fait guère également usage des cisailles de M. Longet, courbes ou droites (fig. 25). Ces divers instruments ressemblent plus ou moins à un sécateur : la figure dispense d'en donner la description.

La lame mousse du costotome sera introduite sous la dernière côte : la pression sur l'instrument suffit pour diviser l'os au moyen de la lame tranchante. Les intercostaux seront sectionnés successivement, s'ils ne l'ont été déjà dans la dissection. Quand on aura terminé ainsi de chaque côté, jusqu'à la première côte, les clavicules seront désarticulées, et l'on enlèvera le sternum avec les parties cartilagineuses et osseuses qui y adhèrent, comme il a été dit dans le premier procédé.

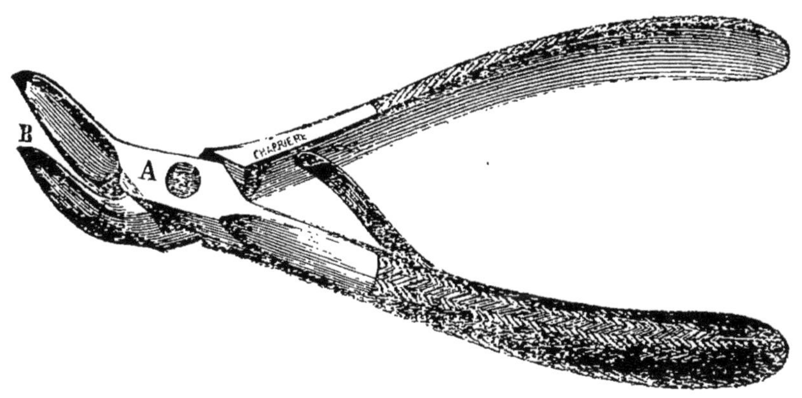

Fig. 25.

Les précautions indiquées dans la première méthode s'appliquent à cette seconde comme à la troisième, et réciproquement.

Appréciation. — Ce procédé est employé dans beaucoup d'hôpitaux : il permet d'ouvrir largement la cavité thoracique; il ménage un lambeau de peau suffisamment étendu pour être rabattu sur les côtes et éviter le danger des esquilles. Le costotome est d'ailleurs préférable au couteau quand les cartilages sont ossifiés.

Les auteurs de médecine légale prescrivent presque exclusivement cette seconde méthode (1), recommandant la scie et non le

(1) Chaussier, *Tableaux synoptiques*; Renard, *loc. cit.*; Orfila, t. II, p. 52; etc.

costotome : ils conseillent même de scier la clavicule dans ses deux tiers internes, en même temps que les côtes (Devergie, *Dictionnaire de* 1821 ; Briand et Chaudé, etc.), ce que Chomel ordonne également pour les hôpitaux (dernière édition, 1863), mais ce que nous désapprouvons pour notre part.

Dans certains cas de médecine légale, on doit ouvrir toute la poitrine, en désarticulant chaque côte à son attache *vertébrale*.

Si l'un des côtés du thorax est le siége de fractures ou de plaies pénétrantes, les auteurs de médecine légale ordonnent de couper les côtes du côté sain d'abord, de manière à n'ouvrir le thorax que de ce côté, pour ne pas altérer les lésions qu'on a tant intérêt à bien suivre. Ce sont de ces circonstances où les méthodes habituelles doivent être modifiées, comme elles pourraient l'être également par suite de plaies, de hernies, d'anus contre nature, d'opérations chirurgicales faites à l'abdomen ou au thorax (épanchement pleural suppuré avec fistule intercostale, thoracentèse, paracentèse, ponctions ou incisions de kystes du foie, etc.).

3e MÉTHODE. — *Incisions sur la ligne médiane exclusivement, et section des cartilages costaux.* — Dans quelques hôpitaux de Paris, à la Charité par exemple, et depuis quelque temps à l'Hôtel-Dieu, on a coutume de faire *une seule incision sur la ligne médiane*, partant du creux qui surmonte la fourchette sternale pour se continuer jusqu'à la symphyse iliaque.

La peau tendue de la main gauche plutôt qu'avec une pince, on dissèque les parties molles de chaque côté de l'incision (1), avec le couteau à autopsie tenu presque horizontalement, et en rasant le plus possible les côtes.

Comme dans la première méthode, on appuie ensuite l'instrument *horizontalement* sur les cartilages costaux, et l'on incise ceux-ci à un centimètre de leur articulation costale, soit de haut en bas, soit plutôt de bas en haut. Il ne se produira de la sorte aucune esquille.

La première côte, abordée en général la dernière, présente seule quelques difficultés, parce que son cartilage est souvent ossifié chez les vieillards ; on pourra, s'il y a lieu, frapper sur le dos du couteau avec un marteau.

Au moyen du couteau, la clavicule sera désarticulée d'avec le

(1) L'ouverture n'est guère un peu difficile qu'au niveau du muscle droit, à la gaîne duquel la séreuse adhère assez intimement. On respecte, en général, l'ombilic, en passant à sa gauche ; on conserve aussi fréquemment les cordons ligamenteux formés par les vaisseaux ombilicaux et l'ouraque oblitérés.

sternum : on soulève celui-ci de la main gauche en rasant le plus près possible sa face interne avec le couteau tenu de la main droite, et par un mouvement de torsion, on l'amène à soi, avec les cartilages costaux qui s'y attachent, en achevant avec un scalpel de détruire les adhérences à la partie inférieure du cou.

Appréciation. — Ce procédé nous paraît le plus commode et le plus rapide. Il permet, comme le second, de rabattre la peau sur l'ouverture thoracique, ce qui est d'ailleurs ici inutile quand les cartilages costaux ne sont pas ossifiés. L'ouverture qu'il fait au thorax est suffisante, dans la grande majorité des cas, même en médecine légale (1). Cette méthode est d'ailleurs celle qui mutile le moins le cadavre, et le garçon a, par suite, bien moins de sutures à faire. Ajoutons enfin qu'elle permet, plus facilement que les autres, de n'ouvrir d'abord qu'un côté de l'abdomen, dans les expertises judiciaires où il y aurait intérêt à ménager le côté où siége une plaie, une blessure, et dans les recherches à faire sur les hernies, recherches qui nécessitent en général les mêmes manœuvres que dans l'opération de la hernie étranglée (2e partie, chap. III).

Remarque. — Dans quelques hôpitaux, les trois méthodes que nous indiquons sont modifiées d'une manière ou d'une autre. Ainsi, certains chefs de service font pratiquer sur le thorax une double incision symétrique prolongée jusqu'à l'épine iliaque antéro-supérieure, et le grand lambeau mi osseux, mi-tégumenteux circonscrit de la sorte est rejetée sur le ventre, après désarticulation des clavicules. D'autres modifient notre troisième méthode

(1) Le § 13 du règlement prussien du 15 novembre 1863 prescrit exclusivement notre troisième méthode.

« § 13. Pour ouvrir le cou, la poitrine et le ventre, il suffit de faire une longue incision allant du menton au pénil et passant à gauche de l'ombilic. Dans le cou, on doit regarder le larynx et la trachée, le pharynx et l'œsophage, les grands vaisseaux, les nerfs et les vertèbres. Pour examiner le contenu des ramifications de la trachee-artère, on exercera une légère pression sur les poumons et l'on verra s'il y a des liquides qui montent dans la trachée. Dans les cas où un examen exact du larynx est nécessaire, on devra le retirer et l'ouvrir par sa partie postérieure. Pour ouvrir la cavité thoracique, on coupe les cartilages des côtes, on sépare le diaphragme des côtes inférieures et de l'os xiphoïde, on renverse le sternum en haut et l'on sépare la partie supérieure des deux articulations claviculaires. On aura soin, dans cette opération, de laisser les vaisseaux intacts, on examine ensuite le thymus, les poumons, les bronches, la plèvre, le péricarde et son contenu liquide, puis le cœur que l'on doit laisser, autant que possible, dans sa situation normale, ainsi que les gros vaisseaux. »

en faisant tomber sur la section médiane une incision transversale étendue de l'une à l'autre des épines iliaques antéro-supérieures, et passant au-dessus de l'ombilic (1), ou bien deux incisions obliques rejoignant, vers l'appendice xiphoïde, l'incision thoracique unique. Dans quelques services, on pratique la section des téguments décrite dans notre première méthode, du pubis vers la fourchette sternale.

CHAPITRE II.

OUVERTURE DU CRANE.

Les organes thoraciques et abdominaux mis à jour, puis examinés avec soin, on s'occupera du crâne. — Avant de procéder à cette opération, on a quelquefois, même en dehors des cas de médecine légale, à considérer l'état du cuir chevelu, son adhérence aux os, ses tumeurs (2), les ulcérations syphilitiques ou autres, etc,

Instruments. — Les instruments nécessaires à l'ouverture du crâne sont un scalpel, des ciseaux, le couteau à autopsie, tous instruments déjà connus, et enfin un marteau.

Il faut ajouter le rachitome, dans les cas où l'on prend du même coup l'encéphale et la moelle : nous en parlerons au chapitre suivant.

Le marteau dont on se sert se distingue des autres, en ce que l'extrémité du manche est terminée par un crochet dont l'axe est perpendiculaire à la tête du marteau. La longueur de l'instrument est de 19 à 28 centimètres; il est d'acier, le manche est quadrillé de manière qu'il soit bien solide dans la main (fig. 25, 26).

Opération. — En médecine légale, on coupe ou mieux on rase les cheveux (3), ce qu'il faudrait bien se garder de faire dans nos hôpitaux (voyez p. 3, *Reglement*). Ollivier, d'Angers, et Béclard (article *Cadavre, du Dictionnaire*, en 30 vol.) font cependant cette recommandation pour les recherches de médecine pratique.

(1) Voyez notamment *Bull. Soc. anat.*, 1852, p. 441.

(2) On a cité des productions cornées sur le derrière de la tête, sans adhérence avec le crâne (*Bull. Soc. anat.*, 1853).

(3) Renard, Chaussier, Devergie, etc.

Le sujet étant couché sur le dos, on place, sous la partie postérieure du cou, un de ces corps volumineux, plus ou moins cylindriques, qu'on nomme *billots*, et qui se trouvent dans tous les

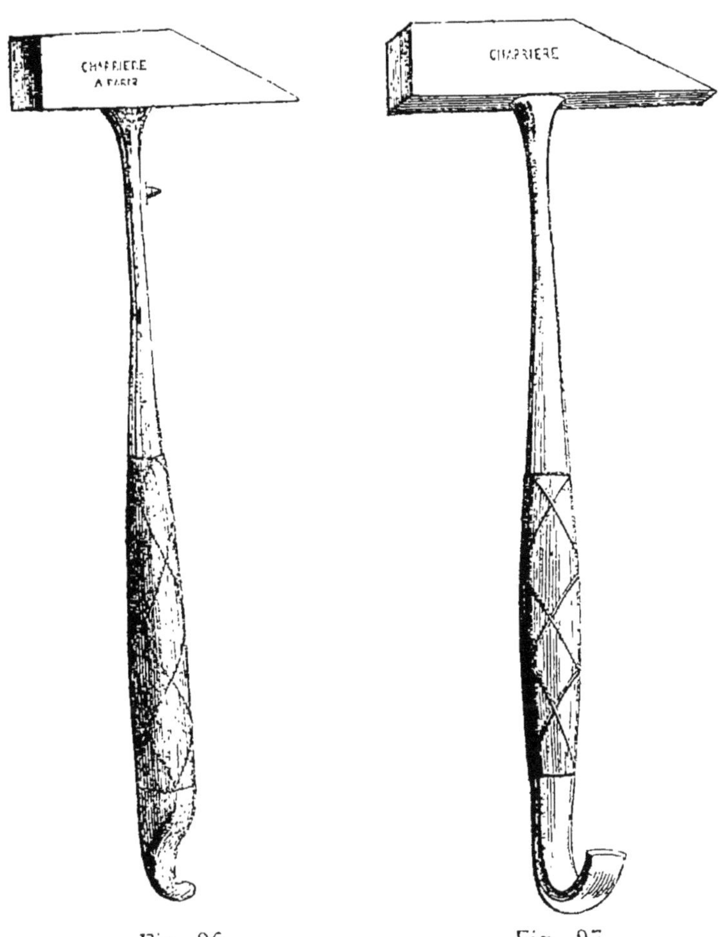

Fig. 26. Fig. 27.

amphithéâtres : ils sont souvent évidés de manière à loger le cou. L'opérateur se place à l'extrémité de la table.

Le couteau tenu de la main droite, on fait une incision circulaire allant de l'os temporal d'un côté à celui du côté opposé, en passant par le vertex (1). Cette incision intéresse toutes les parties molles d'un même coup, téguments, aponévroses, muscles.

(1) Si l'incision était faite d'avant en arrière, comme le conseille, par exemple, Chomel (« 2 centimètres au-dessus des sourcils, jusqu'à

On ramène ensuite, sur la face, la partie antérieure incisée, pour bien découvrir le frontal : on déchire, à cet effet, les adhérences du tissu cellulaire à l'aide du couteau, de son manche, ou même du crochet qui termine le marteau, en prenant garde d'intéresser la peau du front pour ne pas s'attirer des désagréments. La région postérieure de l'incision sera abaissée de même sur la partie inférieure et postérieure du crâne.

Les téguments ainsi rabattus seront examinés, s'il y a lieu, notamment en médecine légale, (plaies, épanchements sanguins ou purulents, loupes, adhérences anormales avec les os, etc.); on note l'état du péricrâne ou des os et de leurs sutures, — décollement du péricrâne, céphalématome, épanchements, ramollissement des os tel qu'ils se laissent facilement enfoncer par la pression des doigts (hydrocéphalie), état rugueux des os (ostéite), etc. (chap. VII). — Pour reconnaître une fêlure du crâne, il suffit, d'après Devergie, d'enduire d'encre la région soupçon-

la bosse occipitale supérieure », dernière édition, 1863), et, avant lui, en cas médico-légal, l'auteur de l'art. *Cadavre* du *Dictionnaire* de 1821, le garçon pousserait les hauts cris, parce que la suture qu'il aurait à faire serait trop apparente pour la famille désireuse de voir une dernière fois la figure du sujet avant l'ensevelissement.

Les auteurs de médecine légale sont presque tous d'accord pour prescrire une incision cruciale du cuir chevelu, allant de la racine du nez à la protubérance occipitale externe, ou un peu au-dessous, et d'autre part d'une oreille à l'oreille opposée : on renverse ensuite les quatre lambeaux (Devergie, 1829, *Dictionn. de méd. et de chir.*; Devergie, *Méd. lég.*; Renard, 1819; Chomel; Briand et Chaudé). — Ollivier (d'Angers) et Béclard (art. *Cadavre* du *Dictionnaire* en 30 vol.), dont l'opinion vient d'être remise au jour par l'auteur de l'art. *Cadavre* du *Nouveau Dictionnaire lexicographique et descriptif des sciences médicales*, 1863, ordonnent même pour les hôpitaux cette incision cruciale qu'il faudrait bien se garder d'y faire.

Le procédé suivi dans nos hôpitaux est de rigueur en Prusse, dans les expertises médico-légales, et nous ne voyons pas pourquoi on s'en écarterait jamais en France.

« L'ouverture du crâne, dit la loi prussienne (§ 12 du règlement du 12 nov. 1858; Casper, traduct., t. II, p. 70), se fait en traçant une incision des téguments d'une oreille à l'autre, et, lorsqu'il n'y a pas de blessure à ménager, on découvre ces téguments à la partie antérieure, puis postérieure, et on les examine. Ensuite on examinera la surface osseuse mise à nu; on scie horizontalement, on regarde la surface interne de la voûte osseuse, on coupe les hémisphères par tranches; on examine la consistance du cerveau, les ventricules, les réseaux vasculaires, le pont de Varole, le bulbe; on dissèque le cervelet, la base du crâne et les sinus. »

née, puis de l'essuyer : la fêlure, si elle existe, se trouvera tracée par l'introduction de la matière colorée. — Dans les recherches judiciaires, il faudra parfois modifier l'ouverture du crâne telle que nous l'indiquons : ainsi, existe-t-il une blessure sur le côté gauche de la tête, ou soupçonne-t-on un épanchement de ce côté, on n'ouvrirait d'abord que la partie opposée du crâne.

Deuxième temps. — Les os mis à nu, les muscles temporaux coupés, on dessinera, avec la pointe du couteau, sur le péricrâne, une calotte sphérique circonscrivant la portion osseuse qu'il y aura à enlever ultérieurement. Ce tracé conducteur commence, en général, au milieu du frontal, un peu au-dessus des bosses sourcilières, et il s'étend circulairement autour du crâne, en passant sur l'occipital au niveau de la ligne courbe supérieure : *beaucoup d'opérateurs se dispensent de le pratiquer.*

On commençait autrefois, en cas d'expertise judiciaire (Renard, Chaussier), par appliquer des couronnes de trépan, de distance en distance, afin de décoller préalablement la dure-mère : cette précaution est, non sans raison, abandonnée de nos jours. Les auteurs de médecine légale (1) conseillent, après avoir fait soulever la tête, de scier les os en suivant le tracé que nous avons indiqué : ils insistent sur l'usage de la scie, qui donne une coupe beaucoup plus nette, et font observer que les ébranlements, les secousses produites par le marteau pourraient altérer le cerveau, étendre les fractures, modifier les lésions qu'on a intérêt à bien constater. Mais les avantages de la scie sont assez peu réels pour que nous lui préférions le marteau, pour l'adulte du moins, voire dans les recherches nécroscopiques prescrites par les tribunaux : il est d'un emploi plus commode ; il permet d'ouvrir le crâne plus rapidement ; les secousses qu'il peut produire sont minimes au fond, enfin il n'expose pas, comme la scie, à déchirer la dure-mère ou même la substance cérébrale. — La hachette anatomique de Bichat (fig. 28) n'est plus employée, à notre connaissance.

Le marteau ainsi préféré il faudra frapper successivement sur tout le trajet de la ligne indiquée. De la main droite, on prend, à cet effet, l'instrument par l'extrémité du manche, sans trop le serrer ; et l'on donne, perpendiculairement aux os, un certain nombre de coups secs, rapides, assez forts pour casser complètement, chaque fois, une portion d'os aussi étendue que le bord tranchant du marteau. Ces coups doivent être plus violents en avant et en arrière, parce que les os sont plus résistants à ces

(1) Et, d'après eux, le *Nouveau Dictionnaire lexicographique et descriptif des sciences médicales et vétérinaires*, 1863.

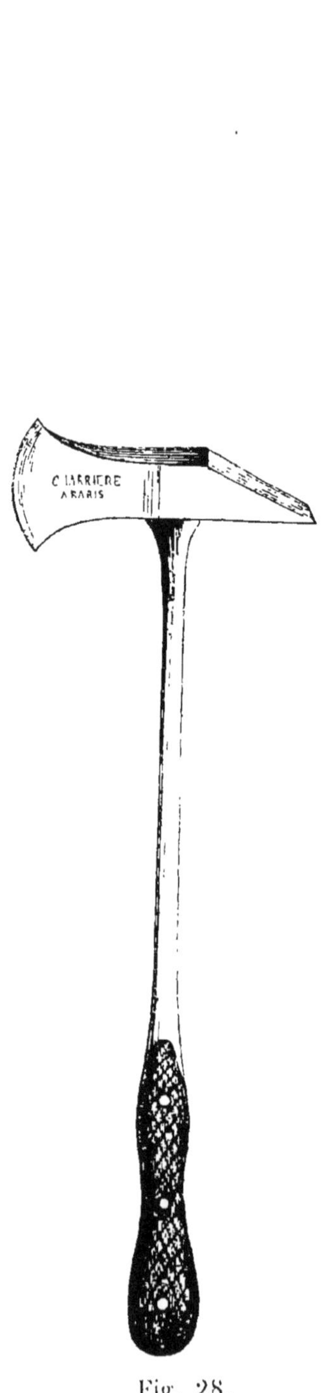

Fig. 28.

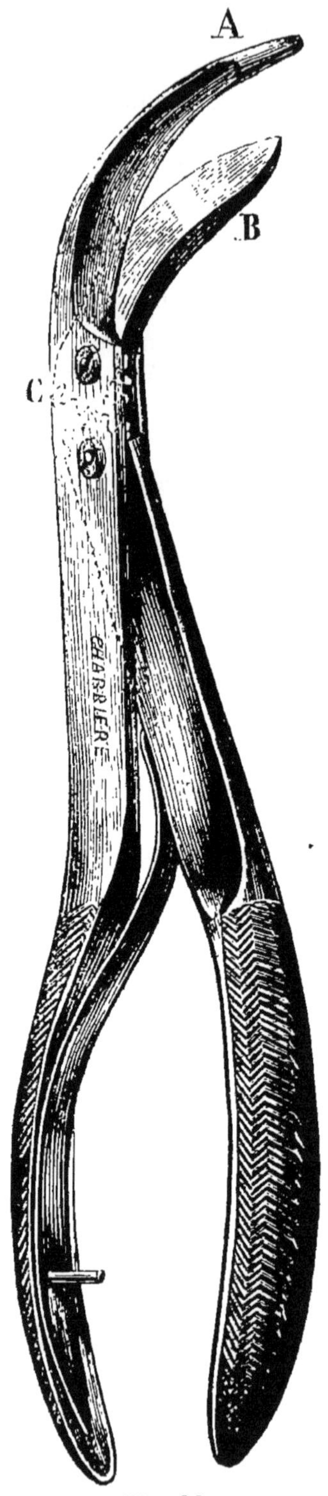

Fig. 29.

niveaux; on aura égard, au contraire, au peu d'épaisseur de la région temporale, pour ne pas blesser la dure-mère. Les coups seront portés à intervalles égaux, jusqu'à ce que le crâne soit fracturé dans toute l'étendue du contour dont nous avons parlé. On commence ordinairement par le frontal. Il faudra, d'ailleurs, ne pas frapper trop brusquement, dans la crainte d'ébranler ou d'altérer le cerveau, surtout si un ramollissement avait été diagnostiqué, et pour éviter de projeter autour de soi des esquilles ou des liquides.

On achève avec le couteau de sectionner les portions du péricrâne qui font adhérer encore la calotte crânienne. Reprenant le marteau de la main droite, on introduit son crochet sur le frontal entre les parties divisées, la tête de l'instrument étant tenue dans la paume de la main, le manche situé entre l'index et le médius. Le marteau sert ainsi de levier pour agrandir l'ouverture par des tractions et des mouvements obliques : il devient dès lors facile, en tirant avec une force suffisante, de détacher et de renverser sur soi la calotte crânienne (1).

Il ne faut pas agir trop brusquement en arrachant cette voûte du crâne, car, entre les os et la dure-mère, il peut exister des adhérences, des épanchements, des décollements, des corps étrangers, dont il serait nécessaire de constater soigneusement la nature, comme nous le dirons à nouveau dans notre *Seconde partie*, chapitre VII.

Avant de mettre de côté la calotte crânienne, il y aura parfois à envisager l'épaisseur et l'état des os, le nombre et la disposition des os wormiens, leur enfoncement avec ou sans fissures, les fractures, les points nécrosés, les perforations (2), etc. Dans

(1) Après la séparation de la voûte du crâne, Chaussier et Renard, Ollivier (d'Angers) et Béclard, enfin jusqu'au *Nouveau dictionnaire lexicographique des sc. méd.*, 1863, conseillent de faire une autre section osseuse, allant des apophyses mastoïdes aux premières lames vertébrales, pour mettre à nu l'origine de la moelle et le cervelet. Cette incision nouvelle, en V, difficile à exécuter, nous paraît inutile.

Dans certains cas, cependant, il sera bon d'extraire en bloc l'encéphale et le cordon rachidien. Il deviendrait alors indispensable de pratiquer cette section osseuse en V pour enlever l'occipital, et de la relier à la coupe du rachis (p. 147 et suiv.). (Voyez Sappey, *Anatom.*, t. II, p. 42.)

(2) Ces perforations, quand elles sont pathologiques, siégent surtout au niveau de l'artère méningée moyenne : elles peuvent être devenues le siége d'encéphalocèles. — Quant à l'amincissement partiel, des pariétaux par exemple, on aura à rechercher s'il est dû à l'absorption de la table externe ou interne, et du diploé (voy. chap. VII).

certains cas, il serait également bon de mesurer (fig. 16) l'augmentation de la cavité crânienne (hydrocéphalie) ou son rétrécissement, variations portant très-peu sur la base, presque exclusivement sur la voûte.

Nouveau-nés et fœtus.— Le crâne une fois dénudé, on introduit la pointe d'une paire de ciseaux ou d'un sécateur entre la commissure du frontal avec le pariétal, évitant de blesser la dure-mère. Il faudra couper ensuite les os ou mieux leur articulation, en évitant d'ouvrir les sinus latéraux et longitudinaux.

Quelquefois il n'est pas possible, par suite de l'adhérence des téguments au niveau des fontanelles, de pratiquer l'incision préalable de la peau ; il faudra scier téguments et os, en suivant la ligne courbe indiquée chez l'adulte.

Chez les nouveau-nés, il sera indispensable, dans les expertises judiciaires, de rechercher si la mort n'est pas la suite de l'introduction d'une aiguille dans l'encéphale par les fontanelles, les sutures des os crâniens en général, l'oreille, les narines.

Rocher. — L'examen du rocher ne peut se faire qu'après l'extraction de l'encéphale (voy. chap. VII) et le décollement de la dure-mère à la base du crâne. Pour enlever le rocher, ou plutôt le temporal, on le circonscrirait par deux traits de scie venant se rejoindre au trou occipital. — Nous reparlerons du rocher au chapitre VII.

CHAPITRE III.

OUVERTURE DU CANAL RACHIDIEN.

L'ouverture du canal rachidien est la partie sinon la plus difficile, du moins la plus désagréable des nécropsies. Aussi la pratique-t-on trop rarement Quoique nous ayons posé en principe (p. 25) qu'il serait bon d'examiner tous les organes dans chaque autopsie cadavérique, néanmoins on n'a coutume de fendre le rachis que dans certaines affections déterminées où quelque altération de la moelle est soupçonnée, myélite, tétanos, ataxie locomotrice, atrophie musculaire progressive, etc. (1), ou bien si, n'ayant pas trouvé de lésions graves dans les autres parties du corps, on ne sait encore comment expliquer la mort.

(1) Voy. chap. VIII.

Dans une autopsie portant sur toutes les portions du cadavre, *on ne procédera à l'ouverture du rachis qu'après avoir examiné successivement tous les autres organes.*

Instruments. — Indépendamment des instruments communs à toutes les nécropsies, ciseaux et scalpels, il faut, pour ouvrir le rachis, quelques instruments spéciaux. Les suivants ont été proposés : le dernier nous paraît le meilleur.

Cisailles de Magendie. — Elles présentent une double articulation, C : leur lame mousse, A, courbe et plus longue, s'engagera

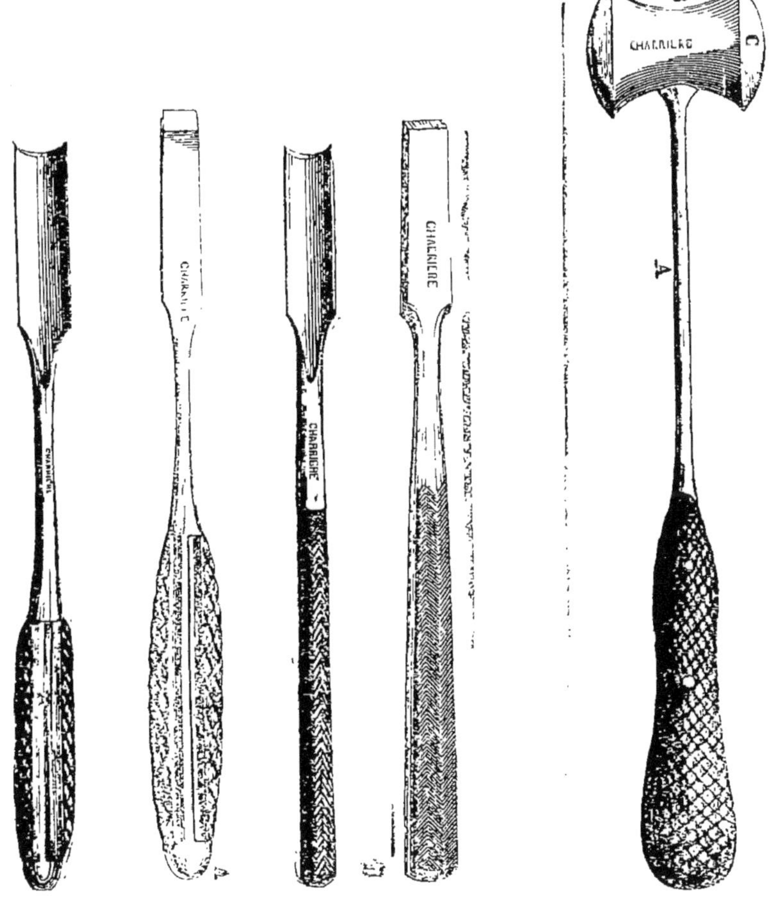

Fig. 30. Fig. 31. Fig. 32. Fig. 33. Fig. 34.

dans le canal; tandis que l'autre, B, plus courte, sectionnera les lames vertébrales de dehors en dedans (fig. 29). On les a délaissées aujourd'hui.

Gouge, burin, maillet. — La gouge est une espèce de ciseau ou de burin d'acier, taillée en lime, d'une largeur de 4 à 12 millimètres, avec manche d'ébène quadrillé (fig. 30, 31, 32, 33). Cet instrument, peu commode, et le maillet de plomb ou de bois cerclé de métal (fig. 35), qui sert à frapper dessus, ne sont guère employés de nos jours. — Quant au *rachitome-tranchant*, mentionné par M. Sappey (*Anatomie*, t. II, p. 41), il ne

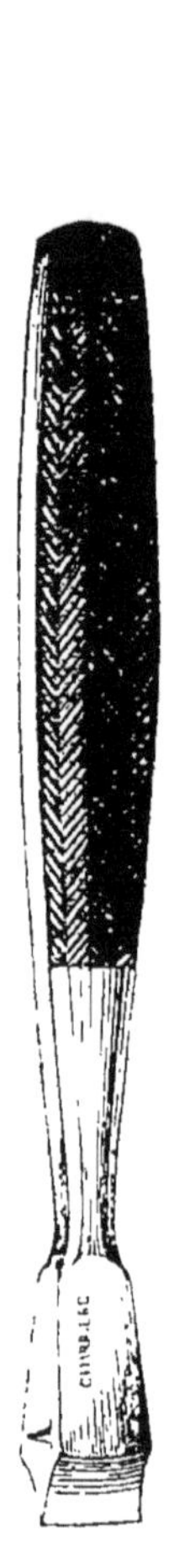

Fig. 35.

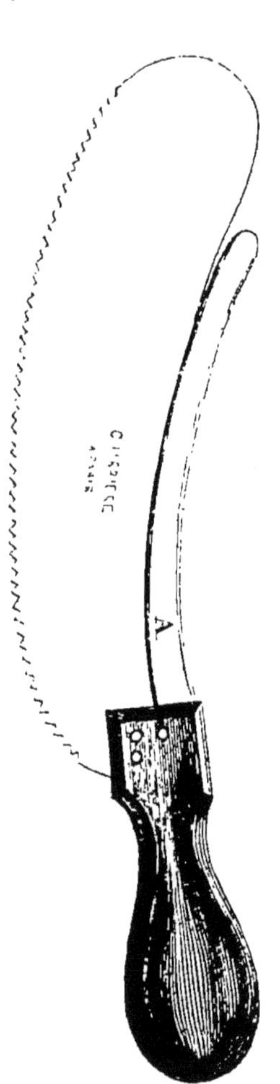

Scie-rachitome simple, à dos mobile.

Fig. 36.

sert pas dans nos salles de nécropsie. Nous en dirons autant du *rachitome-burin*, à épaulement, taillé en lime, que conseille M. Cruveilhier (*Anatomie*, 1851, t IV. p. 177) (fig. 35) : il exige d'ailleurs un marteau très-lourd.

Cisailles de M. Ludovic Hirschfeld.— Cet instrument (fig. 37) se compose d'un double levier muni d'une branche B qu'on introduit dans le canal rachidien au niveau de la cinquième vertèbre

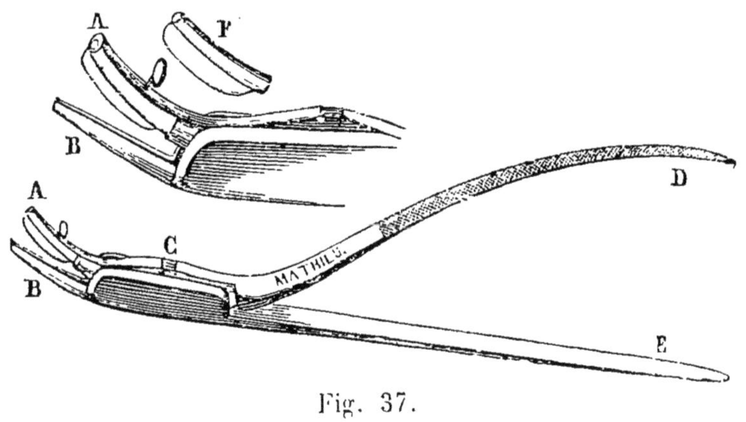

Fig. 37.

lombaire, après y avoir fait une section suffisante. Cette branche B est fenêtrée de manière à recevoir le tranchant A ou F, qui est indépendant et qui doit couper chaque lame vertébrale sans qu'il soit besoin d'une forte pression.

Dans beaucoup de boîtes d'amphithéâtre il existe, pour ouvrir le canal vertébral, un instrument qui porte le nom de *rachitome d'Amussat* et qui est représenté ici fig. 38. Le dos de cet instru-

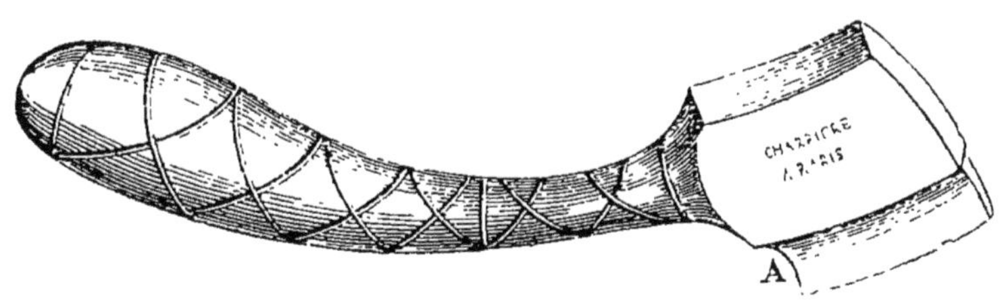

Fig. 38.

ment est assez large pour qu'on puisse le frapper fortement avec un marteau ; sa lame, tranchante, est portée successivement d'une lame vertébrale à la suivante. Cet instrument est le plus employé après la scie.

Scies-rachitomes.— Il existe deux scies-rachitomes, ou rachitomes proprement dits. Le rachitome simple n'est qu'une sorte de scie courbe à main ; il a, par rapport à la scie double, l'inconvénient de rendre l'opération plus longue, plus difficile, par cela même qu'elle se fait en deux fois (fig. 36).

La scie-rachitome double, préférable dans tous les cas possibles, se compose de deux scies d'acier, courbes, à convexité inférieure : ces deux lames sont éloignées l'une de l'autre au moyen d'une traverse d'acier, qui s'oppose à ce que la scie dépasse les os. La distance qui existe entre elles, et qu'on peut

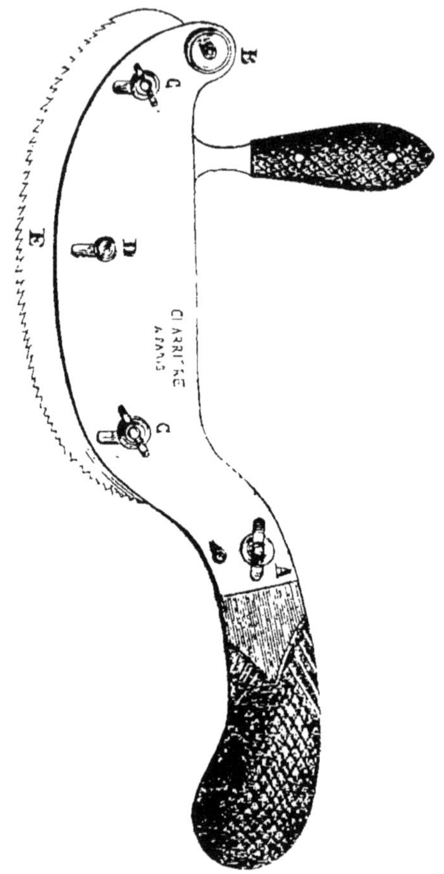

Fig. 39.

faire varier, est suffisante pour sçinder d'un même coup la base des apophyses transverses des vertèbres. Il existe deux manches quadrillés à ce rachitome, un vertical et un horizontal. Chaque scie est montée sur une lame mousse que les dents ne dépassent pas d'une largeur suffisante pour intéresser les organes du canal médullaire. Il est facile de démonter l'instrument au moyen d'une vis, afin de réduire son volume dans les boîtes à autopsie, et aussi pour le nettoyer après chaque opération (fig. 39).

Ouverture. — Le cadavre est couché sur la face sternale (on fait parfois pendre la tête et les membres inférieurs) ; l'abdomen et le cou sont soulevés chacun au moyen d'un billot.

On constate, s'il y a lieu, notamment dans les expertises médico-légales, l'état des téguments et la mobilité des vertèbres, spécialement des vertèbres cervicales : il faut chercher si la mort n'est pas due à l'introduction d'une aiguille dans l'origine de la moelle.

Renard, Chaussier, Ollivier (d'Angers) et Béclard prescrivent une incision transversale d'une apophyse mastoïde à l'autre, puis une incision unique de la protubérance occipitale interne à la base du sacrum. La première des deux méthodes suivies dans nos hôpitaux diffère peu de ce procédé.

Première méthode. Incision unique sur la ligne médiane. — On commence par pratiquer, au moyen d'un gros scalpel, la coupe bitemporale des téguments de la tête conseillée pour l'ouverture du crâne (p. 37).

Perpendiculairement, et sur le milieu de cette coupe, on vient tracer une incision longitudinale qui, du vertex, s'étendra à l'articulation sacro-vertébrale, en passant par le plan médian du corps (1). Puis on dissèque et l'on rabat latéralement les deux lambeaux crâniens; avec la pointe du couteau, on sectionne, en tenant de la main gauche la peau écartée, la masse des muscles existant dans les gouttières vertébrales postérieures de chaque côté, soit dans toute l'étendue du rachis, soit, s'il ne faut enlever qu'une partie de la moelle, dans la région considérée. Les muscles coupés ou détachés aussi exactement que possible jusqu'au niveau des côtes environ, et rejetés latéralement, la surface postérieure des lames des vertèbres est ainsi mise à nu : s'armant du rachitome double, on prend le manche vertical dans la main gauche et l'horizontal dans la droite. L'instrument est placé de manière que la série des apophyses épineuses soit, en partie, logée dans l'intervalle séparant les deux lames : il ne reste plus qu'à scier, en appuyant avec assez de force, les lames des vertèbres par un mouvement de va-et-vient alternatif, en prenant soin de ne pas intéresser la moelle et ses méninges. L'habitude est de procéder de bas en haut.

Quand toutes les lames paraissent sciées, — nous supposons qu'on a déjà noté, s'il y a lieu, l'état et les rapports anormaux des os et de leurs ligaments (mal de Pott, gibbosités, déforma-

(1) Il reste entendu que cette incision pourra être modifiée dan certains cas de lésions traumatiques ou pathologiques des vertèbre (carie, nécrose, ostéite), ainsi que dans le spina-bifida, dans les abcè par congestion de la région vertébrale, etc. (chap. VIII).

tions diverses), — il faut enfoncer dans l'ouverture pratiquée le crochet du marteau crânien (fig. 28), et enlever par traction le segment osseux circonscrit. Si quelque point adhérait encore, on pourrait appuyer la lame d'un couteau tronqué, ou bien un ciseau-gouge (fig. 30, 31, 38), et donner, avec précaution, quelques coups de maillet (fig. 34) ou de marteau.

Deuxième méthode. Incision latérale double. — La seconde méthode, suivie dans la plupart des hôpitaux de Paris, ne diffère pas de la précédente pour le mode de section des os. Elle consiste simplement en une double incision parallèle, dirigée de la ligne courbe occipitale supérieure à la base du sacrum, le long des apophyses transverses. Cette méthode a l'inconvénient de laisser un long lambeau intermédiaire, que le garçon se dispense le plus souvent de recoudre, tandis que la première n'entraîne qu'une seule suture sur le plan médian.

La portion spinale du rachis enlevée par l'un ou l'autre procédé, il faut examiner l'état du canal rachidien (élargissement, rétrécissement, stalactites osseuses du mal de Pott), des trous de conjugaison, etc., les lésions et les adhérences de la face externe de la dure-mère, comme il sera dit pour la portion crânienne de la méninge. On note les épanchements qui peuvent exister entre elle et les os, et qu'il ne faut pas, au reste, confondre avec la sérosité limpide et jaunâtre, parfois visqueuse, résultant souvent de la position du cadavre depuis la mort.

Remarque. — Chez le fœtus et le nouveau-né, après avoir enlevé les muscles des gouttières vertébrables postérieures, mieux vaut prendre, au lieu de rachitome, une paire de forts ciseaux, dont la pointe sera engagée sous la portion annulaire de la cinquième lombaire, aussi près que possible de la base de l'apophyse transverse ; en remontant jusqu'à la nuque, on coupe toute la portion postérieure des vertèbres, on en fait autant de l'autre côté, enfin ce long segment est enlevé pour découvrir les parties contenues dans le canal vertébral.

DEUXIÈME PARTIE.

SPLANCHNOTOMIE ET EXAMEN DES ORGANES.

Nous avons indiqué, dans notre PREMIÈRE PARTIE, le plus succinctement possible, ce que l'expérience nous a appris sur les meilleurs moyens d'ouvrir les diverses cavités splanchniques. La pratique et la nécessité compléteront sans peine les détails qui ont pu nous échapper dans ce résumé.

Nous allons indiquer actuellement, dans l'ordre que nous avons conseillé (p. 24), la manière dont on doit extraire les organes splanchniques, et constater les principales lésions pouvant intéresser chaque appareil.

CHAPITRE PREMIER.

APPAREIL RESPIRATOIRE.

L'appareil respiratoire comprend : 1° le poumon ; 2° les bronches ; 3° la trachée-artère, le larynx, la partie supérieure du pharynx, la bouche que nous pourrions aussi rapporter au système digestif, enfin les fosses nasales. Nous terminerons ce chapitre par l'examen du corps thyroïde et du thymus (1).

Poumons.

On ne fait guère d'autopsie cadavérique, dans les hôpitaux, sans examiner les poumons, les trois quarts des malades succombant à des affections de poitrine, et l'inspection des poumons révélant souvent l'existence d'altérations qui avaient pu ne pas être diagnostiquées (tubercules chez les diabétiques, pneumonie chronique dans la syphilis tertiaire, etc.).

Examen sur place. Plèvre ; médiastin.— Le thorax ouvert par

(1) Pour ce qui est du diaphragme, nous renvoyons au chapitre spécial des *Muscles, os et articulations*.

l'un des procédés indiqués plus haut (*première partie*, chap. Ier). il faut enlever les esquilles, s'il s'en est produit, avec des pinces ou avec le tablier, puis, replier la peau sur les extrémités chondrales ou internes des côtes, en la tirant en dedans de l'un et de l'autre côté, ou bien garnir ces extrémités de linge, ce qui se pratique moins souvent. Ces précautions permettront de fouiller sans danger dans la cavité mise à nu.

On considérera d'abord la forme interne de cette cavité, que le foie ou l'estomac hypertrophiés, déplacés, etc., ont pu rétrécir, qui peut se montrer plus développée d'un côté que de l'autre, etc. On étudiera ensuite l'état de la plèvre viscérale et pariétale, l'aspect poisseux, gélatineux, qu'elle présente dans certaines maladies (œdème des poumons, pleurésie des nouveau-nés, etc.), la disparition du poli et du brillant qui lui sont normaux, son épaisseur résultant de l'accolement de ses deux feuillets chez beaucoup de phthisiques. S'il est aisé de le faire sans avoir recours aux expériences dont nous parlerons plus loin (p. 55), on notera déjà, sur place, les communications fistuleuses et les perforations ulcéreuses qui peuvent s'être produites entre la plèvre et les bronches ou le parenchyme pulmonaire (pleurésie aiguë, pneumothorax). Il faudra tenir compte, dans tous les cas, de l'étendue du décollement de la séreuse, s'il existe, et du liquide que contient la cavité pleurale. On constatera sa quantité, — il en a été recueilli jusqu'à 6 kilogrammes,— sa limpidité ou sa lactescence, sa couleur jaune verdâtre quand il passe à l'état purulent (phthisie au dernier degré, etc.), les flocons fibrineux qui y seraient épars (pleurésie). Il ne sera pas inutile de prendre un peu de ce liquide pour l'examiner ultérieurement : il est bon alors, s'il est en petite quantité, de l'absorber avec une éponge qui sera exprimée dans une éprouvette graduée. Le liquide de la plèvre est fréquemment sanguinolent; quelquefois il est constitué par du sang presque pur, coagulé ou non, enkysté souvent par de fausses membranes (apoplexie pulmonaire, hémothorax, etc.). On a signalé, dans la séreuse, du liquide sous forme de bouillie épaisse, couleur chocolat.

Si la plèvre renferme des gaz (pneumothorax), qui ont déjà pu accuser leur présence en s'échappant avec sifflement à l'ouverture de la poitrine, le fait sera soigneusement relevé, ainsi que la fétidité de ces gaz rappelant l'odeur de l'acide sulfhydrique : il a été mentionné des cas où ces gaz éteignaient une allumette par suite de l'acide carbonique qu'ils contiennent, et d'autres où ils s'enflammaient au contraire par le contact d'une lumière à cause de leur hydrogène sulfuré (voy. *Troisième partie*, Analyse chimique).

Pour reconnaître la nature, l'épaisseur et le siége exact des exsudations pseudo-membraneuses ou des plaques caractéristiques de certaines pleurésies chroniques, il faudra introduire la main dans le thorax, la portant du côté opposé à celui où l'on se trouve. Suivant alors le plus possible la face interne des côtes, pour ne pas déchirer le poumon, on détruira les adhérences qui pourraient exister entre la plèvre viscérale et pariétale, brides qui relient ainsi le poumon aux parois de la poitrine, et sont susceptibles d'enkyster localement le liquide.

On examinera, s'il y a lieu, la face interne des côtes. Elle peut présenter un périoste épaissi et des ostéophytes, comme dans certains cas de pleurésie ancienne; d'autres fois, elle se sera moulée sur le poumon (pleurésie et pneumonie chroniques); la portion viscérale de chacun des espaces intercostaux peut être rétrécie, abcédée, couverte de plaques cancéreuses, etc.

Soulevant ensuite le poumon, il sera bon d'en voir, dans le thorax même, la forme, le sommet, la base, la face externe, de constater immédiatement les rapports nouveaux qu'auraient pu contracter le cœur, l'œsophage, l'aorte, le poumon refoulé par les liquides pleuraux, accolé dans les gouttières costo-vertébrales, réduit quelquefois à une lamelle de 1 ou 2 centimètres d'épaisseur, au volume d'une orange, etc., et souvent alors presque imperméable aux gaz, condensé, coiffé d'épaisses fausses membranes. Il faudra chercher les points où le poumon présenterait de l'œdème, de l'emphysème vésiculaire ou interlobulaire. On le pressera pour constater dans quels endroits son parenchyme semble induré, non élastique, plus crépitant que de coutume,— par suite de la distension des alvéoles pulmonaires pleines de gaz, et rompues en certain nombre sous l'effort des doigts (emphysème, asphyxie par l'oxyde de carbone), — ou bien compacte, friable, lourd (engouement et hépatisation), fibreux (sclérose), gonflé (asphyxie par submersion), feutré, homogène, etc. On devra s'assurer si les points malades sont précisément ceux où la percussion, l'auscultation, etc., avaient fait diagnostiquer des lésions pendant la vie.

Il faudra tenir compte également des altérations qui peuvent intéresser plus spécialement le médiastin : masse cancéreuse, suffusion sanguine, tumeurs acéphalocystiques, ossiformes, gazeuses (emphysème généralisé des enfants, etc.), abcès et phlegmons, abcès du poumon ouvert dans le péricarde, etc.

Extraction. — Cette première inspection extérieure faite sur place et des deux côtés, on pourra extraire les poumons : on les enlève ordinairement en même temps que le cœur, et, chez les enfants, que le thymus. Parfois, dans certains cas de phthisie au troisième degré, par exemple, il est complétement impossible de détruire toutes les adhérences de la plèvre, au sommet surtout, ou bien le poumon reste entre les mains comme de la bouillie : il faudra se contenter de retirer le plus possible du parenchyme pulmonaire.

Pour pouvoir amener à soi la masse pulmonaire et cardiaque, de la main droite on coupe d'abord (1) la trachée aussi haut que possible, en prolongeant jusqu'à la colonne vertébrale l'incision qui intéressera nécessairement l'aorte et ses grosses branches, les veines principales de la région, et l'œsophage dans sa partie supérieure. L'index de la main gauche est placé dans l'ouverture faite à la trachée : après avoir achevé de sectionner toute adhérence, on tire l'ensemble des viscères thoraciques, selon l'axe du corps, de manière à les faire culbuter d'arrière en avant, de haut en bas. Il ne reste plus qu'à détacher le péricarde du diaphragme, ou mieux à l'enlever en divisant la partie de ce muscle qui y adhère fortement, enfin à couper l'œsophage dans sa portion inférieure (2).

Les organes extraits du thorax sont déposés sur une des tables de l'amphithéâtre et quelquefois lavés, *sauf du moins contre-indication* (3). On sépare ensuite, s'il paraît utile, les poumons du cœur, et, chez l'enfant, du thymus, pour procéder immédiatement à leur examen ; on les étudie extérieurement d'abord — pour compléter l'étude que nous avons conseillé de faire préalablement sur place, de manière à bien voir les rapports des lésions siégeant à la surface (p. 50, 51).

Dans certains cas de pleurésie, surtout de pleurésie diaphragmatique, il sera bon de suivre, dans la cavité thoracique laissée vide, le trajet du nerf phrénique, qui peut être enflammé et tapissé de fausses membranes. — On pourra également juger à

(1) Il est rarement utile, dans nos hôpitaux, de placer, au préalable, une ligature sur les veines caves, l'aorte, les carotides, les sous-clavières, comme il est recommandé en médecine légale.

(2) Quand on est pressé, par exemple si le cadavre réclamé va être enseveli, il sera bon de vider en même temps le thorax et l'abdomen, renversant sur soi, d'arrière en avant, poumon, cœur, intestins, foie, rate, reins, vessie, utérus, tandis qu'un aide sectionne les insertions à la colonne vertébrale et toutes les adhérences rencontrées. On retourne ensuite sur la table cet ensemble de viscères, pour les examiner tous successivement.

(3) Il faut s'habituer à reconnaître le poumon droit du gauche : rappelons que le premier, plus large, plus court, plus volumineux, présente trois lobes au lieu de deux.

propos de regarder la face antérieure de la colonne vertébrale mise à découvert (exostoses, carie, etc.).

Examen extérieur. — Il faut constater les dimensions et le poids du poumon souvent considérablement réduits, l'odeur pathologique qu'il peut exhaler (gangrène, etc.). On note de nouveau la coloration de ses différentes parties, — sans tenir compte, dans la majorité des cas, sauf s'il s'agissait d'expertise médico-légale (asphyxie par strangulation, etc.), de la teinte brune et de l'engorgement (*pneumonie* ou mieux *congestion* non inflammatoires, *hypostatiques*) dus à la stase mécanique du sang sur les portions déclives et inférieures, du côté où le sujet s'est trouvé soit avant, soit à et depuis sa mort. — Normalement gris chez l'adulte, rose chez l'enfant, le poumon perd, par suite d'inflammation, ses nuances physiologiques, pour revenir à la couleur rouge brun qui lui est propre avant la naissance, exactement comme il peut reprendre sa compacité fœtale et l'analogie qu'il présentait chez le fœtus avec le foie (*poumon hépatisé*).

Le poumon offre parfois à sa surface des marbrures (pneumonie), un aspect granité (pneumonie chronique), des ecchymoses (morve aiguë, etc.), des sillons correspondants à la pression des côtes, des bosselures (pneumonie catarrhale), des vacuoles irrégulières, saillantes sous la plèvre (bronchite capillaire, emphysème) (1), des points opaques ou jaunes (*points purulents*), indices de vésicules contenant du pus parfois mêlé d'air (pneumonie au troisième degré, et des vieillards; pleurésie des nouveau-nés (2), etc.), des cicatrices syphilitiques ou des cicatrices d'anciennes cavernes, des granulations piriformes faciles à écraser, etc.

Dans certains cas, le poumon se montre infiltré de poussière de silice, de verre, de métaux, de charbon. Dans la maladie des aiguiseurs, étudiée par M. Desayvre, il contient, du sommet à la base, un grand nombre de grains blancs ou noirs, plus ou moins durs, paraissant logés dans les cellules aériennes : les grains blancs sont de la silice, les autres probablement un mélange de silice et de matière pulmonaire analogue à la mélanose. — Dans la maladie des fondeurs en cuivre, des charbonniers et des houilleurs (*fausse mélanose*, *état charbonneux du poumon*, *anthracosis*), le poumon, souvent recouvert de pseudo-membranes assez épaisses, est pénétré sur toute sa surface, mais surtout au som-

(1) M. Bouillaud a vu, chez un emphysémateux, une de ces saillies atteindre le volume de l'estomac.

(2) Voy. *Gaz. des hôp.*, 16 février 1864, mémoire de M. Hervieux.

met, aux abords des quatre ou cinq premières côtes, sous la plèvre, d'une matière noire répandue sous forme de taches de la largeur d'une pièce de 50 centimes à une pièce de 5 francs, se détachant quelquefois sous le doigt, inattaquable par les acides chlorhydrique ou nitrique, et qui se dépose en partie par une macération prolongée dans l'eau. Cette poussière, qui siége surtout dans le tissu cellulaire extra-vésiculaire (Natalis Guillot), est du charbon végétal, comme l'ont montré l'examen microscopique et les analyses de MM. Chevreul, Lecanu, Grassi, Leconte, Christison, Graham, Robin et Verdeil (1). Elle peut même se rencontrer plus profondément dans le poumon, prenant alors la place des derniers ramuscules bronchiques, et rendant certains îlots pulmonaires impropres à la respiration. Le tissu pulmonaire se montre, dans ce cas, dur et résistant à la coupe ; il offre des masses noires, variables en diamètre, sèches, amorphes et légèrement granuleuses, non enkystées, entourées d'un parenchyme sain, induré, ou emphysémateux. — Ces matières charbonneuses ne nous paraissent pas être toujours parvenues dans le poumon par les bronches, comme on l'admet généralement. Le résultat souvent peu fructueux des expériences sur la pénétration dans la poitrine des liquides pulvérisés, tendrait à cette conclusion. Ces matières peuvent, en partie du moins, arriver au poumon par le sang. Du tube digestif elles auraient passé dans la veine porte, les expériences d'Herbst, d'Osterlen (1843), d'Ebhernard (1847), de Bernard (1849) ayant, en effet, démontré que des corpuscules solides sont susceptibles d'entrer ainsi dans le courant circulatoire. La veine cave les porte au cœur, et ils se trouvent arrêtés dans les capillaires du poumon. — Il existe, au reste, des infiltrations du poumon par des matières noires non venues du dehors ; cette lésion distincte, qu'on a baptisée également du nom vague de *mélanose*, et qui se complique d'ailleurs fréquemment d'un état semblable de la plupart des organes, est due à une altération du principe colorant du sang (*mélanose hématique*) : l'acide sulfurique, sans action sur la matière charbonneuse, dissout ce pigment hématique.

(1) Voy. Robin et Verdeil, *Chimie anatomique*, t. III ; Natalis Guillot, *Archives générales de médecine ;* Maurice de Saint-Etienne, *Mélanose du poumon*, 1860 ; etc. — On sait que, vers trente-cinq à quarante-cinq ans, il paraît normalement et presque toujours à la surface du poumon, des traînées noires sur le trajet des vaisseaux lymphatiques, ou des taches, plaques, polygones de matière noire autour de la base des lobules : cette matière noire est encore du charbon, mais en quantité minime.

Après cet examen général, il faut successivement passer en revue les bords plus ou moins tranchants, le sommet, la base du poumon : en pressant avec les doigts, on cherche si le parenchyme peut s'affaisser à la pression ; on constate sa densité, sa consistance, son induration, son élasticité, la crépitation plus ou moins normale de ses diverses parties, selon qu'elles sont gorgées de liquide ou de gaz. Cette pression peut suffire à déchirer le

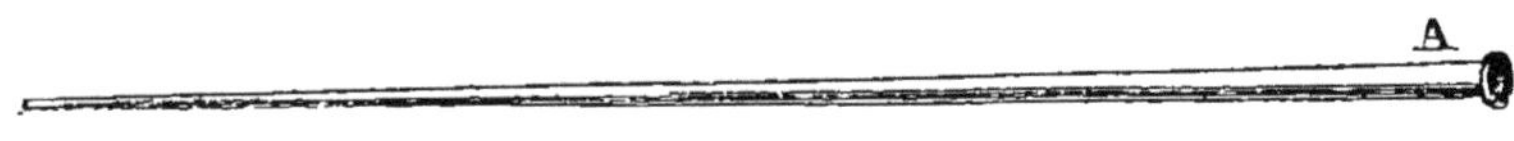

Tube simple à insuffler, en maillechort.

Fig. 40.

parenchyme pulmonaire, comme pour certains poumons rouge vineux atteints de congestion chronique.

En insufflant de l'air dans la trachée, il sera facile de reconnaître si toutes les portions du poumon sont également perméables aux gaz ; en insufflant d'ailleurs ainsi l'organe, puis, laissant échapper l'air, on se rend compte de l'élasticité pulmonaire beaucoup plus sûrement que par tout autre procédé.

L'insufflation permet encore de constater s'il y a communica-

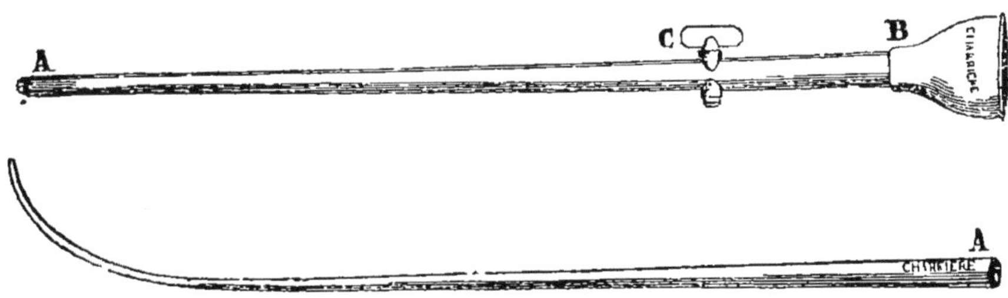

Tube à insuffler, à robinet, avec son bout d'allonge, et une embouchure d'ivoire.

Fig. 41.

tion entre les bronches ou le poumon et les diverses collections purulentes de la plèvre. La lésion la plus importante, mais quelquefois aussi la plus difficile à découvrir, dans le pneumothorax, est en effet la perforation du poumon, cause de tous les accidents. Quand cette perforation est large, il est parfois aisé de l'apercevoir à la première inspection, comme nous l'avons déjà dit en traitant de l'examen du poumon sur place (p. 50) : mais, le plus souvent, la communication est établie par un ou plusieurs pertuis étroits, pouvant être masqués par de fausses membranes. Le meilleur procédé pour découvrir l'endroit par lequel pénétrait l'air dans la plèvre, consiste, si l'insufflation du poumon isolé était insuffisante, à remplir d'eau toute la cavité thoracique et à pratiquer cette insufflation par la trachée. La partie de l'organe où s'échappent les bulles de gaz est celle où existe la perforation. Si l'on ne parvenait pas encore à obtenir ces bulles, il ne faudrait pas en conclure que la communication diagnostiquée pendant la maladie n'existe pas : il y aurait à disséquer avec soin les parties, et à renouveler l'expérience, jusqu'à ce que l'ouverture accidentelle devienne visible (1).

Souvent enfin, avant de couper le poumon, on le place dans un seau contenant de l'eau pour voir s'il surnage, s'il est plus lourd qu'à l'état normal, par suite de carnification ou du liquide qui le gorge (asphyxie, deuxième degré de la pneumonie, etc. ; — *docimasie hydrostatique* en cas de recherches d'infanticide, p. 19 et 20). On répéterait cette même épreuve après avoir divisé l'organe en tranches.

Examen intérieur. — Avec un couteau, il faut diviser le poumon par tranches dans ses diverses parties, verticalement et transversalement.

On regarde si les surfaces incisées sont sèches, s'il s'en écoule spontanément, ou bien en les raclant avec le dos du couteau, quelque liquide qu'il sera parfois utile de recueillir. On déchire le parenchyme avec les doigts en fixant l'organe de la main gauche, pour en constater la friabilité, l'état de granulation (pneumonie), d'engorgement, d'hépatisation, de carnification : la pression réduit parfois le poumon en un détritus trouble et laissant écouler une matière visqueuse, trouble, purulente (troisième degré de la pneumonie), ou un liquide sanguin coagulé (apoplexie pulmonaire, asphyxie, œdème des nouveau-nés).

D'autres fois, les incisions décèlent dans le poumon des noyaux d'hépatisation disséminés (pneumonie partielle), de ces abcès dits métastatiques dont le poumon est le siége de prédilection, surtout sur les bords, une infiltration tuberculeuse (2) ou

(1) Rappelons d'ailleurs que le tintement métallique peut exister en l'absence de fistule bronchique : M. Aran en a cité plusieurs exemples. L'air, en produisant, dans les grosses bronches, du gargouillement de timbre divers, peut simuler ce tintement regardé comme pathognomonique des perforations pleuro-pulmonaires.

(2) Le sommet du poumon est le siége préféré des lésions tuber-

cancéreuse, des granulations miliaires (1), des tubercules crus en voie de ramollissement ou ramollis, d'anciennes cavernes cicatrisées, des cellules emphysémateuses, des parties putrilagineuses (gangrène pulmonaire), des vacuoles renfermant un mélange d'air et de pus (fonte purulente des lobules, dans la pneumonie), des cavernes remplies d'une bouillie plus ou moins épaisse, analogue à du mastic, enkystée ou non, traversée ou non par des brides, une imbibition de matière amorphe de nouvelle formation avec granulations microscopiques d'hématoïdine (*carnification congestive* de M. Ch. Robin, dans la congestion chronique).

A la coupe, le poumon peut crier sous le couteau comme du cartilage : tel est le cas de ces poumons réduits de volume, denses, consistants, où il y a eu transformation du parenchyme en un tissu blanchâtre, parfaitement lisse et net à l'incision, avec quelques traînées roses ou d'un blanc brillant (sclérose) ; les bronches sont alors ou atrophiées ou dilatées et béantes. Nous avons vu récemment, sur un sujet mort dans le service de M. Velpeau (2), le poumon gauche transformé, dans ses deux tiers inférieurs, en une masse compacte, charnue, parsemée de noyaux cartilagineux.

A côté de ces dernières lésions, mentionnons celles de l'affection dite phthisie syphilitique (Morgagni, Sauvages, Morton, Depaul, etc.), dans laquelle le poumon présente, à l'incision, des

culeuses : on y trouve souvent des granulations diathésiques non diagnostiquées, alors que le reste du parenchyme est sain. Le poumon droit est plus souvent affecté que le gauche.

(1) Au sujet de ces granulations miliaires, nous rappellerons que M. Empis (*Union médicale*, 6 février 1864) a réuni sous le nom de *granulite* les maladies nommées phthisie galopante, fièvre cérébrale, méningite granuleuse, granulations tuberculeuses. Cet observateur admet que la granulation est le produit et non la cause de l'inflammation des organes : l'inflammation précéderait les granulations, qui peuvent complétement manquer, et elle s'accompagnerait d'exsudats plastiques à la surface du poumon ou du cerveau, déterminant des adhérences celluleuses avec les organes contigus. Si l'individu affecté de granulite est en puissance d'une diathèse tuberculeuse, celle-ci s'emparera des produits granuleux, les tuberculisera plus ou moins rapidement ; mais cette transformation ne serait pas fatale, et la granulation serait complétement distincte du tubercule, bien qu'elle puisse être envahie par celui-ci. — Nous citons cette opinion, sans l'admettre dans son entier : il nous semble que, si les granulations doivent être tuberculeuses, elles le seront primitivement et non consécutivement, au moins sous le microscope.

(2) L'observation a été rapportée par la *France médicale*, 15 janvier 1864.

noyaux fibreux ou gommes, analogues à ceux que nous décrirons dans le foie (chap. III) : ils se distinguent du tubercule parce qu'ils ne suppurent pas et qu'ils n'occupent pas plus spécialement le sommet (voy. APPENDICE, *Autopsies cadavériques*, n° 11). Dans le poumon syphilitique, on a cité également, surtout dans le lobe moyen des ulcérations, des excavations profondes, à parois lisses et régulières des cicatrices, etc.

Chez d'autres sujets, on trouvera à la coupe le poumon infiltré de sang, induré, hépatisé, uniformément rouge foncé, laissant écouler à la pression du sang demi-coagulé (*apoplexie foudroyante*, noyaux d'infiltration sanguine, *infarctus hémoptoïque* de Laennec, hépatisation hémorrhagique de Knox; infiltration apoplectique de M. Gueneau de Mussy). Dans quelques cas, le sang est réuni en collections autour desquelles le parenchyme pulmonaire sera congestionné, parfois hépatisé : le sang pourra se montrer liquide ou bien coagulé, être transformé en une sérosité limitée par une fausse membrane ou plus rarement en pus.

Dans la maladie des fondeurs en cuivre, dont nous parlions plus haut (p. 54), le poumon est souvent farci par places de concrétions noires, mamelonnées et irrégulières, qui rompent ou déforment les canaux bronchiques (1).

Les sections pratiquées dans le poumon seront examinées à la loupe (fig. 13), quand on voudra trouver les lobules dont le tissu affaissé ne renferme plus de vésicules (en cas de pneumonie), ou chaque fois qu'une partie du poumon est devenue impropre à la respiration, ou également dans l'emphysème. Nous avons dit (p. 20) que M. Bouchut conseille également l'emploi de la loupe aux experts chargés de conclure si un enfant est mort avant de naître ou en naissant, s'il a ou n'a pas respiré. Si l'enfant a respiré, on trouve le tissu pulmonaire rempli de vésicules juxtaposées, larges et brillantes ; dans le cas contraire, le parenchyme est compacte comme de la chair (voy. *Troisième partie*, DU MICROSCOPE, 4 figures).

Dans beaucoup de cas, le microscope sera de même l'indispensable adjuvant de l'autopsie pulmonaire.

Enfin, l'étude intérieure du poumon devra, dans certaines circonstances, être complétée par l'inspection des bronches dont nous traiterons ci-après, et même des divisions de l'artère pulmonaire. Cet examen des artères sera formellement indiqué dans le cas de mort subite, où il faut rechercher s'il existe des embolies, ces caillots migrateurs transportés des veines des membres

(1) Voyez APPENDICE, exemples d'autopsies cadavériques, n° 1.

(varices et phlébite) ou du bassin [femmes en couches (1)] jusque dans les capillaires du poumon.— Dans la gangrène du poumon, on a signalé l'oblitération de l'artère bronchique. — Pour étudier les artères pulmonaires, il faudra injecter le tronc artériel à la sortie du ventricule droit : nous parlerons dans notre *Troisième partie*, des INJECTIONS ARTÉRIELLES.

Bronches.

Les bronches extra-pulmonaires, enlevées en même temps que les poumons, seront ouvertes avec des ciseaux longs et effilés, comme les bronches intra-pulmonaires.

L'instrument qui convient le mieux pour cette ouverture est le *bronchiostome de M. Axenfeld* (fig. 42). La disposition de ces ci

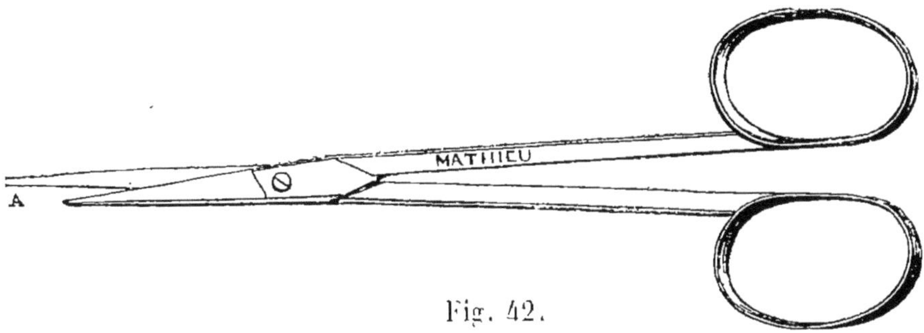

Fig. 42.

seaux permet d'ouvrir les bronches, même d'un petit calibre, facilement et avec rapidité. Il suffit d'introduire la lame A, qui est plus longue, mousse et cylindrique, dans l'orifice béant, tandis qu'on coupe en avançant avec la branche la plus courte. Cet instrument devrait exister dans toutes les boîtes d'autopsie cadavérique : il est aussi utile que l'entérotome (chap. III) dont il reproduit la forme générale. Un stylet fin pourra également servir à suivre les bronches.

On pourra toujours inciser, si l'on y met un peu de soin, les principales divisions bronchiques : il suffira pour pratiquer ces incisions, d'avoir fait au préalable des sections en plusieurs en-

(1) Tous les accoucheurs s'accordent à admettre que l'état de grossesse appauvrit le sang : l'albumine diminue, la fibrine augmente. Ces conditions, ajoutées aux souffrances physiques — quand il n'en existe pas de morales — et aux douleurs de l'accouchement notamment, sont très-favorables à la coagulation du sang dans les vaisseaux. (Voyez sur les embolies, page 14, note 2.)

droits du tissu pulmonaire. — Ces sections seules permettront quelquefois, dans certains cas de bronchite pseudo-membraneuse, de faire sortir des ramuscules aériens, par la pression avec les doigts, de nombreux petits cylindres blancs, élastiques, présentant un diamètre intérieur presque uniforme (1).

Les bronches intra ou extra-pulmonaires peuvent se montrer alternativement rétrécies et dilatées en ampoule, dans la dilatation des bronches par exemple : on a vu, surtout à gauche, des dilatations globuleuses des bronches, avec diminution de volume du poumon, susceptibles de recevoir une grosse noix ; et, quand l'élargissement occupe une plus grande étendue du conduit, celui-ci admet quelquefois le petit doigt. Les bronches renferment souvent des mucosités diverses, épaisses, spumeuses ou non aérées, sanguinolentes, et alors plus ou moins coagulées (hémoptysie) ; on y a même observé des liquides purulents. Elles peuvent également contenir des corps étrangers venus du dehors. Leur muqueuse sera, dans d'autres cas, diversement colorée (bronchite), épaissie, affectée d'un ramollissement granuleux ou pulpeux, ulcérée, perforée, gangrenée. Les parois des bronches se sont enfin montrées hypertrophiées, amincies, pénétrées de gommes syphilitiques, altérées dans leur élasticité, etc. : c'est ainsi qu'on a rencontré assez fréquemment une hypertrophie de leurs fibres élastiques formant des tractus longitudinaux, parallèles, et laissant un intervalle plus ou moins grand entre chacune d'elles (voy. *Appendice*, AUTOPSIES CADAVÉRIQUES, n° 2).

On comprend que nous ne saurions entrer dans plus de développement au sujet des bronches et du poumon, sans empiéter sur le domaine de l'anatomie pathologique de la poitrine.

1. TABLEAU DES PRINCIPALES ALTÉRATIONS QUI PEUVENT EXISTER DANS LES POUMONS ET LES BRONCHES (indépendamment des cas de traumatisme).

A. PARENCHYME PULMONAIRE. — *a. Coloration* : verdâtre, bleuâtre, livide, rouge, grise, jaune-paille, ardoisée, violacée, noire, lie de vin. — *b. Densité et élasticité* : augmentée, diminuée. — *c. Consistance* : splénisation, hépatisation, carnification, friabilité, engorgement, endurcissement, induration, ramollissement, infiltration, inflammation,

(1) On pourrait, dans cette dernière affection, saisir la pseudo-membrane dans un gros tronc bronchique, l'attirer à soi avec précaution, et entraîner ainsi un nombre considérable de petits tubes blanchâtres, ressemblant, comme l'a dit J. North, à une racine munie de son chevelu.

crépitation exagérée, emphysème, œdème. — *d. Lésions diverses :* adhérences aux côtes, au diaphragme; tubercules crétacés, granulations miliaires, cavernes, fausses membranes, cicatrices syphilitiques ou tuberculeuses, concrétions diverses, gommes de la syphilis tertiaire, ulcération, gangrène, perforations, abcès, kystes, acéphalocystes, cancer; mélanose en masse (crudité, ramollissement), ou en infiltration, ou déposée sous forme de couche; infiltration par des poussières de charbon, verre, métaux, silice; sclérose ou cirrhose du poumon.

B. Plèvre.— *a. Coloration :* rouge, citrine, opaque, louche, jaune, verdâtre. — *b. Lésions diverses :* liquides, corps étrangers, dilatation, fausses membranes, concrétions (albumineuses, membraniformes); adhérences, tumeurs (fibreuses, ossiformes, gazeuses); abcès, cancer, gangrène, ossification.

C. Bronches. — *a. Coloration :* mucus blanc jaunâtre, opaque et visqueux, purulent; muqueuse bleuâtre, rougeâtre, violacée, ardoisée, décolorée. — *b. Lésions diverses :* injection (arborisations, plaques, zones, piqueté), fausses membranes, corps étrangers, ulcérations (syphilitiques et autres), dilatation, rétrécissement, oblitération, perforation; muqueuse épaissie, amincie, inégale, ramollie; ganglions bronchiques (voy. p. 91) rouges, noirs, tuméfiés, tuberculeux, cancéreux.

II. Tableau des principales altérations chez les phthisiques.

A. Altérations du parenchyme pulmonaire. — *a. Granulations miliaires* isolées, réunies, grises et demi-transparentes (1er degré), blanc jaunâtre (2e degré), louches. — *b. Tubercules* ramollis (avec ou sans infiltration du parenchyme pulmonaire), suppurés; transformés en matière crétacée, puriforme, en bouillie jaunâtre. — *c. Cavernes* plus ou moins vastes, à peu près vides; remplies de liquide blanc jaunâtre, grisâtre, verdâtre, purulent, sanieux, inodore, fétide; à parois molles ou indurées, régulières, ou anfractueuses et hérissées de brides pseudo-membraneuses; ayant déterminé autour d'elles une pneumonie consécutive, des fistules pneumo-bronchiques comblées par du tissu cicatriciel.

B. Altérations concomitantes les plus communes. — *a. Plèvre :* adhérences des poumons avec les plèvres par des tractus celluleux, fibreux, cartilagineux; fistules pleuro-pulmonaires. — *b. Voies aériennes* en général : ulcérées par des granulations tuberculeuses. — *c. Organes digestifs* proprement dits : bouche, pharynx, estomac inflammés; muqueuse intestinale épaissie, amincie, ramollie, injectée, granulations (tuberculeuses, semi-cartilagineuses), ulcérations à bords noirs et déchiquetés. — *d. Organes biliaires :* foie gras, hypertrophié, piqueté de rouge; bile pâle, fétide. — *e. Ganglions bronchiques et mésentériques :* hypertrophiés, ramollis; granulations tuberculeuses.—

f. Centre nerveux : granulations miliaires disséminées ou en plaques dans la pie-mère et l'encéphale.

III. Tableau des principales altérations de la pneumonie (1).

A. Premier degré (*engouement*). — *a. Coloration de la surface du poumon :* violacé, livide, lie de vin. — *b. Caractères particuliers du parenchyme :* surnage presque complétement, perméable à l'insufflation, densité et poids un peu augmentés, crépitation, élasticité diminuée, le doigt pénètre facilement dans le parenchyme. — *c. Liquide s'échappant des incisions :* séreux, rougeâtre, trouble, spumeux.

B. Deuxième degré (*hépatisation ;* hépatisation rouge; ramollissement rouge d'Andral; infiltration sanguine). — *a. Coloration de la surface du poumon :* rougeur foncée uniforme, marbrée. — *b. Caractères particuliers du parenchyme :* augmentation de volume, ne surnage plus, imperméable à l'insufflation, crépitation perdue, dureté, carnification, consistance rappelant celle du foie (hépatisation), de la rate (splénisation). — *c. Surfaces incisées :* nettes, sèches, hérissées de granulations rouges, dures, obrondes, aplaties. — *d. Liquide s'échappant des incisions* (par la pression surtout) : peu abondant, rouge, opaque, aéré, épais et trouble.

C. Troisième degré (hépatisation grise, induration grise, ramollissement gris, *infiltration purulente* de Laennec). — *a. Coloration de la surface du poumon :* grise, jaune-paille. — *b. Caractères particuliers du parenchyme :* ne surnage plus, imperméable à l'insufflation, augmentation de volume ou affaissement, induration, friabilité très-grande; liquide suintant par la pression, jaune, purulent; collections purulentes (résultant de la fonte des lobules) simples, multiples; abcès à cavité anfractueuse, à parois inégales, gangrenées. — *c. Liquide s'échappant des incisions :* matière opaque ressemblant au pus; pus phlegmoneux, rougeâtre, inodore, fétide.

D. Altérations concomitantes les plus communes. — *a. Plèvre :* plus ou moins inflammée. — *b. Bronches :* contenant des mucosités, dilatées en ampoules pouvant renfermer du liquide purulent. — *c. Ganglions bronchiques :* gonflés, rouges, ramollis. — *d. Cœur :* caillots fibrineux dans les cavités. — *e. Muqueuse gastro-intestinale :* ramollie.

(1) Lorsque cette phlegmasie occupe seulement quelques lobules, on lui donne le nom de pneumonie *mamelonnée*, ou *partielle*, ou *disséminée ;* mais il ne faut pas l'appeler *pneumonie lobulaire :* ce mot s'applique plus spécialement à la variété nommée encore pneumonie catarrhale, ou bronchite capillaire, ou broncho-pneumonie.

Fosses nasales, bouche, pharynx, larynx et trachée-artère.

Nous n'avons jamais vu fendre les fosses nasales, même sur les cadavres provenant d'un service de chirurgie, services pour lesquels il est toujours accordé plus de latitude. On ne pourra, dans les hôpitaux, que maintenir les narines écartées, si l'on veut constater l'épaisseur ou la couleur de la membrane pituitaire, les ulcérations siégeant à sa partie inférieure, etc. Dans les cas où il serait intéressant de faire quelques recherches attentives (perforation, destruction des os ou des cartilages, polypes naso-pharyngiens, altérations par farcin, syphilis, poussières de chromates, etc.), il faudrait aborder la région par le pharynx, s'il était possible, ou bien faire réserver le sujet non réclamé à l'École pratique (voy. p. 5, *Règlement*).

Bouche. — Les *parois de la cavité buccale ne doivent pas être fendues à l'hôpital*, excepté les cas où elles seraient le siége de graves lésions chirurgicales. Si donc il paraissait utile d'examiner la bouche, on la ferait maintenir fortement ouverte par un aide. C'est ainsi qu'on procéderait dans certaines affections des amygdales (tubercules, cancer, hypertrophie syphilitique des follicules, ulcérations pultacées syphilitiques, etc.), du voile du palais et de l'isthme du gosier, dans certaines fractures dont il y aurait intérêt à constater les désordres, ou encore dans les cas d'empoisonnement par des liquides corrosifs, de perforation de la voûte palatine (syphilis, morve chronique, etc., — traumatisme), de tumeurs cancéreuses et autres, de polypes naso-pharyngiens, de grenouillette, etc. On serait réduit à agir également ainsi pour chercher les lésions des stomatites diverses, stomatite simple, stomatite gangréneuse, stomatite pseudo-membraneuse, stomatite mercurielle caractérisée par le gonflement, le ramollissement, la destruction de la muqueuse et des tissus sous-jacents, plus tard par des altérations osseuses même.

Les auteurs de médecine légale prescrivent d'inciser la commissure labiale jusqu'aux oreilles, puis de diviser de haut en bas l'épaisseur de la lèvre, de scier le maxillaire inférieur, et d'en faire tenir écartées les deux parties pendant qu'on coupe les adhérences de leur face interne. Après avoir abaissé la langue et ses annexes, puis coupé les piliers, on découvre ainsi toute l'étendue du pharynx.

Larynx, trachée, pharynx. — Il est assez rare, dans les hôpitaux, qu'on ait à pratiquer l'ouverture du pharynx, du larynx et de toute la trachée, ouvertures de rigueur dans les expertises judiciaires. Il n'est, en tous cas, possible d'après le règlement (p. 5), de mutiler ainsi le cadavre qu'avec l'autorisation formelle du directeur de l'hôpital.

Après avoir disposé la tête de manière que la partie antérieure du cou soit bien tendue, on fera une incision à la partie moyenne, de la fourchette sternale à la symphyse du menton. Les parties molles coupées, on écarte le corps thyroïde, pour mettre le larynx et la trachée à découvert. Avant de continuer, il faut, s'il y a lieu, noter les altérations extérieures, — par exemple chez les sujets morts par strangulation, par pendaison, cas où l'on aurait dû constater les sillons circulaires du pourtour du cou, les plaques ou points ecchymotiques dus à l'extravasation du sang hors des capillaires, l'aspect argenté fréquent du tissu aréolaire sous-cutané, la rupture des muscles, des cartilages et des replis de la muqueuse.

Les téguments du cou divisés, il reste à sectionner les muscles hyoïdiens et ceux qui s'attachent au maxillaire ou à l'apophyse styloïde. Avec la main gauche, on attire fortement en avant le larynx, le pharynx et la langue même (1), pendant qu'à l'aide du scalpel la main droite détruit les adhérences à la colonne vertébrale : on fait passer le tout sous le maxillaire inférieur laissé bien intact, et l'on coupe finalement le pharynx et la trachée à l'endroit voulu.

Extraction de la trachée et du larynx par la poitrine. — Sans ouvrir la région cervicale, il y aurait moyen, par la poitrine, de détacher les adhérences qui unissent la trachée à la peau et aux organes environnants : on pourrait de la sorte enlever, de haut en bas, sans intéresser les téguments du cou, la trachée et même le larynx. Dans quelques cas, il sera convenable d'extraire ainsi ces organes en même temps que les poumons et le cœur. Mais il serait difficile de pénétrer de cette manière plus haut que l'os hyoïde.

Examen. — Avant d'ouvrir le larynx, on en regarde l'intérieur par les orifices épiglottique et trachéal, afin de se rendre compte des rétrécissements s'il y a lieu.

Pour étudier les altérations du larynx, l'usage veut qu'il soit coupé suivant son axe, à sa partie médiane postérieure. Après

(1) Nous avons vu enlever la langue, notamment chez un sujet mort de la rage (Charité) et sur un autre cadavre qui présentait un cancer de cet organe. — On comprend, au reste, qu'il serait toujours aisé de couper, dans la bouche même, une plus ou moins grande étendue de la langue, s'il était nécessaire de faire des recherches sur cet organe.

avoir étendu les deux lèvres de cette section, il faut constater le siége des fausses membranes plus ou moins adhérentes, qui peuvent obstruer la cavité, et faire passer un filet d'eau pour chasser les mucosités diverses — dont la nature sera d'ailleurs notée. — Il est plus aisé de voir alors s'il y a de la rougeur et du boursouflement de la muqueuse, si les ventricules sont injectés, si les cordes vocales se montrent enflammées, immobiles, mates, épaissies et gonflées, gonflement que peut produire une infiltration de liquide séro-purulent ou même purulent. On cherche les ulcérations irrégulières de la muqueuse ou des cartilages, les points blancs sous muqueux de nature tuberculeuse, les cavernes en suppuration (phthisie laryngée) ayant pu amener la perforation, la fonte ou la disparition des aryténoïdes notamment : on constate, s'il y a lieu, les ostéophytes des cartilages, la friabilité, la teinte rouge ou noire et l'aspect d'os spongieux que ceux-ci prennent dans la carie ou la nécrose, les polypes fibro-cartilagineux, l'œdème de la glotte, des ventricules, des cordes vocales, de la muqueuse, du tissu sous-muqueux, des replis aryténo-épiglottiques. — Il a été signalé dans la rage, soit spontanée soit communiquée, un gonflement des papilles du larynx et de la base du pharynx.

Il sera bon quelquefois de regarder l'épiglotte qu'on trouve presque toujours relevée dans les asphyxies par l'oxyde de carbone, qui peut être immobile, horizontale, boursouflée, déformée, présenter sur sa face laryngienne des ulcérations folliculaires, des kystes muqueux cachant la glotte et ayant déterminé une aphonie presque complète (1), des ulcérations syphilitiques, etc.

Souvent on fixe le larynx sur une plaque de liége au moyen d'épingles, pour en mieux voir les lésions.

La *trachée* sera coupée selon son axe, à sa partie postérieure.

Si le *pharynx* n'a pu être enlevé (p. 5, 63), ses lésions n'en seront pas moins examinées en faisant maintenir la bouche largement ouverte. Il peut présenter du gonflement, du ramollissement, un état granuleux, de la rougeur, une infiltration œdémateuse ou purulente de la muqueuse, des ulcérations (syphilis, ouvriers travaillant aux chromates, poisons corrosifs, etc.), des plaques gangréneuses plus ou moins bien circonscrites, de diverses grosseurs, déprimées, à bords à pic, gris foncé, noirâtres ou même noires (pharyngite gangréneuse), etc.

(1) La *Gazette médicale de Lyon* (février 1864) en rapporte un cas pris à la clinique de M. Wilks, hôpital de Guy (Londres).

IV. Tableau des principales lésions pouvant exister sur le pharynx, le larynx, la trachée-artère.

A. Pharynx. — *a. Coloration :* muqueuse (1) rouge, bleuâtre, ardoisée, livide, noirâtre ; mucus grisâtre, etc. — *b. Consistance et lésions diverses :* muqueuse ponctuée ou pointillée, granuleuse, injectée, tuméfiée, soulevée en disques blanchâtres (syphilis) ; fausses membranes, pustules de variole, muguet, dilatation, rétrécissements, gangrène, ulcérations de différente nature, cicatrices syphilitiques, corps étrangers, gonflement des papilles (rage), hypertrophie des follicules (syphilis tertiaire, etc.) ; polypes rétro-pharyngiens ; retraite de la langue dans le pharynx.

B. Larynx. — *a. Coloration de la muqueuse :* pâle, grise, violacée, rougeur (ponctuée, uniforme), bleuâtre, ardoisée. — *b. Lésions diverses :* nécrose des cartilages, ostéophytes (2), oblitération, corps étrangers, fausses membranes (en plaques, îlots, lambeaux); ulcérations (à la suite de tubercules, morve chronique, pellagre, syphilis, fièvre typhoïde (3)) ; perforations ; abcès (rétro-cricoïdiens, rétro-laryngiens, etc.) ; tubercules, cavernes, polypes ; abaissement, fracture. La muqueuse, le tissu cellulaire sous-muqueux, les cordes vocales peuvent être infiltrés (mucus, pus, sang, lymphe plastique), boursouflés, friables, mamelonnés, épaissis, carcinomateux.

C. Trachée-artère. — Colorations diverses, épaississement, amincissement, ramollissement, induration, dilatation de différentes formes, rétrécissements par cicatrices syphilitiques (4) et traumatiques, par trachéite, par morve chronique, par compression due à des tumeurs voisines ; ulcérations (à la suite de phthisie, syphilis, morve chronique, pellagre); perforations (trachéo-œsophagiennes, etc.), fausses membranes, corps étrangers venus du dehors, gommes ; mucus adhérent, coloré ; sang caillé, noir ; pus ; nécrose, déplacement, compression par des tumeurs médiastines, thyroïdiennes, etc. ; destruction de plusieurs anneaux cartilagineux, remplacés par des tissus nouveaux.

Corps thyroïde et thymus.

Corps thyroïde. — On l'enlève après avoir pratiqué la coupe

(1) La muqueuse du pharynx est normalement rosée, celle du larynx et de la trachée est blanc rosé.

(2) L'ossification des cartilages du larynx se produit normalement de quarante à cinquante ans.

(3) Chez l'adulte surtout, les ulcérations laryngiennes par fièvre typhoïde étant rares dans l'enfance.

(4) M. Worthington (*Traité d'anatomie pathologique* de M. Cruveilhier) ; M. Moissenet (*Bull. Soc. méd. des hôpit.*, t. IV, n° 1, et *Union médicale*, 23 février 1864) ; M. Charnal, *Des rétrécissements cicatriciels de la trachée* (thèse, 16 avril 1859).

indiquée pour le larynx (p. 63). Il sera souvent utile de constater sa forme, sa situation, sa direction, ses rapports, son volume et son poids. Nous rappellerons à cet effet ses dimensions moyennes, à l'état normal, chez l'adulte : 6 centimètres transversalement; 7 millimètres d'avant en arrière à sa partie médiane, 18 à ses parties latérales : il pèse ordinairement 22 à 24 grammes.

L'affection la plus commune de cet organe glanduliforme est le goître, endémique ou sporadique, souvent variable dans ses lésions anatomiques. On a signalé également dans le corps thyroïde des foyers hémorrhagiques, une transformation en kyste hématique, des kystes séro-sanguinolents ou purulents dans les follicules clos dilatés, des kystes contenant de la matière phymatoïde jaune, molle, analogue à du mastic, constituée par de la graisse, mêlée de quelques granulations calcaires de la grosseur d'un pois, et parfois de sable calcaire, des agglomérations de vésicules de la grosseur d'une noisette, une hypertrophie fibreuse, etc. M. Ch. Robin a observé dans certains corps thyroïdes de nombreux corpuscules albuminoïdes, de consistance pulpeuse, d'une teinte opale, et aussi cette affection, nommée *sympexion*, qu'on ne saurait reconnaître sans le secours du microscope. Nous la définirons en parlant du foie (chap. III).

Nous n'insisterons pas sur la maladie de Graves (goître exophthalmique) : on a trouvé, à l'ouverture des sujets morts dans cet état morbide complexe, une hypertrophie du corps thyroïde, ou bien une atrophie avec formation de tissu conjonctif, sorte de cirrhose.

Il faudra toujours noter la compression qu'exerceraient les tumeurs thyroïdiennes sur les carotides, les jugulaires, les nerfs laryngés, le pharynx, la trachée, plus ou moins déformés, obstrués, etc.

Enfin, en cherchant les lésions qui peuvent siéger dans le corps thyroïde, lésions d'autant plus intéressantes que nous connaissons moins les fonctions de l'organe sain, il sera bon d'examiner les vaisseaux thyroïdiens.

V. ALTÉRATIONS DIVERSES DU CORPS THYROÏDE.

Hypertrophie (syphilitique, fibreuse, etc.), goîtres, inflammation, tumeurs cancéreuses et scrofuleuses, kystes hydatides, foyers sanguins et apoplectiformes ; concrétions élastiques, fibreuses, cartilagineuses, pierreuses (creuses, pleines). Lésions consécutives à un hématome, un cancer du cou, aux opérations chirurgicales (trachéotomie, etc.), au traumatisme.

Thymus. — Les maladies du thymus étant peu connues, il ne faudra pas perdre l'occasion d'examiner cet organe. Rose chez le fœtus, blanc grisâtre chez l'enfant, le thymus, très-réduit à quinze ou seize ans, n'existe plus qu'à l'état de vestiges vers vingt ou vingt-cinq ans. A la naissance, il mesure 5 centimètres en hauteur, 3 en largeur, 6 à 8 millimètres d'épaisseur : son poids varie de 3 à 7 grammes.

Chez les enfants, le thymus se montre assez souvent hypertrophié, induré, ramolli : quand on le coupe, il en sort, spontanément ou par la pression, un suc qu'il sera bon d'étudier. Chez les adultes, il persiste quelquefois, notamment dans les cas de vices de conformation du cœur. Le thymus devra toujours attirer l'attention chez les sujets morts d'asthme thymique : il présentera souvent alors une augmentation de volume; ainsi on l'a vu peser 60 grammes, s'étendre depuis le corps thyroïde jusqu'au diaphragme, recouvrir le cœur, refouler les poumons, et quelquefois envoyer des prolongements en forme de vrilles, contournant les gros vaisseaux de la région. Dans quelques nécropsies, le thymus s'est montré tuberculeux, squirrheux, lardacé, etc.; chez les enfants syphilitiques, on le trouve parfois atteint d'une infiltration purulente.

CHAPITRE II.

APPAREIL DE LA CIRCULATION.

Nous aurons successivement à étudier le cœur, partie centrale, les artères, les capillaires, les veines et, comme annexes de l'appareil circulatoire, les vaisseaux et ganglions lymphatiques, dont le nombre et la distribution particulière sont loin d'être encore bien connus.

Cœur.

Il sera bon d'examiner le cœur même chez les sujets qui ont succombé à une maladie ne paraissant pas intéresser cet organe : on pourra trouver des désordres non diagnostiqués, et, si ces observations se répètent plusieurs fois, il sera permis de conclure à l'influence de la lésion cardiaque dans l'affection considérée. Certaines altérations du cœur ont été ainsi reconnues comme causes prédisposantes de la gangrène spontanée. — D'autre part, que de mécomptes pourront rencontrer à l'autopsie ceux qui ont voulu trop préciser le siége anatomique d'une phlegmasie cardiaque.

On sait, au reste, tout l'intérêt qui s'attache aux maladies du cœur : tels individus atteints, depuis leur enfance, de désordres valvulaires les mieux caractérisés ou de vices de conformation les plus graves (persistance du canal artériel, etc.), auront vécu fort longtemps sans dérangement notable dans leur santé ; d'autres, par contre, ayant offert pendant leur vie les signes les plus positifs des affections de l'organe central de la circulation, ne présentent pas, à la nécropsie, des altérations susceptibles d'expliquer la gravité des symptômes observés et ayant amené la mort; tels sont, par exemple, les sujets chez qui l'on a constaté cet état complexe que M. Beau a nommé *asystolie*.

Séparation du cœur. — Pour séparer le cœur des poumons, il faudra passer le doigt au-dessous de l'artère pulmonaire et de l'aorte, dans leur portion péricardique ; puis, avec des ciseaux, couper l'aorte, les veines caves et pulmonaire, dans une étendue variable selon les recherches qu'on se propose de faire.

Péricarde. — L'enveloppe fibro-séreuse du cœur peut être le siége d'altérations graves, et renfermer des liquides dont il y aurait intérêt à connaître la composition et la quantité. Il aura donc fallu avoir eu soin, en relevant le sternum, de bien gratter sa face interne avec le couteau. Dans l'extraction du cœur avec les poumons, pour ne pas déchirer le péricarde, on le détache du centre phrénique avec beaucoup de précaution, et le plus possible, comme nous l'avons indiqué en parlant de la manière d'enlever les organes thoraciques (p. 29 et 52).

L'examen du péricarde est surtout indiqué dans les cas de péricardite, que cette inflammation soit aiguë ou chronique.

Avant d'ouvrir le péricarde, il faudra constater s'il est distendu, dans quel sens et sous quelle forme. — On aura dû noter déjà, avant d'extraire le cœur de la poitrine, quels rapports le sac péricardique a pu contracter avec les autres organes thoraciques, s'il déprimait la cloison diaphragmatique et les organes abdominaux, s'il se montrait perforé par un abcès du médiastin, un anévrysme de l'aorte, etc. — Le péricarde présente parfois à sa surface des fausses membranes épaisses, des plaques cartilagineuses, laiteuses, ossiformes (1), des ulcérations, des granulations tuberculeuses ou cancéreuses, des kystes séreux formés aux dépens des follicules décrits par Corvisart, des ecchymoses, etc.

(1) Chez un homme mort de paralysie générale progressive, on a cité sur le péricarde une plaque ossiforme de 6 centimètres, s'appuyant sur le péricarde sain (*Bulletins de la Société anatomique*, 1853).

Les mêmes altérations se rencontrent, plus souvent, à la surface interne de la membrane. Le péricarde ouvert à l'aide de ciseaux fins, cette surface peut se montrer recouverte de tractus celluleux, de fausses membranes denses, enkystant un liquide trouble, floconneux, plus ou moins purulent (péricardite chronique). Dans la péricardite aiguë, elle est parsemée de points ou arborisations rouges, de fausses membranes molles, jaunâtres ou blanc grisâtre, présentant extérieurement des inégalités, des aspérités, des traînées irrégulières qui se prolongent sur le cœur, rugueux et papilleux alors comme la langue d'un chat (cœur velu des anciens). Ces pseudo-membranes existent rarement à l'état sec : le plus souvent il y a épanchement d'un liquide dont l'abondance est très-variable ; on a recueilli jusqu'à 6 et 700 grammes.

VI. TABLEAU DES PRINCIPALES LÉSIONS DE LA PÉRICARDITE.

A. Liquide (1).— Séreux (cas le plus fréquent), sanguin, albumino-fibreux, séro-purulent, louche, tenant en suspension des flocons fibrineux, des cellules d'épithélium pavimenteux, des granulations graisseuses, des fausses membranes.

B. Fausses membranes. — Épaisses, cartilagineuses, adhérentes aux deux feuillets de la membrane séreuse ou à un seul, anciennes, récentes.

C. Rougeur. — Vive, uniforme, ponctuée.

D. Surface. — Sèche, rugueuse, poisseuse, dépolie, granulée ; adhérence des deux feuillets du péricarde.

On notera enfin, comme conséquence de l'épanchement, si le cœur est refoulé en arrière, s'il surnage, la forme et le volume nouveaux qu'il a pu prendre, l'état de son tissu pâle, macéré ses adhérences au péricarde, etc.

Cœur. — Pour étudier le cœur dans une nécropsie, il est nécessaire d'en connaître l'anatomie et un peu la physiologie normales. Nous renvoyons notamment aux travaux de Bizot (*Mém. de la Soc. d'obs. médic.*, t. I, 1856) et de M. Bouillaud (*Traité clinique des maladies du cœur*) sur les mesures exactes des parois et des cavités du cœur, selon les sexes et les âges. D'après le professeur Bouillaud (2), le cœur, à l'état normal, présente chez l'adulte :

(1) Indépendamment du liquide, on trouve quelquefois des gaz plus ou moins fétides dans le péricarde. J'ai eu deux fois occasion de les analyser ; ils étaient composés d'un mélange d'azote, avec 10 à 18 pour 100 d'acide carbonique et des traces d'oxygène (Goubert).

(2) *Traité clinique des maladies du cœur*, 1841, excellent ouvrage, trop peu lu par les élèves.

Poids..............................	250 à 280 grammes.
Circonférence, mesurée à la base des ventricules..............................	228 millimètres.
Longueur, de l'origine de l'aorte à la pointe..............................	98 —
Largeur, d'un bord à l'autre, à la base des ventricules..............................	107 —
Épaisseur à la base des ventricules et au niveau du sillon interventriculaire......	52 —

D'après les recherches de Laennec, Bouillaud, Cruveilhier, Sommering, Andral, l'épaisseur du ventricule droit est à celle du gauche comme 5 à 13 : les deux cavités offrent des dimensions égales.

Examen extérieur.—On note les lésions de la surface externe : changement de coloration des fibres superficielles, ecchymoses, productions diverses (plaques laiteuses recouvertes de graisse, dans les cas d'alcoolisme par exemple, etc.), forme nouvelle (forme globuleuse des ventricules, etc.), atrophie, hypertrophie, distension par du sang pouvant amincir les parois au point de les réduire à la seule épaisseur des séreuses, etc. On prendra dans certains cas : 1° la hauteur des ventricules à leur face antérieure ; 2° la hauteur, du sillon ventri-auriculaire à la pointe, sur la face postérieure ; 3° la circonférence de la base des ventricules.

Ouverture du cœur. — L'ouverture du cœur doit se faire par la face antérieure (1), avec des ciseaux plutôt qu'avec un scalpel : on tient souvent l'organe dans la main gauche pour l'ouvrir plus aisément.

Première méthode. — Avec la pointe des ciseaux, l'opérateur pratiquera au sommet du cœur et perpendiculairement, une perforation suffisante ; il coupera, à partir de ce point, et de bas en haut, le bord du sillon antérieur, bord répondant à la cloison interventriculaire et à la limite des deux grandes cavités cardiaques. Cette incision devra ménager les artères ou veines cardiaques et ne sera pas prolongée jusqu'aux valvules.

(1) Nous rappellerons que la face antérieure, ou sternale, ou supérieure, du cœur est convexe : la face opposée, diaphragmatique ou inférieure, est plane ; elle est moins haute que l'autre par suite de la disposition de la base du cœur, oblique de haut en bas, d'avant en arrière. Le ventricule droit est plus antérieur et plus inférieur que le gauche. A la rigueur, pour reconnaître l'un ou l'autre ventricule, on pourrait passer le doigt dans l'aorte ou dans l'artère pulmonaire.

Revenant au point de départ de cette première section, on en fait une nouvelle de bas en haut, oblique sur la première, de manière à ouvrir le ventricule droit suivant son bord externe, depuis la partie inférieure jusqu'à la moitié seulement de la cavité sans léser les valvules pulmonaires. Cette ouverture en V suffira pour laisser pénétrer l'eau dans l'expérience dont nous parlerons plus loin.

La moitié inférieure du ventricule gauche sera divisée de même : à cet effet, on peut fendre les veines pulmonaires, passer le doigt à travers l'orifice mitral, *si toutefois celui-ci est sain*, et se servir du doigt comme conducteur. On prolongera, dans tous les cas, jusqu'au niveau de la partie moyenne de la face antérieure du ventricule, une incision en V semblable à celle que l'on a faite au ventricule droit. — On fend quelquefois le ventricule gauche par sa face postérieure.

Essai des valvules du cœur. — Ces ouvertures pratiquées, avant de sectionner les valvules, on se dispose à constater si leur jeu est normal. Avec un filet d'eau ou avec le doigt, on enlève soigneusement, en en tenant compte pour son observation, les caillots *post* ou *ante mortem* qui pourraient gêner le libre mécanisme des valvules. — Rappelons que les caillots *post mortem* sont noirâtres (couleur de jais, jus de pruneaux, etc.), mollasses et gélatiniformes, friables et humides, souvent recouverts d'une couche fibrino-albumineuse : leur poids varie de 1 à 2 jusqu'à 5 à 600 grammes. Les concrétions sanguines antérieures à la mort sont, au contraire, décolorées, d'un blanc grisâtre ou jaunâtre, parfois très-blanches ; elles ont une texture fibrineuse, elles sont élastiques, tenaces, résistantes ; elles adhèrent plus ou moins aux colonnes musculaires, et aux parois des cavités cardiaques. Les concrétions entièrement jaunes ou blanches, élastiques, consistantes, fibrineuses, adhérentes, ne sont donc jamais cadavériques (1). — Il faudra extraire de même le sang noir, plus ou moins fluide, visqueux, diffluent, couenneux, qui peut distendre les cavités du cœur (asphyxie, empoisonnement par le phosphore, etc.).

(1) Quelques auteurs attachent aux caillots du cœur ou de ses gros vaisseaux une importance que nous ne saurions leur accorder. Non-seulement les *caillots* noirs, dits *d'asphyxie*, tels qu'on les trouve dans presque toute nécropsie, sont généralement le résultat de l'agonie, mais certainement quelques caillots de fibrine décolorée n'ont pas le cachet d'ancienneté qu'on est convenu de leur attribuer, et sont dus à la même cause, puisqu'ils s'observent en l'absence de la moindre lé-

Après ces soins préalables, on verse un peu d'eau dans l'aorte ou l'artère pulmonaire : si elle ne pénètre pas dans le ventricule, si son niveau supérieur reste constant, le jeu des valvules sigmoïdes est normal. Le doigt introduit dans les divers orifices s'assurera également s'ils sont libres.

Pour l'essai des valvules auriculo-ventriculaires, on prend un vase mi-plein d'eau pour y plonger le cœur tenu par son sommet ou par sa base. Par un mouvement alternatif de haut en bas, on constate si les diverses valvules sont soulevées, si elles laissent

sion cardiaque. — Les *caillots moulés* conservent toujours d'ailleurs leurs caractères pathologiques, surtout ceux qui adhèrent aux valvules.

Toutefois M. Pesson (de Lyon) a cité des concrétions fibrineuses du cœur qui existaient sans autres altérations cardiaques, et qui n'en étaient pas moins dangereuses. M. Maignien a publié la relation d'une sorte d'épidémie de ces concrétions, coïncidant avec une épidémie de rougeole, à Strasbourg, en 1840. Aujourd'hui, on admet la formation spontanée de la fibrine dans le cœur, par modification du sang : ces végétations globuleuses, verruqueuses, etc., finissent par adhérer aux valvules ; elles se comportent alors comme des corps étrangers. Si les valvules ne sont pas malades primitivement, elles le deviennent par la suite, ce qui entraîne consécutivement un rétrécissement ou une insuffisance.

Le docteur Dorran, du Tennessee, s'est occupé récemment (*Ann. med. Times*, 1864) de la question si controversée de l'étiologie des concrétions fibrineuses blanc jaunâtre, plus ou moins solides et de formes si variées, qui se rencontrent fréquemment dans le cœur après la mort, sans aucun signe de leur existence pendant la vie, et « dont l'adhérence à l'endocarde, l'interposition entre les colonnes charnues, la fermeté, la résistance et la blancheur plus grandes que celles des caillots des vaisseaux efférents, prouvent que la formation est antérieure à la mort. » M. Dorran en rapporte huit exemples chez des soldats anémiques, et, dans tous ces cas, le foie s'est trouvé malade, hypertrophié ou enflammé, ainsi que la rate, les ganglions mésentériques et bronchiques ; d'où il conclut, sur l'autorité de Virchow et de Bennett, que ces lésions produisant la leucocythémie et l'hypérinose, les leucocytes charriés à travers le cœur ont trouvé là des conditions favorables pour s'y arrêter, s'y fixer et former des dépôts polypiformes. Mais on sait, par la relation récente des expériences de M. Faure (*Arch. de méd.*), qu'ils se sont produits quatre ou cinq fois sur dix expériences, en faisant périr les animaux par une lésion *quelconque* du cerveau, et que M. Tardieu en a constaté également la présence à l'autopsie judiciaire de plusieurs individus morts de plaies de tête : d'où il semble que le ralentissement de la circulation, qui a lieu peu de temps avant la mort, suffit bien à les former. En tout cas, il est bon de constater que ces deux auteurs s'accordent à reconnaître que ces caillots ne sont pas toujours un effet purement cadavérique.

ou non passer et repasser le liquide, etc. On peut également verser de l'eau dans la cavité ventriculaire pour voir si le liquide pénètre jusque dans l'oreillette (1).

Second temps. — Ces épreuves faites, il faut continuer, avec les ciseaux, la section du ventricule droit, en passant le doigt comme conducteur, à travers la valvule sigmoïde, de façon à bien sectionner l'artère pulmonaire à son origine.

On en fait autant pour l'aorte; les quatre orifices du cœur examinés successivement.

L'aorte fendue des valvules sigmoïdes à la portion horizontale de la crosse, est étalée de façon à présenter une valvule sigmoïde droite, une gauche, une intermédiaire, un bord droit de l'aorte, un bord gauche.

Oreillettes. — Ces diverses manœuvres pratiquées et toute l'étendue du ventricule incisé, on passe à l'étude des oreillettes et de leurs appendices, dans lesquels il n'est pas rare d'avoir à enlever des caillots fibrineux ou mollasses (fièvre puerpérale, etc.). Pour les ouvrir, il faudra faire sur chaque face une incision courbe, qui devra ménager les orifices vasculaires et ne pas intéresser le trou de Botal.

On examine trop rarement les oreillettes et leurs appendices. Beaucoup d'embolies pulmonaires ou aortiques y prennent naissance : M. Lancereaux nous a montré plusieurs lésions nouvelles intéressantes de l'oreillette, notamment l'oblitération par phlébite de deux des quatre ou cinq veines pulmonaires.

Deuxième méthode. — Plus expéditive que la précédente, elle consiste à verser de l'eau dans l'aorte et l'artère pulmonaire, avant l'ouverture du cœur, pour voir s'il y a insuffisance sigmoïde (2); puis à fendre simplement, avec un scalpel, le bord de

(1) « Il faut, avant d'inciser les valvules, s'assurer si elles présen- » tent un écartement, et si elles s'opposent à l'introduction d'un filet » d'eau dans les cavités qu'elles sont destinées à protéger. Ainsi les » sigmoïdes aortiques sont-elles devenues insuffisantes, elles ne peu- » vent plus retenir l'eau qu'on verse dans l'aorte; aussi le liquide » pénètre-t-il alors dans le ventricule, ce qui n'a pas lieu lorsque les » valvules sont saines : dans l'insuffisance de la valvule tricuspide » ou mitrale, si, renversant le cœur et plaçant la pointe en haut, on » met de l'eau dans le ventricule, le liquide pénètre également dans » l'oreillette correspondante. » (Grisolle, *Pathologie*, t. II, p. 277, 8e édition.)

(2) On pourrait également attendre que le ventricule soit ouvert dans sa partie inférieure, pour voir si l'eau, versée dans l'aorte ou l'artère pulmonaire encore intactes, n'y pénètre pas.

la cloison interventriculaire, de sa partie médiane vers la pointe, en prolongeant sur la face postérieure cette incision unique com-

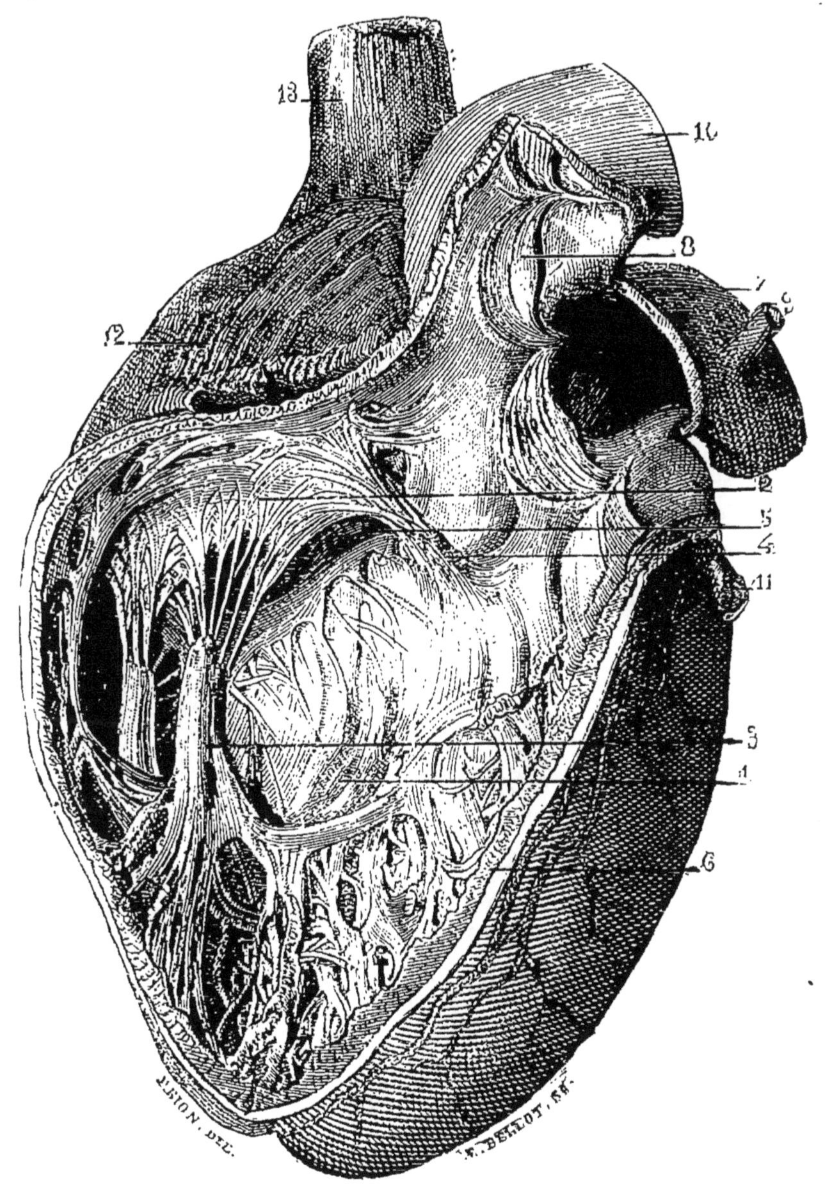

Fig. 43. — Ventricule droit.

1. Cavité du ventricule droit. — 2. Valvule tricuspide. — 3. Colonne charnue dont les tendons s'insèrent au bord libre de la valvule tricuspide.— 4. Colonne charnue qui, de la cloison interventriculaire, se rend à la valvule tricuspide. — 5. Orifice auriculo-ventriculaire droit.— 6. Cloison interventriculaire. — 7. Artère pulmonaire. — 8. Valvules sigmoïdes. — 9. Portion du cordon qui résulte de l'oblitération du canal artériel. — 10. Aorte. — 11. Extrémité de l'auricule gauche. — 12. Auricule droite. — 13. Veine cave supérieure.

mencée sur l'antérieure. Les caillots enlevés, on verse de l'eau dans le ventricule droit, qui vient d'être ouvert, pour s'assurer

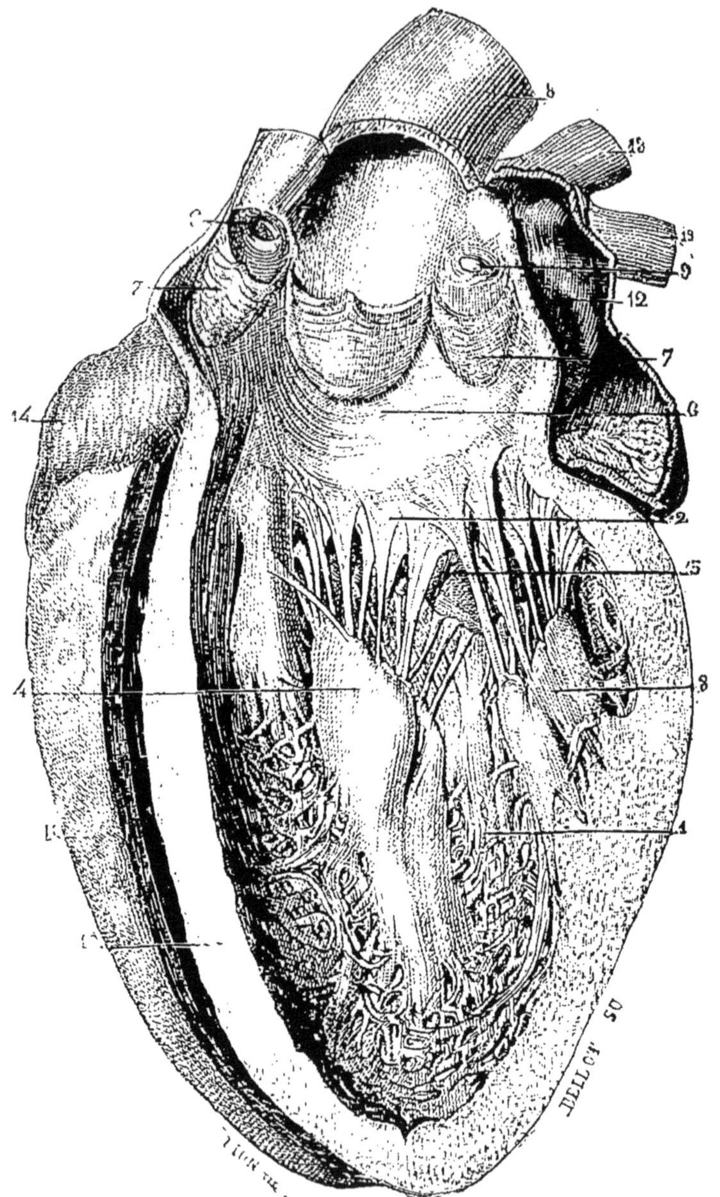

Fig. 44. — VENTRICULE GAUCHE.

1. Cavité ventriculaire gauche.— 2. Valvule mitrale.— 3. Colonne charnue du côté gauche. — 4. Colonne charnue du côté droit. — 5. Orifice auriculo-ventriculaire gauche.— 6. Orifice ventriculo-aortique.— 7,7. Valvules sigmoïdes.— 8. Aorte. — 9,9. Origine des artères cardiaques. — 10. Cloison interventriculaire. — 11. Cavité du ventricule droit. — 12. Oreillette gauche. — 13,13. Veines pulmonaires gauches. — 14. Auricule du côté droit.

de l'intégrité de la valvule tricuspide. Le ventricule gauche est également sectionné le long de la cloison, pour répéter la même épreuve.

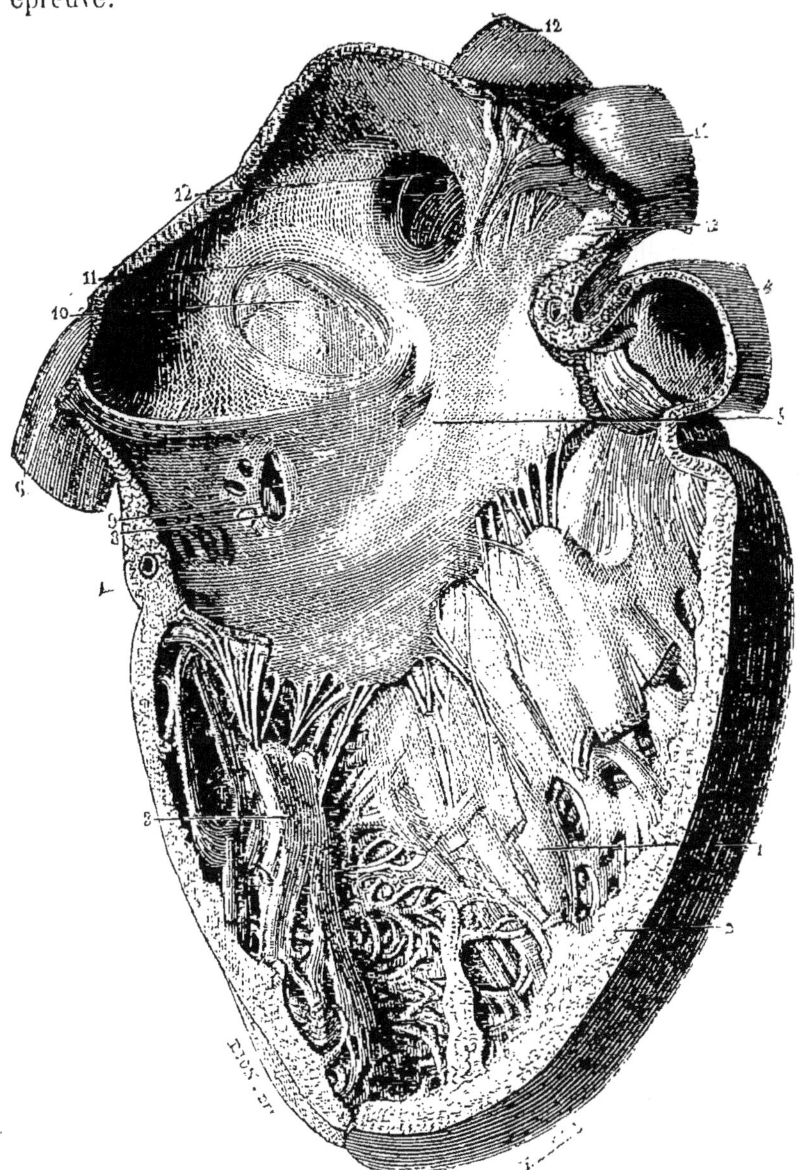

Fig. 45. — OREILLETTE DROITE.

1. Ventricule droit. — 2. Cloison interventriculaire. — 3. Colonnes charnues dont les tendons s'insèrent au bord libre de la valvule tricuspide. — 4. Artère pulmonaire. — 5. Cavité de l'oreillette droite. — 6. Veine cave inférieure. — 7. Valvule d'Eustachi. — 8. Orifice de la grande veine coronaire. — 9. Valvule de Thébésius. — 10. Fosse ovale. — 11. Anneau de Vieussens. — 12. Veine cave supérieure. — 13. Auricule droite coupée. — 14. Aorte.

L'incision sera continuée ensuite sur la face antérieure comme sur la postérieure, de manière à intéresser cette fois les valvules aortique et pulmonaire. Les oreillettes sont ensuite divisées crucialement.

TROISIÈME MÉTHODE. — Souvent, dans nos hôpitaux, se dispensant de l'expérience des valvules auriculo-ventriculaires, et après avoir essayé les valvules sigmoïdes comme il a été dit dans la seconde méthode, on fait une première incision le long du bord de la cloison interventriculaire, en commençant par le sommet : de la pointe également, et avec les ciseaux, on pratique une nouvelle incision allant en s'écartant successivement de la première, et se dirigeant vers le niveau de l'orifice artériel. En relevant ce lambeau triangulaire en forme de V à base supérieure, on mettra à nu toute la cavité du ventricule, et du même coup les orifices artériel et auriculo-ventriculaire.

Après avoir procédé de même pour l'autre ventricule (fig. 42 et 43), il faut passer à la section des oreillettes (fig. 44).

M. Sappey (*Anatomie*, t. I, 1847) prescrit également les coupes suivantes : « Pour le ventricule droit, faites au cœur une incision en V, à base supérieure, dont une branche intéresse le bord droit de l'organe, tandis que l'autre suivra le sillon antérieur. Agissez de même pour le ventricule gauche. Pour l'oreillette droite, pratiquez deux incisions l'une transversale, de l'auricule à la veine cave inférieure, l'autre verticale, partant de la veine cave supérieure et tombant sur la partie moyenne de la première (1). »

Ces trois méthodes suffisent à la constatation de toutes les

(1) Nous trouvons dans quelques *Traités d'anatomie* des modes d'ouverture du cœur qui ne diffèrent guère des précédents, mais qui ne sauraient s'appliquer entièrement à l'examen des lésions pathologiques. — Lauth, dans son *Manuel de l'anatomiste* (2e édition, p. 321, 1835), écrit : « On incise l'oreillette droite entre les deux veines caves et dans la direction des vaisseaux, la gauche entre les deux veines pulmonaires. On ouvre le ventricule droit par deux incisions réunies en V, à base supérieure : pour ces incisions, on introduit d'abord un doigt dans ledit ventricule, à travers l'orifice auriculo-ventriculaire, et l'on incise le cœur le long de son bord aigu ou droit ; puis deux doigts dans le ventricule à travers l'ouverture qu'on vient de pratiquer pour faire la seconde incision le long du côté droit de la cloison interventriculaire, en se guidant d'après le sillon longitudinal supérieur, à la droite duquel on doit toujours rester. Le ventricule gauche sera de même ouvert par deux incisions en V se rejoignant à la pointe du cœur, la première le long du bord mousse ou gauche de l'organe, la

altérations connues. Nous ne décrirons pas dès lors les procédés de certains chefs de service, qui fendent d'abord le sillon inter-auriculaire, puis ouvrent isolément chacune des quatre cavités du cœur. D'autres incisent les deux cœurs par une portion quelconque des pourtours du sillon antérieur, ou bien divisent transversalement les cavités ventriculaires, etc. Quelques-uns enfin prescrivent d'introduire le doigt dans l'artère pulmonaire ; puis dans l'aorte, pour sectionner les ventricules de haut en bas.

Examen intérieur. — Les lésions les plus fréquentes du cœur siégent dans le ventricule gauche. Elles consistent dans la dilatation ou le rétrécissement des cavités, et les affections des orifices ou de leurs valvules (*lésions cavitaires, valvulaires et des orifices*).

Pour les premières notamment, il sera bon de mesurer l'épaisseur des parois ventriculaires ou auriculaires et de la cloison, ainsi que la distance des valvules sigmoïdes à la pointe du cœur. Le relevé des diamètres des quatre cavités permettra de conclure si le changement de volume est vertical, antéro-postérieur ou transversal. On devra constater, en outre, la couleur (rouge intense, violacée, pâle, jaune, etc.), la fermeté du tissu du cœur, sa friabilité, la facilité avec laquelle il se déchire, l'état granuleux de ses fibres, leur transformation lardacée, fibreuse (1), grais-

seconde du côté gauche du sillon longitudinal supérieur. Pour voir les valvules sigmoïdes, on incise l'aorte et l'artère pulmonaire. »

L'*Anatomie* de Jamain (2e édition, 1861, p. 326) dit également : « *Pour le ventricule droit*, on fera une incision parallèle au sillon antérieur du cœur, à un centimètre de ce sillon ; cette incision sera prolongée jusque sur l'artère pulmonaire, où elle joindra une seconde incision demi-circulaire pratiquée sur la face antérieure de ce vaisseau ; enfin, de la pointe du cœur on pratiquera sur le bord droit de cet organe une autre incision qui joindra la seconde à sa partie moyenne. Le lambeau qui résultera de ces diverses incisions sera enlevé avec soin de la pointe du cœur vers la base, en ménageant les colonnes charnues dont les tendons se rendent à la valvule. Pour conserver les valvules sigmoïdes, on coupera le lambeau au niveau de la partie inférieure de l'infundibulum. *Pour le ventricule gauche*, on fera des incisions semblables, mais sur la face postérieure du cœur. *Pour voir l'oreillette droite*, on fera sur la face antérieure du cœur une incision qui partira de la veine cave supérieure et sera conduite sur le milieu de la valvule auriculo-ventriculaire. L'incision faite à l'*oreillette gauche* sera verticale et portera sur la face postérieure de l'oreillette, dans le milieu de l'espace compris entre les veines pulmonaires du côté droit et les veines pulmonaires du côté gauche.

(1) Dans la myocardite gommeuse (syphilis tertiaire), la plupart des fibres musculaires sont remplacées par du tissu fibreux avec tumeur

seuse, — cette dernière dans l'alcoolisme, dans quelques pleurésies (Stokes) et péricardites (Virchow), dans l'empoisonnement par le phosphore, où les fibres musculaires ont perdu toute apparence de striation et sont remplacées par des gouttelettes huileuses (1). — Parfois, si l'une seulement des cavités est hypertrophiée, le ventricule gauche peut paraître inclus dans le droit, à l'inverse de ce qui a lieu à l'état normal : il ne faudra pas négliger cette recherche.

Les altérations des valvules sont le plus souvent des indurations et des végétations. Elles commencent fréquemment par les tubercules de Morgagni et d'Arantius, surmontés, dans ce cas, de petites saillies inégales, empêchant le rapprochement complet des lèvres valvulaires (insuffisance). Elles envahissent ensuite le bord et la partie libre des valvules, qui, perdant leur transparence et leur élasticité, se montrent alors épaissies, racornies, garnies de dentelures fines comparées aux dents de certains poissons, rugueuses sur leurs deux faces, déformées, en un mot, par des aspérités, des incrustations ou végétations pierreuses, des plaques ossiformes (insuffisance). Le bord et la portion libre des valves peuvent même être soudés, détruits, perforés, rompus. Les muscles des valvules présenteront également des altérations diverses (rhumatisme, M. Monneret).

D'autres fois il existe plus spécialement un rétrécissement des orifices artériels ; induration, cartilaginification, ossification de la partie adhérente des valvules ; réduction de l'orifice en un anneau dur, déchiqueté, ou en un pertuis irrégulier, à bords crispés et chagrinés, affectant des formes diverses. Quelquefois le rétrécissement est porté au point de n'admettre qu'un petit pois, une plume de corbeau, un stylet, un crin.

Enfin, l'insuffisance peut ne pas dépendre de l'altération des valvules : on les trouve saines, mobiles, ayant conservé leurs proportions normales. Mais l'aorte étant fortement dilatée en sinus dès son origine, elles ne sont plus aptes à fermer complétement l'ouverture ; il y a *insuffisance par dilatation de l'aorte.*

gommeuses disséminées. Pour étudier ces transformations, il sera bon d'étudier les parois du cœur au microscope, et, à cet effet, de le faire préalablement macérer dans l'acide azotique étendu ou dans l'alcool.

(1) Voyez sur la transformation graisseuse des organes, dans l'empoisonnement par le phosphore, le mémoire de M. Lancereaux, inséré dans les *Mémoires de la Société de biologie,* 7 mars 1863, et Rokitansky, *Wochenblatt der Zeitschrift der k. k. der Aertze in Vien*, 12 novembre 1862. Voyez aussi notre note au chapitre du *Foie.*

Dans le rétrécissement mitral, les lames cartilaginifiées de la valvule se soudent par leurs bords voisins, ne laissant plus au passage du sang qu'une ouverture très-étroite, qui permet à peine l'introduction de l'extrémité du petit doigt, ou d'une plume à écrire : leurs ligaments fibreux et les colonnes charnues d'où ceux-ci partent sont épaissis, rigides, racornis. L'orifice auriculo-ventriculaire droit peut également présenter des végétations verruqueuses faisant saillie dans l'oreillette ou le ventricule, et entourées de quelques caillots dont il faudra noter la nature.

Il pourrait être bon de mesurer les ouvertures ventriculo-auriculaires : la droite atteint normalement 104 millimètres de circonférence, la gauche 96 (1).

VII. Tableau des principales altérations du coeur en général (indépendamment des cas de traumatisme) (2).

A. Modifications extérieures. — *a. Changements* dans la forme, la situation, la direction, les rapports, le poids, l'épaisseur des parois. — *b. Hypertrophie :* générale, bornée ; concentrique (Bertin), avec contraction des cavités ; excentrique (Bertin), avec dilatation des cavités ; ampoules anévrysmales. — *c. Atrophie :* simple, avec dilatation, avec contraction. — *d. Coloration des fibres :* décolorées, rouge violacé, grisâtres, pâles, jaunâtres, feuille-morte.

B. Lésions diverses. — Adhérence au péricarde, caillots blancs ou noirs ; productions cartilagineuses (souvent en plaques), productions ossiformes (dites à tort osseuses) ; végétations verruqueuses, globuleuses, etc. ; induration ; dégénérescence graisseuse, lardacée ; myocardite simple, gommeuse ; ramollissement rouge, blanchâtre, jaune, gélatiniforme ; rupture du cœur, des colonnes charnues, des valvules ; perforations ; ulcérations ; cancer ; insuffisance simple ou avec rétrécissement ; abcès ; tubercules ; présence de cysticerques dans les parois du cœur, gaz dans les cavités cardiaques (3).

C. Vices de conformation (4). — Persistance du trou de Botal, du

(1) Pour l'examen microscopique du cœur, voyez troisième partie, *Du microscope*.

(2) Sur les lésions traumatiques du cœur, voyez Jamain, *Plaies du cœur*, 1857.

(3) Dans une analyse qui a été faite de ces gaz, à notre connaissance, on a constaté $\frac{11}{100}$ d'acide carbonique. — La présence de ces gaz est pathologique : le cœur n'en contient pas, vingt-quatre heures après la mort, même pendant l'été.

(4) Voyez Cruveilhier, *Anatomie pathologique ;* Peacock, *Malform of the heart ;* Gintrac, *Cyanose ;* Heilly, thèse, 1864, etc.

canal artériel (1); communication des deux ventricules; transposition; ectopie du cœur; absence de l'artère pulmonaire (2); duplicité, oblitération et rétrécissement congénitaux de cette artère; son origine à l'aorte, au ventricule gauche; imperfection des appareils valvulaires, etc.

VIII. Tableau spécial des altérations principales des valvules du cœur.

A. Orifice auriculo-ventriculaire, droit ou gauche (3).—Arrondi en un anneau inextensible, circulaire, infundibuliforme, etc.; transversal, froncé. Valves soudées, ramollies, perforées, contenant des foyers purulents.

B. Valvules sigmoïdes, droites ou gauches.— Adhérentes, roulées, épaissies, indurées; bords libres rugueux, cartilagineux ou ossiformes; végétations verruqueuses; percées de petits pertuis.

On examinera le cœur notamment dans les affections suivantes :

IXe tableau.

Hypertrophie et dilatation des cavités ventriculaires ou auriculaires; atrophie; rétrécissement des orifices, insuffisance des valvules; rhumatisme; maladie de Bright; palpitations; rupture des parois; asystolie (Beau); asthme cardiaque (Rostan); inflammation (cardite, myocardite syphilitique); anévrysme de l'aorte; péricardite; pleurésie chronique avec déplacement du cœur; vices de conformation du cœur et de ses vaisseaux; rupture du cœur; ramollissement sénile du cœur; scorbut; gangrènes diverses; syncope et mort par chloroforme; morts subites en général; absinthisme et alcoolisme; ascite; apoplexie; fièvre puerpérale (4); pneumonie; empoisonnement par le phosphore;

(1) M. Luys a observé un cas de persistance du canal artériel chez une femme de cinquante-deux ans (*Bulletins Soc. anat.*, juin 1855). Voyez Almagro, *Persistance du canal artériel*, 1862.

(2) Le docteur Crisp, de Londres, l'auteur de l'excellent *Traité des maladies des vaisseaux sanguins* (1847), en a notamment cité deux cas (*London medical Gazette*, avril 1847) : l'un chez un enfant de six semaines, l'autre chez une fille de douze ans morte d'asphyxie, et dont les deux ventricules communiquaient comme à l'état fœtal.

(3) On devra compléter ses altérations par les lésions indiquées aux valvules sigmoïdes, et réciproquement.

(4) M. Giordano de Turin (*Fièvre puerpérale, éclampsie et œdème aigu*) a signalé, dans la fièvre puerpérale, la fréquence de volumineux caillots dans les cavités droites du cœur (oreillettes et leurs appendices) et dans les gros vaisseaux. Ces caillots, généralement sphéroïdaux,

goître exophthalmique ; grossesse (hypertrophie passagère des femmes grosses, Larcher, 1857) ; syphilis (voy. APPENDICE, *Microscope*).

Endocarde. — La membrane interne du cœur peut s'enflammer comme le péricarde. Dans cette phlegmasie nommée endocardite, dont les désordres valvulaires précités sont le plus souvent la conséquence, on trouvera spécialement les lésions anatomiques suivantes, signalées pour la première fois par notre illustre maître M. Bouillaud.

X. TABLEAU DES PRINCIPALES ALTÉRATIONS DE L'ENDOCARDE (1).

Rougeur (2), granulations, boursouflement, épaississement, friabilité, ramollissement; ulcérations (rarement gangréneuses) ; sécrétion purulente, épanchement sanguin sous la séreuse ; hernie de l'endocarde à travers un écartement des fibres musculaires. — Fausses membranes grisâtres, lisses, ridées, grenues, striées. — Plaques laiteuses, végétations et concrétions fibrineuses (3). — Caillots contenus dans la cavité : mous et noirs, décolorés, élastiques, offrant au centre du pus.

Vaisseaux du cœur. — Après avoir considéré extérieurement les gros vaisseaux artériels et veineux de la poitrine (adhérence de l'aorte avec l'artère pulmonaire, veines caves inférieures doubles, etc.), il sera toujours utile de les ouvrir sur une certaine étendue. Si leur section, à partir du cœur, y faisait découvrir quelques lésions, — dilatation ou rétrécissement de l'aorte ou des veines caves, phlébite, artérite; taches noires, violacées, plaques athéromateuses de la face interne de l'aorte, ou plaques blanches, saillantes, cartilaginiformes de la crosse ; caillots obstruant plus ou moins les veines caves ou pulmonaires, l'artère pulmonaire ou l'aorte ; anévrysme de cette dernière à l'union des parties horizontale et verticale de la crosse, pouvant s'être ouvert dans l'œsophage, la trachée, etc., — il faudrait poursuivre l'incision assez loin pour juger de l'étendue des désordres. Dans certains cas, on descend jusque dans l'artère et la veine iliaques ou fémorales. Ainsi, une ulcération constatée dans l'aorte, il sera

légèrement adhérents aux colonnes musculaires, s'étendent souvent dans les veines caves, l'artère et les veines pulmonaires. On peut les extraire de ces vaisseaux sous forme de cylindres, dont quelques-uns résistent à la traction par un poids de 160 grammes.

(1) Elles siégent à gauche le plus souvent et près des orifices.

(2) Il ne faudra pas confondre cette rougeur pathologique avec la coloration due au contact du sang par imbibition cadavérique.

(3) Adhérentes aux valvules ou aux colonnes charnues.

bon de voir s'il n'en existe pas une semblable ailleurs, ayant pu produire un anévrysme disséquant. Ainsi encore, un caillot *fibrineux*, blanc, organisé, voire même un caillot gelée de groseille ou noir, est-il trouvé dans la crosse de l'aorte, on pourra parfois le suivre jusque dans la portion abdominale de l'artère. M. Giordano (de Turin) enseigne (1) que, dans la fièvre puerpérale, les caillots de l'oreillette droite envoient assez souvent des appendices jusque dans la saphène. Nous avons vu ouvrir le système artériel et veineux, du cœur, la région poplitée, dans un cas d'infection purulente. Comme autre exemple, l'oblitération de l'aorte ne se trouve souvent qu'à son insertion avec le canal artériel, et même à sa bifurcation (2) : dans ce dernier siége, on a observé l'aorte complétement obstruée. Les plaques crétacées et les rétrécissements aortiques se rencontrent fréquemment au même niveau (3).— D'autres fois, si l'on a constaté un rétrécissement aortique dans l'étendue de la crosse par exemple, il ne faudrait pas en conclure que l'altération a dû être nécessairement unique : il n'est pas rare d'observer des rétrécissements à des hauteurs différentes du vaisseau.

Les maladies du canal artériel sont peu connues, la persistance de ce vaisseau exceptée : nous trouvons un exemple d'anévrysme de ce canal chez un enfant d'un mois dans le *Traité des anévrysmes* de M. Broca.

Il sera souvent utile d'examiner les veines des parois du cœur, qui peuvent contenir notamment des foyers purulents. On a cité des cas d'ossification des artères coronaires dans toute leur étendue, altération qui peut ne s'être manifestée par aucun trouble pendant la vie (4), si ces vaisseaux ont continué d'être perméables : il n'est pas rare d'observer ces artères rigides, flexueuses, pleines de caillots, atteintes de dégénérescence athéromateuse.

Enfin, les nerfs du plexus cardiaque devront être l'objet quelquefois de recherches minutieuses.

(1) *De la fièvre puerpérale, de l'éclampsie et de l'œdème aigu.*

(2) Turner, *Anomalies des gros vaisseaux*, in *Revue médico-chirurgicale*, 1862, p. 466; Peacock (*ibid.*, 1860, p. 467), etc.

(3) Dans le *Bulletin thérapeutique* (1836, t. IX, p. 393), il existe un exemple d'anévrysme de l'aorte abdominale accompagné de trois autres tumeurs semblables sur le trajet de l'artère. Voyez aussi *Gaz. des hôpit.*, 5 mars 1863 (M. Charcot). Nous pourrions insister sur ces exemples, parce qu'en général les élèves ne poursuivent pas assez loin leurs investigations sur les gros vaisseaux du cœur.

(4) *Bull. Soc. anat.*, 1853.

Artères.

On ouvre les artères au moyen de ciseaux très-fins, ou du bronchiotome (fig. 41), après les avoir disséquées selon les règles ordinaires, mais aussi rapidement que possible et sans ménager, à moins d'utilité, les parties avoisinantes. Il n'y a guère d'ailleurs que les principaux de ces vaisseaux qui soient généralement examinés, et c'est ainsi que nous venons de parler (p. 84) des investigations à faire sur l'aorte. Cependant, règle générale, quand on découvre une hémorrhagie grave dans l'estomac, la cavité abdominale, le crâne, etc., il est bon de rechercher avec soin le vaisseau divisé, quelque petit qu'il soit (1).

Le garçon d'amphithéâtre exige quelquefois l'autorisation du Directeur de l'hôpital pour laisser aborder les artères des membres.

Le but qu'on se propose en faisant l'examen nécroscopique des artères chez l'adulte (2), est souvent de chercher s'il y a, soit rétrécissement, soit dilatation de toutes les tuniques (*dilatation artérielle*, anévrysme vrai des anciens), soit tumeur circonscrite à l'un des côtés du vaisseau (*anévrysme spontané*, *pathologique*), ou formée par du sang épanché dans les tissus ambiants, mais communiquant avec le vaisseau (*anévrysme traumatique, artério-cellulaire*, sans sac), ou enfin due à une communication anormale entre l'artère et la veine voisine (3) (*anévrysme variqueux*, *artério-veineux*). En cas d'anévrysme, on doit, en outre, constater l'état de l'ouverture, des caillots, de la poche, les adhérences de l'artère avec les organes voisins, enfin les modifications apportées par la tumeur sanguine dans les vaisseaux ou les tissus environnants.

Dans l'*artérite*, les parois du vaisseau sont épaissies, souvent parsemées d'incrustations calcaires (artérite chronique) : la tunique séreuse se montre dépolie, privée d'épithélium, ridée ; elle est d'un rouge plus ou moins intense, rougeur qui ne disparaît pas par le lavage, ni même souvent par la macération.

(1) Barthez et Rilliet ont cité une observation de M. Charcellay, dans laquelle une artériole ayant été percée par un lombric, il s'en était suivie une hémorrhagie intestinale mortelle.

(2) Les anévrysmes sont très-rares dans l'enfance.

(3) En général, par suite de la destruction d'une cicatrice réunissant entre eux les deux vaisseaux. M. Richet (*Soc. de chirurgie,* février 1864) a indiqué la possibilité de ces anévrysmes par l'action de plaques athéromateuses primitivement développées sur la séreuse artérielle.

Cette couleur inflammatoire sera distinguée de la nuance que présente souvent sur le cadavre la tunique interne des artères, par suite d'une imbibition, d'une véritable teinture, opérée par le sang. En effet, quand il n'y a pas artérite : 1° on ne trouve aucune injection vasculaire sur les parties colorées; 2° la coloration rouge se remarque uniquement dans les portions du vaisseau qui sont en contact avec le sang; 3° elle est disposée par bandes, entre lesquelles le vaisseau conserve sa nuance normale; 4° elle s'observe plus fréquemment l'été que l'hiver, par un temps humide que par un temps sec; 5° elle se montre plus marquée et plus générale, si la décomposition est avancée.

On ouvre enfin les artères, soit quand on y soupçonne des ulcérations produites par des abcès circonvoisins, une obstruction due au développement de tumeurs environnantes, des embolies (chap. VII), des concrétions calcaires (artères de la base du crâne, poplitée, hypogastrique, etc.), ou athéromateuses; soit pour chercher les lésions vasculaires ayant déterminé la gangrène spontanée, le mal perforant du pied (1); enfin pour apprécier les conséquences d'une ligature, d'une compression prolongée pendant la vie, l'étendue de la virole fibrineuse dure et solide formée, la dilatation des collatérales, etc.

Il est rare qu'on ait, dans nos hôpitaux, à injecter les artères avec une matière colorée et coagulable, comme il arriverait cependant si l'on tenait à apprécier leurs rapports nouveaux, leur diamètre exact, leur oblitération, leur perforation, le développement d'une circulation collatérale. — Nous parlerons, dans notre Troisième Partie, des injections artérielles : on consultera également, sur l'injection des artères, l'*Anatomie* de Marjolin (t. I, p. 281, sq.) et celle de M. Sappey.

XI. Principales lésions des artères.

A. Inflammation. — Parois épaissies, amincies, friables; rougeur écarlate, vineuse; exsudation purulente, albumineuse, fibrineuse; cavité rétrécie, imperméable, pleine de caillots mous, fibrineux et blancs, adhérents à la paroi.

B. Rétrécissement. — Congénital; accidentel par artérite, par pres-

(1) On trouvera dans les *Mémoires de la Société de chirurgie* (25 février 1863) une intéressante nécropsie faite par M. Péan sur les artères tibiales, pédieuse et plantaire, dans un cas de mal perforant du pied.

sion d'une tumeur, par épaississement des tuniques, par transformation cartilagineuse.

C. Dilatation.— Sacciforme, fusiforme, cylindroïde, cirsoïde (varice artérielle).

D. Anévrysme. — Unique, lobé ; anévrysmes faux (mixte externe, mixte interne ? interne et externe ?) ; anévrysme variqueux sans kyste (phlébartérie, Broca ; dilatation ampullaire de la veine au niveau de la communication), avec kyste (kyste intermédiaire aux deux veines ; transfixion de la veine,— sac anévrysmal sur la veine ; — de l'artère, — sac anévrysmal sur l'artère).

E. Productions nouvelles. — Dépôts athéromateux, dégénérescence stéatomateuse, dépôts crétacés, ossification complète, embolies.

Veines (1).

On ouvre les veines comme les artères au moyen de ciseaux très-fins ou du bronchiotome, et en disséquant rapidement selon les procédés ordinaires.

Les veines peuvent être rétrécies ou oblitérées. C'est surtout dans les cas de phlébite, de gangrène spontanée, d'anévrysme variqueux, qu'il y aura intérêt à chercher les altérations des parois ou des cavités veineuses. Il serait également bon d'ouvrir les veines sur un sujet atteint de varices, d'œdème, mort d'embolie pulmonaire, d'infection purulente (diathèse purulente, abcès métastatiques, résorption purulente, pyohémie ou puerpérale).

On ne saurait trop multiplier, dans ces deux intoxications inflammatoires, les recherches du pus dans les veines, pour fixer enfin la théorie pathogénique de ces fatales affections, objets cependant de tant de travaux depuis les publications de Monteggia (1813), Ribes (1817), Breschet (1820) sur la phlébite, et les recherches de MM. Velpeau (1826-1828), Dance et Maréchal (1828) sur les accidents jusque-là si mystérieux qui succèdent aux grandes opérations chirurgicales. Il faudra, si la dissection fait découvrir des varices, songer qu'elles peuvent s'être rompues, enflammées, que leur suppuration a pu devenir la cause de l'empoisonnement général ; on devra examiner les lacis veineux de la racine de la cuisse, fendre la saphène dans toute son étendue, de haut en bas, ainsi que les sinus utérins ; isoler avec la pointe du couteau, puis ouvrir les veines utéro-ovariennes, le

(1) Nous parlerons plus spécialement, au sujet du foie, de la rate et du rein (chap. III et IV), des veines porte, splénique et rénale.

plexus vasculaire des ligaments larges, les veines ovariques, — où l'on a parfois nettement observé (1) des phlébolithes mous et décolorés, appendus aux parois par un pédicule mince, gros comme un grain de millet ou un pois, parfois en suppuration. — Quand le pus n'est pas apparent dans le système veineux, on aura recours aux procédés chimiques, comme l'a fait récemment M. Chatin sur un malade mort dans le service de M. Laugier (voy. TROISIÈME PARTIE).

L'examen nécroscopique portera encore sur les veines dans les cas de *phlegmatia alba dolens* : on trouve presque toujours alors des caillots ou du pus, soit dans les veines iliaques, soit dans les hypogastriques ou dans un des troncs principaux du membre inférieurs (2). Dans les productions hétéradéniques, les veines sont souvent cancéreuses (Broca).

Nous ne saurions terminer avec les veines sans dire un mot de l'existence de gaz dans le sang veineux, cause de mort subite ou presque subite. Ces gaz peuvent pénétrer par les veines du cou, pendant une opération chirurgicale (3) ; mais ils se montrent également en dehors de ces cas. Ils peuvent être dus à une absorption de l'air atmosphérique en nature à travers les radicules bronchiques, à la suite de ruptures des vésicules pulmonaires, comme Piédagnel l'a montré pour les veines du poumon, dans

(1) *Bull. Soc. anat.*, 1852.

(2) On connaît quelques cas où l'affection intéressa les membres supérieurs. — Le caillot se trouve le plus souvent dans la veine crurale droite : il est dû, selon les uns, à la coagulation du sang par le froid ; pour la majorité, à une phlébite. M. Giordano, de Turin (*loc. cit.*), le considère comme venu du cœur, à contre-courant, faisant observer que l'affection débute, en général, dix à quinze jours après l'accouchement, quand la femme commence à se lever : mais nous ne croyons pas pouvoir accepter cette origine.

(3) Ce fait a été décrit pour la première fois par Magendie ; l'accident était arrivé à Beauchêne, et il a été rapporté par Piédagnel dans le *Journal de physiologie expérimentale*, 1829, t. IX, p. 80. Le second cas est de Dupuytren (*Archives générales de médecine*, p. 430); le troisième, de Delpech (*Mémorial des hôpitaux du Midi*, avril 1830). On trouvera dans l'*Introduction de l'air dans les veines*, par Amussat, de nombreuses expériences faites sur les animaux. La mort aurait lieu par la distension des cavités du cœur et la présence d'un sang spumeux dans l'artère pulmonaire.

Cependant MM. Demarquay et Leconte, dans les belles recherches qu'ils viennent de faire sur l'action pathologique de l'oxygène (*Académie des sciences*, janvier 1864), ont injecté impunément de ce gaz dans la jugulaire externe de quelques animaux.

les cas d'emphysème pulmonaire. Enfin, M. Hervieux, dans un mémoire récent, publié par l'*Union médicale* (1), sur la *présence des gaz dans le système circulatoire des femmes en couches*, a établi que les gaz peuvent s'exhaler spontanément pendant la vie, aux dépens du sang des veines pulmonaires, du cœur, des artères, notamment dans l'état puerpéral qui amène toujours dans la crase du fluide nourricier des modifications admises aujourd'hui par tous les auteurs.

Injections. — Il serait quelquefois utile, pour bien étudier les veines dans leurs rapports anormaux, d'y pousser une injection coagulable : nous renvoyons, pour ces injections, à notre Troisième Partie, aux pages 439-495 de l'*Anatomie* de Marjolin, aux pages 531, et suiv. du premier volume de l'*Anatomie* de M. Sappey.

XII. Altérations principales dans la phlébite.

A. Parois de la veine en général. — Couleur rouge (première période), blanche (seconde période); épaississement et aspect moniliforme; adhérence avec le tissu cellulaire ambiant, qui présente souvent une induration phlegmoneuse.

B. Tunique interne de la veine. — Rouge, blanche, dépolie, opaque, inégale, rugueuse, épaissie, ramollie, friable; indurée, infiltrée de tissu fibro-plastique; ulcérée; couverte d'une matière pultacée adhérente; contenant des caillots, des fausses membranes (phlébite adhésive), du pus sanieux ou crémeux, enkysté ou non, des calculs, des embolies.

C. Caillots contenus dans la veine. — Lie de vin, grisâtres, blanchâtres, fibrineux, adhérents ou non aux parois, résistants ou s'écrasant sous les doigts; contenant du pus (deuxième période); transformés entièrement en pus; percés d'un canal central qui laisse circuler le sang veineux.

D. Altérations concomitantes les plus communes. — Abcès dans les organes parenchymateux, le tissu cellulaire, les articulations, les méninges, les os.

Sang.

La nature de cet ouvrage ne nous permet pas d'exposer les modifications de ce liquide nourricier dans les cachexies, les diathèses, les maladies aiguës ou septiques, ni leurs conséquences sur les organes si impressionnables de l'innervation. — Le système vasculaire se montrera gorgé de sang à la suite de certaines

(1) Février 1864.

morts (asphyxies, œdème des nouveaux nés, etc.) : ce sang pourra être coagulé (asphyxies par l'oxyde de carbone, etc.), encore à peu près liquide, diffluent (ictère grave, etc.). Quelquefois il est bourbeux, trouble, couleur chocolat (phlébite), sirupeux et de consistance de mélasse (empoisonnement par le phosphore), etc. : nous avons déjà appelé l'attention sur son altération par du pus (p. 88). Chez quelques sujets décédés par l'oxyde de carbone, il est rouge dans toute l'économie, comme si ce gaz empoisonnait en empêchant le sang artériel de devenir veineux ; au contraire, il s'est montré partout veineux chez certains sujets morts par croup, par chloroforme.

Dans le sang des sujets morts de pustule maligne, M. Robin a vu, au microscope, un assez grand nombre de corpuscules chyleux : nous parlerons (chap. III) de l'excès des globules blancs dans le sang, à la suite de certaines affections de la rate (leucocythémie), de la pigmentation (chap. III), des bactéries, du sang, etc.

En général, l'examen microscopique et chimique du sang artériel ou veineux, dont nous dirons quelques mots dans notre Troisième Partie, fournira souvent des données importantes pour l'interprétation des désordres fonctionnels observés pendant la vie.

Vaisseaux lymphatiques (1).

On fait rarement l'examen nécroscopique des lymphatiques. Cependant ces vaisseaux devraient être l'objet de recherches, surtout quand ils sont devenus plus apparents, par suite de leur inflammation (angioleucite ou lymphangite, *phlegmalia alba dolens* (2), etc.). Leurs parois se montrent alors épaissies, opaques, tomenteuses intérieurement, moins résistantes : leur cavité hypertrophiée, surtout au niveau des valvules et des anastomoses, — ce qui exagère leur aspect moniliforme (varices lymphatiques), — peut renfermer des caillots blancs, roses, plus ou moins adhérents, ou bien du pus phlegmoneux. Autour des lymphatiques enflammés, le tissu cellulaire est infiltré d'un liquide séro-albumineux mi-concret.

(1) Sur la préparation, l'injection et la conversation des lymphatiques, voyez l'*Anatomie* de M. Sappey, 1re partie, p. 639, 640 et suiv.; voyez notre Troisième Partie.

(2) Cruveilhier, *Mémoire sur la présence du pus dans les lymphatiques, chez les femmes mortes en couche.*

La dilatation variqueuse non phlegmasique des lymphatiques n'est guère connue que par les travaux de Breschet, et l'on s'occupe trop rarement aussi des dégénérescences tuberculeuse, calcaire, cancéreuse, que peuvent présenter ces vaisseaux. Enfin, les maladies du canal thoracique et du réservoir de Pecquet sont entièrement à établir : on ne porte pas assez l'attention sur ces organes comme sur leurs canaux afférents.

Ganglions lymphatiques.

Les ganglions lymphatiques peuvent se montrer simplement hypertrophiés (certaines phthisics, syphilis secondaire et tertiaire, fièvre typhoïde, morve, etc.) : c'est le cas souvent pour les ganglions axillaires, cervicaux et bronchiques (ceux qui se trouvent à la racine du poumon notamment), et pour ceux qui longent la trachée, le mésentère, le rachis. Ils sont, dans ce cas, mollasses, tassés les uns sur les autres, friables ; à la coupe, on les trouve blancs ou tachetés de blanc et de rouge. Le tissu cellulaire environnant est souvent congestionné. L'hypertrophie peut d'ailleurs s'accompagner d'induration, comme dans l'induration syphilitique des ganglions.

Il est souvent utile d'examiner les ganglions sur un sujet présentant des ganglionites ou adénites, aiguës ou chroniques. Dans cette inflammation, on trouve l'organe tuméfié, dur parfois comme du cartilage, rouge à la coupe (*induration*, premier degré de l'inflammation), ou bien friable (ramollissement), ou enfin détruit par une suppuration soit limitée, soit diffuse (troisième degré de l'inflammation). Selon ces différents états, la surface incisée paraît piquetée de points gris, jaunes ou blancs, — ces derniers, indices de petits foyers purulents ; — le ganglion, qui affecte souvent la consistance de la rate, se laisse facilement déchirer ou écraser. Il peut avoir contracté des adhérences anormales avec les organes voisins ; les abcès dont il est le siége se seront ouverts, d'autres fois, dans l'œsophage, la trachée, etc.

Les ganglions mésentériques se montrent également suppurés et presque diffluents chez certains sujets morts de dysenterie, de fièvre typhoïde, de *phlegmatia alba dolens*, de morve : ils sont gorgés d'un sang noir, parfois ulcérés et gangrenés dans les maladies charbonneuses. Dans la peste, leur inflammation est un des principaux symptômes anatomiques : ils sont alors ramollis et pénétrés de petits foyers de suppuration.

Nous n'insisterons pas sur les bubons inflammatoires et syphilitiques.

Nous parlerons plus loin (p. 110) de l'adénite mésentérique, conséquence des altérations des plaques de Peyer, dans la fièvre typhoïde : nous avons déjà résumé (p. 61 et 62) les lésions des ganglions thoraciques et de ceux qui existent à la bifurcation de la trachée.

Souvent on aura à constater, dans les glandes lymphatiques, une infiltration et une dégénérescence tuberculeuses (ganglions thoraciques ou abdominaux) : on les trouve considérablement tuméfiés, adhérents au tissu cellulaire ambiant, comprimant les organes voisins, et contenant une substance crétacée ou bien caséeuse, purulente. C'est ainsi que se présentent les ganglions bronchiques chez les phthisiques : le *carreau* n'est autre chose que la dégénérescence tuberculeuse des ganglions mésentériques, gros alors comme un marron, creux, ramollis, parfois indurés. Il faudrait noter, dans ce dernier cas, les adhérences possibles avec le péritoine et les ulcérations de l'entérite tuberculeuse.

La dégénérescence cancéreuse des ganglions n'est pas rare, surtout consécutivement, chez les sujets morts d'un cancer siégeant dans les organes dont les ganglions reçoivent les lymphatiques : tel est le cas des ganglions du bassin ou de l'aisselle chez les femmes atteintes d'une affection carcinomateuse de l'utérus ou des mamelles. — On a vu quelquefois des gommes syphilitiques dans les ganglions entourant les bronches et la bifurcation de la trachée.

Quatre autres dégénérescences ont été signalées dans les ganglions : infiltration calcaire, infiltration mélanique (ou accumulation de matières pigmentaires), infiltration d'épithélium (épithélioma des ganglions), altération des vésicules closes constituant ce que MM. Robin et Littré ont nommé *sympexion*, transformation qui nous arrêtera quelque peu au paragraphe consacré à la rate (chap. III). MM. Robin et Leplay (1) ont vu des ganglions bronchiques, atteints de cette dernière affection, gros comme le poing, jaune rose, d'une consistance de cire. M. Robin a trouvé également cette altération sur les ganglions situés le long des vaisseaux iliaques primitifs.

(1) *Bull. Soc. anat.*, 1855.

CHAPITRE III.

APPAREIL DIGESTIF ET SES ANNEXES.

Nous examinerons successivement l'œsophage, l'estomac, le péritoine, les intestins, le foie, la rate et le pancréas.

Nous supposons nécessairement qu'on a ouvert l'abdomen et même le thorax (Première Partie, chap. I).

Œsophage.

L'œsophage sera coupé à la partie inférieure du pharynx, puis à l'estomac ; on le fend ensuite longitudinalement dans toute l'étendue de sa face postérieure, avec des ciseaux, ou avec un scalpel, et en s'aidant d'une sonde cannelée.

Les lésions de l'œsophage ne sont pas fréquentes. Nous citerons cependant le rétrécissement de ce canal (1), à la suite d'ulcérations syphilitiques, d'empoisonnement par l'acide sulfurique ou autres caustiques, etc. On trouve alors des brides cicatricielles à plusieurs hauteurs, alternant souvent avec des dilatations partielles. La muqueuse est amincie, ulcérée par places et comme taillée alors à l'emporte-pièce. Ces ulcérations peuvent être au contraire à bords irréguliers : dans tous les cas, leur fond est pulpeux, fongueux, gris rosé, rempli d'un mucus épais et adhérent, pouvant recouvrir quelques petits pertuis de communication avec la trachée ou les bronches. La muqueuse offre encore çà et là des plaques ecchymotiques ; ses glandules sont hypertrophiées, indurées, semblables à des tubercules. L'œsophage est parfois assez ramolli pour se déchirer sous la main qui en pratique l'ablation : d'autres fois, ses tuniques sont au contraire hypertrophiées.

Le rétrécissement peut être d'ailleurs occasionné par des tumeurs diverses qu'il faudra rechercher aux environs du canal alimentaire.

Dans l'épithélioma de l'œsophage, comme dans toutes les altérations susceptibles de produire des perforations, on devra constater les communications possibles avec la trachée, l'aorte, l'artère pulmonaire, etc.

(1) Follin, *Rétrécissement de l'œsophage*, thèse d'agrégation. Paris, 1853.

XIII. Lésions principales de l'oesophage (indépendamment des cas de traumatisme).

Muqueuse : rouge (1), jaune (empoisonnement par l'ammoniaque, etc.), dure (hypertrophie musculaire, rétrécissement fibreux, cartilagineux), grenue, amincie, épaissie; taches ecchymotiques, abcès dans les diverses tuniques. — Rétrécissement : unique, multiple. — Dilatation partielle en diverticulum ou sacciforme. — Ulcérations. — Perforation (2). — Rupture par ramollissement (simple, gélatiniforme, etc.), par cancer ulcéré. — Adhérences à la trachée, à la colonne vertébrale. — Productions : aphthes, muguet (3), fausses membranes, inflammation; cancer squirrheux, épithélial; dégénérescence ossiforme, cartilagineuse.

Estomac.

L'estomac est le siége de bon nombre de maladies, et les lésions des autres organes se compliquent souvent de désordres gastriques : il contient quelquefois des matières liquides ou solides ayant amené la mort. L'étude nécroscopique de l'estomac pourra démentir le diagnostic porté sur le vivant, notamment pour certaines tumeurs produisant les symptômes du cancer gastrique : épithélioma, hypertrophie des glandules, hypertrophie de la tunique musculeuse, transformation fibreuse.

Rappelons que l'estomac, à l'état de moyenne distension, présente des diamètres qui varient :

Diamètre transversal.....	de	24	à	26	centimètres.
— antéro-postérieur	de	10	à	12	—
— vertical.......	de	8	à	9	—

A l'état de vacuité, ces diamètres se réduisent de la manière suivante :

Diamètre transversal....	de	18	à	20	centimètres.
— antéro-postérieur	de	7	à	8	—
— vertical	de	1	à	2	—

(1) La muqueuse œsophagienne est normalement bleuâtre.

(2) Pouvant communiquer avec l'aorte, la carotide, l'artère pulmonaire, la trachée : souvent ces perforations proviennent de corps étrangers venus du dehors (caustiques, os, etc.), et entraînent une hémorrhagie mortelle. On a vu la présence d'un os dans l'œsophage produire la carie des vertèbres, et déterminer une myélite consécutive (M. Nélaton).

(3) Le muguet se présente dans l'œsophage sous forme de gros grains ou de zones : on peut l'enlever facilement, surtout après la mort ; il descend rarement jusqu'au cardia.

La muqueuse saine est colorée à la mort en blanc, ou blanc cendré ; quinze heures après environ, elle devient jaune rosé, surtout si la cavité renferme des liquides.

Après avoir ouvert l'abdomen, selon les règles posées (Première Partie), l'opérateur, avant d'extraire l'estomac, jettera deux ligatures, l'une au-dessus de l'extrémité œsophagienne, l'autre au-dessous de l'extrémité pylorique. Il insufflera légèrement la cavité (fig. 40), et constatera sur place, s'il ne l'a déjà fait, les rapports nouveaux que peut affecter l'organe, les liens vasculaires et membraneux qui l'unissent à la rate, au foie. Coupant ensuite au-dessus et au-dessous des deux ligatures, on retire l'estomac de l'abdomen. Cette manière de procéder par ligatures offre cet avantage que les matières stomacales, qu'il sera d'ailleurs souvent utile de recueillir, ne peuvent se répandre au dehors, et salir les autres organes.

Nous avons dit, au chapitre Ier (p. 55), combien il est souvent difficile de découvrir les perforations du poumon : de semblables difficultés se présentent pour l'estomac même insufflé. Ici il faudra, en outre, se bien garder de confondre les fistules pathologiques avec celles qui pourraient être le résultat d'altérations purement cadavériques. Sur certains sujets, on trouve la muqueuse stomacale détruite par l'action seule du suc gastrique, et ce ramollissement chimique peut avoir aminci les diverses tuniques au point d'y produire des perforations. Mais, dans ce cas, le liquide épanché présente une apparence chymeuse, et les organes en contact sont ramollis comme l'estomac, sans inflammation environnante.

L'estomac sera enlevé avec le foie, quand ces deux organes adhèrent intimement, soit dans le cancer gastrique propagé à la glande hépatique et arrivé à ce point que l'estomac, presque disparu, n'a plus littéralement pour parois que la surface du foie.

Après avoir examiné attentivement la surface extérieure et les orifices de l'estomac qui peuvent être rétrécis au point de permettre à peine l'introduction du petit doigt, on coupe l'organe au moyen de ciseaux, en ayant soin, s'il y a lieu, de recueillir les liquides qui pourraient s'échapper pour en constater la nature ou les faire analyser. Il faudra examiner ensuite avec soin la muqueuse, chercher si les raies, points ou taches qu'elle présente disparaissent par un filet d'eau ou sous le scalpel.

Dans certaines infiltrations des parois stomacales, il sera bon de soumettre celles-ci à l'examen microscopique. La bouillie noirâtre que contient l'estomac sera examinée de même dans l'hématémèse ; on la trouvera constituée de matières grasses et de globules sanguins déformés, noircis, par la réaction du suc gastrique sur l'hématosine.

XIV. Principales lésions de l'estomac (indépendamment des cas de traumatisme).

A. Diverses tuniques et surtout muqueuse. — *a. Coloration :* blanc bleuâtre, grisâtre, ardoisée ou jaunâtre (gastrite chronique), rouge clair, brun foncé (gastrite chronique, pellagre, etc.), points et rainures rouges ou bruns parsemés (fièvre jaune). — *b. Épaisseur et consistance :* amincissement, ramollissement, altération phymatoïde (Lebert); muqueuse transformée en détritus (bouillie putrilagineuse), couleur chocolat ou noirâtre ou jaunâtre, boursouflée, mamelonnée (gastrite chronique, empoisonnement par l'ammoniaque), fongueuse, épaissie et racornie, lardacée, squirrheuse (cancer).— *c. Productions :* végétations fongueuses, pédiculées ou à base large; polypes muqueux (1); saillies villeuses autour des glandes; hypertrophie des glandules, hypertrophie de la tunique musculaire; plaques et mamelons rosés ou blancs (gastrite chronique); pus (2) ou sang injectant la muqueuse en arborisations; plaques, pointillé; taches gangréneuses, infiltration de matière cancéreuse, mélanotique, etc.; exsudation plastique, transformation fibreuse, concrétions calcaires.

B. Altérations diverses : Ulcérations et escharres; perforations simples, multiples, avec adhérence aux organes voisins (cancer); rupture, fistule; pustules; tumeurs cancéreuses (pylore, cardia, grand cul-de-sac), épithélioma; ramollissement gélatiniforme (3), pultacé; distension par les gaz; dilatation avec ou sans hypertrophie, rétraction et rétrécissement; estomac biloculaire ou étranglé dans un point (4),

(1) M. Cornil a publié récemment (*Gaz. des hôpit.*, 18 février 1864) deux cas de végétations en choux-fleurs, dues à une hypertrophie des glandes gastriques transformées en cavités closes : ces polypes muqueux, à base large ou rétrécie, de la grosseur d'un grain de chènevis à une noisette, sont mollasses et à parois très-vasculaires. On les a signalés surtout à l'extrémité pylorique.

(2) Sur les *abcès des parois de l'estomac*, voyez *Bull. Soc. anat.*, février 1861, mémoire de M. Raynaud.

(3) Consultez M. Cruveilhier, *Mémoire sur le ramollissement gélatiniforme*, et *Mémoire sur l'ulcère chronique simple de l'estomac.*

(4) M. Broca a même présenté à la Société anatomique (1853) l'estomac d'un supplicié divisé en trois renflements : le grand cul-de-sac offrait une dilatation sphérique, limitée à droite par un étranglement, et, avant d'arriver au pylore, on observait deux poches semblables. Le même fait a été, rapprochement singulier, observé chez un autre supplicié.

hernie de l'estomac par l'ombilic, ou à travers les éraillures du diaphragme ; changements de rapports, de direction ; rétrécissement des orifices.

C. Liquides anormaux contenus dans l'estomac. — *a. Liquides toxiques ingérés.* — *b. Liquides pathologiques :* mucus épais, visqueux, filant, jaunâtre, adhérant à la muqueuse ; liquides noirs comme de la suie ; sang caillé ; liquide mêlé à des aliments, à du chyme, à des mucosités ; eau spumeuse (asphyxie par submersion) ; liquide comparé à une infusion de café (peste) ; bouillie brune, sanieuse et fétide (cancer, mort par le phosphore).

Péritoine.

L'examen de cette séreuse qui tapisse les pourtours et qui sert d'enveloppe à la presque totalité des organes de l'abdomen, ne réclame en général aucun instrument, aucune coupe. Le ventre largement ouvert comme il a été dit plus haut (Première Partie), il suffit de voir, d'écarter et de toucher.

Il faudra décoller la séreuse, en détruisant avec le doigt ou le manche du scalpel le tissu cellulaire lâche qui l'unit ordinairement aux parois abdominales, ou bien en coupant les adhérences plus fortes qui pourraient la fixer : on soulèvera le sac péritonéal avec les parties sur lesquelles il se réfléchit. L'examen terminé, il sera souvent utile d'ouvrir la cavité, et l'on pratiquera cette ouverture des deux côtés du ligament suspenseur. Enfin, dans beaucoup de cas, il est nécessaire d'insuffler la cavité des épiploons avant de l'inciser. Après avoir renversé en haut la face inférieure du foie, l'opérateur portera le doigt de droite à gauche, en le glissant derrière le col de la vésicule biliaire, le commencement du canal cholédoque et le hile vasculaire du foie, et il rouvera ainsi l'hiatus de Winslow, — parfois oblitéré par des ganglions indurés. — L'insufflation se pratique par cet orifice.

On complétera l'examen du mésentère en déroulant ultérieurement les anses intestinales comme nous le dirons plus loin : l'injection des vaisseaux mésentériques et intestinaux deviendra alors très-visible par transparence, en regardant à contre-jour.

La cavité péritonéale peut renfermer des gaz, des liquides dont on notera le siége, la quantité, l'odeur ; des corps étrangers même, comme le résume le tableau ci-dessous. Quand les liquides paraissent provenir des organes voisins, il faudra trouver la fistule, ce qui n'est pas toujours aisé, les produits de l'inflammation masquant souvent, par leur abondance, les points qui ont donné passage aux liquides irritants. On doit alors procéder avec beaucoup d'attention à la dissection des parties, remplir l'abdomen d'eau, pratiquer l'insufflation de l'estomac et de l'intestin, et ne renoncer à ces recherches qu'après s'être bien convaincu de l'intégrité de tous les organes.

Dans les cas d'ascite, il sera également indispensable de rechercher les causes anatomiques de l'épanchement.

Le péritoine présente assez souvent encore des fausses membranes, des brides cellulo-fibreuses, dont nous parlerons plus spécialement en nous occupant des intestins ; des plaques de production plastique relativement fréquentes au niveau de la rate, du foie, etc.; des taches gangréneuses, une infiltration purulente, etc. On a cité, sur le péritoine diaphragmatique, des filaments grêles et allongés, rameux ou simples, d'une transparence perlée, reconnus au microscope pour des corpuscules de Vater, caractérisés par leurs enveloppes concentriques et leurs filets nerveux (1).

Enfin, les lésions les plus fréquentes du péritoine sont celles de son inflammation (péritonite), une des affections les plus meurtrières qui soient connues.

Les tableaux suivants nous dispensent d'entrer dans de plus amples détails. Quant aux lésions des ganglions mésentériques, nous en avons dit quelques mots à la fin du chapitre précédent.

XV. Épanchements dans le péritoine

A. Liquides. — *a. Sérosité* (ascite, etc.) : transparence; limpidité et consistance, état mousseux, floconneux, albumino-fibreux (liquide de la péritonite chronique), consistance oléagineuse ; couleur jaune-citron, verdâtre, etc. — *b. Liquides mêlés de matières :* alimentaires, fécaloïdes, stercorales (péritonite par perforation ou par rupture). — *c. Bile* (consécutivement aux plaies et ruptures de la vésicule biliaire). — *d. Urines* (consécutivement aux plaies et ruptures de la vessie). — *e. Pus :* péritonite chronique, ou par rupture des abcès du foie, de l'utérus, de la rate, des fosses iliaques, de la vessie, etc. — *f. Sang :* liquide ou coagulé (péritonite hémorrhagique).

B. Gazeux. — Air plus ou moins riche en oxygène et en acide carbonique.

XVI. Corps étrangers dans le péritoine.

A. Pathologiques — *a.* Tubercules miliaires ; tumeurs cancéreuses (colloïdes, ou fibro-colloïdes); brides fibrineuses allant du péritoine pariétal aux intestins, réunissant le paquet intestinal ; abcès enkystés;

(1) Voyez note de M. Cornil, *Gaz. des hôpit.*, 18 février 1864.

kystes hématiques; grossesses extra-utérines, sous-péritonéo-pelviennes, intra-péritonéales, tubo-abdominales, etc.; corps fibreux détachés de leur insertion à l'utérus ou provenant du tissu cellulaire sous-péritonéal, etc. (1). — *b. Ayant traversé les parois des organes abdominaux :* calculs biliaires, urinaires; vers intestinaux, etc.

B. Venus du dehors. — Projectiles, débris d'instruments, etc. (2).

XVII. Tableau des principales altérations.

A. Du mésentère et du péritoine (pariétal et viscéral). — Péritoine gris, ardoisé (phlegmasie chronique), rouge (avec injection des vaisseaux mésentériques), brun, noirâtre, bleuâtre (certaines péritonites chroniques), lavé et blanchâtre; infiltré de sérosité, de pus, de sang, de graisse; épaissi, aminci; couvert d'exsudations plastiques (agglutinant les anses intestinales, les soudant au feuillet pariétal de la séreuse, etc.), de granulations disséminées; éraillé, chargé de matière noire (mélanose, etc.) (3), de noyaux cancéreux, de taches ecchymotiques (empoisonnement par le phosphore, etc.), décollé par du pus, de l'urine, etc., hernié, ratatiné, présentant des kystes séreux; atteint de vices de conformation (4). Vaisseaux mésentériques dilatés, flexueux, oblitérés, augmentés.

B. Du tissu cellulo-graisseux sous-péritonéal, et des muscles de la cavité abdominale. — Mêmes aspects divers que la séreuse; infiltrés de liquide séreux, de pus, de matière noire (mélanose); granulations sous-séreuses; flasques, distendus, éraillés, etc.

C. Des épiploons. — Épiploons adhérents aux organes voisins, à la paroi abdominale, etc.; rouges, violacés, lie de vin (péritonite herniaire, épiploïte); noirs, tuméfiés, épaissis, infiltrés de matières plastiques, de matière noire (mélanose), de sang, de pus, de graisse; abcédés, gangrenés, surface tomenteuse ou granulée (péritonite aiguë simple), herniés.

(1) Les *Bulletins de la Société anatomique*, 1852, mentionnent la présence, dans le péritoine, d'un corps fibreux, blanc, dur, gros comme l'extrémité du doigt, provenant de la *tunique vaginale*. — On pourrait ajouter ici la présence de fœtus dans l'abdomen après rupture de l'utérus.

(2) On a cité un cas où la mort avait été causée par l'oubli, dans le péritoine, d'éponges ayant servi à l'ovariotomie (Serres d'Uzès, *Connaissances médicales*, 20 mars 1864).

(3) La matière mélanique s'observe surtout sur la tunique péritonéale de l'intestin, de l'estomac, du foie, du rein, de la paroi abdominale antérieure.

(4) On a cité des cas d'absence du péritoine et des épiploons.

XVIII. Tableau spécial pour la péritonite.

A. Péritonite aigue simple (circonscrite, enkystée, ou générale). — *a. Péritoine :* sec, poisseux, humide; injecté, rouge vif (par bandes striées, points ou plaques sur la face antérieure des circonvolutions), noir; exsudations plastiques fibro-albumineuses faisant adhérer les anses intestinales, blanc jaunâtre, molles, remplissant les anfractuosités et organisées en fausses membranes. — *b. Liquide* (surtout dans les parois déclives) : blanc, jaunâtre, verdâtre, trouble et floconneux, séro-purulent ou purulent, mêlé de bile, de matières fécales ou de sang.

B. Péritonite puerpérale (concentrée souvent dans le petit bassin, ou autour de l'utérus et de ses annexes). — *a. Péritoine et tissu cellulaire sous-péritonéal :* rouge, infiltré de pus. — *b. Liquide :* trouble et floconneux, sanieux et fétide, *presque toujours* purulent.

C. Péritonite aigue consécutive. — *a. Péritoine :* rougeur moins vive, fausses membranes.— *b. Liquide :* sang, fèces, urine, bile, etc. (varie d'après la perforation).

D. Péritonite chronique. — *a. Péritoine :* fausses membranes faisant adhérer les anses intestinales aux parois de l'abdomen, épaisses, grisâtres, noirâtres, consistantes, molles, friables; tubercules le plus souvent. — *b. Liquide :* séro-albumineux, blanc, opaque, parfois purulent.

Nous ne saurions terminer avec le péritoine, sans appeler l'attention sur sa portion pelvienne, et notamment sur le cul de sac vésico-rectal de l'homme, utéro-rectal de la femme. Indépendamment des cas de péritonite pelvienne (pelvi-péritonite), consécutive aux phlegmons péri-utérins, à la fièvre puerpérale, à l'avortement, au traumatisme, aux diathèses tuberculeuse et cancéreuse, etc., cette portion du péritoine offrira parfois des lésions non diagnostiquées sur le vivant : kystes recto-utérins (pileux (1), purulents, hydatiques), grossesses extra-utérines, hématocèle utérine, phlegmons péri-utérins, etc. Nous consacrerons quelques lignes à cette dernière lésion dans le chapitre VI, réservé aux organes génitaux de la femme.

Le tissu cellulaire sous-péritonéal du petit bassin attirera également l'attention dans certaines affections des organes voisins,

(1) Voyez notamment *Bull. Soc. anat.*, 1852, p. 298, communication de M. Lebert. Ces kystes reconnaissent la même origine que les kystes pileux de l'ovaire (chap. VI).

hémorrhagies péri-utérines, phlegmons et abcès pelviens, rupture de la vessie avec épanchement urinaire, etc. (chap. IV et VI).

Quand il y a phlegmon des mailles conjonctives sous-péritonéales du petit bassin, de la fosse iliaque, du psoas, elles se montreront infiltrées de matière jaune ou gris verdâtre, gélatineuse, albumino-purulente ; elles seront épaissies, dures, lardacées en quelques points, ailleurs friables et réductibles en grumeaux : l'aponévrose d'enveloppe des muscles voisins pourra être éraillée, détruite, et ces désordres se seront quelquefois étendus jusqu'aux fibres musculaires (chap. IX).

Des intestins.

Les poumons, le cœur et les intestins sont les organes qu'on a le plus souvent à examiner dans les autopsies cadavériques. Ainsi, indépendamment des cas de fièvre typhoïde, qui enlèvent tant de malades à Paris depuis quelque temps, on fait encore des recherches sur les intestins pour connaître les lésions produites par des perforations, des rétrécissements, des ramollissements, des étranglements ou des invaginations, des hernies, le cancer, la syphilis, l'alcoolisme, etc. (1). Il est donc indispensable de bien

(1) Dans les expertises judiciaires, selon le règlement prussien déjà plusieurs fois cité d'après Casper :

« § 14. Pour ouvrir la cavité abdominale, il faut inciser le péritoine ; on renverse les téguments de chaque côté, de manière que l'on puisse voir la partie inférieure des côtes. Après l'examen général de cette cavité, on doit examiner à part le foie, l'estomac, les intestins, l'épiploon, le mésentère, la rate, les reins, la vessie, les gros vaisseaux et, s'il est nécessaire, le péritoine ; chez les femmes, l'utérus et ses annexes. Pour évaluer la quantité de sang contenu dans la veine cave inférieure, on doit soulever la partie supérieure du corps. Pour savoir où un vaisseau a été blessé, il faut introduire de l'air avec un tube.

» § 15. S'il y a soupçon d'empoisonnement, on doit faire une double ligature à la partie inférieure de l'œsophage et au milieu du duodénum, et l'on coupe l'œsophage et le duodénum entre les deux ligatures. On retire l'estomac avec la partie supérieure du duodénum, on examine sa surface externe et interne, ainsi que ce qu'il contient ; puis on met tout dans un vase que l'on donne au juge, afin qu'il en fasse faire l'examen chimique. Dans ce même vase on doit mettre l'œsophage, après l'avoir lié à la partie supérieure, l'avoir coupé au-dessus de la ligature et l'avoir examiné anatomiquement. Enfin on doit mettre également à part d'autres substances, telles que du sang, de l'urine, des portions du foie, de la rate, etc., si l'on croit que l'on pourra y trouver des traces de poison. » (Casper, t. II, p. 70-71.)

connaître les procédés adoptés pour l'inspection de ces matières.

Comme nous le recommandons pour tous les organes, les intestins seront d'abord examinés sur place. On devra noter s'ils sont refoulés en haut, en bas, en arrière, comprimés par diverses tumeurs, météorisés, etc. Y a-t-il hernie, anus contre nature, étranglement, il sera bon de constater les rapports de la portion affectée avec la paroi abdominale, avec l'épiploon. — Dans certaines occasions, il aurait même fallu ménager la paroi adominale correspondante. Ainsi, dans les cas de hernie, on n'ouvrirait dès l'abord qu'une portion de l'abdomen, comme pour la constatation des lésions résultant de blessures, en médecine légale (p. 34) : pour arriver à la tumeur herniaire, il serait procédé alors comme dans l'opération de la hernie étranglée, couche par couche, en isolant successivement la peau, les fascia superficialis et profonds, etc. Le sac mis à nu, on examinerait soigneusement son contenu, l'aspect de l'anneau herniaire par ses faces interne et externe; on cherchera la cause de l'étranglement, les points sur lesquels a porté le débridement de la kélotomie, la portion de l'intestin à laquelle appartient l'anse herniée, portion reconnaissable à sa couleur rouge foncé, et qui peut être perforée, gangrenée, etc. Enfin, il faudra tenir compte de la distension des viscères par des gaz ou des matières fécales au-dessus de l'étranglement, de leur retour sur eux-mêmes en forme de cordon audessous des parties herniées, etc.

Pour ce qui est du canal inguinal, rappelons, pour les cas où il deviendrait utile de le disséquer, que certaines affections spéciales y ont été signalées, *migration d'abcès de la fosse iliaque*, présence du testicule arrêté dans sa marche ou bien remonté à la suite de chutes, de coups violents, kystes hydatiques (1), etc. Le canal inguinal sera ouvert également quand on aura à examiner le cordon spermatique dans sa portion supérieure. Règle générale, il est toujours bon de mettre le doigt dans l'anneau inguinal, comme dans le crural et l'ombilical ; des hernies graisseuses ou autres, souvent inaperçues, seront ainsi constatées.

(1) Guyon, *Mémoires de la Société anatomique*, novembre 1861. — Le canal inguinal manquerait chez les anorchides (*Gazzetta medica delle provincie Venete*, 13 février 1864).

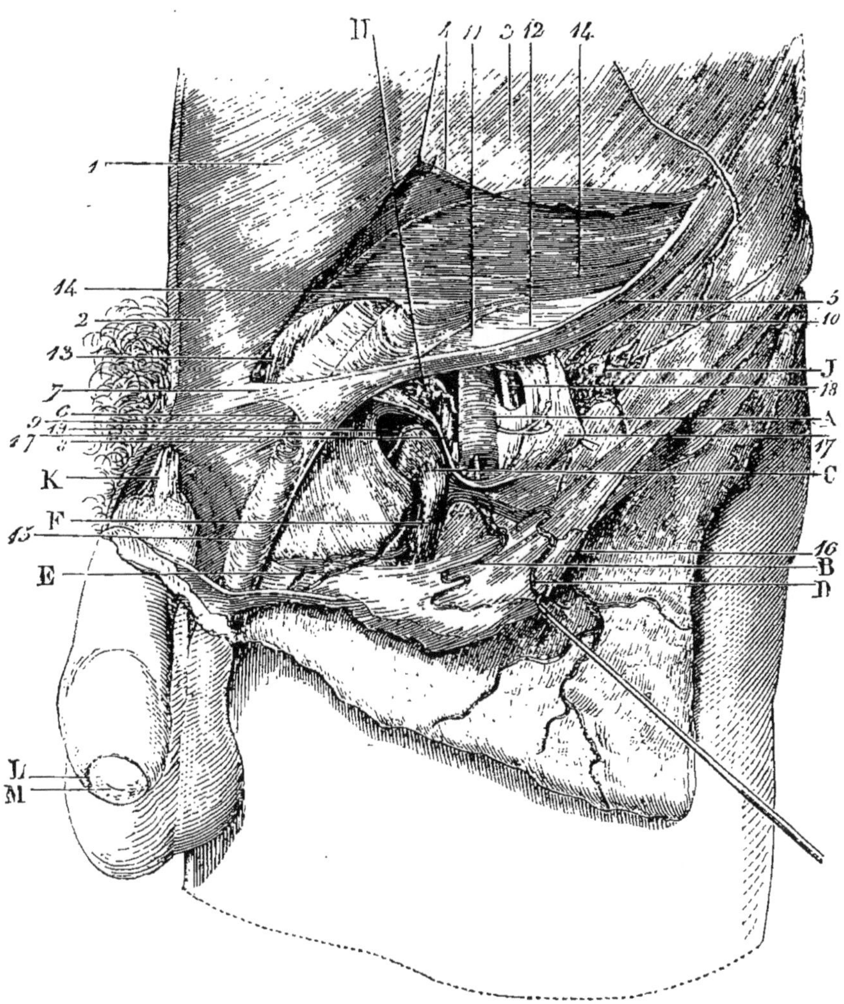

Fig. 46.

Canal inguinal et entonnoir crural, à l'état normal (d'après Blandin).

1. Droit antérieur de l'abdomen dans sa gaîne. — 2. Pyramidal dans sa gaîne. — 3. Aponévrose du grand oblique. — 4. Bord inférieur de cette aponévrose détachée de l'arcade crurale. — 5. Arcade crurale. — 6. Orifice externe du canal inguinal. — 7. Pilier interne de l'anneau inguinal. — 8. Pilier externe. — 9. Expansion fibreuse qui part du pourtour de l'anneau et se rend au cordon spermatique. — 10. Insertion de l'aponévrose fémorale sur l'arcade crurale. — 11. Insertion du fascia transversalis sur cette arcade. — 12. Fascia transversalis formant la paroi postérieure du canal inguinal. — 13. Insertion du fascia transversalis sur la paroi postérieure de la gaîne du muscle droit. — 14. Muscles petit oblique et transverse. — 15. Anses musculaires du crémaster. — 16. Fascia superficialis. — 17. Aponévrose fémorale ouverte à sa partie antérieure pour laisser voir les rapports des vaisseaux au pli de l'aine. — 18. Ouverture pratiquée à l'aponévrose crurale pour mettre à nu le nerf crural et la gaîne des psoas. — 19. Ori-

fice où passe la veine saphène interne F. — A. Artère fémorale. — B. Artère sous-cutanée abdominale. — C. Veine fémorale. — D. Veines sous-cutanées abdominales. — E. Veines génitales externes superficielles. — F. Veine saphène interne. — J. Ganglion lymphatique au devant de l'entonnoir crural. — H. Ganglion lymphatique engagé dans l'orifice de cet entonnoir. — K. Ligament suspenseur de la verge. — L. Ouverture du prépuce. — M. Méat urinaire.

Extraction. — Après avoir regardé l'intestin extérieurement et sur place, l'opérateur mettra une ligature à l'extrémité pylorique de l'estomac, et une autre à l'extrémité inférieure du rectum. Souvent d'ailleurs, il se contentera de circonscrire ainsi le tube intestinal jusqu'au côlon descendant : on devrait même laisser l'S iliaque et le rectum sur place, en cas de recherches à faire ultérieurement pour les lésions des organes du petit bassin, hématocèle péri-utérine (chap. VI), etc.

Une paire de ciseaux coupe l'intestin au-dessus de la première ligature : la main droite, avec ou sans scalpel, détache ou décolle ensuite les adhérences du mésentère, ce repli du péritoine qui fixe le paquet intestinal à la colonne vertébrale. On sort alors l'intestin en l'attirant et le déroulant successivement, pour le faire passer au fur et à mesure dans un seau plein d'eau placé près ou sous la table de l'amphithéâtre. Arrivé aux portions inférieures, on sectionne l'intestin avec le scalpel ou les ciseaux, au-dessous de la seconde ligature.

Examen extérieur.— L'intestin enlevé de l'abdomen, il faudra compléter la recherche des lésions que présenterait sa face externe. Ainsi, on est susceptible de rencontrer sur cette face des plaques ou des points rouges, bleus, noirs, parfois recouverts de fausses membranes, ou bien encore des pertes de substance dont il y aurait à noter le siége, la forme, les dimensions, l'état du fond : les anses intestinales peuvent être réunies par du liquide glutineux, semblable à une solution de gomme, par une exsudation plastique, etc.

Ouverture de l'intestin. — Les lésions intestinales existant le plus souvent à la face interne, l'ouverture de l'intestin est indispensable. On se sert, à cet effet, de ciseaux particuliers connus sous le nom d'*entérotomes* (de ἔντερον, intestin, et τομή, section). Cet instrument diffère des ciseaux ordinaires par la lame destinée à être introduite dans l'intestin, qui est plus longue (16 à 20 centimètres en tout), mousse à la pointe, recourbée de manière à former un crochet. La disposition de cet instrument, inventé et baptisé par M. Jules Cloquet, permet de fendre rapidement le canal intestinal dans toute sa longueur.

La manière la plus commode pour ouvrir l'intestin est de le

dévider au préalable, ce qui permet en outre de constater les points où peuvent siéger des brides pseudo-membraneuses, un étranglement, une perforation, etc. Après avoir placé le seau contenant le paquet intestinal sur l'une des tables de l'amphithéâtre, l'opérateur saisit un des bouts de l'intestin, en retire la ligature, le passe sous l'anse du seau, et y introduit l'entérotome.

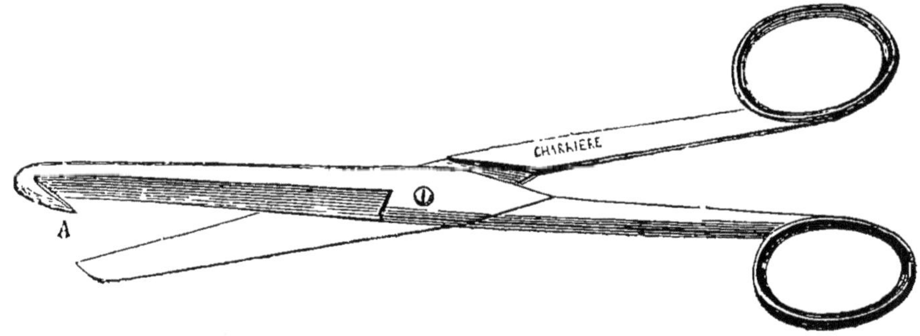

Fig. 47.

Il sectionnera de la sorte toute la longueur de l'intestin, l'amenant successivement à lui de la main gauche : l'anse du seau empêche le tube digestif de se nouer, et limite les parties qu'on veut couper. Il faut avoir grand soin de faire l'incision, non pas sur le bord libre, où siégent les plaques de Peyer notamment, mais *le long de l'insertion du mésentère.*

On évitera dans ces manœuvres de presser la face interne de l'intestin, car un simple frottement sur les villosités pourrait suffire pour déterminer *post mortem* une injection sanguine ponctuée.

Nous avons supposé qu'on n'avait pas injecté de l'eau dans l'intérieur de l'intestin, car il est quelquefois utile de recueillir les matières qui en sortent, pour chercher si elles ne renferment pas des corps étrangers, des poisons, des entozoaires, du pus, du sang altéré, etc. Si cet examen paraissait inutile, et il l'est fréquemment dans nos hôpitaux, on devrait, avant de procéder à l'ouverture de la masse viscérale, enlever les ligatures, et, portant le seau dessous la fontaine de la salle d'autopsie cadavérique, fixer l'un des deux bouts de l'intestin autour du robinet : il suffirait alors de tourner celui-ci pour laver le conduit tout entier à grande eau et pour en chasser toutes les matières fécaloïdes ou fécales. Il serait bon d'ailleurs de regarder les liquides expulsés ainsi de l'intestin, car ils pourraient contenir un tænia, des substances fécales endurcies, des corps étrangers divers souvent non diagnostiqués pendant la vie.

Nous ajouterons enfin que, si l'on a intérêt à constater des perforations étroites, en pertuis, l'opérateur cherchera d'abord si la pression en fait suinter des matières fécaloïdes, puis il insufflera sous l'eau, avec un soufflet, la portion suspecte de l'intestin. L'eau sert encore quelquefois pour faire macérer plusieurs jours la muqueuse intestinale, quand on veut rendre plus apparente les plaques ou les élevures, et souvent aussi lorsqu'on se propose d'étudier les diverses tuniques au microscope.

Dans tous les cas, après avoir bien lavé l'intestin, il faut examiner la coloration de la muqueuse, — normalement rose foncé dans le jéjunum, rose pâle dans l'iléon, blanc terne dans le gros intestin,— sa consistance, la facilité avec laquelle on la soulève, l'état de ses follicules, des valvules conniventes, et en général rechercher les lésions résumées dans nos tableaux ci-dessous, leur siége, leur étendue, leur forme, leur nature.

Les affections intestinales reconnaissent souvent des causes variées. Prenons un exemple : Y avait-il obstacle au cours des matières fécales, étranglement interne, rétrécissement organique (distinct des contractures spasmodiques (1), on devrait constater : 1° S'il est dû à un arrêt de matières fécales par engouement herniaire, boulettes stercorales, calculs biliaires, concrétions intestinales (entérolithes, etc.), corps étrangers venus du dehors, tumeurs tuberculeuses développées dans le canal (2). 2° Si les tuniques intestinales sont le siége d'une altération qui, en tuméfiant les parties, a rétréci d'autant la cavité : hypertrophie de ces tuniques, cicatrices d'ulcérations, de perforations, de plaies ; constriction déterminée par les membranes après la réduction d'une hernie ; invaginations diverses, dont le nombre, l'étendue le mécanisme varient aussi singulièrement. — 3° La cause de l'obturation peut exister en dehors de l'intestin : tumeurs diverses du pancréas, de l'ovaire, de l'utérus, du mésentère ou de ses ganglions ; déplacements de la rate, du pancréas ; brides épiploïques (l'épiploon roulé en corde enlace une anse intestinale) ; processus cellulo-fibreux, résultant de phlegmasie ; diverticules de l'intestin (3). — 4° L'arrêt des matières fécales peut résulter d'un

(1) Dans les cas de rétrécissement et d'atrésie, il sera bon, si le temps le permet, de pousser une injection dans l'artère mésentérique pour voir si le liquide pénètre librement dans les branches se distribuant à l'intestin au-dessus et au-dessous de la partie étranglée.

(2) Voyez notamment, sur une tumeur tuberculeuse développée dans le duodénum, *Mém. Soc. anat.*, 1853.

(3) Sur les diverticules de l'intestin, voyez, parmi les ouvrages récents, la thèse de M. H. Cazin, 1862, intitulée : *Etude anatomique*

changement dans la situation ou dans la mobilité de l'intestin; engagement d'une anse déplacée dans une ouverture trop étroite, dans l'hiatus de Winslow, dans une éraillure du mésentère, de l'épiploon, du diaphragme, dans un repli péritonéal de la fosse iliaque; enroulement de l'intestin autour du pédicule d'un kyste ovarique ou d'un fibrome utérin; adhérences phlegmasiques entre deux portions de l'intestin, ou entre l'intestin et l'épiploon, l'intestin et l'appendice vermiculaire; torsion d'une anse intestinale autour de ses attaches mésentériques, etc.

Quand l'invagination de l'intestin est simple, une coupe perpendiculaire des parois, pratiquée dans le lieu affecté, fait rencontrer ordinairement : 1° la séreuse de l'intestin invaginant; 2° deux surfaces muqueuses en contact; 3° deux surfaces séreuses; 4° la membrane muqueuse de l'intestin invaginé, formant au centre une cavité par laquelle les matières ont pu s'écouler encore au dehors. L'intestin invaginant a subi quelquefois un ramollissement tel, que la partie invaginée rompt ses parois par suite du gonflement, et fait saillie extérieurement comme un moignon.

Nous compléterons notre *tableau des principales altérations de l'intestin* par l'énumération synoptique des lésions de la fièvre typhoïde (1), la fréquence et la gravité de cette affection sep-

et pathologique sur les diverticules de l'intestin, mentionnée honorablement au ministre de l'instruction publique et à la Société de chirurgie (13 janvier 1864). — Nous avons observé, sur un enfant de seize ans, un de ces diverticules situés sur l'iléon et correspondant à l'atrophie incomplète d'un des organes appendiculaires du fœtus, du conduit vitello-intestinal (Goubert). On a cité des cas d'atrésie intestinale, non inflammatoire, par une extension à l'intestin du processus atrophique qui produit la flétrissure de ces appendices de l'embryon (Carver, *British med. Journal*, 11 août 1860).

(1) Le terme *fièvre typhoïde* a l'avantage de ne pas spécialiser sur la pathogénie de cette maladie, certainement encore discutable (voy. *Union médicale de la Gironde*, février et mars 1864; *Mémoire* de M. Edmond Marx *sur l'affection typhoïde*). En créant le mot *dothiénentérie*, Bretonneau assimilait, avec Willis, Lecat, Petit et Serres, l'éruption intestinale aux fièvres exanthématiques, et, si ses élèves, MM. Trousseau, Leuret, Gendron, considèrent encore cet état général de l'organisme comme une fièvre éruptive interne, intestinale, beaucoup d'auteurs repoussent cette manière de voir. De même, M. Andral rejette avec raison les noms *entérite folliculeuse*, *entéro-mésentérite typhoïde*, comme arrêtant trop exclusivement la pensée sur les désordres de l'intestin, qui ne paraissent qu'une fraction de la maladie, tout en pouvant devenir l'origine des symptômes ataxo-adynamiques,

tique nous paraissant exiger un examen spécial, même dans notre *Manuel*.

XIX. Tableau des principales altérations qu'on peut rencontrer dans l'intestin (indépendamment des cas de traumatisme).

A. Muqueuse. — *a. Forme, consistance, injection* : épaissie, rugueuse, mamelonnée, boursouflée et en bourrelets; saillante notamment par suite de hernies de la tunique musculaire hypertrophiée; granuleuse (psorenterie du choléra); présentant des vésicules ombiliquées (1); amincie, ramollie, ulcérée (2), abcédée (phlegmon stercoral, etc.), gangrenée (pustule maligne, etc.), détruite, sèche (péritonite herniaire, etc.), friable, flasque (gangrène herniaire, etc.), dépolie, ecchymosée (pustule maligne, fièvre jaune), piquetée, injectée de sang, de pus; cicatrices de fièvre typhoïde (3). — *b. Coloration* : rouge (diverses entérites, choléra, etc.), livide, ardoisée, grisâtre, jaunâtre (empoisonnement par l'ammoniaque, etc.), noire (mélanose, fièvre jaune, pellagre), brun noirâtre (hernie étranglée), feuille-morte (gangrène herniaire).

B. Changements dans la cavité.— *a. Follicules* (glandes duodénales en grappe de Brunner, plaques de Peyer, follicules clos) : gonflés

quand il n'y a pas au début infection septicémique du sang. Andral, Louis, Chomel, Rilliet et Barthez, Grisolle, et beaucoup d'autres observateurs, ont cité des cas, rares il est vrai, de mort prompte avec simple tuméfaction des follicules, simple hypertrophie des plaques de Peyer, analogue à celle qu'on a constatée dans d'autres affections, choléra et érysipèle (Chomel, *Clinique médicale*), scarlatine (Louis, *Fièvre typhoïde* ; Forget, *Entérite folliculeuse*), etc. Chomel a particulièrement établi qu'il n'y a pas toujours rapport entre les symptômes généraux et l'entérite folliculeuse.

Il faut reconnaître toutefois que les lésions des plaques de Peyer, autres que l'hypertrophie simple ou à pointillé noirâtre, ne se rencontrent absolument que dans la fièvre typhoïde.

(1) Voyez *Bull. Soc. anat.*, 1853. Ces vésicules, de la grosseur d'une lentille en général, sont dues à un soulèvement de la muqueuse; elles sont transparentes et contiennent souvent des gaz.

(2) Dans la tuberculisation aiguë des ganglions mésentériques, la muqueuse intestinale présente quelquefois des anneaux ulcéreux à bords rouges et tuméfiés, à fond verdâtre.

(3) Gendron, Louis, Valleix, Grisolle, Trousseau ont cité des cas de récidive de fièvre typhoïde. — M. Hardon a déposé au musée Dupuytren (n° 368, *a* : voyez 2e édition de la *Pathologie générale* de M. Houel, p. 864) une portion d'intestin d'un sujet mort de fièvre typhoïde et présentant des cicatrices d'une première affection dothiénentérique entourant une longue plaque gaufrée.

(scarlatine, fièvre typhoïde, choléra, érysipèle, empoisonnement par l'ammoniaque, etc.), orifices dilatés, ulcérés (fièvre typhoïde, parfois choléra), tuberculeux, oblitérés, devenus le siége d'une éruption confluente (diarrhée incoercible). — *b. Valvules conniventes :* augmentées de volume, atrophiées, couvertes de taches ecchymotiques.— *c. Corps étrangers*, 1° *développés dans le canal :* matières stercorales durcies rubans de mucus glaireux concret (1) ; 2° *venus du dehors :* plaques métalliques diverses, billes à jouer ; couteaux, ciseaux, cuillers (chez les bateleurs surtout), balles de plomb, épingles ou aiguilles, verre pilé, cheveux (égagropiles, bézoards, entérolithes), noyaux de prunes, de cerises ou d'autres fruits, graines de melon, etc. (2).— *d. Liquides contenus :* sanieux, puriforme, brun foncé (fièvre jaune, empoisonnement par le phosphore, etc.), vert bleuâtre (mucus épaissi altéré), sérosité jaunâtre (étranglement herniaire), mucus glaireux (dysenterie), mucus rougeâtre, sang plus ou moins coagulé et mêlé de matières excrémentitielles, méconium.

C. Lésions diverses. — Rétrécissement (circulaire ou en diaphragme, moniliforme, etc.), stricture par ulcérations syphilitiques (M. Gosselin), atrésie intestinale, imperméabilité partielle, intestin terminé en cul-de-sac, en cordon ; dilatation, anses distendues par des gaz ou des liquides (3), emphysème, hernies diverses et à divers degrés (4) ; réduction en masse du collet du sac herniaire, et de l'intestin hernié ; pellicules pseudo-membraneuses, fausses membranes ; hémorrhagie et sang infiltré (entérorrhagie ; ramollissement et apoplexie du cerveau, embolie des artères mésentériques, etc.), ulcérations de différentes origines ; perforations simples, multiples, en pertuis, de

(1) Nous faisons allusion à ces productions pseudo-membraneuses rubanées, rougeâtres, faites de mucus concret et de cellules intestinales déformées que M. Vidal a notamment signalées dans son érysipèle intestinal (*Soc. de biologie*, 1862).

(2) Mémoire de M. Carron, *Bull. Soc. anat.*, 1855. Ces corps sont parfois très-pesants et très-nombreux ; ils s'accumulent surtout dans le cæcum.— On a vu des calculs intestinaux atteindre 1000 grammes.

(3) M. Chevreul, analysant les gaz recueillis dans les intestins de sujets atteints de météorisme, a trouvé :

Gaz de l'intestin grêle : oxygène, 15 à 25 ; azote, 70 ; acide carbonique, 24 à 35.

Gaz du gros intestin : oxygène, 5 à 50 ; azote, 50 ; acide carbonique, 20 à 60 ; traces d'hydrogènes sulfuré et carboné.

(4) Les plus rares sont les hernies dans la poitrine, avec refoulement des poumons en haut, par suite d'ulcérations du diaphragme (Blancard, Hertod, Botenfeld), ou de défaut d'insertion vertébrale de ce muscle (Weyland, *Diss. méd.*, 1831, p. 7 ; et Campbell), ou enfin de rupture de la cloison thoraco-abdominale (Cavalier, thèse de Paris, 1804, p. 18 ; Vecker, *Brera sylloge. select. opusc.*, t. VII, p. 259 ; Saint-André, *Gazette des hôpitaux*, 23 février 1864).

nature typhoïde, dysentérique, tuberculeuse, cancéreuse, et dans la gangrène herniaire ; ouverture de l'intestin à la paroi abdominale, rupture (par accumulation de matières fécales, etc.), éruption pustuleuse, polypes et végétations, squirrhe et cancer, tumeurs cancéreuses adhérant à la face externe, tumeurs graisseuses, kystes hydatiques adhérents à l'intestin, entozoaires, diverticules de l'intestin.

XX. — Tableau des lésions de la fièvre typhoïde (1).

(Les lésions intestinales siégent surtout vers la fin de l'iléon, près de la valvule iléo-cæcale; au bord libre ou convexe, c'est-à-dire à la face opposée à l'insertion du mésentère.)

A. Follicules ou glandes vésiculeuses. — *a. agminés* (plaques de Peyer). 1° *Plaques molles de Louis*, ou réticulées de Chomel (1), *première forme :* peu de saillie; surface lisse, grenue, mamelonnée; muqueuse ramollie, rosée avec points grisâtres; tissu cellulaire sous-muqueux épaissi et déprimé. 2° *Plaques gaufrées de Chomel*, ou dures de Louis, *deuxième forme* (surtout chez l'adulte) : saillie plus considérable, dureté, résistance élastique; tissu cellulaire sous-muqueux (dans toute l'étendue de la plaque), blanc jaunâtre, ferme, sec et cassant, friable, lisse.— *b. Follicules isolés* ou clos, du voisinage du cæcum : rouges, blancs, gonflés, épaissis (rarement), ulcérés.

B. Ulcérations succédant (du 9ᵉ au 13ᵉ jour) aux plaques molles, et, plus tôt encore, aux plaques gaufrées. — *a. Forme :* ovalaires, elliptiques, circulaires.— *b. Coloration :* rouges, brunâtres, gris ardoisé, jaunes. — *c. bords :* durs, épais, saillants, amincis, réguliers, dentelés; perforations par suite de la destruction de la muqueuse, des tuniques cellulaire et musculaire du péritoine.

(1) Louis (*Recherches anatomiques, pathologiques et thérapeutiques sur la fièvre typhoïde*, t. I, p. 172, 178); Chomel (*Leçons de clinique médicale*, p. 98). M. Cruveilhier (*Anatomie pathologique*) distingue les formes *granuleuse, pustuleuse, ulcéreuse, gangréneuse, ganglionnaire, pseudo-membraneuse*. M. Forget (*entérite folliculeuse*, p. 98) reconnaît de son côté sept formes différentes. Enfin, les auteurs du *Compendium de médecine* décrivent : 1° l'hypertrophie de la muqueuse des plaques; 2° l'hypertrophie de la plaque avec coloration noire (pointillé noir de Rœderer et Wagner, *Traité de la mal. muqueuse*, p. 300); 3° le ramollissement rouge de la muqueuse des plaques (plaques réticulées, Chomel); 4° l'hypertrophie avec ramollissement rouge des tuniques muqueuse et cellulaire (plaques molles, Louis); 5° l'hypertrophie avec induration et ramollissement successif du tissu propre de la plaque (plaque dure, gaufrée); 6° l'ulcération des plaques; 7° leur perforation; 8° leur gangrène; 9° les cicatrices intestinales. — Autour des follicules altérés, la muqueuse peut être saine, ou bien rouge, ramollie (peut être par suite d'imbibition cadavérique, Louis, *Compendium*).

C. Ganglions mésentériques (surtout au voisinage du cæcum). — *a. Coloration :* rose tendre, rouge foncé, grisâtres, brunâtres, violacés. — *b. Consistance :* ramollis, friables, infiltrés de sang et de pus.

D. Lésions concomitantes possibles. — Altérations du sang (1), péritonite, adénite mésentérique, colite, splénite, hépatite, néphrite, ulcérations laryngées, méningo-encéphalite, eschares, éruption anthracoïde, hémorrhagies internes, érysipèle de la face, abcès de la fosse iliaque, otite.

Après avoir parlé de l'intestin en général, nous aurions à appeler l'attention sur certaines portions en particulier. Nous pourrions mentionner, par exemple, les affections du cæcum : invagination dans le côlon, cancer, corps étrangers venus du dehors (monnaies, noyaux et pepins, lombrics), perforations qui en sont souvent la suite et qui peuvent déterminer des abcès de la fosse iliaque, etc. — Cette perforation se fait ordinairement par l'ulcération des glandes folliculeuses du cæcum, surtout de celles de la paroi postérieure, là où cette portion du canal est le plus ordinairement dépourvue de péritoine; l'ulcération se propage fréquemment au tissu cellulaire sous-jacent. Le contraire a d'ailleurs été observé ; on a vu des abcès s'ouvrir dans l'intestin, ainsi des phlegmons rétro-utérins se faire jour dans le gros intestin, etc.

D'autres fois, il ne sera pas moins utile d'examiner attentivement l'appendice cæcal; ses perforations sont des causes fréquentes de péritonite. Cet appendice, dont la constance est loin d'être absolue, renferme dans certains cas des boulettes fécales endurcies contenant des noyaux de fruits. On a vu sa surface recouverte complétement de tubercules.

Il nous faut citer aussi les recherches de M. Huguier sur la transposition de l'S iliaque à droite chez le fœtus et le nouveau-né. Ce fait intéressant et qui n'est tout au moins pas constant, est combattu par M. Giraldès, M. Verneuil, et quelques autres cliniciens partisans de la méthode de Littre (opération à gauche) (2). Nous ne saurions trop conseiller de ne pas laisser passer les occasions qui se présenteraient de vérifier les assertions de

(1) Dans la fièvre typhoïde, il y a défibrination du sang (Andral, *Hématologie ;* Andral et Gavarret, *Recherches sur quelques modifications de quelques principes du sang*, p. 60 ; Léonard et Folley, *Recueil de Mémoires de médecine*, t. IX, p. 208).

(2) Voyez *Bull. Soc. chirurg.*, 1863, et, plus récemment encore, communication de M. Verneuil, 3 février 1864.

M. Huguier, à cause de leur immense importance dans l'opération de l'anus contre nature en cas d'imperforation ou d'absence du rectum.

Enfin, pour terminer avec l'intestin, rappelons que l'examen nécroscopique pourra porter plus particulièrement sur le rectum ou l'anus (fig. 15, 17, 18), soit à la suite de décès survenu par une affection rectale (cancer, etc.), ou chez un sujet mort d'une autre maladie, mais atteint de quelques lésions du rectum, soit pour constater l'influence sur l'extrémité intestinale de désordres des organes voisins (péritonite pelvienne, phlegmon péri-utérin, hématocèle péri-utérine, dégénérescence cancéreuse de l'utérus, abcès de la prostate, etc). Dans ces derniers cas surtout, il sera bon de mettre à nu le rectum en relevant les anses intestinales qui remplissent le grand bassin, ou bien en pratiquant la coupe du pubis, dont nous parlerons au sujet de l'urèthre (chap. V). Le rectum ouvert sera incisé sur toute sa longueur, et on le fixera, s'il y a lieu, sur une plaque de liége, pour l'examiner avec plus de soin. On portera spécialement son attention sur la muqueuse qu'on sait *normalement* très-riche en glandes folliculeuses, mobile sur la tunique musculeuse dans son quart inférieur, et assez fréquemment, surtout vers sa portion anale, plissée en longueur, réticulée, hérissée de colonnes (valvules de Houston) qui rappellent un peu les valvules conniventes (saillies dues au relief des veines sous-jacentes) et d'élevures, de dilatations circonscrites, grosses comme un grain de millet ou une lentille, quelques-unes pédiculées. Ces saillies normales, point de départ des tumeurs hémorrhoïdales, se rencontrent sur le trajet des veines (les veines du rectum sont les hémorrhoïdales supérieures, satellites de l'artère de ce nom, et font partie de la mésentérique inférieure (1), origine première de la veine porte), mais particulièrement au niveau des points où ces veines, issues du plexus sous-muqueux hémorrhoïdal, perforent perpendiculairement ou obliquement la tunique musculaire rectale : ces boutonnières musculaires prédisposent également aux hémorrhoïdes. D'autre part, le développement des quatre, cinq ou six *valvules semi-lunaires* ou *colonnes anales de Morgagni*, du niveau du sphincter interne, permet à des corps étrangers de s'arrêter dans les dépressions à concavité supérieure qu'elles limitent, ou bien d'entraîner une irritation de ces piliers, point de départ d'ulcé-

(1) Nous faisons abstraction des veines hémorrhoïdales inférieures avec lesquelles les hémorrhoïdales supérieures communiquent, sur le pourtour seulement de l'anus.

rations, d'abcès à la marge de l'anus, et de fistules consécutives développées dans le cul-de-sac de ces replis semi-lunaires. Nous parlerons, dans notre TROISIÈME PARTIE, des injections à faire pour l'étude des radicules veineuses affectées : une injection par la veine mésentérique inférieure pourrait également servir à faire reparaître des tumeurs hémorrhoïdales effacées depuis la mort.

L'anus devra quelquefois aussi appeler l'attention de l'observateur sans qu'il soit besoin de pratiquer aucune coupe.

XXI. — Principales lésions du rectum et de l'anus.

Tuniques muqueuse et musculeuse : amincies, épaissies et hypertrophiées, infiltrées de pus, de sang, de matière cancéreuse ; ulcérées. — *Lésions diverses :* hernie par l'anus d'une portion de la muqueuse rectale (chute du rectum), rectocèle vaginale, fistules et fissures, atrophie du sphincter, chancres du rectum et de l'anus, plaques muqueuses, éthiomène de la région ano-vulvaire, érythème anal ; hémorrhoïdes, marisques à coupe charnue, dilatations veineuses en forme de bosselures, pédiculées ou non, complétement closes ou communiquant avec un rameau veineux voisin ; compression du rectum par des tumeurs voisines (hématocèles, etc.), rétrécissement organique du rectum. hypertrophie du rectum (par paralysie du gros intestin, etc.), imperforation ; rectum remplacé par un cordon fibreux, persistance de l'ampoule rectale, avec ou sans méconium, rétention du méconium, anus remplacé par un cul-de-sac imperforé, absence complète d'anus et de rectum, dilatation du rectum ; abcès de la marge de l'anus ; condylomes, polypes et végétations en choux-fleurs, de l'anus (1), hypertrophie des glandes muqueuses (polypes muqueux du rectum) (2) ; éléphantiasis de la marge de l'anus, cancer, épithélioma papillaire (3) :

(1) On a cité des cas de végétations irrégulières développées sur la muqueuse rectale, même chez des sujets morts de diarrhée incoercible. — Les végétations, polypes, condylomes de la marge de l'anus sont dus à l'hypertrophie des papilles, qui se montrent sèches ou remplies de nombreux vaisseaux cirsoïdes : ces tumeurs peuvent atteindre le volume du poing.—Rappelons cependant que M. Sappey nie l'existence des papilles à la partie inférieure comme dans toute la longueur de la muqueuse rectale (*Anatomie*, t. III, p. 232).

(2) L'orifice des glandes devient visible à l'œil nu : ces glandes, quatre ou cinq fois plus grosses qu'à l'état normal se montrent souvent alors rameuses, digitées.

(3) Cellules épidermiques infiltrant la substance même des papilles.

corps étrangers du rectum (1), existence à l'anus d'un appendice caudal (2).

Foie.

Examen extérieur. — Le foie sera d'abord étudié sur place. On constatera, s'il y a lieu, ses adhérences anormales, par exsudations plastiques, à l'estomac, au diaphragme, au bord supérieur du côlon transverse, etc. (périhépatite, péritonite hépatique ancienne ou récente), son abaissement au-dessous de la limite des fausses côtes (hydrothorax, empyème, cirrhose, etc.) ou son élévation (ascite, hydropisie de l'ovaire), ses rapports anormaux, les produits pseudo-membraneux au milieu desquels il peut être comme perdu et dont il est plus ou moins aisé de le décoller, etc.

On l'extrait ensuite de l'abdomen, après avoir coupé, à l'aide du scalpel, le ligament suspenseur et les adhérences de toutes sortes qui peuvent se présenter. Il est pourtant des cas où il faut enlever en même temps le foie et les organes environnants, tant leur union est devenu grande, soit dans certains cancers stomaco-hépatiques.

Le foie placé sur une table, on constatera son état extérieur et les altérations de sa capsule fibreuse. Comme exemple de lésions de cette dernière, il n'est pas rare, chez les sujets atteints de cachexie syphilitique (période tertiaire), de la trouver chagrinée de productions miliaires, verruqueuses, parfois assez considérables (p. 119) : d'autres fois, elle est épaissie, dure, calleuse, adhérente au diaphragme par de nombreux cordons ligamenteux (*forme périhépatique de la syphilis du foie*, Virchow).

L'organe lui-même peut se montrer changé de volume, déformé (par le corset, etc. ; Cruveilhier, *Anatomie pathologique*, I, 7 1 6), ramassé, ratatiné, globuleux ou demi-sphérique, aplati, atrophié ou hypertrophié. On prend souvent les dimensions du

(1) Parmi les corps étrangers, on a cité des débris de fœtus, provenant de l'ouverture dans le rectum de kystes résultant de grossesse extra-utérine (Morgagni, Lettre XLVIII, 42). — Les corps étrangers ont quelquefois été introduits dans le rectum des nouveau-nés par des mains criminelles.

(2) Voyez, dans le *Journal de médecine de Toulouse* (janvier 1864) et dans la *France médicale* (6 février 1864), un cas d'appendice caudal observé à l'anus, chez un nouveau-né, et présentant la forme et la dimension du pouce, la couleur et la consistance des tissus environnants.

foie, ainsi que son poids; on l'a vu aller jusqu'à 5 kilogrammes et plus. Son bord libre pourra se montrer déformé, débordé par la vésicule. Chez d'autres sujets, ou concurremment, le foie sera jauni, soit par suite de dégénérescence, soit par la bile qui le teinte quelquefois en vert : en général sa couleur est susceptible de modifications nombreuses, dont nous réunirons les principales dans le tableau XXII. Sa consistance sous la pression des doigts variera également dans beaucoup d'autopsies cadavériques (1).

Enfin, la glande hépatique peut se montrer granuleuse à la surface, bosselée, mamelonnée (dans la cirrhose, l'ongle suffit souvent à énucléer ces mamelons saillants), couverte de papilles analogues à celles du péricarde (p. 70), de fausses membranes, de taches blanchâtres ou ecchymotiques (2), de plaques cancéreuses superficielles, de bosselures pouvant atteindre le volume

(1) On sait que, dans l'empoisonnement par le phosphore, le foie devient gras presque immédiatement, fait que nous avons constaté également dans un cas de mort par ingestion d'ammoniaque. Il est ramolli, d'un jaune uniforme. Au microscope, les cellules hépatiques sont détruites ou méconnaissables : sur quelques points existent des masses granuleuses constituées par des débris de cellules ; sur d'autres, on remarque une sorte d'émulsion formée de gouttelettes d'huile et de granules graisseux. L'état gras gagne de même beaucoup d'autres viscères, en sorte que l'action du métalloïde en question est adipo-plastique : il agit par catalyse ou présence, comme la diastase ou les ferments. — Voyez Leudet (*Archiv.*, 1857), Hérard (*Bull. Soc. méd. des hôp.*, 1859), Brullé (*Thèse*, 1860), Constantin Paul (*Gaz. des hôp.*, 1860), Rokitansky (*Bull. de la Soc. imp. de méd. de Vienne*, 12 nov. 1862, p. 365), Lancereaux (*Gaz. hebdom.*, 20 mars 1863), Vigla (*Gaz. des hôp.*, 30 juin 1863), etc.

On a prétendu que la stéatose du foie pouvait se développer en dehors de toute influence toxique. Wunderlich (*Archiv für Heilkunde*, 1863, 2e fasc., p. 145) cite un cas dans lequel il existait une dégénérescence graisseuse du foie, du rein, du cœur, et de nombreux points d'extravasation sanguine dans le tissu cellulaire ; la marche, les symptômes, la terminaison s'étaient produites comme dans l'intoxication phosphorique, et cependant l'analyse n'avait révélé aucune trace de métalloïde. L'auteur nomme cet état *ictère pernicieux toxicoïde*. Mais Rokitansky ne voit là qu'un empoisonnement, d'autant que le phosphore est loin d'être aussi facile à découvrir que ses caractères physiques le feraient croire. On n'a pas encore de réactifs qui lui soit propre. Son odeur caractéristique, sa luminosité, etc., peuvent être complétement masqués, les matières muqueuses qui enveloppent les poisons inorganiques s'opposant à l'effet des réactifs.

(2) La plus curieuse modification à ce point de vue, c'est l'ossification du foie. J'en ai vu en juin 1864 un cas très-accusé sur un sujet

d'un œuf ou même d'un poing (encéphaloïde), et correspondant à d'énormes nodus blanchâtres, caséeux, énucléables, enfin des vides, des cicatrices, des dépressions dues à des tumeurs voisines, etc. Une des transformations les plus curieuses et les plus fréquentes du foie, constatable souvent à l'œil nu, c'est la dégénérescence graisseuse, si commune chez les phthisiques, les buveurs de profession, les sujets ayant succombé à une longue suppuration, dans l'empoisonnement par le phosphore (*stéatose du foie*) (1), par l'ammoniaque, dans la fièvre jaune, le pemphigus, etc. Pour vérifier si le foie est réellement gras, l'opérateur, ne s'en rapportant pas seulement à la teinte jaune opaque, spéciale à cette transformation, cherchera s'il peut recueillir un liquide huileux en effleurant la surface hépatique avec le dos du scalpel, ou bien il la touchera avec du papier à filtre. Il devra ensuite faire macérer une partie de l'organe dans l'éther, ou mieux encore (p. 123, et 3e partie), examiner le tissu au microscope, instrument qui permettra de voir les cellules hépatiques remplacées par des gouttelettes huileuses dans quelques affections où l'œil nu n'aurait pas dû soupçonner cette dégénérescence (atrophie jaune de Rokitansky, ictère grave, etc.). — Certains foies gras surnagent plus ou moins complétement. — Nous insistons sur ces faits, parce que les meilleurs observateurs ont souvent tendance à voir de la graisse dans les foies qui n'en renferment pas : ainsi, pour l'affection nommée *cancer graisseux*, le foie se présente sous la forme d'une masse blanche, molle, d'aspect adipeux, et il ne contient cependant pas de graisse (1).

Examen intérieur. — La capsule fibreuse enlevée, on constatera si le parenchyme hépatique se laisse déchirer par la pres-

atteint de cancer, au n° 5 de la salle des femmes de M. Trousseau : il fallut une scie à main pour ouvrir le centre de l'organe.

(1) Le foie peut présenter des taches livides dues à l'impression de l'intestin, et qui ne devront pas être confondues avec les ecchymoses. — Dans certaines affections thoraciques (pneumonie, etc.), les côtes forment souvent sur le foie des empreintes qui seront à noter.

(2) Nous rappellerons que les dimensions normales du foie sont :

Diamètre transversal moyen.	28	centimètres.
— antero-postérieur moyen .	20	—
— vertical moyen.	6	—

Le poids cadavérique moyen du foie est 1451 grammes. La longueur de la vésicule biliaire est normalement 25 à 30 millimètres : le canal cystique a une étendue moyenne de 2 à 3 centimètres ; le cholédoque de 7 à 8.

sion, s'il paraît friable sous les doigts, s'il tombe en déliquium, etc.

Le foie sera coupé en tranches minces, souvent même en copeaux, *assulatim*, selon l'expression de Morgagni. Il deviendra facile d'apprécier de la sorte l'aspect et la coloration de l'ensemble des lobules, coloration se modifiant quelquefois sous un filet d'eau, la disparition ou l'hypertrophie des substances rouge ou jaune, leurs granulations plus ou moins séparées par des trabécules fibreux, les points jaunes de la cirrhose disséminés sur un fond gris, lardacé, squirrheux, l'injection graisseuse uniforme ou non du tissu glandulaire, les productions tuberculeuses, les abcès, soit métastatiques, soit résultant de la fonte des tubercules, abcès qui peuvent s'ouvrir dans la plèvre, le péritoine, l'intestin, ou dont le pus se serait déversé dans le duodénum par les voies biliaires, sans perforation des organes (Saunders), — l'auréole gris foncé qui entoure les lobules dans l'altération décrite par M. Frerichs sous le nom de *foie pigmentaire* des fièvres palustres (1).

Il sera généralement utile de presser les surfaces incisées pour examiner le liquide qui s'en échappe.

On peut encore rencontrer dans le foie, surtout dans le lobe droit, des hydatides ou acéphalocystes. Ils nagent dans une cavité arrondie, formée aux dépens de l'organe, et tapissée par un kyste (*kyste hydatique*) composé d'un feuillet externe, — souvent très-épais, consistant, cellulo-fibreux, ou même fibreux, fibro-cartilagineux, ossiforme, — et d'une tunique interne, friable,

(1) Nous ne saurions trop conseiller la lecture des *Maladies du foie* de M. Frerichs, l'illustre professeur de thérapeutique de la Charité de Berlin, le médecin le plus en vogue en Prusse. Cet ouvrage, qui a remporté un prix à l'Académie des sciences en 1862, est remarquable par l'exactitude des recherches nécroscopiques, que contrôlent des détails historiques très-précis, et par les figures du texte ou de l'atlas : on y trouvera d'utiles renseignements sur les investigations chimiques à faire au sujet du foie ou des liquides de l'économie dans les maladies hépatiques. En un mot, les recherches minutieuses de Frerichs restent comme un modèle; la simplicité, la netteté des descriptions, la clarté des divisions, la hauteur des vues où il s'élève, font de lui un des représentants les plus remarquables de l'école anatomo-micrographique de l'Allemagne. — Les notions sur le *foie pigmenté* des fièvres intermittentes appartiennent presque en propre à M. Frerichs; c'est lui qui a le mieux étudié la mélanémie, ou altération du sang par des granulations pigmentiformes à la suite de certaines intoxications paludéennes (p. 15).

blanchâtre, de structure homogène, ressemblant à la membrane même des hydatides. L'adhérence du kyste au parenchyme du foie est tantôt lâche et filamenteuse, tantôt tellement intime qu'on ne saurait l'énucléer. Le kyste se montre gorgé d'une sérosité limpide, transparente, sans albumine en général et incolore, — parfois d'un jaune citron, légèrement verdâtre, ou contenant des granulations graisseuses, des cristaux de cholestérine, d'hématoïdine. Dans ce liquide nagent, soit un grand nombre de vésicules transparentes, finement granuleuses, dont la grosseur varie du volume d'un pois à celui d'une noix (acéphalocystes encore vivants), soit des débris de crochets, soit, enfin, des paquets de lamelles fibreuses, lisses, mêlées de granulations huileuses (débris d'acéphalocystes morts) (1). Au pourtour du kyste, le tissu hépatique est plus dense, plus foncé qu'à l'état normal.

On a vu plusieurs kystes hydatiques dans un même foie, et la science possède même quelques exemples de foies entièrement transformés en une vaste poche acéphalocystique. — Enfin, les tumeurs acéphalocystes volumineuses de la face convexe de la glande pourraient avoir détruit le diaphragme et s'être ouvertes dans la plèvre ou les bronches.

Je ne saurais, ce me semble, terminer cette excursion dans les domaines de l'anatomie pathologique sans rappeler que l'attention des praticiens s'est portée, depuis quelques années, sur la valeur des lésions du foie comme manifestation de l'infection syphilitique à la période tertiaire. Ces altérations de la cachexie vénérienne, dont les symptômes paraissent encore fort obscurs pendant la vie, se trouvant à peine mentionnées dans les traités classiques, et *le foie étant le siége le plus fréquent de la syphilis viscérale* (2), — comme le poumon du tubercule, — je crois devoir leur consacrer quelques lignes. Elles sont d'ailleurs les mêmes que celles du poumon (p. 58), du testicule (ch. V) et des

(1) Voyez notamment Leuckart, *Parasites de l'homme*, 1862, traduction avec annotations par MM. Wyroubof et Goubert.

(2) Les auteurs qui se sont occupés, dans ces derniers temps, de la syphilis viscérale sont notamment : MM. Ricord, Rayer, Depaul, Gubler, Dietrich (de Prague), Schutzenberger, Lancereaux, Yvaren, Gibert, Virchow (*Syphilis constitut.*), Frerichs, Leudet, Zambaco, G. Lagneau, Pihan-Dufeillay, de Naux (*Annales de la Soc. de méd. de Gand*, janvier-mars 1864). J'ajouterai la note lue le 23 avril 1864 par M. Hérard à la Société médicale des hôpitaux (*Union méd.*, 31 mai), sur la syphilis du foie : nous reproduirons la relation nécroscopique dont elle était accompagnée.

autres organes atteints de cette dégénérescence spécifique : elles se résument, par le fait, en une hyperplasie du tissu conjonctif des organes, suivie, plus tard seulement, de modifications des éléments fonctionnels.

La surface du foie syphilitique a perdu son aspect lisse, elle est couleur café au lait taché de brun ; elle présente des dépressions ou des tumeurs, généralement les unes et les autres. Les dépressions (pseudo-cicatrices), sous-jacentes à la capsule de Glisson, sont blanchâtres ou jaunâtres, froncées et plissées, soit linéaires et longitudinales, soit rayonnées, à trois ou plusieurs branches. Elles occupent une certaine profondeur dans le tissu hépatique, et peuvent, par exemple, cacher le bout du petit doigt. Des tractus fibreux y aboutissent, et elles sont constituées par du tissu fibreux, dense, s'étendant de la capsule jusque dans l'intérieur de l'organe (1). Elles sont plus communes, comme aussi les tumeurs, à la face convexe, surtout près du ligament suspenseur et sur le petit lobe devenu souvent méconnaissable.

Les tumeurs ou nodus, ou *gommes*, ressemblent à celles de l'intérieur de la glande. Un examen attentif montre qu'elles ont souvent pour point de départ un des canalicules biliaires, dilaté ou atrophié à leur contact : aussi leur centre est-il souvent une tache jaune ou verdâtre.

A la coupe, le foie syphilitique crie généralement sous le scalpel. La surface des sections est fréquemment très-nette, et présente une teinte jaune (dégénération graisseuse des lobules), striée de traînées blanches (tractus fibreux) ; l'élément sécréteur presque totalement disparu. On trouve souvent çà et là des nodus fibreux (*gommes*), blanchâtres ou jaunâtres, arrondis, analogues à ceux du poumon (page 58).

M. Frerichs a décrit trois états d'hépatite syphilitique : Virchow admet aussi trois formes. M. Lancereaux, qui s'occupe avec persévérance de la syphilis viscérale, reconnaît également (*Études sur les lésions susceptibles de se rattacher à la syphilis constitutionnelle*, *Acad. de méd.*, janv. 1864), plusieurs formes distinctes pouvant d'ailleurs exister simultanément. Dans sa forme inflammatoire (*hépatite interstitielle* de Frerichs et de

(1) Sur les cicatrices syphilitiques du foie, voyez notamment M. Lancereaux (*Bull. Soc. anat.*, 1862, et *Gaz. hebd.*, août et septembre 1864). Nous donnerons une des observations rapportées dans ce journal (*Exemples d'aut. cadav.*) ; la VII (*bis*) est plus belle encore, mais trop longue pour notre *Manuel* : elle contient les trois figures que nous reproduisons ci-dessous.

Virchow ; cirrhose lobulaire ou syphilitique de Gubler), il y a dépôt, au milieu de la trame hépatique, d'éléments nouveaux (noyaux, cellules et fibres de tissu conjonctif, p. 124), d'où une augmentation première dans le volume de la glande constatée par Budd, Lebert, MM. Gubler, Follin, etc., suivie, par le fait

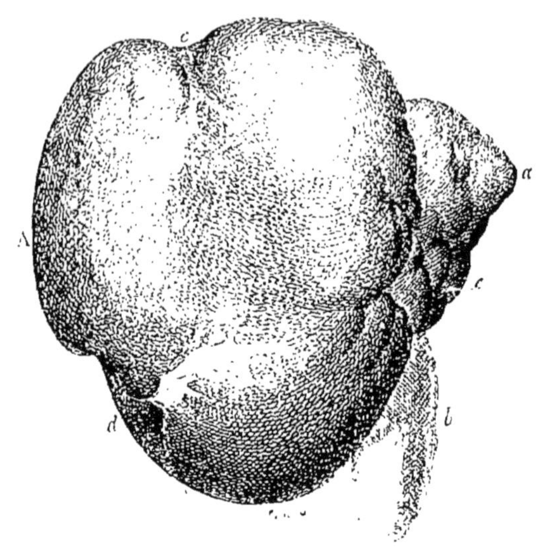

Fig. 48.

a. Lobe droit, *a*. l. gauche, *b*. vésicule biliaire, *c*. cicatrice avec dépression de la surface, *d*. cicatrice de la surface hépatique, *e*. ligament suspenseur.

même des propriétés rétractiles de ces tissus de nouvelle formation, d'atrophie avec apparition à la surface de l'organe de nombreux sillons sinueux et de dépressions plus ou moins profondes. Le parenchyme de la glande est labouré par des bandes de tissu cellulaire dense, d'un blanc mat ou chatoyant, suivant le trajet des vaisseaux qui sont atrophiés par compression ainsi que les canaux biliaires. — Dans la forme gommeuse (*hépatite gommeuse* de Frerichs et de Virchow), le foie contient des tumeurs du volume d'un grain de chènevis, d'un pois, d'une noisette, d'une noix, gris ardoisé, jaunâtres ou blanchâtres, se montrant, — suivant la période de leur évolution et la proportion relative de leurs éléments nucléaires, cellulaires ou fibreux, — ou fermes, uniformes et sèches à la coupe, sans suc appréciable, ou ramollies et caséeuses surtout au centre, sans arriver cependant à l'état suppuré du tubercule (1) ou ulcéré des gommes de la peau. Ces *nodus* sont ordinairement plongés au sein d'un tissu dense, fibreux, grisâtre, vasculaire, très-résistant sous le doigt. Ce tissu, qui forme pour ces productions une sorte d'enveloppe où elles sont enkystées, mais dont il est quelquefois possible de les

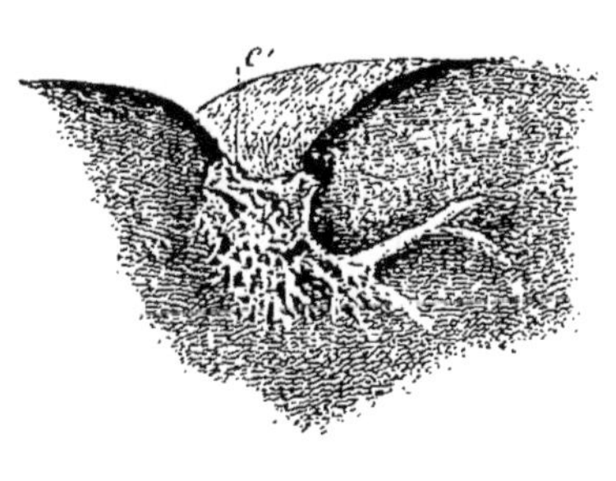

Fig. 49.

Coupe verticale de la dépression cicatricielle vue en c sur le lobe droit : on remarque une production pisiforme d'où divergent des tractus fibreux radiés.

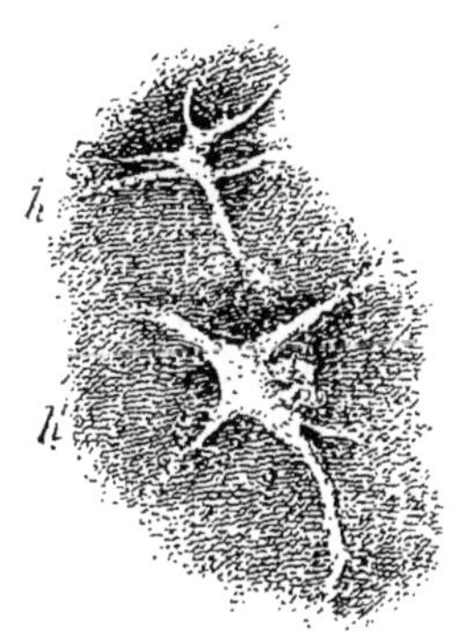

Fig. 50.

hh'. Dépressions cicatricielles avec stries dans l'épaisseur du tissu du même foie (lobe droit).

énucléer, constitue, par sa disposition, un de leurs meilleurs caractères ; souvent même son existence suffit pour les différencier des lésions tuberculeuses, cancéreuses, et, en définitive, de la plupart des néoplasmes non syphilitiques.

M. Lancereaux signale encore deux autres formes de syphilis viscérale : la *forme cicatricielle* (2), la plus fréquente pour

(1) « Par suite de la métamorphose graisseuse qu'elles subissent, les gommes finissent souvent, surtout dans le poumon, par engendrer une substance blanche, laiteuse, véritable émulsion, mais qu'on ne peut confondre avec le liquide purulent des abcès. » (Lancereaux, *Gaz. hebd.*, 23 septembre 1864).

(2) « Laissant de côté la question de savoir si elles proviennent d'un blastème extravasé ou d'une prolifération des cellules plasmatiques, ainsi que le prétend Virchow, les tumeurs gommeuses n'en sont pas moins constituées, dans les premiers temps de leur existence, par des éléments embryonnaires du tissu conjonctif. Parvenus à un degré de développement plus ou moins complet, ces éléments subissent peu à peu les phases diverses de l'évolution régressive ou graisseuse. De là résulte la possibilité de la résorption spontanée de ces produits, terminaison favorable sans doute, mais susceptible de laisser à sa suite, au sein même de l'organe, des brides fibreuses, des cicatrices qui, alors

le foie (18 cas sur 22), soit sans gommes (7 cas), soit encore avec gommes (11 cas); et la *forme hypertrophique*, quelquefois sans transformation des éléments, plus spéciale aux glandes vasculaires sanguines, rate, corps thyroïde, etc. « L'altération cicatricielle des viscères, dans la syphilis, n'est en réalité qu'*un des modes de terminaison* des formes précédentes : elle se trouve caractérisée par la présence, à la surface des organes, de sillons cicatriciels uniques ou multiples, simples ou étoilés, de dépressions plus ou moins profondes et par des bandes ou des toiles fibreuses à l'intérieur des parenchymes. De ces lésions, les premières diffèrent des atrophies consécutives aux oblitérations vasculaires par l'existence d'un tissu fibreux en général abondant au niveau du point déprimé, et par une disposition qui n'est nullement en rapport, comme dans les lésions consécutives à ces oblitérations, avec la distribution des vaisseaux. Elles se distinguent des cicatrices traumatiques par l'absence de la matière colorante du sang. Les secondes se différencient des foyers purulents, résorbés ou cicatrisés, par leur multiplicité et aussi par l'absence de détritus purulents au voisinage et dans l'épaisseur de la membrane cicatricielle. » (Lancereaux, *loc. cit.*)

Enfin, citons avec M. Frerichs, pour la syphilis tertiaire, la dégénérescence cireuse ou amyloïde du foie, très-voisine de la transformation graisseuse : elle n'appartient d'ailleurs pas en propre à la syphilis, et peut s'être produite également sous l'influence d'autres cachexies (phthisie, fièvres intermittentes).

— L'état syphilitique du foie se rencontre également chez les enfants, comme l'a bien établi M. Gubler, dans son *Nouveau traité des maladies vénériennes*, et dans son mémoire intitulé : *Affection du foie liée à la syphilis constitutionnelle chez les enfants du premier âge* (*Union médicale*, 31 août 1852). L'organe offre alors une teinte jaune générale, rappelant souvent la nuance de certains silex blonds, et au milieu de laquelle se remarque, à la coupe, un semis de petites granulations miliaires blanches (tissu conjonctif), entourées de fines arborisations exsangues. Il est sensiblement hypertrophié, arrondi et durci ; son tissu est en même temps élastique, demi-transparent. En pressant les sur-

même que le néoplasme gommeux a disparu, sont encore comme des témoins de son existence passée. Dans quelques cas pourtant (*Gaz. hebd.*, 26 août 1864), au lieu d'une métamorphose graisseuse, c'est une *transformation calcaire* qui advient aux tumeurs syphilitiques. » (Lancereaux, *loc. cit.*)

faces incisées, on fait sourdre, au lieu de sang, une sérosité jaunâtre, assez abondante, qui se coagule comme les dissolutions albumineuses : on n'y a pas constaté de sucre. Des injections faites avec soin ont démontré que les réseaux capillaires sont oblitérés, et même que le calibre des vaisseaux d'un ordre plus élevé est considérablement rétréci.

Examen microscopique. — Le résultat des recherches faites sur le foie aura souvent besoin d'être contrôlé par l'examen microscopique. Le microscope prouvera, par exemple, que certaines augmentations de volume de la glande ne sont dues qu'à l'hypertrophie en nombre et en grosseur de ses éléments normaux, que telles tumeurs hépatiques sont exclusivement formées de tissu fibroïde, d'épithélium cylindrique, etc. Il permettra d'apprécier l'atrophie des cellules hépatiques (cellules normalement polyédriques, à noyau sphérique nucléolé, pâlissant par l'acide acétique), l'*hypergenèse* du tissu cellulaire ou fibro-plastique dans la cirrhose (1), les granulations huileuses déposées d'abord dans les acini (ou groupes polyédriques ou *cellules*, ou *noyaux* hépatiques) (2), plus ou moins brisés ou détruits par cette surcharge de graisse, puis dans les *lobules* (ou réunions d'acini), qui se détachent comme des grains jaunes sur un fond

(1) Quelques auteurs auraient dit *production* et non *hypergenèse*, admettant que le stroma du foie ne contient aucune trace de tissu cellulaire à l'état normal (voyez notamment *Bull. Soc. anat.*, 1855, p. 480, mémoire de M. Broca sur la structure du foie) : mais nous pensons que le foie, comme tous les organes, voire le cerveau, renferme l'élément conjonctif. « Entre les lobules passent de minces cloisons lamineuses, en continuité avec la capsule de Glisson ou tissu lamineux entourant la veine porte et les conduits hépatiques. » (Robin, *Journ. d'anat.*, septembre 1864.) — Les altérations de la cirrhose peuvent s'observer également dans le goître exophtalmique : « Le foie s'hypertrophie, il y a accroissement considérable du tissu conjonctif qui étrangle les acini du foie, comme dans la cirrhose. » (Trousseau, *Gaz. des hôp.*, 8 mars 1864.) Parfois l'hépatite rhumatismale a présenté au microscope des lésions presque identiques : « La substance rouge a disparu, on ne voit plus que la substance jaune étranglée par l'épanchement fibrineux : il semble que les vaisseaux soient disparus sous la fibrine qui envahit *intus et extra.* » (*Gaz. des hôp.*, 13 déc. 1862, M. Duroziez.)

(2) Rappelons qu'à l'état normal, toutes les cellules juxtaposées dans chaque *acinus* hépatique renferment une ou deux gouttelettes adipeuses, d'où l'antique *substance jaune*. Dans le *foie gras*, les acini sont complétement remplis de cellules graisseuses, qui peuvent même les dilater, d'où l'augmentation générale du volume de la glande.

rouge correspondant au système interlobulaire, enfin dans tout le stroma de l'organe (stéatose et dégénérescence graisseuse, p. 116). — On ne saurait également bien constater qu'au microscope le contenu des kystes hydatiques, les modifications des cellules hépatiques (destruction avec substitution de globules graisseux) dans l'ictère grave, la fièvre jaune (1), l'atrophie jaune aiguë du foie (2), les altérations du foie pigmentaire dont nous parlions page 117. Enfin, si les gommes syphilitiques peuvent être distinguées à l'œil nu du tubercule, du cancer, des tumeurs fibreuses ou fibro-plastiques (3), des athéromes vasculaires, du tubercule farcineux ou morveux, tant par leur vascularité peu riche ou nulle qu'en ayant égard à la disposition anatomique du tissu fibreux environnant, à l'examen attentif de tous les organes, enfin aux commémoratifs, — leur constitution historique sera néanmoins souvent d'un grand secours pour la certitude du diagnostic. Ces nodus paraissent formés, pour le foie comme pour le poumon (p. 58), le testicule (ch. v), le périoste et le tissu cellulaire sous-cutané, de matière amorphe granuleuse, de corpuscules ou noyaux de tissu conjonctif (*cytoblastions*), de quelques cellules fusiformes, de granulations graisseuses (4) : les cellules hépatiques environnantes contiennent

(1) Dans la fièvre jaune et dans l'ictère grave ou hémorrhagique, deux affections si voisines, une des lésions les plus fréquentes c'est l'existence, dans les cellules du foie ou à leur place, de gouttelettes huileuses avec détritus de matière colorante : il existe quelquefois aussi hypergenèse ou formation exagérée de tissu conjonctif (voyez Thèses de MM. Ozanam (1849), Verdet (1851), Siphnaïos (1852), Genouville (1859), Blachez; Dusch (*Pathogenesis des Icterus*, 1854) ; Frerichs (*Klinik der Leberkrankheiten*, 1858) ; Monneret, *Progrès*, t. III) ; Carville (*Archiv. de méd.*, août 1864), etc. — Il est curieux de voir combien l'altération du foie dans la fièvre jaune rappelle celle de l'empoisonnement phosphorique.

(2) Rokitansky (*Manuel d'anat. path.*, t. III, p. 313, 1843). Affection toxhémique mal classée encore dans le cadre nosologique, et dont les désordres hépatiques sont fréquemment ceux de l'ictère grave : cependant ce dernier, s'accompagnant en général d'hypertrophie du foie, ne saurait, même actuellement, être confondu avec l'atrophie jaune aiguë.

(3) Elles n'atteignent généralement pas le volume de ces trois sortes de productions; elles se montrent plus jaunes que les dernières, et généralement plus molles, leur apparence caséeuse ayant pu les faire comparer au mastic dans certains cas.

(4) Le docteur Wagner prétend qu'il existe un néoplasme propre à la syphilis constitutionnelle. Ce tissu de nouvelle formation serait doué

elles-mêmes des globules graisseux parfois mêlés à des cristaux de margarine et à de la matière amyloïde; elles sont toujours plus rétractées, plus brunes, plus granuleuses qu'à l'état normal.

Dans le foie syphilitique des enfants, c'est également l'examen microscopique qui fera reconnaître la présence d'éléments fibro-plastiques infiltrant le parenchyme de la glande, dissociant, étouffant même ses éléments propres; lésions d'où résultent l'augmentation de volume de l'organe, sa forme globuleuse, la substitution de la nuance jaune foncée à la coloration rouge brun, ainsi que la plus grande facilité pour l'organe à se laisser traverser par la lumière (1).

de caractères spéciaux et formé, pour le foie comme pour les os, le périoste, la peau, la rate, etc., d'une trame grise, rosée, molle, à peine succulente ou contenant un suc trouble, peu abondant. Il se montrerait à l'état, soit d'infiltration diffuse, soit de tumeurs irrégulières. Il se composerait de cellules ressemblant aux globules blancs du sang, sphériques ou polyédriques, et de noyaux; ceux-ci, au nombre de un ou deux dans les cellules, arrondis ou allongés, abonderaient surtout dans les productions récentes ou à la périphérie de celles qui ont une date reculée. Ces cellules et noyaux seraient contenus dans des vacuoles formées par du tissu connectif à trabécules délicats (*Arch. der Heilkunde*, livres I, II, III, 1863, et *Gaz. des hôp.*, 10 mai 1864). — Pour notre part, nous restons dans le doute, comme sur l'ancienne cellule cancéreuse ruinée par Vogel, Bennett Virchow, Gubler, Robin, Luys. M. Richet disait récemment à la Société de chirurgie (25 mai 1864) : « La présence de cellules fusiformes et de noyaux embryoplastiques ne suffit pas pour établir le diagnostic des tumeurs syphilitiques, qui se reconnaissent mieux à la disposition générale des éléments. » De même, l'arrangement des éléments fait discerner les productions de nature tuberculeuse; de même encore, à la disposition d'ensemble, l'œil exercé distinguera presque toujours un cancer vrai, une des productions qui n'accordent jamais plus de cinq ans de vie, et dont les gros noyaux oviformes n'existent jamais dans le cancroïde. — M. Broca ajoutait à la même séance : « Les noyaux embryoplastiques, dont on voudrait faire un caractère des tumeurs syphilitiques, appartiennent à un grand nombre de tumeurs de nature différente; on les rencontre partout, jusque dans les plaies en cicatrisation. Quant aux cellules graisseuses, on les trouve dans toutes sortes de tumeurs; elles ont donné naissance à la théorie de la régression, » nullement prouvée d'ailleurs, ajoute M. Broca, éloigné ici des idées de notre ami M. Lancereaux.

(1) Cette transparence relative de la glande se retrouve dans l'affection dite *foie cireux*, où le foie, moins vasculaire qu'à l'état normal, présente un tissu presque aussi facile à déprimer que les parties œdématiées.

Voies biliaires. — Les investigations doivent porter également sur les canaux hépatique, cystique, cholédoque, et sur la vésicule biliaire. Cette dernière peut être enflammée (cystite hépatique), entourée ou masquée par des adhérences péritonéales lui formant comme une poche ; elle contiendra d'autres fois des concrétions ou calculs, jaunes, vert-olive, noirs, etc. (1), libres ou enchâssés dans la muqueuse (colique biliaire ou névralgie hépatique), ou à demi-engagés dans le canal cystique que leurs facettes ont d'ailleurs pu perforer ainsi que le canal cholédoque. Il y aura souvent à constater la couleur, la sérosité ou la viscosité, l'odeur, la miscibilité avec l'eau, l'acidité ou l'alcalinité, la nature chimique, l'abondance (on en a extrait jusqu'à 4 kilogrammes, Cruveilhier) du liquide renfermé dans ce réservoir.

Il n'est pas très-rare d'observer dilatées la vésicule ou les voies biliaires en général (on a vu, dans certains cas de rétention de la bile, le canal cholédoque atteindre le calibre de l'intestin grêle, et les conduits hépatiques devenir gros comme les ramifications de la veine porte, Cruveilhier). D'autres fois, il y a oblitération partielle d'un des canaux biliaires, et c'est en vain qu'on cherche à introduire un stylet du canal cholédoque dans la vésicule.

Quand il y a inflammation des conduits hépatique, cystique et cholédoque, ces canaux, plus volumineux, présentent à la coupe leur tunique interne ou muqueuse, rouge, gonflée, friable, opaque, quelquefois ulcérée, etc. — On a cité des ascarides dans les voies biliaires : Guersant rapporte que deux de ces vers ayant pénétré dans le canal cholédoque d'un enfant, il en résulta des convulsions promptement suivies de mort.

Rappelons que M. Beau, reprenant l'opinion de Galien, de Stoll (*Méd. prat.*), de M. Delarroque (*Fièvre typh.*, p. 106), attribue la pathogénie de la fièvre typhoïde à l'acrimonie de la bile, théorie qui entraîne l'emploi du tartre stibié jusqu'à saturation du malade (*choléra antimonial*) : nous ne sachions pas qu'on se soit encore occupé de recherches sur les altérations de la bile, notamment dans la fièvre typhoïde. C'est un point à élucider.

(1) Dans un cas de colique hépatique, qui se termina par la mort, M. le doct. Walker Wood (*the Lancet*, avril 1844) trouva dans la vésicule biliaire 98 calculs, dont 15 ou 16 étaient gros comme des féveroles ; les autres avaient le volume de petits pois. Aucun de ces calculs n'était engagé dans les voies biliaires. — On possède quelques exemples de calculs biliaires se frayant passage au dehors par les parois abdominales et même par l'ombilic (*Gaz. des hôpit.*, 29 janvier 1863).

Au microscope, « l'organe biliaire est souvent lésé indépendamment de l'organe glycogène, et *vice versâ* » (Robin, *Journal d'anatomie*, septembre 1864) : on nomme ainsi « les culs-de-sac sécréteurs, plongés dans la capsule de Glisson, épars le long des conduits hépatiques, contigus aux lobules glycogènes ; leur épithélium est prismatique, cilié. »

Système porte. — L'examen de la veine porte sera aussi fréquemment indispensable qu'il le deviendrait dans certains cas d'ascite, et il complétera avec fruit les recherches nécroscopiques entreprises sur le foie. Il faudra examiner aussi bien le tronc même que ses branches d'origine et ses moindres ramifications : leur oblitération, leur inflammation peuvent être visibles à l'œil nu. On cherchera également si l'injection de la veine porte et de l'artère hépatique réussit complétement.

Il y a près de deux siècles que Stahl (1) appelait l'attention sur l'influence des lésions de ce tronc unique, sans anastomose, résumant à lui seul toute la circulation veineuse de la portion sous-diaphragmatique du tube digestif et de la rate, — sur les effets de la pléthore du système veineux abdominal pour le foie, la rate, etc. Depuis, plusieurs publications ont enrichi la pathologie de ce système (2), et la science possède d'assez nombreuses observations de phlébite porte (*pyléphlébite*) chez des sujets atteints d'ascite, d'induration du foie, d'abcès ou de tubercules hépatiques, de cachexie syphilitique, etc. (3). On a mentionné notamment, dans une étendue plus ou moins grande de la veine, des caillots mous, tamponnant le vaisseau, ou des caillots fibri-

(1) Stahl, *De vena porta, porta malorum hypochondriaco-splenitico-suffocativo-hysterico-colico hemorrhoidarum*, 1698.

(2) Baczinski, *De venæ portarum inflammatione*, Turici, 1838 ; Raether, même titre, Berolini, 1840 ; Sander, même titre et date ; Bouillaud, *Archives de méd.*, t. II, p. 198 ; Gendrin, *Traité de méd. prat.*, t. I, p. 233 ; Gintrac, *Oblitération de la veine porte*, etc., 1856.

(3) Ribes a trouvé, dans la fièvre typhoïde, les branches de la veine porte abdominale et hépatique rouges et enflammées (*Mém. d'anat. et de physiol.*, p. 72) ; M. Bouillaud a constaté les mêmes résultats (*Nosogr.*, p. 106). — Chez un syphilitique, M. Lancereaux (*Gaz. hebd.*, 23 septembre 1864, obs. VII *bis*) vit « le tronc porte presque entièrement oblitéré à la fois par un dépôt fibrineux et par des produits pseudo-membraneux : une petite partie de la lumière du vaisseau est restée libre et permet le passage du sang charrié par la veine splénique. Les branches qui se rendent au foie sont plus ou moins oblitérées par du tissu fibreux à mesure qu'elles s'enfoncent dans le tissu hépatique. Les parois de la veine sont épaissies et vasculaires ».

neux, polypeux, l'oblitérant partiellement — oblitération souvent suivie de cirrhose, le foie ne pouvant plus s'approprier pour sa propre nutrition les éléments que doit lui apporter la veine porte, — du pus, des fausses membranes (1), des ossifications (2), des dépôts colloïdes et encéphaloïdes (3), etc.

La *veine cave* devra être également examinée : elle peut être oblitérée ou simplement comprimée par le foie. Les recherches sur les *veines sus-hépatiques* seront moins fréquemment utiles : on sait que ces veines où la température est la plus élevée du corps, et où la fibrine molle du sang porto-splénique devient cohérente, reçoivent le produit des élaborations chimiques du foie.

Enfin, pour en terminer avec cet organe, nous conseillerons de l'étudier soigneusement dans les cas de diabète. Il est prouvé aujourd'hui que, dans ce merveilleux appareil de sanguification, il y a dédoublement d'une part en résidus azotés (cholates et choléates de soude), de l'autre en graisse et en sucre. Au fond des cellules hépatiques, le grand physiologiste de l'époque, M. Claude Bernard (4), a trouvé en outre une matière analogue à l'amidon (matière glycogène), résultat de la désassimilation des éléments anatomiques de la glande, et se transformant incessamment en glycose (5). A l'état normal, en dehors de la digestion, le sucre, amené dans la veine cave par les vaisseaux sus-hépatiques, est en grande partie détruit à son arrivée dans le cœur, et il n'existe plus à la sortie du poumon, où il s'est entièrement transformé en acide lactique ; mais il se retrouve, pendant la durée des actes physiologiques du système digestif, sur toute l'étendue du système circulatoire, qu'il ne franchit du reste pas à l'état normal. Quand il existe un trouble dans la nutrition sous l'influence du système nerveux, une exagération morbide dans la fonction glycogénique, une

(1) Andral, *Clinique*, t. IV, p. 64. On a cité (*Bull. Soc. anat.*, 1853) un cas où, du niveau des veines rénales jusqu'au foie, le calibre de la veine porte était fractionné en deux parties longitudinales par des adhérences celluleuses de la face interne de la paroi, en sorte qu'une moitié de la veine était oblitérée, l'autre restant libre, sans autres traces d'ailleurs d'une phlébite ancienne ou récente.

(2) Frisson, *Gazette des hôp.*, 1848, p. 460 ; Gintrac, *loc. cit.*, etc.

(3) Pressat, *Bull. Soc. anat.*, 1836, p. 60.

(4) *Nouvelles fonctions du foie*. Paris, 1853.

(5) La sécrétion du sucre est, dit M. Oré (*Fonctions de la veine porte*, 1861), indépendante de l'alimentation : il se produit peut-être pendant la digestion, aux dépens des *ingesta* azotés, mais toujours aux dépens de l'albumine du sang de l'artère hépatique.

existence anormale de glycose dans tout le système circulatoire (diabète sucré), il est possible qu'indépendamment des désordres reconnus dans la moelle au-dessus des filets du trisplanchnique et des troubles du cervelet (ch. VII), il y ait une altération histologique du foie, bien que le diabète soit certainement une maladie générale du sang, une sorte de diathèse, dont la glycosurie n'est peut-être qu'un symptôme (1). — Cette altération hépatique chez les glycosurrhéiques est d'ailleurs inconnue, et c'est par cela même que nous appelons les investigations à ce sujet.

Le sucre disparaît dans le foie (Claude Bernard) quand il y a état fébrile aigu ou lésion hépatique.

Nous parlerons dans notre troisième partie (*Examen chimique*) de la recherche de la glycose dans les liquides de l'économie, et de la constatation dans le sang de la cholestérine chez les sujets atteints de *cholestérémie* (Flint) ou *acholie* (Frerichs) (ictère grave, cirrhose).

XXII. — Principales altérations du foie.

A. Coloration. — *a. Tissu propre :* rouge uniforme, ponctué, brique (asphyxie par le gaz d'éclairage) (2) ; taches ecchymotiques et

(1) De même l'albuminurie n'est souvent qu'un symptôme de maladies fort diverses (ch. IV). — D'après le mémoire que vient de publier M. Gallois (voy. notre *troisième partie*, examen chimique), l'inosurie n'est également qu'un épiphénomène. La formation de l'inosite dans l'économie paraît cependant étroitement liée à la fonction glycogénique du foie ; « l'inosite, ordinairement produite par la désassimilation des tissus, semble, comme la dextrine et la glycose, pouvoir résulter de transformation de la matière glycogène : ce qui le prouve, c'est qu'on la peut, dans certains cas, en piquant le plancher du quatrième ventricule de l'encéphale, déterminer artificiellement l'inosurie, comme on détermine artificiellement la glycosurie » (M. Gallois, *Acad. des sciences*, 23 mars 1864).

Il est certains cas de diabète dans lesquels il nous paraîtrait surtout intéressant de constater s'il existe quelque lésion hépatique, ainsi quand il se manifeste dans l'affection furonculeuse (Prout, *On the nature and treatment of stomach and urinary diseases ; British medical Review*, 1841 ; Cheseden, *Anatomie*, p. 139, 5e édit.), et l'on sait qu'il coïncide assez souvent avec l'anthrax du visage, sans doute par suite de phlébite purulente des sinus de la dure-mère, une des complications les plus terribles de ces anthrax (Fischer, diabète traumatique, *Archiv. génér. de méd.*, 1er septembre 1862 ; Fritz, *Gaz. heb*, 13 mai 1859).

(2) Devergie, *Annales d'hygiène*, 1850, t. III, p. 457.

sugillations; jaune strié de traînées blanches (syphilis tertiaire), jaune opaque (foie gras), jaune d'ocre (ictère grave), vert jaune verdâtre ou brun (cirrhose, etc.); livide, gris terreux, ardoisé, bronzé; chair d'anguille; noix muscade (maladies du cœur, fièvre jaune), café au lait clair, gomme-gutte, moutarde, orange, olive (ces dernières teintes dans la fièvre jaune (Louis). — *b. Pus :* blanc, verdâtre, rouge lie de vin.

B. Consistance. — *a. Enveloppes fibreuse et péritonéale :* ramollies, adhérentes aux parties voisines (périhépatite), cartilaginifiées, bosselées, ridées; granulations disséminées dans le péritoine hépatique. — *b. Tissu propre :* homogène, grumeleux, friable, dense, sec et non saignant, induré, fibreux, œdémateux, flasque, ramolli, splénisé (consistance de la boue splénique), facile à déchirer à la pression, putrilagineux et tombant en deliquium.

C. Lésions diverses. — Congestion (asphyxie, etc.); inflammation (hépatite); hypertrophie (premier degré de la cirrhose, peste, ictère, etc.); atrophie d'un des lobes ou du foie tout entier (cirrhose au deuxième degré, ictère grave, etc.); induration syphilitique (cirrhose lobulaire ou à gros grain), et dégénérescence lardacée; induration granulée des ivrognes (cirrhose acineuse); abcès (pus collecté en foyers ou infiltré); tubercule, granulations miliaires (brunes, jaunes, etc.); cancer, epithelioma, squirrhe, encéphaloïde (le plus commun de beaucoup), fongus; gommes syphilitiques; tumeurs érectiles veineuses à forme caverneuse; dégénérescence graisseuse (foie gras), amyloïde ou cireuse, pigmentaire; kystes hydatiques, profonds ou superficiels; douves; ulcérations; perforations (communication avec le péritoine, la plèvre, etc.); déchirure et rupture (le plus souvent sur la surface convexe); emphysème; déplacement, hernies (1) et transposition. — Ramifications de la veine porte : enflammées, pleines de caillots, de pus (phlébite hépatique), oblitérées partiellement; augmentation des veines portes accessoires.

XXIII. — Principales lésions de la vésicule biliaire (indépendamment des cas de traumatisme).

Atrophiée, oblitérée, distendue par le liquide, vide, contenant des calculs de cholestérine ou autres, des ascarides; ulcérations (fièvre typhoïde, rétention d'urine, etc.); perforation (avec épanchement dans le péritoine, etc.).

Parois. — Amincies, hypertrophiées, fibro-cartilagineuses.

(1) Notamment dans la poitrine. — On a bien rarement vu le foie manquer, même chez les monstres : dans ces cas d'absence, il peut être remplacé par un plexus veineux émané des veines ombilicales (*Acad. des sciences*, 11 avril 1864, observation d'un acéphale).

Muqueuse et tissu sous-muqueux (1). — Enflammés (cystite hépatique, ou cholécystite), gonflés, opaques, friables, amincis; ulcérations (à bords noirâtres, etc.); gangrène; infiltrés de liquides altérés, de pus.

Bile. — Coloration jaune, vert foncé, brune, blanc sale, trouble, granuleux; consistance épaisse, poisseuse, fluide.

Pancréas.

La pathologie de cette glande n'est guère connue; elle a été peu étudiée, surtout en France (2). L'examen nécroscopique du pancréas est en effet trop souvent négligé; c'est quand il existe quelque désordre splénique qu'il faudrait notamment en reconnaître l'utilité, la rate, indépendamment de ses autres fonctions encore mystérieuses, paraissant un siége de préparation pour le sang qui s'élaborera dans le pancréas pour produire un suc apte à transformer les substances nutritives. On a cependant signalé des changements assez notables dans le poids ou les dimensions du pancréas (3), dans sa couleur, sa direction et ses rapports. Il a été vu adhérent au duodénum, à la rate, au côlon, nageant dans une poche purulente (péritonite, *Bull. méd. du Nord*, septembre 1864), ratatiné et perdu au milieu de fausses membranes (syphilis, Lancereaux, *Gaz. hebd.*, 23 septembre 1864). Notons également les variations de ses conduits excréteurs.

Le pancréas a été trouvé induré (syphilis tertiaire, maladies du cœur, etc.), ramolli (fièvre typhoïde, etc.), tuberculeux, cancéreux (Blancard, Hertod. Botenfeld), infiltré de pus, de tumeurs gommeuses.

(1) Rappelons que la muqueuse des voies biliaires est normalement jaune et criblée de petites vacuoles, visibles à l'œil nu, qu'on a considérées à tort comme les orifices d'autant de glandes muqueuses : quant à la muqueuse de la vésicule biliaire en particulier, elle présente, à l'état sain, de nombreuses villosités lamelliformes.

(2) Voyez, pour la France : écourt, *Recherches sur le pancréas*, thèse de Strasbourg, 1830; Moudière, *Rech. pour servir à l'hist. path. du pancréas* (*Archiv. gén. de méd.*, 1836); Moyse, *Études histor. et crit. sur les fonctions et les malad. du pancréas*, thèse de Paris, 1852; Fauconneau-Dufresne, *Malad. du foie et du pancréas*, 1856; Ancelet, *Essai sur l'anat. path. du pancréas*, thèse, 1856, et *Études sur les malad. du pancréas* (*Gaz. méd. de Lyon*, 15 févr. 1864).

(3) Son poids moyen normal est de 70 grammes chez l'homme, 60 grammes chez la femme. Sa longueur, à l'état sain, est 13 à 18 centim.; son épaisseur moyenne 10 à 15 millim.

L'examen microscopique de ses acini a permis, dans quelques cas, de constater certaines modifications dont il reste en général à établir les rapports avec les maladies des autres organes. Comme exemples, ces granulations sont quelquefois congestionnées dans la péritonite : Virchow a observé, chez un enfant affecté de syphilis congénitale, une dégénérescence graisseuse du pancréas, avec rétrécissement du conduit de Wirsung, qui était rempli de mucus gélatineux.

Mellet a cité des cas d'apancréatie : chez un fœtus bicéphale (1), chez deux enfants morts d'exomphalie (2). Aubery a constaté, sur un mort-né, l'absence du canal pancréatique (3). La dipancréatie ne serait pas rare chez les monstres bicéphales (4) : on l'a confondue parfois avec le développement exagéré du petit pancréas de Winslow (5).

Le docteur Ancelet distingue divers déplacements du pancréas. Dans les déplacements intra-abdominaux, le pancréas peut descendre jusqu'à la quatrième vertèbre lombaire, être repoussé dans l'hypochondre gauche par le foie hypertrophié, adhérer à la rate et étrangler le côlon transverse. Les déplacements par invagination intra-intestinale sont fort rares (6); dans les déplacements intra-thoraciques, le pancréas pénètre dans le thorax à travers le diaphragme atteint d'ulcération, de rupture, de vice de conformation congénitale. Les déplacements extra-abdominaux ont été signalés par Geoffroy Saint-Hilaire chez les monstres aspalasomes (7), et par Marrigues (8), dans une hernie ombilicale contenant le foie, la rate, l'estomac, le pancréas, les intestins.

Les lésions traumatiques du pancréas sont fort rares.

Les dyspepsies s'accompagnant de graisse dans les selles devront souvent faire chercher, surtout s'il n'y a pas altération des voies biliaires, quelque ulcération pancréatique, comme le prouvent cinq observations citées par MM. Berne et Delore (9).

Enfin, le pancréas pourra être utilement examiné chez certains

(1) *Influence de la physiologie moderne sur la médecine pratique*, 1864.

(2) *Nov. act. cur. nat.*, t. IV, *app.*, p. 185.

(3) *Anc. journ.*, t. IV, p. 319.

(4) *Bull. de la Faculté de méd.*, t. I, p. 4.

(5) Lachaise, *De la duplicité monstrueuse*, 1827, p. 32.

(6) Blaës, *Obs. med. rariores*, 1677; Young, in Fauconneau-Dufresne, *loc. cit.*

(7) Baud, *Recueil périodique*, t. XXIV, p. 24.

(8) *Journ. complém.*, t. XXI, p. 236-270.

(9) *Anc. journ.*, t. II, p. 32.

sujets très-maigres : on comprend que l'insuffisance et, en général, les maladies du suc de cette glande, aient pu produire la maigreur, les corps gras se trouvant incomplétement émulsionnés, dédoublés et absorbés. — De même, les animaux chez lesquels on maintient des fistules pancréatiques en activité succombent du dixième au quinzième jour dans un état de marasme et d'amaigrissement prononcé : si le pancréas est complétement détruit, l'animal meurt tout à fait émacié, bien qu'il ait mangé presqu'aux derniers moments. Rappelons également que M. Lucien Corvisart a démontré (1), après Purkinje et Pappenheim, le rôle du pancréas comme agent complémentaire de l'estomac, et comme pouvant dissoudre les aliments albuminoïdes, même sans le concours du suc gastrique ou de la bile.

Rate.

L'observateur conciencieux ne négligera l'inspection de la rate dans aucune autopsie cadavérique : il est des affections d'ailleurs où cette inspection est de rigueur, fièvres en géneral, fièvres intermittentes en particulier, leucocythémie (2), etc.

Après avoir noté, s'il y a lieu, l'état du péritoine splénique (granulations, taches ecchymotiques, plaques laiteuses, etc.), la rate sera d'abord examinée sur place. On pourra la trouver déplacée (hydrothorax, ascite, kyste de l'ovaire) (3), adhérente au diaphragme, à l'estomac, entourée de fausses membranes, de caillots, etc. — Il a été cité quelques exemples de rates supplémentaires, de duplicité, de multiplicité, de transposition de cette glande (4) : les fissures congénitales (division en lobes) ne sont pas rares.

Il faudra enlever ensuite la rate de l'abdomen et la passer extérieurement en revue avant de l'inciser.

(1) *Acad. de méd.*, 2 mai 1864, et *Collections de mémoires sur une fonction du pancréas*, 1857-1864.

(2) Bien que la leucocythémie (fièvre blanche des jeunes filles, des anciens auteurs) ne puisse le plus souvent être rattachée à l'intoxication palustre, il n'en est pas moins vrai qu'on l'a vue survenir à la suite de fièvres intermittentes prolongées.

(3) Les hernies de la rate sont fort rares ; on a cité des cas de pénétration de la rate dans le thorax, par suite d'aliénation du diaphragme (Campbell, *Recueil périodiq.*, t. LXXVIII, p. 416).

(4) La rate peut manquer, et ce sans que les sujets qui en sont privés aient présenté des dérangements bien notables dans leur santé.

Parmi les altérations superficielles de la rate, nous citerons les plaques fibreuses ou fibro-cartilagineuses contenues dans l'épaisseur de la tunique propre de l'organe (capsule de Malpighi), plus ou moins épaissie, les granulations blanches rappelant les vésicules de la suette, etc. Les lésions les plus communes de la glande elle-même sont des changements dans la coloration, le poids, le volume. Au lieu de l'aspect rouge bleuâtre, normal après la mort, la rate peut se montrer violacée, avec traces de molimen hémorrhagique (splénite chronique, Cruveilhier), marbrée, ardoisée, noire, blanchâtre ; d'autres fois, elle sera jaunie par le pus qui infiltre ses mailles. On a vu la glande peser jusqu'à 5 kilogrammes (son poids cadavérique normal est de 195 grammes). Les variations, par atrophie ou par hypertrophie, dans les diamètres et surtout dans la longueur, ne seront pas moins importantes à considérer : M. Piorry a cité des rates atteignant 28 centimètres en hauteur et 20 en largeur (1). L'engouement splénique (spléno-mégalie, Piorry ; splénite), si souvent accompagné d'engorgement hépatique, s'observe notamment chez les sujets morts à la suite de fièvres intermittente, jaune, typhoïde, typhus, leucocythémie, rhumatisme, peste, scorbut, syphilis tertiaire (p. 122), morve aiguë, asphyxie, rage, chez les tuberculeux (2) et dans la fièvre hectique, c'est-à-dire dans cet état fébrile qui accompagne les grandes suppurations et les altérations du sang par le pus.

On constaterait également la résistance de la rate à la pression, son induration, son ramollissement (3), les déchirures ou ruptures pathologiques (fièvres pernicieuses) : la science possède peu d'observations de ces ruptures (4), qui n'arrivent généralement que sur des rates hypertrophiées et ramollies. Les blessures

(1) D'après M. Sappey (*Anatomie*), les dimensions moyennes de l'organe à l'état normal sont : longueur, 123 millim.; largeur, 82; épaisseur, 32. Nous avons vu récemment, dans un cas d'ascite avec œdème des membres inférieurs, la rate atteindre un diamètre transversal de 18 centim. sur 30 de hauteur.

(2) J'ajouterai « et chez les écrivains de profession, par suite de l'attitude assise prolongée. » Voyez Ramazzini, *Essai sur les malad. des artisans*, et un article récent du docteur Zuradelli dans *Gazzetta med. ital. lombarda et venetia.*

(3) Nous ferons observer que la rate est un des organes qui s'altèrent le plus rapidement après la mort. Il faudra donc se garder de confondre les ramollissements pathologique et cadavérique.

(4) Elles ont été réunies en grande partie par M. J. Meunier, dans les *Bull. de la Soc. anat.*, 1864.

de la rate sont rares. Larrey en a mentionnées dans sa *Clinique* : M. Boissy (1), MM. Guyon et Vallin (2) en ont rapporté récemment deux cas intéressants.

Examen intérieur.— A la coupe, on pourra rencontrer du pus infiltrant les mailles spléniques, des abcès métastatiques (3), des kystes hydatiques analogues à ceux du foie (p. 118), de nombreuses granulations fibrineuses grisâtres (4), de menues masses blanchâtres (phlébolites), dures, comme suspendues à un pédicelle, et résultant de la transformation de petites accumulations sanguines (cachexie paludéenne). Les foyers hémorrhagiques ne sont pas rares dans les affections cardiaques : M. Charcot (1855), M. Lancereaux (1862, *Thrombose et embolie cérébrales*) et d'autres ont montré que l'infarctus hémorrhagique ou fibrineux de la rate et des reins coïncide souvent avec les altérations mitrales ou avec le ramollissement du cerveau dû aux obstructions vasculaires. Le parenchyme splénique tuméfié présente un noyau dirigé transversalement, affectant souvent la forme d'un cône dont la base est à la face externe. Dans la dégénérescence cireuse, affection étudiée par Rokitansky, Meckel, Virchow, chez les sujets atteints de carie, tubercule ou syphilis des os, il y a infiltration de la pulpe splénique par une matière dense, transparente, albumineuse, et par une graisse particulière, assez voisine de la cholestérine, pouvant laisser déposer des cristaux de stéarine, et qui, avec l'iode et l'acide sulfurique, présente les réactions de la cellulose. — Chez quelques sujets atteints de cachexie syphilitique, on a trouvé la rate ratatinée, granuleuse à la déchirure et au microscope, ou même paraissant presque uniquement constituée par un tissu gris, dense, criant sous le scalpel, élastique au toucher, impénétrable aux doigts, laissant à peine suinter quelques traces de boue splénique par une pression énergique. Au milieu de ce tissu fibroïde, résultant surtout de l'hypertrophie des lamelles fibreuses normales de la rate, et qui arrive à comprimer tous les éléments de l'organe ou à s'y sub-

(1) *Bull. Soc. anat.*, 1863, p. 205.

(2) *Gazette méd. de l'Algérie*, 25 nov. 1863.

(3) Dans l'infection putride, on peut trouver, au lieu d'abcès métastatiques, des foyers de gangrène humide. Dance a noté la gangrène splénique correspondant avec celle de l'utérus ; Rudd a cité des collections gangréneuses dans la rate d'un homme de 35 ans, mort de gangrène des orteils après les frissons et les symptômes ataxo-adynamiques pathognomoniques de l'infection septique.

(4) Soit dans la splénite rhumatismale (Duroziez, *Gaz. des hôp.*, 13 déc. 1862), dans l'infarctus splénique des affections cardiaques.

stituer presque complétement, se détachent parfois, comme autant de nœuds, de petites tumeurs blanches (gommes), les unes très-dures au centre, les autres ramollies et présentant en leur milieu une matière caséeuse, grise, qui aurait pu en imposer pour du tubercule. La surface de la rate syphilitique peut présenter des dépressions analogues à celles du foie, et d'où partent de petites traînées blanches, fibreuses, pénétrant dans le parenchyme (Lancereaux, *Gaz. hebd.*, 30 sept. 1864).

La *veine* et l'*artère spléniques* seront quelquefois l'objet d'investigations fructueuses (p. 189); leur occlusion amène le plus souvent l'infarctus et la suppuration de la rate.

Injection. — Il sera quelquefois utile d'injecter la rate : cette injection se fera à l'eau ou au suif fondu, par une des artères. A moins de rupture, le liquide reviendra par la veine correspondante, sans pénétrer ni dans les autres branches artérielles ou veineuses (car la rate est divisée en 5 ou 6 compartiments vasculaires distincts), ni peut-être même dans les cellules contenant la boue splénique, car les veines ne paraissent pas communiquer avec ces cellules (1).

Recherche au microscope des altérations du tissu splénique. — Dans bien des cas, le microscope devra compléter l'étude nécroscopique de la rate (2). La plupart des augmentations de volume de cette glande seront reconnues ainsi comme provenant d'une simple hypertrophie, en nombre et en grosseur (hyperplasie), des éléments normaux, spécialement des follicules clos de Malpighi. Dans l'infarctus dont nous parlions plus haut, il y a, ou induration jaune par du tissu fibreux, ou, à une période plus avancée, amas de leucocytes granuleux, d'éléments altérés au milieu d'un liquide laiteux (détritus de tissu conjonctif globules de graisse, hématine en cristaux). On pourra examiner, sur une tranche mince, après ou sans macération, soit les dimensions des glomérules de Malpighi (3), adhérentes aux ramifications de l'artère et dont l'altération paraît en rapport avec certaines maladies de la rate, soit la pulpe ou parenchyme de l'organe, contenant la boue

(1) Telle est du moins l'opinion de M. Broca, voyez *Structure de la rate* (*Bull. Soc. anat.*, 1855, p. 533, sq.). Sur les injections, voyez troisième partie.

(2) Sur l'emploi du microscope, voyez notre troisième partie.

(3) « Dans le goître exophthalmique, il y a hypertrophie considérable des glomérules de Malpighi et de l'organe entier » (Trousseau, *Gaz. des hôp.*, 8 mars 1864). La même hypertrophie des glomérules est fréquente dans la leucocythémie.

splénique. Dans cette pulpe il existe normalement : 1° des globules rouges du sang (hématies), en quantité variable, donnant à la trame sa coloration ; 2° des globules blancs (leucocytes), reconnaissables à leur petit nombre, à leur volume double de celui des précédents, et à la présence dans leur intérieur d'un ou deux noyaux ; 3° des cellules à noyau et à nucléoles (noyaux spléniques) ; 4° des corpuscules fibro-plastiques (1) ; 5° des globules rouge brun, cuivrés, jaune doré, reconnus par M. Kölliker pour des hématies en décomposition et présentant quelquefois l'aspect de granulations pigmentaires.

M. Béclard a trouvé moins de globules rouges dans la veine splénique que dans l'artère correspondante et dans les autres veines (2) ; il en a conclu que la rate détruit une partie au moins des hématies. Pour M. Virchow (3), l'éminent professeur d'histologie de Berlin, qui a pris une si large part aux progrès anatomo-pathologiques de ces dernières années, la rate et le foie détruiraient également les hématies. D'autres auteurs, avec M. Bennet, pensent que les deux glandes forment les leucocytes, corpuscules qui, pour une troisième classe de physiologistes, seraient uniquement des globules de chyle et de lymphe non transformées en hématies par la respiration. Cette indécision existant encore sur le grand problème physiologique des fonctions de la rate, comme tange d'élaboration du sang, de sanguification, comme laboratoire de fabrication pour les leucocytes et aussi de métamorphose pour les substances azotées ou non, — nous fait appeler à ce sujet l'attention des observateurs habitués à recourir au microscope à la suite des autopsies cadavériques.

De même, il sera bon de constater, en cas d'altérations spléniques, notamment de fièvres intermittentes avec pâleur des téguments, de leucémie, s'il y a afflux de globules blancs dans le sang, et décoloration consécutive de ce liquide ou des caillots que pouraient renfermer les veines (4) ; on examinera notamment avec soin le contenu de la veine splénique.

(1) Voyez Broca, *loc. cit.*, et Sappey, *Anatomie*, t. III, p. 324.

(2) *Archiv. de méd.*, 1848.

(3) *Traité de physiologie*, troisième édition, p. 440.

(4) Dans la leucémie, le sang renferme quelquefois, pour 100 globules, jusqu'à 50 leucocytes et plus, au lieu de 2 à 3 0/0, selon la proportion normale : la fibrine paraît également en excès (Robertson, Scherer, etc.) — Soit dit à l'occasion, on a signalé en Allemagne chez les sujets morts de leucémie, indépendamment des altérations de la rate, du foie (hypertrophie) et du sang, une affection spéciale de la

On sait également le rôle attribué à la rate pour l'état pigmentaire du sang. Aussi, quelques lésions spléniques devront conduire à chercher s'il existe dans le sang, indépendamment d'un excès de leucocythes, des globules pigmentaires (*mélanémie* consécutive à certaines fièvres palustres tenaces, voyez p. 15), résultant d'une métamorphose de la matière colorante rouge du sang en substance noire ou mélanotique. Une partie de ce pigment peut d'ailleurs être accumulée dans la rate, dont les mailles se montrent alors infiltrées d'une bouillie noire ; le reste se répand dans le système de la veine porte, le foie, les reins, les poumons (voyez p. 54), le cerveau, les tissus divers, les capillaires où il constitue autant d'embolies, enfin dans la peau, qui en paraît comme l'émonctoire (1). Nous appelons l'attention sur ces intéressantes recherches, pour lesquelles il y a bien des observations encore à relever.

Sans le secours du microscope, on ne pourrait reconnaître cette affection de la rate que MM. Robin et Littré ont nommée *sympexion* ou altération des vésicules closes de la rate. L'organe se montre, dans cette lésion, dur, friable ; son tissu est demi-transparent, d'une coloration rougeâtre ou grise, due à des épanchements sanguins. En l'examinant au microscope, on y distingue une foule de granulations isolées, ou en connexion avec les vaisseaux qui les soutiennent comme des pédicules. Ces granulations sont des vésicules de Malpighi, à parois fibroïdes et vasculaires. Le volume en est augmenté, la surface irrégulière et de forme polyédrique. Elles sont devenues transparentes, gélatiniformes. Elles contiennent dans leur intérieur de l'épithélium nucléaire.

M. Karajais, de Berlin (2), a vu les trabécules de la rate garnis de gouttelettes graisseuses sur un sujet mort par les allumettes phosphoriques.

rétine : le plus souvent les vaisseaux, gorgés de sang au sortir de la papille, montrent sur leur trajet de petites taches ecchymotiques.

(1) Voyez *Soc. impériale de méd. de Constantinople*, 21 août 1863. mémoire de M. Fauvel.

(2) *Gazette hebdom.*, 6 nov. 1863.

CHAPITRE IV.

APPAREIL URINAIRE.

L'appareil urinaire se compose : d'un organe sécréteur, le rein ; d'un organe excréteur dilaté supérieurement, constitué par les calices, le bassinet et l'uretère ; d'un réservoir, la vessie ; d'un canal excréteur définitif, l'urèthre.

Nous rattacherons à ce chapitre l'étude des capsules surrénales.

Quant à l'urèthre, il présente chez l'homme des rapports tellement intimes avec l'appareil de la génération, que nous en renverrons l'examen aux chapitres des organes génitaux.

Reins. — Calices. — Bassinets et uretères.

Les lésions du rein sont plus fréquentes qu'on ne le suppose généralement. Nous reviendrons donc au conseil déjà donné plusieurs fois de ne négliger aucun organe dans une autopsie cadavérique faite avec soin : on sera tout étonné tôt ou tard de rencontrer des altérations inconnues jusqu'alors. lésions paraissant d'abord étrangères à la maladie, mais que l'observateur finira par trouver constantes et dont la découverte le rémunérera largement de sa persévérance.

Les reins sont situés dans l'abdomen, latéralement à la colonne vertébrale, au niveau de la dernière vertèbre dorsale et des deux premières lombaires, en arrière du péritoine et du tube intestinal, dessous le foie et la rate. En supposant l'abdomen ouvert (*Première partie*, chap. Ier), il suffit donc, pour arriver jusqu'à eux, d'écarter la masse intestinale, le foie et la rate, ou de relever les intestins de bas en haut, ou même de les enlever. Chaque rein paraît alors, entouré d'une couche de tissu cellulo-fibreux et graisseux (capsule adipeuse, ou atmosphère graisseuse de Bordeu) qui le sépare des parties voisines et le maintient immobile. Cette couche graisseuse sera incisée à l'aide du scalpel. L'écartant ensuite avec le doigt, on met le rein à découvert.

Il faudra examiner d'abord le rein sur place pour constater, s'il y a lieu, sa mobilité (Oppolzer, Rayer, Heare in *Med. Times and Gaz.*), son déplacement, ses rapports nouveaux (1), les

(1) On a cité des cas d'existence, chez de jeunes enfants, des corps

abcès périnéphrétiques et les abcès superficiels de la glande, dont le pus s'infiltre quelquefois entre le péritoine et les muscles des lombes, fusant ainsi vers l'arcade crurale et la fosse iliaque, ou bien perfore la séreuse abdominale pour s'épancher dans sa cavité, ou bien enfin s'ouvre chemin jusqu'à la peau (voyez le tableau XXV). La capsule fibreuse peut présenter elle-même quelques altérations, taches ecchymotiques, épaississement, adhérence à la glande, etc.

Pour extraire le rein, il suffit de l'attirer à soi. Il est souvent utile d'enlever en bloc tout l'appareil urinaire; si donc on voulait amener le rein avec l'uretère, il y aurait à disséquer ce dernier. A cet effet, rappelons que l'uretère est oblique de haut en bas et de dehors en dedans, jusqu'au niveau de la symphyse sacro-iliaque (portion abdominale); de là, il se porte en bas, en avant et en dedans (portion pelvienne) jusqu'au bas-fond de la vessie, s'engage entre les tuniques muqueuse et musculeuse de ce réservoir, et finit par s'ouvrir à l'un des angles postérieurs du trigone vésical.

Le rein enlevé, on constate, s'il y a lieu, son poids, son volume (1), sa coloration anormale (2), la perte de la fermeté qui lui est propre, son induration au toucher, la facilité avec laquelle on le sépare de sa capsule d'enveloppe, la fluctuation indiquant notamment quelque collection liquide, séreuse ou purulente, entre l'organe et sa tunique fibreuse, etc. Il existe quelquefois à sa surface des arborisations, des marbrures, des taches hémorrhagiques

de Wolf, ces organes de dépuration transitoires, qui disparaissent à une certaine époque de la gestation pour faire place aux reins et aux uretères.

(1) M. Barth a montré à la Société anatomique un rein atteignant à peine le volume d'une noix. Quand il existe atrophie d'un rein, l'autre est en général plus volumineux.—Les dimensions moyennes normales du rein sont :

Longueur. . .	12	centimètres.
Largeur. . . .	7	—
Épaisseur. . .	3	—

Le rein droit l'emporte généralement un peu sur le gauche. — Le poids moyen du rein est de 170 grammes. M. Sappey (*Anat.*, p. 463) mentionne un rein droit pesant 284 grammes : dans un cas remarquable de néphromégalie présenté à la Société anatomique par M. Lemarchant, l'organe pesait 759 grammes.

(2) Le rein est jaune rougeâtre à l'état sain. Il peut se montrer jaunâtre, rouge vineux, violacé, blanchâtre, *couleur de chair d'anguille*, anémié, etc.

(empoisonnement par le phosphore, *Gazette des hôp.*, 30 juin 1863, M. Vigla), des plaques, des ponctuations, des mamelons, des pustules purulentes, etc. D'autres fois la membrane fibreuse, adhérente au tissu rénal, laisse voir par transparence un grand nombre de kystes, du volume d'une tête d'épingle ou plus, contenant de la sérosité louche et gélatineuse, ou du pus, situés dans la couche corticale. — Dans la néphrite simple chronique, les reins présentent une véritable hypertrophie de leur substance corticale, sur laquelle sont disséminées des taches blanches, proéminentes, qui semblent constituées par une matière fibro-celluleuse située entre la périphérie de l'organe et son enveloppe : en général, le tissu des reins est plus dur, et, sous un même volume, ils sont plus pesants que dans les conditions normales. — L'état rugueux, grenu des reins est également remarquable. M. Rayer a noté, dans plusieurs cas d'atrophie, « de véritables cicatrices, reconnaissables à une ou plusieurs dépressions grises, brunâtres ou ardoisées, auxquelles la membrane fibreuse est très-adhérente quoiqu'elle en soit séparée par la membrane celluleuse, qui, en ce point, est beaucoup plus dure et plus épaisse. .. et les vaisseaux situés au-dessous d'elle sont souvent plus développés que dans l'état sain. » Tel est le cas de certaines néphrites syphilitiques ; et, outre ces dépressions cicatricielles, séparées ou non par des mamelons, de petites bosselures (1), on trouve parfois à la coupe, dans la cachexie vénérienne, des gommes disséminées ou une néphrite interstitielle syphilitique (p. 120) : la tunique fibreuse est opaque, difficile à décortiquer.

Dans le goître exophthalmique on a signalé l'adhérence de la capsule avec le tissu de la glande, et un état cirrhotique de tout l'organe (2).

Examen intérieur. — On incise le rein, afin d'en étudier les

(1) « Les reins présentent de nombreuses bosselures ; leur face, quand ils sont dépouillés de leur capsule, est rose pâle, chair de veau. Un piqueté rouge abondant est disséminé par plaques sur ce fond anémique ; la substance corticale, épaisse de deux lignes au niveau de la base des tubulures, est d'un jaune rosé, et striée de lignes rouges qui se portent de la base des cônes à la surface des reins. Ces stries, formées par les vaisseaux injectés, sont distantes les unes des autres d'une demi-ligne, et les espaces qui les séparent sont d'une couleur tellement uniforme, d'une densité telle, qu'il est impossible d'y reconnaître les dispositions normales. » (Rayer, *Maladies du rein*, t. II, observation du nommé Borreman.)

(2) Voyez *Gazette des hôp.*, 8 mars, clinique de M. Trousseau.

deux substances : substance périphérique, ou corticale, ou glanduleuse, normalement jaune rougeâtre et contenant les glomérules ou glandules de Malpighi, dans lesquelles s'opère la sécrétion de l'urine, — substance intérieure, ou fibreuse, ou tubulaire, ou médullaire, plus rouge, plus ferme, d'aspect à la fois strié et et rayonné, à l'état sain. L'incision du tissu propre de la glande se fera avec un fort scalpel, du bord externe ou convexe, vers le bord interne, ou concave, contenant l'échancrure, hile, ou scisure du rein, par laquelle entrent les vaisseaux afférents et sortent les vaisseaux efférents et le conduit excréteur. Il est quelquefois bon de pratiquer plusieurs coupes, l'une sur la partie moyenne du bord externe, l'autre sur les portions latérales de ce bord, afin de bien voir soit la forme et le volume des segments de la substance tubuleuse nommés *pyramides de Malpighi*, soit l'état et l'épaisseur de l'enveloppe que leur fournit la substance corticale, en pénétrant dans les intervalles des pyramides, pour constituer les *colonnes de Bertin*, qui convergent également vers le hile sous l'aspect de cônes.

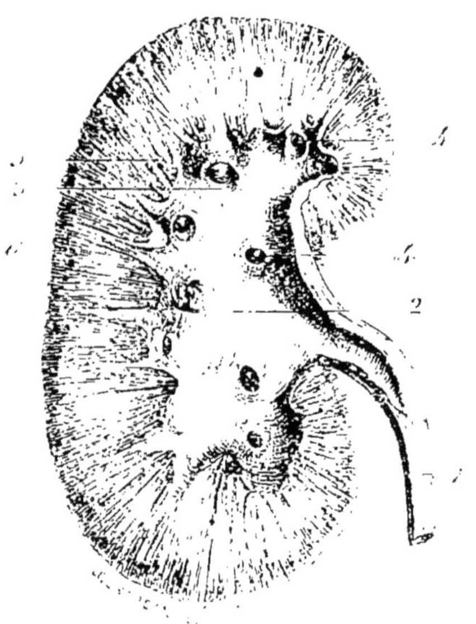

Fig. 57.

Rein coupé au niveau du hile, parallèlement à ses deux faces.
1. Uretère. — 2. Bassinet. — 3. Calice. — 4-4. Mamelons ou papilles. — 5. Substance tubuleuse. — 6. Substance corticale.

Les deux substances du rein se montreront souvent différemment colorées, congestionnées, couvertes de stries, de taches ecchymotiques, exsangues, indurées, lardacées, ramollies, hypertrophiées, atrophiées (par exemple : atrophie de la substance corticale dans le rein goutteux, *gouty kidness* de Todd), injectées de dépôts fibrineux (néphrite rhumatismale, infarctus dans les altérations cardiaques, comme pour la rate, p. 135), de sang (hémorrhagie rénale), de graisse (dégénérescence graisseuse). — Dans l'inflammation aiguë du rein (néphrite aiguë simple), la substance corticale est souvent parsemée de grains blancs, entourés d'un liséré rouge brunâtre et de points rouges : ces grains blancs sont de petits dépôts purulents, ayant le volume de la tête d'une grosse épingle, répandus au milieu du réseau vasculaire rénal. Dans la néphrite traumatique, et particulièrement à la suite de déchirures du rein, les points blancs examinés au microscope ne sont plus formés de pus, mais de lymphe plastique, de fibrine décolorée. — Quelquefois les abcès du rein siégent dans l'intervalle des pyramides.

Certains cas de rétention d'urine dans les cavités rénales (hydronéphroses) présentent le tissu propre de la glande atrophié, réduit même à une lame mince, souvent jaune, et surmonté extérieurement de bosselures qu'il est possible de sentir pendant la vie (voyez *Appendice*, exemples d'autopsie cadavérique, X). Sur des sujets affectés d'urémie, il peut même ne plus y avoir de trace des substances corticale et tubulaire, l'organe n'étant plus qu'un sac réduit à son enveloppe (1). Le rein se montre également creux et plein de matière tuberculeuse chez quelques phthisiques. On a cité aussi des reins transformés en une poche pleine de pus, après destruction de la substance tubuleuse (2) : le fait n'est pas très-rare dans le rétrécissement de l'urèthre.

Sur quelques sujets qui ont succombé à la cachexie vénérienne, on a trouvé dans le rein les lésions du foie (p. 119), de la rate (p. 135), du poumon (p. 58) syphilitiques. L'élément conjonctif a étouffé localement les éléments normaux et s'y est substitué. Au microscope, les corpuscules de Malpighi, plus ou moins volumineux, sont circonscrits par une trame cellulaire épaissie.

Il n'est pas rare que la pression, l'œil ou la loupe fassent rencontrer des calculs dans le rein chez les goutteux (Arétée, Sydenham, Musgraave, Fesh, Hoffmann, Wepfer, Morgagni, etc.), calculs paraissant résulter quelquefois d'une transformation de matière tuberculeuse (phthisiques). On les reconnaîtra souvent comme l'origine de l'affection calculeuse vésicale. Dans ce cas,

(1) D. Coppee, *Ann. de la Soc. de méd. de Gand*, juillet 1864.
(2) M. Lemarchant, *Bull. soc. anat.*, mars 1861.

jaunes ou rouges, plus rarement gris sale, blancs ou noirs, ils ont généralement le volume d'un grain de millet ; mais on en a cité de beaucoup plus volumineux. — les reins de Philippe IV, roi d'Espagne, et ceux de Frédéric III, électeur de Saxe, contenaient un calcul gros comme un œuf de pigeon ; Renauldin a présenté à la Faculté de médecine de Paris un calcul rénal des dimensions d'un œuf de poule. — Ils pèsent d'ordinaire 1 à 4 grammes : — on mentionne cependant deux calculs extraits des reins du pape Innocent XI ; l'un pesait 190 grammes, l'autre 300.

Les altérations les mieux étudiées du rein sont, sans aucun doute, celles qu'on y rencontre dans la maladie de Bright, ou dégénérescence granulée (Christison), nommée depuis albuminurie (Martin-Solon) ou néphrite albumineuse (Rayer). Dans cette affection, la substance corticale présente une augmentation d'épaisseur ; elle offre des granulations, se montre ramollie, décolorée ou d'un jaune pâle avec de petites étoiles vasculaires, rouges, disséminées. La substance tubulaire, d'un rouge très-vif, a ses stries moins visibles ; plus tard, elle est dure, friable, cassante, parfois grenue et sèche.

—Bien des classifications ont été proposées pour les altérations du rein dans la maladie de Bright. Pour Bright, les trois degrés de l'altération du rein étaient les suivants :

1° La tunique fibreuse adhère intimement au tissu de l'organe, et ne peut être détachée sans entraîner quelque portion de substance corticale ; cette dernière est plus friable, décolorée, parsemée de plaques jaunâtres irrégulières ;

2° La substance corticale est jaune, criblée de granulations et de mamelons qui la déforment.

3° La substance tubuleuse se montre envahie ; tout l'organe s'atrophie, se bossèle, se durcit.

Le docteur Bennet (1) établit de même trois formes : 1° inflammatoire ; 2° cireuse ; 3° graisseuse, fondées spécialement sur l'examen microscopique.

« En 1840, M. Rayer (2), ajoutant trois degrés à la classification du premier auteur anglais, comprit dans sa *néphrite albumineuse* des états congestifs du rein qui n'avaient plus aucun rapport de nature avec les lésions dont le rein se trouve atteint dans l'espèce de *trinité* pathologique, hydropisie, albuminurie,

(1) *The principles and practice of medicine*, 1859.
(2) *Traité des maladies du rein*, 1839-1841.

altération spéciale des reins, établie par Bright : par sa division de la néphrite albumineuse en aiguë et chronique, il faisait entrer dans ce même cadre nosologique toutes les albuminuries symptomatiques décrites en 1838 par Martin-Solon (1). »

(1) M. Empis, *Gaz. des hôpit.*, 5 juin 1862. — Nous tenons à établir que le mot *albuminurie* est mauvais, l'albuminurrhée n'étant qu'un symptôme de divers états pathologiques, et faisant quelquefois défaut dans la maladie de Bright.

Pour beaucoup, le point de départ des lésions de cette maladie, prise à l'état type, est en dehors de la glande urinaire : il existerait un état pathologique de toute l'économie, un excès général d'albumine, produisant secondairement la dégénérescence dont nous résumons les caractères anatomiques, une sorte de diathèse primitive avec localisation ultérieure spéciale. — L'affection tuberculeuse n'a-t-elle pas de même, continuent les humoristes, un siége de prédilection, le poumon ? N'existe-t-il pas d'autres accidents paraissant tous locaux et liés cependant à des maladies générales : la pneumonie dans l'affection de Bright, les abcès du poumon ou du foie dans l'infection purulente, la morve, le farcin, les hémorrhagies parenchymateuses dans le scorbut, etc.? — Le rein, chargé, avant tout autre organe, d'éliminer une grande partie de l'albumine en excès dans le sang, éprouve des altérations consécutives à ce fonctionnement exagéré. La maladie de Bright peut reconnaître pour origine le vice rhumatismal, les infections typhoïde, diphthéritique, purulente, puerpérale, le typhus, les cachexies cardiaque, paludéenne, syphilitique, mercurielle, plombique, dartreuse, scrofuleuse.

Déjà Bright (1827) ne subordonnait pas l'albuminurrhée à la lésion organique du rein, comme le faisait Christison en 1829. Valentin (1837), Graves de Dublin (1838), Owen Kees, cherchaient également l'étiologie dans le sang. M. Gubler (1855) et M. Jaccoud (*Clinique* de Graves, et *Thèse*, 1860) ont placé la cause de la maladie de Bright dans une perturbation des phénomènes d'assimilation et de désassimilation des matières albuminoïdes. M. Jaccoud a trouvé, chez les sujets atteints de cette maladie, des flocons albumineux dans le sérum du sang, le liquide céphalo-rachidien, les selles, ce qui prouverait la tendance générale, extra-rénale, à la transsudation des matières albumineuses.

D'autre part, Graves, que M. Trousseau appelle le plus éminent clinicien de notre époque, cite des cas d'albuminurie et d'hydropisie sans maladie néphrétique primitive, comme des exemples d'hydropisie et d'altérations granuleuses du rein sans albuminurrhée : Bright, Wilks, MM. Forget, Monneret auraient constaté de même, sur certains reins, les lésions de la maladie de Bright, sans qu'il y eût eu albuminurie. L'excrétion albumineuse urinaire peut enfin cesser par intervalle chez les sujets affectés de maladie de Bright, les désordres anatomiques persistant. — La lésion du rein ne serait dès lors qu'une lésion symptomatique, une manifestation de l'état morbide par une

Quoi qu'il en soit, la classification de M. Rayer, fondée sur les apparences diverses que peuvent présenter les reins vus à l'œil

altération spéciale de tissu.—On sait d'ailleurs que la fonction urinaire se prépare de longue main, à la périphérie du système circulatoire ; le rein ne fait que la terminer, comme le poumon termine l'hématose. Si les matières albuminoïdes sont devenues inassimilables à l'organisation, le rein les éliminera comme il élimine le glucose inemployé des diabétiques.

Il semblerait ainsi difficile de cantonner la maladie de Bright dans le rein. Il est cependant des cas où il devient peu aisé d'affirmer si la lésion locale a précédé ou non l'état général, embarras qui se présente d'ailleurs pour la pathogénie de bien d'autres affections, pour les empoisonnements typhique et purulent, par exemple. Quelques expériences physiologiques (Robinson, Panum de Kiel) ont démontré que l'obstruction des veines rénales produit une congestion du rein et une desquamation des *tubuli*, suivies bientôt d'albuminurrhée et des premiers désordres reconnus par Bright. On explique ainsi l'albuminurie accompagnant certaines maladies organiques du rein (inflammation, abcès, tumeurs), par suite de la gêne qu'elles apportent à la circulation générale ou partielle, — l'albuminurie symptomatique de la pléthore, des affections du cœur ou des voies respiratoires, susceptibles d'amener une congestion veineuse et capillaire, avec épanchement consécutif dans le tissu cellulaire ou les séreuses et passage de l'albumine du sang dans l'urine. Les formes adynamiques de quelques maladies (fièvre typhoïde, période algide du choléra, etc.) détermineraient de même l'albuminurrhée par perversion générale de la circulation, ainsi que les affections graves accompagnées d'hémorrhagie, sans que d'ailleurs ces états divers entraînassent toujours dans l'appareil rénal des lésions capables d'expliquer l'albuminurie.

La question est au reste aussi complexe qu'intéressante. On devrait soigneusement distinguer la maladie de Bright d'avec l'albuminurie en général. La sécrétion néphrétique albumineuse, le passage, par exosmose ou par rupture vasculaire, dans les tubes rénaux, d'une portion de l'albumine contenue dans le sang qui traverse le rein, peut se présenter sous des influences fort diverses, dans un grand nombre d'états disparates, et, dit-on, sans entraîner fatalement (à moins de prolongation) les lésions de la maladie de Bright, même la congestion du premier degré. Les albuminuries *passagères* (Rayer), dans lesquelles les recherches microscopiques de Wilks, Gillepsie, Basham, Wedl, Braun, etc., n'ont pas su démontrer de désordres néphrétiques appréciables, sont de beaucoup les plus nombreuses ; elles seraient l'expression de troubles fonctionnels sans lésion de structure. M. Cl. Bernard a prouvé qu'on peut rendre les animaux albuminuriques par un régime alimentaire albumineux ; aussi trouve-t-on de l'albumine dans les urines des gens qui mangent beaucoup d'œufs, ou, en général, d'aliments azotés (Dupuytren, Thenard, Rayer, Luton, Hamon,

nu, étant généralement adoptée en France, nous la résumerons dans le tableau suivant.

XXIV. Classification des lésions rénales dans la maladie de Bright, d'après M. Rayer.

A. Premier degré (*première forme*, Rayer ; *hypérémie*, Martin-Solon; *congestion*, Christison). — Piqueté et gonflement de la substance corticale. Augmentation de volume et de poids.

Gubler, etc.). Le même physiologiste a produit l'albuminurrhée par la piqûre du plancher du quatrième ventricule, par l'irritation ou la section des nerfs du rein,— et toute condition physique ou organique capable d'altérer passagèrement le liquide sanguin, de pervertir la modalité du système nerveux cérébro-spinal, de troubler l'innervation viscérale, serait susceptible d'engendrer momentanément une névrose albuminurrhéique (?) souvent sans lésion rénale concomitante connue : commotion du cerveau et de la moelle, suppression de la sueur et perturbation des fonctions cutanées par le froid ou les maladies (Mialhe; Semmola, *Acad. de méd.*, 27 août 1861), inanition (Rosenthal), alcoolisme, accès de coliques saturnines, gestation, fièvres d'accès, absorption de substances irritantes, affections chroniques diverses, cachexie syphilitique, mauvaises conditions hygiéniques, etc. (Voyez *troisième partie*, examen chimique.)

Nous nous faisons, dans tout ce qui précède, l'écho de l'école humoriste ou nervosiste, sans prendre le soin de discuter.

On consultera avec intérêt, sur la maladie de Bright et sur l'albuminogenèse, la thèse de M. Jaccoud (1860), *Conditions pathogéniques de l'albuminurie;* la leçon précitée de M. Empis; le mémoire de M. Favre (*Union méd. de la Provence*, 1864) intitulé : *La lésion rénale est-elle cause ou effet dans l'albuminurie?* enfin le livre de M. Germe (1864), sous le titre : *Qu'est-ce que l'albuminurie?* Ce dernier auteur établit que tous les capillaires de l'économie peuvent, comme les canalicules urinaires, sécréter de l'albumine, et devenir le point de départ d'hydropisies diverses : malheureusement il se refuse à admettre la maladie de Bright comme pouvant avoir son existence propre, indépendante du symptôme albuminurie, fait qui nous semble cependant péremptoirement démontré. — A l'article Albuminurie du *Nouveau Dictionnaire de médecine et de chirurgie*, M. Jaccoud distingue les albuminuries selon qu'elles sont produites : 1° (p. 520) par des modifications dans les conditions mécaniques de la circulation rénale (grossesse, maladies du cœur, fièvre palustre, choléra), 2° par des altérations du sang (dyspepsies, pyrexies), 3° par ces altérations avec lésions rénales (intoxications, cachexies, rétention des produits excrémentitiels), 4° par des lésions rénales dont elles sont l'expression symptomatique directe.

B. Deuxième degré (ou *deuxième forme*). — L'augmentation de volume persiste, mais il y a mélange d'anémie et d'hypérémie. Aspect marbré et injection arborisée de la surface ; teinte pâle avec taches jaunes et rouges. Saillies séparées par des sillons décolorés.

C. Troisième degré (*dégénérescence jaunâtre ; première forme de Bright ; anémie*). — L'hypertrophie continue. *Décoloration*, teinte pâle uniforme avec injection par places ; granulations et bosselures provenant d'un dépôt de lymphe plastique.

D. Quatrième degré (ou *quatrième forme*). — Les reins, toujours volumineux, sont pâles ; leur surface est parsemée de taches laiteuses, granuleuses, étoilées, comparées à des grumeaux crémeux blancs, et dues au dépôt d'une matière albumino-fibrineuse.

E. Cinquième degré (ou *cinquième forme*). — Aspect granuleux plus marqué ; irrégularité de la surface des reins.

F. Sixième degré (ou *sixième forme ; troisième de Bright*). — Les reins, parfois plus petits qu'à l'état normal, sont durs, cartilaginiformes, inégaux, mamelonnés de petites saillies jaunes ou pourpres.

Les *veines rénales* présentent souvent des modifications intéressantes dans la néphrite albumineuse ; leurs parois sont épaissies, leur cavité contient des caillots plus ou moins décolorés et solides (1). Terme général, il sera bon, dans les recherches sur le rein, de constater l'état des veines et artères rénales, ainsi que des organes voisins. Il n'est pas d'ailleurs très-rare d'observer des anomalies dans les vaisseaux qui se rendent aux glandes urinaires : par exemple, plusieurs artères ou veines rénales (2).

Examen microscopique. — L'étude faite à l'œil nu devra souvent être complétée ou contrôlée par l'inspection microscopique, aidée ou non, soit d'injections (3), soit de macérations préalables ou de durcissement des coupes dans l'acide chromique (maladie de Bright). Cette inspection est spécialement indispensable dans la maladie de Bright (4). On soumettra au microscope les coupes

(1) Sur la phlébite rénale en général, voyez M. Rayer (*Traité des maladies du rein*, t. II, p. 269, et t. III, p. 592), une note du docteur Cossy (*Gazette médicale*, 1846), de M. Delaruelle (*Bull. Soc. anat.*, t. XXI), etc.

(2) On a cité des cas où le rein recevait, indépendamment de l'artère que lui fournit l'aorte, une, deux ou trois branches émanées des troncs vasculaires plus ou moins voisins, de l'iliaque primitive par exemple (*Bull. Soc. anat.*, 1852).

(3) Pour l'injection des tubes urinaires, voyez l'*Anatomie* de M. Sappey, t. III, p. 472.

(4) Nous extrayons le passage suivant du rapport de M. Heurel sur

faites sur la glande, pour constater, par exemple, l'état des conduits urinaires, ou *tubes de Bellini*, divisés chacun en un grand nombre de rameaux qui constituent dans leur ensemble une *pyramide de Ferrein*. Les cellules de la tunique épithéliale de ces conduits pourront se montrer distendues par des gouttelettes graisseuses, au point d'avoir déterminé l'atrophie ou l'oblitération du tube correspondant. Cette altération, qui se manifeste à l'œil nu sous l'aspect de plaques ou de granulations d'un blanc jaunâtre, coïncide avec le passage habituel de l'albumine du sang dans l'urine et constitue un excellent caractère histologique de la maladie de Bright, — comme, en général, de la dégénérescence

un mémoire de M. Pavy (alors prosecteur à l'hôpital de Guy), intitulé *Étude histologique de la maladie de Bright* (*Bull. Soc. anat.*, sept. 1853) :

« Le premier degré, celui de l'inflammation simple et de l'exsudation commençante, se caractérise par la congestion des glomérules de Malpighi, congestion qui donne quelquefois lieu à de petites hémorrhagies partielles, à la compression du parenchyme sécréteur environnant, et, par suite, à la gène de la sécrétion. On trouve alors, dans l'intérieur des canaux urinifères, des dépôts de fibrine cylindriques, sur lesquels se détachent les cellules épithéliales avec leurs noyaux, plus ou moins éloignées les unes des autres. La fibrine contenue dans l'intérieur des canalicules urinifères est blanche, se gonfle et devient transparente au contact des acides ou de la potasse, comme les dépôts récents de fibrine. A côté de ces dépôts de fibrine, les canalicules urinifères contiennent fréquemment encore des globules sanguins. Quelquefois déjà, dans cette période, la capsule des corpuscules de Malpighi, les parois des vaisseaux sont rendues un peu plus opalines par la formation d'une matière finement granuleuse ; enfin, suivant Reinhards, déjà dans cette période les vaisseaux qui forment le glomérule sont partiellement oblitérés, lésion que Frerichs ne rattache qu'au deuxième degré de la maladie.

» La deuxième période, celle de l'infiltration graisseuse, offre les caractères suivants : Les dépôts fibrineux contenus dans les canalicules urinifères sont plus brillants, réfractent mieux la lumière (paraissent blancs à la lumière réfléchie, noirs à la directe) et résistent plus longtemps à l'action des acides ou des alcalis. L'épithélium s'altère de deux manières : ou bien il s'infiltre de graisse granuleuse et même vésiculeuse, ou bien il s'atrophie. Les canalicules urinifères deviennent plus gonflés, variqueux ; enfin les glomérules de Malpighi sont troubles, leurs houppes vasculaires oblitérées par un dépôt granulo-graisseux survenu dans les capsules.

» La troisième période, celle d'atrophie, présente une diminution de calibre, un resserrement des canalicules urinifères, et une oblitération simultanée des ramifications vasculaires afférentes. »

Virchow admet aussi trois formes histologiques : néphrite paren-

graisseuse du rein, assez fréquemment observable pour la néphrite syphilitique et diverses autres cachexies. Dans l'envahissement graisseux du rein, tel qu'on l'observe sur les sujets empoisonnés par des pâtes phosphorées (p. 115) ou l'acide sulfurique (Leyden et Munck, Wagner, Mannkopf, Löwer), les tubes urinifères contiennent un détritus gris, constitué par des granulations adipeuses; les cellules épithéliales de ces *tubuli* se montrent déformées ou détruites.

Chez les nouveau-nés, les tubuli sont dessinés au microscope, sous forme de pinceaux, par la poussière d'acide urique contenue, caractère important pour les recherches d'infanticide (p. 20). Mais le fait, ici normal, peut exister pathologiquement. Dans la gravelle des nouveau-nés (1), la substance médullaire présente des aigrettes jaune-orange constituées par une poudre fine d'urate de soude répandue dans les tubes urinaires. M. Leroy (d'Étiolles) a trouvé chez l'adulte de petits calculs produits dans un de ces canalicules même et affectant la forme d'un clou, d'une dent à deux racines. La goutte présente parfois une néphrite albumineuse (Bright, Blackall, Anderson), dont M. Rayer a constitué sa néphrite goutteuse, et dans laquelle, au microscope, les substances corticale et tubuleuse sont parsemées de petits grains jaunes ou rouges (acide urique). M Castelnau (*Arch. de méd.*, 4e série, t. III, p. 28) a même signalé un autre état pour le rein goutteux, des dépôts d'urate de soude analogues à ceux des articulations : « Tous les cônes tubuleux qui n'étaient pas envahis par la dégénérescence graisseuse renfermaient des dépôts de matière blanche comme émail, partout disposée en stries très-fines affectant la direction des tubes urinifères et semblant être contenues dans l'intérieur de ces tubes mêmes. » Ces faisceaux de prismes aciculaires dans le rein des goutteux ont été constatés aussi par Garrod (*On gout*, 1863, p. 236).

Enfin, M. Namias, de Venise (*Comptes rendus de l'Institut*,

chymateuse, néphr. amyloïde (p. 152), néphr. interstitielle (*Pathol. cellul.*). Telle est à peu près aussi la classification de M. Cornil (*Journal* de Robin, janvier 1865).

Parmi les auteurs qu'on pourra consulter sur les altérations histologiques dans la maladie de Bright, je citerai : en France, MM. Lebert et Robin, Cornil; en Angleterre, Corrigan, Stokes, Williams Quain, Todd, Johnson, dont les divisions de la néphrite sont encore classiques, Parkey, Begbie, Tripe; en Allemagne, Henle, Simon, Hellers, Scherer, Gluge, Canstatt, Reinhards, Nasse, Vogel, Virchow, Gairdner, Frerichs.

(1) Hervieux. *Gazette des hôpitaux*, 16 février 1864.

2 mai 1864), dans un travail sur l'infection du sang par la bile, faisait remarquer qu'à l'œil nu, et surtout à la loupe, on peut trouver les canalicules du rein, au sein de la substance médullaire notamment, obstrués par la cholépyrrhine, chez les sujets, par exemple, où cette entrave à l'excrétion urinaire a pu produire l'urémie.

D'autres fois, le microscope fera reconnaître l'oblitération des vaisseaux sanguins propres aux corpuscules de Malpighi (1), leur dégénérescence athéromateuse ou amyloïde (maladie de Bright confirmée) (2), une congestion veineuse des mailles vasculaires entourant les pyramides de Ferrein (*étoiles de Verheyen*), ou bien des vaisseaux afférents et efférents des glomérules (empoisonnement par le phosphore, etc.), l'atrophie de ces appendices avec épaississement de leur trame conjonctive (syphilis, Lancereaux, *Gaz. hebd.*, 30 septembre 1864, obs. XIII), leur dilatation en kystes, etc. Virchow a vu la membrane vasculaire des glomérules bleu noirâtre chez un épileptique ayant fait un long usage d'azotate d'argent.

XXV. Principales altérations :

A. Du tissu cellulaire périrénal. — Épaissi, induré (périnéphrite), ou même ossiforme (néphrite chronique), ramolli, abcédé.

B. De la capsule extra-rénale. — Macérée, ramollie, épaissie, adhérente au rein; plaques fibreuses et taches laiteuses (néphrite rhumatismale, etc.).

Le rein pourra présenter :

Déplacement (3) et vices de conformation (4) : atrophie, hypertrophie; congestion veineuse (asphyxie, diabète, etc.), inflammation (néphrite), abcès, hydronéphrose, encéphaloïde, tubercules, calculs,

(1) Docteur Simon, *Med.-chirurg. Trans.*, 1847, etc.

(2) Il faut se rappeler que, chez le vieillard, les vaisseaux du rein peuvent être athéromateux ou calcaires (atrophie sénile).

(3) En faisant rentrer dans ce mot les reins flottants, et les hernies du rein, dont on sait la rareté.

(4) Gastellier a cité des cas d'absence du rein et des organes génitaux, chez un monstre (*Anc. Journ.*, t. XXXIX, p. 27). Dans les *Bull. Soc. anat.* pour 1852, on trouve un exemple remarquable de réunion des deux reins sur la ligne médiane, en avant des vertèbres lombaires : les organes étaient confondus par leur partie inférieure, constituant une sorte de croissant à concavité supérieure. On a des exemples de reins multiples.

corps étrangers, dégénérescences graisseuses, amyloïde (1); infarctus (2); cancer hématode, gommes et néphrite interstitielle, syphilitiques (3), kystes hydatiques, nombreuses cellules pleines de liquide, poches renfermant de la sérosité pure et citrine, ou du mucus, des débris de fausses membranes, du pus, de l'urine; état granuleux; hémorrhagie. — Oblitération des vaisseaux rénaux, avec ou sans circulation supplémentaire.

L'EXAMEN DU REIN DEVRA ÊTRE FAIT EN OUTRE QUAND ON SOUPÇONNE :

Lésions traumatiques (déchirure, contusion, plaie), déchirure pathologique, rétention d'urine, anurie et autres troubles des fonctions uropoétiques, urémie (4), rétrécissement de l'urèthre, catarrhe vésical, calculs vésicaux, gravelle et goutte; maladies du cœur, glucosurrhée (hypertrophie et congestion du rein), rhumatisme (néphrite rhumatismale) (5), scarlatine (néphrite scarlatineuse), hypochondrie, fièvre typhoïde, infection putride, alcoolisme, cachexie syphilitique, œdème des nouveaux-nés, empoisonnement par le phosphore, l'acide sulfurique, le plomb, grossesse (6), toutes les affections produisant l'albuminurrhée (7).

(1) Notamment dans la syphilis tertiaire (Virchow, *Acad. des sciences*, 5 déc. 1858). On dit encore : lardacée (Rokitansky), ou cholestérique (Meckel), ou cérumineuse (Frerichs) ou cireuse. Comme nous l'avons vu (p. 122, 135), cette transformation peut se rencontrer en général dans d'autres cachexies. La dégénérescence amyloïde, dont Virchow, Bennet, Cornil, etc., font une des formes de la maladie de Bright, est encore assez peu connue pour que l'œil nu puisse avec certitude la reconnaître : la réaction de la teinture d'iode, seule ou avec l'acide sulfurique, en serait le seul caractère pathognomonique (voy. 3e part., *Exam. chim.*).

(2) Dans l'infarctus, il faudra rechercher l'oblitération artérielle et son origine (p. 135).

(3) Lancereaux, *Acad. de méd.*, févr. 1864, etc.

(4) A. Wilson, Christison, Addison, Bright, Golding Bird, Rayer, Frerichs, ont établi que l'urée se montre en excès dans le sang des individus dont le rein fonctionne insuffisamment (rétention d'urine, pyélo-néphrite, dégénér. amyloïde, etc.). A la suite d'investigations nécroscopiques sur le rein, on pourrait assurer son diagnostic en recherchant dans le système circulatoire l'urée ou le carbonate d'ammoniaque résultant de sa transformation (3e part., *Exam. chim.*).

(5) Cornil, *Soc. biol.*, et *Gaz. hebd.*, 1864.

(6) Chez les femmes enceintes, quand l'albuminurie, généralement passagère, est devenue chronique, les reins ne restent pas intacts, et l'on trouve au microscope les lésions de la maladie de Bright (Leudet, Braun).

(7) Voyez TROISIÈME PARTIE, *Examen chimique*. En général, l'action prolongée des substances fortement diurétiques produit l'albuminurie

Bassinet, calices et uretère.

On sait que, dans l'excavation du hile rénal, on observe deux sortes de saillies séparées par des dépressions : les unes, nommées *mamelons* ou *papilles* (fig. 51, 4), sont petites, rouges, conoïdes, percées comme une pomme d'arrosoir (ce sont les sommets des pyramides de Malpighi); les autres, plus marquées, jaunes et arrondies, constituent les extrémités des colonnes de Bertin (prolongements de la substance corticale). Les *calices*, au nombre de huit ou neuf (fig. 51, 3), sont de petits cylindres membraneux, entourant les mamelons, longs de 1 centimètre, et qui, par leur extrémité interne, se réunissent pour constituer cet entonnoir aplati nommé *bassinet* (fig. 51, 2).

Il n'est pas rare de trouver la surface interne des calices, à l'état sain unie et blanc bleuâtre, recouverte d'une arborisation inflammatoire se prolongeant sur le bassinet. Tel est le cas de la pyélite aiguë, l'affection la plus commune de cette portion du hile rénal, conséquence souvent de la cystite avec transformation granulo-graisseuse (phymatoïde) des leucocytes. Le bassinet peut alors contenir (pyélonéphrite) une quantité variable de pus, ou de muco-pus mêlé d'urine. La muqueuse des calices et du bassinet se montrera d'autres fois épaissie, grisâtre, brunâtre, ardoisée, plaquée en certains points de fausses membranes, couverte de veines variqueuses.

Dans l'hydronéphrose, les calices, plus larges et plus longs, affectent assez souvent la forme d'entonnoir. Le bassinet peut être distendu au point de dépasser en dedans le hile, distension due, soit à du liquide, soit à des calculs : le parenchyme rénal, refoulé, est alors partiellement détruit (p. 143). Dans la néphrite albumineuse au dernier degré, avec athérome des vaisseaux, la substance corticale peut être réduite à 1 millimètre, et, si la médullaire est aussi atrophiée, le bassinet forme un kyste dont le tissu glandulaire est la paroi. On a vu, par contre, chez quelques sujets, le bassinet si petit, que l'uretère paraissait suivre immédiatement les calices ; la science possède même des observations d'absence réelle de cette cavité rénale. Enfin, le bassinet et les calices sont parfois méconnaissables par envahissement du processus encéphaloïde.

(Bright) : cantharides (Bouillaud, 1848), préparations arsenicales (M. Ollivier) ou saturniques, alcool, etc.

XXVI. Principales lésions des calices et du bassinet.

Dilatation, distension par de l'urine plus ou moins altérée (rétention d'urine, hydronéphrose), rétrécissement ; inflammation (pyélite) ; infiltration de pus (pyélo-néphrite), de matière tuberculeuse, de liquide cancéreux ; taches grises ou ardoisées (pyélite chronique), fausses membranes, ulcérations ; communication avec le péritoine, les intestins ; calculs de phosphate de chaux ou autres. Entozoaires.

Uretères. — Nous avons indiqué (p. 140) la direction qu'il faudrait suivre pour chercher les uretères (fig. 51, n° 1), si leur direction est restée normale : leur portion pelvienne est logée, chez la femme, dans l'épaisseur du ligament large.

Ils peuvent être, dans une étendue plus ou moins considérable de leur trajet (1), bosselés, dilatés par de l'urine (2) ou par du sable urique, des calculs (urolithes endo-urétériques, Piorry). Ces derniers sont même susceptibles de les oblitérer. On a vu l'uretère admettre un ou deux doigts, ressembler à l'intestin grêle, au côlon (cancer de l'utérus, exstrophie de vessie, etc.). M. Civiale a trouvé dans un de ces canaux une pierre du volume d'une grosse noisette (3). L'uretère de Colbert contenait plusieurs calculs superposés en chapelet ; Astley Cooper a compté jusqu'à 142 petites concrétions dans un uretère.

Enfin l'uretère s'est montré tiraillé par un déplacement de la vessie, dédoublé soit complétement, soit partiellement, soudé au canal urinaire opposé, disparu dans la plus grande partie de son

(1) La longueur normale de l'uretère est 25 à 30 centimètres.

(2) « Quand les urines deviennent rares, dit M. Wannebroucq (*Bull. méd. du Nord*, 1864), tout en conservant leurs caractères normaux ou même en étant plus aqueuses, quand la palpation et la percussion apprennent que ce n'est pas dans la vessie qu'elles sont retenues ; s'il est possible de sentir, à la place du rein, quelque tumeur plus considérable que ces organes à l'état normal ; si, en même temps, le malade est en proie à quelque malaise général, si, dans son intelligence ou son caractère, il se fait quelque changement notable ; si des vomissements se montrent sans qu'on puisse en accuser l'état organique des voies digestives, — il y a lieu de croire à l'*oblitération d'un ou de deux uretères*, et de se tenir averti que pourront éclater des phénomènes nerveux d'urémie. » « L'ammonémie, dit M. Jaksch, survient à la suite d'imperméabilité des uretères ou d'affections des reins (suppurations, tubercules, hydronéphrose) ou de paralysie de la vessie. (Voy. 3e part., *Recherches de l'urée dans le sang*.)

(3) Civiale, *Affections calculeuses*.

parcours, croisé avec son congénère (exstrophie de vessie), dirigé ou inséré anormalement, etc.

Le canal urétéral sera ouvert avec des ciseaux fins sur une sonde cannelée passée dans l'ouverture vésicale, ou avec le bronchiotome (fig. 42). Ses parois peuvent être amincies (rétrécissement de l'urèthre) épaissies au point d'offrir la rigidité d'une grosse artère, infiltrées de pus ou de matière tuberculeuse, cancéreuse, fistuleuses, sablées de grains d'acide urique (gravelle), etc.

On a mentionné quelques exemples d'hémorrhagie urétérale, une des causes les plus rares de l'hématurie.

Glandes surrénales.

Les capsules surrénales, ou mieux les glandes surrénales (Virchow), sont des glandes vasculaires sanguines, coiffant chacune le rein correspondant, auquel elles se trouvent reliées par un tissu cellulaire lâche. Leurs fonctions sont encore inconnues, malgré les expériences de MM. Brown-Séquard, Gratiolet, Philipeaux, Harley, Schiff, Martin-Magron, Mattei, etc.

On a rencontré dans ces organes des altérations morbides diverses, encore incomplétement étudiées. Bien que comptant parmi les moins fréquentes de l'organisme, puisque M. Raphael Mattei, professeur à l'université de Sienne, n'en a pas réuni 20 cas sur 310 autopsies cadavériques (1), ces lésions ne sont pas aussi rares qu'on le croit généralement en France, d'autant plus qu'on ignore encore les symptômes permettant de les reconnaître pendant la vie.

Les capsules surrénales seront d'abord étudiées sur place : adhérences avec les organes contigus, inflammation du tissu cellulaire environnant, etc.

L'examen extérieur de ces glandes, après leur extraction, pourra montrer des variations dans leur forme, leurs diamètres, leur poids (2), leur couleur superficielle, leur consistance. M. Mattei a signalé dans plusieurs observations l'inflammation de leur tunique fibreuse, leur atrophie, leur arrêt de développement.

(1) *Académie des sciences*, 23 mars 1863.

(2) Le poids moyen, à l'état sain, chez l'adulte, est 2 à 9 grammes, d'après M. Sappey. M. R. Mattei, qui s'occupe de ces glandes depuis

On coupera ensuite l'organe verticalement, du bord convexe au bord concave, pour constater l'état des deux substances (1). D'après M. Mattei, les lésions qu'on peut rencontrer le plus souvent dans ces tissus sont : congestion et apoplexie, tumeurs adipeuses, transformation fibroïde avec matière caséeuse, cancer,

1858, a publié dans *lo Sperimentale* (1864) un travail d'après lequel, sur 100 cadavres, depuis le troisième mois de la vie fœtale jusqu'à 193 ans, les poids moyens seraient les suivants :

3e mois fœtal.......	0gr,392	41 à 50 ans........	4gr,697
9e —	2gr,454	51 à 60 ans........	4gr,901
2 à 10 ans.... ...	2gr,194	61 à 70 ans........	3gr,596
11 à 20 ans........	5gr,000	81 à 90 ans........	5gr,251
21 à 30 ans........	4gr,550	91 à 100 ans........	6gr,184
31 à 40 ans........	4gr,340		

Ainsi, le poids moyen des capsules surrénales augmente jusqu'à l'âge adulte, preuve que ces organes ne se rattachent pas, comme on le dit, à la vie embryonnaire, à la manière du thymus : le maximum du poids se trouverait de quatre-vingts à cent ans.— Brown-Séquard, sur un nombre de nécropsies d'ailleurs moindre, adoptait chez l'adulte, 7 à 12 grammes. Dans un cas d'apoplexie des capsules, M. Mattei les a vues peser 16 grammes et demi l'une.

D'après M. Sappey (*Anatomie*), ces glandes présentent comme dimensions : diamètre antéro-postérieur, 55 millimètres; hauteur de la face antérieure, 35; de la postérieure, 25.

(1) La substance médullaire est blanc perle ou grisâtre. Quant à la substance corticale, certains anatomistes la dédoublent en deux couches : l'externe, plus ferme, jaunâtre ; l'interne, brun jaunâtre. M. Mattei ne lui donne qu'un seul tout, normalement jaunâtre. Il attribue, comme M. Sappey, la teinte noire qu'on lui observe souvent à un ramollissement *post mortem* facilité par sa grande vascularité. En un mot, la prétendue couche noire, livide, brune, des capsules surrénales, n'est pas un de leur élément anatomique ; elle résulte de la putréfaction cadavérique, du mélange des sucs propres de la glande avec le sang veineux. Les mêmes altérations cadavériques peuvent transformer le centre des capsules en une bouillie semi-fluide, amener la séparation des deux substances, et créer même une cavité pleine de liquides viciés. Ce sont là des faits importants à noter. Il faut aussi savoir que la teinte brune sera d'autant plus marquée que la mort est plus ancienne, la température plus élevée, le sujet plus sanguin; les fièvres putrides prédisposent enfin à la coloration noire et au ramollissement.

Ainsi, distinction importante entre les ramollissements cadavérique et pathologique des glandes surrénales. Dans leur apoplexie, on peut les trouver d'ailleurs transformées en une poche, ici réellement morbide, comme l'attestent les caillots de sang qu'elle contient.

tubercules, kystes séreux. On a vu la capsule disparue par fonte purulente (Daga, *Bull. méd. du nord de la France*, 1864). Chez les sujets atteints de cachexie syphilitique, la glande surrénale souvent hypertrophiée, contient parfois des dépôts de matière, jaunâtre, de la grosseur d'un grain de millet, les uns durs, les autres ramollis (Lancereaux, *Gaz. hebd.*, 26 août 1864). Ajoutons les dégénérescences amyloïde et graisseuse.

L'affection qui réclamera le plus de soin dans l'examen des capsules surrénales, c'est la maladie d'Addison. En 1855, Addison décrivit pour la première fois une cachexie spéciale, caractérisée par une teinte bronzée de la peau, avec alanguissement et état anémique général. Or, il crut pouvoir établir qu'elle s'accompagne d'une augmentation de volume et d'un ramollissement des capsules du rein. Quelques faits cliniques observés depuis, tant en Angleterre qu'en France, seraient venus confirmer la relation ou plutôt la coïncidence établie par Addison. Le ramollissement a été attribué par les uns à une altération tuberculeuse, par d'autres à une dégénérescence cancéreuse. La désorganisation porte, soit sur la substance corticale, soit sur la médullaire, tantôt sur les deux à la fois. A la coupe, on trouve des granulations réunies en masse, d'aspect de tubercule cru, et d'autres fois aussi, de véritables collections purulentes (1).

(1) Nous extrayons le passage suivant de la thèse de M. Pouchet fils, relativement à un sujet atteint de maladie d'Addison et mort, le 13 août 1861, à l'Hôtel-Dieu de Rouen :

« *Capsule surrénale gauche.* — Son volume excède peu le volume normal. Elle est constituée par un tissu compacte sans traces de substance corticale ou de substance médullaire. Les artères et les veines de la glande sont largement perméables. Contre la capsule même se trouve une glande lymphatique de la grosseur d'un haricot, offrant, dans un tiers de son étendue environ, un pigment noir abondant. La capsule, peu déformée, seulement très-épaissie, présente à la coupe l'aspect de certaines masses fibroïdes. On y voit de petites cavités pouvant loger une lentille ou un pois. Celles-ci sont remplies de pus jaune verdâtre, tantôt *louable*, coulant en gouttelettes, tantôt moins liquide, moins coulant. Les parois de ces cavités se boursouflent au contact de l'eau et laissent alors voir des anses vasculaires dont la disposition prouve que ces cavités sont limitées par une membrane d'une structure déterminée, et ne résultent nullement d'un travail d'ulcération. Le liquide, d'aspect purulent, contenu dans ces cavités, tient en suspension différents éléments plus ou moins infiltrés de granulations. Ni dans ce liquide, ni dans le tissu, ni dans les expansions fibreuses qu'il envoie autour de l'organe altéré, on ne trouve aucune masse d'hématosine ni cristaux d'hématoïdine.

» *Capsule droite.* — La capsule du côté droit offre exactement le même

La question intéressait autant la pathogénie que la physiologie. M. Brown-Séquard, pour qui l'intégrité des capsules surrénales serait indispensable à la vie, pense que l'une de leurs fonctions est d'empêcher la formation du pigment, son accumulation dans la peau. MM. Gratiolet, Philipeaux, Harley, Chatelin, Schiff Martin-Magron, leur refusent ces deux propriétés : d'une part, elles n'auraient aucune participation aux phénomènes de la vie autrement que par leurs relations si multipliées avec le système nerveux ; de l'autre, elles ne pourraient modifier la substance destinée à se transformer en pigment. De sérieuses expériences nous paraissent avoir justifié cette dernière opinion. Qu'a établi d'ailleurs la clinique ? M. Antoine de Martini et M. Spender ont vu les capsules surrénales manquer complétement chez l'adulte (1). De toutes les lésions qu'il a observées sur ces glandes, M. R. Mattei n'en a trouvé qu'une uniquement, l'apoplexie, capable de déterminer à elle seule la maladie et la mort (2). Et comment d'ailleurs la mort se produit-elle alors ? Par la compression des ganglions semi-lunaires et du plexus solaire. On sait que les premiers, dont l'examen devra compléter la plupart des recherches sur les capsules surrénales, se trouvent derrière celles-ci, devant les piliers du diaphragme ; toute hypertrophie des glandes en question pourra donc les comprimer, et M. Mattei mentionne un cas où l'un des ganglions s'était comme creusé un lit dans la face postérieure de la capsule correspondante. Quant au plexus solaire, point central où convergent et d'où partent les nerfs des viscères abdominaux, sa compression détermine la syncope, l'arrêt des mouvements du cœur, par défaut d'innervation.

D'autre part, on a cité bien des faits de maladie bronzée sans lésion aucune des glandes surrénales, et, par contre, des lésions

aspect que la gauche ; elle est seulement adhérente à la fois à la glande hépatique en dessus et au rein en dessous. Le tissu pathologique qui caractérise l'altération de l'organe se continue de ces deux côtés sans transition dans les deux parenchymes voisins, en sorte que le foie offre une partie de lui-même grosse comme une petite noix, présentant une altération identique ; et on la retrouve encore à la partie supérieure du rein, surtout en avant, où la structure de celui-ci n'est plus reconnaissable au microscope. » (Voyez la pièce anatomique déposée dans la collection de l'Ecole de médecine de Rouen.) Nous trouvons, par contre (*Journ. de méd. de Lyon*, 1864), une observation de M. Perret où il y avait sclérose des capsules.

(1) *Institut* (1856), et thèse de M. Martineau sur la *maladie d'Addison* (1864).

(2) *Lo Sperimentale*, et *Gazette hebdomadaire*, 27 août 1864.

de ces organes sans mélanodermie : ainsi, sur seize observations, M. R. Mattei n'a pas une seule fois trouvé la coloration caractéristique des téguments. Rokitansky, sur plus de cent altérations surrénales, n'a trouvé qu'une fois la peau bronzée. Aussi M. Martin-Magron croit que la teinte de la peau est due à une cachexie tuberculeuse ; M. Bazin opine pour la cachexie scrofuleuse ; MM. Mattei et Habershon placent la lésion déterminante dans les ganglions semi-lunaires et tout le grand sympathique abdominal (on a trouvé quelquefois l'atrophie de ce nerf dans la maladie d'Addison) (1). Nous pensons que la coloration peut souvent être due à une lésion, produite par la cachexie, des organes d'hématopoèse, c'est-à-dire d'élaboration sanguine (rate, foie, ganglions lymphatiques).

Cependant il ne faut pas aller prématurément trop loin dans ces conclusions, sur lesquelles nous appelons toute l'attention des recherches de nos jeunes lecteurs. D'après la statistique de M. Chavanne, sur quarante-quatre cas de *peau bronzée*, on aurait eu trente-quatre fois altération des capsules. Il y a peut-être quelque relation ; mais est-ce un rapport de cause à effet, ou plutôt la même cause n'est-elle pas commune aux deux modifications, peau et capsule ? La coloration bronzée ayant été observée indépendamment des lésions de glande surrénale, et, d'autre part, celles-ci pouvant exister sur un sujet à peau normale, il paraît évident que l'un des deux phénomènes ne peut seul engendrer l'autre. M. Mattei l'a compris. Il croit à une cachexie spéciale entraînant une imperfection dans l'assimilation et, comme conséquence, apparition de la teinte bronzée ; d'un autre côté, il admet l'influence de la pigmentation sur l'altération des organes, et notamment des nerfs ganglionnaires, les phénomènes nerveux de la maladie d'Addison lui paraissant indiquer une névrose dont le siége est le grand sympathique ou le ganglion semi-lunaire. L'altération des capsules coopérerait à la manifestation de la maladie, à cause des nerfs que ces glandes reçoivent du grand sympathique, par la relation étroite qu'elles ont avec les ganglions semi-lunaires et le plexus solaire.

Vessie.

Dans la généralité des autopsies cadavériques, on se dispense d'examiner la vessie (fig. X du chap. VI). Cependant cet examen est quelquefois nécessaire, par exemple à la suite de

(1) On possède déjà trois observations, deux anglaises et une de M. Schmidt (de Rotterdam), avec altération des ganglions lombaires.

mort par opération de la taille, par lithotritie, par cystite, chez les sujets présentant des maladies de l'urèthre ou de la prostate, des fistules vésico-vaginales, entéro-vésicales, ou autres, etc.

On étudiera d'abord le réservoir urinaire extérieurement et sur place, pour constater son état de vacuité, de réduction ou d'amplification, de rétraction ou de distension (1); s'il dépasse le pubis ou se trouve (cystocèle vaginale) entraîné dans le vagin avec l'utérus; son changement de forme, ses adhérences pathologiques (utérus, intestin), ses rapports anormaux (anses intestinales situées en avant, en arrière; compression sur le pubis par un utérus prolabé ou par des tumeurs utérines, etc.); sa coloration superficielle, l'excès de vitalité et l'altération des organes voisins (fausses membranes du péritoine qui le recouvre; cloison recto-vaginale épaissie, à tissu cellulaire noir, dense, cancéreux ou tuberculeux; induration ou dégénérescence des ganglions lombaires et sacrés; altération du plexus lombaire); l'induration ou le ramollissement du tissu cellulaire sous-péritonéal environnant, qui contiendra parfois du pus communiquant ou non avec la vessie, la cavité péritonéale, etc. Il n'est pas très-rare de rencontrer des hernies de la muqueuse, qui, n'étant pas doublées de la couche musculeuse, ne pouvaient expulser l'urine pendant la vie : ces poches contiennent parfois des calculs de phosphate de chaux. L'examen sur place permettra également, — en cas de plaie traumatique ou bien de rupture pathologique à la suite d'inflammation gangréneuse, consécutive par exemple à la rétention d'urine (2), — de constater si la lésion siége sur les faces antérieure, postérieure ou latérales, et quelle a été la marche, dans le tissu cellulaire lâche du bassin, de l'infiltration urineuse (poche urineuse du bassin), — épanchement

(1) Normalement, la vessie en moyenne dilatation présente les dimensions suivantes :

Diamètre vertical.........	12 à 13	centimètres.
— transversal......	9 à 10	—
— antéro-postérieur..	8	—

La capacité moyenne de ce réservoir est de 500 à 600 centimètres cubes. On l'a vu renfermer 9 et même (Sabatier) 40 kilogr. de liquide. Il n'est pas très-rare de trouver la vessie réduite au volume d'une pomme ou ne pouvant plus guère contenir qu'une grosse noix.

(2) « Je ne connais aucun exemple positif de rupture de la vessie, par le seul fait de la distension excessive de cet organe. » — Cruveilhier, *Anat. path. génér.*, t. I, p. 118, et Houel, *Des plaies et ruptures de la vessie*, thèse d'agrégation, 1857, p. 58.

décollant quelquefois le péritoine, ou le perforant même, remontant jusqu'au rein, à l'ombilic, et transformé souvent en pus mêlé d'urine altérée.

Chez les calculeux, on a signalé des tumeurs de la surface vésicale externe, dues à une induration des parois de l'organe. Enfin, dans les abcès de la vessie, si le pus s'est collecté en foyer, il se montrera souvent accumulé sous les tuniques externe et musculeuse : il aura pu d'ailleurs s'être ouvert dans le rectum, la vagin, l'utérus, le péritoine, ou bien la peau (fistules vésico-tégumentaires).

Cette inspection extérieure faite, et après avoir jeté une ligature au-dessous de l'embouchure uréthrale, on extraira l'organe, soit seul, soit, plus souvent, avec la verge, et même, en cas d'adhérence, avec le rectum, l'utérus, les pubis. Il sera ouvert longitudinalement avec des ciseaux, par sa partie antérieure et supérieure. L'incision devra s'arrêter, soit près du bas-fond, s'il se présente une fistule, soit près de l'orifice uréthral, s'il y a valvule musculeuse du col vésical (1), c'est-à-dire appli-

(1) Mercier, *Recherches sur les valvules du col de la vessie*, 1848. L'existence de cette valvule peut expliquer l'incontinence ou la rétention d'urine observées pendant la vie.

M. Mercier admet que cette valvule se produit par le soulèvement des fibres musculaires antérieures du trigone. Pour lui, il n'y aurait pas de fibres circulaires propres autour du col vésical : cet orifice ne se fermerait que par l'entraînement des fibres musculaires transversales (existant entre les ouvertures urétérales, sur le bord postérieur ou rectal du trigone) vers les fibres antérieures ou uréthrales de ce triangle; il y aurait en outre rapprochement des lobes prostatiques par la contraction des fibres inférieures des plans musculaires de la vessie. M. Caudmont admet aussi une disposition en valvule de la lèvre antérieure de l'orifice uréthral. Hancock et Wiss (*Transact. méd.-chirurg.* de Londres), MM. Broca, Giraldès (*Soc. de chirurgie*, 16 juillet 1862), Sabatier et bien d'autres, nient également le sphincter vésical de Lauth, qui n'aurait été décrit que par déduction physiologique; ils n'ont pas trouvé autour du col des fibres circulaires, plus ou moins analogues à celles de la portion membraneuse de l'urèthre. Cependant M. Dolbeau (*Soc. chir.*, 16 juillet 1862) persiste à reconnaître à l'orifice uréthral interne un anneau musculaire, constitué par des fibres lisses spéciales, bien nettes pour la femme, mais en connexion intime, chez l'homme, avec la prostate. M. Sappey (*Anatomie*, t. III, p. 513) affirme également que le sphincter vésical est constant quand on sait bien le préparer, et que ce « muscle puissant appartient plutôt à la portion prostatique de l'urèthre. » En Allemagne, MM. Kölliker et Ludwig admettent aussi que l'ouverture vésicale est fermée par un muscle circulaire.

cation de son bord postérieur saillant contre l'antérieur, l'ouverture uréthro-vésical étant alors fermée comme par une soupape. Quand cette lésion existe, les fibres musculaires du col se montrent fréquemment noires ; elles ont perdu leur élasticité pour prendre l'aspect fibreux (Mercier); elles peuvent avoir été labourées par un cathétérisme malheureux. — Le col vésical, surtout sa face inférieure ou son pourtour, est quelquefois aussi le siége de tumeurs ou productions morbides, molles, irrégulières, en lobules ou en éventail, dont le volume aura pu exercer une influence marquée sur la miction, le cathétérisme, etc. ; c'est là qu'on rencontre les plus grands désordres produits par les manœuvres téméraires ou inhabiles. Enfin le col peut être dévié par l'hypertrophie de la prostate. évasé, rétréci au point d'admettre à peine un stylet, oblitéré par un calcul conoïde, piriforme, en bissac ou calebasse (Civiale, *Bull. de thérap.*, 15 juin 1864). Virchow et M. Cornil parlent de petits kystes dus à l'hypertrophie des glandes du col (niées par M. Sappey).

Les liquides contenus (urines altérées ou sanguinolentes, mucosités gluantes, suc cancéreux à grosses cellules à noyau, etc.) devront souvent être recueillis : nous en renvoyons l'examen à notre *Troisième partie*. Quand il y a fistule entéro-vésicale, soit visible, soit à l'état de pertuis presque inaccessible, on peut trouver dans la vessie des gaz intestinaux (1), des matières stercorales délayées, etc. — Pour rechercher la fistule, il serait bon d'injecter de l'eau dans la vessie par une ouverture artificielle, après ligature de l'urèthre.

TABLEAU XXVII.

LA MUQUEUSE VÉSICALE PEUT ÊTRE : dépolie, décolorée (catarrhes anciens) (2) ; gris verdâtre, rouge vif (uniforme ou par plaques) ; mouchetée de petites ecchymoses, marbrée, granitée (catarrhe de la vessie), ardoisée, lie-de-vin, injectée de sang veineux, de pus ; œdémateuse ; boursouflée (cystite chronique) ; mamelonnée, soulevée en forme de cellules limitées par des colonnes saillantes, ou de valvules (3) ; exfo-

(1) Les gaz vésicaux peuvent provenir également de la décomposition du sang mélangé à l'urine, même pendant la vie (*Soc. méd. des hôpit.*, 27 juillet 1864).

(2) La muqueuse vésicale est normalement très-polie, blanc grisâtre chez l'adulte, blanc bleuâtre chez l'enfant, rosée chez le vieillard.

(3) Notamment au niveau du trigone. Sur le soulèvement du trigone, voyez Lieutaud, Hawkins, Civiale, Mercier (*Valvules du col vésical*, 1848). Verneuil (*Bull. Soc. anat.*, 1852).

liée; herniée (hernies tuniquaires); atrophiée; épaissie, avec hypertrophie de la tunique musculaire (cystite chronique, calculeux, etc.); friable, rugueuse (par dépôt de sable urique, etc.); indurée et racornie; ramollie (cystite chronique), chargée de granulations blanchâtres, de plaques livides gangréneuses; ulcérée, avec foyers purulents; détruite, la tunique musculaire étant à nu (catarrhe vésical, contact d'un calcul, etc.); en communication avec l'ombilic, le petit bassin, le périnée, le vagin, l'utérus, le rectum, présentant des traces de fausses routes; couverte de végétations (papillomes, productions villeuses), de concrétions pseudo-membraneuses grisâtres, blanchâtres (1), ou purulentes, d'incrustations de phosphate de chaux (cystite chronique, calculeux) (2); infiltration cancéreuse et tubercules de la muqueuse (3); varices des veines de la muqueuse.

Les lésions qu'on pourrait constater, lésions assez souvent négligées pour justifier notre insistance, sont loin de se borner toujours à la muqueuse. Prenons quelques exemples. Il peut s'infiltrer du pus dans le tissu cellulaire comme entre les plans charnus de la tunique musculeuse devenus plus manifestes (abcès de la vessie, cystite suppurée), et souvent eux-mêmes ulcérés (catarrhes de la vessie, etc.) : le pus dissèque quelquefois alors les diverses couches de l'organe en lamelles distinctes. Que trouverons-nous également dans la cystite aiguë? Les tuniques de la vessie sont épaissies ou indurées, comme elles le sont aussi chez les calculeux (4); leurs veines se montrent

(1) Dans l'empoisonnement par les cantharides, on a cité des fausses membranes de 1 à 2 millim. d'épaisseur, et atteignant presque les dimensions d'une petite carte à jouer : leurs bords sont frangés; elles sont fibrineuses, résistantes, élastiques, blanc mat d'un côté, roses de l'autre. (Voy. *Path. chirur.* de M. Nélaton, t. V, p. 267.)

(2) M. Mercier (*Recherches*, 1856) a signalé ce placage phosphatique de la muqueuse quand l'urine est alcaline, les phosphates calcaires n'étant solubles dans l'eau qu'à la faveur des acides. On comprend que ces incrustations, en se détachant, aient pu devenir le noyau de calculs : M. Mercier pense qu'elles sont la cause fréquente de la récidive des calculs, et en effet les pierres vésicales, quand elles récidivent, n'ont généralement pas la même composition qu'avant l'extraction; elles sont formées le plus souvent de phosphate de chaux (voyez *Acad. de méd.*, 8 mars 1864). Les tumeurs polypeuses (fongus) peuvent aussi se recouvrir de phosphates.

(3) Voyez *Bull. Soc. anat.*, p. 92 et 113, mém. de MM. Mignon et Caudmont; Dufour, thèse de 1854. — L'envahissement épithélial est le plus souvent consécutif au cancer de l'utérus (chap. VI).

(4) Chopart, *Maladies des voies urin.*, t. I, p. 358; Civiale, etc.

variqueuses. Si la mort est arrivée à une période plus avancée, il existera du pus, des ulcérations à fond gris verdâtre, des plaques gangréneuses, des perforations susceptibles d'avoir amené des épanchements urinaires dans le bassin. Les sujets atteints de cystite chronique (catarrhe) offrent souvent le même boursouflement des vaisseaux de leur muqueuse vésicale (1); celle-ci, livide, ramollie, se trouve en contact d'une urine louche, muqueuse, glaireuse, puriforme; elle est comme macérée et se montre parfois tapissée d'une couche grise, épaisse, interrompue çà et là par des élévations noirâtres. Quand l'influence désorganisatrice s'est étendue à la couche musculaire, il peut exister des ulcérations avec fistules et épanchement d'urine.

Dans le rétrécissement de l'urèthre, les divers plans de la vessie s'amincissent et se distendent, ou bien s'épaississent et se racornissent; les fibres musculaires sont réunies en faisceaux épais, saillants, nommés *colonnes charnues* (vessie à colonnes), laissant passer entre eux la muqueuse qui décrit des *cellules*, ou poches, comme si la vessie était divisée en compartiments.

Quand il y a paralysie de la vessie, ce réservoir, plus spacieux que de coutume, sort souvent du bassin, et on l'a vu remonter jusqu'à l'appendice xiphoïde; ses parois sont alors *plus ou moins amincies*, sa surface interne étant entièrement lisse. Il serait utile, dans ce cas, d'insuffler l'organe pour en examiner les tuniques. L'insufflation permettra d'autres fois de constater si l'ouraque est encore normalement perméable (2),

(1) Ces varices des veines de la muqueuse siégent surtout au col; elles se présentent sous forme d'arborisations, ou bien elles donnent à toute la surface un aspect ecchymotique. Sur les varices du col vésical (hémorrhoïdes vésicales, Cælius Aurelianus), voyez notamment le mém. de M. Duclos (*Bull. de thérap.*, 15 et 30 juin 1864). Ce sont de gros cordons veineux entrecroisés en tous sens, noueux, de la grosseur d'une plume ordinaire, soit sous le péritoine, soit incrustés dans les parois vésicales. A la face vésicale interne, ces veines dilatées sont moins volumineuses qu'à l'externe, mais plus nombreuses. Au niveau de l'orifice uréthral, elles constituent parfois de petites tumeurs, grosses comme une noisette ou une noix, origine possible de la rétention d'urine chez les vieillards. Dans les affections chroniques de la vessie ou de la prostate, il n'est pas rare de voir ainsi des rides ou colonnes veineuses dont les intervalles forment des espaces celluleux; d'autres fois, se sont les veines superficielles qui se montrent noires, gorgées de sang, pelotonnées, variqueuses.

(2) On a cité des sujets chez lesquels les urines passaient de la vessie dans l'ouraque pour s'écouler par l'ombilic (Littre, *Mém. de l'Acad. des sciences*, 1701, p. 91); Dupuytren, J. L. Petit.

et de disséquer les différentes couches des parois vésicales. On facilitera cette dissection en plongeant préalablement la vessie dans de l'eau étendue d'acide azotique d'abord, puis d'alcool. Si elle ne devait être faite qu'après plusieurs jours, il serait bon d'aiguiser l'eau d'acide chromique.

Il ne faudra pas oublier l'orifice des uretères, dilaté, rétréci, anormalement situé, très-éloigné l'un de l'autre (exstrophie), etc. A leur entrée dans la vessie, les uretères peuvent être pleins de pus, présenter des bourgeons d'encéphaloïde (cancer utéro-vésical), être assez oblitérés pour avoir amené une hydronéphrose (p. 153), ces distensions uréthrales si fréquentes dans les tumeurs malignes du bassin.—Il ne faut d'ailleurs se prononcer sur cette oblitération qu'après avoir bien examiné et insufflé l'uretère. — Enfin, les faisceaux musculaires placés entre les deux orifices urétéraux et formant le côté postérieur du trigone de Lieutaud, peuvent être assez courts ou hypertrophiés, pour former une valvule contre laquelle le cathéter aurait eu à lutter et qui serait ainsi devenue la cause d'une cystite chez certains malades au moins.

La vessie est le siége le plus fréquent des calculs urinaires. Ces concrétions, généralement ovalaires ou sphériques, lisses ou rugueuses, dont nous examinerons la composition dans notre *Troisième partie*, offrent un volume variant de celui d'une amande à celui d'un œuf de perdrix ; leur grosseur moyenne est de 2 à 3 centimètres de diamètre (1). Elles ne sont pas toujours uniques ; chez l'adulte surtout, on peut en trouver cinq, six. Ribes raconte que, chez un homme ayant subi deux fois la taille, et mort longtemps après la dernière opération, il existait trois cents petites pierres dans la vessie. — Ces corps étrangers se creusent assez souvent une excavation, où ils se montrent immobiles, *enchatonnés*, enkystés, soit par toutes les couches vésicales, plus fréquemment dans les poches dont nous parlions plus haut. Les calculs se rencontrent plus spécialement au col, d'où les phénomènes de rétention ou d'incontinence d'urine et d'hématurie observés sur le vivant. Souvent ils se logent dans le bas-fond, qui alors, au lieu d'être sur le même plan que le trigone, est plus déclive, plus déprimé, forme une excavation vers le rectum, le bord postérieur du trigone paraissant soulevé.

(1) C'est la dimension ordinaire des calculs susceptibles d'être extraits par la taille périnéale. Les mesures de Senn et celles de M. Malgaigne ont montré qu'on ne peut enlever sans danger une pierre de plus de 4 centimètres par une incision cystotomique limitée à la prostate. M. Dolbeau (*De la pierre dans la vessie*, 1864) s'est même arrêté au diamètre maximum de 3 centimètres.

L'examen nécroscopique devra être pratiqué dans les affections et pourra faire reconnaître les lésions suivantes :

TABLEAU XXVIII.

Plaies chirurgicales ou traumatiques, pénétrantes ou non, intéressant une des parois ou les deux parois opposées; rupture, perforations, communication avec le rectum, l'utérus et autres fistules. Absence (1); perméabilité de l'ouraque; exstrophie (2); déplacement en général; prolapsus de l'urèthre dans la vessie (3); bilobement et cloisonnement (vessies multiples de quelques auteurs). Hypertrophie ou atrophie; diverticules de la vessie (hernies tuniquaires (Cruveilhier); cystocèle (vaginale, inguinale, crurale, périnéale); corps étrangers venus du dehors, soit par l'urèthre (4), soit

(1) On a cité des cas d'absence de la vessie chez des fœtus et chez des enfants venus à terme. (Voy. *Bull. Soc. anat.*, 1853; Breschet, *Dictionn. des sciences méd.*, etc.)

(2) Il eût été trop long d'exposer les recherches à faire en cas d'extroversion vésicale (organes urinaires et génitaux, anus, pubis, cicatrice ombilicale plus apparente en arrière qu'en avant). Je renvoie à la thèse de mon regrettable ami Jamain (1845) : l'observation 1 est un modèle à suivre. (Voyez aussi p. 154, chap. V et VI.)

(3) Voyez *Gaz. des hôpit.*, 6 février 1864.

(4) Ces corps étrangers peuvent être divisés en mous et durs ; nous préférons les classer d'après leur forme, en mentionnant quelques observations parmi les plus récentes seulement.

A. *Corps longs :* fragments de sonde, d'instruments lithrotriteurs, aiguilles, épingles (voyez un cas récent dans *the Lancet*, 28 nov. 1863), dents de peigne, poinçon, fil d'archal, tuyau de pipe (M. Desgranges, *Soc. imp. de méd. de Lyon*, 18 janvier 1864), porte-plume, tiges de bois, tube de baromètre (Civiale), cire à cacheter (Thompson, *Lithotr.*, p. 256; Leroy, d'Etiolles, *Soc. chir.*, 14 décembre 1864), etc. Ces divers corps peuvent exister chez la femme : M. Rames notamment a communiqué à la *Soc. chir.*, 23 juillet 1862, le cas d'une épingle à cheveux dans la vessie d'une jeune fille (voyez aussi *Gaz. des hôpit.*, 23 avril 1864, M. Lamarre). La Société impériale de médecine de Lyon citait récemment comme extraits de la vessie d'une femme une plume d'oie (25 janvier 1864, M. Rodet), un bâton de bois (18 janv. 1864, M. Gayet) (voyez aussi *Gaz. des hôpit.*, 13 mai 1862, M. Nélaton, 18 octobre 1864, M. Monteil; *Soc. chirur.*, 30 mars 1864, M. Aubry, 6 avril 1864, M. Marjolin, 3 août 1864, M. Foucher, etc.).

B. *Corps ronds :* noix, noisette, haricot, pomme d'api (Merand), etc.

Ces corps se montrent encroûtés de calcaire, s'ils ont séjourné suffisamment dans la vessie, et ils deviennent ainsi l'origine de calculs. — Voy. Devergie, *Des corps étrangers introduits accidentellement dans*

par plaies (1), ou plus rarement venus du dedans (2); calculs; catarrhe vésical; inflammation aiguë ou chronique (cystite); ulcérations; abcès; gangrène; végétations, fongus ou polypes fongueux (pédiculés, sessiles); dilatation variqueuse des veines vésicales (cystite chronique); dégénérescences cancéreuse, tuberculeuse des parois; hémorrhagie vésicale (3); incontinence d'urine; inertie simple de la vessie (avec stagnation de l'urine) (4); paralysie de la vessie et de son sphincter; rétention de l'urine par obstacle mécanique; rétrécissement de l'urèthre; uréthrite (cystite hémorrhagique du col, etc.); goutte, rhumatisme chronique; injection dans la vessie de liquides irritants; métrite et cancer de l'utérus; maladies de la prostate (surtout hypertrophie); empoisonnement par les cantharides (cystite cantharidienne), par le phosphore, etc.; ataxie locomotrice, myélite, hypochondrie.

Urèthre de la femme.

Ce canal, long de 3 à 4 centimètres, ne présente pas de lésions bien importantes à considérer sur le cadavre.

On peut le trouver allongé, incurvé (grossesse, divers états pathologiques), dilaté (5) : à la suite d'accouchement laborieux, son méat est quelquefois déchiré, anormalement situé au sommet

la vessie par l'urèthre, thèse de Montpellier, 1850, n° 77. — Denucé, *Mém. sur les corps étrangers introduits dans la vessie* (*Journ. de médecine de Bordeaux*, 1856), etc.

(1) Fragments d'armes ou de projectiles, pessaire entré par une fistule vésico-vaginale (*Soc. imp. de méd. de Lyon*, 18 janvier 1864, M. Bouchacourt), etc.

(2) Débris osseux ou pileux de fœtus plus ou moins encroûtés de calcaire (Josephi, *Uber die Schwangerschaft Ausserhalb der Gebarmutter*, Rostock, 1803; *Bull. Soc. anat.*, 1853; *the Lancet*, 28 nov. 1863, clinique de M. Thompson, etc.). Dans ce cas, il y a eu rupture dans la vessie d'un kyste résultant de grossesse extra-utérine.

(3) M. Harley avançait récemment (*Medico-chirurg. Society*) que l'hématurie endémique des enfants, au cap de Bonne-Espérance et en Égypte, résulte de la présence de *Distoma* dans les parois vésicales. Chez nous, l'hématurie vésicale est due à des productions papilleuses, des fongus, des calculs, des obstacles à la miction, etc.

(4) La paresse de la vessie, la perte de contractilité de cet organe, peut provenir non-seulement de vieillesse, mais aussi sous l'influence d'un rétrécissement uréthral de longue date. — La stagnation de l'urine reconnaît beaucoup d'autres causes, par exemple une paralysie vésicale incomplète (la paralysie complète entraîne plutôt l'incontinence).

(5) L'urèthre de la femme est plus dilatable que celui de l'homme. En 1833, Ph. Boyer avait dans son service, à l'hôpital du Midi, une fille publique de trente-cinq ans qui faisait servir son urèthre au rap-

du clitoris, etc. (chap. VI, tableau de la vulve, et fin de la note 1 ci-après).

L'urèthre sera, si les recherches de ce côté paraissent utiles, incisé d'avant en arrière, sur toute son étendue, et ses parois seront étalées sur une plaque de liége au moyen d'épingles. Elles peuvent se présenter congestionnées, suppurées, fistuleuses, montrer des polypes, des fongosités (Benoît, de Montpellier), une hypertrophie de leurs glandes contenant de la matière colloïde, des ulcérations syphilitiques ou autres, une infiltration urineuse (comme on en observait trop souvent après la taille vestibulaire de Lisfranc, aujourd'hui abandonnée avec raison), du tissu cicatriciel à la suite d'incisions pratiquées pendant la vie, de taille vésico-vaginale, des varices de la cloison uréthro-vaginale, etc. Beaucoup de lésions de l'urèthre de l'homme (chap. V) se rencontrent également chez la femme (1).

rochement sexuel. — Le rétrécissement fibreux est très-rare, en dehors des polypes du canal ou des tumeurs voisines (Demarquay, *Gaz. des hôpit.*, 7 février 1865).

(1) Les anatomistes s'accordent à voir dans l'urèthre de la femme deux portions, l'une analogue de la portion prostatique, l'autre comparable à la portion membraneuse de l'urèthre de l'homme. Pour M. Sappey (*Cours à l'École pratique*, 1863-1864), l'assimilation est plus absolue encore, et il y a dans l'urèthre de la femme une troisième portion, antérieure ou terminale, spongieuse comme chez l'homme. Cette portion est constituée par les organes érectiles désignés sous le nom de *bulbes du vagin*, par le vestibule et les petites lèvres, que nous n'étudierons cependant qu'au chapitre VI pour nous conformer aux usages. En examinant en effet ce prétendu bulbe du vagin, on voit qu'il est bien plutôt une dépendance de l'urèthre : situé autour de l'orifice antérieur de ce canal, il embrasse en même temps les trois quarts antérieurs du conduit vulvo-utérin, et affecte la forme d'un ovoïde divisé en deux portions. Entre les deux sexes, il existe seulement cette différence que le bulbe, unique pour l'un, a été dédoublé chez l'autre ; mais dans celui où il est unique il offre une cloison médiane, et cette cloison n'est autre chose qu'un vestige de dédoublement. Si, dans celui où il se trouve dédoublé nous rapprochons les deux moitiés pour les juxtaposer, nous aurons aussi un bulbe unique avec une cloison médiane. Que nous partagions au contraire, en deux moitiés symétriques le bulbe de l'urèthre, nous reproduirons la disposition qu'on remarque à l'entrée du vagin.

En théorie, cette hypothèse est admissible; mais la nature elle-même nous fournit des preuves nouvelles par quelques-uns de ses écarts. Dans quelques cas d'hypospadias, la fissure uréthrale ne s'arrête pas à la racine de la verge ; elle divise le bulbe en deux parties et s'étend quelquefois jusqu'à la portion prostatique. Par contre, on a

CHAPITRE V.

APPAREIL GÉNITAL DE L'HOMME.

Les organes génitaux de l'homme se composent : 1° d'une glande élaboratoire, les *testicules*, enfermés dans leurs enveloppes ; 2° d'un organe excréteur, les *canaux déférents*, conduisant le sperme dans un réservoir, les *vésicules séminales*, d'où il sera éliminé par les *canaux éjaculateurs* ; 3° de l'*urèthre*, portant définitivement au dehors le liquide fécondant et l'urine. A cet ensemble se trouve annexée la glande *prostate*, ainsi qu'un appareil d'érection et de copulation, la *verge*.

Chacun de ces organes sera l'objet d'un paragraphe spécial, dans lequel nous indiquerons les coupes à faire, et les principales lésions pouvant se rencontrer.

Les organes génitaux de l'homme devraient être l'objet de fréquentes recherches, par suite du nombre et de la gravité de leurs affections ; malheureusement, dans nos hôpitaux, cet examen est trop rarement pratiqué. Nous conseillons de se faire une règle de presser entre les doigts, sur tous les cadavres, les bourses et la verge, pour s'assurer s'il n'existerait pas quelque affection passée

observé chez la femme des cas de réunion des bulbes. Il est donc permis d'admettre qu'il y a chez la femme une portion spongieuse de l'urèthre représentée par le vestibule, les petites lèvres et les bulbes du vagin ; cette portion est une gouttière chez la femme, un canal, chez l'homme : l'hypospadias est, en un mot, normal chez la femme.

On a vu quelquefois l'urèthre de la femme présenter son méat au sommet du clitoris. Or, que se produit-il alors ? Le vagin s'ouvre généralement dans ce canal, qui rejette alors non-seulement l'urine, mais encore le sang menstruel. Chacun connaît le cas observé par M. Bouillaud, de cet ouvrier chapelier qui, jusqu'à l'âge de soixante-deux ans, fut considéré comme un homme, marié comme tel, et qui, à l'autopsie cadavérique, se trouva être une femme. Les deux petites lèvres, les deux bords du vestibule, s'étaient accolés, l'urèthre traversait un clitoris démesuré : il n'y avait point de vulve, mais un raphé produit par la soudure des grandes lèvres ; point de bourse. La nécropsie révéla l'existence d'un vagin s'ouvrant dans l'urèthre, d'un utérus, de deux trompes, de deux ovaires. — On rapprochera de ce fait celui de *la femme à barbe* morte à soixante-cinq ans, en 1864, chez M. Horteloup.

inaperçue sur le vivant et nécessitant une étude plus attentive. — si, au lieu de fuir sous la main qui le presse, le testicule reste immobile, adhérent à la vaginale, dur, inélastique, empâté ; si l'épididyme est induré et plus volumineux qu'à l'état normal, etc.

1° Testicule et ses enveloppes.

Enveloppes des testicules. — La surface externe des bourses sera d'abord examinée. Il faudra noter, s'il y a lieu, la tuméfaction, les ulcérations, les éruptions, les tumeurs (abcès urineux, éléphantiasis, etc.) dont cette surface est quelquefois le siége (1) ; la coloration bronzée qu'elle peut présenter dans la maladie d'Addison, les taches livides ou violettes (ecchymoses), l'aspect marbré (hématocèle pariétale), etc. (p. 171). On fend ensuite avec un scalpel les tuniques *cutanée* ou *scrotale*, *dartoïque* ou *musculaire*, communes aux deux testicules (2), pour arriver ainsi aux enveloppes proprement dites de chaque glande : *crémaster* et *tunique érythroïde*, *couche fibreuse*, *tunique séreuse* ou *vaginale*, cette dernière entourant le testicule, l'épididyme et la partie inférieure du cordon.

(1) Parmi les tumeurs les plus rares du scrotum, signalons les *monstruosités par inclusion*. Voici un cas observé par M. Velpeau : Un homme de vingt-huit ans portait, sur le côté droit du scrotum, une tumeur congénitale du volume du poing. La peau qui la recouvrait était blanche, insensible, contrastant ainsi avec celle du scrotum, qui était brune et très-sensible. Dure dans certains points, molle et comme fluctuante dans d'autres, cette tumeur, pressée en arrière, permettait de percevoir une espèce de concrétion osseuse ; elle présentait plusieurs ouvertures fistuleuses donnant habituellement passage à une matière grasse distincte et du pus et de la sérosité : il en sortit un jour un paquet de poils très-fins. Les testicules, l'épididyme, paraissaient légèrement atrophiés ; le cordon était sain, la fonction génitale parfaite. Cette tumeur fut extirpée : elle renfermait, outre des lamelles et des fibres rappelant les tissus fibreux, celluleux et musculaire, de véritables pièces osseuses réunies par des articulations. Parmi ces os, M. Velpeau crut surtout reconnaître la clavicule, l'omoplate et une portion de l'humérus (*Bulletin de l'Académie de médecine*, t. IV, p. 598, et *Leçons de clinique chirurgicale*, t. III, p. 198). — Voy. encore Verneuil, *Inclusions scrotales et testiculaires* (*Arch. de méd.*, juin 1855).

(2) Avec M. Sappey (*Anatomie*, t. III, p. 534), nous considérons le dartos comme faisant partie du scrotum, appartenant en commun aux deux testicules.

Ces diverses membranes, quelquefois empâtées ensemble, peuvent être le siége d'altérations diverses. Nous citerons l'infiltration sanguine (1) ou gazeuse, les solutions de continuité traumatiques ou pathologiques (fongus du testicule, etc). Dans ce dernier cas, les deux feuillets de la tunique vaginale, comme les autres lames qui entourent le testicule, se montrent souvent unis par des tractus mous, filamenteux et reliés également à l'épididyme : on y a rencontré des cristaux analogues à ceux du tissu prostatique, et se dissolvant dans l'acide nitrique (M. Icard, *Gaz. méd. de Lyon*, 16 mai 1864). Les fibres du crémaster seront d'autres fois hypertrophiées ; la couche fibreuse peut être épaissie, résistante, entièrement adhérente au feuillet pariétal de la séreuse vaginale (périorchite) (2). Mais les lésions tuniquaires les plus communes intéressent cette séreuse même.

Tunique vaginale en particulier. — On séparera les deux feuillets de cette séreuse à l'aide du doigt ou du manche du scalpel, manœuvre plus ou moins facile selon que ces feuillets sont libres ou adhérents.

La tunique vaginale peut se montrer dure, bosselée, mi-transparente, criante sous le scalpel, privée de son aspect papyracé, noire, lavée, couverte de concrétions fibrineuses ou cartilagineuses, notamment au niveau de l'albuginée. Ces lésions s'observeront, par exemple, dans l'hématocèle vaginale, et quand il existe inflammation de la séreuse (vaginalite), soit dans l'orchite aiguë (3). D'autres fois, au lieu d'être hypertrophiés, les feuil-

(1) Dans l'hématocèle pariétale, le sang se montre coagulé ou sous forme d'un liquide brun chocolat, de consistance de mélasse, parfois mêlé de pus.

(2) « Chez tous les cryptorchides, l'enveloppe scrotale fait défaut ; chez les monorchides, elle n'existe que du côté où le testicule est descendu. » (Sappey, *Anatomie*, t. III, p. 546.) Dans certains cas d'anorchidie, on ne trouve dans l'enveloppe scroto-dartoïque que du tissu aréolaire adipeux (voyez notamment *Gazzetta medica provincie Venete*, 13 février 1864).

(3) Voyez Rochoux, *Du siége et de la nature de la maladie improprement appelée orchite blennorrhagique*, in *Archives générales de médecine*, 1833, 2e série, t. II, p. 51).

« Sur un testicule que j'ai examiné peu de temps après une atteinte d'orchite aiguë, j'ai trouvé la surface interne de la tunique vaginale recouverte d'une exsudation fibrineuse, d'aspect réticulé, analogue à celle qu'on voit souvent sur le péricarde enflammé. Dans un cas d'orchite aiguë consécutive à une orchite chronique, les surfaces opposées de la tunique vaginale étaient réunies par de fausses membranes molles, de couleur rougeâtre et infiltrées de sérosité sanguinolente. La

lets de la séreuse sont atrophiés, notamment dans l'hydrocèle, c'est-à-dire quand il y a distension de l'enveloppe en question par un excès du liquide destiné, dans les conditions normales, à lubrifier l'espace compris entre les deux feuillets séreux.

Il n'est pas rare de trouver la tunique fournie par le péritoine au testicule se continuant supérieurement avec la séreuse abdominale, d'où, chez l'enfant surtout, l'hydrocèle dite congénitale, résultant de la migration des liquides péritonéaux dans la cavité vaginale et qu'il ne faut pas confondre avec la fœtale ou vraie, — d'où encore la hernie vaginale congénitale (tableau XXIX).

On pourra rencontrer dans la séreuse testiculaire des collections purulentes, des corps étrangers, un liquide rappelant le lait par son aspect (galactocèle de Vidal de Cassis), du sang à divers états. Dans l'hématocèle vaginale, ce sang se montrera (1) plus ou moins coloré, quelquefois limpide et citrin : on l'a vu transformé en une sérosité sanguinolente avec ou sans concrétions fibrineuses, en une matière épaisse, de consistance sirupeuse ou mielleuse, de couleur café, chocolat, lie de vin, enfin en foyers purulents. Il n'est pas rare de rencontrer, dans l'hématocèle vaginale, le feuillet pariétal tapissé d'une coque pseudo-membraneuse chagrinée, qui y adhère assez fortement pour que sa séparation avec le manche du scalpel soit difficile : elle enkyste du sang diversement modifié ou des caillots fibrineux.

Examen extérieur des testicules. — Les testicules mis à nu seront, dès l'abord, examinés extérieurement et sur place. On constatera s'il existe quelque singularité : anomalie de nombre (2),

tunique vaginale était abondamment vascularisée, et l'on pouvait, en deux ou trois points, suivre les vaisseaux qui pénétraient dans les fausses membranes. Dans l'inflammation de la tunique vaginale, l'épididyme est, en général, plus ou moins tuméfié. » (Curling, *Maladies du testicule et de ses annexes*, traduction de M. Gosselin, p. 94, 1857.) — Voy. aussi Chambaud, thèse de Montpellier, 1864.

(1) Velpeau, *Leçons orales de clinique chirurgicale*, t. II.

(2) Blasius cite le fait d'un homme de trente ans, bien conformé d'ailleurs, qui portait à droite deux testicules de même volume, de même forme que celui du côté gauche ; chacun de ces organes recevait une artère distincte fournie par l'aorte, et de chacun d'eux partait une veine qui se rendait à la veine cave (*Obs. med. anat.*, obs. xx. p. 28). — Il peut y avoir *anorchidie* ou absence complète de testicule (voyez un cas récent dans *Gazzetta medica provincie Venete*, *loc. cit.*) : cette anomalie est au reste fort rare, et la plupart des exemples cités pèchent par la brièveté des détails, au point qu'on pourrait croire plutôt à une migration imparfaite.

vices de conformation, migration incomplète (simple, ou monorchidie; double, ou cryptorchidie) (1), inégalité de volume des deux organes, etc. Il sera tenu compte de la coloration de la face externe de la tunique albuginée (2), ou enveloppe commune de la masse des canalicules dont se compose la glande séminale, de son épaississement hypertrophique ou phlegmasique, de son adhérence à la séreuse vaginale, des mamelons, plaques ou granulations syphilitiques, des plaques cartilagineuses (enchondrome) ou même ossiformes qui la recouvriraient, etc.

On notera la flaccidité, l'induration, et en général la consistance du testicule à la pression, variable avec le degré de tension de la tunique albuginée, — la forme de la glande, sa direction (3), ses rapports, surtout avec l'épididyme. La position de l'épididyme est fort importante à considérer : c'est seulement en plaçant le bord libre (ou antérieur, ou mince) de cet organe en dehors, et sa grosse extrémité (ou extrémité supérieure, ou tête) en avant et en haut, qu'on pourra distinguer le testicule droit du gauche, après l'extraction des deux glandes. Or, l'inversion du testicule n'est pas rare (4), et cette anomalie est utile à constater, car elle exposerait, pour les investigations cliniques, à confondre le testicule avec l'épididyme. Dans cette affection, l'épididyme est situé en avant ou en dehors (bord antérieur ou faces externe et interne) de la glande, au lieu d'occuper toute la longueur de son bord postérieur (ou supérieur). Quand l'épididyme répond au bord

(1) Follin, *Études anatomiques et physiologiques sur les anomalies de position et l'atrophie du testicule*, in *Archives générales de médecine*, 1851, 4e série, t. XXVI, p. 257, sq.— Lecomte, *Des ectopies congénitales*, thèse, 1851, n° 159.— Godard, *Étude sur la monorchidie et la cryptorchidie chez l'homme*, in *Mémoires de la Société de biologie*, in-8, Paris, 1857, et thèse *Sur la monorchidie*, 1856. — Goubeaux et Follin, *Cryptorchidie*, in *Mém. Soc. biol.* — Legendre, *ibid.* — Sappey, *Anatomie*, t. III, p. 543, sq. Dans les cas d'ectopie simple ou unilatérale, le testicule, l'épididyme, le canal déférent, tous trois en général atrophiés, seront trouvés ou dans l'abdomen (ectopies rénale, iliaque, sus-inguinale), ou dans le canal inguinal (ectopies inguinales interne, externe, interstitielle), ou dans le sillon cruro-scrotal (ectopie cruro-scrotale), ou plus rarement dans l'entonnoir crural ou au périnée.

(2) A l'état sain, la tunique albuginée est blanc bleuâtre, lisse et unie. Elle est noire dans l'hématocèle testiculaire.

(3) Normalement oblique de haut en bas, d'avant en arrière. — Dans l'hématocèle vaginale, le testicule est assez souvent aplati, allongé, refoulé par l'épanchement.

(4) Royet, *De l'inversion du testicule*. Paris, 1859.

antérieur du testicule (*inversion antérieure*), et c'est le cas le plus fréquent, sa tête en occupe l'extrémité supérieure (ou antérieure); le canal déférent, déplacé, est aussi en avant du testicule auquel il adhère. On a mentionné quelques observations d'*inversion supérieure*, où l'épididyme devient horizontal comme la glande, d'obliques qu'ils étaient normalement.

Dans beaucoup de cas (hypertrophie, atrophie, etc.), il sera bon de prendre le poids et les dimensions de l'organe séminipare. Rappelons qu'à l'état normal (1) elle pèse en moyenne 21 grammes (abstraction faite de l'épididyme, dont le poids moyen est de 4 grammes), et présente les diamètres suivants : longueur (de l'une à l'autre extrémité), 4 centimètres ; largeur (de l'une à l'autre face), 2 centimètres ; hauteur (de l'un à l'autre bord), 3 centimètres.

Examen intérieur du testicule. — On fend généralement la glande en deux moitiés, d'avant en arrière, du bord antéro-inférieur au bord épididymaire, en suivant le grand axe de l'organe. Mais, en agissant ainsi, il y a danger de prendre pour une affection de l'épididyme une altération siégeant au bord postérieur du testicule; il vaut mieux disséquer, puis fendre isolément chacune des parties de la glande séminale. Il est d'ailleurs des cas (sarcocèle syphilitique, etc.) où l'épididyme et le testicule ne forment plus qu'une seule masse, dans laquelle il est difficile de reconnaître ce qui appartient à l'une ou à l'autre de ces deux parties, sans s'aider de la position du cordon ; le feuillet vaginal viscéral, l'albuginée et la substance testiculaire peuvent même être confondus en un seul tout.

L'incision de l'albuginée peut faire découvrir entre cette tunique et le parenchyme glandulaire des collections sanguines (hématocèle parenchymateuse), purulentes, tuberculeuses. L'albuginée peut être, d'ailleurs, amincie, épaissie ainsi que les cloisons qui en émanent (sarcocèle syphilitique), etc.

Quant au tissu testiculaire lui-même, diversement coloré selon ses diverses affections et s'affaissant plus ou moins à la pression, la coupe y révélera quelquefois des noyaux apoplectiques, de petits kystes (il suffit souvent de les insuffler pour les ramener à leur forme), des tumeurs autour desquelles les veines se montrent dilatées, disposées en un lacis vasculaire turges-

(1) Sappey, *Anatomie*, t. III, p. 549. — Curling a cité un testicule pesant 70 grammes. On sait que les dimensions du testicule diminuent avec l'âge, et que le gauche est plus lourd, plus gros, plus souvent atteint de varicocèle et d'épididymite.

cent et variqueux. Les tumeurs tuberculeuses sont les plus fréquentes (elles le seraient moins cependant, si l'on tenait compte de la définition du tubercule par Virchow : voy. chap. VI) : on trouve, au centre ou sur une partie quelconque, plus ou moins étendue, de l'organe, à côté d'îlots inaltérés de canaux séminifères, de petites masses, allant fréquemment du bord postérieur à l'antérieur, molles, irrégulières, colorées en jaune-mastic par la prétendue xanthose de Lebert, ayant produit des foyers à suppuration, de vraies cavernes, parfois des abcès avec fistule scrotale. C'est essentiellement le tissu connectif des cloisons interlobulaires et celui reliant les canalicules, qui se trouvent attaqués par une prolifération de leurs cellules plasmatiques (voy. *Utérus* et *Mamelles*). — L'épididyme est généralement plus malade encore (p. 181).

Le tubercule présente aussi la disposition miliaire, granulée, forme sous laquelle son évolution est plus rapide, — ou bien infiltre l'organe, qui ressemble alors à ces ganglions envahis par la tuberculisation et comparés à de la châtaigne cuite (chap. II). Parmi les autres productions sur lesquelles j'appellerai l'attention, sont les tumeurs épithéliales (*cancer*), rarement ulcérées dans le testicule, et dont je reparlerai plus loin, les tumeurs de nature conjonctivale (fibro-plastiques ou sarcomateuses) (1), les tumeurs syphilitiques. Ces dernières (sarcocèle syphilitique, testicule vénérien, albuginite spécifique), accompagnées d'une augmentation de volume avec induration de la glande et intéressant souvent les deux organes, présentent plus apparente la disposition lobulée due aux cloisons partant de l'albuginée. A chacun de ces îlots, la substance sécrétante, plus jaune qu'à l'état normal (jaune d'œuf bien cuit), montre au microscope des

(1) Au sujet de ces néoplasmes à corps fusiformes, je rappellerai l'observation; citée par le *Journal de méd. de Lyon* (octobre 1864), d'une tumeur fibro-plastique dégénérée sur un testicule situé dans le trajet inguinal. Des cloisons fibreuses divisaient la tumeur en parties de grandeur et de forme variables : entre ces cloisons existait une substance jaunâtre, granuleuse (reconnue au microscope pour de la graisse), dissociable en lamelles et filaments, ressemblant à la matière phymatoïde de Lebert.

Dans quelques points, la vascularisation était assez grande pour avoir produit une teinte rosée et des foyers hémorrhagiques. Les tissus morbides offraient une résistance faible à la traction; la pression en faisait sortir des grumeaux, pas de suc. Même altération sur l'épididyme, dont la tête et la queue sont séparées par une cloison fibreuse. Au microscope, l'épithélium des canaux glandulaires est remplacé par de la matière granuleuse et des globules graisseux.

matières fibroïdes, des noyaux, des cellules à divers degrés d'altération, des granulations graisseuses mêlées de cristaux de margarine, le tout contenu dans les canalicules spermatiques atrophiés et dégénérés. On trouve souvent aussi, à la coupe, des nodus du volume d'un pois ou d'une cerise, homogènes, durs, jaunâtres, entourés d'un tissu fibreux et vasculaire, analogue au tissu érectile, surtout près du bord épididymaire : ce sont des *gommes* (Virchow), composées de tissu fibroïde, et près desquelles le stroma fibreux du testicule se montre atteint d'inflammation interstitielle (orchite syphilitique), avec hypergenese, prolifération, d'éléments cellulaires, comme dans l'hépatite des vénériens (p. 119, sq.), le caractère anatomique de la syphilis étant la tendance générale aux néoplasies de tissu conjonctif. Ainsi que pour le poumon (p. 58), le testicule offre alors à la section une surface rosée, dure, élastique, avec tractus fibreux, blanchâtres et nodules, se détachant sur le fond de l'incision. (Voyez *Exam. d'autops. cadav.*)

Le tissu testiculaire peut également être infiltré de matière cancéreuse jaune et molle (altération phymatoïde de Lebert), ou d'un liquide blanc d'apparence laiteuse. Dans cette dernière affection, que Vidal (de Cassis) a nommée à tort *galactocèle* (p. 177), on rencontre des kystes dont le contenu présente l'aspect du lait : quand ces kystes *galactoïdes* (Morel-Lavallée) renferment des spermatozoïdes, ils siégent souvent dans les *vasa aberrantia* d'Haller (1) ou dans le corps d'Highmore.

Il est fréquemment utile de chercher quelle longueur de vaisseaux séminifères on serait à même de dérouler avec une pince fine. Cette manœuvre, que facilite une macération dans de l'eau aiguisée d'acide nitrique, ne réussira d'ailleurs pas quand les canalicules auront été réunis par un épanchement plastique. Elle sera, dans tous les cas, plus aisée si l'on saisit les tubes au moment où ils s'engagent dans le corps d'Highmore, c'est-à-dire au point de réunion sur la tunique albuginée des lamelles cellulo-fibreuses contenant les conduits spermatiques. Dans l'hématocèle parenchymateuse, ces vaisseaux font quelquefois hernie à travers une ouverture de la tunique albuginée, et se présentent

(1) Ces *vasa*, ou voies spermatiques collatérales, s'élèvent de la queue de l'épididyme entre les vaisseaux spermatiques, et se terminent plus haut en cul-de-sac : ils ont été plus récemment étudiés par MM. Gosselin et Follin. Il est probable qu'ils déversent un liquide destiné à délayer le sperme et à faciliter sa marche dans le canal déférent. — « La maladie kystique du testicule siége dans le corps d'Highmore. » (Conche, *Journal de méd. de Lyon*, mai 1865.)

sous l'aspect de fils noirs, infiltrés de sang, que l'on peut, avec une pince, étirer suivant une longueur variable.

Examen microscopique.— Il sera fréquemment indispensable de demander au microscope l'état du testicule, et surtout de ses conduits séminifères. Nous en avons déjà donné pour exemple les tumeurs syphilitiques, fibro-plastiques et tuberculeuses, ainsi que l'hématocèle : appelons encore l'attention sur quelques affections intéressantes.

Les canaux spermatiques pourront se montrer pleins de granulations graisseuses, par exemple dans l'encéphaloïde et dans cette dégénérescence tuberculeuse nommée *phymatoïde* par Lebert : elles seraient associées à cette matière grasse, jaune orange ou jaune safran que Lebert appelle *xanthose*.

Dans l'infiltration dite à tort *galactocèle*, les filaments séminipares paraissent déformés, sans contours nets, infiltrés aussi de granulations graisseuses jaunâtres (1), avec ou sans spermatozoïdes.

Sur certains testicules syphilitiques ou tuberculeux, le tissu glandulaire peut être entièrement disparu, comme aussi dans la

(1) Cooper attribuait la matière blanche des kystes galactoïdes du testicule à de la lymphe coagulable. M. Gubler, d'après la même opinion, nomme ces kystes *tumeurs lymphatocèles* (*Gaz. méd. de Paris*, 1854). Les analyses de ce liquide opalescent (Grassi, Regnault, Leconte) ont révélé l'existence d'un peu de matière grasse, fondant à 38 degrés (Leconte, *Soc. chir.*, 27 août 1862), émulsionnée par des substances albuminoïdes ne précipitant pas par la chaleur seule, mais coagulables par la chaleur aidée d'un acide. Cette albumine est tenue en dissolution par des carbonates et phosphates alcalins (Leconte).

Or, la matière grasse ne paraît pas du beurre ; la substance albuminoïde est distincte de la caséine, et n'est pas accompagnée, comme celle-ci, par des phosphates terreux. Enfin, quand le liquide de ces kystes réduit les sels de bioxyde de cuivre, il ne paraît pas pour cela contenir de la lactine ou sucre de lait.

L'examen chimique détruit donc l'assimilation établie par Vidal (de Cassis) ; il ne saurait, d'ailleurs, y avoir sécrétion lactée là où manquent les organes galactophores. Enfin, le mot galactocèle avait déjà été donné aux accumulations laiteuses dans les culs-de-sac glandulaires de la mamelle (Jobert, Forget).

Les kystes galactoïdes ne paraissent pas contenir de pus. Ils offrent parfois de la cholestérine ; ces cristaux rhomboïdaux à reflet brillant, qu'on trouve déposés par la graisse dans toutes les cavités closes contenant des produits adipeux non accessibles à la nutrition, on les reconnaît à ce qu'en présence de l'iode aidé de l'acide sulfurique, ils deviennent indigo, puis brun jaunâtre.

transformation cartilagineuse ou enchondrome (1), souvent accompagnée par l'encéphaloïde.

L'épithélium qui tapisse les canalicules se montre exagéré ou transformé en suc crémeux dans les tumeurs épithéliales (cancer); les conduits déformés ont perdu leurs parois ou bien leur gaîne externe est devenue fibroïde comme sur certains testicules syphilitiques (voy. chap. VI, *Uterus*).

Une production de la classe des néoplasies épithéliales (comme le cancer, le cancroïde), une des plus curieuses à l'analyse microscopique du testicule, est celle que M. Cruveilhier (*Atlas d'anat.*) a nommée *tissu à forme perlée*, et Müller, *choléastome*. Si j'analyse le travail de M. Poincaré (de Nancy) (2), les tumeurs perlées, qui se rencontrent parfois à la surface des sarcocèles kystiques, et dans lesquelles les bourses forment une tumeur ovoïde, lisse, ayant l'aspect d'une hydrocèle, mais sans liquide, — donnent à la coupe : 1° de petits kystes; 2° appendues par de courts pédicules, de petites sphères du volume d'une tête d'aiguille, d'un grain de millet, d'un pois, rarement d'une noix, dures, bien limitées, brillantes comme des perles, pouvant s'apercevoir par transparence à travers l'albuginée ; le tout enfermé dans un tissu fibro-cellulaire taché de graisse et parsemé lui-même de perles plus petites. Fait-on macérer quelques jours dans l'acide acétique étendu, le tissu fibroïde devient une gelée transparente au sein de laquelle tranchent davantage les perles, restées blanches et opaques. Au microscope, cette gelée reproduit les caractères histologiques du tissu fibro-plastique ou tissu conjonctif naissant (faisceaux de fibres celluleuses, les unes rectilignes, d'autres onduleuses, avec beaucoup de cellules plasmatiques et de corps fusiformes). Quant aux perles, M. Robin (*Archiv. gén. de méd.*, 1856) les croit pleines de contenu homogène et cellulaire, formées de cellules épithéliales aplaties comme celles de certaines tannes, juxtaposées, imbriquées. M. Poincaré a trouvé, au contraire, qu'elles laissent échapper, quand on parvient à les rompre, une sphère incluse, plus petite, plus opaque, séparée, par un peu de liquide, de la coque mère ou kyste principal ou globe contenant. Celui-ci est constitué de tissu fibreux dense; sa face interne présente seule quelques cellules, différentes de celles qui revêtent l'intérieur du tube séminifère, ovoïdes, grandes, à contours nets, à noyaux et granulations (épithélium pavimenteux). La paroi de chaque perle contenue ou fille est éga-

(1) Voyez de Gyoux, *Enchondrome du testicule*.
(2) *Gazette hebdom.*, 26 août 1864.

lement fibreuse ; elle enveloppe un amas de petites cellules irrégulières, pleines de granules, assez souvent mêlées de cristaux de cholestérine, pour expliquer l'expression *choléastome* de Müller.

Curling (*Malad. du testic.*, traduct. Gosselin) rapporte l'élément perlé au tissu cartilagineux, à l'enchondrome : mais cette opinion n'est pas admise en France. Virchow regarde les perles comme des néoplasies par prolifération d'épithélium : elles constituent ainsi un épithélioma (chap. VI, *Utérus*), c'est-à-dire une formation de cellules épithéliales normales avec simple aberration de lieu et exagération de production, mais un épithélioma qui ne récidiverait pas. « La simple forme des éléments n'a pas, dit Virchow (1), de valeur pour établir la distinction entre la tumeur perlée, qui est bénigne, et les autres néoplasies (de même ordre), qui sont malignes : les propriétés infectieuses varient proportionnellement à la quantité du suc contenu (2). La tumeur perlée a exactement la structure de l'épithélioma (cancer épithélial ou cancroïde), et ce dernier produit souvent des perles en quantité étonnante (3). Mais on n'a jamais vu la tumeur perlée produire en un autre point éloigné des récidives et se comporter malignement ; elle ne s'accroît que par sa périphérie, fort lentement. C'est une néoplasie *hétérologue* (voy. Troisième Partie, *Classific. des tumeurs*), mais bénigne. L'épithélioma, au contraire, récidive sur place et se multiplie même à distance. » (Voy. chap. VI, *Utérus*.)

Je ne m'arrête pas sur le fongus parenchymateux ou bénin du testicule, tel qu'on l'observe dans l'orchite blennorrhagique, en

(1) *Pathologie cellulaire*. — Nous tenons à cet aveu d'un micrographe célèbre, pour montrer que le microscope, dont nous indiquons pourtant la nécessité dans ses recherches microscopiques, peut être impuissant à se prononcer sur le caractère bénin ou malin d'une tumeur. (Voy. aussi chap. VI, *Mamelles*.)

(2) « Ainsi, continue Virchow, le cancroïde reste localisé comme la tumeur perlée, tant qu'il est pauvre en suc ; le sarcome ne répullule sur place ou dans les ganglions que quand son tissu conjonctif est devenu riche en cellules, avec un tissu intercellulaire plus liquide ; dans le cancer, la marche locale est rapide et la généralisation précoce. De même un myxome (voy. chap. VI, *Mamelles*) riche en liquide est suspect de récidive ; la tumeur cartilagineuse ou enchondrome peut déterminer des métastases internes dans ses formes molle, gélatineuse. »

(3) Si bien que, pour M. Poincaré, la tumeur perlée est une forme et non un tissu particulier ; c'est une dégénérescence pouvant appartenir au cancer, à l'épithélioma, à l'enchondrome.

dehors de toute spécificité (1). M. Icard le décrit comme présentant les canalicules serrés en masses semblables à des bourgeons charnus, altérés dans leur régularité, atrophiés et ratatinés : leurs parois fibro-vasculaires, généralement peu distinctes, manquent dans un bon nombre de tubes, et ces derniers ressemblent plutôt à de simples gaînes épithéliales qu'à de véritables canaux séminifères ; le contenu, moins distinct qu'à l'état normal, accuse aussi un commencement de dégénérescence granulo-graisseuse.

Enfin, je rappellerai que M. Lancereaux (2), en examinant au microscope le testicule flasque, atrophié, intérieurement jaune ou décoloré, des individus atteints d'alcoolisme et ayant eu des accès de *delirium tremens*, a vu les cellules épithéliales de quelques canaliculi granuleuses, déformées ou détruites, et cette altération régressive de l'épithélium des canaux spermatiques s'accompagne d'une disparition presque complète des spermatozoïdes, même dans les vésicules séminales. — Dans les cas d'ectopie, on ne trouve également pas de spermatozoïdes.

ÉPIDIDYME. — Nous avons déjà parlé (p. 173) des positions que cet appendice est susceptible d'affecter sur le bord antérieur ou sur les faces de l'appareil séminipare. Quand il est situé à la partie antéro-supérieure de la glande, au lieu d'en occuper, comme dans la majorité des cas, les portions postéro-inférieures, le liquide de l'hydrocèle, au lieu de s'accumuler en avant, peut se présenter en arrière. Dans l'hématocèle vaginale, l'épididyme est aussi assez souvent déplacé et présente, en outre, des modifications de forme ou de structure.

Les kystes de l'épididyme ne sont pas rares ; ils contiennent

(1) Sur le *fongus bénin du testicule* (Lawrence), ou *productions et chairs fongueuses sorties du testicule* (Samuel Cooper), ou *tumeur granuleuse du testicule* (Astley Cooper), ou *fongus superficiel*, ou *hernia testis* (Curling), *hernie du testicule* (Deville), voyez Jarjavay (*Archéol. gén. de méd.*, 1849), Curling (*Mal. du test.*), Deville (*Monit. des hôp.*, 1853), Langlebert (*Mal. syphil.*, 1864), *Union méd.* (16 janv. 1864). Le mot *fongus* est impropre parce qu'il donne à penser à des végétations qui n'existent pas ici. — Sur le *fongus malin*, consultez Jarjavay (*loc. cit.*, p. 119). — Sur le *fongus syphilitique*, Rollet (*Sarcocèle fongueux syphil.*) et Allard (thèse de Montp., 1864 : *Etude comparat. des fong. testic. simple, tuberculeux, syphil.*). Le sarcocèle syphilitique peut entrainer une dégénérescence fibreuse, cartilagineuse, ossiforme, mais pas la fonte purulente du testicule.

(2) *Société médicale d'émulation*, 1864.

généralement des spermatozoïdes. M. Gosselin a plus spécialement appelé l'attention sur les grands kystes épididymaires à liquide opaque, analogues aux tumeurs galactoïdes (p. 176 et 177).

Les recherches cadavériques montreront assez souvent des noyaux tuberculeux dans l'épididyme. Bien que cet appendice puisse rester sain dans les plus graves affections organiques de la glande, c'est fréquemment par un engorgement de son *globus major* (tête), ou de son *globus minor* (queue) que commence la tuberculisation testiculaire. Tel est le cas de ces tuberculisations à marche lente, dans lesquelles l'épididyme, plus ou moins étalée, présente des masses compactes, assez dures, lobulées, comparables à de la châtaigne cuite. Le tissu cellulaire qui unit les circonvolutions épididymaires et la tunique vaginale pariétale qui les recouvre, s'épaississent d'abord, d'où une augmentation de volume de l'organe « formant à lui seul les trois quarts de la tumeur testiculaire » (Cruveilhier). Plus tard, le corps d'Highmore est envahi, devient fongueux également à la manière des fongosités synoviales des tumeurs blanches invétérées, se transforme en une masse jaune contenant, comme ces tumeurs, des cellules, des noyaux, des corps fusiformes fibro-plastiques. — Consécutivement au tubercule de l'épididyme, on constatera l'absence de spermatozoïdes (Godard).

De même une bonne partie des dégénérescences cancéreuses du testicule commencent par l'épididyme, et, quand l'envahissement n'est pas encore considérable, on rencontre le testicule atrophié, mais presque sain (sauf peut-être vers le corps d'Highmore) au niveau des tissus dégénérés.

L'épididyme peut offrir les mêmes productions syphilitiques que le testicule (p. 175).

Il sera parfois utile d'ouvrir le canal épididymaire, si flexueux normalement (1) : on pourra le trouver distendu, oblitéré, anormalement vascularisé (épididymite), atrophié, etc.

Terminons en appelant les recherches sur cette question encore controversée de l'origine des indurations épididymaires, à la suite d'orchite notamment et quand il y avait stérilité.

— Nous résumons, dans le tableau suivant, les principales lésions des bourses et du testicule :

(1) Il part de la tête (grosse extrémité) de l'organe, où il reçoit les vaisseaux issus du corps d'Highmore, pour se continuer, à travers la queue (extrémité postérieure) de l'épididyme, avec le canal déférent. Son diamètre moyen est $0^{mm},35$.

TABLEAU XXIX.

A. ENVELOPPES DU TESTICULE. — *a. Enveloppes extra-vaginales.* Plaies et contusion ; coloration par ecchymose, par maladie d'Addison ; infiltration urineuse des bourses et du pli de l'aine ; phlegmon et abcès ; inflammation érysipélateuse (intertrigo) ; œdème (hydrocèle par infiltration) ; hématocèle pariétale, par infiltration ou par épanchement ; gangrène ; tumeurs gommeuses du scrotum et ulcérations consécutives ; tumeurs fibreuses sous-cutanées (1) ; tumeurs graisseuses, tumeurs urinaires ; kystes dermoïdes ; inclusions fœtales ; éléphantiasis ; fistules et fissures (2). — B. TUNIQUE VAGINALE. 1° *Lésions générales :* Inflammation (vaginalite aiguë et chronique), suppuration ; kystes appendus à la tunique, kystes hydatiques ; hématocèle vaginale (traumatique ou spontanée) ; déchirure ; hydrocèle proprement dite ; diverticules de la tunique autour de l'épididyme formant des hydrocèles enkystées qui coiffent le testicule (3) ; communication avec le péritoine (hydrocèle congénitale) ; oschéocèle et hernie à sac intra-vaginal (4) ; cystocèle dans la tunique vaginale ; tumeurs ostéo-carti-

(1) M. Morel-Lavallée a communiqué récemment (avril 1864) à la Société de biologie un cas intéressant de ces fibromes du scrotum : « La tumeur présente une surface lisse, grisâtre, avec une légère teinte jaune. Elle crie sous le scalpel. En la raclant avec un scalpel, on obtient un liquide constitué par des globules sanguins, des débris de fibres. En la fendant longitudinalement, on constate une disposition fibrée. En la pressant, on en fait sortir un liquide blanchâtre rappelant celui du squirrhe. Sur des coupes minces, on voit des fibres s'entre-croisant dans toutes les directions, transparentes, parfois élastiques, contenant des noyaux volumineux, granulés. »

(2) « Les hermaphrodites mâles sont des cryptorchides (voy. p. 173) dont le scrotum, privé de son contenu, présente, vers sa partie moyenne, une fissure percée par l'orifice du canal et donnant aux bourses l'aspect des grandes lèvres. » (Béraud et Robin, *Physiologie*, 1856, t. II, p. 356.) On connaît cependant, comme exception, les hermaphrodites bisexuels imparfaits, par exemple le cas de Jean Dupin, et celui de Dorothée Perrier, qui présentait une verge, une prostate, un testicule droit, un utérus avec deux trompes, un ovaire gauche, un vagin. — Sur l'hermaphrodisme, voyez *Vulve* et page 168.

(3) Voy. Béraud, *Archiv. méd.*, *Kystes de la tun. vagin. et du cordon.*

(4) Dans la hernie inguinale externe ordinaire, le sac se trouve en rapport immédiat avec les couches sous-cutanées de la région des bourses, le testicule restant isolé de l'intestin et dans sa tunique vaginale. Sous ces conditions, comme à l'état normal, la séreuse vaginale ne forme qu'une cavité exiguë entourant la glande séminale, se réfléchissant sur l'épididyme et la partie inférieure du cordon, enfin en rapport antérieurement et extérieurement avec les enveloppes mé-

lagineuses ; cancer de la tunique ; corps étrangers ; gaz. — 2° *Surface interne en particulier :* Aspect réticulé, vascularisation ; infiltration de sang, de pus, de sérosité ; exsudations fibrineuses ; adhérences fila-

diates du testicule. — Mais quand le canal inguinal reste ouvert après la descente du testicule, la vaginale remonte jusqu'à l'anneau ombilical, pour se continuer avec la cavité du péritoine, dont elle devient un simple diverticule (p. 172). Qu'il se produise alors une hernie, l'intestin n'aura absolument pour paroi que la tunique vaginale ; la hernie sera *congénitale*. Terme vicieux, parce qu'elle n'existe presque jamais à la naissance, ou bien possède alors (Giraldès, Huguier, Morel-Lavallée) un sac isolé séparant l'intestin du testicule ; elle se produit au contraire à tous les âges, jusqu'à la plus extrême vieillesse. Il vaudrait mieux dire *hernie vaginale*, ou, avec M. Malgaigne, *hernie à sac ouvert*. L'expression *congénitale* n'est, en d'autres termes, pas meilleure ici qu'appliquée aux hydrocèles : beaucoup d'hydrocèles datent de la naissance, coïncident avec l'oblitération du canal inguinal, comme dans le cas de notre ami le docteur Legendre, et d'autre part la non-obstruction de ce trajet est loin d'être fatalement la cause d'hydrocèle dans les premiers temps de la vie. — Enfin, l'orifice de communication des deux séreuses peut (Malgaigne, *Traité d'anat. chir.*, t. II, p. 405, 1859) s'oblitérer au niveau seulement de l'anneau abdominal, de façon que la tunique vaginale, ne communiquant néanmoins plus avec le ventre, remplit encore une grande partie des bourses et tout le trajet inguinal jusqu'à l'ouverture supérieure de ce dernier. Dans ce cas, qu'une hernie survienne chez un sujet, par exemple dont la cavité de la séreuse testiculaire est déjà dilatée par du liquide, le sac péritonéal viendra proéminer dans cette cavité même. Ce sont les *hernies enkystées de la tunique vaginale*, mieux nommées *hernies à double sac*, ou à *sac intra-vaginal*, par M. Bourguet (d'Aix), dont je vais analyser le mémoire (*Gaz. hebd.*, 4 nov.-9 déc. 1864). La cavité vaginale agrandie, mais ne communiquant pas avec l'abdomen, remontant seulement jusqu'à l'anneau inguinal, contient le sac herniaire distinct de la séreuse testiculaire et sous forme de tumeur isolée, ovoïde, à parois minces et lisses, renfermant une anse intestinale parfois gangrenée. Après l'incision des téguments et de la tunique vaginale, on rencontre une cavité qui est précisément la cavité vaginale. Aussi, quand le liquide sera écoulé, le doigt pourra pénétrer, par le trajet inguinal, dans le ventre, ce qui était impossible avant, et l'on ne trouvera ni intestin ni épiploon ; mais le testicule sain, tout à fait à découvert à la partie interne et inférieure, se montrera au contact d'une tumeur susceptible, au reste, d'adhérer à la vaginale par quelques tractus fibreux, tumeur qui constitue le vrai sac, l'expansion du péritoine où l'intestin est renfermé. La nature de cette hernie accidentelle, non congénitale, non primitive, est le plus souvent méconnue avant la nécropsie, même s'il y a eu opération. Prenant, en effet, la vaginale pour le sac herniaire, on refoule le vrai sac sans l'ouvrir, sans observer, d'ailleurs, que la cavité ouverte est close supérieure-

menteuses produisant un cloisonnement en loges, coques pseudo-membraneuses enkystant du sang, etc. (1).

B. Testicules. — *a. Vices de conformation congénitaux ou pathologiques :* Anomalie de nombre; ectopie ou migration imparfaite, déplacement ascensionnel permanent; inversion, atrophie, hypertrophie. — *b. Lésions traumatiques :* Plaies et contusions; hématocèle testiculaire; hernie. — *c. Lésions diverses :* Inflammation (orchite aiguë ou chronique); abcès (morve aiguë, Vigla); dégénérescences tuberculeuse, fibro-plastique, encéphaloïde; épithélioma et tumeurs perlées; sarcocèle et tumeurs gommeuses; fongus; kystes (hydrocèle enkystée, hydatides); entozoaires en général; infiltration graisseuse (galactocèle); kystes lymphatiques et galactoïdes; anémie (Gosselin), spermatocèle; kystes dermoïdes (contenant des poils, des dents, de la graisse, etc.)

2° *Canaux déférents et cordon ; vésicules séminales, canaux éjaculateurs.*

Canal déférent. — On ne saurait se dispenser d'examiner le conduit excréteur du testicule (fig. 52,5), après avoir constaté des altérations dans la glande séminale. Sur son trajet, long de 45 centimètres, de l'épididyme au col des vésicules séminales, ce canal présente assez souvent des altérations utiles à noter.

Nous avons dit (p. 173) que, dans l'inversion du testicule, la portion épididymaire du canal déférent, normalement couchée sur le bord externe de l'épididyme, pouvait se trouver en avant du testicule. Dans l'*inversion* dite *en anse* ou *en fronde*, le conduit vecteur du sperme adhère au bord antérieur du testicule, et se réfléchit sous son extrémité inférieure, de façon à embrasser la glande dans sa concavité.

Le canal déférent peut avoir perdu l'épaisseur normale de ses

ment, contient en bas le testicule libre et en haut une tumeur (sac vrai) polie à sa surface, se continuant avec l'intérieur du trajet inguinal, incapable de déplissement, sans résistance, moins vascularisée qu'une anse d'intestin, à pédicule adhérent aux anneaux, à parois d'inégale épaisseur.

J'ai insisté sur cet exemple pour rappeler qu'une hydrocèle peut coexister avec une hernie dont le sac restera indépendant, et pour montrer combien il sera important, quand il y aura hernie scrotale, d'indiquer avec soin les rapports du sac et du testicule, les adhérences l'unissant sur son trajet, la hauteur jusqu'à laquelle le doigt pourra remonter dans le canal inguinal, etc.

(1) Voyez une observation récente de ces tumeurs de la tunique vaginale dans la *Gaz. des hôp.*, 30 juin 1863.

parois; son calibre, qui admet d'ordinaire à peine un stylet très-fin (1), être considérablement augmenté, etc.

Dans les affections tuberculeuses du testicule, le canal spermatique montre fréquemment sur son trajet des renflements fusiformes irréguliers, des bosselures (*état moniliforme*). A l'incision, — pratiquée avec des ciseaux effilés, souvent à l'aide d'une sonde cannelée, — on trouve dans l'intérieur, sur la muqueuse dégénérée elle-même, un suc caséeux, avec ou sans spermatozoïdes, mélangé de cellules épithéliales et de nombreux globules graisseux.

Le tissu cellulaire environnant est épaissi et parfois transformé en un nouveau canal communiquant avec le conduit primitif ou avec le trajet inguinal.

On a cité des cas d'absence du conduit spermiducte avec ou sans conservation des vésicules séminales (John Hunter, MM. Velpeau, Gosselin), notamment chez les anorchides.

Il sera quelquefois utile de pousser une injection dans le canal déférent pour constater si le liquide pénètre dans l'épididyme, si les voies spermatiques sont encore perméables dans toute leur étendue.

Cordon. — Il comprend la portion funiculaire et presque verticale du canal déférent, les artères spermatique (branche de l'aorte ou de la rénale), funiculaire (branche de l'épigastrique), déférentielle d'Astley Cooper (branche de la vésicale inférieure); des rameaux de l'obturatrice et de l'épigastrique; les veines correspondantes; des lymphatiques et des nerfs (notamment du plexus spermatique du grand sympathique); enfin des mailles connectives se prolongeant avec le tissu cellulaire sous-péritonéal. Il présente trois enveloppes : le *fascia superficialis*, les fibres du crémaster, et une expansion tubiforme du *fascia transversalis* (fig. 46, p. 103).

Ces divers éléments se montrent assez souvent disséqués par des épanchements (purulents et autres); d'autres fois ils sont tellement unis, qu'il est impossible de les isoler avec le manche du scalpel. Dans le varicocèle (affection siégeant surtout à gauche), et dans quelques phlébites funiculaires, certaines veines modifiées, à parois épaissies, et dont la section reste béante comme celle d'une artère ou des vaisseaux variqueux des membres, acquièrent une résistance, une dureté, qui auraient pu les faire confondre avec le cordon, au grand préjudice du malade.

(1) Son diamètre moyen normal est de 2 millimètres.

Des tumeurs développées dans le tissu cellulaire du cordon ont été prises plusieurs fois pour des hernies. Tel est le cas d'une masse fibro-plastique, présentée par M. Dubois (d'Abbeville), en janvier 1864, à la Société de chirurgie, et au centre de laquelle existait un point ramolli, infiltré de granulations graisseuses, comme on en rencontre ordinairement dans les productions semblables de date ancienne.

Parmi les tumeurs du cordon (1), nous mentionnerons encore les hydrocèles funiculaires, dont le liquide est clair ou trouble, jaune, verdâtre, rougeâtre, limpide ou de consistance mielleuse ; les hématocèles funiculaires (par rupture de veines ou d'artères); les abcès, les hernies (2) ; les tumeurs cancéreuses, tuberculeuses, syphilitiques, adipeuses, hydatiques. Le cordon acquiert parfois, par le fait de ces tumeurs, le volume du pouce et même plus. Dans le cancer du testicule, le cordon se montre souvent dur, parsemé de nodosités, par suite de dégénérescence de son tissu cellulaire.

On a observé des cas de plaies et de contusion du cordon. Dans l'empoisonnement par le phosphore, il n'est pas rare de trouver des ecchymoses sur le trajet funiculaire (3).

Le cordon testiculaire peut adhérer aux anneaux du canal inguinal, — et ici je pourrais rappeler les affections qu'on est susceptible de rencontrer dans ce canal, près du cordon (p. 102) : testicule atrophié, étranglé, arrêté sur les pubis par un rétrécissement de l'anneau ombilical (Devillanova, Desault ; exstrophie de vessie) ; kystes hydatiques, hernies, hydropisie herniaire (dans une cavité abandonnée par les viscères antérieurement herniés, ou dans un sac diverticulaire ayant perdu toute communication avec le péritoine) ; vaisseaux lymphatiques assez dilatés pour avoir fait conclure à une hernie (4), hernie existant *dans* la gaîne du cordon, et non au devant d'elle ; etc.

— Au sujet des hernies étranglées, je ne saurais trop recommander leur dissection, afin de préciser le siége de l'étranglement. On sait que MM. Chassaignac et Velpeau croient encore à l'étranglement par les anneaux fibreux, et débrident sur ces

(1) Voyez *Tumeurs du cordon*, thèse de concours, Malgaigne, 1848.

(2) En cas de hernie, on notera soigneusement si les éléments du cordon se trouvent en avant ou en arrière du sac.

Appelons surtout l'attention sur les *hernies congénitales funiculaires* (Malgaigne), arrêtées sur le trajet du cordon, à quelque distance du testicule. — Voyez *Ligament rond*, note sur le canal de Nuck.

(3) Branet, thèse, 1863.

(4) Voyez Trélat. *Soc. de chirurgie*, 14 septembre 1864.

anneaux, bien que, depuis la thèse de M. Demeaux et les travaux de M. Malgaigne, la majorité des auteurs admette l'étranglement par le collet du sac dans les hernies inguinales, et, dans les crurales, par les orifices du *fascia cribriformis*. M. Chassaignac (*Société de chir.*, 25 janv. 1865) prétend, en outre, que l'immense pluralité des hernies dites étranglées est mal diagnostiquée, qu'on ignore encore les véritables caractères constitutifs de l'étranglement, — et nous faisons, en conséquence, avec lui, appel aux recherches nécroscopiques futures pour éclairer ces questions controversées.

XXX. Tableau des principales lésions du cordon spermatique.

A. Lésions traumatiques. — Plaies; contusions; hématocèles funiculaires par infiltration ou par épanchement (ces dernières enkystées ou non).

B. Lésions diverses. — Abcès et inflammation du tissu cellulaire (orchite funiculaire; funiculite aiguë, chronique); hydrocèle diffuse ou par infiltration (œdème du cordon), communiquant avec le péritoine, avec la tunique vaginale (hydrocèle en bissac), enkystée (hydropisie de kystes séreux funiculaires) (1), etc.; varicocèle; kystes hydatiques; tumeurs adipeuses, gommeuses (syphilitiques); dégénérescences tuberculeuse, cancéreuse; vieux sacs herniaires faisant tumeur dans le cordon; hydrocèle du sac herniaire funiculaire; hernie funiculaire du tissu cellulo-graisseux qui double le péritoine (hernies graisseuses); hernie de l'intestin (entérocèle funiculaire); hernie de l'épiploon (épiplocèle funiculaire).

Vésicules séminales. — Ces réservoirs coniques (fig. 52,6; fig. 53,19; fig. 57,7) se montrent obliques de haut en bas, de dehors en dedans, convergeant l'un vers l'autre. Ils sont situés entre le bas-fond de la vessie et la partie moyenne du rectum, en dehors des canaux déférents avec lesquels ils communiquent et dont ils paraissent n'être qu'un diverticulum. Leur sommet (ou col) est en arrière de la base de la prostate, que traverse leur conduit excréteur. Leurs faces (supérieure, inférieure) sont normalement bosselées.

(1) Accolée à la partie verticale du cordon ou renfermée dans l'intérieur même de son trajet inguinal (Astl. Cooper; Malgaigne, *loc. cit.*; Curling, *loc. cit.*), ou plus ou moins engagée dans l'anneau du grand oblique. Ces tumeurs auront souvent été prises sur le vivant pour des hernies, parce qu'elles sont réductibles comme le bubonocèle.

Pour les atteindre plus facilement, il sera bon de pratiquer la coupe du pubis, que nous décrirons au sujet de l'urèthre (p. 195). Puis, après avoir fait sur place les constatations de rapports

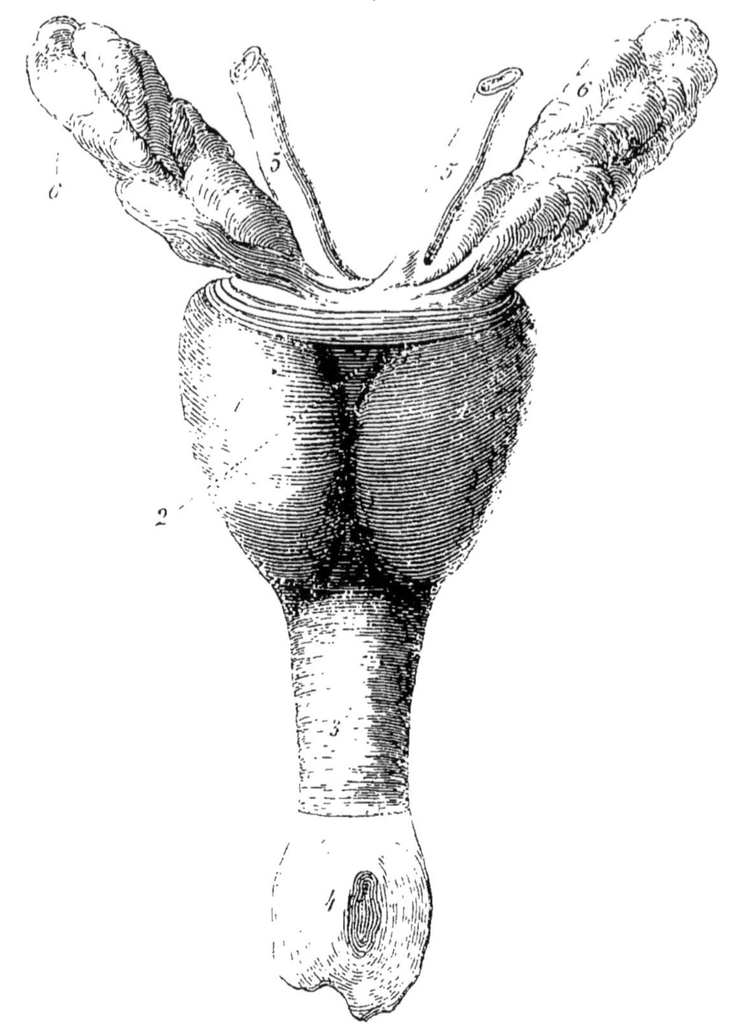

Fig. 52 (1).

1. Lobes de la prostate. — 2. Sillon sous la partie sus-montanale, ou sillon transversal. — 3. Portion membraneuse de l'urèthre. — 4. Bulbe de l'urèthre. — 5. 5. Canaux déférents. — 6. 6. Vésicules séminales.

qui paraîtraient à propos, on liera le rectum pour l'enlever avec la vessie, la prostate et l'enveloppe musculo-celluleuse de la

(1) Par erreur, la figure de la page 142 porte le n° 57 au lieu de 51.

prostate (dite aponévrose prostato-péritonéale par M. Denonvilliers) qui est commune aux deux vésicules. Le rectum sera disséqué avec grande attention, de haut en bas, par ses faces antérieure et latérale, sur lesquelles se présenteront les réservoirs spermatiques.

On sait que les spermatozoïdes ont conservé leur forme sur le cadavre, lors de l'ouverture dans les vingt-quatre heures réglementaires : aussi conseillerai-je, chaque fois qu'il s'agit d'un adulte cryptorchide (Godard, Curling, Follin ; Legendre, *Soc. de biologie*, 1859), monorchide, ou ayant perdu un testicule par le fait, soit d'une maladie, soit d'une opération, de faire une ponction à la vésicule séminale correspondante, ou d'en recueillir le liquide d'une manière quelconque, pour vérifier au microscope s'il existe encore des filaments spermatiques (1).

Il n'est pas rare d'avoir à constater, à l'examen nécroscopique, une direction anormale, ou des variations dans les diamètres physiologiques des vésicules séminales (2) ; du tubercule remplissant les cellules séminales peut augmenter, par exemple, le volume de l'organe (Dufour).

Les parois se montreront d'autres fois déformées, indurées, cartilagineuses, ossiformes, atrophiées, transformées en kystes. Dans leur intérieur, on a observé des productions cancéreuses, tuberculeuses, des calculs résultant quelquefois de transformation de la matière tuberculeuse, du pus concret, du sperme altéré (pertes séminales involontaires, etc.). Selon ces diverses affections, le liquide contenu sera terne, gris sale, rougeâtre, fétide, caséeux, etc.

Les vésicules séminales peuvent être creusées de cavernes communiquant en bas avec des foyers anfractueux du triangle ischio-rectal, ou avec l'urèthre.

Nous avons observé un cas d'inversion de la vésicule séminale droite.

Il sera quelquefois utile d'injecter le réservoir spermatique

(1) Ainsi, Ernest Godard, dans ses recherches microscopiques au sujet du sperme pris sur le cadavre ou pendant la vie, avait constaté l'atrophie des vésicules séminales chez certains phthisiques, et en général comme conséquence de l'arrêt sécrétoire du sperme ou des spermatozoïdes. — Le liquide de la vésicule séminale renferme toujours des spermatozoïdes, sauf dans les cas morbides, et dans la migration imparfaite du testicule (Follin).

(2) A l'état sain, les dimensions moyennes sont : longueur, 6 centimètres ; largeur, 16 millimètres ; épaisseur, 7 millimètres.

par le canal déférent, pour constater s'il communique encore avec le conduit excréteur du testicule et avec les canaux éjaculateurs.

Enfin, on aura souvent à faire macérer la vésicule séminale, pour en examiner les parois ou le contenu au microscope.

Canaux éjaculateurs. — Ces conduits excréteurs, étendus obliquement d'arrière en avant et de haut en bas, du col de la vésicule séminale à la partie prostatique de la muqueuse uréthrale, sur les côtés du verumontanum (fig. 57,5), sont contenus dans l'épaisseur de la partie postérieure de la prostate, creusée pour les recevoir.

Leurs altérations, peu connues, tant à cause de la faible longueur de ces organes (2 centimètres et demi), que du peu d'attention apporté généralement à l'examen cadavérique des voies génito-urinaires, semblent être à peu près les mêmes que pour les vésicules séminales et la prostate.

Dans les cas d'aspermie constatée sur le vivant, il faudra rechercher si l'anaphrodisie ou perte de la puissance génésique n'est pas due à une mauvaise direction prise par les canaux éjaculateurs, qui peuvent, par exemple, faire suivre à la liqueur séminale un cours rétrograde vers la vessie. L'hypertrophie de la prostate détermine parfois l'oblitération des canaux éjaculateurs par compression. Enfin, on a signalé l'inflammation de ces conduits dans certaines spermatorrhées, et quelques vices de conformation les intéressant (1). (Voyez aussi fin de la p. 200.)

3° *Verge ou pénis.*

On examinera, s'il y a lieu, l'enveloppe tégumentaire du pénis, généralement plus foncée que les parties environnantes (les bourses exceptées), même dans la maladie d'Addison (p. 15 et 157). L'attention se portera notamment sur le prépuce. Ce

(1) La science possède des exemples de canaux éjaculateurs supplémentaires. Quand les vésicules séminales n'existent pas (Van der Wiel, Tenon, Portal, pour l'*exstrophie de vessie*, p. 166), les conduits déférents s'ouvrent sur l'urèthre même : dans le même vice de conformation vésicale, on a vu (Desault) la prostate manquer et les canaux éjaculateurs se porter directement au verumontanum (fig. 57,4), ou bien encore ces deux conduits se perdre à l'abdomen, au sein des tissus environnants. Les canaux éjaculateurs peuvent encore avoir été déviés de leur axe (d'où aspermisme) par une cicatrice (après la cystotomie, par exemple), ou par des tumeurs voisines.

repli cylindroïde de l'extrémité antérieure des enveloppes du pénis peut être atteint de phimosis, de paraphimosis; sa face interne ou muqueuse montrera quelquefois des ulcérations syphilitiques ou autres, etc. Le tableau suivant nous dispense de citer d'autres exemples.

XXXI. Tableau des principales affections du pénis et de sa gaine préputiale.

Plaies et contusion; étranglement par des corps étrangers (écrou, anneau, etc.). Lymphite et infiltration séreuse du pénis ; érysipèle et érythème; sphacèle et gangrène; abcès et fistules urinaires; abcès péri-uréthraux; excoriations de la verge; cancer et tumeurs perlées (p. 178); éléphantiasis; gale, éruption exanthémateuse chez les ouvriers en chromates (1). Cicatrices chancreuses (2); chancres de la verge et du prépuce (infectants, et le plus souvent alors indurés, avec la pléiade ganglionnaire ; ou multiples et mous, avec ou sans bubons suppurés) (3); posthite et balanite; acné, aphthes et herpès du prépuce;

(1) Sur la peau de la verge et la face interne du prépuce (Hillairet, *Acad. de méd.*, 15 janv. 1864).

(2) Les cicatrices fibreuses des chancres infectants, plus souvent blanches chez la femme, sont brunes chez l'homme. Quand le chancre est récent, on trouve fréquemment la *cocarde chancreuse*, c'est-à-dire une cicatrice arrondie, composée d'un centre brun entouré d'un mince anneau blanchâtre, extérieurement auquel se montre une large auréole rouge.

(3) Distinction peu importante au reste, en général, pour la nécropsie, mais qui, soit dit à l'occasion, ne nous fait pas plus admettre le dualisme chancreux de MM. Clerc et Bassereau que nous ne reconnaissons comme entité morbide le chancre mixte (surnommé *hybride*) de M. Rollet. La pluralité syphilitique, si chère à l'École de Lyon, est pour nous un fait aussi inacceptable que la distinction entre le virus vaccin et le virus varioleux, si hautement proclamée cependant par les dernières discussions à l'Académie de médecine. Nous avons vu, comme nos maîtres, MM. Cullerier et Langlebert, le chancre mou ou simple (*chancrelle*), le mieux diagnostiqué (si tant est qu'on puisse toujours le reconnaître !), avec adénite suppurée, être suivi d'accidents secondaires les plus caractéristiques, au bout de vingt à cinquante jours (surtout si l'évolution des symptômes généraux n'avait pas été éloignée par un traitement mercuriel), et produire le chancre induré par coït ou par inoculation. Nous possédons de même quelques belles observations de chancre infectant, avec induration ou pléiade inguinale, ayant engendré le chancre mou et son adénite aiguë, mais sans manifestations constitutionnelles ultérieures sur le *syphilifère*.

Pour n'être pas constants, ces faits, bien connus aujourd'hui, n'en

inflammation des follicules préputiaux ; condylomes du pénis et du prépuce (1) ; déchirure du prépuce ; rétention d'urine dans le prépuce ;

établissent pas moins entre les deux variétés idiosyncrasiques du chancre une parenté incontestable et si vraie, que le trinitiste M. Rollet a dû jeter, comme trait d'union entre les deux prétendus principes virulents, son chancre hybride (non induré et accompagné cependant d'une réaction générale), bien créé réellement pour convertir à l'unitéisme. En un mot, la différence de manifestation nous paraît due au terrain et non à la graine : si l'économie est susceptible d'éliminer le principe morbide au moyen de cette longue suppuration du chancre mou et de son bubon, elle pourra ne pas être infectée, mais la même matière transportée sur un autre individu sera susceptible d'amener des effets tout différents. « *In varietate unitas*. De même que le virus varioleux produit la variole, la varioloïde et la varicelle ; le virus morveux, la morve et le farcin ; le virus charbonneux, la pustule maligne, l'anthrax malin et la fièvre charbonneuse ; de même le virus vénérien peut produire, soit le chancre simple, soit l'infectant. De part et d'autre, unité dans la cause, variété dans les effets. Dans la transmission, l'une des deux variétés peut engendrer l'autre, et réciproquement, ce qui prouve l'unité d'origine et de nature. » (Langlebert, *Mal. syph.*) — On sait l'ingénieuse théorie que M. Bidenkap d'une part, M. Langlebert de l'autre, ont édifiée récemment, cherchant à distinguer entre l'absorption de la sérosité chancreuse, d'où résulterait l'infection, et l'absorption du pus chancreux déterminant seulement sur place un chancre simple. M. Langlebert écrit (*Unicisme et dual. chancreux*, 1864) : « De cette diversité des produits virulents il est raisonnable de conclure à une diversité dans leur action ;... du pus produit ce que n'a pu faire la sérosité. Et pourtant le virus est le même dans les deux expériences ; car pus et sérosité ont été puisés sur le même chancre : il faut donc tenir compte de la nature des produits qui le recèlent. » — Malheureusement, tout en admettant l'origine commune des deux variétés de chancre, nous ne comprenons guère comment, dans les deux cas supposés par M. Langlebert, le sérum n'est pas absorbé pour produire simultanément les deux chancres ; cette distinction entre l'action d'un peu et de beaucoup de sérosité n'est guère scientifique. Les faits restent, mais leur interprétation ne paraît pas plus avancée qu'au temps où Hunter faisait dépendre des idiosyncrasies les modalités variables de la syphilis. A voir la longueur de l'incubation, le temps que met la lésion locale à se manifester, on pourrait même se demander s'il y a absorption autrement que sur lieu, dans le territoire des organismes élémentaires, des cellules, comme dirait Virchow, tout comme on pourrait, lors de l'évolution des accidents nommés *généraux*, soutenir que le sang n'est pas plus absolument infecté qu'il l'est dans les maladies de la peau proprement dites.

(1) Voy. p. 113 et ch. VII, *Vagin*. C'est une tumeur papillaire simple (papillome), offrant une trame de tissu lamineux, de l'élément

calculs du prépuce (1). *Vices de conformation* : faible développement des organes génitaux externes (crétins, etc.), verge rudimentaire (2), duplicité du membre viril (3), bifidité du gland (4); symphysis et adhérence du prépuce au gland chez les enfants par de fausses membranes; paraphimosis, phimosis congénital ou accidentel (élongation du prépuce chez les calculeux, etc.).

Corps caverneux. — Ces deux organes érectiles (fig. 53,13; fig. 59), destinés à soutenir l'urèthre pendant l'orgasme vénérien, naissent isolément de la partie interne de la branche ischio-pubienne (racines des corps caverneux), mais s'adossent à partir de la symphyse du pubis, — où la partie profonde, insérée sur cette symphyse, du ligament suspenseur de la verge (fig. 53, 14), s'attache à leur fourreau fibreux pour les maintenir solidement fixés. Ils sont essentiellement constitués par une enveloppe fibreuse protectrice, contenant une trame musculaire dont les mailles ou trabécules sont remplies de veinules et d'artérioles, fréquemment anastomosées entre elles, d'où la couleur rouge, l'aspect spongieux de l'organe.

On examine trop rarement, dans les autopsies cadavériques, les corps caverneux : aussi leurs lésions sont-elles à peu près inconnues. Pour les étudier, il faudrait, la coupe du pubis étant

fibro-plastique et des capillaires; la surface des papilles est hypertrophiée, bourgeonnante, rameuse (grossissement de 10 à 15 diamètres; fig. 84 de la *Pathol. cellul.* de Virchow). Quelques auteurs pensent que ces tumeurs villeuses du pénis, vulgairement nommées *fics*, *crêtes-de-coq*, ou *choux-fleurs*, peuvent devenir cancéreuses à leur surface : Virchow ne le croit pas (*loc. cit.*, p. 395). On sait également que ces végétations sont loin d'avoir toujours une origine syphilitique : chez certains sujets, elles viendraient en vertu d'une disposition préexistante (*diathèse sycosique* des homœopathes), que favoriseraient d'ailleurs l'uréthrite et la vérole.

(1) Ces concrétions varient du volume d'une tête d'épingle à celui d'une noix : on en a cité de 225 grammes (*Bull. Soc. anat.*, 1844, p. 10); on en a compté jusqu'à 106. Elles sont généralement gris sale et d'oxalate de chaux.

(2) Représentée par un tubercule, ou même manquant entièrement, ainsi que le prépuce : par exemple, dans l'exstrophie de vessie, p. 166 (Depaul, *Bull. Soc. anat.*, 1842, p. 213).

(3) *El Siglo medico* en cite un cas observé à Lisbonne en 1864 et dû à une monstruosité parasitaire (doubles hétérotopiens de Geoffroy Saint-Hilaire). Voyez *Utérus*, tableau des vices de conformation du nouveau-né.

(4) Voyez notamment *Union médicale de la Seine-Inférieure*, 15 octobre 1864, p. 198.

pratiquée (p. 195), faire passer un courant d'eau destiné à chasser le sang qui inonde les sinus veineux des trabécules. On pourrait aussi les insuffler, pour voir s'ils communiquent.

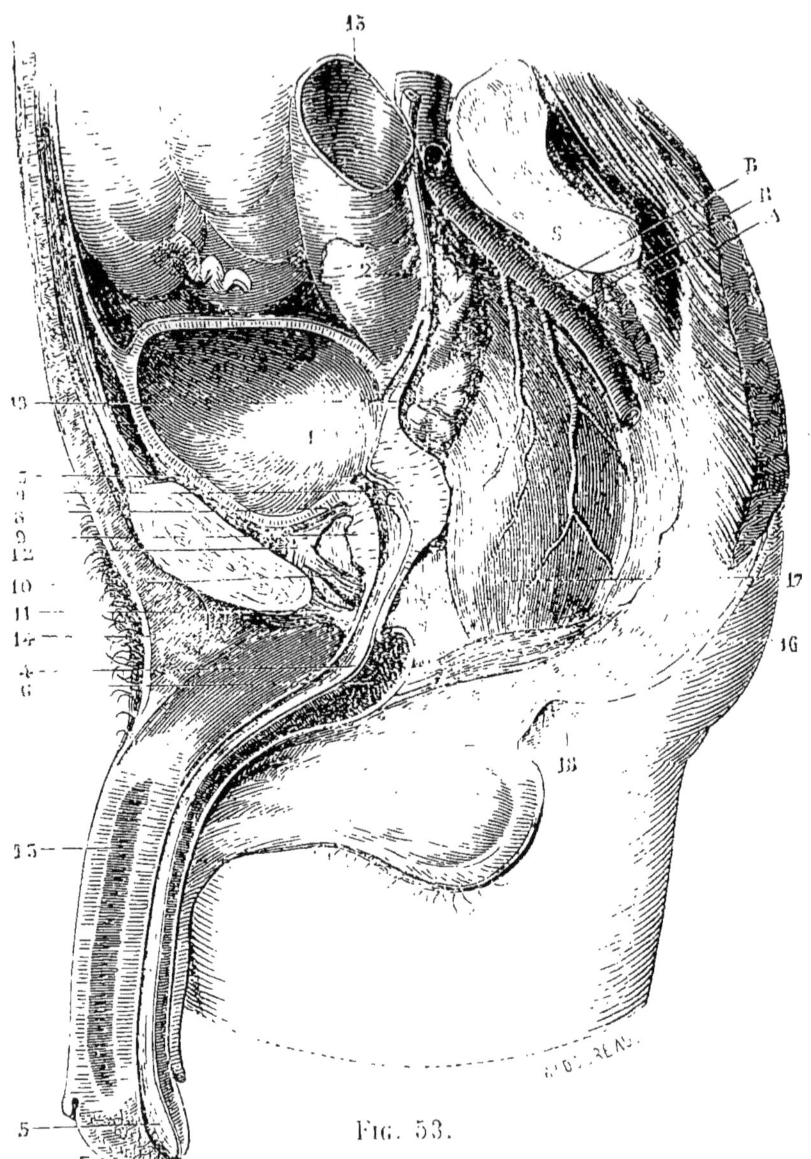

FIG. 53.

Organes génito-urinaires de l'homme à l'état sain (coupe antéro-postérieure, d'après Blandin. — 1. Vessie surmontée de l'ouraque. 2. Uretère. 3. Col de la vessie. 4. Fond ou cul-de-sac du bulbe uréthral. 5. Fosse naviculaire. 6. Bulbe. 7. Gland. 8. Verumontanum. 9. Coupe de la prostate (face antérieure ou pubienne, et face postérieure ou rectale). 10. Profil du muscle de Wilson (pubio-uréthral, Cruveilhier). 11. Ligament périnéal. 12. Ligament pubio-prostatique ou pubio-vésical. 13. Corps caverneux. 14. Ligament suspenseur de la verge (voy. aussi fig. 46,K). 15. Rectum. 16. Sphincter anal. 17. Fibres longitudinales du rectum. 18. Anus. 19. Vésicule séminale. — A. Artère hypogastrique. — B. B. Artères hémorrhoïdales moyennes.

M. Ricord a décrit des suffusions de matière fibro-plastique dans certaines parties de l'enveloppe fibreuse et des corps caverneux du pénis. Dans la syphilis tertiaire, les corps caverneux montrent quelquefois, en effet, leur tissu fibreux induré et hypertrophié, d'où la déformation consécutive de la verge.

La rupture des corps caverneux n'est pas très-rare. Dans l'exstrophie de vessie, on a vu ces corps ne se réunir qu'au niveau du gland; l'épispadias les montre assez souvent écartés.

4° *Urèthre.*

Ce canal excréteur définitif du sperme et de l'urine devra être fréquemment l'objet de recherches nécroscopiques dans les services de chirurgie, surtout chez les sujets morts à la suite de cystotomie, de lithotritie, d'uréthrotomie (stricturotomie), de fièvre uréthrale, ou présentant des rétrécissements : — et encore quand on soupçonne une disposition particulière qui rendait le cathétérisme impossible : par exemple, une lacune dilatée constituant un véritable canal sans issue pour la sonde. La section de l'urèthre ne saurait être prohibée : il se pourrait que les écoles de dissection se plaignissent si l'on fendait la verge sans raison, mais elles n'ont pas à interdire la constatation des lésions uréthrales. En tout cas, il serait permis d'ouvrir le conduit spermatico-urinaire sur les sujets réclamés (sans opposition): car lorsque la famille vient reconnaître le cadavre, il se trouve déjà dans la bière, la face et le cou seuls à découvert ; il est rare que les parents exigent de voir le corps entièrement nu (voyez *Considérations préliminaires*).

Coupe du pubis. — Pour examiner l'urèthre dans toute sa longueur, il est nécessaire de pratiquer au préalable la *coupe du pubis.* Nous supposons l'abdomen ouvert (voy. première partie) : on placera le sujet de manière que ses jambes soient écartées et élevées. Si la rigidité cadavérique empêchait de donner cette position au cadavre, il faudrait faire pendre les jambes, de manière que le siége fût à l'extrémité de la table d'amphithéâtre. Avec un fort scalpel, ou avec un couteau à nécropsie, l'opérateur décrit une incision oblique, partant de la branche horizontale du pubis, en dehors de l'épine, et allant, au devant du trou sous-pubien, rejoindre la branche descendante du pubis et ascendante de l'ischion. Cette incision, répétée de l'autre côté, doit intéresser toutes les parties molles. Il ne reste plus qu'à sectionner avec la scie à main (fig. 54,55) les branches horizontale du pubis et ascendante de l'ischion de chaque côté.

Cette ouverture suffit généralement : quelquefois, on la rend plus large, en commençant supérieurement un peu plus en dehors, presque au niveau de l'articulation fémoro-iliaque.

L'opérateur sectionnera ensuite, au pubis, au milieu du tissu adipeux qui double la peau de cette région, le ligament suspenseur de la verge (fig. 53, 14 ; fig. 46, K) (ligament quelquefois très-court, tendu au point de gêner le cathétérisme, etc.) S'aidant du scalpel pour détruire les dernières adhérences musculaires, on enlèvera enfin la portion antérieure du bassin circonscrite par la section.

Cette coupe met à nu la vessie : les racines du corps caverneux, entre lesquelles on aperçoit le canal uréthral ; la prostate, dans laquelle s'engage ce canal au sortir de la vessie ; enfin, le rectum et le cul-de-sac recto-vésical. Elle permet de décoller avec soin tout le péritoine pelvien, et d'enlever du même coup, si l'examen sur place n'est pas possible, la vessie, l'urèthre, la prostate, les vésicules séminales, etc.

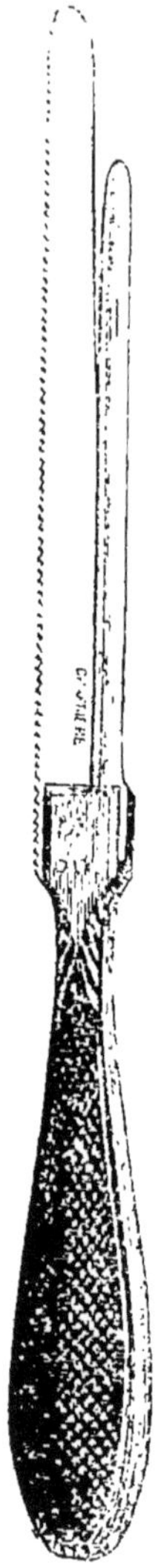

FIG. 54. Scie à main d'amphithéâtre, à dos ; manche quadrillé et à gouttières.

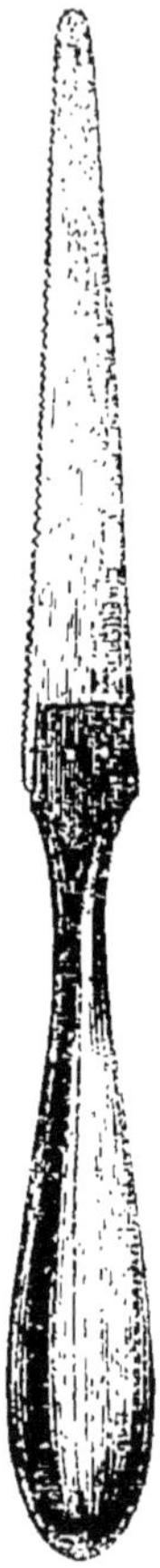

FIG. 55. Même scie, sans dos ; manche uni.

Coupe périnéale (fig. 56). — S'il était utile d'examiner sur place les parties profondes de l'urèthre, on pourrait pratiquer au périnée une incision semblable à celle que nécessite la taille. Le sujet étant placé comme pour cette opération, et une sonde ayant été introduite dans la vessie au préalable, l'opérateur tend le périnée de la main gauche ; de la droite, et avec un scalpel, il fait au devant de l'anus une incision courbe formant la base d'un triangle complété par deux incisions obliques. Le rectum repoussé en arrière, on a sous les yeux le bulbe, la portion musculeuse de l'urèthre et la face inférieure de la prostate.

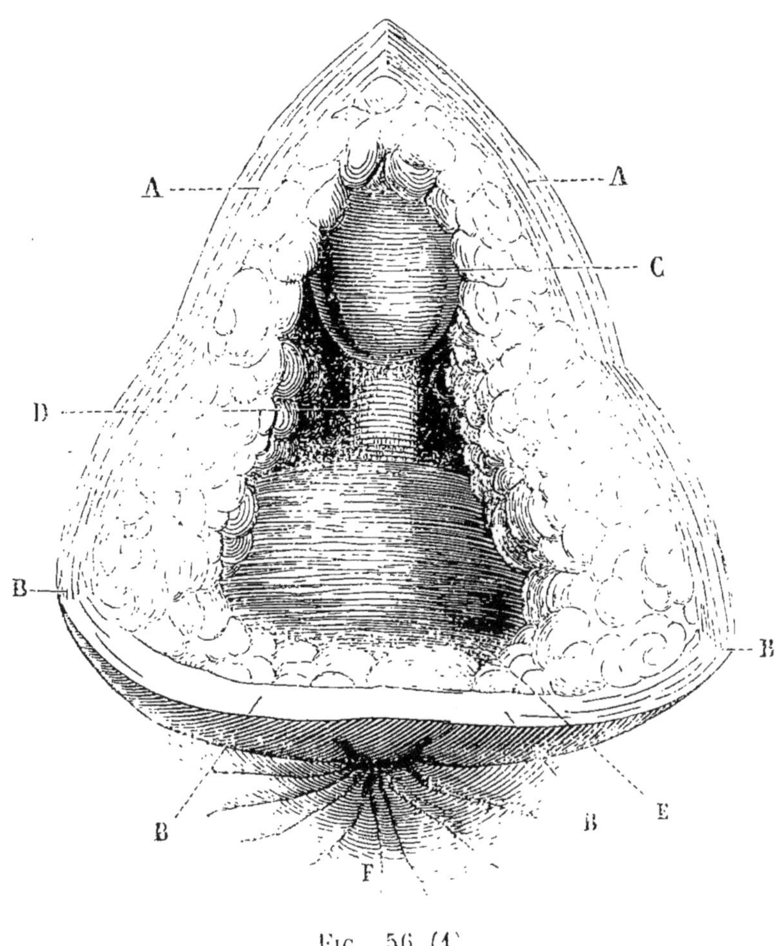

FIG. 56 (1).

A, A. Bords de l'incision oblique. — B, B. Bords de l'incision horizontale. — C. Bulbe uréthral. — D. Portion musculeuse. — E. Sphincter de l'anus. — F. Orifice anal.

Examen intérieur. — Il faut fendre toute la longueur du canal (2), depuis le méat (fig. 46,M) jusqu'au col de la vessie (fig. 53,3), soit avec des ciseaux effilés et une sonde cannelée,

(1) Cette figure est empruntée au *Traité des maladies des voies urinaires* de M. Philips (p. 625), ainsi que les figures 52, 57, 58.

(2) 16 centimètres en moyenne, dont 2 à 3 pour la portion prostatique, 1 pour la portion membraneuse, 12 pour la portion spongieuse.

soit avec le bronchiotome (fig. 42). Cette incision sera pratiquée sur la paroi supérieure de l'organe. Il sera souvent utile, comme le recommande M. Jarjavay, pour mieux étudier les altérations, d'épingler sur une plaque de liége les bords du conduit incisé, sans les tirailler d'ailleurs.

Dans quelques cas, il est également bon de fendre l'urèthre transversalement. « Quand les lobes latéraux (de la prostate) sont hypertrophiés, une coupe transversale du canal fait voir une fente linéaire allongée près de la portion membraneuse, tandis que, si la coupe a été faite près du col de la vessie, la fente est bifurquée, en Y renversé : les parois de l'urèthre sont en contact et elles ne laissent pas de vide (1). »

Dans tous les cas, on constatera les liquides pouvant exister dans le canal, et qu'il sera bon de recueillir pour en faire l'examen ultérieurement : sang, muco-pus (uréthrite), sperme altéré (spermatorrhée), etc. (2).

La cystotomie n'intervient guère de nos jours qu'à titre d'*ultima ratio* ; mais elle peut s'imposer comme une nécessité inévitable. Quand il y aura eu décès après cystotomie périnéale, il sera souvent utile de suivre le trajet de l'incision jusqu'au col vésical, variable selon qu'on a adopté la taille prérectale de M. Nélaton, préférable pour ouvrir aux pierres volumineuses une voie large et brève ; la taille bilatérale de Dupuytren, la meilleure chez les enfants ; la taille médiane, recto-vésicale de Sanson, latéralisée ou latérale ; la taille médio-latérale, peu favorable à l'extraction des gros calculs, mais exposant moins aux fistules consécutives. Il faudrait également se livrer aux recherches prescrites pour l'infection dite purulente et pour la fièvre uréthrale (p. 204-206).

— Dans l'étude nécroscopique de l'urèthre, l'attention se portera surtout sur l'état des trois dilatations de la paroi inférieure : fosse naviculaire (au niveau de la base du gland, fig. 53,5), dilatations bulbeuse (fig. 53,6 et 4) et prostatique (fig. 57,2). *L'examen devra, d'ailleurs, comprendre tous les points de la muqueuse*, normalement très-mince, peu consistante, blanche,

(1) Philips, *Mal. des voies urin.*, p. 324.

(2) Chez un homme de trente ans, atteint d'ictère, M. Alderson, médecin de l'hôpital West, à Londres, a observé, en 1863, un écoulement uréthral abondant brunâtre, safrané comme l'urine, et dont l'apparition avait coïncidé avec celle de l'ictère : ce malade urinait librement, sans chaleur, ni douleur. L'écoulement disparut avec la jaunisse, sans traitement spécial. M. Rousse a constaté le même effet chez un enfant de quelques mois. — Voyez aussi fin de la page 212.

dans la partie prostatique, — rose dans le reste de son parcours, sauf dans la fosse naviculaire, où elle est plus foncée.

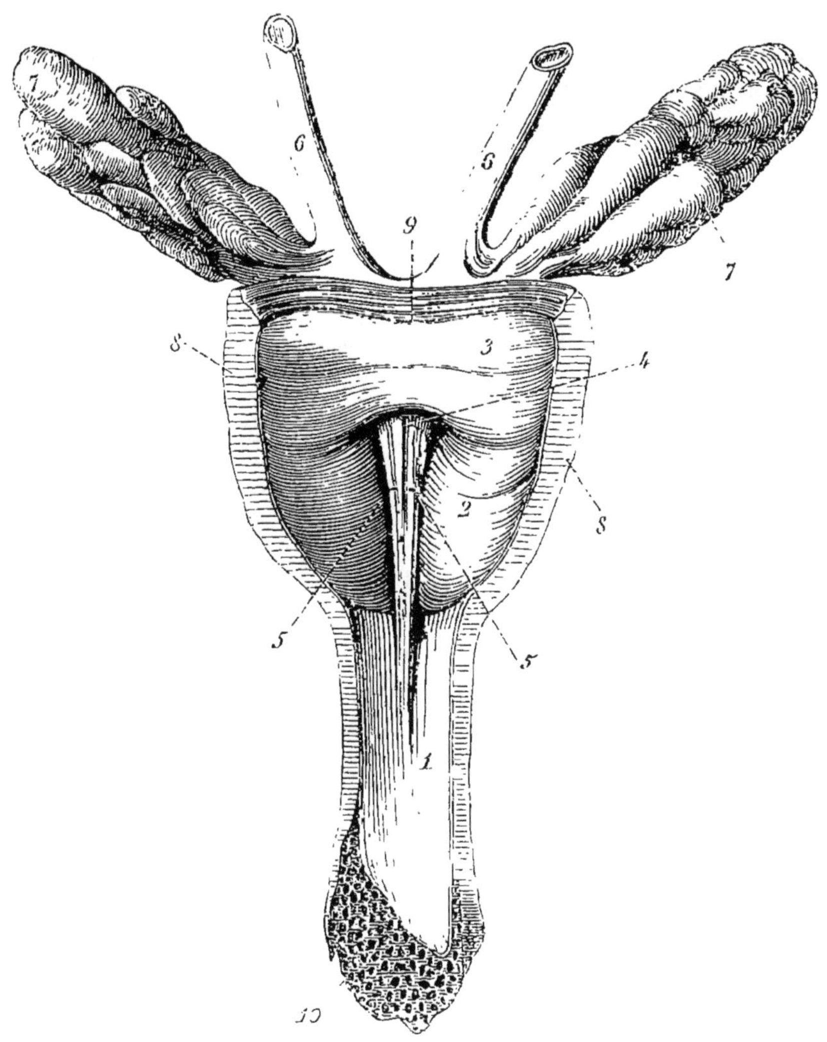

FIG. 57.

Portions prostatique et membraneuse ouvertes par la face supérieure, à l'état sain. — 1. Portion membraneuse. 2. Portion prostatique. 3. Portion sus-montanale. 4. Verumontanum. 5. Orifices des canaux éjaculateurs. 6. Canaux déférents. 7. Vésicules séminales. 8. Coupe de la paroi antérieure de l'urèthre. 9. Faisceaux musculaires. 10. Tissu aréolaire du bulbe.

La *portion prostatique* (fig. 53,9 ; fig. 57,2-3 ; fig. 59, G et K) est souvent rétrécie, déviée et déformée par l'hypertrophie de la prostate ou des fibres vésicales ovalaires qui pénètrent dans cette glande, quelquefois par un tissu inodulaire, comme à la suite des lésions traumatiques dont elle est fréquemment atteinte. Cette région est, avec la portion bulbeuse, le siège le plus commun des fausses routes. Aussi, quand il y a saillie de la prostate, notamment dans la partie sus-montanale (fig. 57,3), le bourrelet transversal résultant de ce soulèvement de la muqueuse, et constituant la barrière uréthro-vésicale (p. 212 et fig. 60,A), peut se montrer creusé, lacéré par un cathétérisme malheureux (fig. 58).

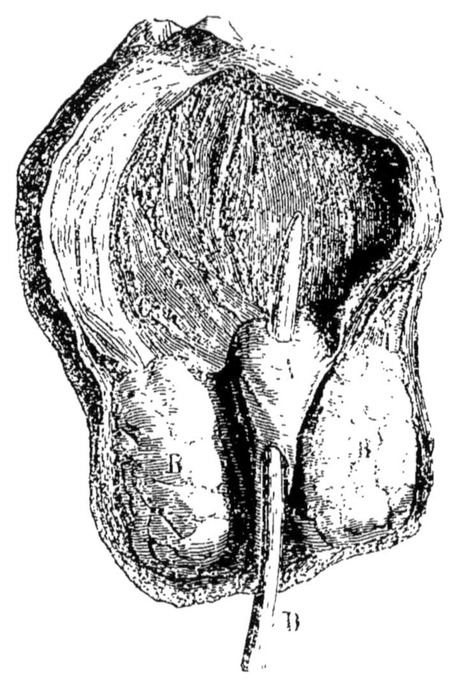

FIG. 58.

Hypertrophie de la prostate, avec saillie du lobe moyen au col vésical (musée Dupuytren). — A. Lobe moyen, séparé des lobes latéraux par deux sillons. — BB. Lobes latéraux. — C. Parois de la vessie. — D. Sonde en fausse route, ayant labouré le lobe moyen depuis le sommet de celui-ci, correspondant au verumontanum, jusqu'à la base située au niveau du trigone vésical.

L'éminence médiane de cette origine du canal, nommée *crête uréthrale*, ou *verumontanum* (fig. 57,4 ; fig. 53,8 ; fig. 60,B), porte à son sommet une fente conduisant dans l'utricule prostatique, et sur les côtés de laquelle abouchent les canaux éjaculateurs (fig. 57,5). On a rencontré des ulcérations du verumontanum. D'autre part, cette saillie affecte quelquefois des dimensions suffisantes, pour s'être opposée au passage des sondes : ou bien ce sont les conduits s'ouvrant sur ses bords qui ont pris un développement anormal (1) ; ou encore, — la prostate étant très-mince au milieu, dans sa partie qui répond au canal, mais ses faisceaux musculaires étant fort épais au niveau de l'anneau prostatique (valvule musculaire de Mercier, p. 161), — le bec de l'instrument sera descendu au fond de l'ampoule prostatique, et arrivé dans la vessie en traversant la partie inférieure de l'anneau.

La lacune prostatique peut renfermer de petits calculs (2) ; on l'a vue atteinte de sympexion (M. Robin, voy. p. 138,92). Les glandules de la muqueuse prostatique (fig. 59, K) présentent également quelquefois de menues concrétions calculeuses ; elles se montrent alors dilatées, et leurs orifices agrandis se trouvent situés sur un plan obliquement ascendant, susceptible de devenir le point de départ de fausses routes dans un cathétérisme, surtout si le lobe moyen de la prostate est hypertrophié (p. 211). C'est le bord supérieur de ces orifices dilatés qu'on nomme trop souvent *valvules de l'urèthre*.

Règle générale, c'est dans la portion prostatique que se rencontrent le plus souvent les calculs uréthraux.

La surface qui sépare le sommet du verumontanum et le col de la vessie (portion sus-montanale de M. Mercier) (fig. 57,3) est importante à considérer à l'état pathologique (hypertrophie de la prostate). Elle peut faire assez saillie pour augmenter la courbe du canal au-dessous de l'orifice vésical, de manière à simuler un obstacle (valvule prostatique, et luette vésicale d'Amussat, p. 212 ; et fig. 60, A). Quand l'hypertrophie des granulations prostatiques susmontanales est irrégulière, la partie en relief d'un côté déprime ou déjette celle qui lui correspond de l'autre, d'où déviation du canal parfois oblitéré par un mécanisme de soupape.

La *portion membraneuse* (fig. 56,3 ; fig. 52, D, f, 1) présente plus rarement des altérations pathologiques. Elle est le siége exclusif des rétrécissements spasmodiques, dus à la contraction des fibres musculaires striées qui l'enlacent, et qui constituent le *sphincter uréthral* (Sappey) (3), souvent confondu avec le

(1) Chez les anorchides, le verumontanum et les canaux éjaculateurs manquent en général (voyez notamment *Gazzetta medica provincie Venete*, 13 févr. 1864).

(2) Les glandules de la tunique élastique de cette utricule contiennent toujours, d'après M. Sappey (*Anat.*, t. III, p. 603 et 614), chez les hommes de quarante à soixante-dix ans, des centaines de petites concrétions, la plupart microscopiques.

(3) Cet anneau musculaire de la portion membraneuse est le *muscle*

muscle de Wilson (fig. 53,10). Cette portion membraneuse peut avoir été blessée, comme la partie prostatique, dans la taille périnéale, préférable chez les vieillards à la lithotritie, — surtout s'il existe hypertrophie de la prostate, état fébrile, inflammation vive de la vessie, etc.

Enfin, cette région est le lieu d'élection des désordres consécutifs aux rétrécissements du bulbe (p. 206).

Les glandes muqueuses de la portion membraneuse, ou glandes de Littre (fig. 59, 1), sont rarement le siége d'altérations.

Dans la *partie spongieuse* (spongio-vasculaire, Jarjavay), les tuniques muqueuse et musculaire sont doublées d'une gaîne érectile, le corps spongieux, analogue, comme structure, aux corps caverneux (p. 193). Il est renflé en arrière, sur la paroi inférieure, pour constituer le bulbe (fig. 52,4 ; fig. 56, C ; f. 53,4 et 6), et en avant, sur la paroi supérieure, pour former le gland (fig. 53,7) : entre ces deux renflements, il repose sur la gouttière que lui présente la paroi inférieure des corps caverneux.— On aura quelquefois à injecter ce tissu spongieux, ou à le préparer soit par corrosion (voyez troisième partie), soit par injection (*id.*). Inutile de rappeler la gravité des suppurations de ce tissu érectile. Le cul-de-sac du bulbe, situé à l'entrée de la portion membraneuse, à la face inférieure du canal (fig. 53,4), dessous l'anneau du ligament triangulaire, est le siége de la majorité des fausses routes parce qu'il est plus large que l'entrée de l'isthme et qu'il constitue l'angle de réflexion du canal.

En arrière du bulbe, à droite et à gauche du raphé fibreux qui s'étend vers la prostate, s'ouvrent, sur la paroi inférieure du canal, et par un orifice normalement invisible, les deux glandes bulbo-uréthrales (ou de Méry, de Cowper), physiologiquement grosses comme des noyaux de cerise (Winslow) : l'inflammation de ces glandes n'est pas très-rare (abcès glandulaires de la blennorrhagie (1). Dans le reste de la région spongieuse, les orifices

orbiculaire de l'urèthre de quelques auteurs, le *muscle propre de la portion musculaire* d'Amussat, le *compresseur de l'urèthre* de Guthrie : il paraît distinct du *transverso-uréthral* (Jarjavay), ou *transverse profond*, ou *ischio-uréthral*, qui embrasse l'extrémité antérieure de la portion membraneuse. Dans certaines nécropsies d'épispadias, on a trouvé le sphincter uréthral absent. — Sa constriction peut persister sur le cadavre, d'où encore résistance au cathétérisme (Richet, p. 737).

(1) « Quand les glandes de Cowper sont enflammées, elles présentent, de chaque côté du raphé périnéal, une tuméfaction pouvant donner lieu à des abcès dont le pus vient généralement faire saillie dans la région périnéale. » (Langlebert, *Mal. vénér.*, p. 43.)

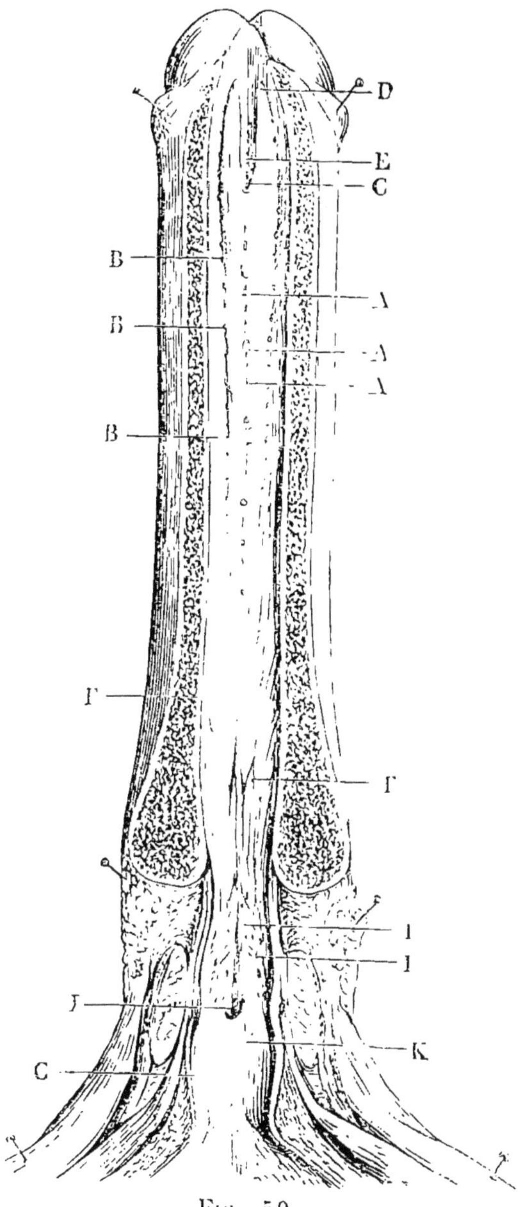

Fig. 59.

Membrane muqueuse de l'urèthre, à l'état normal (d'après M. Jarjavay). — A. *Foramina*. — B. *Foraminula*. — C. Bec du *calamus scriptorius*. — D. Faisceaux du cylindre spongioso-vasculaire se prolongeant pour constituer le gland. — E. Foraminula dans le fond de la paroi supérieure. — F. Plis longitudinaux de la muqueuse, peu saillants, et séparés par des sillons également longitudinaux. — G. Sillon antérieur de la région prostatique. — K. Glandes muqueuses de cette région. — I. Orifices des glandes muqueuses de la portion membraneuse, glandes de Littre (les glandes bulbo-uréthrales, ou de Méry, se trouvent en avant, à l'origine de la partie bulbeuse ; leurs orifices sont invisibles à l'œil nu). — J. Valvule anormale sur la paroi supérieure de l'urèthre.

(*foramina* et *foraminula*) des grandes et des petites *lacunes de Morgagni* (fig. 59, A, B, E), situés sur la paroi supérieure, peuvent s'être dilatés au point d'avoir arrêté l'extrémité fixe d'une bougie : on cherchera dès lors s'il n'y a pas à leur niveau des déchirures, des excoriations, des incisions, ayant pu devenir la cause d'une intoxication urineuse (1). Il existe aussi, dans cette portion, des replis de la muqueuse, improprement nommés valvules (fig. 59, F), et dont le plus saillant comme aussi le plus constant est le *calamus scriptorius* de M. Alphonse Guérin (2), situé à 2 centimètres environ en arrière du méat (fig. 59, C), à la paroi supérieure du canal. Ces replis peuvent également recevoir le bec des sondes ou des bougies, et l'on devra constater s'il s'est produit des éraillures consécutives..

Dans la blennorrhagie aiguë, affection qu'il faudra d'autant mieux étudier qu'il est rare de la rencontrer sur le cadavre, l'inflammation phlegmoneuse de la muqueuse pénienne ou du tissu cellulaire péri-uréthral gagne fréquemment les sinus de Morgagni (abcès glandulaires), et l'hypertrophie de ces cryptes peut donner à la muqueuse un aspect granulé tout spécial.

La partie spongieuse est le siége exclusif des rétrécissements pathologiques proprement dits (3), soit simples, soit multiples. Les mieux étudiés, les plus fréquents, les mieux accusés et les plus éloignés du méat, se trouvent à l'extrémité du bulbe et de son cul-de-sac (vers l'union des parties bulbeuse et mem-

(1) Ces infiltrations urineuses se produisent également, et plus souvent peut-être, à la suite de plaies des régions plus profondes du canal. En général, les plaies sont d'autant plus graves qu'elles s'éloignent plus du gland, c'est-à-dire que l'urèthre est entouré de couches plus nombreuses. Enveloppé seulement d'abord de sa gaîne érectile, d'une trame cellulaire lâche et de la peau, l'urèthre vient ensuite en rapport avec les bourses, puis il traverse l'épaisse cloison périnéale, l'aponévrose superficielle et la moyenne : c'est là que l'infiltration urineuse se montre souvent de préférence. — Voyez p. 204.

(2) *Eléments de chirurgie opératoire*, 1855, p. 356.

(3) « Diminution permanente de circonférence par suite d'un changement de texture qui a plus ou moins aboli la souplesse des tissus » (Mercier, p. 370). — Pour ne pas altérer le calibre intérieur de l'urèthre, en cas de rétrécissement, on pourrait, au lieu de fendre le canal, y pousser une injection solidifiable, par un des canaux déférents, après avoir jeté une suture entortillée sur le méat urinaire, et une ligature sur le col vésical. En divisant ensuite transversalement l'urèthre, après la dessication de l'injection, on obtient ainsi un moule qui reproduit la forme et toutes les dimensions du conduit.

braneuse), où existent une inflexion et un reserrement normaux; les autres se montrent derrière la fosse naviculaire (fig. 53,5), — ou bien entre celle-ci et le bulbe (à la courbure sous-pubienne ou angle de la portion spongieuse, à la racine de la verge), — ou enfin près du méat, les trois points les plus étroits du canal après le bulbe.

Ces rétrécissements proprement dits se développent presque uniquement sous l'influence d'une inflammation antérieure, de blennorrhagie notamment, et peut-être d'injections abortives. *La muqueuse y reste étrangère.* Il y a dépôt de lymphe plastique dans le tissu cellulaire sous-muqueux tuméfié, formation de tissu inodulaire (Lallemand, Reybard); — ou, bien plus souvent, les exsudations inflammatoires albumineuses siégent dans les *aréoles vasculaires du tissu spongieux*, sur un segment plus ou moins grand du canal, et ce *tissu subit un raccourcissement avec transformation fibreuse* [Mercier (1), Alphonse Guérin (2)]. « Dans la blennorrhagie aiguë même, les mailles les plus rapprochées de la muqueuse contiennent de la fibrine décolorée, semblable aux caillots des veines enflammées. » (A. Guérin, *loc. cit.*, p. 127.) Les aréoles s'oblitèrent peu à peu. La muqueuse se trouve étranglée circulairement (stricture), ou en longueur.

Dans l'ouverture d'un cadavre atteint de rétrécissement, il serait quelquefois bon d'injecter au mercure le tissu érectile, à quelques centimètres en avant de la coarctation, pour chercher si le liquide peut passer outre (3) : quand le temps manque pour cette injection, on doit tout au moins inciser le corps spongieux pour en constater la vascularité.

Les rétrécissements proprement dits, — qu'il ne faudra pas confondre (4) avec les valvules ou brides, produits également d'inflammation, de la courbure sous-pubienne, ni avec les végétations observées quelquefois près de la fosse naviculaire, ni avec les indurations de l'urèthre dues à l'épaississement et à la perte d'élasticité de ses parois (surtout du tissu spongieux), ni enfin

(1) Thèse, 1839; *Gazette méd.*, 1839, 1845.

(2) *Mém. Soc. chirurgie*, t. IV, p. 122, sq.

(3) Sur les injections au mercure, voyez *IIIe partie.*

(4) On ne s'astreint cependant pas toujours à cette distinction, plus facile sur le cadavre que pendant la vie, comme le prouve le passage suivant d'un cours de M. Civiale sur les rétrécissements placés en avant de la courbure sous-pubienne. « A l'extrémité externe de la verge, la plupart des rétrécissements sont constitués par des brides minces, quelquefois circulaires, le plus souvent semi-lunaires, et occu-

avec les déformations par tissu inodulaire (à la suite de traumatisme, dans la portion prostatique, par exemple), ou par productions cancéreuses, tuberculeuses, — entraînent au-devant et surtout en arrière d'eux des lésions importantes, qu'on devra, sur le cadavre, distinguer de celles qu'auraient amenées des opérations chirurgicales ou une simple rétention d'urine. Derrière le rétrécissement, la muqueuse est rouge, ramollie, crevassée, détruite en partie ; elle peut présenter des ulcérations, des abcès, des plaques gangréneuses, ayant quelquefois déterminé des perforations, des ruptures. Dans tous les cas, il y a dilatation ampullaire du canal en arrière des parties rétrécies, et l'on a vu de ces dilatations acquérir un volume tel, qu'elles ont été prises pour la vessie.

Ces lésions consécutives seront principalement observées dans la région membraneuse, la plus dilatable de toutes les régions uréthrales.

La partie spongieuse étant le siége exclusif des coarctations fibreuses nommées rétrécissements, c'est elle qui reçoit le plus souvent les bougies, les sondes, les uréthrotomes, inciseurs uréthraux, scarificateurs, etc. On aura donc quelquefois à y rechercher les éraillures qu'aurait pu entraîner le cathétérisme même le mieux pratiqué en apparence, excoriations qui, en laissant passer de l'urine altérée dans le tissu spongieux, deviennent l'occasion de ces fièvres dites pernicieuses uréthrales, ou empoisonnements urineux, qui enlèvent souvent les malades d'une façon si imprévue (p. 204).

XXXII. Tableau des principales altérations de la surface interne de l'urèthre.

A. *Membrane muqueuse :* injectée, rouge, bleuâtre, brunâtre, ramollie, épaissie et tuméfiée, indurée, friable, sèche, inextensible ; présentant des brides, des replis valvuliformes, des cicatrices (trauma-

pant la face inférieure du canal, soit à son orifice, soit aux deux extrémités de la fosse naviculaire... Les coarctations de la partie pénienne, depuis la fosse naviculaire jusqu'au bulbe, ont tantôt la forme de brides ou de bandes fibreuses peu dilatables, tantôt l'aspect de rétrécissements longs, paraissant résulter du racornissement des parois uréthrales dans une grande étendue ; mais ce sont, le plus souvent, des rétrécissements circonscrits, avec épaississement, induration et transformation plus ou moins complète des tissus qui recouvrent la muqueuse. » (*Gazette des hôp.*, 26 févr. 1863.)

tiques, de cautérisation), des excroissances fongueuses, des diverticules où l'urine s'est collectée ; des éraillures, des plaques gangréneuses ou abcédées, des ulcérations syphilitiques ; des calculs uréthraux ou des fragments de calculs vésicaux ; des incrustations produites par le contact d'une sonde à demeure ; de la sanie tuberculeuse.

B. *Follicules muqueux :* dilatés, indurés, oblitérés, injectés, suppurés, lésés par un cathétérisme.

C. *Tissu cellulaire sous-muqueux, et tissu spongieux :* injectés de sang, de fibrine, de pus, inextensibles, rétractés.

XXXIII. Tableau des principales affections de l'urèthre et du gland chez l'homme.

Inflammation aiguë (uréthrite aiguë) et chronique (goutte militaire). Rétrécissement proprement dit ou pathologique ; valvules et brides, carnosités, végétations, fongosités, excroissances ; induration, épaississement et gonflement, oblitération pathologique de l'urèthre (1) ou du méat, dilatation ampullaire ; rétrécissement traumatique. Altération des muscles de la partie profonde (contracture et valvules du col vésical, Mercier) (2) ; calculs (3) et graviers de l'urèthre, fragments de calculs vésicaux arrêtés dans le canal ; polypes de l'urèthre (4) ; corps étrangers venus du dehors (5) ; ascarides (6) ; hémorrhagie uré-

(1) Voyez Philips, *Maladies des voies urin.*, p. 196, sq. ; Guyon, *Thèse*, 1864.

(2) Mercier, *Recherches sur les valvules du col de la vessie*, 1848. Voyez chap. IV, p. 161.

(3) On a vu dans l'urèthre des calculs gros comme une noisette ou une châtaigne. Les calculs se creusent assez souvent une loge dans les parois de l'urèthre et s'y arrêtent alors, presque à l'abri de l'investigation des sondes.

(4) Ce sont des excroissances charnues, rouges, lisses, adhérentes à la muqueuse par une base large ou par un pédicule. On les observe à la paroi postérieure du canal, dans la fosse naviculaire, aux portions prostatique et membraneuse. Chez la femme, elles siégent surtout au méat urinaire. M. Verneuil a démontré (*Mém. de la Soc. de biologie*, oct. 1863) qu'elles sont dues à l'hypertrophie des papilles.

(5) Tuyaux de pipe, aiguilles, épingles à cheveux, épingles à tête de verre (Delore, *Soc. impér. de méd. de Lyon*, 18 janv. 1864), porte-plume métallique (Demarquay), branche de sapin (Roché, de Blois, *Soc. de chirurgie*), épi de seigle (Jobert, 1865), etc. — Voyez notamment Demarquay et Parmentier, *Mém. sur les corps étrangers introduits dans l'urèthre* (*Gazette hebdom.*, 23 janv. 1857).

(6) Voyez un exemple récent d'ascarides dans l'urèthre, dans *Abeille médic.*, 7 mars 1864 (M. Naudot).

thrale (1); infiltration urineuse, abcès et tumeurs urinaires; ulcérations syphilitiques, de l'urèthre et du gland (2); cicatrices chancreuses du gland; œdème du méat urinaire; végétations de la couronne du gland; éraillures et ulcérations; herpès du gland; induration et tuméfaction du gland; perforations; fistules urinaires au périnée, à la vessie; fistules consécutives à la cystotomie; rupture ou déchirure du méat, du frein, de l'urèthre; cancer du gland. Lésions traumatiques proprement dites: contusion, déchirure, pertes de substance (portion prostatique surtout). Vices de conformation (3), et anomalies anatomiques : absence de gland, dilatation de la fosse naviculaire, hypospadias (4), épispadias (5); rétrécissement congénital, obstruction partielle ou com-

(1) Siége surtout au bulbe.

(2) Il n'y a pas toujours ulcération. Le chancre induré, chez l'homme comme chez la femme, est loin d'affecter constamment l'aspect ulcéreux; c'est bien souvent une élevure, une papule, rouge, indurée, sans excoriations même superficielles (chancre donné par plaq. muqueuse).

(3) Voyez Guyon, *Des vices de conformation de l'urèthre*, 1864, thèse (observations intéressantes d'occlusion complète de l'urèthre transformé en cordon plein); Rose (*Monatsschrift für Geburtskunde*, juin 1865).

(4) Page 168 (1). — L'hypospadias est dû à un écartement des faisceaux directs du gland qui ne se touchent plus par leur bord inférieur, la muqueuse uréthrale ne comblant pas l'intervalle qu'ils laissent entre eux. Le passage suivant résume la structure du gland à l'état normal :

« On sait que le tissu spongieux de l'urèthre n'est autre chose, dans la majeure partie de l'étendue de ce canal, que des veines fréquemment anastomosées entre elles. Au niveau d'un plan vertical qui passerait derrière la couronne, ces veines se séparent en deux faisceaux : un droit et un gauche (fig. 59, D). Ces deux faisceaux sont désormais indépendants l'un de l'autre, c'est-à-dire sans anastomoses de l'un à l'autre, et arrivent jusqu'au méat urinaire; là, ils se replient sur eux-mêmes, s'élargissent, et, s'unissant en haut sur la ligne médiane, forment la couche extérieure du gland et cessent au niveau de la couronne. La portion des deux faisceaux qui occupe l'intérieur du gland peut-être appelée *directe*, à cause de sa direction, tandis que la couche extérieure est la portion *réfléchie*. Entre ces deux portions, est une couche fibreuse, de forme losangique, qui s'insère en arrière, par son angle postérieur, sur l'extrémité antérieure de la cloison des corps caverneux, et, par ses deux côtés postérieurs, sur la partie interne de l'extrémité antérieure de ces corps; en avant elle se prolonge jusqu'au méat. » (Jarjavay, *Discussion sur l'hypospadias*, *Bull. Soc. anat.*, 1855, p. 441.)

(5) Voyez sur cette intéressante affection : Dolbeau, *Mém. sur l'épispadias*, 1862. Voyez aussi page 195, 8e ligne.

plète (1), atrésie du méat ; urèthre terminé en cul-de-sac à la hauteur du pubis (2).

5° *Prostate.*

On n'examinera guère l'urèthre sans prolonger les recherches sur la prostate ; ce dernier organe formant, pour ainsi dire, une tunique surajoutée à la première portion du canal, comme le sphincter uréthral l'est à la deuxième et le corps spongieux à la troisième. Réciproquement, une affection de la prostate constatée, il serait indispensable de poursuivre l'inspection nécroscopique jusqu'au col de la vessie et à l'urèthre. Ainsi, l'hypertrophie de la prostate (p. 162,198 et 200) détermine ces troubles dans l'excrétion urinaire, ces congestions permanentes, ces catarrhes de la vessie, presque normaux chez les vieillards, par obstruction plus ou moins complète de l'orifice uréthro-vésical. Les deux organes sont généralement solidaires dans leurs affections pathologiques ou traumatiques (3) : l'opération de la taille latéralisée et bilatérale entraîne l'incision de la prostate comme celle des parties profondes de l'urèthre.

La prostate a sa base située au-dessous du col vésical, en avant des canaux éjaculateurs ; son sommet inférieur répond au bulbe de l'urèthre. Elle est donc également en rapport intime avec la vessie, surtout par ses fibres musculaires, ce qui explique la simultanéité presque constante des hypertrophies musculaires, vésicale et prostatique (fig. 53 9 ; fig. 52,1 ; fig. 58,60).

La coupe du pubis pratiquée (p. 195), il faudra préparer la glande par le procédé recommandé au sujet des vésicules séminales (p. 188), après avoir introduit une sonde dans la vessie, afin de respecter plus sûrement la portion correspondante de l'urèthre. Cet isolement de la prostate réclame beaucoup de soin pour ne pas léser le tissu glandulaire.

Mais on regardera d'abord la prostate extérieurement et sur place. Il existe quelquefois des abcès entre la prostate et le rec-

(1) La *France médicale* a publié récemment (30 janv. 1864) un cas intéressant d'atrésie complète chez un nouveau-né : le canal manquait dans toute sa longueur. Voyez également Capuron, Billard, Pauli, Guyon, sur ces obstructions congénitales, non acquises.

(2) Baillie, dans l'*Exstrophie de la vessie*, p. 166.

(3) Cependant plusieurs chirurgiens, et M. Mercier notamment, font remarquer que les affections de la prostate et les rétrécissements de l'urèthre existent rarement chez le même sujet, commesi les deux maladies s'excluaient.

tum. Il est bon, à cet effet, de compléter l'examen de la prostate par celui du rectum, ces deux organes n'étant séparés que par une lame aponévrotique. On a vu des abcès péri-prostatiques décoller au loin le péritoine, s'ouvrir dans l'urèthre en avant du bulbe, dans le rectum, dans la vessie (1).

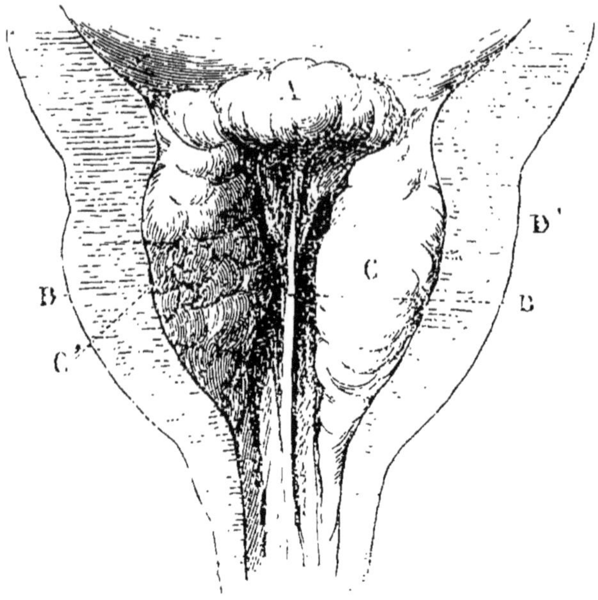

Fig. 60.

Hypertrophie en masse de la prostate (2). — A. Soulèvement des granulations prostatiques de la portion sus-montanale (lobe moyen) formant la valvule prostatique. — B. Verumontanum. — CC'. Lobes latéraux. — DD'. Paroi antérieure de l'urèthre divisée.

L'examen extérieur de la prostate fera surtout reconnaître des changements de volume de cette glande. Rudimentaire chez l'enfant, bien développée de dix-sept à quarante ans, elle présente chez l'adulte, à l'état normal, les diamètres moyens suivants :

Longueur de la face pubienne, ou antéro-supérieure.	2	centim.
— — rectale, ou postéro-inférieure..	3	—
Largeur, ou diamètre transversal	4	—
Hauteur, ou diamètre antéro-postérieur...	2	—

(1) Voyez *Gaz. des hôp.*, 1er avril 1856, mém. de M. Demarquay.

(2) Cette figure est tirée, comme la suivante, du *Traité des maladies des voies urinaires* de M. Philips.

Chez les vieillards, ces deux derniers diamètres s'allongent généralement, en même temps que l'organe devient physiologiquement plus dense ; mais cet allongement n'atteint jamais les dimensions doubles, triples, quadruples, le volume d'un œuf ordinaire, que présente l'hypertrophie morbide de l'organe.

Les engorgements non inflammatoires de la prostate sont généraux ou partiels (1); ils compriment et déforment l'urèthre, le dévient en haut ou par côté, refoulent son orifice vésical en arrière, dans une étendue quelquefois notable ; rendent très-difficile le passage des instruments explorateurs ordinaires, et produisent généralement l'incontinence ou la rétention d'urine, selon qu'ils sont complets ou incomplets. Leur aspect extérieur est très-varié par cela même que les diverses parties de la glande n'acquièrent pas toujours le même volume. L'hypertrophie, rarement uniforme, porte souvent de préférence non sur les lobes latéraux (fig. 58, B; fig. 60, C), mais sur le lobe moyen (fig. 58, A ; fig. 60, A) (voy. *Appendice*, exemples d'autopsie cadavérique, XIII) (2), devenu fibreux en apparence, et qui, non-seulement repousse l'urèthre latéralement, mais ferme aussi plus ou moins l'orifice uréthro-vésical, soulevant le trigone vésical, concourant à la formation de la luette ou valvule prostatique ou valvule uréthro-prostatique, ou barrière uréthro-vésicale, que nous avons déjà signalée au col vésical (p. 162, 200, 201). L'hypertrophie peut intéresser le tissu fibreux, les

(1) Voy. Caudmont, *Engorgement de la prostate*, 1847, Thompson, *Maladies de la prostate*; Cruveilhier, *Anat. pathol.*

(2) On sait que la base de la prostate, traversée en avant par l'urèthre, en arrière par les travaux éjaculateurs, se trouve partagée en trois parties : une antérieure formée par le prétendu sphincter vésical (p. 161); une postérieure, la plus considérable, adhérente au bord externe des vésicules séminales ; une moyenne, qui est la base du lobe moyen, — segment glanduleux compris entre l'urèthre en avant, les canaux éjaculateurs en arrière, le trigone vésical à sa base (supérieure), le verumontanum à son sommet (inférieur). Les granulations qui le constituent, situées sur la face rectale de la prostate, au-dessous de l'ouverture vésicale de l'urèthre, dans la portion sus-montanale du canal urinaire (fig. 13), sont peu accusées chez l'adulte, à l'état normal; mais dans l'hypertrophie, elles augmentent, s'indurent et forment une saillie limitée latéralement par deux sillons obliques (fig. 60, A), et constituent au col vésical, pour l'émission de l'urine, un obstacle sous forme de tumeur arrondie, grosse comme une noisette ou un œuf. Le lobe moyen a été encore appelé *lobe pathologique*, *lobe d'Everard Home*.

couches musculaires, certaines granulations glandulaires, isolément ou simultanément : la glande présente des bosselures inégales, plus molles que dans le squirrhe. Ce *gonflement* (1) est, d'ailleurs, dur ou mou : dans le premier cas, la coupe du tissu est blanc mat, dense et comme lardacée ; dans le second, elle cède à la pression des doigts. Les canaux prostatiques sont généralement élargis.

Quand il y a hypertrophie, les rapports de la prostate changent ou s'étendent : ainsi, l'organe peut recouvrir le canal uréthral, au lieu de rester en arrière de celui-ci ; il peut dépasser la symphyse pubienne, occuper une grande portion du petit bassin, se montrer coiffé par le péritoine, remplir en partie la vessie, etc.

— On ouvrira la prostate avec un scalpel, par sa face pubienne ou antéro-supérieure, souvent après avoir enlevé la vessie (2). A l'incision, le tissu glandulaire, normalement gris blanchâtre et assez ferme pour qu'on puisse difficilement le déchirer, peut se montrer diversement coloré, induré (squirrhe), ou bien ramolli, plein de liquides altérés, mêlés de matières cancéreuses (3) ou tuberculeuses, que la pression avec les doigts suffit pour faire sortir.

Dans les cas de tubercules, — tubercules pouvant exister sans dégénération des autres organes (Robin, dans Béraud, *Mal. de la prost.*, p. 52), — il s'échappe, des conduits excréteurs dans l'urèthre, une humeur blanc jaunâtre, crémeuse, visqueuse, se gonflant sous l'eau, analogue au pus concret que contient la glande chez certains sujets atteints de pertes séminales involontaires.

S'il y a prostatite aiguë, les follicules se montrent injectés de sang, secs ou plein de mucus purulent. A une période plus avancée, la glande coupée par tranches, présente l'aspect de l'hépatisation grise du poumon ; elle se laisse facilement déchirer. Dans la prostatite chronique, les orifices dilatés des canaux excréteurs laissent écouler un liquide épais, souvent purulent (4).

(1) Mercier, *Recherches anat., patholog. et thérap.*, 1841, p. 147.

(2) Cette incision rencontre, à l'état normal, de dedans en dehors, dit M. Sabatier (*Rech. sur la vessie*) : 1° la muqueuse uro-génitale ; 2° des fibres musculaires longitudinales et surtout circulaires, entre lesquelles se trouvent les glandules (dont l'ensemble ne constitue que le 1/15e de l'organe); 3° l'enveloppe fibreuse entourée des plexus veineux prostatiques.

(3) Sur le cancer de la prostate, Béraud, *loc. cit.*, p. 116.

(4) Voyez Hospisar, thèse, Paris, 1865 : *De la prostatite chronique.*

Les abcès de la prostate, et les *cavernes* qui les renferment, sont quelquefois nombreux : Lallemand en a trouvé plus de trente dans une autopsie cadavérique; ils n'avaient pas été diagnostiqués. Quand la prostate donne du pus à l'incision, il se peut qu'après l'avoir détergée et nettoyée sous l'eau, on la trouve constituée par une enveloppe épaisse, tomenteuse à sa surface interne, envoyant dans son intérieur des prolongements qui cloisonnent incomplétement la poche purulente : le tissu de la glande a totalement disparu ou à peu près.

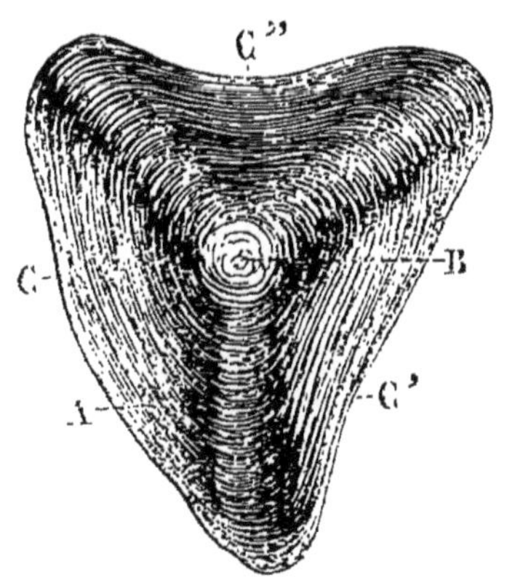

FIG. 61.

Calcul prismatique de la prostate (grossissement de 300 diamètres). — A. Couches concentriques. — B. Sommet du prisme. — C, C', C''. Faces de la pyramide.

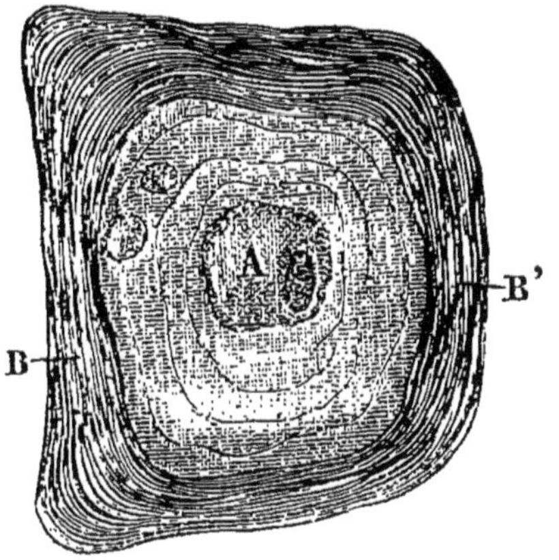

FIG. 62.

Calcul quadrangulaire de la prostate (même grossissement). — A. Noyau et granulations du centre. — B, B'. Couches concentriques régulières.

— Il n'est pas rare de rencontrer des calculs dans la prostate, ou plutôt dans ses canalicules (1), notamment en cas d'hypertrophie. Ils sont généralement vert foncé, parfois noirs, prismatiques ou quadrangulaires ; leur volume peut atteindre celui d'un œuf de poule : à la coupe, on les trouve formés de couches concentriques, régulièrement disposées autour d'un noyau central. L'analyse les montre composés de phosphate de chaux (Wollas-

(1) M. Sappey (*Anat.*, t. III, p. 605) a établi que, de vingt-cinq à cinquante ans, les culs-de-sac des glandules prostatiques se chargent toujours de calculs microscopiques, qui s'accroissent de cinquante à quatre-vingts ans, de manière à déterminer cette augmentation de volume de la glande, improprement nommée hypertrophie prostatique des vieillards, et trop souvent confondue avec l'hypertrophie pathologique.

ton, 1852) ou, plus souvent, de matières organiques azotées, combustibles sans résidu, se gonflant par les acides (1).

XXXIV. Principales affections de la prostate.

A. *Lésions traumatiques :* Plaies, contusions, perforations.

B. *Lésions pathologiques* : Atrophie, hypertrophie ; engorgement syphilitique, squirrheux ; inflammation (prostatite) aiguë ou chronique (2) ; adhérences aux tissus ambiants ; abcès superficiels ou profonds, avec ou sans destruction de la glande, dans l'enveloppe fibreuse ou dans la glande même ; varices des veines ; cavernes urineuses : ulcérations (3) ; gangrène ; fistules ; calculs ; kystes ; tubercules crétacés, ramollis, en infiltration (Godard) ; dégénérescences encéphaloïde, colloïde (4), mélanique, fibro-plastique ; tumeurs adénoïdes (5).

C. *Vices de conformation :* Absence (p. 190), duplicité, inversion.

(1) L'iode les colore en brun ou en jaune. — Il n'est pas rare de trouver dans la prostate des concrétions que l'iode teint presque en bleu. Ce n'est pas une dégénérescence amyloïde, car l'iode seul ne donne pas cette couleur avec les parenchymes cireux (p. 135, 152 (1), et 3e partie). Virchow (*Pathol. cellul.*) voit là des corpuscules amylacés, et il ajoute que la prostate normale des adultes contient des corps arrondis ou ovales, ayant le volume des granules d'amidon végétal, et en présentant la composition d'après leur réaction bleue avec l'iode, quand ils sont purs, non mêlés d'albumine (celle-ci tendrait à les faire virer au jaune ou au brun). Mais M. Robin (*Dict. de Nysten*, art. Corpuscule), s'appuyant sur les recherches de Schmidt (1859), assure que les corpuscules amylacés de Valentin et de Virchow sont quaternaires, azotés.

(2) La plupart des blennorrhées ou plutôt des prostatorrhées sont la conséquence de la prostatite chronique.

(3) Voy. Béraud, *Mal. de la prostate*. Velpeau, *Dictionn.* en 30 vol., art. Prostate.

(4) Sur les tumeurs colloïdes, voy. chap. VII, *Mamelles*.

(5) Elles ressemblent à celles de la glande thyroïde, du foie, du sein (chap. VII) et sont composées des éléments propres au parenchyme de la glande.

CHAPITRE VI.

APPAREIL GÉNITAL DE LA FEMME.

Les organes génitaux de la femme se composent : 1° des ovaires ; 2° des trompes utérines ou de Fallope ; 3° de l'utérus ; 4° du vagin (1) ; 5° de la vulve, à l'occasion de laquelle nous dirons quelques mots du périnée ; 6° des mamelles. — Nous rattacherons aux premiers de ces organes l'étude des ligaments péritonéaux du bassin.

L'étude nécroscopique des organes génitaux internes de la femme sera d'autant plus utile que, pendant la vie, ils offrent, pour caractériser leur état de souffrance, des symptômes encore fort obscurs : ainsi, le diagnostic porté au lit des malades aura pu accorder la première place à des signes secondaires, faute d'être à même de remonter à la lésion primitive.

Extraction en général. — Après un examen sur place, dont je parlerai spécialement au sujet de chaque organe, l'utérus et ses annexes seront enlevés en masse avec le péritoine pelvien, sans le rectum. Il suffit de rappeler qu'il est situé au centre de l'excavation pelvienne, sur la ligne médiane ; séparant ainsi la vessie du rectum, il est recouvert par le péritoine et l'intestin grêle.

A l'aide d'un fort scalpel, on détachera les ligaments, en ayant

(1) Il ne nous paraît pas inutile, au point de vue de la comparaison philosophique des affections des organes génitaux, chez l'homme et chez la femme, de rappeler l'analogie qui existe entre l'appareil génital dans les deux sexes, rapprochements intéressants, fondés sur le principe des connexions dû à Et. Geoffroy Saint-Hilaire, et guidés par la tératologie.

Les ovaires (*testes muliebres* de Galien, qui les croyait le siége d'une sécrétion génératrice femelle) ont depuis longtemps été assimilés aux testicules : analogie de développement, de fonction, de connexions. Vers la fin de l'époque de l'indifférence sexuelle, au milieu du deuxième mois fœtal, on distingue sur le côté interne du corps de Wolff une ligne blanchâtre, qui ne permet pas encore de dire s'il se fera là un ovaire ou un testicule. L'embryon ne cesse d'être neutre qu'à l'atrophie du corps de Wolff (Rouget, etc.).

En étudiant le sperme dans le testicule, M. Robin a montré que chaque spermatozoïde est contenu dans une cellule comparable à cette vésicule que Galien, Riolan, Fallope, Sténon, avaient entrevue, mais dont de Graaf établit le premier le rôle. C'est un ovule mâle, dans l'intérieur duquel existe, comme dans le corpuscule ovarien, une ma-

soin de ménager les trompes de Fallope, et le vagin sera coupé au-dessous du col utérin, si toutefois il n'est pas nécessaire de l'examiner en continuité avec celui-ci.

Pour cette extraction, on pourra se contenter de l'ouverture de l'abdomen (PREMIÈRE PARTIE, chap. Ier). Cependant *il est bon de pratiquer la coupe du pubis, au moyen de deux traits de scie passant par les trous obturateurs*, surtout s'il faut amener à soi ou examiner simultanément le vagin et l'utérus. Cette coupe (p. 195), facile d'ailleurs, permet d'enlever plus aisément l'ensemble des viscères du petit bassin et de décoller largement tout le péritoine de cette cavité.

Ceinture osseuse du bassin (1).

Chez la femme, avant d'aborder les organes pelviens, ou mieux après l'extraction de ces parties molles, il pourrait être utile, par exemple dans le cas de gravidité ou à la suite d'accouchement, de considérer la forme et la direction du petit bassin : irrégularités, aplatissement, obliquité, conicité ; rétrécissement ou angustie du détroit supérieur ou inférieur ; faible ouverture de l'ar-

tière granuleuse semblable au *cumulus* ou disque proligère : la segmentation s'opère plus tard de même dans les ovules mâle et femelle.

La trompe, dite de Fallope, mais décrite par Hérophile et dont Galien avait entrevu les fonctions, — correspond au canal déférent. Son indépendance de la glande ovarienne cesse au moment où elle va remplir la fonction qui lui est dévolue.

L'utérus est une dilatation de l'oviducte, — comme les vésicules séminales, du canal déférent. Dans quelques Rongeurs, il existe deux renflements, deux matrices, comme on a vu chez la femme, anormalement, l'utérus bilobé (tableau XXXIX). C'est donc à tort que la philosophie allemande a nommé *uterus muliebris* la vésicule prostatique (p. 200, 201), simple diverticule de la muqueuse uréthrale.

Le vagin a pour analogues les conduits éjaculateurs. En effet, en arrière, l'un répond à l'utérus, les autres aux vésicules séminales ; en avant, le vagin, comme les conduits éjaculateurs, se termine dans l'urèthre. Pour établir ce point délicat, qui n'est pas évident à première vue, il faut comparer l'urèthre de la femme et celui de l'homme, ce que nous avons fait page 168, note (1).

L'assimilation du clitoris et de la verge, des grandes lèvres et du scrotum, est admise par tous les anatomistes.

(1) Nous avons déjà parlé des principales tumeurs non osseuses du bassin (p. 100) ; nous citerons plus loin celles qui résultent des affections de l'ovaire ou de l'utérus.

cade pubienne, etc.; — vices de conformation toujours importants à noter, ne fût-ce que pour la grande question de l'embryotomie et des accouchements prématurés artificiels (1).

Le ramollissement des ligaments ou des os, l'érosion des cartilages, le relâchement ou la rupture des articulations pelviennes, chez les femmes mortes à la suite d'accouchement ou

(1) Rappelons que chez la femme adulte, à l'état normal, on constate les dimensions suivantes :

DÉTROIT SUPÉRIEUR (*circonférence supér. du petit bassin*).

Diamètre antéro-postér. (sacro-pubien)...	11 centim.
— transversal (bi-iliaque)................	13 à 14
Les deux diam. obliq. (de l'émin. ilio-pectinée à la symph. sacro-iliaque.).....................	12 centim.
Diamètre sacro-cotyloïdien	9 —

DÉTROIT INFÉRIEUR (*circonf. infér. du petit bassin*).

Diamètre antéro-postér. (coccy-pubien)...........	11 à 12 c.
— transverse (bi-ischiatique).............	11 centim.
Les deux diamètres obliques (le gauche souvent plus grand)...............................	11 —

EXCAVATION COMPRISE ENTRE LES DEUX DÉTROITS (*petit bassin*).

Diamètre vertical...................	12 centim.
— transverse	10 c. 1/2
Les deux diamètres obliques....................	10 centim.

MM. Jacquemier (*Manuel d'accouch.*, t. II, p. 744), Cazeaux, Chailly (*Traité d'accouch.*), s'accordent à dire qu'un bassin inférieur à 8 cent. de diamètre antéro-postérieur exige l'intervention de l'art (la tête du fœtus ayant 7 cent. à sept mois en diamètre bipariétal, 8 1/2 à huit mois). Un bassin de 6 centimètres et demi d'angustie réclame, soit l'avortement ou accouchement artificiel provoqué avant le 210ᵉ jour (sept mois), soit l'embryotomie. L'accouchement spontané, à terme, est possible, au moins avec le forceps, quand le rétrécissement varie de 80 à 95 millimètres. 5 cent. et demi sont une dimension telle que les manœuvres nécessaires pour extraire le fœtus après lui avoir broyé la tête font courir de grands dangers à la mère, même de la part de mains expérimentées; même avec l'emploi du forceps-scie des Belges, beaucoup moins volumineux que notre céphalotribe.

En Angleterre, les docteurs Aitkins, Alph. Leroi, Joseph Clarke, Burns, Busch, etc., disent également que la mesure de 3 à 3 pouces et demi est, pour le plan antéro-postérieur, la plus petite qui puisse permettre le passage de l'enfant vivant. Le docteur Dewel écrit : « Quand le diamètre antéro-postérieur a moins de 2 pouces, il est impossible d'en retirer un enfant, même déjà mutilé. »

dans les derniers mois de la gestation, sont des faits rares, mais utiles à constater. On a vu, à l'autopsie cadavérique (1), la symphyse pubienne déchirée, baignée de pus, et en communication soit avec l'urèthre et l'air atmosphérique, soit avec des foyers purulents de la fosse iliaque situés entre le muscle iliaque et son aponévrose. L'arthrodie sacro-iliaque droite peut de même être rompue, dépouillée de cartilage, envahie par la suppuration.

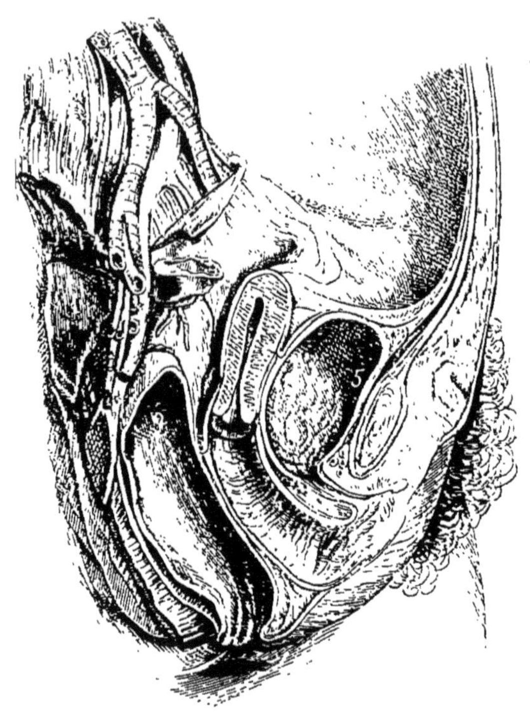

FIG. 63.

Coupe longitudinale antéro-postérieure du périnée sur un cadavre congelé, pour rappeler les rapports normaux des organes pelviens de la femme.

1. Sacrum. — 2. Rectum. — 3. Cul-de-sac recto-vaginal. — 4. Vagin — 5. Vessie. — 6. Artère iliaque primitive. — 7. Veine de même nom.

Quand il y a chute de l'utérus, il sera bon également de considérer la profondeur et la forme de la cavité pelvienne avant d'en aborder les organes, soit isolément, soit dans leurs rapports pathologiques nouveaux.

(1) M. Chassagny, *Gazette médic. de Lyon*, janv. 1864; G. de Gorrequer de Griffith, *The medical Circular*, 1864 (*Mouvement médical*), p. 118, etc. Ces lésions des symphyses pelviennes sont encore assez fréquentes dans la *phlegmatia alba dolens* (p. 245).

Enfin, diverses affections réclament l'examen du bassin, soit chez l'homme, soit chez la femme. Ainsi, dans l'exstrophie de vessie (p. 166), il y a souvent écartement des pubis, dépression du sacrum porté en avant. Les os du bassin présentent des altérations de forme chez les rachitiques (rétrécissement bilatéral ou en croissant, Nægele; déviation des angles sacro-vertébraux, etc.). La cavité pelvienne peut être asymétrique par suite de cyphose ou de lordose de la colonne lombaire (1). Dans la scoliose lombaire sinistro-convexe, l'ilium droit, plus élevé, dépasse les fausses côtes inférieures, le gauche restant moins développé. L'ostéomalacie essentielle (chap. IX) frappe d'abord le bassin de déformation, surtout au niveau des cotyles et des branches horizontales du pubis, qui se montrent déprimées de dehors en dedans, en sorte qu'elles font saillir en avant la symphyse (saillie rostrale du pubis). Notons encore les apophyses osseuses anomales ou exostoses intra-pelviennes, soit rachitiques, soit scrofuleuses, soit syphilitiques, obstruant plus ou moins le bassin (2), — les ostéophytes placés devant les articulations pelviennes ou sur le promontoire, — les exostoses fausses ou cartilagineuses, ou enchondromes du bassin (3), — l'excavation des os par des tumeurs voisines, — les viciations du bassin par luxations coxalgiques, — les ostéosarcomes (4). — Nous renvoyons, en outre, au chapitre des *Os*.

(1) M. Breisly (*Medizinische Jahrbücher*, 1865, 1re livr.) fait remarquer que la cyphose peut modifier le bassin à la fois dans sa forme et son inclinaison : le sacrum bascule en tournant sur un arc ouvert d'une symphyse sacro-iliaque à l'autre, de telle sorte que sa base est portée en arrière et le coccyx en avant. Les os iliaques, écartés l'un de l'autre supérieurement, sont rapprochés inférieurement, au niveau du détroit inférieur. La cyphose peut d'ailleurs se compliquer de scoliose, etc. — Sur ces déviations, voyez chap. VIII, *Rachis*.

(2) Henckel, *Specim. obs. Acad.*, Leyde, 1765, cap. XII; Pineau, *Thèse* de Montpellier, 1817; Velpeau, *Traité de l'art des accouch.*, 1835, p. 68; Cazeaux, *Traité de l'art des accouch.*, 1862, p. 607; Cloquet, *Bull. de la Faculté*, t. VII, p. 248; Ruleau, *Opér. césar.*, ch. 9; Sandifort, *Anat. path.*, lib. II, p. 169; Leydig, *Edinb. Journ.*, vol. XXXV, p. 449; Madame Boivin, *Accouch.*, p. 55, pl. 8; Moreau, *Accouch.*, 1838, t. I, p. 74; Desormeaux, *Dictionn.* en 21 vol., t. III, p. 289; Chailly, *Traité des accouch.*, 1853, p. 555; Puchelt, *Tumeurs du bassin faisant obst. à l'accouch.*, Heidelberg, 1839; Rognetta, *Exostoses*, dans *Gaz. méd. de Paris*, 1835; Delattre, *Traité des accouch.*, 1863, p. 760; Marchant, *Journ. de méd. de Bruxelles*, nov. 1864.

(3) Lenoir, *Atlas des traités d'accouch.*, 1852.

(4) Voyez un cas récent dans la *Gaz. méd. de Lyon*, 1er octobre 1865.

2° Ligaments péritonéaux du bassin.

Les *ligaments utéro-sacrés* (*sacrés-lombaires* de M. Huguier, *plis de Douglas*) nous arrêteront peu. On sait que ce sont des plis du péritoine fixant le col de la matrice, se réfléchissant sur les parties latérales et antérieures du sacrum, de manière

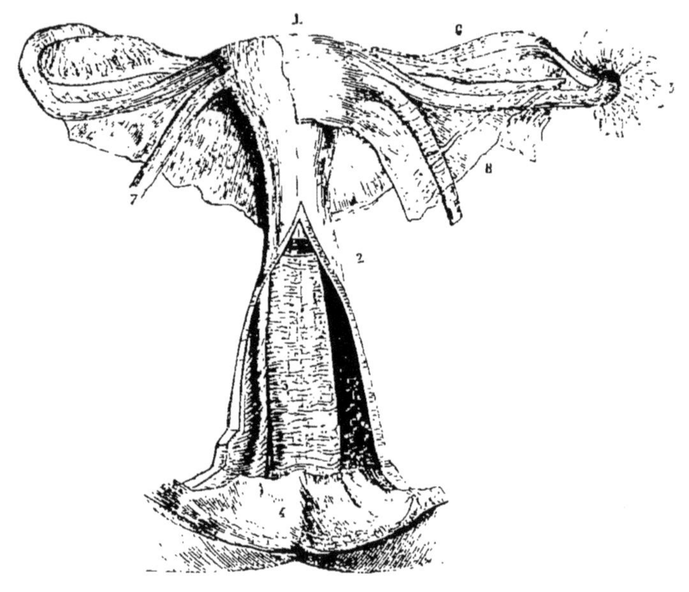

FIG. 64.

Organes génitaux de la femme (adulte), à l'état normal.

1. Utérus. — 2. Son col. — 3. Vagin (fendu et montrant la *lyre* ou rugosités transversales se détachant de la *colonne* médiane). — 4. Vulve. — 5. Pavillon de la trompe. — 6. Ovaire. — 7. Ligament rond. — 8. Ligament large.

à borner en avant le cul-de-sac recto-utérin. Ces ailes péritonéales du rectum, qui contiennent les vaisseaux et nerfs utérins, forment deux cordons réguliers faisant saillie sur les côtés du rectum, et descendent en arrière des ovaires pour se prolonger jusqu'à la partie supérieure du bassin dans la région sacro-lombaire, où ils s'étalent en éventail. Elles sont doublées de fibres musculaires (1). Relâchés sur les femmes gravides, ces

(1) « Ces ligaments sont faits en partie par des fibres ovalaires qui, abandonnant la vessie, se portent sur les parois du rectum, la face

ligaments sont souvent tendus, ramollis, friables dans les déplacements et la chute de l'utérus (1) ; le tiraillement consécutif des nerfs peut même alors expliquer la douleur.

Ligaments ronds (fig. 64, 7). — Ces bandelettes, étendues des parties antérieure et latérale de l'utérus à l'orifice externe du canal inguinal, sur une longueur moyenne de 15 centimètres, contiennent dans leur intérieur une artère (branche de la crémastérine en général) et plusieurs veines très-développées dans la grossesse, le tout relié par du tissu cellulaire. Chez le fœtus, elles sont accompagnées jusqu'aux grandes lèvres par une gaîne péritonéale, dont la portion intra-inguinale, ou *canal de Nuck*, si elle ne s'oblitère pas à la naissance, peut devenir l'origine de hernies inguinales congénitales (voyez *Exemples d'autopsie cadav.*), ou d'hydrocèles enkystées (2). Je pourrais répéter ici les lésions du canal inguinal (p. 102 et 186) se retrouvant aussi chez la femme : hernies, tumeurs kystiques, hygromas, kystes hydatiques, kystes herniaires (anciens sacs oblitérés) susceptibles de compliquer une hernie, etc. (p. 233, note 1).

Les affections du ligament rond, peu connues, paraissent plus rares que celles du ligament large. Les plus communes sont l'hypertrophie, et l'allongement avec substitution d'un trajet direct à la direction flexueuse normale (chute de l'utérus, etc.) : chez les jeunes sujets, la tension des ligaments ronds et l'intimité des adhérences de l'utérus à la vessie sont des causes d'antéversion ou d'antéflexion. On sait combien ces ligaments deviennent actifs pendant la grossesse : ils se relâchent chez les femmes ayant eu plusieurs enfants.

Ligaments larges.—Ces replis du péritoine (fig. 64,8; fig. 65,L),

antérieure du sacrum, le bord de l'échancrure sciatique, constituant une lame analogue à l'aponévrose latérale de la prostate. » (Sabatier, *loc. cit.*, p. 33.)

(1) Legendre, *Chute de l'utérus*, 1860.

(2) Ces hydrocèles du canal de Nuck ou du ligament rond, qu'on a observées jusqu'à soixante et un ans (Regnoli), siégent, ou dans le trajet inguinal (Velpeau, *Rech. sur les cavités closes;* Monteggia), ou entre l'anneau interne et la grande lèvre (Desault, *Journ. de chir.*, 1791, t. I, p. 252 ; Paletta ; Morpain, *Études anat. et path. des gr. lèvres*, 1852). — Tout récemment encore (M. Verneuil), on plaçait, chez l'homme, l'origine des kystes (ou hydrocèles enkystées) du cordon (p. 156, note 2, dans le canal de Nuck. M. Giraldès a montré qu'ils prennent naissance aux dépens de l'organe nommé par lui (1861) *corps innominé*, et représentant chez l'homme les débris du corps de Wolff (p. 215, note 1).

s'étendant transversalement de l'utérus aux parties latérales du bassin, divisent l'excavation pelvienne en deux parties. Leur bord supérieur est découpé en trois ailerons, contenant : l'antérieur, le ligament rond ; le moyen, la trompe de Fallope ; le postérieur, l'ovaire. Entre les deux lames séreuses qui composent le ligament large existe du tissu cellulaire lâche et riche en vaisseaux, se continuant avec celui de l'utérus et des parois latérales, soit du vagin, soit du rectum : ce tissu conjonctif est fréquemment le siége d'épanchements sanguins ou purulents, comme nous allons le rappeler.

Le ligament large peut affecter une direction rectiligne, ce qui indique une certaine tension de sa part (chute de l'utérus), être irrégulier, plissé sur lui-même ou autour des annexes de la matrice, retenu par des brides, tiraillé ou soulevé par des tumeurs de l'ovaire (ainsi il constituera le pédicule d'un kyste ovarien), des trompes, assez épaissi et engorgé pour ne plus laisser distinguer le ligament rond, la trompe et l'ovaire.

Une des affections les plus fréquentes du ligament large, et sur laquelle j'appellerai spécialement les recherches, c'est l'*hématocèle* (Nélaton, 1851), ou *tumeur sanguine du petit bassin*, ou *hématocèle rétro-utérine* (Gallard), *péri-utérine* (Nonat). « Il faudra saisir toutes les occasions de faire la nécropsie des femmes mortes d'une maladie quelconque chez lesquelles l'hématocèle utérine sera venue compliquer la situation (1). » L'origine et le siége de cette intéressante affection, sujet de tant de discussions, paraissent loin d'être uniques. Elle peut être symptomatique des accidents suivants : hémorrhagie ou apoplexie ovarienne (rupture de kystes sanguins ovariques, hémorrhagie par orgasme vasculaire de l'ovulation et déchirure d'une vésicule de de Graaf, rupture d'une veine ovarienne ou d'un varicocèle ovarien, — Richet, Devalz) ; hémorrhagie des trompes, des vaisseaux du ligament large, rupture d'une grossesse extra-utérine au moment de sa production (Gallard, Goupil) (2) ; reflux ou migra-

(1) Duncan (d'Édimbourg), *De l'hématocèle*. — « Dans l'hémorrhagie péri-utérine, on doit rechercher le siége primitif ou l'origine du sang, le siége consécutif, c'est-à-dire le lieu où s'est rendu le sang provenant de sources différentes. » (Becquerel, *Maladies de l'utérus*, t. II, p. 33.)

(2) Goupil (*Traité des hémorrh. intra-pelv. dans les gross. extra-utér.*) reconnaît pour origine de ces hémorrhagies : 1° la rupture des veines utéro-ovariennes dilatées ; 2° la rupture de l'ovaire ; 3° une solution de continuité des trompes ; 4° une rupture d'un kyste fœtal ; 5° une hémorrhagie fœtale enkystée.

tion rétrograde du sang menstruel, de l'utérus dans les trompes et le péritoine (Puech, Bernutz) (1) ; exhalation sanguine (2) dans un point quelconque du tissu cellulaire péri-utérin ou dans le cul-de-sac utéro-rectal (fig. 63, 3). A l'autopsie cadavérique, l'épanchement hématique existe *hors* de la cavité abdominale, dans le tissu lamelleux péri-utérin et du ligament large (Nonat, Gallard) (3) : la séreuse abdominale se montre alors décollée entre le rectum et la matrice, celle-ci se trouvant plus ou moins déplacée. Il peut être également *intra-péritonéal*, et notamment contenu dans l'espace recto-utérin distendu souvent outre mesure, les anses intestinales étant repoussées en haut (Nélaton, Bernutz). Ce dernier cas est le plus fréquent, au moins sur le cadavre, peut-être à cause de la gravité moindre des collections sanguines du tissu cellulaire des parties supérieures du bassin.

Les hématomes situés derrière et dessous l'utérus (*rétro-utérines* proprement dites) ont été notamment presque toujours rencontrés intra-péritonéaux. Quand l'hématocèle est intra-péritonéale, le bassin se montre, à la nécropsie, occupé généra-

(1) M. Gosselin a même admis (*Gaz. des hôpit.*, 19 avril 1862) que du sang anormalement versé de l'ovaire ou du pavillon de la trompe peut être arrêté par des adhérences ou d'autres obstacles, dans sa migration vers la cavité pelvienne). — M. Bernutz (B. et Goupil, 1er vol. de la *Cliniq. méd. sur les affect. des femmes*) refuse le nom d'hématocèle vraie : 1° aux suffusions sanguines du ligament large et du tissu cellulaire qu'il nomme *sous-vaginal* (en comparant le péritoine péri-ovarien à la tunique vaginale du testicule, p. 215, note 1), suffusion qu'il rapproche des infiltrations hématiques du scrotum ; 2° aux extravasations sanguines contenues dans cette portion même de la séreuse abdominale qu'il appelle *tunique vaginale commune aux deux ovaires* (*pelvi-péritonite hémorrhagique* de M. Bernutz), épanchements qu'il assimile à la pleurésie hémorrhagique ; 3° aux collections résultant d'une rupture de varicocèle utéro-ovarien ; 4° aux hémorrhagies symptomatiques de grossesse extra-utérine.

M. Bernutz divise l'hématocèle en : 1° hém. symptomatique d'une rupture de la trompe ou de l'ovaire ; 2° hém. liée à un vice de l'excrétion menstruelle ; 3° épanchements sanguins péritonéaux dus à une erreur de lieu du flux métrorrhagique (métrorrhagies consécutives aux avortements, aux fièvres éruptives, aux émotions morales). Il est à remarquer en effet que la grande majorité des hématocèles vraies résulte d'un dérangement quelconque dans les menstrues.

(2) M. Tardieu, *Annales d'hygiène*, juillet 1854.

(3) Gallard, *Bull. Soc. anat.*, 1855, p. 381 et sq.; voyez aussi Laugier, *Acad. des sc.*, 26 févr. 1855, *Origine de l'hémat. rétro-utér.*

lement par une tumeur volumineuse, molle, pâteuse, limitée en avant par l'utérus, en arrière par le rectum, formée par des adhérences de l'intestin grêle et du cæcum : après avoir détaché l'intestin et l'épiploon, on trouve une cavité plus ou moins vaste, représentant le cul-de-sac utéro-rectal ; les ligaments larges, qui forment les parois de la tumeur, sont infiltrés de sérosité et vascularisés.

L'épanchement sanguin dans la séreuse abdominale est susceptible d'ailleurs de s'être établi une communication avec le tissu cellulaire sous-séreux par une perforation du cul-de-sac recto-vaginal ; ou, inversement, le sang contenu dans les ligaments larges peut, par rupture, soit de ceux-ci, soit du sac hématique, avoir pénétré dans le péritoine.

Le sang se montre sirupeux, brun foncé, granuleux comme du marc de café, parsemé, au microscope, de cristaux écailleux et brillants de cholestérine, de tyrosine, mêlés de leucocytes pris en général pour des globules purulents (voy. TROISIÈME PARTIE, *Micr.*). S'il est coagulé et enkysté, il peut avoir subi toutes les transformations des kystes hématiques qui se résorbent (voyez *Examen intérieur du cerveau*). M. Aug. Voisin (1) prétend cependant qu'il forme toujours une tumeur très-dure.

— Les *phlegmons péri-utérins*, ou inflammation du tissu cellulaire du petit bassin (p. 238, note 2), intéressent le plus souvent le ligament large (2). Ils peuvent du reste s'étendre, du pourtour de la matrice à la fosse iliaque (3), aux mailles lamineuses qui séparent le péritoine du vagin, au tissu cellulo-graisseux périnéphrique. S'il y a suppuration, le pus sera infiltré ou en collection, faisant saillie sous le rectum, dans l'utérus, le vagin, etc., tous organes à travers lesquels il aurait pu s'être frayé issue. Les tissus environnants, y compris la séreuse qui

(1) *Thèse sur l'hématocèle rétro-utér.*, 1858.

(2) La pathologie offre encore les mêmes hésitations pour l'abcès pelvien, ou péritonite pelvienne, que pour l'hématocèle utérine : M. Nonat veut que le siége de la phlegmasie soit extra-péritonéal ; M. Bernutz (*loc. cit.*, page 223, note 1) soutient qu'il est intra-péritonéal. L'une et l'autre opinion sont probablement véritables ; c'est à la multiplicité des nécropsies qu'il faudra demander la solution de ces controverses sur l'hématocèle et le phlegmon péri-utérins.

(3) On pourra rencontrer d'ailleurs (*psoïtis*) des phlegmons et abcès de la fosse iliaque indépendants du tissu cellulaire des ligaments larges, enkystés ou non, susceptibles de s'être évacués dans l'intestin, à la peau, etc. (chap. IX.)

bride les deux replis péritonéaux (*pelvi-péritonite*, p. 223, note 1), seront ramollis, blanc jaunâtre, verdâtres, etc.

— Les kystes séreux des ligaments larges ne dépassent guère le volume d'une orange. Ils résultent de l'hypertrophie des vésicules extra-ovariennes formées aux dépens des canalicules, visibles à l'œil nu chez tous les sujets, qui constituent l'organe de Rosenmüller, vestige du corps de Wolff (fig. 65, 1). Ils sont sessiles ou pédiculés, attachés au pavillon ou à la trompe.

— On a cité des exemples de tumeurs fibreuses des ligaments larges, recouvertes ou non d'une coque calcaire, — de dégénérescence encéphaloïde (voy. p. 258, sq.) de ces mêmes replis, — d'infiltration tuberculeuse (tubercules de l'utérus, p 256).

Les veines du ligament large (*utéro-ovariennes*) se mon-

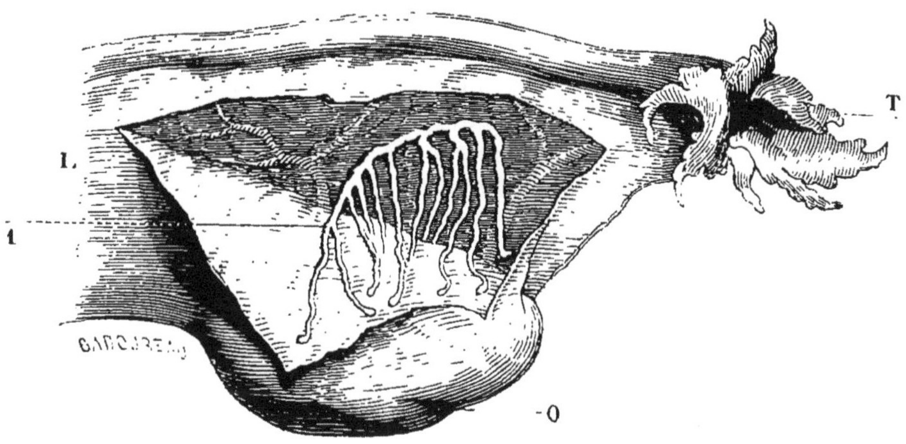

Fig. 65.

Organe de Rosenmüller (d'après une préparation de M. Follin).
1. Les canalicules normaux de l'organe. — L. Ligament large. — O. Ovaire. — T. Trompe utérine.

trent parfois très-dilatées, notamment dans les cas de varicocèle ovarien : en les disséquant avec soin, on peut les trouver rompues, atteintes de phlébite, — surtout dans l'infection dite purulente (p. 87 et 245), où souvent leur contenu est un liquide puriforme que vous prendrez pour du pus ou pour des leucocytes, selon que vous admettez ou non la pyohémie. (Voyez Troisième Partie, *Micr.*; voyez aussi p. 88).

Puisque nous avons parlé dans ce paragraphe du septum recto-vaginal, ajoutons ici aux maladies déjà mentionnées ailleurs (p. 100) l'hydrocèle de cette cloison. M. Péan en a communiqué un exemple intéressant à la *Société de chir.* (11 février 1863) ; M. Huguier a observé un fait semblable, contrôlé par l'examen nécroscopique. M. Péan pense que l'épanchement, qui passait en arrière du ligament large, et proéminait dans les grandes lèvres, s'était formé dans un sac herniaire abandonné, provenant d'une hernie vaginale ancienne. — On a cité également des kystes de cette cloison, pouvant s'être ouvert dans le péritoine, des perforations par tumeurs encéphaloïdes, etc.

3° OVAIRES.

Examen sur place. — Chaque ovaire (fig. 64,6 ; fig. 65,0) se montre, à la région iliaque, contenu dans l'aileron postérieur du ligament large, en arrière de la trompe et du ligament rond qui le sépare de la vessie, en avant du rectum, dont il est parfois isolé par quelques anses intestinales.

Il sera souvent utile d'examiner les organes génitaux internes même avant l'ablation de l'intestin — Ce serait le seul moyen de constater les adhérences de l'épiploon à un ovaire congestionné, noir, adhérences sous lesquelles a pu passer, comme sous un pont, une anse intestinale ainsi étranglée (p. 107) et qui, en tout cas, expliqueraient l'origine des tiraillements, des douleurs, des vomissements observés chez la malade avant la mort. On constaterait encore les déplacements de l'organe, quelle que soit la difficulté de bien les préciser à cause du peu de fixité, à l'état normal, des annexes de la matrice, — ses hernies, ses relations avec l'utérus, la trompe, le cul-de-sac utéro-vaginal, les adhérences qui l'empêcheraient de flotter dans le bassin, le fixeraient à la paroi postérieure de l'utérus, etc., les rapports des kystes dont il serait affecté, ses connexions avec les épanchements sanguins ou purulents du petit bassin, etc. S'il y a abcès ovarique, le pus pourra s'être épanché dans le tissu cellulaire du ligament large, dans les cavités abdominale, utérine, vaginale, intestinale, enfin au dehors à travers les parois vésicales. D'autres fois, une péritonite reconnaîtra pour origine la transformation de l'ovaire en poche purulente. Dans les hémorrhagies de l'ovaire (p. 222), il faudrait également constater les infiltrations sanguines dans le tissu cellulaire ou les cavités du voisinage (p. 233, note 3).

Examen extérieur. — L'ovaire enlevé avec l'utérus, et parfois aussi avec le vagin (p. 216), on notera s'il est aplati, ratatiné en longueur ou en hauteur (1), globuleux, ridé, recouvert d'excroissances filiformes celluleuses, de flocons pseudo-membraneux, de cicatrices étoilées, etc. Il peut être plus friable qu'à l'état normal, mollasse, rouge et congestionné (ovarite), noir, couvert de taches gangréneuses (infection dite septique), luisant, crépitant à la pression, etc.

Une des affections ici les plus fréquentes, c'est le *kyste de l'ovaire* (Vidal, de Cassis), ou *kyste hydropique* (Velpeau), ou *hydropisie enkystée de l'ovaire* (Nélaton), ou *hydrovarie* (Labalbary) (2), etc., si bien étudié dans ces derniers temps, depuis les opérations d'ovariotomie de MM. Baker Brown (de Londres), Spincer Wells, Clay (de Manchester), Nélaton, Kœberlé (de Strasbourg), Ollier, etc. S'il y a kyste ovarique, avant de l'ouvrir, il faudra soigneusement en constater sur place la friabilité, — les rapports avec la paroi abdominale, les intestins, l'épiploon, l'utérus et ses annexes (3), le cul-de-sac recto-utérin, — les adhérences vasculaires ou filaments irréguliers qui le relient à ces organes voisins en avant, en arrière, sur les côtés, et qui auraient été susceptibles de l'étrangler (4) ou de présenter de grandes difficultés pour l'ovariotomie (5), — les pelotons graisseux contenus

(1) A l'état sain, chez une femme adulte, sans enfants, l'ovaire pèse 7 à 10 grammes, et présente les dimensions suivantes :

Diamètre transversal, ou longueur	38 millim.	
— vertical, ou hauteur	18	—
— antéro-postérieur, ou épaisseur	15	—

D'après M. Béraud (Becquerel, *Traité clin. des malad. de l'utér. et de ses annexes*, 1859), l'ovaire de la femme qui vient d'accoucher a pour diamètres :

Diamètre transversal	47 millim.	
— vertical	43	—
— antéro-postérieur	20	—

A l'état normal, l'ovaire est blanc grisâtre ; il devient dur et fibreux chez les femmes âgées.

(2) Labalbary, *De l'hydrovarie et de l'ovariotomie.*

(3) Les intestins sont généralement refoulés en haut et comprimés contre le diaphragme, si le kyste est volumineux : l'utérus est en avant de la tumeur, rarement en arrière. Les kystes de l'ovaire font quelquefois saillie dans le vagin.

(4) *Sur l'étranglement et la torsion des tumeurs ovariques*, voy. Rokitansky, *Wochenblatt der Zeitschrift der Gesellsch. der Ærtze in Wien*, 1865, nos 6 et 7.

(5) Cependant les adhérences nous semblent moins défavorables qu'on ne le croit généralement, parce qu'elles supposent modifiée la nature séreuse du péritoine.

dans la séreuse qui enveloppe la tumeur, — l'état de perméabilité de la trompe, — la longueur du pédicule, etc. Ce pédicule contient souvent l'ovaire, devenu un maigre appendice, atrophié, endurci jusqu'à présenter une consistance fibro-cartilagineuse qui, parfois, a été considérée à tort comme squirrheuse.

La surface externe des kystes peut être lisse (*kystes uniloculaires*), bosselée (*kystes composés*, les plus fréquents et les plus volumineux), inégale, fibro-cartilagineuse en certains points, très-mince sur d'autres, sillonnée de veines volumineuses constituant des espèces de sinus, marquée des traces des ponctions pratiquées pendant la vie et qui sont souvent devenues l'origine des adhérences.

Le volume des kystes est très-variable : on les trouve fréquemment réduits aux dimensions d'un pois ou d'une noix ; d'autres contiennent 10, 20 litres et jusqu'à plus de 50 kilogrammes de liquide. Un gros kyste d'un ovaire droit s'accompagne quelquefois d'une petite éminence de même nature dans l'organe symétrique.

La tumeur ovarique peut s'être ouverte dans le péritoine, soit par inflammation, soit à la suite de ponctions malheureuses : cette cause de mort nécessitera de soigneuses recherches. Elle peut aussi communiquer avec la vessie (Michon d'Essoyes, Bermond).

Je résumerai dans le tableau XXXV les principales variétés des kystes ovariens.

Après l'avoir attentivement disséqué, de manière à saisir notamment son indépendance de la trompe, on ouvrira avec des ciseaux le kyste, — en constatant s'il s'affaisse sur lui-même (*kyste uniloculaire*), — et ensuite les poches secondaires qu'il offrirait dans son épaisseur ou à sa base (*kyste composé*). Celles-ci, souvent glomérées en grappe, du volume d'une noisette ou d'une orange, à parois plus ou moins friables, renferment fréquemment un liquide variable de l'une à l'autre, comme aussi les loges des *kystes multiples* offrent un liquide les unes limpide, les autres visqueux et filant.

Le contenu se montrera, d'ailleurs, différent selon la date de la maladie et le nombre de ponctions. On peut le trouver transparent, clair, hyalin, fluide comme de l'eau, peu albumineux, citrin ou ambré (kystes uniloc. récents), trouble et lactescent (par globules de graisse). D'autres fois, il est épais, mucilagineux, gélatiniforme, floconneux, brunâtre, couleur d'eau d'orge, café ou chocolat (sang décomposé ou ramollissement gangréneux des cloisons). On l'a vu atteindre la consistance du miel, de la colle, du suif. Au microscope, il contiendra des cellules granuleuses, des vésicules adipeuses, des paillettes de cholestérine lui donnant l'aspect miroitant. Sa fétidité sera notée s'il y a lieu.

La face externe du kyste, séreuse (péritonéale), est, nous l'avons dit, généralement lisse. La tunique interne, séreuse plutôt que muqueuse, peut se confondre avec l'enveloppe moyenne (fibreuse avec quelques fibres musculaires pâles, blanc jaunâtre), paraître opaline et blanchâtre, ridée comme la muqueuse stomacale, lardacée. Elle présente chez certains sujets des granulations, une vascularisation portée jusqu'à l'hémorrhagie, des végétations dites en choux-fleurs, des excroissances villeuses et glandulaires pouvant devenir des kystes secondaires (nés aux dépens de la paroi du kyste formateur ou *parent cyst* de W. Fox) (1), — des plaques dures, d'aspect fibro-cartilagineux ou osseux : on l'a trouvée, dans quelques nécropsies, presque entièrement cornée, cartilaginifiée, ossiforme.

Parmi les vaisseaux du kyste (dérivant de ceux de l'ovaire et cheminant dans la tunique moyenne), les veines peuvent acquérir sur cette face interne le volume d'une plume de corbeau, — les artères étant généralement, au contraire, rares et très-petites.

L'épaisseur totale des parois est très-inconstante : elle atteint souvent plusieurs centimètres. Leur consistance varie jusqu'à la perforation.

Dans les recherches cadavériques au sujet d'un kyste de l'ovaire, il faudra constater, autant que possible, son origine. Il est admis, en général, que ces tumeurs proviennent d'une vésicule de de Graaf hypertrophiée. M. Baker Brown, comme M. Paget, croit que les tumeurs secondaires et tertiaires des kystes composés naissent de germes déposés dans les parois du kyste primitif (?).

Enfin, si la mort avait suivi l'ovariotomie, il faudrait exa-

(1) *On the origin, structure and mode of development of the cystic tumours of the ovary*, 1864 ; et *Journ. d'anat.* de M. Robin, mai 1865. — M. Fox conseille des sections faites à l'état frais avec le *couteau de Valentin* (voyez TROISIÈME PARTIE, *Microsc.*), et menées perpendiculairement en travers de la paroi interne. On peut aussi, dit-il, examiner avec exactitude les productions glandulaires et les kystes secondaires après un durcissement de quelques semaines dans une solution de 2 pour 100 d'acide chromique : les coupes très-fines sont ainsi faciles; par l'addition de potasse et de glycérine, on voit bien les noyaux des cellules épithéliales de la paroi interne. La même méthode convient à l'étude des excroissances papillaires (en choux-fleurs).

miner la face postérieure des parois abdominales, voir si les lèvres de la plaie sont réunies, suppurées, constater l'état du pédicule, etc.

Indépendamment des kystes séreux sur lesquels nous venons d'appeler l'attention, l'ovaire est susceptible de présenter des kystes hydatiques, des kystes purulents, — renfermant du pus souvent brunâtre, fétide et mêlé de gaz sulfhydrique, — des kystes dermoïdes, des kystes pileux. Les kystes dermoïdes résulteraient d'une fonction spontanée, nouvelle, d'une aberration nutritive des organes, nommée *hétérotopie plastique*, d'après laquelle des organes complexes (dents, éléments de la peau, cheveux, os) peuvent se former dans des parties du corps où l'on ne les rencontre pas normalement (p. 250, note 3). Quant aux tumeurs pileuses (1), qui contiennent des poils, de la peau, des os plus ou moins méconnaissables (côtes, clavicules, etc.), des plaques osseuses irrégulières, elles proviennent, soit d'une conception ovarique extra-utérine présentant les restes d'un fœtus résorbé, soit d'une inclusion fœtale, c'est-à-dire de confusion de deux germes par emboîtement ou pénétration réciproque (2).

— Quelques chefs de service conseillent d'appliquer à l'autopsie des kystes ovariques les règles de l'ovariotomie. On pratiquera dès lors une incision hypogastrique sur la ligne médiane, entre le pubis et l'ombilic : les téguments seront coupés d'un seul temps, puis les fibres de la ligne blanche divisées avec ménagement. Le péritoine soulevé par une pince à griffe, on y fera avec un scalpel une petite incision par laquelle une sonde cannelée sera glissée pour faciliter la section de la séreuse de bas en haut. Le kyste, se présentant de lui-même au bord de l'ouverture, sera ponctionné avec un trocart, et attaché sur la canule au moyen d'un fil ciré, pour éviter qu'en se rétractant, il ne donne lieu à un écoulement péritonéal. Il sera saisi par des pinces érignes de Museux ou deux pinces plates de Charrière, si toutefois ces instruments se trouvent à la disposition de l'opérateur. Les doigts

(1) Voy. Cazeaux, *Kystes de l'ovaire*, 1844, thèse d'agrégation; Demarquay, *Soc. chirurg.*, 19 nov. 1862.

(2) Voy. tableau XXXVII. — Ces kystes peuvent s'être ouverts dans l'intestin (p. 114, note 1). La *France médic.* du 11 juin 1864 cite un kyste dermoïde rendu par l'anus pendant l'accouchement, et composé de deux poches, la première pleine de cheveux, la seconde renfermant deux fausses molaires, et dont la face interne portait des poils de même couleur que les cheveux : dans la cloison séparant les deux loges, existait un os ressemblant à une moitié de maxillaire inférieur.

introduits dans l'abdomen détruiront les adhérences, la masse sera extraite par une traction méthodique, et le pédicule recevra une ligature remplaçant avantageusement, comme sur le vivant, le clamp des Anglais. — Ce simulacre de médecine opératoire ne laisse pas apprécier les rapports anatomiques du kyste, et nous ne saurions encourager cette méthode.

Examen intérieur. — L'ovaire sera divisé perpendiculairement à sa surface, et dans toute son épaisseur.

Cette coupe rencontrera d'abord la *tunique fibreuse* ou *albuginée* des auteurs, blanche, résistante : c'est la *tunique ovigène* ou *portion glandulaire* de M. Sappey (1), contenant seule, pour cet anatomiste, les vésicules de de Graaf, enveloppes grosses comme des têtes d'épingles et au centre de chacune desquelles est un ovule (2). Cette membrane, atrophiée après l'âge critique, entoure la partie centrale de la glande (*bulbe*, Sappey ; *stroma* de Baer et des auteurs), normalement rouge, vasculaire, spongieuse, érectile, sans ovules.

L'ovaire présente souvent des cicatrisations qu'une incision longitudinale fera reconnaître pour des *corps jaunes*. Or, il y aura quelquefois à s'arrêter sur l'existence de ces cicatrices jaunes des capsules ovariennes antérieurement rompues pour laisser échapper leur ovule (*corpus luteum* de Malpighi). On sait qu'après cette déhiscence, les parois de la vésicule se contractent, l'interne surtout se plisse, et elle sécrète une lymphe plastique se coagulant bientôt pour combler ainsi le vide au moyen de granulations mi-solides, graisseuses, jaunâtres (3). *Au point de vue de la médecine légale* et du développement de la grossesse, il pourrait être utile de distinguer les corps jaunes menstruels et ceux de la grossesse. Le microscope sera d'un grand secours pour ces recherches.

(1) Sappey, *Recherches sur la structure de l'ovaire*, et *Anatomie*, t. III. M. Grohe, professeur à Greifswald, considère aussi la partie corticale comme formée presque exclusivement des ovisacs de Barry, enchâssés dans des fibres déliées, tandis que la partie centrale est surtout riche en fibres et en vaisseaux. Otto Schrön, Pflüger avaient fait antérieurement la même observation chez les mammifères.

(2) M. Lancereaux (*Gaz. hebd.*, septembre 1864, obs. X), a cité une femme de quarante et un ans, syphilitique par hérédité, qui n'était pas réglée et dont l'ovaire ne contenait aucune vésicule.

(3) Cette coloration jaune des éléments ayant subi la métamorphose graisseuse est due à la réflexion de la lumière par les particules adipeuses ; ce n'est pas une teinte véritable, mais un phénomène d'interférence.

Aux époques cataméniales, la vésicule intéressée renferme une masse rouge intense, un caillot, un thrombus d'extravasation. Plus tard « l'hématine du sang épanché se transforme en hématoïdine, qui indique le lieu où s'est passé le phénomène de l'ovulation. On peut de cette manière compter combien de fois une jeune femme a été réglée, les cristaux une fois formés restant dans l'organe (1). » Dans les corps jaunes puerpéraux, la couche jaunâtre entourant le follicule récemment vidé est plus grande, moins nettement limitée en dedans que pour le *corpus luteum* menstruel. Pendant les deux premiers mois de gravidité, le dernier ovisac flétri acquiert quelquefois le volume de l'ovaire, notamment chez les primipares : il continue d'ailleurs son évolution jusqu'après l'accouchement, et l'on peut même, sur une femme ayant eu plusieurs enfants, constater plusieurs corps jaunes, tandis que, s'il n'y a pas eu fécondation, toute trace extérieure de cicatrice disparaît au trentième jour après la rupture du follicule. — Ces notions et cette distinction, l'aspect rugueux,

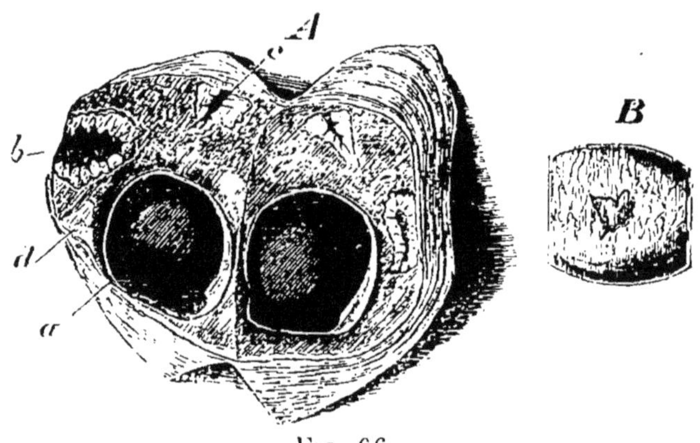

Fig. 66.

Formation du corps jaune de l'ovaire (grandeur naturelle).

A. Coupe de l'ovaire. *a*, follicule récemment vidé, rempli de sang (*thrombus d'extravasation*), entouré par une couche jaune et mince ; *b*, follicule vidé antérieurement, plissé, avec un thrombus plus petit et une paroi plus épaisse ; *c d*, métamorphose régressive plus avancée. — B, surface extérieure de l'ovaire et point où s'est faite la rupture récente du follicule ; le thrombus fait saillie au dehors.

crevassé, que l'ovaire est susceptible de présenter à la nécropsie, permettront d'affirmer qu'une femme a eu plusieurs enfants ; de même, sur une femme qu'on croit victime de menées abortives, on pourrait, en l'absence d'autres preuves, conclure à la grossesse et approximer l'époque de la gestation.

(1) Virchow, *Pathologie cellulaire*, p. 121. Ces cristaux seront figurés chap. VII.

La coque fibreuse de l'ovaire est assez souvent épaissie (ovarite).

Le tissu propre (stroma) peut se montrer atrophié, hypertrophié, induré, mou et de consistance butyreuse. En cas de kyste, il est fréquemment remplacé par une poche à parois minces et membraneuses. Dans l'ovarite au premier degré, le bulbe est rouge ou même lie de vin à la coupe; plus tard, — comme dans l'ovarite chronique, si commune chez les jeunes femmes, et origine fréquente de la métro-péritonite des femmes en couches, — il est mollasse, infiltré d'une sorte de gelée rougeâtre ou d'une sérosité sanguinolente ou même de pus, converti en une pulpe grise et sanieuse.

Examen microscopique. — J'ai déjà montré le secours que pourra rendre le microscope pour l'examen du *corpus luteum*. Dans l'épithélioma de l'utérus, l'ovaire, s'il est dégénéré également, sera blanchâtre à la coupe, et laissera suinter un liquide laiteux fait de gros noyaux ovoïdes à nucléoles brillants, volumineux, et de cellules sphériques. Sans prendre d'autres exemples, ajoutons que l'alcool rectifié convient pour durcir l'ovaire des enfants, l'acide chromique pour celui des adultes; la soude, l'acide acétique, la glycérine, serviront à rendre ensuite les coupes transparentes.

Tableau XXXV.

L'examen de l'ovaire fera reconnaître, — qu se pratiquera notamment, — dans les affections suivantes :

Déplacement, hernies (inguinale (1), crurale, ombilicale, hern. d'un kyste de l'ovaire), vices de conformation (2). Transformation fibreuse atrophique (sénile quelquefois) ou hypertrophique; apoplexie veineuse et hémorrhagie ovarienne, thrombus de l'ovaire (Desneux); varicocèle ou dilatation variqueuse des veines de l'ovaire, hématocèle (3); inflammation simple (vaginite, métrite, etc.) ou syphili-

(1) Voyez, dans *Royal medical and chirurg. Society*, 12 janvier 1864, quelques observations récentes de MM. Holmes Coote, Hawkins, Lawson, sur cette hernie de l'ovaire dans le trajet inguinal, pour laquelle Percival Pott pratiqua sa fameuse double ovariotomie.

(2) La science possède des cas d'absence de l'ovaire, généralement avec atrophie de l'utérus (qui peut manquer), du bassin et des mamelles. Par contre, les ovaires peuvent exister sur une femme sans utérus (p. 239, note 3).

(3) J'appellerai notamment l'attention sur la communication possible entre une hématocèle intra-péritonéale (p. 223) et l'ovaire transformé

tique (1), abcès; kystes purulents, hydatiques, dermoïdes, pileux; grossesse ovarique (2); kyste séreux, — soit *uniloculaire* ou *stérile* (*simple, flasque*, devenant *cloisonné* ou *végétant*, et alors), *multiloculaire* (aréolaire ou vésiculaire ou multiple) (3), soit *composé*; cystosarcome (Scanzoni) (4); dégénérescence colloïde, encéphaloïde, tuberculeuse; rupture de l'ovaire; gangrène de l'ovaire; enveloppement de l'ovaire par l'allongement et le gonflement de la trompe.—*Phlegmatia alba dolens*; affections organiques de l'utérus; hystérie (5); nymphomanie; stérilité.

4° TROMPES DE FALLOPE.

Les lésions de ces organes sont plus fréquentes qu'on ne le croit généralement : elles existent d'ailleurs rarement seules ; le

en kyste hématique : mon ancien et distingué interne M. Caresme en a publié un cas intéressant dans les *Bullet. de la Soc. anat.*, 1863.

(1) L'ovarite syphilitique a été signalée pour la première fois par M. Richet, *Traité d'anat. chirurg.*, 1857.

(2) Voyez Hein, Krevisch, Virchow, Hecker, et p. 230.

(3) Le kyste *multiloculaire* affecte deux formes, dit Baker-Brown (*De l'hydropisie de l'ovaire*). Il est *multiple*, si des kystes contigus naissent dans le même ovaire comme autant de tumeurs séparées, bien que cette juxtaposition de kystes *simples* forme en apparence une tumeur *composée*, surtout si leurs cloisons se sont perforées. Il est *composé* ou *prolifère* (*cystoïde* de Kiwisch), s'il est formé par la réunion de productions secondaires d'un kyste primitif, que cette génération de kystes secondaires ou tertiaires provienne d'un développement exogène ou endogène (voyez p. 229).

(4) Quelques-unes des tumeurs colloïdes et cysto-sarcomateuses décrites pour l'ovaire rentrent dans les kystes aréolaires. — Sur le tissu colloïde, voyez *Mamelles*.

(5) Plusieurs auteurs, notamment M. Piorry, considèrent l'hystérie comme ayant son point de départ dans l'ovaire, faisant remarquer en outre qu'elle se présente rarement avant la puberté ou après la ménopause. Sur trente-neuf ouvertures de sujets hystériques, on a trouvé trois fois des lésions encéphaliques, trois fois des altérations de l'appareil respiratoire et vingt-neuf cas de désordre dans l'utérus ou ses annexes. La guérison de l'hystérie s'obtiendrait, dans l'espèce bovine, par l'extirpation des ovaires. — Toutefois l'hystérie est, comme le diabète (p. 128 et chap. VII), une maladie où bien des recherches anatomo-pathologiques nous semblent encore à faire, et souvent elle semble un pur phénomène nerveux dont la lésion encéphalique reste à trouver. — Voyez également, pour l'hystérie, le chapitre consacré à l'encéphale et celui de la moelle épinière.

plus souvent elles accompagnent quelques désordres de même nature dans l'utérus, l'ovaire, ligaments larges.

Les trompes de Fallope sont dirigées transversalement en dehors et en haut, des cornes utérines aux ovaires, vers lesquels elles s'infléchissent : elles sont situées dans l'épaisseur de l'aileron moyen des ligaments larges, dont elles occupent le bord supérieur ou libre, l'ovaire étant en arrière d'elles, le ligament rond en avant (fig. 65,T).

Examen extérieur. — Les trompes peuvent se montrer adhérentes à l'utérus ou à l'ovaire, par des néoplasmes de péritonite partielle notamment, de manière à former une tumeur unique proéminant dans le bassin, — tiraillées par un kyste de l'ovaire, etc., flexueuses, finement injectées à leur surface, enroulées autour de l'ovaire et distendues (par un kyste fœtal, par du sang menstruel reflué, p. 223, par un liquide quelconque). On les trouve parfois grosses comme le pouce et même plus : il faudrait alors en prendre le diamètre intérieur (1), qu'on a vu atteindre 8 centimètres dans certains cas d'hydropisie tubaire. D'autres fois elles donneront au toucher la sensation d'un cordon dur, fibreux, plein, etc. : c'est le cas de l'inflammation de la trompe, que nous avons eu notamment l'occasion de constater chez deux femmes atteintes de vaginite (2).

Après avoir isolé ces canaux ovifères en partant de leur insertion utérine, on mesurera leur longueur, en général inversement proportionnelle au volume de l'ovaire ou de l'utérus, et qui dépasserait 35 centimètres dans certains cas de hernies de l'ovaire (3). Souvent il sera bon de les sonder pour constater leur perméabilité ou leur oblitération, susceptible d'expliquer notamment l'arrêt de l'ovule dans sa progression vers la matrice. A cet effet, il suffit d'un stylet fin, d'une longue aiguille à suture fixée sur une pince, d'un crin ou d'une soie. On pourrait même insuffler les trompes par leur extrémité utérine, pour voir si elles ne

(1) Les dimensions normales sont : 4 millim. près de l'utérus, 6 à la partie moyenne, 8 à l'extrémité ovarienne.

(2) Morgagni signalait déjà (épître LXIX), comme conséquence de la vaginite, l'oblitération des trompes et l'adhérence des franges du pavillon.

(3) Hawkins, *Royal medical and chirurg. Society*, 12 janvier 1864. La longueur normale de la trompe est de 10 à 14 centimètres, la gauche est généralement un peu plus longue. — M. Cruveilhier croit que les hernies de la trompe qu'il a observées avaient précédé celles de l'ovaire : c'est une assertion contestée à vérifier à l'occasion.

sont pas perforées, si elles se gonflent sans laisser passer l'air.

Il a été rencontré à la surface externe des conduits utéro-ovariques des kystes ovulaires, au nombre parfois de 10 à 15, gros chacun comme un pois, contenant un liquide séro-albumineux et résultant, soit des canalicules de Rosenmüller (p. 225), soit d'autant d'ovules égarés, fixés sur la partie postérieure de l'oviducte, du pavillon ou de l'aileron de la trompe.

Examen intérieur. — La trompe fendue avec des ciseaux effilés ou avec le bronchiostome (fig. 42), sa muqueuse se montrera lisse ou tomenteuse, rouge, grise, lavée et décolorée, atteinte au microscope de desquamation épithéliale, présentant des traces de placenta. On notera l'abondance et la nature du liquide contenu (Haller cite jusqu'à 150 livres de liquide). Ce liquide s'est montré épais, sirupeux, lie-de-vin, purulent, blanchâtre, mêlé de matières cancéreuses (cellules cylindriques, noyaux, etc.) ou tuberculeuses (1).

Les recherches nécroscopiques ont fait découvrir, outre l'hydropisie de la trompe, des kystes tubaires provenant, soit de l'altération de vésicules ovariennes, et généralement alors multiloculaires, soit uniloculaires et résultant de transformations des canalicules du corps de Rosenmüller, contenu dans l'épaisseur du ligament large (fig. 65).

Le *pavillon* (fig. 64, 5) peut, de son côté, se montrer hypertrophié, atrophié, adhérent à l'ovaire, à l'utérus, etc. Pour en mieux examiner les franges, il sera bon de mettre la trompe sous l'eau.

Tableau XXXVI.

L'examen des trompes pourra faire reconnaître les altérations suivantes, et sera pratiqué dans les affections indiquées ci-dessous :

Allongement, déplacement (dans le trajet inguinal, etc.) ; inflammation, collections purulentes, nécrose, ouverture d'abcès tubaires dans le péritoine ; rétrécissement, oblitération par atrophie sénile ou par phlegmasie, dilatation ; hémorrhagie, rupture des veines tubaires ou

(1) Le tubercule de la trompe, non diagnosticable sur le vivant, est rare d'ailleurs, et, comme le plus souvent celui de l'ovaire, consécutif à un envahissement premier de l'utérus. Dans les *Bull. de la Soc. anat.* (1864), M. Négrié en cite un bel exemple : la trompe était dilatée, adhérente à l'ovaire, flexueuse, oblitérée aux deux extrémités, pleine d'une sérosité citrine, et ailleurs de tubercules friables, jaunâtres, caséeux. Le pavillon était recouvert des mêmes productions.

de la trompe même ; dégénérescence cancéreuse, tuberculeuse ; hydropisie ; kystes superficiels, kystes entre l'ovaire et la trompe ; grossesse tubaire (interstitielle), utéro-interstitielle (?) (1) et tubo-ovarienne (2); vices de l'insertion utérine de la trompe (3). Adhérences vicieuses du pavillon ; orifices abdominaux surnuméraires ; pavillons multiples

(1) M. Depaul ne l'admet pas (*Acad. de méd.*, 27 septembre 1865).

(2) Sur la grossesse extra-utérine, voyez p. 230, 233, note 5, et un article récent de M. Hecker dans *Annali univers. di medic.*, et *Presse médic. belge* (juillet 1864). Les grossesses tubaires *peuvent* être fort intéressantes à bien constater, car M. Coste, dans son ouvrage *sur le développement des corps organisés*, a établi que l'imprégnation s'opère toujours dans l'ovaire ou le pavillon, jamais dans l'oviducte, même quand l'œuf rencontre le sperme dans la trompe : d'après ses expériences, le germe s'altère très-promptement dans l'œuf, après la rupture de la vésicule, si bien que la fécondation ne peut s'accomplir hors de l'ovaire ou du quart supérieur de son conduit à l'utérus. « La décomposition de la cicatricule ou du germe, quand l'élément mâle n'est pas intervenu à temps, est déjà commencée alors même qu'il n'a séjourné que quelques heures dans l'oviducte ; la fécondation est donc un phénomène ovarien, et si parfois elle a lieu dans l'oviducte, ce ne peut être que près du pavillon. » (Coste, *Revue des cours scientif.*, 15 juin 1864.) — Le docteur Maurer décrit, dans sa *Thèse inaugurale*, un cas de grossesse tubaire, dans lequel l'œuf paraissait être venu de l'ovaire gauche dans le pavillon de la trompe droite, non à travers l'utérus, mais par la cavité abdominale, ou immédiatement de l'ovaire gauche à la trompe droite. « Comme le corps jaune était à gauche, la grossesse tubaire à droite, il fallait, dit le professeur Kussmaul, que l'ovule eût passé de l'ovaire gauche dans la trompe droite ; il y a eu transmigration extra-utérine. » Oldham, Wharton Jones, Rokitansky, ont parlé de trajets semblables de l'œuf dans l'abdomen. Indépendamment de ces migrations extra-utérines de l'ovule sorti de l'ovaire, on connaît quelques cas de migrations intra-utérines, dans lesquels l'œuf, arrivé à la matrice, poursuivit son chemin dans la trompe opposée (*Monatsschr. für Geburtsk.*, octobre 1862). Le même recueil (juillet 1863) contient le récit, d'après le professeur Luschka, de Tübingen, d'une grossesse dans la corne droite rudimentaire d'un utérus unicorne, avec corps jaune vrai dans l'ovaire gauche ; la migration a été extra-utérine, puisque le conduit de communication des deux corps était imperméable (*Union méd.*, 10 août 1841). Enfin, M. Sadler vient de publier un cas de grossesse tubaire à gauche, avec corps jaune à droite (*Gaz. hebdomadaire*, 29 septembre 1865).

(3) On a mentionné, sans que le fait paraisse authentique, des oviductes parcourant l'épaisseur de la paroi latérale de la matrice et venant aboutir dans le col : la grossesse cervicale a quelquefois été expliquée de la sorte. — Les vices de conformation de la trompe sont rares sur une femme à utérus et ovaires normaux.

ou surnuméraires greffés sur une même trompe (1); kystes du pavillon; pavillon transformé en sac embryonnaire, évasé, retourné en haut vers la cavité pelvienne, etc. — Hématocèle péri-utérine; déplacements de l'utérus et de l'ovaire; affections de ces deux organes, et notamment cancer de la matrice; stérilité.

5° UTÉRUS.

L'utérus (fig. 64,1), ce grand régulateur de la santé, qui fait de la femme ce qu'elle est, selon l'expression d'Hippocrate, devra toujours être examiné et avec soin. Il est susceptible de devenir le siége d'affections nombreuses très-graves, et d'une telle complexité, qu'il n'est pas toujours aisé de les diagnostiquer pendant la vie (2). Tous les traités d'hystéropathie sont unanimes à déplorer le peu d'autopsies cadavériques bien faites que possède la science pour établir l'anatomie pathologique des lésions morbides du corps ou du col utérins. Il est à remarquer également que trop souvent on note comme morbides de simples transformations physiologiques de la matrice, faute de bien connaître l'évolution des parois utérines pendant la menstruation et la grossesse. — Ce sont des points sur lesquels nous appelons l'attention à dessein.

Examen sur place. — Il sera bon de ne pas enlever ou soulever le paquet intestinal avant de constater ses rapports avec l'utérus, qui peut, par exemple, présenter son bord supérieur relié à l'intestin par des adhérences. Les anses viscérales extraites et le péritoine voisin ménagé, on portera son attention sur le tissu cellulaire péri-utérin, sur la partie correspondante de la séreuse

(1) Voyez Richard, *Thèse inaugurale*.

(2) Comme exemple de ces problèmes complexes qu'on peut avoir à résoudre en pratiquant l'examen nécroscopique de l'utérus, et généralement des organes génito-urinaires de la femme, nous citerons la recherche de l'origine d'une hématocèle (p. 222), de la stérilité, du défaut d'excrétion cataméniale. M. Bernutz (*Cliniq. sur les malad. des femmes*, par G. Bernutz et E. Goupil, 1862) rapporte à huit variétés les causes connues de rétention du flux menstruel : 1° imperforation du canal vulvo-utérin congénitale ou acquise; 2° oblitération de ce canal par des cicatrices; 3° rétrécissements congénitaux ou accidentels du vagin ou du col de l'utérus; 4° augmentation pathologique du volume de ce col amenant le rétrécissement de l'orifice; 5° productions pathologiques sur le col développées en place ou dans l'utérus; 6° déviation utérine (surtout flexion); 7° contraction spasmodique du col; 8° état anormal, congénital ou acquis, des trompes de Fallope.

abdominale dont la réflexion se fait plus ou moins bas, selon les sujets (culs-de-sac utéro-rectal et utéro-vésical, plus ou moins profonds, présentant des kystes dermoïdes, etc., p. 230). Ainsi, il faudra chercher si l'organe adhère, par des fausses membranes de péritonite partielle, à la vessie, au rectum, à l'ovaire, à la trompe, etc. (1), si la séreuse qui le coiffe se trouve décollée par un engorgement, un état congestif, une infiltration du tissu cellulaire, soit des ligaments larges, soit de la cloison vagino-rectale ou de la fosse iliaque (2).

S'il s'agit d'un cancer de l'utérus (p. 259 et sq.), on pourra constater l'envahissement du tissu cellulaire situé entre la vessie et le col, entre ce dernier et le rectum, ou bien dans le ligament large, — décrire les pertes de substance irrégulières, ou anfractueuses, fongueuses, qui en résulteraient, — la tuméfaction et la dégénérescence des ganglions lymphatiques pelviens, inguinaux, lombaires, présentant au microscope, soit directement, soit dans le suc laiteux qu'on en extrait, les cellules et les globes épidermiques caractéristiques (p. 259), — la compression des nerfs sacrés, de l'origine du sciatique, de la veine iliaque, — l'état de la muqueuse rectale, recouverte souvent de granulations et de bourgeons vasculaires, communiquant parfois, comme la vessie, avec l'ulcération utéro-vaginale, — l'aspect des tuniques fibro-musculaire et muqueuse de la vessie, la distension des uretères (p. 165), la pyélo-néphrite suppurée, l'urémie (Wannebroucq, *Gazette médic.*, 1864), — une pelvi-péritonite (p. 224) reconnaissable à l'injection des vaisseaux de la surface péritonéale,

(1) On a des exemples d'utérus adhérant à l'estomac et communiquant avec lui par une perforation. Rappelons qu'à l'état normal, l'utérus est mobile par la nature même des liens qui le soutiennent dans le bassin.

(2) Il existe très-peu de tissu cellulaire sous-péritonéal en avant et en arrière de l'utérus, aussi les recherches nécroscopiques ont-elles souvent démontré qu'on avait nommé phlegmon péri-utérin des métrites chroniques. Le vrai phlegmon péri-utérin intéresse les mailles conjonctives, qui constituent le canevas du ligament large (p. 224). Telle n'est pas au reste la théorie de M. Nonat, pour qui la plupart des lésions chroniques observées entre la matrice et ses annexes ont pour point de départ l'inflammation du tissu cellulaire péri-utérin, et qui a décrit un phlegmon latéral (droit ou gauche), un rétro, un anti-utérin, un péri-rectal, enfin un phlegmon du ligament large. MM. Bernutz et Goupil ne voient partout, au contraire, que péritonite du bassin avec adhérence des viscères pelviens. Enfin, selon la doctrine mixte d'Aran, les petites tumeurs péri-utérines siégeraient dans le tissu cellulaire, les grosses relevant de la pelvi-péritonite.

aux fausses membranes faisant adhérer la trompe aux organes voisins, etc. (1). M. Cornil a signalé (2), dans le cylindroma du col utérin (p. 261), à la surface péritonéale du corps de la matrice, des lignes sinueuses dues au réseau des lymphatiques dégénéré ; à la coupe des parois utérines, elles répondent à des lumières desquelles la pression fait sourdre un liquide contenant, au microscope, des cellules épithéliales cylindriques ou rondes, à noyau et nucléoles.

Une des nécropsies les plus délicates à pratiquer est certainement le cas d'*anhystérie* ou absence de l'utérus (3). Trop souvent ceux qui ont eu la bonne fortune de rencontrer ce vice de conformation, aussi rare qu'intéressant, ont, ne trouvant rien entre la vessie et le rectum, saccagé sans précaution cet espace vésico-rectal, au lieu de constater soigneusement les lamelles cellulaires ou cellulo-musculaires qui peuvent tenir la place de la matrice. Il faudrait, dans ces cas d'*uterus deficiens*, disséquer en outre soigneusement les nerfs honteux internes et les muscles du périnée.

Parmi les constatations à faire sur place, je dois encore citer l'allongement, le refoulement (kystes de l'ovaire, p. 227, sq.), la saillie dans le bassin, l'élévation, l'abaissement, le prolapsus dans le vagin ou à la vulve (4), l'enclavement dans la cavité pel-

(1) Ajoutons, comme recherches consécutives au cancer utérin, les oblitérations veineuses ou artérielles (vaisseaux des membres, du cerveau, etc.) attribuées à cette modification du sang que Vogel a nommée *inoperie*.

(2) *Comptes rendus de la Soc. de biol.*, 1863.

(3) Lefort, *Thèse* (1863). — Les cas d'absence de l'utérus (p. 223, note 2) sont assez communs dans la science : Legendre (*Soc. biol.*, 1859, p. 96, ni matrice, ni vagin, ni trompes, ni rein droit ; existence de l'ovaire) ; Food (absence de l'ovaire, de l'utérus, du vagin) ; Gintrac (*Gaz. méd.*, 1861, absence de l'utérus et du vagin) ; Coote (*Royal medical and chirurg. Society*, 12 janvier 1864) ; Elleaume (*Soc. de méd. prat.*, 1er septembre 1864, et *Gaz. des hôpit.*, 14 janv. 1865, ni utérus, ni vagin, deux ovaires).

(4) Voyez Legendre, *Chute de l'utérus* (1860). « Pour qu'il y ait chute (prolapsus, abaissement, métrocèle), dit mon excellent ami M. Legendre, il faut que l'organe soit complétement ou en partie au dehors des organes génitaux externes ; c'est une vraie hernie de l'utérus à travers l'anneau vulvaire... La chute est complète (chute du corps ; rien dans le bassin entre le rectum et la vessie) ou incomplète (chute du col allongé ou non)... Quand l'utérus est allongé, il a 11 à 24 centimètres de longueur totale. » La chute vraie de l'utérus est

vienne (en cas de gravidité) et le renversement (1) ; enfin, comme beaucoup plus communs encore, les déplacements simples de l'utérus (versions et flexions). Le tableau XXXIX résume les diverses variétés de ces derniers, en ayant égard à la position du corps et en envisageant la situation du col comme la conséquence de celle du corps (Valleix, Becquerel). Ces déviations peuvent être restées inaperçues pendant la vie, si elles ne se sont pas accompagnées de lésions organiques graves : en effet, l'antéversion, fréquente chez les nullipares, la rétroversion, peu commune en l'absence des polypes ou de pelvi-péritonite, enfin la latéroversion, très-rare chez les nullipares, n'ont guère d'influence sur les fonctions de la matrice, quand elles ne sont pas compliquées. Abstraction faite des latéroflexions, l'utérus enlevé du bassin conserve au contraire généralement, quand il y a flexion, la forme et la courbure qu'il présentait dans le bassin, preuve qu'ici sa déviation est liée à une modification dans les tissus, à une atrophie d'un côté, à une hypertrophie de l'autre. Les anté- et rétroflexions, les anté- et rétroversions seront surtout importantes à considérer. — Ces recherches ne sont pas d'ailleurs sans être délicates. Il faudra, par exemple, songer que les variations dans la forme et la position de l'utérus peuvent, n'étant dès lors plus pathologiques, s'être produites *post mortem* (2).

excessivement rare ; ce qu'on nomme ainsi, dans la grande majorité des cas, est le simple allongement du col (tableau du col utérin, et p. 253).

(1) Comte, *Bull. Soc. anat.*, 1826, p. 49. La *Gazette des hôpit.*, du 27 septembre 1864, contient aussi un cas intéressant d'enclavement de l'utérus dans le petit bassin, chez une femme enceinte de quatre mois.

(2) M. Depaul a spécialement, peut-être même un peu trop, insisté sur les déformations cadavériques de l'utérus : « Les nombreuses recherches que j'ai faites sur le cadavre, m'ont prouvé que l'expansion intestinale agissait avec beaucoup plus de force lorsque, après la cessation de la vie, les organes n'obéissent plus qu'aux lois de la matière. J'ai fait voir que les empreintes profondes laissées sur l'utérus par les circonvolutions de l'intestin, que l'abaissement presque constant de cet organe, que son refoulement, soit en avant soit en arrière, aussi bien que ses diverses flexions, étaient ordinairement un effet cadavérique... J'ai naturellement conclu des investigations auxquelles je me suis livré, que la position qu'affectait cet organe au moment de l'autopsie pouvait, dans beaucoup de cas, être toute différente de celle qui avait existé pendant la vie. » (Depaul, *Rapport sur le traitement des déviations utérines*, dans *Bulletin de l'Académie de médecine*, 1854, t. XIX,

D'autre part, on a cité des flexions congénitales que nous ne saurions vraiment admettre : il est normal que le col soit beaucoup plus long que le corps jusqu'après la puberté (voy. p. 253 et 242, notes 1 et 2), et la légère incurvation a concavité antérieure de l'axe de l'utérus (antéflexion) chez les jeunes filles, doit être considérée (Aran) comme physiologique, puisqu'elle disparaît, dans la majorité des cas, au moment de la menstruation ou tout au moins de la parturition. Enfin, la grossesse et certaines distensions de l'utérus qui la simulent impriment à l'organe des modifications de forme, de position et de structure qui restent généralement temporaires (1). La permanence est le seul signe pathognomonique des déviations pathologiques qu'on sait encore si peu limiter d'avec les physiologiques. M. Ch. Robin, notamment, a montré des altérations histologiques dans les inflexions anciennes (granules graisseux entre les fibres devenues rares, pâles, décolorées, etc.).

L'utérus offrira d'autres fois des tumeurs fibreuses sous-péritonéales (p. 251), comblant en partie le petit bassin, comprimant le rectum, etc. Ces fibromes, sessiles ou pédiculés, parfois volumineux (*Atlas* de Becquerel, pl. VI), criant à la coupe sous le scalpel, font saillie sous le péritoine ou flottent dans sa cavité.

Examen extérieur. — L'utérus extrait avec ou sans le vagin et les organes avoisinants, il faudra chercher s'il est ramolli et fluctuant à la pression, induré, atrophié (compression par des tumeurs, insénescence), ou bien augmenté de volume (grossesse, congestion sanguine, déviations, métrites puerpérale et chronique), distendu par du sang menstruel, par du liquide cancéreux, par une hydrométrie, une tympanite, etc. Dans ces derniers cas, il sera bon de prendre la distance d'un ligament large à l'autre, la hauteur verticale de l'organe (du fond au museau de tanche),

p. 639). — « L'utérus, dit M. Claudius (*Med. Times and Gaz.*, 7 janv. 1865), est seulement dans sa position normale quand, avec le ligament large, il touche la paroi postérieure du bassin et le rectum. Il est toujours en antéversion ou antéflexion quand on trouve des anses intestinales entre les replis de Douglas (p. 220), dans le cul-de-sac utéro-rectal. »

(1) On ne devra même pas perdre de vue que la position donnée au cadavre peut changer la position d'un organe aussi mobile que l'utérus, comme aussi l'état de plénitude ou de vacuité des viscères avoisinants (vessie, rectum et même intestins). Par le fait, l'examen nécroscopique ne devra intervenir ici que pour confirmer l'observation relevée sur le vivant.

son épaisseur, son poids, le diamètre de son orifice externe (1), et, quand la cavité sera ouverte, l'épaisseur des parois du corps et du col, la longueur intérieure totale, la hauteur de la cavité cervicale et de la cavité du corps proprement dite (2), la circonférence de l'orifice interne ou utérine du col. Les recherches de M. Huguier ont prouvé que les modifications de volume peuvent porter sur les différents segments de l'organe isolément, et un observateur attentif ne saurait se dispenser aujourd'hui de mentionner avec soin et la longueur totale de la matrice prolabée ou hypertrophiée, et la longueur des diverses parties en particulier.

Enfin, l'utérus peut être perforé, rompu (à la suite de grossesse, d'accouchement, d'efforts violents, ou par travail morbide). Dans le cancer du col, il se montrera tantôt piriforme, fluctuant comme une vessie pleine, tantôt réduit à sa seule partie supérieure, elle-même dégénérée en un tissu blanchâtre, mou, d'où la pression fait sortir comme d'une éponge un liquide blanc, épais, bien caractérisé au microscope. Ces pertes de substance

(1) D'après M. Sappey (*Anatomie*, t. III, p. 659), les dimensions normales de l'utérus sont :

	Vierges.	Nullipares.	Multipares.
Longueur. . .	$0^{m},060$	$0^{m},062$	$0^{m},068$
Largeur. . . .	$0^{m},038$	$0^{m},040$	$0^{m},043$
Epaisseur. . .	$0^{m},022$	$0^{m},023$	$0^{m},026$

Le poids moyen est de 42 grammes ; au neuvième mois il atteint 900 à 950 grammes. — Becquerel (*Malad. de l'utérus*, t. I) donne des chiffres assez différents pour l'adulte :

Longueur, 70 à 80 millimètres ; largeur, 40 à 55 millimètres ; épaisseur, 23 à 27 millimètres. Poids chez les vierges, 30 à 40 grammes ; chez les femmes enceintes, 1000 à 1500 grammes ; chez les femmes ayant eu deux enfants, 100 à 125 grammes. — Le corps de l'utérus représente, à la naissance, le quart de l'organe ; à la puberté, le tiers ; plus tard il égale le col ou lui devient supérieur.

(2) D'après M. Sappey (*loc. cit.*), la longueur de la cavité utérine chez les femmes multipares est 52 millimètres (22 pour la cavité du corps, 25 pour la cavité du col, 5 pour la cavité intermédiaire) ; chez les femmes multipares, 57 à 56 millimètres (27 pour la cavité du corps, 24 pour la cavité du col, 5 pour la cavité intermédiaire).

La tunique musculeuse mesure $0^{mm},005$ avant la gestation ; au neuvième mois, elle atteint $0^{mm},015$ à 0^{mm}, 20.

Becquerel (*loc. cit.*) indique pour l'épaisseur des parois utérines, chez les adultes non gravides : niveau du corps, 12 millimètres ; des trompes, 4 ; du col, 9.

établiront la communication de l'organe avec la vessie, l'intestin, etc.

Examen intérieur. — La matrice sera fendue avec un fort scalpel, selon son axe longitudinal, du fond vers le col. Il faudrait commencer par le col, s'il est le siége des principales lésions. Quelquefois, et non sans raison, on ouvre l'organe crucialement.

A la coupe, les *sinus* compris dans la couche musculaire peuvent se trouver gorgés de sang et laisser écouler une grande quantité de ce liquide plus ou moins coagulé (hémorrhagie utérine interstitielle, congestion sanguine par proximité des règles, par polypes, cancer, etc.) ; un filet d'eau suffira souvent pour l'enlever, et le tissu paraîtra alors plus ou moins normal. Pendant la grossesse, les sinus sont fort développés ; il en est de même des artères, et les lymphatiques peuvent acquérir le volume d'une plume de corbeau. « J'ai constamment trouvé, dit M. Cruveilhier, chez les femmes mortes dans les premiers jours qui suivent l'accouchement, les sinus utérins pleins de caillots sanguins adhérents que j'ai souvent vus se prolonger jusque dans les veines hypogastriques », remarque confirmée, pour les veines utérines, souvent iliaques, caves, pulmonaires, par Virchow, Rob. Lee, Simpson, etc. (1) (p. 59, note 1, 82, note 4).

(1) J'insisterai, comme à la page 238, pour qu'on s'habitue à discerner les transformations physiologiques d'avec les lésions morbides. Aux périodes intermenstruelles, l'utérus est petit, rétracté, sans souplesse ; la muqueuse, décolorée, non plissée, est à peine appréciable. Ouvrez au contraire la matrice, alors plus volumineuse, d'une jeune fille morte à l'époque cataméniale ou au moment de son imminence, vous trouverez le tissu musculaire plus vivement coloré, plus spongieux, plus souple. La muqueuse a augmenté d'épaisseur (6 à 10 millim.); elle est boursouflée et présente des plis saillants, surtout à la face antérieure. Ses vaisseaux veineux forment sous l'épiderme un riche réseau à mailles losangiques dont chacun encadre l'orifice d'un tube glandulaire. Cette réticulation est assez prononcée *pour donner, chez certains sujets, à la face interne de la matrice, la coloration violacée que la pathologie reconnaît aux muqueuses enflammées* ; souvent même, sur les femmes mortes pendant leurs règles, ces mailles vasculaires superficielles produisent une hémorrhagie par de petites gerçures analogues à celles de la pituitaire dans l'épistaxis. Les glandes participent à cet éréthisme des vaisseaux, criblent la muqueuse de pertuis visibles à l'œil nu, et l'on aperçoit sourdre de leurs orifices un mucus facilement coagulable, au contact des acides, en filaments vermiformes.

Les modifications imprimées à la muqueuse par chaque ovulation.

Chez les sujets morts à la période puerpérale, il sera donc bon de noter les caillots qui existeraient dans les veines uté-

sa tuméfaction due au développement des glandes, ses plis rappelant les valvules conniventes, ont fait croire qu'elle sécrétait alors une pseudo-membrane caduque (Hunter, Moreau, Velpeau, Pouchet), dite *decidua* par M. Pouchet (*Théorie posit. de l'ovul. spont.*, p. 274 et 467), coiffant l'ovule, et se détachant pour être expulsée avec les règles. MM. Coste et Robin ont montré qu'il ne se produit rien de semblable. L'ovule est reçu dans les plis de la muqueuse hypertrophiée : s'il n'est pas fécondé, l'hypertrophie disparaît après l'écoulement menstruel ; s'il l'est, la muqueuse se replie autour de lui pour former la *caduque réfléchie*, en vertu d'un mécanisme encore mal connu.

L'état de stimulation produit sur l'utérus par le travail de la menstruation s'exagère pendant la gestation, où les fibres musculaires sont plus accusées (voy. *Recherches* du prof. Hélie de Nantes, *sur la disposit. des fibr. musc. de l'utér. pendant la grossesse*, dans *Journ. de la Soc. de la Loire-Infér.*, 1864), et où les parois sont parcourues de grands sinus, de lacunes destinées à recevoir les houppes choriales. On reconnaît alors trois portions à la muqueuse. La portion soulevée autour de l'œuf est la *caduque réfléchie* ou *ovulaire*, ou *épichorion ;* dès le troisième mois, elle s'atrophie, devient anhiste et perd ses glandules. La partie en contact avec le placenta (*caduque sérotine* de Bojanus, ou *inter-utéroplacentaire*, ou *utéro-épichoriale*) s'atrophiera également par la compression résultant de l'exagération des villosités placentaires. Enfin la muqueuse des parois extérieures (*caduque utérine* ou *pariétale*) s'amoindrit, elle aussi, mais dans les derniers temps ; elle est mince et friable au moment de l'accouchement, où elle laisse béants les orifices des sinus, et le tissu musculaire, ainsi mis à nu lors de l'expulsion du fœtus et de ses annexes, se recouvre d'une nouvelle muqueuse (muqueuse de remplacement) qui a paru dès le huitième mois. — Voyez Gillet de Grandmont (*Thèse*, 1864).

La sérotine, fort vasculaire, présente d'énormes lacs veineux, reliés aux sinus de la paroi musculaire, mais nullement aux vaisseaux du placenta fœtal, puisque la circulation de la mère communique seulement par endosmose avec celle de l'enfant. Néanmoins le placenta est si bien accolé à la sérotine, qu'il ne peut s'en séparer sans la déchirer, laissant ainsi ouverts les lymphatiques et les sinus, baignés par les liquides contenus dans la matrice, — d'où les théories de la phlébite puerpérale infectieuse. Si la rétraction de la matrice est normale, une phlébite adhésive, physiologique, empêche, et l'hémorrhagie, et la pénétration des liquides utérins dans les sinus. Mais si cette phlébite se propage, soit vers l'hypogastrique, l'iliaque, soit, par marche rétrograde, vers la crurale et la saphène interne, il y a *phlegmatia alba dolens* (Robert Lee) ; s'il s'en détache quelque parcelle, il y a *embolie* (p. 247).

Il ne faut pas négliger ces détails, et pour l'interprétation des lésions vraiment morbides, et dans l'intérêt de l'étude des modifica-

rines, ovariennes (p. 225) et autres que nous venons de citer (1).

Si le sang ne s'échappe pas à l'incision, la pression avec les doigts sera fréquemment susceptible de l'expulser des sinus (métrorrhagie); d'autres fois, la pression ou la section persévérante en nombreux morceaux fera découvrir, dans les lymphatiques, les veines ou les sinus, notamment près du col ou des cornes utérines, un liquide d'aspect puriforme (infiltration dite purulente des métrites aiguë et puerpérale, phlébite et lymphangite utérines). Ces sinus et veines peuvent-ils donc contenir des détritus altérés et du pus? Les auteurs français l'admettent dans les infections dites putride et purulente (p. 87, 88). M. Dumontpallier notamment, dans sa thèse inaugurale, aurait surpris plusieurs fois dans les veines utérines de femmes mortes en couches la matière putréfiée, absorbée dans l'utérus et passée dans le sang. Virchow croit que ce prétendu pus est un amas de leucocytes (voy. TROISIÈME PARTIE, *Micr.*).

Enfin, on a signalé dans les sinus utérins l'existence de bulles de gaz (2). Ces gaz se rencontrent d'ailleurs plus souvent, chez les nouvelles accouchées, dans le cœur et la veine cave inférieure, parfois dans les artères. Moreau croyait à une décomposition du sang *post mortem* ; mais, dans la plupart des cas relatés, il n'y avait aucun indice de putréfaction. M. Hervieux, dans l'intéressant mémoire que nous avons cité page 89, pense que ces fluides proviennent du sang. Plus récemment, M. Demarquay (3) professait également qu'ils se développent spontanément par suite d'une altération du sang. Pour M. Bouchaud cependant, si l'on compare la composition chimique de ces gaz d'une part (4), de l'autre la nature des gaz du sang, — les pre-

tions, encore discutées, imprimées à l'utérus par ses évolutions physiologiques.

(1) En France, M. Bouchut (*Gaz. méd.*, 1845) a cité quelques observations de *phlegmatia alba dolens* sans existence de phlébite à la nécropsie. Mais il s'agissait, au lieu d'accouchées, de phthisiques, de cancéreuses, dont les veines avaient été simplement comprimées ; la maladie datait de longtemps et le caillot avait pu disparaître.

(2) Moynier, *Des morts subites*, 1856, et mémoires cités ci-après.

(3) *Gaz. hebd.*, 29 septembre et 6 octobre 1865.

(4) M. Bouchaud (*Gaz. des hôpit.*, 28 septembre 1865) lie les vaisseaux du cœur, les coupe en arrière de la ligature, met l'organe dans l'eau au-dessous d'un verre à expérience renversé et plein d'eau. Les cavités cardiaques étant ouvertes, il s'en échappe des gaz, surtout du cœur droit, gaz qui donnent à l'analyse :

Oxygène, 7; acide carbonique, 11 ; azote, 82.

miers ne dérivent pas plus du sang que (p. 88) des poumons. Le tissu cellulaire contenant des gaz analogues à ceux qui nous occupent, ces derniers, d'après M. Bouchaud, sortiraient des tissus ambiants pour pénétrer par endosmose dans les capillaires, et cette perspiration coïnciderait toujours avec les hémorrhagies (1). Enfin, on a voulu que ces gaz provinssent d'une aspiration d'air par les vaisseaux béants de la matrice (p. 245, note). Mais, sans invoquer l'objection de la différence de composition entre ces fluides et l'air, la pneumatose sanguine a été assez souvent observée sur des femmes succombées huit ou dix jours après l'accouchement, alors que l'utérus est rétracté, et généralement les gaz se voient partout ailleurs que dans les sinus utérins.

Cette curieuse injection de gaz dans le système circulatoire a été, dans la majorité des cas, remarquée sur les sujets morts subitement, surtout chez les accouchées. On a donc voulu, dans ces derniers temps, expliquer par la pneumatose sanguine ces décès inopinés dans l'état puerpéral, question mise au concours

(1) Effectivement la science possède des cas de pneumatose sanguine en dehors de l'état puerpéral et de la métrorrhagie des accouchées, la plupart chez des individus sujets, soit à des hémorrhagies répétées, soit à des dyspnées. M. Bouchaud fait d'ailleurs observer qu'un fœtus inclus dans l'utérus, c'est-à-dire n'ayant pu respirer, offre son cœur, sa veine cave ascendante, parfois ses artères, injectés de bulles de gaz séparées par des gouttelettes de sang et discernables par transparence, — quand il est mort d'hémorrhagie. Sur neuf cas de céphalotripsie, le même auteur a noté six fois ce phénomène.

— Soit dit à l'occasion, et pour compléter fructueusement ce que nous avons écrit pages 19 et 20, cette absence absolue de gaz sur le fœtus mort dans la cavité utérine doit être prise en sérieuse considération pour les expertises médico-légales. Le professeur Breslau (de Zurich), à la suite de nombreuses nécropsies de nouveau-nés, vient d'établir (*Journ. de méd. de Bruxelles*, 1865) :

1° Que les enfants mort-nés, qu'ils aient succombé pendant le travail ou qu'ils soient entrés en décomposition avant la parturition, ne présentent jamais de gaz dans l'intestin.

2° Qu'en raison de ces faits, leur canal intestinal, soit partiellement, soit en totalité, ne surnage jamais dans l'eau, mais gagne immédiatement le fond.

3° Que le développement de gaz dans les intestins commence seulement avec les premières inspirations, de haut en bas, dans l'estomac en premier lieu, et en dehors de toute ingestion de nourriture.

4° Que toutes les anses intestinales sont plus ou moins distendues par des gaz, suivant que la respiration a été plus ou moins complète ou s'est exercée plus ou moins longtemps.

par un grand nombre de sociétés depuis la mort de la duchesse de Nemours. En l'absence de cette existence de gaz, d'autres ont invoqué et plus ou moins constaté l'embolie issue ou non de phlébite adhésive (1). Sans parler des théories un peu vagues de l'épuisement nerveux ou autres semblables, mentionnons encore le cas de M. Lebon (2), qui, chez une femme morte subitement plusieurs jours après l'accouchement, ne put observer qu'un vaste ramollissement cérébral resté sans aucun symptôme sur le vivant.

Le *tissu propre* ou musculaire, normalement ferme, sera souvent moins dense, moins serré, mollasse, spongieux, friable, facile à déchirer ou à allonger entre les doigts, rouge, semblable au parenchyme d'une rate engorgée et ramollie (hémorrhagie utérine, métrite puerpérale), fongueux et détruit par places (cancer, métrite chronique), réductible en bouillie sous la pression des doigts (certaines métrites puerpérales), hypertrophié et vascularisé (métrite, grossesse). Dans sa trame, on constatera d'autres fois une infiltration séreuse (inflammation aiguë), ou bien une exsudation interstitielle séro-sanguinolente, fibrineuse (métrite chronique), purulente (métrite puerpérale).

Dans le cas de tumeur épithéliale, une coupe longitudinale des parois utérines les montre transformées en un tissu blanchâtre (p. 259 et 260), d'où sortent à la pression des gouttelettes d'un suc laiteux, muco-pus jaunâtre contenant, au microscope, des cellules épithéliales cylindriques et des cellules vésiculeuses : les fibres musculaires sont elles-mêmes en transformation granulo-graisseuse.

La *tunique muqueuse* de l'utérus, normalement rose, est, de son côté, susceptible de se montrer rouge foncé (congestion sanguine), anémiée et décolorée (métrorrhagie), recouverte de plaques gangréneuses (métrite aiguë), piquetée de noir, ardoisée, grisâtre, etc. En la grattant avec le dos du scalpel, on constatera si elle est ramollie, désorganisée, et l'on pourra ramener une sécrétion sanguinolente, sanieuse, puriforme, dont le microscope dira la nature.

D'autre part, cette muqueuse s'hypertrophie, se plisse, devient *caduque* pendant la grossesse (p. 244, note), et cette caduque présentera parfois, comme la surface ou le parenchyme placentaire, des désordres intéressants à noter (épaississement; inflammation des membranes de l'œuf; hémorrhagie ou hydro-

(1) Voyez *Comptes rendus du Congrès méd. de Bordeaux*, 1865.
(2) *Bulletins de la Soc. de méd. de Besançon*, 1865.

pisie entre la caduque et le chorion ou l'amnios ; caillots fibrineux du placenta ou du cordon ; dégénérescence graisseuse, calcaire, tuberculeuse, des cotylédons ou lobes placentaires ; sténose du cordon ; phlébite de la veine ombilicale, etc.) Mais nous ne saurions parler ici des affections susceptibles d'être rencontrées dans l'utérus avant ou après l'accouchement, affections intéressant, soit la matrice, soit le produit de la conception et pouvant expliquer la mort de la mère ou de l'enfant. Nous nous sommes peu arrêtés dans cet ouvrage, sur le fœtus, dont l'étude à part appartient plutôt à la physiologie embryogénique. Cependant j'ai déjà effleuré le côté médico-légal des recherches à faire sur le fœtus (p. 16-20, et autres) ; j'ajoute ici qu'il faudra étudier à l'occasion la constitution de l'œuf, la longueur et l'état du fœtus, de son cordon ombilical, se demander à combien de semaines il correspond, si le cordon a été sectionné ou arraché ou rompu (1), si l'utérus présente des traces d'insertion placentaire anciennes ou récentes.

Je résumerai les principales lésions du placenta au tableau XXXIX, et, ci-dessous, les plus communes anomalies ou monstruosités fœtales. Dans les cas de monstruosités, il serait utile d'étudier les causes de ces transformations tératologiques (2) ; quelques-unes paraissent déjà connues : ainsi l'arrêt de développement de l'amnios (3).

Tableau XXXVII.

Résumé synoptique des principaux vices de conformation du nouveau-né (4).

A. Ordre de l'agénésie (anomalie de nombre par diminution, ou absence, d'un ou de plusieurs organes). — 1er genre : Agénésie proprement dite. Acéphalie (absence de la tête, avec manque des membres, ou du cœur, des poumons, de la partie supérieure du tronc) ;

(1) Négrier, *Annal. d'hygiène*, 1841 ; *Union médic.*, 24 novembre 1864.

(2) Indépendamment des causes non anatomiques ; consanguinité, émotions morales pendant la grossesse, alcoolisme, âge peu avancé des parents, etc.

(3) Dareste, *Acad. des sc.*, 21 septembre 1863.

(4) En partie, d'après Devergie, *Traité de méd. lég.*, 3e édit., 1852, t. I, p. 230, — et abstraction faite des cas d'hermaphrodisme (p. 182, note 2), d'hétérotaxie (changements dans la situation des organes sans altération des connexions), et d'hémitérie (anomalie organique simple ou peu grave).

anencéphalie (absence du cerveau et de la moelle épin.), atélencéphalie (chap. VII, tabl. du *cerveau*) ; hydropisie congénitale des ventricules cérébraux (avec développement complet ou incomplet de l'encéphale) ou de l'extérieur du cerveau ; aprosopie (absence de la face) ; atéloprosopie (imperforat. de la f.) ; absence des : yeux, paupières, iris, bouche, lèvres, langue, pavillon de l'oreille, épiglotte, pénis (p. 193, note 2), scrotum (p. 171, note 2), testicules (p. 172, note 2), vésicules séminales (p. 190, note 1), ovaires (p. 233), utérus (p. 239, note 3), vagin (p. 266), quelques côtes ou vertèbres, une partie d'un membre, main, vessie (p. 166, note 1), œsophage, estomac, foie (p. 130, note 1), cœur (p. 81, note 4), poumons, cloison ventriculaire ou auriculaire du cœur, diaphragme (p. 109, note 4 ; 132), pancréas (p. 132), rate (p. 133, note 4), moelle épinière (amyencéphalie), etc. — 2e GENRE : DIESTÉNASIE (défaut d'union des parties similaires). Fissure, sur la ligne médiane, intéressant le crâne (avec encéphalocèle, chap. VII), le rachis (spina-bifida avec hydrorachis, chap. VIII), les lèvres, l'os maxillaire, la langue, le voile du palais, la vessie (p. 166), la verge (p. 193, note 4), l'urèthre (p. 208, note 4), la matrice ou le vagin (tab. XXXIX), la rate (p. 133), la ligne blanche abdominale (avec hernie des organes abdominaux) ; exomphalie (avec hernie des viscères abdominaux ou même thoraciques, p. 132) ; exstrophie vésicale (p. 166, note 2). — 3e GENRE : ATRÉSIE. Imperforation de l'iris, des paupières, de la bouche, de l'anus, de l'urèthre (p. 208, note 4), du vagin (tab. XLII), de l'utérus (tab. XXXIX), des intestins, de l'œsophage, des valvules du cœur (p. 82), etc. — 4e GENRE : SYMPHYSIES (réunion, confusion d'organes), intéressant les diverses parties du corps, notamment les yeux (monopsie et cyclopie), les membres abdominaux fusionnés sur le plan médian (symélie, avec renversement du pied en général), les doigts (syndactylie), etc. — 5e GENRE : ATROPHIE, par exemple arrêt de développement des membres : phocomélie (pieds ou mains insérés sur le tronc), hémimélie (membres incomplets, terminés en moignons) (1).

B. ORDRE DE L'HYPERGÉNÉSIE (anomalies par augmentation, monstruosités par excès de la force formative). 1er GENRE : GÉANTISME (géants). — 2e GENRE : HYPERGÉNIE PROPREMENT DITE. Organes doubles ou accrus en nombre (polymélie ou membres surnuméraires, etc.) ; excès de parties isolées (le tronc et la tête restant simples).

C. ORDRE DE L'HÉTÉROGÉNÉSIE (2). — Albinisme et chacrelats. Fœtus extra-utérins (p. 236, note 2). Plus de trois fœtus à la fois. Fœtus

(1) Comme exemple récent d'hémimélie thoracique, voyez Debout, *Bull. de thérap.*, 15 mai 1864. — Les divers *monstres unitaires* de ce premier ordre sont, ou *autosites* (capables de vivre), ou *omphalosites* (incapables de vivre hors de la mère), ou *parasites*.

(2) Anomalies relatives, soit à la situation ou à la couleur des organes, soit au nombre ou à la situation du fœtus, soit à la position des organes de ceux-ci.

avec changement dans la situation ordinaire des organes : hernie du cœur (fissure du sternum), des viscères abdominaux dans le thorax (p. 109, note 4 ; p. 132 ; p. 133, note 4), etc. Ectopie (déplacement) du cœur (p. 82), transposition des viscères en général (1).

D. ORDRE DE LA DIPLOGÉNÉSIE (monstres doubles) (2). — 1er GENRE : PAR FUSION. Fœtus accolés par quelque point du corps ; soudés avec fusion des parties ; développés également (autositaires) ou inégalement (hétéromorphes et parasitaires) ; réunis par le tronc avec deux rachis et deux membres supérieurs, deux inférieurs (dérodymes) ; offrant sur un même tronc et pour un seul cou deux têtes distinctes (atlodymes), ou continues en arrière par les occipitaux (miodymes) ; réunis par l'ombilic et la région hypogastrique (ischiopages), réunis par les extrémités inférieures et séparés à partir de la région lombaire (psodymes), réunis par les parties supérieures et libres par les inférieures. — 2e GENRE : PAR PÉNÉTRATION RÉCIPROQUE (emboîtement, inclusion fœtale ; p. 170, note 1). L'un contenant l'autre en partie ou en totalité.

Enfin, la *cavité utérine* pourra se présenter agrandie (métrite chronique, grossesse, etc.), en communication avec le col par un orifice élargi (métrite chronique), confondue avec le conduit vaginal en un cloaque profondément ulcéré (épithélioma), etc. On y trouvera des accumulations de sang liquide ou coagulé, qu'un filet d'eau montrera plus ou moins adhérent aux parois (métrorrhagie), des collections de sérosité avec débris de fœtus (hydrométrie par sérosité), des amas de mucosité (hydrométrie des femmes âgées) (3), une certaine quantité de gaz (physométrie, grossesse venteuse, tympanite ou pneumatose utérines), des fragments de placenta ou de fœtus décomposés (métrite puerpérale), du détritus putrilagineux, teintant de vert la surface

(1) Isid. Geoffroy Saint-Hilaire, *Traité de tératologie*. La plupart de ces transpositions, que Winslow attribue à une disposition primitive du germe, *n'ont été découvertes qu'à la nécropsie* ; à peine ont-elles été soupçonnées pendant la vie. M. Bouillaud (*Traité des maladies du cœur*) en cite notamment un cas.

(2) Duplication plus ou moins complète du corps par réunion de deux fœtus à divers états de développement, — qu'il y ait eu, soit grossesse gémellaire (deux taches embryonnaires), soit groupement multiple des organes embryonnaires d'un seul ovule, soit *tumeur organopoïétique* (Meckel, Rindfleisch), c'est-à-dire développement dans un fœtus simple d'un néoplasme dermoïde (p. 230), reproduisant des organes ou des tissus (peut-être faut-il rapporter ici la note 1 de la page 170 : voyez tableau XLVII).

(3) Cruveilhier, *Anat. pathol.*, t. II, p. 349.

interne, du liquide cancéreux, épais, puriforme, composé d'éléments épithéliaux altérés ou arrondis.

Il n'est pas rare d'apercevoir, saillants sous la muqueuse, surtout dans le segment supérieur de la matrice, des *corps fibreux sous-muqueux*, ou polypes fibreux, analogues, pour la structure, aux fibromes sous-péritonéaux (p. 242). Uniques ou multiples, sessiles et interstitiels, ou bien suspendus à un pédicule dont on devra noter la longueur, le point d'implantation, la mobilité, les adhérences accidentelles, — situés sur les parois antérieure, postérieure, latérale, ou sur le fond, parfois saillants dans le vagin ou ayant formé empreinte sur la muqueuse utérine, — ils se montrent sphériques ou polyédriques, blancs, fauves, rouges, noir ardoisé. Leur volume varie d'un grain de millet à une tête de nouveau-né (1); ils sont résistants, élastiques, et crient sous le scalpel. Leur surface de section, blanc mat ou nacrée, tantôt se compose de fibres entrelacées, tantôt paraît soit granuleuse, soit homogène. En la raclant avec le dos d'un scalpel, on en ramène quelquefois un suc jaunâtre, filant. Ces produits fibreux sont souvent encroûtés de carbonate de chaux, ou surmontés de plaques calcaires, parsemés de lamelles ou filaments de même nature. Leur envahissement par le carbonate terreux est même un de leurs états constatés le plus fréquemment à l'autopsie cadavérique, et constitue les tumeurs utérines calcaires ou osseuses de quelques auteurs.

Le tissu des polypes fibreux peut se montrer autrement altéré : on l'a vu œdématié, anormalement vascularisé, enflammé, gangrené, transformé en kystes séreux, sanguins, purulents : certaines hémorrhagies utérines, fort graves à cause de leur siége, de leur abondance et de leurs récidives ; ne reconnaîtront pas d'autre origine. Enfin, quelquefois, au lieu d'un fibrome isolé, on trouve une transformation en masse de l'organe, une véritable hypertrophie fibreuse (2), montrant également au microscope

(1) Quand ces tumeurs seront un peu volumineuses, il sera bon d'en prendre les diamètres vertical, transverse, antéro-postérieur, de comparer la longueur de leur pédicule à la hauteur de la cavité utérine, etc. — Sur les corps fibreux ou polypes de l'utérus, voyez Cruveilhier, *Anat. pathol. génér.*, 1849-1856, t. III, p. 585-770 ; Lebert, *Traité de physiologie*, et *Soc. biol.*, 1852 ; Guyon, *Thèse d'agrégation*, 1860.

(2) Voyez comme exemple, Demarquay, *Gaz. des hôpit.*, 21 septembre 1865.

des fibres entrecroisées, avec quelques cellules musculaires (fibres lisses).

Col utérin en particulier. — Le col de l'utérus (fig. 64,2) présente une certaine autonomie sous le rapport pathologique comme aux points de vue anatomique (1), physiologique et obstétrical (2). C'est le canal de sortie de la matrice, comme la trompe est le conduit d'introduction de ce réservoir. On lui reconnaît deux segments, l'inférieur ou sous- (intra) vaginal, le supérieur ou sus-vaginal, ce dernier souvent hypertrophié, allongé (Huguier) et constituant alors une tumeur trop souvent nommée chute de l'utérus (p. 240, note 1).

Son orifice externe, diversement tuméfié et visible, parfois en infundibulum, et dont la forme varie normalement, rappelons-le, avec le nombre des enfants (3), — pourra laisser suinter un

(1) La muqueuse du col, continue avec celle du vagin, est lisse, polie, ni rouge ni veloutée comme celle de l'utérus proprement dit (au-dessus de l'orifice cervico-utérin), plus épaisse que celle-ci, plus riche en follicules ; le mucus qu'elle sécrète est plus visqueux, plus adhérent. En général, le col est blanc rosé ; sa consistance est ferme, quoiqu'il ne soit pas dépourvu d'élasticité. Sa forme varie avec l'âge : conique et très-étroit chez l'impubère, cylindrique vers vingt-cinq ans, élargi plus tard en deux lèvres distinctes, il s'efface après la ménopause.

(2) On sait que le col est rarement le siége de l'exhalation cataméniale. Dans l'état de gravidité, sa muqueuse ne subit pas la modification qui fait devenir *caduque* celle de l'utérus : bien que se gonflant pendant la grossesse, devenant rouge vineux, il garde un volume presque normal, par rapport à l'amplification du reste de l'utérus, surtout chez les primipares ; il ne s'efface guère que pendant l'accouchement, pour se reformer aussitôt après. — De même, le col, dont les lésions sont plus fréquentes chez les femmes mères, reste souvent étranger aux travaux pathologiques s'accomplissant dans le corps, les affections de l'un respectant l'autre. Rokitansky, d'accord avec les faits gynacoliques, a notamment insisté sur la séparation entre l'ovoïde de l'utérus et la portion cervico-vaginale : le traumatisme, par exemple, peut difficilement étendre la déchirure de l'orifice externe à l'interne, et les causes internes n'amènent qu'une rupture de l'utérus sans affecter les parties inférieures. Les irritations du col se révèlent le plus souvent par des douleurs de reins, celles du corps et spécialement du fond par des vomissements, etc. Voyez aussi Forget : *Étude pratique et philosoph. du col de la matrice : Anatomie normale et tératol. physiol. et pathol.*, 1859.

(3) « Il faudra se garder de prendre pour des lésions pathologiques, les laciniures plus ou moins profondes qu'on trouve, surtout à la commissure gauche, chez les femmes ayant eu des enfants. » (Robert,

mucus plus ou moins opaque (inflammation aiguë, ramollissement chronique), ou se montrer couvert d'exsudats plastiques (induration chronique), de glaires visqueuses, de muco-pus (ulcérations diverses du col), de sanie ichoreuse, fétide, souvent brunâtre (pertes de substance phagédéniques du carcinome, dans lesquelles le col détruit n'offre plus souvent qu'une ulcération indurée, inégale, couverte de papilles hypertrophiées, p. 262).

A l'état squirrheux, les lèvres de cet orifice, à peine entr'ouvertes, sont grosses, bosselées, irrégulières, comme dans leur transformation encéphaloïde ou colloïde; mais la palpation les trouve dures, non ramollies, et elles ne présentent pas les ulcères profonds de ces deux dégénérescences.

Le col est assez souvent le siége d'inflammation aiguë, catarrhale, chronique (avec induration ou ramollissement) ; on le rencontrera, selon ces différentes affections, plus volumineux, plus compacte, plus saillant dans le vagin (inflammation aiguë), ramolli (infl. catarrhale) ou induré (infl. chronique), couvert de granulations résultant d'une phlegmasie des follicules muqueux (infl. catarrhale), avec coloration très-rouge au voisinage.

Il n'est pas rare d'observer, à l'examen du museau de tanche, des corps fibreux (composés de fibres musculaires organiques et de tissu conjonctif : Vogel, Oldham, Rob, Barnes, Bristow) analogues à ceux que nous avons mentionnés ci-dessus (p. 212 et 252), flottant plus ou moins dans le conduit utéro-vulvaire, et qui ont pu faire croire, pendant la vie, soit à un prolapsus de la matrice, soit à des végétations carcinomateuses en chouxfleurs (1), — ou bien de ces concrétions globuleuses, gluantes,

Affections du col de l'utérus, 1848). Chez les vierges, l'orifice se montre arrondi et très-petit, il s'agrandit et s'allonge chez les nullipares mariées; il devient une fente chez les femmes-mères. Chez les vierges, il est un peu conique. Le col est d'autant plus long que la femme est plus jeune (p. 242, et page 243, note 1 et 2). Il diminue de volume dans tous les sens après la ménopause et devient à peine perceptible chez les vieillards. A l'état pathologique, la cavité cervicale peut être comprimée, effacée, etc.

— La consistance normale du col, chez les vierges au moins, rappelle celle de l'ivoire ramolli, flexible. Elle diminue chez les femmes-mères.

(1) Les corps fibreux, et en général les tumeurs de l'utérus ont été rapprochés des tumeurs de la prostate : cette comparaison est un des arguments qu'allèguent les auteurs établissant l'analogie de la matrice, non pas avec les vésicules séminales (p. 216, note), mais avec la prostate. On lira sur ce rapprochement, avancé déjà par M. Velpeau

pleines de mucus épais et nommées *œufs de Naboth*, kystes formés par la distension des glandes de Naboth, ou follicules de la muqueuse, entourant l'orifice vaginal. On sait que ces glandes acquièrent jusqu'à 3 et 4 millim. de longueur après la fécondation et qu'elles sécrètent un liquide abondant, constituant le *bouchon gélatineux* destiné à oblitérer la cavité cervicale pendant la grossesse.

Le col sera fendu transversalement ou crucialement pour être examiné de nouveau avec soin, surtout près du museau de tanche (portion vaginale du col).

A la coupe, son tissu pourra se montrer mollasse et vasculaire (engorgement fongueux du col), ou bien dur, résistant, presque sans vaisseaux, blanc, grisâtre ou jaunâtre (induration fibrineuse du col), etc. La muqueuse qui le recouvre sera rouge, boursouflée, tomenteuse, ramollie (inflammation aiguë de la muqueuse), atteinte de desquamation épithéliale, couverte de petites saillies rouges dues à la tuméfaction des follicules muqueux (folliculite granuleuse de M. Huguier), d'ulcérations diverses, superficielles ou profondes, à fond tomenteux ou saillant, gris ou rouge, granuleux ou bourgeonné, fongueux, calleux, etc. Les ulcérations si variées du col, dont je vais précisément parler, siégent en général autour de l'orifice externe; elles sont loin de toujours gagner beaucoup en hauteur et même en profondeur.

d'après l'identité d'origine fœtale : *Thompson's Diseases of the prostate* (p. 113, sq.) ou l'*Union méd. de la Seine-Infér.* (15 oct. 1865). L'équivalence morphologique des deux organes est fondée : 1° sur les travaux les plus récents d'anatomie philosophique [Binbaum, Leuckhart, Simpson veulent que l'utricule prostatique (p. 200) soit la représentation *de tout le sinus génital* (utérus et vagin); Huschke, Leydig, Prathke, Bischoff, Arnold, Wahlgrew, Weber, Kölliker, Duvernoy, Goodsir et Allen Thompson arrivent à la même conclusion : pour Meckel seul, cette vésicule, qu'on trouve souvent développée anormalement chez certains sujets atteints d'hypospadias ou d'hermaphrodisme, serait l'analogue du vagin exclusivement]; 2° la prostate et l'utérus sont des organes dont la masse se montre constituée par le même tissu (couche *épaisse* de fibres musculaires organiques; 3° et 4° ils sont le siége de tumeurs identiques extérieurement et histologiquement, isolées ou en continuité de tissu avec l'organe vecteur (polypiformes), celles de la prostate contenant plus de tubes glandulaires parce que les fibromes tendent toujours à imiter jusqu'à un certain point le tissu au milieu duquel ils sont placés; 5° et 6° les deux corps en question sont également sujets à l'hypertrophie, générale ou partielle, portant spécialement sur leur élément fibreux, et après la première moitié de la vie.

Examen microscopique. — Nous avons fait comprendre, dans le cours de ce paragraphe, que le microscope, aide indispensable de toute nécropsie complète, devra servir souvent à constater les modifications de tissu dans les lésions utérines soupçonnées à l'œil nu. Si l'on ne pouvait se livrer de suite à ces recherches de cabinet, il serait bon de faire durcir dans l'acide chromique un fragment bien choisi des parties affectées pour en extraire ensuite des coupes fines, parallèles et perpendiculaires.

J'appellerai surtout les recherches nécroscopiques sur les ulcérations de la muqueuse cervicale, dont le diagnostic est encore assez obscur, même *post mortem*, pour justifier les détails ci-dessous, et dans l'appréciation desquelles on ne devra négliger aucun adjuvant : commémoratifs, symptômes relevés pendant la maladie, traitement, dissection, microscope. Il paraît y avoir lieu de distinguer ces ulcérations en diphthéritiques (voy. *Addenda*), syphilitiques (voy. p. 263, note 4), tuberculeuses, carcinomateuses, phlegmasiques (1).

Ces dernières *pourraient* affecter soit la forme rongeante simple (phagédénique), avec bords à pic, fond inégal, bosselé, contenant un putrilage verdâtre et fétide, soit la forme végétante, soit l'une et l'autre réunies : elles sont susceptibles de s'être propagées au vagin, au tissu musculaire sous-jacent, à l'espace utéro-rectal, au tissu cellulaire péri-utérin, à la vessie, à l'ovaire, au rectum. — Pour ce qui est du tubercule (p. 258, note 1), il n'est pas toujours aisé de le reconnaître, puisque les micrographes même le déclarent souvent méconnaissable du cancer. Il nous semble donc utile de rappeler ici les caractères histologiques de ces deux dégénérescences.

Quant à la première, trois opinions sont en présence, celle de Lebert, celle de Virchow et celle de M. Robin que nous adoptons. Laennec établit (pour le poumon) deux formes : la granulation (p. 56, note 3, et chap. VII, *Exam. micr. du cerveau*) et l'infiltration. On considéra longtemps l'état caséeux comme un caractère commun aux tubercules ; Lebert pensait que ces productions n'avaient aucune analogie avec les formes connues, qu'elles n'étaient ni cellules ni noyaux, mais des corpuscules arrondis, solides, contenant quelquefois des particules graisseuses. Or, en étudiant leur développement, on voit qu'elles proviennent d'anciens éléments organiques précocement ratatinés,

(1) Je ne parle pas de l'ulcère sénile du col, dont M. Ellis (*The Lancet*, 1864) a donné récemment la description, ni de l'ulcère de la grossesse (Bennet, *Traité prat. de l'inflam. de l'utérus*).

qu'elles ne sont pas des produits avortés, mais d'anciennes cellules ou d'anciens noyaux, comme le pus caséeux. La tuberculose est dès lors, pour Reinhard et beaucoup d'auteurs français, le résultat de la transformation de produits inflammatoires; c'est du pus épaissi, à éléments ratatinés par résorption incomplète (fig. 66). Mais pour Virchow, Reinhard se trompait en croyant examiner du tubercule (voy. *Exam. micr. du cerveau*, et TROISIÈME PARTIE, *microsc.*); ces produits inflammatoires ne sont pas du tubercule :

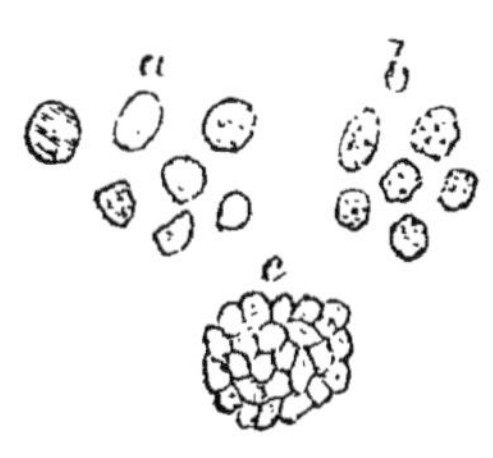

FIG. 66.

Pus épaissi par l'inspissation ou pus caséeux des productions caséeuses souvent dites tuberculeuses (2). Grossissement de 300 diamètres).

a. Corpuscules irréguliers, ratatinés, rapetissés, comme anguleux, serrés les uns contre les autres, par suite de la résorption du liquide interstitiel; ils ont l'apparence plus homogène et plus solide (CORPUSCULES TUBERCULEUX de Lebert). *b.* Corpuscules semblables avec granules graisseux. *c.* Leur arrangement ordinaire.

« Presque tout ce qui se produit dans le cours de la tuberculose et qui n'a pas la forme d'un nodule est, suivant moi, un produit inflammatoire épaissi. Il existe, ajoute le célèbre micrographe (1), une cellule tuberculeuse, provenant du tissu conjonctif, — non spéciale (comme le croyait Lebert), car elle a la plus grande analogie avec les éléments des ganglions lymphatiques, — caractérisée par sa richesse en très-petits noyaux, si bien que, si on la considère dans la surface du tissu, on ne voit presque que des noyaux petits, homogènes, d'aspect un peu luisant. Cette production qui, d'après son développement, se rapproche beaucoup du pus, dont elle possède les petits noyaux et les petites cellules, se distingue du cancer, du cancroïde, du sarcome (tumeurs fibro-plastiques), parce que les éléments de ces dernières néoplasies sont gros, volumineux, colossaux même, et possèdent des noyaux et des nucléoles fort développés.

» Dès son début, le tubercule est une production pauvre en sucs.

(1) *Pathologie cellulaire*, 20e leçon. Nous citons cette phrase de M. Virchow, tout en croyant, comme M. Robin (*Dict. de Nysten*, 12e éd., art. TUBERC.), que la multiplication des noyaux, dans le tubercule, « n'a jamais été démontrée » et pèche même contre les lois de l'embryogénie. — Pour l'opinion de M. Robin, voy. chap. VII, et TROISIÈME PARTIE.

(2) Cette figure, la précédente et les deux suivantes, nous les devons à l'obligeance de M. Virchow, qui a bien voulu autoriser son éditeur M. Hirschwald à les extraire de la *Pathologie cellulaire*.

Ordinairement, il se manifeste très-promptement une métamorphose graisseuse incomplète, au centre de la nodosité résultant de la dégénérescence d'un groupe de tissu conjonctif, dans le point occupé par les plus anciens éléments. Alors il n'y a plus de liquide; les éléments se ratatinent, le centre devient jaune et perd sa transparence; c'est la métamorphose caséeuse qui caractérisera plus tard le tubercule. Cette modification s'étend en dehors, de cellule à cellule, et il peut se faire que tous les nodules la subissent. La transformation caséeuse est la terminaison régulière, mais non nécessaire, du tubercule, qui peut être ré-

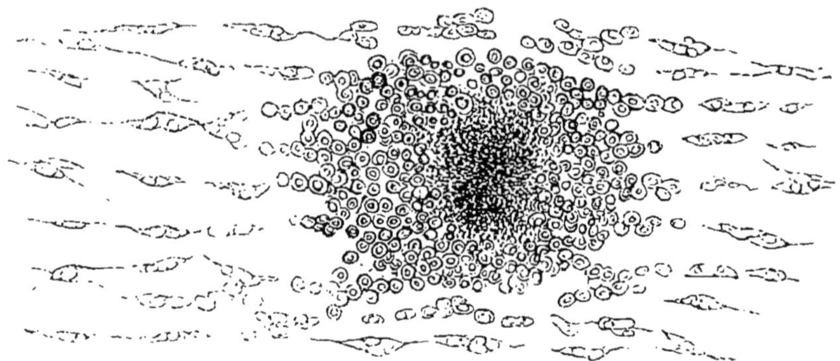

Fig. 67.

Développement du tubercule provenant du tissu conjonctif de la plèvre (300 diam.). On verrait ici la série du développement, depuis les corpuscules simples du tissu conjonctif, la division des noyaux et des cellules, jusqu'à l'apparition du grain tuberculeux dont les cellules se transforment en détritus à granules graisseux occupant le centre de la figure. — Cette figure de M. Virchow est complétement fausse pour M. Robin (p. 257, note 1) : les corps étoilés du tubercule n'existent pas, et jamais on n'a vu la scission des noyaux.

sorbé à la suite d'une métamorphose graisseuse complète; d'un autre côté, d'autres formes de néoplasies cellulaires peuvent aboutir à cette métamorphose caséeuse; le pus, le cancer, le sarcome. Le mode de terminaison ne saurait donc être proposé pour caractériser le tubercule. Qu'on vous présente un poumon farci de masses caséeuses, et vous serez souvent embarrassé pour dire s'il s'agit de tubercule, quelle a été l'origine. Au milieu des tumeurs cancéreuses, on pourrait voir des points caséeux ayant l'aspect du tubercule, si nous ne savions que le tubercule ne se développe jamais au milieu du cancer (1). »

(1) Les ulcérations dites tuberculeuses, résultant de la fonte des tubercules du col, sont recouvertes d'une matière caséeuse spéciale (p. 256), et s'accompagnent de tumeurs blanchâtres, fluctuantes, molles. Si le tubercule du col peut à la rigueur être diagnostiqué sur le vivant,

Pour ce qui est des tumeurs épithéliales (cancer et cancroïde), au sujet desquelles je renvoie aussi à la classification des tumeurs (Troisième Partie, *Micr.*), on sait que le mot générique *cancer* ou *carcinome*, — appliqué aux productions malignes tendant à s'accroître et à s'ulcérer indéfiniment, envahissantes et récidivantes, — ne désigne pas une classe naturelle de tissus morbides au point de vue anatomique, bien des tumeurs bénignes pouvant récidiver (p. 179, note 2). Les auteurs ne s'accordent même pas sur ses variétés, « faute de rattacher, écrit M. Robin (*Dict. de Nysten*), l'étude de la nature anatomique élémentaire de la tumeur à celle, préalablement connue, du tissu normal au sein duquel elle est née ». On peut cependant dire que le cancer est caractérisé, terme général, par son suc laiteux *miscible à l'eau*, la présence d'un *stroma* (d'une trame) de tissu conjonctif de *nouvelle formation*, dont les fibres circonscrivent en s'entrecroisant *des alvéoles microscopiques*, contenant les cellules (fig. 68) et noyaux volumineux autrefois dits cancéreux et spé-

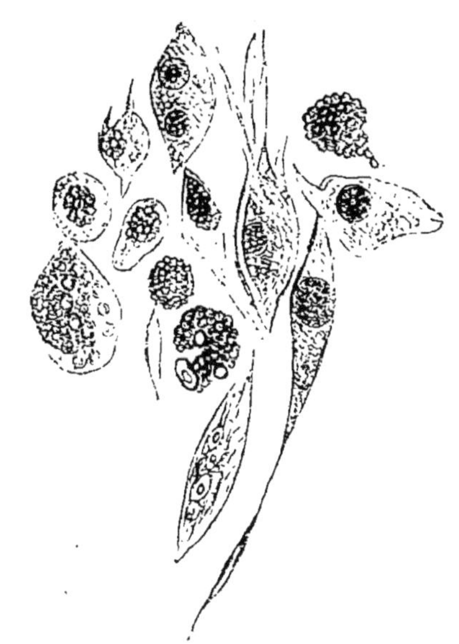

Fig. 68.

Diverses cellules de cancer (300 diam.), d'après Virchow. Une partie subit la métamorphose graisseuse ; d'autres sont polymorphes et présentent cette multiplication des noyaux (niée par M. Robin pour le tubercule comme pour le cancer).

il n'en est pas de même du tubercule du corps pas plus que de celui de l'ovaire ou des trompes. Le docteur Tomlinson de Londres a rapporté un cas de tubercule utérin assez intéressant, où la face interne de l'organe, après ablation des masses caséeuses, ressemblait à un rayon de miel (*Gaz. des hôp.*, 1er octobre 1863). — Sur la tuberculation des organes gestateur de la femme, voy. Dufour, (*Thèse* précitée) et Brouardel (*Thèse*, 1865). M. Brouardel, adoptant les idées de Virchow et de Villemin, réserve le mot *tubercule* à la granulation embryoplastique et regarde *comme de nature scrofuleuse* l'infiltration caséeuse et le dépôt tuberculeux en nappe à la surface des muqueuses, cette forme la plus fréquente dans les voies génitales de la femme. A ce point de vue, le terme *scrofulisation* serait moins impropre que *tuberculisation*. Mais ces idées de M. Villemin sont entièrement fausses pour M. Robin. — Quoi qu'il en soit, l'utérus est, plus rarement que le testicule, atteint de ce qu'on nomme encore *tubercule*, avec intégrité des autres organes.

cifiques. En outre, comme l'a fait remarquer M. Robin (1), ces cellules, noyaux et nucléoles offrent souvent un arrangement réciproque particulier sous l'aspect de filaments pleins ou creux, ramifiés, terminés en doigt de gant, texture présentant quelques détails spéciaux selon l'organe envahi, parce que la tumeur tend à affecter le type de l'épithélium de la région où elle se développe. Si bien que les variétés mal définies du *cancer* rentrent en grande partie dans l'expression de M. Robin, *tumeurs hétéradéniques* (hétéradénomes), impliquant l'idée d'une genèse spontanée d'éléments épithéliaux, nucléaires d'abord, puis pavimenteux et disposés sous forme de cylindres ressemblant en général aux *acini* des glandes, de manière à reproduire pathologiquement, chez l'adulte, ce qui se passe à l'état physiologique dans l'embryon. Il y a, dans les régions dépourvues le plus souvent de glandes, apparition d'un tissu morbide qui se rapproche des glandes en grappe par sa configuration histologique, ses caractères extérieurs de lobes et lobules, sa couleur, sa consistance.

M. Robin reconnaît pour ces tumeurs à marche envahissante et qui tendent à devenir multiples, à récidiver ailleurs ou sur place, trois variétés distinctes : 1° tubes *creux*, terminés en cæcums disposés comme ceux des glandes grappiformes ; 2° filaments tubuleux *pleins*, repliés sur eux-mêmes et *présentant des appendices* arborescents, dont la structure rappelle la première variété, mais qui contiennent des concrétions transparentes (*corps oviformes*), élastiques, azotées, ovoïdes, isolées ou soudées, homogènes ou à contenu granuleux ; 3° filaments pleins réunis en masse, ramifiés d'espace en espace, composés d'épithélium nucléaire presque partout, prismatique ou pavimenteux çà et là, à noyaux sans nucléoles, plus gros et plus granuleux que dans les précédents. M. Cornil n'a observé que cette dernière variété au col utérin, et il la prend pour synonyme du cancroïde des auteurs.

Quant au *cancroïde* d'Alibert et des auteurs, considéré comme espèce nosologique à part, — et embrassant toutes les tumeurs épithéliales de la peau ou des muqueuses, beaucoup plus lentes à s'ulcérer et à envahir les tissus, à suc laiteux avec grumeaux, — il tend à être remplacé par le mot *épithélioma* (Hannover), comprenant les productions morbides composées de *grosses* cellules épithéliales déformées (*cellules en raquette*, *c. fusiformes*, *c. excavées*), visibles souvent à l'œil nu, avec *gros* noyaux, —

(1) *Tumeurs hétéradéniques, Gaz. hebdom.*, 1856 ; et *Diction. de Nysten*, 1864.

cellules contenues dans de *grandes* vacuoles irrégulières creusées *directement* dans le tissu envahi, enfin agglomérées fréquemment en corps sphéroïdaux ou polyédriques, à couches concentriques comme les tuniques d'un oignon, nommés *perles* ou *globes épidermiques*.

Ces notions d'anatomie pathologique générale rappelées, pourra-t-on toujours distinguer un cancer d'un épithélioma ? On le croirait en voyant beaucoup d'auteurs caractériser simplement l'encéphaloïde utérin par ses dehors physiques, teinte blanche, mollesse, surfaces de section imbibées d'un suc laiteux, — le squirrhe par sa dureté élastique, sa résistance sous le doigt, — et diviser le cancroïde du col en : 1° tumeurs fibro-nucléennes (Bennett), 2° tumeurs épithéliales (Bennett), ou ulcère rongeant (*corroding ulcer* de Clarke), ou excroissances en chou-fleur, ou ulcérations épidermiques phymatoïdes (Lebert) ; 3° tumeurs fibreuses (sarcomateuses, dermoïdes, chondroïdes graisseuses). Cependant (1), s'il est toujours facile de reconnaître, même à la vue, un cancroïde des lèvres ou de la peau d'avec un cancer, il n'en est plus de même quand il s'agit d'une tumeur épithéliale de l'estomac, du rectum, de l'utérus. Une grande partie des tumeurs dites cancéreuses au point de vue clinique, sur les muqueuses précitées, se rangent dans la classe des cancroïdes par leurs alvéoles visibles à l'œil nu, leur absence de tissu conjonctif : comme dans l'encéphaloïde, nous avons ici blancheur de la section, mollesse, richesse en suc laiteux, rapidité de développement, extension au voisinage, généralisation. La distinction, inutile d'ailleurs pour le clinicien, mais intéressante pour l'anatomo-pathologiste, serait-elle plus possible au microscope? Oui dans le squirrhe où les mailles serrées du tissu conjonctif de nouvelle formation circonscrivent de fort petits alvéoles avec cellules rudimentaires ; mais dans les autres variétés de cancer, les alvéoles peuvent être aussi volumineux que ceux réputés caractéristiques du cancroïde, notamment dans le cancer alvéolaire, et, d'autre part, on ne peut toujours affirmer si le tissu conjonctif est de nouvelle formation, comme Virchow le veut dans le cancer. Si bien qu'en Allemagne, Virchow nomme, avec Foerster, cancroïdes les tumeurs du col que Wagner prétend encéphaloïdes.

Le mieux serait donc de supprimer les mots cancer et can-

(1) Ce qui suit est l'analyse du dernier travail de M. Cornil sur les *tumeurs épithéliales du col de l'utérus* (*Journ. de l'Anat.* de M. Robin, septembre et novembre 1864), en grande partie admis par M. Robin.

croïde. M. Cornil le propose, divisant les tumeurs épithéliales du col en trois groupes, dont je résumerai les caractères. 1° *Tumeurs hétéradéniques de la troisième variété de M. Robin* (p. 260) (*cancroïde* des auteurs ou *épithélioma glandulaire*) (1). Elles sont blanchâtres, assez friables parfois pour être pénétrées par le bout du doigt. Leur surface de section, sèche, donne au scalpel qui la racle des grumeaux ou des filaments vermiculaires. Ceux-ci, portés avec une aiguille sous le microscope, se montrent formés d'une réunion de tubes anastomosés, noueux (grossissement de 12 diam. à la lumière réfléchie), contenant (grossissement de 200 diam.) un noyau ovoïde granuleux, logés dans un tissu conjonctif à noyaux sphériques ou dans la trame musculaire de l'utérus, dont les fibres sont granulo-graisseuses. Les cellules des tubes, en se désagrégeant, constituent le suc ichoreux de l'ulcère, et le tissu conjonctif présente des saillies vasculaires d'aspect bourgeonnant et papillaire. — La texture glanduliforme peut s'observer dans des granulations isolées ou agglomérées des organes voisins (ganglions, vessie, péritoine). — Les cellules épithéliales de la tumeur sont enfin susceptibles de s'altérer (dégénérescences vésiculeuse, graisseuse ou épidermique), les tubes de se détruire, les capillaires ou veinules participant à la néoplasie de tomber en putrilage et de déterminer une gangrène humide, partielle, du cancroïde, telle qu'on l'observe fréquemment dans les épithéliomas anciens. — Après avoir débuté à la lèvre antérieure ou postérieure, dans la couche profonde de la muqueuse de la portion vaginale du col, la tumeur, en se développant, y détermine la chute de l'épithélium et proémine à la place de l'érosion sous forme de bourgeons blanchâtres, vascularisés à leur surface. Les lèvres du col et la portion vaginale voisine se tuméfient, s'endurcissent au point de paraître squirrheuses à l'œil nu; la cavité du corps se détend par accumulation des produits sécrétés, le col s'efface et peut être détruit. 2° *Tum. épithél. à alvéoles sphériques, souvent visibles à l'œil nu, et contenant des cellules d'épithélium cylindrique* (*cylindroma*, p. 240), de $0^{mm},02$ à $0^{mm},008$, à noyaux ovoïdes. Elles diffèrent des précédentes par leur liquide *miscible à l'eau*, l'absence de globes épidermiques et d'acini glanduliformes, leur mollesse; elles présentent ainsi les caractères de l'encéphaloïde dont elles se distinguent, au microscope seul, par des cellules cylindriques implantées sur la paroi de gros alvéoles. Le col offre à sa

(1) M. Cornil rapproche ces tumeurs hétéradéniques du cancroïde, parce qu'elles lui ont souvent fourni des globes épidermiques (p. 261).

surface des bourgeons blanchâtres et des franges vasculaires : la coupe en est molle et montre de petites anfractuosités d'où suinte un suc épais, blanc, constitué par des cellules épithéliales cylindriques. 3° *Tum. ép. possédant une trame à mailles fines et des cellules diverses où la forme prismatique domine* (*encéphaloïde* ou *carcinome médullaire* des auteurs). C'est la variété la plus commune. Le tissu est blanchâtre, mou, bourgeonnant, couvert, s'il s'ulcère, d'un liquide laiteux abondant, *miscible à l'eau*. Au microscope, il y a eu formation nouvelle d'une trame conjonctive en forme de petits alvéoles (p. 259), pleines de cellules épithéliales inconstantes dans leur aspect, leurs diamètres, leurs aberrations. Le suc contient lui-même des cellules généralement prismatiques, de gros noyaux ovoïdes (anciens noyaux spécifiques), des leucocytes, etc. La tumeur commence dans le tissu cellulaire sous-muqueux du museau de tanche. Quand son ramollissement ulcéreux et sa destruction sont très-avancés, il *peut être difficile de savoir s'il s'agit d'une production épithéliale*, mais on se guidera par l'examen des organes envahis : ganglions, tissu cellulaire des ligaments larges ou du bassin, muqueuses vésicale et rectale. Le mal est susceptible de s'être généralisé, par granulations secondaires, dans le foie, le rein, la plèvre, le poumon. En outre on constatera quelquefois : péritonite, phlegmon de la fosse iliaque ou des ligaments larges, pyélo-néphrite, hydronéphrose, cystite, hypérémie du rectum, splénomégalie, foie gras, thrombose des veines hypogastrique, iliaque et crurale, bourgeons fibro-vasculaires du vagin.

TABLEAU XXXVIII. — PRINCIPALES LÉSIONS DES PAROIS UTÉRINES.

A. *Parois de l'utérus.* — Pâles, rouges, hypertrophiées et turgescentes, noires et putrilagineuses, ratatinées, friables, indurées, cartilaginifiées, ossiformes (1), flasques et spongieuses, ramollies, atteintes de desquamation épithéliale (voy. *Addenda*), partiellement détruites, chargées d'ulcérations, de pus infiltré, de sanie fétide, de fausses membranes, de fongosités et polypes, de plaques gangréneuses; couvertes d'une caduque dont les replis végétants enchatonnent un ovule diversement altéré, etc.

B. *Veines et sinus veineux du tissu musculaire :* béants, gorgés de sang, contenant des caillots, du liquide puriforme, du gaz.

(1) La pétrification partielle ou générale de la surface interne de l'organe gestateur est un fait fort rare. Louis (*Mém. Acad. de chir.*, t. II, *Concrét. calcul. de la matrice*) dit que Mayr trouva un utérus du volume d'une boule à jouer aux quilles dont les parois étaient ossifiées; Verdier et La Fitte ont chacun observé un cas semblable (Lieutaud, *Historia anat. méd.*, 1767).

TABLEAU XXXIX. — PRINCIPALES LÉSIONS DE L'UTÉRUS EN GÉNÉRAL.

A. *Vices de conformation* (1) *et déplacements*. Utérus rudimentaire, double, cordiforme, bicorne (2), bifide, cloisonné (3), unicorne (4), occlusion des orifices utérins. Changements de position : 1° Déviations : *a*. versions (antéversion, rétroversion, latéroversion), *b*. flexions, simples ou avec adhérences (antéflexion, rétroflexion, latéroflexion); 2° élévation; 3° abaissement et prolapsus dans le vagin ou à la vulve, sans ou avec allongement, sans ou avec hypertrophie sous-vaginale ou sus-vaginale du col; 4° renversement et enclavement de l'utérus. Hernies de l'utérus en général.

B. *Plaies* traumatiques ou chirurgicales (opération césarienne, etc.); plaies pathologiques (rupture, perforation).

C. *Lésions diverses :* Inflammation (métrite) aiguë, puerpérale, chronique; phlébite et lymphangite (voy. *Addenda*); ramollissement; congestion sanguine, hémorrhagie (métrorrhagie); ulcères variqueux et phlegmasiques; hydropisie (hydrométrie); physométrie; cancer et cancroïde; môles charnue et proprement dite (hypertrophie polypiforme du tissu musculaire), fœtale (5), hydatiforme; hydatides et

(1) Pouvant notamment expliquer la stérilité.

(2) Si les canaux de Müller ne s'accolent pas au-dessous des trompes, l'utérus est *double* (*uter. diductus*), ainsi que son col (page 216, note), ce qui coïncide souvent avec la duplicité du vagin et l'exstrophie de la vessie (voy. Kresz, et un exemple récent dans le numéro d'octobre 1864 du *Monatsschrift für Geburtskunde*). — Si les conduits de Müller se sont accolés avec persistance de la cloison médiane, il y a deux corps distincts avec un col unique (*uterus bicorne*), le vagin étant double ou simple. — Enfin, bien que les canaux de Müller se soient fusionnés, l'utérus peut présenter à l'extérieur une légère échancrure (*uter. cordiforme*), ou être cloisonné intérieurement.

(3) Sur le cloisonnement de l'utérus, voyez : *Thèse* de M. Cassan, 1826; *Gaz. hebd.*, 1856; *Soc. des sc. médic. de Lyon*, observ. de M. Horand, novembre 1863, etc. La superfétation s'explique facilement par les exemples connus de bifidité ou de cloisonnement.

(4) Une seule trompe, un seul ovaire (l'un des canaux de Müller ne s'étant pas creusé). Ce n'est pas là une cause de stérilité; on cite une femme qui, présentant ce vice de conformation, eut dix-sept enfants des deux sexes, ce qui prouve, soit dit à l'occasion, que les deux ovaires produisent indifféremment des germes des deux sexes. — Voyez fin de la note 2 de la page 237.

(5) Notre ami le docteur Guichard (de Troyes) en a publié, dans les *Archives de méd.* (janvier 1864), une observation intéressante complétée par l'examen histologique du professeur Robin. Il s'échappa de la vulve, à la suite de douleurs expulsives rappelant celles de

corps étrangers; fongosités; polypes cellulo-vasculaires, folliculaires ou muqueux, placentaires (Braun) (1); polypes (ou corps) fibreux (sous-muqueux, sous-péritonéaux), pouvant être envahis de calcaire (tumeurs osseuses, en coque, en noyaux), ou transformés en kystes (séreux, sanguins ou purulents, gangréneux, etc.), corps étrangers (2); gangrène de l'utérus (voy. *Addenda*), rétention du placenta.

D. *Affections placentaires et fœtales en particulier :* Vices d'insertion du placenta (sur le col, à l'embouchure de la trompe); enchatonnement, atrophie, hypertrophie, congestion et apoplexie, altération graisseuse, induration fibreuse, incrustation calcaire — du placenta ;

l'avortement, une tumeur d'un décimètre, sous l'aspect d'une « masse grisâtre, molle, épaisse, gangrenée, exhalant une odeur très-fétide, qui se déplie, s'étale sur la main et semble roulée sur elle-même comme un cordon épais, en remontant dans le vagin qu'elle remplit, ainsi que le col, où elle passe comme dans une filière. Elle offre l'aspect d'anses membraneuses aboutissant à des masses charnues. Sa surface est lisse, presque séreuse, humectée et liquide. Quoique très-friable, on en extrait la plus grande partie avec les mains, et, à mesure de l'extraction, l'odeur gangréneuse disparaît et est remplacée par celle du placenta ».

Souvent, les môles semblent fœtales; c'est un œuf altéré par suite de maladies à lui propres : lavées à grande eau, elles paraissent alors généralement sous formes de masses grosses comme un ou deux poingts, blanc sale ou jaunâtres, denses, grenues, peu vasculaires. — Dans la môle hydatiforme ou vésiculeuse, on a des vésicules de grosseur variable, depuis les plus petites dimensions jusqu'au volume d'un grain de Malaga, simulant une grosse grappe de raisin : avec MM. Velpeau, P. Dubois, Robin, on les considère comme l'hypertrophie des villosités du chorion, dépourvues de vaisseaux par suite de la destruction précoce de l'embryon, et dilatées en ampoules pleines de sérosité claire, à parois souvent granulo-graisseuses. Voy. aussi p. 265, note 2.

(1) Le professeur Braun nomme ainsi les polypes dus à la rétention de débris placentaires et confondus généralement, dans nos traités français, avec les granulations ou fongosités intra-utérines. Voyez Stadfeld, *Union méd.*, 22 septembre 1864, et Beale, *Lancet*, avril 1864.

(2) 1° *Nés dans l'utérus*, ou *calculs utérins :* concrétions tophacées, calculeuses (assez analogues alors à celles de la prostate, p. 213), ossiformes (nés aux dépens des polypes fibreux, p. 263, note 1), dermoïdes ou hétérotopiques (p. 251, note 2, p. 230). — 2° *Venus de l'intérieur :* vestige d'une grossesse (gr. à enveloppe ossifiée, Velpeau ; fœtus pétrifiés, J. Bérovicius, Morand ; môle ossifiée, Boivin et Dugès); calculs provenant des voies urinaires dans les cas de fistule (Huguier, pour le col). — 3° *Venus de l'extérieur* et souvent point de départ de calculs : os de poulet (Brugnatelli, in *Hystérotomie* de M. Huguier, 1865); fragment de sonde (Lisfranc) ou de roseau (*id.*), cailloux (Nélaton), etc.

placentite (1) ; kystes et polypes du placenta ; hydramnios, tumeurs fœtales en général ; décomposition gangréneuse du fœtus ; œuf blanc ou abortif, sans embryon ni vésicule ombilicale (ces productions ayant été résorbées) ; anomalies et monstruosités de l'œuf, de l'embryon, du fœtus (tableau XXXVII) ; hémorrhagie des membranes de l'œuf. — Voy. *Addenda*.

Tableau XL. — Principales lésions du col utérin en particulier.

Col rouge, granulé, inégal et bosselé, friable, induré, saillant et hypertrophié, atrophié, rétréci, ramolli et fongueux, ulcéreux, carcinomateux (encéphaloïde, squirrhe, hématode, cancer alvéolaire, colloïde, p. 273), atteint d'épithélioma et couvert de bourgeons charnus (de papillomes ou végétations en chou-fleur) (2) ; adhérent à la paroi postérieure ou antérieure du vagin, rapproché du pubis ; allongement du col siégeant sur les deux lèvres ou sur une seule (3), avec hypertrophie sous- (intra) vaginale (Huguier), prolapsus dans le vagin et à la vulve, déchirure. Col présentant le produit ou les débris d'une grossesse (grossesse cervicale et implantation du placenta sur le col), des veines variqueuses, des fausses membranes (Oldham), des polypes, des granulations ou des kystes folliculaires, des ulcérations syphilitiques (4), des tumeurs gommeuses (5), des ulcérations ou des masses

(1) Mauriceau, Portal, Brachet, Strattford, Dance, Vilde, MM. Cruveilhier, Simpson, Geoffroy (*Thèse*, 1858), Mattei (*Gaz. des hôp.*, 23 avril 1864).

(2) « Ces tumeurs du col donnent des sécrétions hémorrhagiques, un liquide ressemblant à de la lavure de chair ou d'un aspect rouge et sanguinolent » (Virchow, *Path. cellulaire*, 20e leçon). Les condylomes en choux-fleurs (p. 192, note 1) ou *papilloma* ne sont souvent ici qu'une variété de l'épithélioma, caractérisée par l'hypertrophie des cônes papilleux avec induration et épaississement du tissu sous-jacent (page 261).

(3) G. Simon a décrit récemment un allongement de la lèvre antérieure du col sous forme d'une grande aile (*Gaz. hebdom.*, décembre 1864).

(4) Le chancre est rare au col ; il attaque surtout la lèvre antérieure, *au-dessus* du museau de tanche ; les ulcérations non syphilitiques siégent au contraire en général sur le museau de tanche, et entourent le méat cervical d'une auréole qui intéresse plus ou moins l'une et l'autre lèvre. Le chancre du col affecte souvent la forme d'une plaque grisâtre ou blanche, ayant quelque analogie avec les plaques diphthéritiques : en général il est arrondi, non induré ; ses bords, taillés à pic, légèrement gonflés, sont enceints d'un liséré rouge caractéristique.

(5) On peut rattacher à ces tumeurs les engorgements syphilitiques du col, non squirrheux, sans ulcérations ni écoulement sanieux ou purulents, affection rare, qu'on a confondue plus d'une fois avec le cancer. M. Montannier en a cité un exemple intéressant dans la *Gaz. des hôpit.*, 27 septembre 1862.

tuberculeuses (1); rétrécissement de l'orifice interne, occlusion du col par un corps fibreux pédiculé ou sessile, par un bouchon plastique organisé pendant la gestation; rupture spontanée du col pendant l'accouchement, etc. Vices de conformation du col, duplicité et col biforé, multiplicité, oblitération (atrésie de l'orifice inférieur ou du supérieur ou des deux à la fois); absence du col; col conique (2).

On devra examiner également l'utérus dans les cas suivants :

Phlegmatia alba dolens, avortement; grossesse extra-utérine; infection purulente; affections des annexes de l'utérus; stérilité; irrégularités menstruelles (p. 238, note 2); constipation opiniâtre; vomissements incoercibles de la grossesse (voy. *Addenda*).

6° VAGIN.

On fait trop rarement l'examen et surtout l'ouverture du vagin, même dans les services de chirurgie.

Le conduit vulvo-utérin (fig. 64,3), — dont la longueur normale, sur le cadavre couché, est 6 centimètres en moyenne (3), — offre cependant quelquefois des altérations intéressantes à constater, soit primitives, soit consécutives à des affections ou de la matrice ou des organes voisins.

Tableau XLI.

La muqueuse vaginale peut se montrer : rouge vif (vaginite), brunâtre, tuméfiée, œdémateuse; couverte de granulations dues à une hypertrophie folliculaire ou papillaire; superficiellement érodée (vaginite), ulcérée, gangrenée, fistuleuse : présenter des polypes, du tissu inodulaire. Le liquide qui la tapisse sera jaune verdâtre (vaginite), sanieux, fétide, purulent, sanguinolent, mêlé de caillots. Les parois se montrent d'autres fois renversées, soulevées jusqu'au contact par des tumeurs diverses (hernies vaginales, cystocèle vaginale, rectocèle, etc.), la paroi antérieure peut être prolabée (femmes âgées), etc.

(1) Voyez page 256 et surtout note de la page 258.

(2) Nous avons vu d'ailleurs que le col est un peu conique chez les impubères (p. 253, note 3). Sur la conicité et les vices de conformation ou de nutrition (hypertrophie, atrophie) du col, voy. Bertet, *Pathologie et chirurgie du col utérin* (*Union méd. de la Gironde*, 1865, p. 306 sq. et 354). Cette conicité peut être une des causes de l'hématocèle, de la péritonite, de la stérilité (Barnes).

(3) Legendre (*loc. cit.*), 9 au maximum, 3 au minimum. M. Sappey (*Anat.*) dit 74 millimètres pour la paroi antérieure, 96 pour la postérieure.

TABLEAU XLII. — PRINCIPALES AFFECTIONS DU VAGIN.

A. *Vices de conformation* (1) : ouverture anormale ; rétrécissement congénital ; absence complète, oblitération et imperforation (atrésie), imperméabilité, cloisonnement, bifidité (avec ou sans dédoublement de l'utérus).

B. *Lésions traumatiques et chirurgicales :* Déchirures, cicatrices, rupture du constricteur du vagin après l'accouchement, etc.

C. *Lésions diverses :* Inflammation (vaginite); fistules vésicales, uréthrales, rectales ; rétrécissement consécutif ; brides phlegmasiques; corps étrangers; kystes folliculaires, superficiels ou profonds ; polypes (2) et excroissances fibreuses ou sarcomateuses, pédiculées ou non, encéphaloïde et cancroïde (3) ; ulcérations syphilitiques (4) ; renversement du vagin (dans les chutes de l'utérus) et prolapsus à la vulve ; épanchement sanguin sous les parois du vagin ; saillie dans le vagin de tumeurs internes diverses (chute de l'utérus, en général accompagné de ses culs-de-sac péritonéaux et d'un diverticulum de la vessie ou du

(1) Susceptibles souvent d'expliquer l'irrégularité de la menstruation, la stérilité, etc. Sur l'absence du vagin, voy. Puech, de l'*Atrésie des voies génitales de la femme.* — Sur l'absence du vagin avec existence de l'utérus : Meyer, Fodéré (*London medico-chirurg. Transact.*, t. VI); Lenoir (*Soc. anat.*). — Avec absence simultanée de l'utérus (p. 240, note 3). — Deux vagins et deux cols, voy. Gallard (*Union méd.*, 25 nov. 1865), et Lefort (*Thèse d'agrég.*).

(2) Sur les polypes du vagin, et spécialement sur ceux du bulbe, v. notamment Letenneur, de Nantes (*Moniteur des hôpitaux*, 1859, p. 587 et sq.).

(3) Dans les tumeurs épithéliales du col utérin (p. 262), on trouve souvent des bourgeons fibro-vasculaires dus à l'hypertrophie des papilles par un processus analogue à celui des *choux-fleurs* non carcinomateux du pénis (p. 192, note 1). Lavez à l'eau et vous verrez, en général, les papilles végétantes et des linéaments blanchâtres, flottants, qui sont des vaisseaux très-fins incrustés de corps granuleux, parfois avec phosphate ammoniaco-magnésien. Nous avons dit, en outre (p. 243), que le col utérin et la partie supérieure du vagin sont souvent alors transformés en un cloaque, en une ulcération bourgeonnante, pouvant communiquer avec la vessie, et couverte de détritus gris, sanieux.

(4) Le plus souvent à bords déchiquetés, irrégulièrement arrondis, à fond grisâtre, moins fréquemment indurées (l'induration est tout au moins plus difficilement appréciable) que chez l'homme, mais toujours avec la pléïade ganglionnaire pathognomonique. MM. Martin et Belhomme, dans leur ouvrage sur la syphilis, ont nommé *diphthérite syphilitique* l'aspect que prennent les plaques muqueuses de la vulve notamment, quand elles se recouvrent d'exsudations blanchâtres, d'apparence couenneuse : mais cet état, déjà connu, n'a rien de commun avec la vraie diphthérite.

rectum ; hématocèles, fibromes utérins, hernies, cystocèle, rectocèle, uréthrocèle). Abcès, hypertrophie fibreuse, végétations — de la glande de Bartholin (vulvo-vaginale) (Huguier, *Mém. sur la gl. vulvo-vag.*, 1846).

7° VULVE ET PÉRINÉE.

Vulve. La position superficielle de la vulve (fig. 63, D, fig. 64, 1) en permet facilement l'examen sans préparation préalable. Inutile d'insister sur l'importance de ces recherches en médecine légale.

TABLEAU XLIII. — PRINCIPALES AFFECTIONS DE L'ANNEAU VULVAIRE.

A. *Vices de conformation* (1). — Atrophie des parties génitales externes (grandes lèvres effacées, pénil nul ou glabre, etc.), adhérence des grandes ou des petites lèvres par de fausses membranes (2) ; persistance de l'hymen chez une femme-mère, imperforation (atrésie) de l'hymen et de l'orifice vaginal (3) ; présence, au fond du vestibule, de deux orifices vaginaux distincts, d'une cloison membraneuse incomplète (4) ou perforée d'un petit pertuis ; grandes lèvres se terminant à l'anus sans existence de la fourchette. *Clitoris* confondu avec les grandes lèvres, fendu (5), développé d'une manière exagérée (6).

(1) Morpain, *Études anat. et path. des grandes lèvres*, 1852.

(2) Il est cependant très-rare que l'adhérence des petites lèvres soit congénitale (p. 169, note). Elle se montre assez souvent consécutive à la vaginite des jeunes enfants ; nous l'avons vue quelquefois suivre la convalescence de la fièvre typhoïde et de la variole.

(3) Puech, *De l'atrésie des voies génitales de la femme*, 1864.

(4) Cette cloison a pu mettre obstacle à l'écoulement du sang menstruel, qu'on a parfois trouvé accumulé derrière en plus ou moins grande quantité (p. 238, note 2).

(5) Par exemple, dans l'observation d'exstrophie vésicale due à M. Bemarquay.

(6) Hermaphrodisme faux et vrai (p. 169, note). On connaît les curieuses préparations humides, exposées au musée Dupuytren, d'hermaphrodisme masculin (p. 182, note 2), féminin, neutre, mâle et femelle à la fois (herm. bisexuel imparfait). On consultera aussi l'excellent ouvrage du docteur Simpson : *Hermaphrodisme et anomalies des organes sexuels en général*. Le *Journ. de méd. de Bruxelles* (septembre 1865) contient un cas remarquable d'hypertrophie du prépuce et du clitoris, avec dégénérescence ; le clitoris démesuré offrait des proéminences bleu noir, couvertes d'un liquide gris fétide et d'ulcères : la tumeur enlevée et pesant 3 kilog., était squirrheuse, composée d'un tissu fibroïde, blanc, luisant, en mailles serrées, avec vaisseaux artériels et veineux. Voy. aussi le cas de M. de Crecchio (*Addenda*).

absent (1). *Méat urinaire* bifurqué, obstrué, situé au sommet du clitoris (p. 169, note).

B. *Lésions diverses.* — Plaies de la vulve, rupture de la fourchette, déchirure de l'hymen, du méat. Thrombus et œdème de la vulve; eczéma et érythème; noma des enfants; abcès et vulvite des petites filles (simple, ulcéreuse, diphthéritique, gangréneuse), ulcérations non syphilitiques, plaques muqueuses (2) et syphilides; kystes folliculaires (surtout au pourtour de l'urèthre) et folliculite vulvaire; loupes (3); végétations en chou-fleur (p. 192, note 1); cancer; corps fibreux, esthiomène (Huguier); lichen hypertrophique (mycosis de M. Bazin), intertrigo; oxyures venus du rectum; éléphantiasis; effacement de la commissure postérieure et écartement des grandes lèvres par la proéminence de tumeurs vaginales ou utérines (p. 240 note 4, p. 252, p. 226, p. 221, note 2, etc.); hernies vésico-labiales (Stoltz).

Le *périnée* (fig. 63,4), que nous rattachons ici aux organes génitaux externes de la femme, présentera parfois des lésions bonnes à étudier. Nous citerons les suivantes :

TABLEAU XLIV. — PRINCIPALES AFFECTIONS DU PÉRINÉE.

Amincissement, étroitesse, grande largeur, absence. Contusion, plaies, rupture et déchirure, fistules. Excoriations, intertrigo, eczéma, tubercules urinaires; hernies périnéales (Scarpa) et saillie du périnée par des tumeurs internes diverses (hématocèle, cystocèle, etc.).

(1) Notamment dans un cas d'exstroversion de vessie, dû à Meckel (*Anat. path.*).

(2) P. 268, note 4. — La *Gazzetta medica italiana lombardia* publie (1864) un travail de G. B. Soresina (de Milan), confirmatif des théories de M. Thiry (de Bruxelles), et d'après lequel « les tubercules muqueux des organes génitaux externes des prostituées : 1° constituent une affection simple, produite par la malpropreté associée à l'abus du coït, guérissable par un traitement purement local; 2° ne sont ni contagieux ni virulents à moins qu'ils ne coexistent avec des chancres; 3° ne produisent de manifestations syphilitiques que si le chancre superposé se termine par induration ». J'ai voulu relever en passant ces trois propositions, si contraires aux opinions classiques : si les plaques muqueuses ont l'origine précitée, pourquoi ne les observe-t-on que chez les syphilisés? Je pourrais rappeler en outre tous les cas de chancre *papuleux* (p. 208 note 2) produits par la plaque muqueuse ordinaire, etc., etc.

(3) La *Gaz. méd. de Strasbourg* (janv. 1864) mentionne une loupe vulvaire du poids de 1200 grammes et plus volumineuse qu'une tête d'enfant à terme.

8° MAMELLES (fig. 70, page 290).

Examen extérieur. — Nous ne nous y arrêterons pas, par cela même qu'il est le plus souvent déjà fait sur le vivant. On notera, s'il y a lieu, la consistance, la mobilité, les bosselures, la vascularité de la peau, l'adhérence ou la rétraction du mamelon, l'état des ganglions axillaires.

La pression sur le mamelon pourra faire écouler ce suc laiteux dit pus rouillé, fréquent dans les affections nommées cancéreuses, du lait, etc.

Examen intérieur. — La peau divisée, on pratiquera sur les seins, tantôt des incisions verticales et transversales dans tous les sens, tantôt une dissection attentive des groupes glandulaires plus ou moins hypertrophiés. Ainsi, dans le galactocèle, il faudra constater si quelques lobules (ou réunions de conduits galactophores) ne sont pas hypertrophiés, dilatés en kystes; dans les affections adénoïdes, il y aurait à noter les rapports, les adhérences des tumeurs avec les éléments glanduleux ou avec le tissu adipeux, la facilité selon laquelle on peut les énucléer, etc. Quelques tumeurs du sein contiendront un suc crémeux, grumeleux ou miscible à l'eau, parfois coloré en jaune par la graisse dite xanthose de Lebert, et qu'on recueillera pour les recherches au microscope: les gommes syphilitiques de la mamelle donneront également à la pression un liquide lactescent, renfermé dans la trame du tissu cellulaire, et dont on devra étudier la nature, etc.

Inutile de remarquer que les sujets présentant une affection maligne de la région considérée pourront offrir des collections analogues sur d'autres points, par exemple, dans les ganglions voisins (ganglions axillaires atteints d'une hypergenèse de l'épithélium de leurs culs-de-sac glandulaires, identique avec celle du sein), sur le trajet des nerfs ambiants (névromes par hétérotopie consécutive, ch. VIII), des infiltrations dans le tissu spongieux des vertèbres lombaires (1), dans les côtes voisines de la tumeur, etc.

Examen microscopique. — Le microscope sera l'adjuvant indispensable pour reconnaître la plupart des altérations constatées soit après la mort, soit sur le vivant à la suite d'amputation de la mamelle, — bien qu'ici, il faut le confesser comme au sujet des tumeurs perlées du testicule (p. 179, note 1), l'anatomie histologique ne soit peut-être pas toujours susceptible de prononcer seule, sans le secours de la clinique, par la simple constatation

(1) Charcot, *Gazette hebdomadaire*, 16 juin 1865.

de certains éléments, sur le caractère bénin ou malin des tumeurs observées (1), — opinion contraire d'ailleurs aux théories des histologistes, à celles notamment que Virchow émet dans son *Traité des tumeurs.*

Les coupes pour le microscope devront être menées perpendiculairement à la peau et passer par le mamelon; elles seront étudiées et à l'état frais et après durcissement dans l'acide chromique. S'il y avait eu ablation d'une tumeur cancéreuse, on devrait examiner aussi les limites de la partie enlevée, où existe presque toujours, au milieu du tissu cellulo-graisseux, des lobules souvent normaux mais qui, si le malade avait survécu, auraient reformé une nouvelle glande capable, surtout au centre, de dégénérer à nouveau (repullulation, récidive). Enfin le raclage seul des tumeurs avec le dos du scalpel pourra mettre sur la voie des recherches à faire; ainsi il y a cancer, quand on ramène des filaments vermiformes composés de gaînes épithéliales à cellules en dégénérescence graisseuse.

Prenons quelques exemples. La trame fibreuse des conduits galactophores pourra se montrer hypertrophiée, les culs-de-sac glandulaires étant atrophiés par du tissu conjonctif ou bien au contraire hypertrophiés (adénomes) (2). Le tissu cellulaire qui sépare les follicules sera remplacé d'autres fois par une matière amorphe, homogène, demi-transparente, tremblotante, gélatiniforme (*mat. colloïde*), mêlée de quelques éléments fibro-plastiques, les culs-de-sac étant encore atrophiés dans une partie de leur étendue, et formant des amas composés d'une accumu-

(1) D'après Rokitansky, quelques auteurs ont voulu établir une ressemblance de structure entre les tumeurs de la mamelle et celles de la prostate. Ces deux glandes seraient, pour eux, morphologiquement analogues (p. 216 note, et p. 254, note 1); mais la prostate est un organe musculaire autant que glanduleux.

(2) Les adénomes sont des tumeurs *homologues* reconnaissant deux types principaux : 1° l'hypertrophie existe surtout pour les éléments glandulaires normaux d'un des lobules, le stroma cellulo-fibreux de la mamelle subissant presque, au contraire, une atrophie; la tumeur, assez volumineuse, bosselée, souvent mollasse, tend à s'ulcérer, peut être écrasée sous la pression de l'ongle, ou déchirée par une traction un peu forte; 2° l'hypertrophie et l'hypergenèse portent spécialement sur le tissu fibreux des lobules, et la tumeur, bien circonscrite, dense, indurée, ne présente que de rares groupes de culs-de-sac ou d'acini. La première variété est l'adénoïde proprement dit, expression impropre d'ailleurs, comme le remarque M. Robin (art. GLANDULAIRE, *Dict. de Nysten,* 1864).

lation de cellules d'épithélium glandulaire, transformées en cavité pleine d'un liquide finement granuleux avec amincissement de la paroi. C'est le cas du *cancer colloïde* ou *tumeur kysteuse hydatiforme* d'Astley Cooper (1).

Dans d'autres cas, les tumeurs généralement désignées du mot vague de *cancer*, présenteront, comme au col utérin (p. 260 et sq.), des cylindres ramifiés, terminés en doigt de gant, avec des cellules ou des noyaux juxtaposés plus ou moins volumineux (2). Ces *productions hétéradéniques* ne sont cependant pas des hypertrophies mammaires ordinaires (adénomes, p. 272, note 2), car le volume, la forme, l'arrangement des culs-de-sac et de leur épithélium, dans le cas d'hypertrophie simple, sont différents

(1) Virchow fait remarquer (*Pathol. cellul.*, 20e leçon) que l'expression *colloïde* de Laennec, employée seule, est aussi sonore qu'histologiquement vide de sens. Elle n'indique qu'une tumeur ayant l'aspect et la consistance de la colle de menuisier à demi coagulée, amorphe en apparence. Mais on peut dire cancer, sarcome, fiborme colloïdes. Bon nombre des tumeurs colloïdes, ajoute Virchow, ont la structure du cordon ombilical, c'est-à-dire contiennent du mucus dans leur trame de tissu lamineux entrecroisé, dans leur substance intercellulaire. Aussi Virchow propose le nom de *tumeurs muqueuses* ou *myxomes*. Une autre de leurs formes, appelée *collonema* par Jean Müller, offre du tissu conjonctif (fibreux) œdémateux ; Virchow la nomme *tumeurs fibreuse gélatineuse* ou *œdémateuse* ou *sclérémateuse*. Enfin, quand le tissu conjonctif contient du tissu muqueux, Virchow dit *cancer muqueux* ou *colloïde* ou *gélatineux*.

(2) M. Robin (*Dictionn. de Nysten*, 1864) regarde le cancer du sein comme une modification du parenchyme glandulaire, et sa généralisation comme une genèse *hétérotopique* de glande. Si, en Allemagne, les micrographes croient que toute néoplasie a pour point de départ les cellules du tissu conjonctif, cette doctrine serait erronée. Il est vrai que, dans le squirrhe mammaire bien développé, des cellules naissent au sein du tissu conjonctif des acini ; mais M. Cornil (*Journal de l'anat. de M. Robin*, mai 1865) a montré qu'au début de cette affection même, une production semblable se passe dans l'intérieur des culs-de-sac glandulaires. M. Cornil se résume ainsi (p. 494). « 1° Dans certains squirrhes du sein, les culs-de-sac présentent d'abord une hypergenèse et une hypertrophie de leurs noyaux épithéliaux, et leur passage à l'état de cellules pavimenteuses, sphériques, vésiculeuses, de volume considérable. — 2° Ces phénomènes se passent dans les culs-de-sac dont la membrane propre est épaissie, et ils sont suivis de la disparition de cette membrane. — 3° Une genèse analogue de noyaux et de cellules a en même temps lieu dans le tissu conjonctif ambiant et les cellules nées dans ces deux parties se trouvent enfin libres dans une trame de tissu lamineux. »

de ces mêmes culs-de-sac envisagés dans les néoplasmes dits *malins*. Pour ces derniers, dont le suc issu à la pression contient des cellules pavimenteuses à noyaux ovoïdes et à nucléoles considérables, les conduits galactophores sont remplis de cellules épithéliales végétant sur la paroi ou bien desquamées : ces culs-de-sac se montrent augmentés de volume à cause de l'hypertrophie et de l'hypergenèse de leur épithélium, constitué par de volumineux noyaux ovoïdes à nucléoles ou par des cellules polyédriques et sphériques. Le canal excréteur, quand il est détruit, a perdu sa membrane propre (hyaline), comme dans les tumeurs hétérotopiques de la peau (chap. IX) et de la muqueuse intestinale (voy. Troisième Partie, *Microsc.*), tandis que l'adénome ne montre jamais de cellules épithéliales dans une trame de tissu cellulaire sans membrane glandulaire limitante. On observe enfin les alvéoles de tissu conjonctif, caractéristiques des tumeurs épithéliales squirrheuses, pleins de noyaux et de cellules très-grosses.

L'*injection* au mercure des artères et des veines du sein pourra faciliter les recherches du microscope, notamment dans le cas d'hypertrophie des acini : l'injection, avec un liquide gras, des conduits galactophores montrerait également la dilatation variqueuse de ces canaux dans l'adénoïde.

Tableau XLV. — Principales affections des mamelles chez la femme (indépendamment des cas de traumatisme).

A. *Vices de conformation.* Trimammie (voy. *Addenda*), absence du mamelon, mamelons surnuméraires, anomalie de position des mamelles, etc.

B. *Lésions diverses.* Eczéma; induration syphilitique, syphilides et gommes syphilitiques ; phlegmons et abcès extra, intra, ou sous-mammaires; fistules; hypertrophie générale (1); hypertrophie partielle (tumeurs adénoïdes); enchondromes (2); tumeurs fibro-plastiques (sarcomes de Virchow) (3) ; tumeurs laiteuses (galactocèle), kystiques,

(1) Voyez, pour exemple, le cas de Manec relevé à la Charité, où des ganglions lymphatiques gros comme des haricots se trouvaient au milieu du tissu glandulaire hypertrophié.

(2) Cette affection est fort rare ; le sein se montre dur, parsemé de saillies élastiques, etc.

(3) La figure 144 de la *Pathologie cellulaire* de Virchow donne exemple d'un sarcome de la mamelle, tumeur de tissu conjonctif pouvant répulluler quand son tissu intercellulaire devient liquide, s'infiltre de matière colloïde (p. 179, note 2).

hydatiques, tuberculeuses, calcaires, squirrheuses, encéphaloïdes, vertes (1); cancer vésicant (2), en cuirasse ou en plaque (p. 15), colloïde (p. 273), ostéoïde (Heurtaux, *Soc. de chir.*, 27 déc. 1865).

— *Chez l'homme*, les maladies de la mamelle sont très-rares, surtout celles qui peuvent donner lieu avec intérêt à des recherches cadavériques; les tumeurs cancéreuses et fibro-musculaires du sein se rencontrent cependant quelquefois. Chez les sujets atteints de polysarcie, d'obésité monstrueuse, les mamelles sont fort développées, mais elles restent sans tissu glandulaire (*Addenda*).

Pour les maladies du sein chez l'homme, l'enfant, le nouveau-né, nous ne saurions mieux faire que de renvoyer à l'excellent *Traité des maladies du sein de M. Velpeau* (2e édition, 1858).

CHAPITRE VII.

ENCÉPHALE.

On sait que l'encéphale remplit dans l'économie le rôle le plus élevé, par cela même qu'il préside à l'intelligence, à la volonté, aux sensations. Toutes les parties du corps se trouvent étroitement enchaînées à son influence et il suffit d'une altération, en apparence fort légère, dans ces centres nerveux de premier ordre, pour expliquer des troubles fontionnels considérables. Inutile enfin de rappeler que l'anatomie pathologique de l'encéphale est aussi délicate que la symptomatologie en est difficile à saisir; les lésions les plus fines, souvent les plus graves, peuvent ici échapper aux yeux même exercés.—Ces considérations générales montrent avec quelle attention il faudra rechercher les désordres encéphaliques, actuellement d'ailleurs à l'ordre du jour. Si, dans une autopsie cadavérique bien faite, toutes les parties d'un appareil doivent être examinées avec le même soin, cette recom-

(1) M. Nélaton. Elles résultent d'une altération spéciale des conduits galactophores, qui contiennent en quantité notable une matière semi-fluide, d'un vert bleu caractéristique, s'échappant avec la plus grande facilité, par la pression, de tous les orifices très-sensiblement élargis (*Union méd.*, 11 février 1864).

(2) Ulcérations superficielles semblables à celles qu'offre la surface d'un vieux vésicatoire, avec des limites nettes à la circonférence.

mandation s'applique surtout aux organes que nous allons passer en revue. C'est ici spécialement que les observations ne doivent pas être superficielles et que les détails ne sauraient jamais trop se multiplier pour la constation ou l'interprétation des altérations observées.

Des difficultés de toutes sortes surgissent d'ailleurs pour l'élève comme pour le maître. L'importance du sujet nous permet d'en indiquer quelques-unes. Et d'abord on peut trouver des lésions, je ne dis pas seulement non diagnostiquées : — la proposition serait trop vraie, tant les maladies comme les fonctions de l'encéphale sont encore obscures, cachées qu'elles sont sous la boîte crânienne, — mais chez un sujet qui n'avait guère présenté de trouble nerveux appréciable. Par contre, existe-t-il des affections nerveuses sans altérations matérielles ? Ces deux premiers points nous arrêteront quelques moments.

Bien des lésions de l'encéphale, surtout quand leur évolution n'est pas rapide, restent sans trahir leur existence pendant la vie, ce qui explique les désordres graves rencontrés parfois dans la pulpe crânienne quand l'ouverture ne semblait indiquée par aucun des symptômes observés sur le vivant. Un ramollissement aigu entraîne une fin prompte ; chronique, il envahit le cerveau avant la mort, et, si elle a lieu à la première période, il peüt échapper à l'investigation la plus savante, en l'absence de céphalalgie persistante, d'insensibilité et de fourmillement dans le membre, de paralysie partielle, de troubles intellectuels, etc. Un petit caillot apoplectique foudroye, quand une grande tumeur sera longtemps sans manifester sa présence si elle se développe peu à peu. Il faut bien se familiariser avec cette vérité fondamentale, formulée déjà par Morgagni : les altérations pathologiques laissent les fonctions cérébrales intactes, *ou à peu près*, tant que leur marche est lente et qu'elles n'ont pas occasionné de phlegmasies autour d'elles. Dans les lésions chroniques, dans les compressions graduelles par productions morbides (et le fait est vrai pour le cerveau comme pour les autres organes et peut-être aussi pour les nerfs), la fonction peut survivre à une altération grave d'un organe dont les diverses parties sont comme écartées plutôt que détruites : il n'en est pas de même si la lésion est brusque, les rapports réciproques des éléments étant subitement détruits, comme dans les expériences sur les animaux. Un ramollissement chez les vieillards se produira à la longue et dans des proportions étendues, sans qu'aucun trouble ne survienne, sur certains sujets au moins, que la mort enlève tout à coup. D'ailleurs si les affections du cerveau sont souvent peu faciles à reconnaître anatomiquement et à l'amphithéâtre on sait qu'elles le sont bien plus encore au lit du malade (1).

— On aurait grand tort d'autre part de s'attendre à pouvoir expliquer par les signes cadavériques les symptômes psychiques multiples relevés sur le vivant et à savoir trouver des lésions matérielles de l'encéphale dans tous les cas où quelque trouble nerveux a été observé pendant la vie, surtout d'une manière passagère. Mais *il est évident que ces lésions n'en existent pas moins.* Si elles passent encore inaperçues, c'est faute à nous d'avoir appris à les saisir par une étude patiente au microscope, ou bien parce qu'elles ont duré assez peu de temps, qu'elles sont restées assez superficielles pour disparaître avant l'ouverture du corps dans les vingt-quatre heures réglementaires (2).

C'est ainsi que nous nous permettrons d'expliquer les phénomènes cérébraux « dépendant de la dynamie nerveuse », les névroses par exemple, les paralysies *sine materia* ou essentielles, les délires idiopathiques, etc. — Il faut se tenir en garde contre cette propension naturelle de l'esprit humain qui croit souvent avoir compris les faits quand il a voilé son ignorance sous un mot plus ou moins pompeux. Maladies nerveuses et névroses! ce sont de ces termes vagues, aussi sonores que vides de sens, qui cachent une imperfection de diagnostic ou quelque ignorance d'anatomie pathologique; ces habiletés de langage ne valent pas un aveu franc qui susciterait tôt ou tard des recherches. Dans ce *caput mortuum* des désordres nerveux *sine materia*, qui ont singulièrement diminué depuis les progrès récents de l'anatomie pathologique et par l'application du microscope à

(1) Voy. p. 248; voy. aussi *Soc. anat.*, 1862, note de M. Broca sur le ramollissement cérébral sans troubles dans l'intelligence ni dans les fonctions de relation.

(2) Ainsi des symptômes très-graves (ataxie, troubles des sens, de la sensibilité générale, de l'intelligence) pourront relever de désordres matériels ayant respecté assez le cerveau, d'altérations inflammatoires assez superficielles par exemple, pour que la mort les ait effacées avant l'ouverture du crâne. L'autopsie cadavérique, telle qu'on est admis à la pratiquer sur l'homme, donne par suite des aperçus plus incertains que l'autopsie *physiologique* (Cl. Bernard), c'est-à-dire succédant à la mort, chez les animaux. « En faisant l'autopsie au moment même de la mort, on doit toujours rencontrer des éléments organiques qui ont perdu leurs propriétés physiologiques... Vingt-quatre heures après, on ne trouve rien et l'on croit que la cause de la mort est insaisissable. » (Cl. Bernard, *Revue des deux mondes*, septembre 1864.)

« On comprend qu'une modification transitoire de la fonction dépend d'une modification également transitoire dans la texture, qui ne

l'étude de cette science, — on ensevelit encore beaucoup de troubles de l'intelligence (aigus ou délires, chroniques ou aliénation mentale), du sentiment, du mouvement ou même de la prétendue *force vitale*, sans altérations anatomiques spéciales perceptibles à nos moyens actuels. Les lésions observées n'auraient été, vu leur inconstance, que de simples coïncidences, des effets plutôt que des causes de la maladie; ou bien, elles ne seraient pas en rapport avec la gravité des symptômes.

L'aphasie, que nous dirons (p. 293, sq.) répondre, quand elle est permanente, à des désordres anatomiques assez bien déterminés, se montrerait sans travail pathologique quand elle est transitoire, chez les hystéro-épileptiques par exemple (1). — Dans l'épilepsie et l'hystérie, la pulpe cérébrale subit évidemment une modification spéciale qui n'est peut-être ni de la congestion, ni de l'hémorrhagie, ni du ramollissement; que le microscope n'ait pu la saisir encore dans sa constance, c'est une raison pour persévérer dans les recherches histologiques, sans croire à une cause prédisposante ou à cette hypothèse complexe des névroses. — Il en est ainsi des paralysies dites dynamiques, nerveuses idiopathiques, « indépendantes de toute lésion organique », et pou-

peut et ne doit pas laisser de traces appréciables lors de l'autopsie. Mais quand une maladie a duré deux, trois mois, parfois même deux, trois, même dix ans; quand elle a suivi sa marche avec des troubles fonctionnels graves, permanents, progressifs, notre légitime curiosité n'est pas satisfaite si, à l'autopsie, nous ne rencontrons rien qui explique cette longue durée, cette continuité dans les troubles. Dans la première autopsie d'ataxie locomotrice que nous ayons faite, nous n'avons rien saisi sur le cadavre qui fût capable d'expliquer les troubles observés pendant la vie, d'autres n'ont rien trouvé non plus. Puis, un beau jour, une moelle d'ataxique a été mise entre les mains d'un médecin qui s'occupe beaucoup de microscopie, M. Luys; il s'est mis à chercher partout, et il a reconnu dans les cordons et les racines postérieures une destruction de la fibre nerveuse, une altération de la myéline. A dater de ce moment, toutes les investigations ont été dirigées de ce côté, et chacun a vu ce qu'il avait vu lui-même, ce qui existe réellement, » etc. (Trousseau, clinique, *Gaz. des hôp.* du 3 mai 1863). M. le Roy de Méricourt a de même soustrait l'acrodynie au groupe des névroses (ch. IX).

(1) M. Moreau (de Tours). *Gaz. des hôpit.*, 13 fév. 1864; M. Trousseau (*Journ. de méd. et de chir.*, mars 1864; etc. Il y a évidemment ici congestion momentanée, avec conservation de l'intelligence, des gestes, de l'écriture, comme dans les cas d'aphasie consécutifs à l'éclampsie, à la fièvre typhoïde des enfants (*Gaz. hebd.*, 3 mars 1865; Friedrich, *Journ. f. Kinderkrankheiten*, mai-juin 1865) et dans certaines maladies aiguës ou elle cesse avec la convalescence (voy. p. 301).

vant disparaître en quelques mois, comme les paralysies rhumatismales dues au froid humide : il y a toujours des lésions, un peu de congestion, de suffusion des membranes, etc. Ainsi encore de certains délires, qui ne se sont jusqu'ici révélés à la nécropsie par aucune altération organique appréciable, par exemple celui que nous citerons à l'occasion des *piqûres anatomiques*. La cause organique du délire qui apparaît dans la première phase de la fièvre typhoïde se trouve, dit-on, dans une stimulation spéciale produite sur la fibre cérébrale par le sang déjà altéré : explication aussi peu satisfaisante que les mots *modalité*, *manière d'être du tissu nerveux*. Les lésions (méningite, péri-encéphalite, etc.), dans le délire aigu fébrile, dans le délire dit nerveux (1), dans le délire maniaque et la monomanie, dans beaucoup de manies, — ne paraissent aujourd'hui rien moins que pathognomiques prises isolément. Peut-être : mais a-t-on cherché si, dans leur ensemble, elles ne l'étaient pas? « L'anatomie pathologique, dit M. Duvivier (*Mélancolie*, 1864), ne peut nous montrer une lésion même légère ou variable dans les organes de celui qui a présenté durant la vie les symptômes du délire ambitieux, religieux, maniaque, érotique, mélancolique », proposition évidemment forcée dans sa rigueur affirmative et qui deviendra fausse avec les progrès des études micrographiques. On exagère certainement encore la prépondérance de la psychie, surtout dans la mélancolie, « cette maladie de l'esprit », d'après la littérature psychiatrique. De même pour l'hypochondrie « maladie sans localisation connue, produite et entretenue sur quelque affection morale triste » (Duvivier), et pour toutes les affections mentales dont nous ignorons jusqu'ici les lésions cérébrales correspondantes. Comme l'a dit M. Lasègue (2) : « ce n'est pas la philosophie qui pourra jamais chercher la folie ni lui porter secours, ce n'est pas non plus au magistrat qu'il appartient de se livrer à de pareilles recherches : le médecin seul peut montrer le siége du mal dans les altérations morbides qu'il est habitué à suivre. L'altération morbide est une des conditions de la maladie » (3).

(1) N'ajoutons pas : « dans le *delirium tremens* », parce qu'on en a démontré suffisamment les caractères anatomo-pathologiques (voy. tableau LXVIII).

(2) *Revue des cours scient.*, 10 décembre 1864.

(3) « La médecine s'est, en général, fort mal trouvée du commerce trop étroit qu'elle a voulu parfois lier avec la philosophie ou avec la théologie ; elle doit ses plus mauvais jours à cette union mal assortie »

Évidemment, il faut retourner le fameux apophthegme : L'homme est une intelligence servie par des organes. Tout désordre fonctionnel reconnaît pour cause un désordre organique, d'après cette belle loi de l'organicisme que l'acte est l'expression de la structure et que la différence dans la structure entraîne la différence dans les actes. Entassons donc les observations nécroscopiques, et tôt ou tard le rapport de la lésion au symptôme sortira évident pour détruire tout le fatras des conjectures encore régnantes. Depuis les beaux travaux de Bayle, le cercle des variétés de folies-névroses va se rétrécissant de plus en plus. Les fous par méningo-encéphalite chronique (paralysie générale progressive) (1), ou par intoxication alcoolique, sont nombreux ; les folies congestives de Baillarger, les démences syphilitiques (2), ont aussi des lésions connues. Que la folie com-

(Daremberg, *La médecine, hist. et doctr.*, introduction, 1865). Par le mot *philosophie*, — « science bien complexe et si vague », de l'aveu d'un philosophe (M. Paul Janet, *Revue des cours littér.*, 30 sept. 1865) —, nous entendons ici la métaphysique, la psychologie et même la théologie, étroitement unies, toutes spéculations dont l'immixtion déplorable dans la science a produit des ridicules et des dangers sur lesquels on commence à se trouver d'accord. Néanmoins on peut convenir de comprendre spécialement sous ce nom la *métaphysique* ou recherche de l'absolu, du premier principe des choses, « science des principes et des causes premières, des conditions générales et universelles de l'être » (Aristote), science (?) destinée peut-être à disparaître comme ont disparu la cartomancie, l'astrologie judiciaire, la magie. C'est à elle surtout que la médecine a trop sacrifié en en acceptant sans méfiance le vocabulaire vague et abstrait, en tolérant une trop grande barrière entre le moral et le physique. « Il n'appartient, s'écrie Diderot, qu'à celui qui a pratiqué la médecine d'écrire sur la métaphysique ; lui seul a vu les phénomènes, la machine tranquille ou furieuse, saine ou brisée, délirante ou réglée, » etc. Voy. *Addenda*.

(1) M. Baillarger a récemment (*Gaz. hebdom.*, 17 mars 1865) reconnu, en examinant le cerveau des paralytiques généraux, une lésion nouvelle, assez constante et existant (M. Regnard) dès la première époque. Sur les lobes antérieurs, dépouillés de leurs membranes, grattez, avec le manche d'une pince, la substance grise, vous sentirez, après l'ablation de cette couche corticale, la substance blanche vous arrêter, présenter comme des crêtes, et ne pouvoir être entamée que par un certain effort. Quelques-uns de ces prolongements rappellent l'épiglotte par leur couleur et leur forme. Le travail d'induration porte sur les couches médullaires les plus superficielles, les profondes conservant leur consistance normale ou se montrant même ramollies.

(2) Gailleton, *Gaz. méd. de Lyon*, 16 octobre 1864 ; Leidesdorf (*Medizinische Jahrbücher*, 1864, 4e livr.), etc.

mune semble encore *sine materia*, c'est que sa traduction anatomique reste à déterminer (1).

Quoi qu'il en soit, si des lésions encéphaliques fort graves paraissent jusqu'ici coïncider parfois avec des troubles intellectuels insignifiants, comme nous le disions dès l'abord (p. 276), réciproquement bien des maladies cérébrales ne semblent laisser sur le cadavre que des traces encore insaisies de leur existence. On ne saurait donc prétendre déterminer, d'après l'inventaire nécroscopique, l'état mental, le degré d'intelligence, l'insanité d'esprit d'un individu non examiné pendant la vie (2).

— Prévenons maintenant contre des tendances contraires : il faut apprendre, dans l'étude nécroscopique de l'encéphale, à ne pas voir des lésions là où il n'en existe pas. Par exemple, on s'habituera à distinguer des modifications pathologiques, toutes les particularités ne dépassant pas les limites des variations individuelles de l'état physiologique : trop souvent des changements légers de couleur, de volume, etc., sont relevés comme morbides alors qu'ils s'expliquent simplement par l'influence de l'âge, du sexe, etc. On se rappellera de même que le cerveau, — surtout la substance grise, normalement plus molle et plus vasculaire que la blanche, — s'altère, se ramollit promptement après la mort, soit l'été, soit à la suite de certaines affections (fièvre typhoïde, etc.). Ainsi, habituons-nous à ne pas méconnaître les transformations séniles et cadavériques indépendantes des maladies, à ne pas les prendre pour des reliquats d'inflammation.

Ces généralités posées, et avant d'aborder notre sujet principal, nous croyons encore utile d'appeler, dans l'intérêt du diagnostic comme de la physiologie, l'attention des praticiens sur les rapports qu'ils pourraient établir entre les phénomènes

(1) Plusieurs micrographes allemands (Rokitansky, Wedl, Tigges, Rindfleisch, Billroth) ont déjà constaté des lésions importantes dans certaines formes chroniques de l'aliénation mentale. Plus récemment, Leidesdorf (*Wiener mediz. Wochenschrift*, 1864, n° 32), sur deux cas de manie aiguë, a observé des lésions histologiques analogues.

(2) Cette remarque est importante au point de vue médico-légal, comme en général toutes celles qui précèdent et les deux qui suivent. On trouvera dans l'*Union médicale* du 27 septembre 1864, le récit de la curieuse mésaventure arrivée à des experts ayant cru pouvoir asseoir sur les conjectures d'une nécropsie les plus graves conclusions médico-légales.

notés pendant la vie et le siége précis des altérations anatomiques de l'encéphale. La clinique, — n'ayant que les symptômes fonctionnels pour se guider dans le labyrinthe des affections encéphaliques, ne pouvant ici s'aider de l'exploration physique, — est la première intéressée à l'élucidation des problèmes si complexes de la physiologie des centres nerveux et de leurs dépendances. L'anatomie peut s'en ressentir; car, en ces matières si délicates où les investigations directes sont si dificiles, la physiologie et la pathologie sont susceptibles de lui donner une certitude qu'elle ne saurait atteindre seule. Enfin, l'examen des lésions dans leur comparaison avec la symptomatologie, est appelée à jeter, sur cette science encore obscure des rapports de la matière à la pensée, un grand jour que l'expérimentation seule serait insuffisante à répandre.

Nous ne pensons donc pas faire d'inutiles digressions en esquissant le paragraphe suivant, surtout si nous songeons combien les élèves ont de peine le plus souvent à se composer une opinion sur les problèmes délicats de la physiologie et de la pathologie encéphaliques, avec leurs traités classiques généralement en retard pour les découvertes récentes (1).

PHYSIOLOGIE PATHOLOGIQUE DE L'ENCÉPHALE.

Le cadre de notre ouvrage ne nous permet pas de développer les notions paraissant pour la majorité des auteurs acquises aujourd'hui à la science sur les fonctions si délicates de l'encéphale. Nous ne rappellerons qu'à grands traits ces notions dues aux travaax nécroscopiques, aux déductions tératologiques, enfin à l'importation, dans la physiologie pathologique, de cette autre branche nommée *expérimentale*, de la physiologie, qui multiplie les vivisections (2) pour s'essayer à pénétrer le secret du mécanisme de nos organes et à éclairer les observations directement relevées sur l'homme. — Nous voulons seulement, aujourd'hui qu'on tend de plus en plus vers la médecine physiolo-

(1) *Cerebrum, pars hominis cujus obscura adhuc structura, obscuriores morbi, obscurissimæ fonctiones, perpetim philosophorum et medicorum torquebunt ingenium* (Fantoni). — Nous nous aiderons souvent, pour la partie physiologique, de l'excellent cours professé au Muséum, en 1864, par M. Vulpian, et publié (1864) par la *Science pittoresque*.

(2) L'innervation comme la musculation s'exercent chez l'homme comme chez les vertébrés, les mammifères notamment, et la symptomatologie des affections cérébrales spontanées communes à l'homme et aux animaux est absolument identique.

gique de Broussais, vers la pathologie générale en rapport avec la physiologie et telle que Virchow la professe avec tant de succès, établir en principe combien les données physiologiques et les signes physiques observés près du malade peuvent, surtout pour les recherches si difficiles à faire dans les centres nerveux, devenir des guides précieux. Les altérations pathologiques de l'encéphale sont en effet le plus souvent en rapport avec les symptômes notés pendant la maladie : autrement dit, *les symptômes sont la suite nécessaire de la maladie* surtout dans les cas simples, sans complications de plusieurs ordres de phénomènes; — car la pathologie reconnaît également cette loi de la physiologie expérimentale: pour avoir le rôle propre d'un organe, il faut que sa lésion soit restée parfaitement isolée.

Un écueil se présente pourtant dès l'abord. Les préoccupations physiologiques doivent servir de guide et non de but. Il faut être prudent, serrer de près les faits, ne pas faire de l'anatomie sur commande; car, pour des questions aussi délicates, il se trouve au besoin des preuves en faveur de toute hypothèse. En outre, dans l'interprétation physiologique d'une nécropsie, on doit tenir compte de la compression possible exercée par une tumeur, une collection sanguinolente, etc., sur les organes ambiants, pour ne pas rapporter à la partie lésée les symptômes observés (1).

— Le système nerveux tout entier peut se ramener à deux espèces d'éléments : des *fibres* sensitives ou motrices, — et des cellules (*c. nerveuses* ou *ganglionnaires*) placées soit à la périphérie du corps pour y recueillir des impressions diverses, soit dans les *centres* pour y donner origine aux différents nerfs, soit enfin au point où les fibres immergent dans le tissu musculaire. Ces deux espèces d'éléments ont un rôle très-différent. Les fibres sont de purs *conducteurs* de l'influence nerveuse (ou *influx* nerveux) : nous en rappellerons les caractères à propos des nerfs (chap. VIII). Les cellules, organites *caractéristiques* des parties nerveuses *centrales* (servant de centres), expression la plus élevée de la cellule en action, modifient les impressions sensorielles ou l'excitation volontaire à la façon d'une cellule glandulaire apte à transformer en des principes nouveaux ceux qu'elle reçoit (Luys). Ce sont des saccules à noyau et nucléole, remplis d'une matière protéique transparente, *finement* granuleuse. Ils ne sont pas arrondis; ils émettent, dans diverses directions, une ou plusieurs expansions (*pôles*), pâles, les unes sous forme de *fibres* qui deviennent plus loin les *tubes* des nerfs, les autres comme de simples *prolongements* se rendant dans d'autres cellules. Sur certains points, les cellules, grâce à ces *prolongements*, se réunissent mutuellement en mailles ou *réseaux*, et un réseau de cellules est toujours le substratum anatomique des fonctions physiologiques combinées (corps striés par

(1) La compression peut même s'étendre assez loin. M. Niemeyer (*Berl. Klinische Woch.*, n° 12, 1865) compare ce phénomène à celui d'une bouteille pleine qui, si l'on en force le bouchon, n'éclatera pas toujours au goulot, mais souvent en un point éloigné, moins résistant.

exemple), les fonctions isolées répondant à des *irradiations* ou à des *juxtapositions* de cellules.

Les fibres constituent la *substance blanche*, dont les larges tubes ont à peu près les caractères des tubes que nous verrons dans les nerfs (chap. VIII). Les cellules forment la *substance grise* ou *ganglionnaire*, que nous retrouverons dans tous les *centres* nerveux, et au sein de laquelle se passent les actes les plus importants. Elles y sont entremêlées de tissu conjonctif, de capillaires, d'une substance finement granuleuse (*matière amorphe, m. nerveuse diffuse*) parsemée de noyaux et paraissant la même que le *liquide intra-cellulaire*, de fibres nerveuses grêles, à doubles contours, enfin de *myélocytes*, plus communes dans le cervelet que dans le cerveau, et dont nous donnerons les caractères à propos des tumeurs syphilitiques cérébrales.

A. CERVEAU. Nous retrouvons, dans les hémisphères cérébraux, les deux substances précitées. La blanche, ici interne ou médullaire, uniquement conductrice, est en communication directe avec la grise d'une part, de l'autre avec les cordons centraux auxquels se rattachent les nerfs sensitifs et moteurs. A la substance grise ou corticale, formant les circonvolutions (1), sont dévolues les fonctions les plus nobles de l'innervation. Sphère de l'élaboration physiologique ou du déploiement de l'activité psychique, elle préside seule aux trois attributs du cerveau : la perception, la volonté et l'intelligence. Aussi est-elle atrophiée chez les idiots, — sujets dont on devra soigneusement constater l'état de l'intelligence pendant la vie ; — et, dans la paralysie générale des aliénés, l'altération porte exclusivement sur cette même périphérie cérébrale. Ce que nous dirons de la physiologie cérébrale s'applique à elle seule, aux circonvolutions par conséquent, dont le développement indique la supériorité intellectuelle, comme le voulait déjà Erasistrate, refuté si plaisamment par Galien. Gall et Spurzheim en faisaient aussi l'instrument matériel de nos facultés multiples. On peut même ajouter que la partie antérieure paraît surtout le siége de l'activité cérébrale : Gratiolet a montré le rapport entre la portée intellectuelle et le développement des circonvolutions frontales.

1° *Le cerveau est le siége unique des perceptions véritables* ou conscientes, — bien qu'insensible par lui-même (Lory, Flourens). Les excitations périphériques, les impressions recueillies par les fibres sensitives terminales, sont conduites aux centres nerveux : mais la réaction reste inconsciente (réflexe) dans la moelle ; elle s'élabore, s'achève dans l'isthme de l'encéphale, tout en n'y étant encore qu'automatique (*sensitivo-motrice*). Pour que la sensation soit complète, arrive à la connaissance de l'animal, pour qu'il y ait perception il faut l'inter-

(1) Les circonvolutions sont composées de six couches alternativement opaques et transparentes, blanches et grises : pour les voir, il faut, comme l'indique M. Baillarger, en enlever par une coupe verticale une lame mince qu'on place entre deux plaques de verre pour la regarder entre l'œil et la lumière d'une lampe.

vention des hémisphères cérébraux. Aussi la sensibilité subsiste-t-elle après l'ablation de ces hémisphères, le centre sensitif étant la protubérance et le bulbe (voy. p. 313 et 316); mais la douleur, la vision, l'audition ne sont plus alors conscientes ; il n'y a plus de moi-animal, de *conscience* (dans l'acception scientifique du mot). Le pouvoir *idéo-génétique* des sensations est aboli; car, faute d'idées, la mémoire et les fonctions psychiques disparaissent.

Ainsi, c'est par le cerveau que l'être a le sentiment de son individualité, qu'il est instruit des modifications subies par ses nerfs sensitifs.

2° *Le cerveau est le siége de la volition,* — qui représente, en définitive, une simple impression sensorielle antérieure et transformée, c'est-à-dire qui, phénomène purement secondaire de l'activité cérébrale, naissant par suggestion, — est liée intimement à l'arrivée préalable des sensations ou des idées et aux opérations de jugement en résultant.

L'ablation du cerveau « abolit sans retour tous les mouvements spontanés » (1), mouvements dont cet organe est l'excitant physiologique par excellence. L'animal, plongé dans une somnolence complète, n'est plus, et encore quand on le stimule, susceptible, que de mouvements *inconscients,* soit réflexes (*excito-moteurs* de Carpenter, voy. chap. VIII), soit encore automatiques, mais plus compliqués et venant de la protubérance (*sensitivo-moteurs* de Carpenter). Il n'offre plus d'idées évoquées par la mémoire, de réactions *idéo-motrices* (Carp.), ou manifestations volontaires, ou déterminations automatiques, raisonnées.

Nous verrons plus loin que la volition est le fait, *au moins initial,* de tout acte moteur volontaire, mais que l'ébranlement cérébral a besoin de subir des transformations sur son trajet vers la moelle ; à ce prix seulement est assurée la continuité du mouvement, car l'influx de la volition est momentané, fugitif (p. 288, note 2, p. 293, et fin de la p. 312).

3° *Instrument matériel unique de l'intelligence* [c'est-à-dire de la raison, de l'âme (2)], *le cerveau est le siége de l'attention, des idées, de la mémoire, de la réflexion, de la comparaison, du jugement, du raisonnement, de l'abstraction, de l'imagination.* M. Luys, dans son dernier ouvrage si remarquable (3), a présenté, d'ailleurs fort ingénieu-

(1) Flourens, 1re édit. des *Recherches expérim. sur les propr. et les fonct. du système nerveux.* Voyez aussi Longet, Brown-Séquard, etc.

(2) Nous nous garderons bien ici de nous égarer dans le dédale des velléités animistes. Il ne s'agira donc nulle part de l'âme comme pure abstraction indépendante de la matière, comme entité distincte et personnelle, comme être vivant d'une vie propre, immatérielle et impérissable.

(3) *Recherches sur le syst. nerv. cérébro-spinal,* 1865. Voyez, à la fin de la note 2 de la p. 288, les restrictions que nous admettons à ces idées.

sement, toutes ces facultés comme les prérogatives des innombrables cellules composant la substance grise et de leur admirable liaison anastomotique. Ainsi, la mémoire résulterait de cette aptitude des cellules à conserver l'impression des agents extérieurs qui les ont influencées; persistant plus ou moins longtemps sous le même état, elles peuvent se replacer dans les conditions premières si une cause provocatrice vient à les stimuler de nouveau. Ainsi encore, pour expliquer les idées et leur association (d'où résulte le jugement, la réflexion, etc.), M. Luys croit les mêmes éléments nerveux susceptibles de se mettre spontanément en action par l'effet d'excitations soit parties des cellules ambiantes (ébranlement provoqué par un souvenir), soit d'origine périphérique. «Les impressions sensorielles arrivées au milieu des réseaux de la substance corticale, s'y répartissent, subissent l'action métabolique des cellules cérébrales, et ainsi transformées, réapparaissent sous forme d'idées. » L'innéité des idées n'est pas admissible (1).

L'imagination est la conséquence du travail isolé des cellules; celles-ci, amplifiant les impressions sensorielles, les font apparaître sous des formes plus vives; de là il n'y a qu'un pas à faire pour arriver à l'aliéné, dont l'imagination est maladive, dont les perceptions sont irrégulières, par suite d'une dissociation progressive des éléments cérébraux, et nous pouvons répéter ce que disait, il y a deux siècles, lord Hales : « Il est fort difficile de trouver la ligne invisible qui sépare la folie complète de la partielle. »

4° C'est également au sein des cellules de la substance grise du cerveau, que naissent et se développent ces réactions passagères constituant l'*émotion*, la *joie*, la *douleur*, la *peur*, ou les réactions permanentes que nous nommons *passions*, *penchants*, *affections*. En général, *le cerveau est le centre des sentiments*. Chez les animaux privés de cerveau, plus d'instinct de la propagation (Magendie, Flourens) ni de la nutrition, plus en général de ces incitations impérieuses ayant pour

(1) M. Krishaber, dans son intéressant ouvrage sur *La structure de l'encéphale*, se demande cependant si les fonctions cérébrales « arrivent du premier coup au rôle qui leur est *assigné*, ou bien si elles suivent d'une manière lente et graduelle le développement du centre d'où elles émanent? » Il est étonnant de le voir, dans une question si simple, faire intervenir les spéculations stériles de la métaphysique touchant l'époque où l'embryon prend âme, les opinions de Pythagore, Lucrèce, Spinosa, voire même la métempsychose. Le simple bon sens l'indique : le cerveau, à peine ébauché, d'un fœtus, ne peut fournir le même travail que celui de Newton ; l'encéphale a besoin, après l'évolution intra-utérine, d'un long apprentissage pour commencer à manifester son activité ; l'intelligence ne survient que tardivement et se traduit d'abord par les actes les plus simples, avant de se formuler par la parole. Enfin les fonctions de tout organe en général, et du cerveau en particulier, sont la conséquence forcée de sa structure et de sa composition.

but la conservation de l'individu et de l'espèce. C'est enfin par le cerveau que nous sommes sociables.

Localisation des fonctions cérébrales. — Ceci rappelé, le cerveau est-il un organe unique ou un ensemble d'organes ? M. Flourens a dit : « Il n'y a pas de siéges divers pour les diverses facultés ni pour les diverses perceptions » (1), et Gall, au contraire, écrivait : « Il n'existe et ne peut exister aucun centre commun de toutes les sensations, de toutes les pensées, de toutes les volontés.

Autrefois les phénomènes si complexes de l'intelligence étaient réputés dus à l'action du cerveau tout entier. Telle n'est plus aujourd'hui l'opinion de la majorité, si j'en excepte les adeptes de la psychologie, — science ressortissant tout entière de la physiologie et qui ne se constituera qu'en délaissant l'ornière scolastique où elle se traîne encore. Sans doute il est impossible de distinguer une ligne de séparation entre les divers compartiments encéphaliques ; mais toutes les parties du corps humain sont de même unies par des liens étroits de contiguïté, de continuité, de vascularisation et d'innervation, bien que chargées de fonctions différentes. Cette unité d'association organique des départements de l'encéphale répond même à l'intimité des éléments multiples de l'intelligence, formant dans leur réunion la pensée, l'unité du *moi*. « Le cerveau est un avec des organes multiples qui ont des connexions entre eux : ainsi l'intelligence, bien qu'unique dans son essence, se compose de facultés différentes entre elles et dont l'ensemble la constitue » (2). Les lamelles de substance blanche (*l. de connexion*) qui relient les circonvolutions entre elles et avec le corps calleux, font ainsi des deux hémisphères un seul organe tout en comportant la pluralité des éléments anatomiques.

Couches optiques et corps striés. Une des localisations cérébrales, dont nous avons d'abord à parler, est l'influence de ces deux noyaux de substance grise sur les mouvements des membres du côté opposé (p. 305, note 1). Un trouble fonctionnel à droite coïncide avec leur lésion à gauche (3). Les *thalami optici* influenceraient les mouvements volontaires des membres thoraciques (Saucerotte, 1819 ; Serres ; Schiff,

(1) M. Flourens enlève un hémisphère sans constater de troubles dans les fonctions cérébrales ; même remarque chez l'homme quand il y a atrophie de toute une moitié du cerveau. Mais nous voyons simplement là une preuve de la suppléance des deux hémisphères.

(2) Piorry, *Acad. de méd.*, 23 mai 1865.

(3) D'après M. Luys, à ces deux renflements aboutissent les deux espèces de fibres composant le système nerveux central : *f. convergentes inférieures* et *f. convergentes supérieures*. Les premières appartiennent aux racines rachidiennes ; dans leur trajet à travers la moelle, elles subissent des entrecroisements et se mettent en rapport avec la substance grise spinale (chap. VIII). Les secondes s'étendent de la couche grise du cerveau aux corps optiques et striés, point de jonction des deux séries.

Foville), les corps striés, la motilité des extrémités abdominales (Saucerotte; voyez cependant note 3, page 309).

Cependant l'action sur la motilité du premier de ces grands ganglions cérébraux n'est pas aussi certaine (Longet et Andral). Ils seraient plutôt un véritable *sensorium commune*, comme la protubérance (1). Quoi qu'il en soit leur lésion paraît sans retentissement sur la vision.

On s'accorde plus à considérer la substance grise du corps strié, — que l'anatomiste anglais Willis prenait pour siége de l'âme et dont la destruction au moins unilatérale n'entraînerait cependant pas toujours des désordres intellectuels, — comme un foyer central de concentration des incitations motrices. Communiquant avec la couche corticale du cerveau, et, par les pédoncules, avec le cervelet (organe d'équilibration, ou tout au moins de coordination des mouvements locomoteurs, p. 307, sq., et qui sécrète sans cesse, pour M. Luys, un influx spécial), — elle reçoit perpétuellement et le stimulus intermittent de la volition (p. 285) et l'innervation cérébelleuse continue (2). Aussi ses lésions unilatérales retentissent-elles sur les mouvements et volontaires et inconscients. Pour ces derniers, par exemple, elles suscitent,

(1) Pour M. Luys, tandis que les couches optiques seraient l'aboutissant des fibres inférieures et supérieures affectées à la sensibilité, les corps striés seraient celui des fibres inférieures et supérieures affectées au mouvement. Les divers noyaux de substance grise contenus dans les couches optiques seraient destinés à recevoir les *impressions* tactiles, optiques, acoustiques, gustatives, odorantes, avant que celles-ci allassent se transformer en perception dans le cerveau.

(2) « Consécutivement à une impression sensoriale, soit présente soit passée, commence la volition. Le stimulus de la volition, émergé des zones motrices de la substance corticale, est transmis au réseau de grosses cellules du corps strié; c'est là sa première étape.

« L'ébranlement psychique subit une influence métabolique et reparaît transformé pour se propager dans une direction descendante dans les cellules motrices de l'axe spinal. Ici s'ajoute un nouvel élément, l'*innervation cérébelleuse périphérique*, que les fibres spinales antérieures soutirent incessamment de la substance grise du corps strié, du *locus niger*, de la protubérance. Cette force surnuméraire donne à nos mouvements la durée et la continuité, l'influx de la volition n'étant qu'éphémère. Conduit par les faisceaux spinaux antérieurs, le stimulus, doublé de l'influx cérébelleux, se répartit d'une manière variée, suivant la distribution particulière des fibres qui le transmettent; il s'amortit dans les cellules motrices de l'axe spinal situées du côté *opposé* à celui d'où il émane dans le cerveau. Celles-ci opèrent immédiatement leur décharge du côté des nerfs moteurs qui en sont les conducteurs centrifuges, et ceux-ci, à leur tour, provoquent la mise en activité des appareils musculaires auxquels ils se distribuent... Ainsi, un simple ébranlement de substance nerveuse au début est capable, après s'être amplifié en passant à travers une succession d'appareils multiplicateurs, de produire, à son dernier terme d'évolu-

au moins chez les animaux (Schiff, Lafargue, Longet; Leven, *Soc. de biol.*, 1863), des mouvements de manége, d'entraînement par côté, autour de l'axe longitudinal du corps, analogues à ceux dont nous parlerons à propos des pédoncules cérébelleux. Quand les deux côtés sont intéressés à la fois, il y a tendance procursive; l'animal « se précipite

tion centrifuge, des efforts dynamiques imposants. Il y a, dans cette série d'actes moteurs qui se perfectionnent et se multiplient les uns par les autres, quelque chose de comparable à ce que l'on voit dans l'agencement des diverses parties d'une machine à vapeur...

« Il y a, du reste, des rapports intimes entre la substance grise du corps strié et la sphère d'activité psychique (cerveau), si bien que les divers états de tension de l'innervation cérébelleuse au sein du corps strié retentissent sur les déterminations variées qui partent de la périphérie corticale. Une surexcitation fonctionnelle du cervelet peut se traduire par des accès impulsifs irrésistibles (p. 308), par les manifestations motrices de la fureur épileptique (exaltation, violence, mouvements désordonnés, vociférations, gesticulation continuelle, pétulence insolite), devant l'impétuosité desquelles les déterminations volontaires s'amortissent impuissantes. Peut-être, à un degré moindre, l'innervation cérébelleuse se manifeste-t-elle en courage téméraire et en audace; et, dans l'ordre des faits purement moraux, l'esprit d'entreprise, de progrès, ne sont-ils pas, en dernière analyse, les échos les plus éloignés, maintenus dans de justes limites, et la transformation ultime, des impulsions *progressives* provoquées par l'innervation cérébelleuse au sein du corps strié.

» Au contraire, une insuffisance stimulatrice de l'influx cérébelleux au sein du corps strié, explique cette pusillanimité excessive, cette timidité particulière, qui est l'apanage exclusif de certains individus (M. Luys appuie ces présomptions sur des données nécroscopiques), et ne faut-il pas rechercher, dans son extinction plus ou moins complète, le secret de l'apparition des symptômes mélancoliques qui se montrent d'une façon si caractéristique dans certaines formes dépressives d'aliénation mentale? Peut-être, à un degré moins accusé, faut-il voir, dans l'absence d'entraînement que présentent certains hommes, la preuve de l'atténuation progressive de l'innervation cérébelleuse au moment où elle est répartie dans la substance grise du corps strié, et la manifestation significative de l'influence indirecte qu'exerce l'influx irradié du cervelet sur l'allure du caractère et les propensions de l'esprit » (Luys, *Journal d'anatomie de Robin*, 1864).

A l'appui de cette opinion, nous pourrions citer une autre observation dont le sujet, mort de pneumonie, et qui s'était fait remarquer à l'hôpital par ses idées bizarres, présentait un ramollissement localisé du cervelet qu'on n'avait pas diagnostiqué. — En fait, nous résumons ici, comme à la page 286 et plus loin, les théories de M. Luys, parce qu'elles sont séduisantes; mais, ne se basant pas sur les faits, elles rentrent dans le domaine de la métaphysique, et ne sauraient, jusqu'à démonstration, être acceptées par le positivisme

en avant comme poussé par un pouvoir irrésistible (1). » Chez l'homme, ces modifications locomotrices n'ont pas encore été constatées (2),

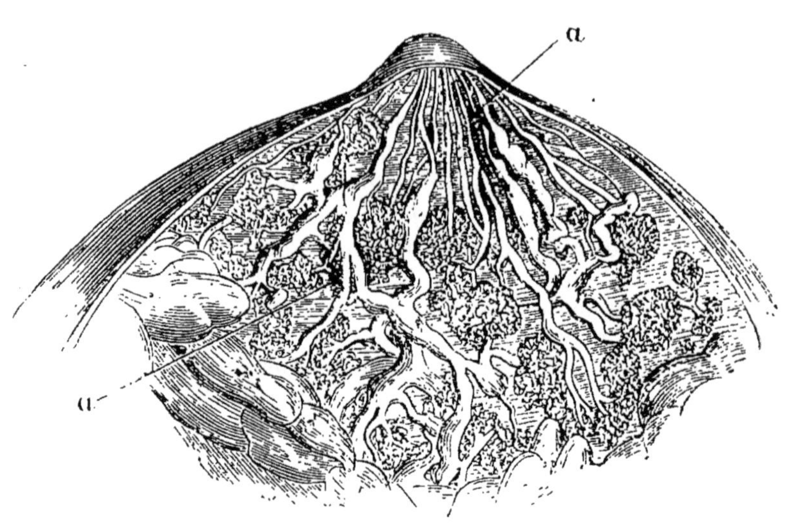

FIG. 69 (3).

Coupe de la mamelle (à l'état sain), montrant les lobules, leurs canaux excréteurs dirigés vers le mamelon et flexueux (c. *galactophores*, *a*, *a*). Les lobules (ou lobes) sont formés d'acini ou culs-de-sac tapissés par un épithélium nucléaire ovoïde. Les canaux galactophores présentent trois tuniques : l'interne amorphe, la moyenne à fibres musculaires longitudinales, l'externe à fibres élastiques.

moderne. Cette restriction doit même s'étendre jusqu'à un certain point à ce que nous disons depuis la page 285 des facultés intellectuelles. Il n'appartient pas à la métaphysique d'indiquer aux anatomo-pathologistes les facultés dont ils devront rechercher ultérieurement le siége organique ; la science seule pourra dire, quand l'encéphale sera mieux connu, si telle faculté, admise aujourd'hui au seul point de vue psychologique, constitue réellement une faculté distincte. Cependant il faut reconnaître qu'il est plus aisé de rechercher la fonction avant l'organe, quitte à corriger plus tard, par les données anatomiques, les limites des facultés posées à priori par l'analyse et la synthèse, par la psychologie, science « qui considère l'homme en général dans ses facultés, en tant qu'il a conscience de lui-même » (P. Janet, *Revue des cours littér.*, 7 oct. 1865). Voyez p. 302.

(1) Magendie, *Leçons sur le système nerveux*, t. I, p. 280.

(2) Cependant M. Mesnet (*Gaz. des hôpit.*, 29 mars 1862) a observé une tumeur du cerveau ayant déterminé des mouvements circulaires ; le malade ne pouvait marcher droit, une force irrésistible l'entraînait de gauche à droite, et la progression avait lieu selon une ligne oblique.

(3) Cette figure, que nous empruntons à l'*Anatomie* de M. Fort, aurait dû être intercalée page 271.

mais on a noté une déviation des yeux du côté non paralysé et de l'épaule du côté lésé (1).

— Mais peut-on, dans la complexité structurale des hémisphères cérébraux, distinguer des éléments organiques plus spéciaux encore pour des actions fonctionnelles distinctes? Aujourd'hui, s'il est permis de faire de la science à priori, on doit admettre la nécessité de discerner matériellement les divers éléments fondamentaux isolés par l'analyse psychologique ou l'observation, de même qu'on a reconnu des centres d'action à part dans la moelle (ch. VIII). Avec M. Béclard père et M. Bouillaud, nous ne comprenons pas de fonctions sans organes (p. 280), et nous croyons par suite à la possibilité de relier un jour les divers modes d'activité intellectuelle à des îlots distincts de l'écorce cérébrale. Dans les maladies mentales, telle ou telle faculté peut disparaître isolément; c'est là que devraient donc se porter les recherches les plus attentives. Sans doute, bien des exagérations ont fait ridiculiser les déterminations topographiques appliquées aux composantes de l'âme ou plutôt de l'intelligence : déterminations par la couleur, le volume, le poids, la forme, la constitution chimique, etc., etc. Récemment encore, M. Lélut (2), niant la possibilité de la phrénologie, renvoyait la science au temps de Méry, qui compare les anatomistes occupés à découvrir les fonctions du cerveau aux cochers de fiacre de Paris, connaissant parfaitement les rues, sans savoir ce qui se passe dans l'intérieur. La grande question de la localisation des facultés spéciales par départements spéciaux a cependant, ce semble, fait de bien notables progrès dans ces dernières années, par suite des recherches nécroscopiques. Les tentatives phrénologiques, et surtout cranioscopiques de Gall et Spurzheim, sont aujourd'hui jugées; rien n'autorise à envisager, avec Gall, l'encéphale comme une agglomération méthodique de ganglions, analogues à ceux du grand sympathique, ayant chacun son attribut intellectuel, sensitif ou moteur. Mais à cette ingénieuse systématisation, à la description architectonique si séduisante de simplicité que de Blainville donnait de l'appareil cérébral, survit encore le principe de la localisation en compartiments, qui tend

(1) Vulpian, *Soc. de biologie*, 1861, *Études expérim. sur les mouvements de rotation*. Dans la *Gazette hebdom.* (13 octobre 1865), M. J. L. Prévost vient d'insister sur la fréquence, chez les hémiplégiques, de cette déviation conjuguée des deux axes oculaires du côté non paralysé (c'est-à-dire du côté du foyer encéphalique), par suite de l'activité exagérée des muscles antagonistes à ceux qui sont paralysés. Cette déviation des yeux et de la tête, déjà notée par Magendie, correspond en général, d'après ses observations, à une lésion (ramollissement) des corps striés, soit du *noyau lenticulaire* (ou *extra-ventriculaire*), soit des capsules (interne et externe), soit du prolongement caudiforme du noyau coudé (*noyau gris intra-ventriculaire*).

(2) *Physiologie de la pensée*, 1862.

même à faire place pour quelques auteurs au cantonnement des manifestations de l'intellect par circonvolutions (1). Les ondulations fondamentales, les grands groupes de sinuosités du cerveau ne sont pas, en effet, comme l'avait déjà senti Rolando, de simples plis jetés au hasard, comparables aux flexuosités désordonnées des anses intestinales; ils se montrent constants, fixes dans leur forme, leur direction, leur ordre, et paraissent se comporter comme autant d'organes distincts (2). Sans doute, la science n'est pas arrivée à connaître ce rôle physiologique précis de chaque circonvolution, à mettre comme Gall et Spurzheim, des numéros sur chacune d'elles, — nous allons le voir à propos de l'aphasie,— mais enfin, dès aujourd'hui, dans une nécropsie soigneusement faite, il faut, s'il est possible, *préciser les circonvolutions malades.*

Siége de la mémoire des mots. — Comme exemple des recherches modernes sur la pluralité des organes, comme des fonctions, du cerveau, sur la distinction anatomique des pouvoirs psychiques, nous ne pouvons mieux faire que de résumer les discussions récentes sur l'*aphasie*. On nous objectera évidemment que nous sortons ici, plus que jamais, de notre sujet principal; nous ne le croyons pas, parce que nous désirerions voir l'attention des élèves appelée sur ces grandes questions de physiologie pathologique. D'autre part, il est toujours utile de rappeler le mode d'évolution d'une théorie, d'un système ou d'un fait acquis; une doctrine ne s'improvise pas, elle constitue l'expression synthétique de laborieuses recherches et il est éminemment profitable d'assister à ce développement progressif d'une pensée qui paraît devoir s'ériger en une vérité.

Gall le premier avait, nous l'avons vu, cherché à établir l'individualité des centres psychologiques. Il avait déjà distingué la base d'avec la convexité du cerveau, la première fournissant aux organes sensoriaux, la seconde où se concentrent les nobles attributions de l'intellect. Sans doute il était allé trop loin en attribuant à telle partie de l'encéphale telle aptitude spéciale; mais, d'après beaucoup d'au-

(1) « Si la doctrine des localisations particulières est un jour reconnue exacte, ce ne sera probablement pas dans des points circonscrits, dans des districts plus ou moins nettement limités, correspondant à des points déterminés de la voûte du crâne, qu'on pourra localiser les diverses facultés cérébrales; en d'autres termes, je pense que, s'il y a jamais une science phrénologique, ce sera la phrénologie des circonvolutions et non celle des bosses » (Broca, *Bull. de la Soc. anat.*, 1861, p. 407).

(2) Voyez leur description dans : Leuret, *Anat. comp. du syst. nerveux dans ses rap. avec l'intelligence*, 1839; Foville, *Traité complet d'anatomie du syst. nerv. cérébro-spin.*, 1844; Gratiolet, *Anatomie comp. du syst. nerv.*, 1857, et *Mém. sur les plis cérébraux de l'homme et des primates*, 1854; Rod. Wagner, *Abhandlung über die typischen Verschiedenheiten der Windungen der Hemisphaeren.* Göttingen, 1860.

teurs actuels, il serait resté dans le vrai en plaçant le siége des diverses mémoires derrière l'os frontal dans la portion inférieure des lobes antérieurs ou frontaux. La saillie des yeux, ou, fait contraire, la proéminence de la région frontale par en bas et latéralement, chez les gens à mémoire développée, est même d'observation vulgaire, bien que ne répondant pas fatalement à l'amplification cérébrale, puisqu'il peut y avoir un simple développement des sinus frontaux.

Cette discussion sur « le sens spécial des mots et le siége de la faculté du langage » (Gall), si mémorable à l'Académie de médecine et dans la presse, — discussion qu'il nous était, je le redis à dessein, impossible de passer sous silence parce qu'elle a rendu cette question une des mieux étudiées de la physiologie pathologique du cerveau, et qu'elle montre combien un symptôme en apparence identique est souvent difficile à mettre en rapport avec les altérations nécroscopiques, — a fait naître quatre opinions principales, soutenues par MM. Bouillaud, Broca, Marc et Gustave Dax, Schœder Van der Kolk.

L'aphasie [ἀ privatif, φάσις, parole (1)], ou perte de la faculté d'articuler les sons, est une *mutité acquise*, partielle ou complète, *avec intégrité parfaite des organes servant à l'articulation des sons* et chez des sujets *conservant un degré d'intelligence suffisant* à l'exercice de la parole, c'est-à-dire comprenant la signification des mots et saisissant leurs rapports grammaticaux. Il faut donc ici mettre hors de cause les malades atteints de paralysie générale, les surdi-mutités, les mutités congénitales, les aphonies, les glossoplégies ou paralysies des muscles de la langue et de l'orbiculaire des lèvres (par. glosso-labio-pharyngée, Trousseau), les épileptiques qui associent les syllabes dans une langue inconnue, les hémiplégiques simples qui bredouillent tout en pouvant écrire et dessiner. L'aphasique est cependant paralysé le plus souvent, *à droite surtout*.

Quant aux lésions déterminant l'aphasie, ce sont, en général, des ramollissements : on a remarqué qu'elles étaient fréquemment produites par l'oblitération (thrombose, embolie) de l'artère cérébrale moyenne ou artère de la scissure de Sylvius (artère sylvienne, qui donne une branche aux circonvolutions frontales postérieures). Il y a donc (2) un rapport entre les affections du cœur (surtout le rétrécissement mitral), l'oblitération de la sylvienne, le ramollissement cérébral, l'hémiplégie à droite et l'aphasie.

a. — M. Bouillaud, qui, dès 1825 (3), voyait dans la partie *anté-*

(1) Le mot *aphémie* (Broca ; de φημί, parler) a été abandonné, parce qu'il signifierait *infamie*. On a dit encore *alalie* (λαλεῖν, jaser, remuer la langue et les lèvres) ; mais MM. Littré et René Briau ont fait, par des considérations étymologiques, prédominer le terme *aphasie*. Les trois expressions ont d'ailleurs un sens spécial dans la classification de M. de Fleury (*Gazette hebdom.*, 21 avril 1865), comme nous le verrons plus loin (page 301).

(2) Lancereaux, *Gaz. des hôp.*, 13 mai 1865, et *Gaz. méd.*

(3) *Traité de l'encéphalie ; Journ. de physiol. expér.*, t. X, p. 159.

rieure des deux lobes frontaux l'organe de la formation, de l'association, de la mémoire des mots, comme aussi des principaux signes de la pensée, — lut à l'Académie de médecine en 1848 (1) un mémoire dans lequel il corrobora cette opinion par de nouveaux faits.

Un grand nombre d'examens nécroscopiques, pratiqués depuis, sont venus confirmer cette intuition d'un centre régulateur de la parole et distributeur des mouvements de la langue. « Dans les troubles de la parole, *provenant d'une lésion du cerveau*, c'est dans les lobes antérieurs qu'il faut chercher la lésion. » D'ailleurs, « pour la parole, il y a trois choses à considérer : la perception, les mots, la prononciation. Le mot, *perte de la parole*, préférable aux termes *aphasie* et *aphémie* (impossibilité de prononcer), comprend deux choses : la perte des noms et la perte du pouvoir coordinateur des mouvements qui servent à articuler les mots, bien que chacun des mouvements en particulier puisse être intact (2). » — M. Trousseau a voulu objecter à cette doctrine seize observations comprenant, soit des ramollissements du lobe frontal gauche ou du droit sans aphasie (mais M. Bouillaud admet que les deux lobes peuvent se suppléer), soit des abcès des deux lobes (Péter, Trousseau), ou enfin des lésions des lobes occipitaux avec aphasie. M. Bouillaud, pour qui ces observations sont non concluantes, a répondu en s'appuyant sur des cas confirmatifs paraissant présenter non une coïncidence, mais une relation étiologique nécessaire entre la perte de la parole et une lésion (de siége ou de nature divers) dans l'un ou l'autre lobe.

b. — En 1846, M. Marc Dax présenta au Congrès médical de Montpellier un mémoire sur « l'oubli des signes de la pensée » coïncidant avec des lésions de la moitié gauche *toute entière* de l'encéphale. Depuis (1863), M. Gustave Dax a publié cent quarante observations, plus ou moins probantes, à l'appui de cette opinion ; mais elle n'est vraiment pas soutenable en présence des faits négatifs qu'on peut lui imposer et qui, pour la plupart, sont les cas invoqués contre la théorie de M. Broca : citons aussi l'observation de M. Lélut (3) au sujet d'un épileptique ayant conservé la parole bien que son hémisphère gauche soit réduit en bouillie. Enfin, une même faculté paraît résider dans les deux points symétriques du cerveau (p. 297), comme l'admettent Gall et M. Bouillaud.

c. — Cependant, en 1861, à la suite de discussions à ce sujet entre MM. Auburtin et Gratiolet à la Société d'anthropologie, M. Broca, d'abord incrédule, présentait à la Société anatomique deux observations détaillées dans lesquelles la perte de la manifestation expressive

(1) *Rech. clin. propres à démontrer que le sens du lang. articul. et le principe coordin. des mouv. de la parole résident dans les lobules ant. du cerveau.*

(2) Bouillaud, *Acad. de médecine*, 16 mai 1865.

(3) *Journ. hebd. de médecine*, 20 février 1830. M. Fleury (de Clermont-Ferrand) a publié de même un cas de destruction du lobe antérieur gauche sans aphasie (*Gaz. des hôp.*, 16 janv. 1866).

de l'intelligence par la parole, accompagnée de paralysie du côté droit, avait coïncidé, pour l'une avec un ramollissement chronique, pour l'autre avec une hémorrhagie de la deuxième et surtout de la troisième circonvolution de l'étage supérieur du lobe frontal gauche (1). Pour M. Broca, l'organe législateur de la parole siége dans ce lobe, non pas à l'extrémité antérieure, mais au bord postérieur de la troisième

(1) *Bull. Soc. anat.*, p. 349, sq., et p. 399 : les pièces se trouvent au musée Dupuytren.

Le texte de M. Broca est un modèle d'observation clinique et nécroscopique.

Pour bien préciser la délimitation des lobes antérieurs, nous citerons M. Broca : « Ils comprennent, étudiés par la face inférieure du cerveau, la partie des hémisphères située en avant du chiasma et de l'extrémité antérieure du lobe temporo-sphénoïdal ; mais du côté de la convexité, ils ont une longueur au moins double, et se prolongent au-dessus de la scissure de Sylvius, dont ils forment le bord supérieur, jusqu'au sillon de Rolando, sillon séparant les circonvolutions frontales d'avec les lobes pariétaux, et qui, au lieu d'être situé directement au-dessous de la suture coronale (comme on le croit généralement), commence sur la ligne médiane, à 4 centimètres au moins en arrière de cette suture, pour aboutir, presque transversalement en bas et en dehors, à la scissure de Sylvius, en arrière du bord postérieur du lobe de l'*insula*. » En un mot, ce vaste ensemble qu'on nomme aujourd'hui le *lobe frontal* comprend toutes les circonvolutions visibles, après l'ablation des méninges, entre la voûte orbitaire, le grand sillon de la partie latéro-inférieure des hémisphères (scis. de Sylvius) et le sillon de Rolando. Profondément, on trouve dans ce lobe la moitié du lobule de l'*insula* de Reil (si l'on écarte les bords de la scis. de S.) et la presque totalité du corps strié, si bien que les faits d'aphasie avec ramollissement du corps strié (Jaccoud, *Gaz. hebd.*, 1864 ; de Fleury, *Ibid.*, 21 avril 1865, etc.), ne sont pas contraires à l'opinion de M. Bouillaud.

« L'étage supérieur du lobe frontal se compose de quatre circonvolutions bien distinctes : l'une postérieure et transversale, qui forme le bord antérieur du sillon de Rolando ; les trois autres antéro-postérieures, qui, commençant derrière l'arcade frontale, vont se jeter isolément dans la circonvolution transversale. Ces trois plis sont désignés, de dedans en dehors, sous les noms de *première*, *deuxième*, *troisième circonvolution frontale*. La première longe la scissure médiane, la troisième forme en arrière le bord supérieur de la scissure de Sylvius, et la couche de substance grise qui la tapisse, se réfléchissant dans le fond de cette scissure, se prolonge immédiatement sur le petit lobe central désigné sous le nom d'*insula de Reil*. Ces rapports sont absolument fixe. » Broca (*Soc. de chirurgie*, 24 fév. 1864). A vrai dire, chacune des trois circonvolutions antéro-postérieures comprend deux replis distincts, séparés du groupe voisin par un sillon assez profond.

circonvolution gauche. Ainsi M. Broca précise, transporte plus haut et plus en arrière que Gall *le siége de la mémoire des mots.* Bon nombre de nécropsies sont venues depuis affirmer cette assertion inattendue de M. Broca, que, dans l'aphasie, il existe des phénomènes paralytiques du côté droit, et une lésion vers le tiers postérieur de la troisième circonvolution frontale gauche (*circonvolution de l'aphasie,* Broca), au-dessus de la scissure de Sylvius. Nous citerons notamment les faits de MM. Auburtin, Broca (1863), Parrot (*Gaz. hebdom.*, 1863), Ange Duval (1), Martin (*Gaz. des hôp.*, 12 septembre 1865), etc.

M. Trousseau a cité, par contre, treize cas d'aphasie avec intégrité de la circonvolution indiquée et lésion au point droit correspondant, cas observés, notamment, avec grand soin, par MM. Péter, Charcot, Cornil, etc. M. Langaudin (2) a soigné également un homme ayant exprimé nettement ses pensées par le langage jusqu'à la mort, bien que chez lui, la totalité du lobe antérieur gauche fût détruite.

Aussi la théorie de M. Broca semble-t-elle trop précise. Sans doute, ces statistiques de faits affirmatifs ou infirmatifs observés souvent il y a de longues années, alors que l'attention médicale n'était pas éveillée encore sur ces questions, pèchent en général par la méthode. Sans doute, également, il faut avouer que la lésion de l'aphasie siége *le plus souvent* à gauche, et peut-être même vers la troisième circonvolution frontale. Mais existât-il un seul cas vraiment négatif, il n'y aurait plus loi, à moins qu'il y eût des ressources ménagées dans le cerveau pour suppléer à certaines lésions (3). Comment, en effet,

(1) *Soc. de chir.*, 24 février 1864. Un des deux cas de M. Duval est une aphasie traumatique (contusion ou fracture par contre-coup, de la troisième circonvolution frontale gauche); elle est précieuse parce que, dans les cas pathologiques, plusieurs circonvolutions sont souvent à la fois malades; elle équivaut presque à une expérimentation directe, à une vivisection. — Quelques nécropsies publiées par MM. Fremy, Parot, Vulpian, ont révélé une lésion de la partie postérieure de la troisième circonvolution frontale *droite,* avec paralysie croisée à gauche, mais sans aphasie. « Sur plus de vingt observations d'aphémie suivies d'autopsie et publiées depuis trois ans, une seule, présentée par M. Charcot (*Soc. de biol.*, 1863), a montré la troisième circonvolution frontale gauche à peu près saine ; mais la circonvolution pariétale externe, avec laquelle elle se continue sans interruption et qui forme la moitié postérieure du bord supérieur de la scissure de Sylvius, était détruite. Pour plusieurs anatomistes, ces deux circonvolutions n'en font qu'une seule (*circ. d'enceinte de la sciss. de S.*, ou *circ. marginale supérieure*). Si l'on interprétait dans ce sens le fait de M. Charcot, on pourrait facilement le concilier avec les autres. » Broca (*Soc. de chirurgie*, 24 février 1864).

(2) *Gazette des hôpitaux*, 29 avril 1865.

(3) La physiologie expérimentale semble avoir démontré que la substance grise peut se suppléer mutuellement, dans la moelle, le cervelet et le cerveau. Ainsi, avec une lésion superficielle du cervelet

la fonction subsiste-t-elle à son siége anatomique détruit, ou se perd-elle, celui-ci étant intact ? Il répugne, en outre, au point de vue physiologique (1), de songer que les altérations situées à droite n'auraient aucun rapport avec l'aphasie, quand le reste des organes pairs, symétriques, doubles comme le cerveau, est doué de fonctions identiques.

On objecte encore que la faculté de parler n'étant, pas plus que l'intelligence, une entité indivise, les troubles pathologiques de la fonction sont également variés et ne sauraient être confinés sur un point unique de l'encéphale. Comme le dit M. de Fleury, dans un travail fort remarquable (2) : « Sans parler de la mémoire, la faculté générale de la parole implique le concours d'un nombre considérable de modalités de l'esprit : conscience, perception externe, attention, conception, réflexion, imitation. » « La mémoire, écrit M. Falret (3), est sans doute un élément indispensable pour rendre possible la parole ; mais presque toutes les facultés intellectuelles y coopèrent. »

« Il y a là, ajoute M. de Fleury, un travail de coordination intellectuel entre des éléments multiples. En outre, si au lieu du langage *mental* ou *intérieur*, on passe au langage *articulé*, il faut coordonner encore les divers mouvements nécessaires pour l'articulation des sons. » C'est la faculté du langage articulé dont Gall, MM. Bouillaud et Broca, font une faculté du centre cérébral, des parties pensantes de l'encéphale. Mais il n'en est pas ainsi pour Schrœder van der Kolk.

d. — Laissant de côté l'opinion de M. Parchappe (4), il nous faut

l'incoordination des mouvements est peu durable, les portions restantes remplissent bientôt la fonction dévolue à tout l'organe. Chez les animaux, une partie minime remplit même les fonctions du tout (Flourens), ce qui concilierait peut-être les cas dans lesquels, chez des idiots, la parole subsistait avec atrophie d'une grande partie de l'encéphale. Ce *vicariat* des organes les uns par rapport aux autres, dont le résultat est que l'attribut propre à une partie enlevée passe exceptionnellement à d'autres parties qui n'y prenaient aucune part dans l'état ordinaire des choses, a été reconnu par les physiologistes après l'ablation de la rate ou des reins.

(1) Bien que, chez tous les peuples, l'homme soit droitier, et que l'hémisphère gauche offre deux particularités importantes se rapportant, l'une à la circulation, l'autre au développement des plis frontaux, M. de Fleury (*Congrès de Bordeaux*, 1865) explique que les lésions cérébrales (qu'il s'agisse d'aphasie ou bien de congestion, d'apoplexie, etc.) sont plus fréquentes à gauche, par la distribution même des artères qui fait la circulation de l'hémisphère gauche plus rapide, plus violente. Nous serions « gauchers pour la parole » (Bouillaud).

(2) *Gazette hebdomadaire*, 14 avril 1865, et numéros suivants.

(3) *Gazette hebdomadaire*, 21 avril 1865.

(4) *Acad. de méd.*, 2 mai 1865. « Toute altération notable de la substance corticale ayant pour effet d'entraîner une altération dans l'intelligence et la mémoire, peut déterminer une altération dans la fonction de la parole, en rendant impossible l'enchaînement des idées,

dire, en effet, que van der Kolk (1), et d'après lui M. Jaccoud (2) envisagent les troubles de la parole *parlée* comme une altération des organes du mouvement, comme une sorte d'ataxie locomotrice des muscles phonateurs. La faculté d'articulation serait de nature motrice, résiderait dans les centres périphériques, notamment dans la moelle allongée, organe moteur de la langue et des lèvres (p. 316), dans le corps olivaire en particulier, si développé chez l'homme et regardé déjà par Dugès comme lié à l'exercice de la voix. La physiologie conduirait effectivement à placer là, sinon le siége de la mémoire des mots, du moins le contre-régulateur de l'action des muscles destinés à l'articulation des sons : en outre, l'étude micrographique du bulbe a montré des lésions variées, l'atrophie surtout, dans les olives, quand il y avait eu perversion de la parole pendant la vie. Il y a donc là une opinion bonne à noter : l'aphasie peut être évidemment rattachée à la moelle allongée quand elle s'accompagne de symptômes spinaux. Mais il nous semble encore, néanmoins, avec MM. Bouillaud et Broca, que le cerveau régit, par l'intermédiaire du bulbe d'ailleurs, les mouvements propres à l'articulation. Ces mouvements sont exclusivement volontaires chez l'enfant : chez l'adulte la volonté intervient aussi, seulement elle n'agit plus directement à cause de l'habitude ; nous parlons souvent sans le vouloir (Baillarger), et la phrase commencée, le mécanisme continue presque seul sans que nous y songions. Des phénomènes intermédiaires ont donc lieu chez l'adulte, dans d'autres centres nerveux. C'est ainsi que les deux doctrines sont conciliables.

Après cet énoncé, il nous semble que l'opinion la plus acceptable reste celle de M. Bouillaud. Les deux lobes antérieurs constitueraient l'organe présidant à la faculté de parler, c'est-à-dire à la mémoire des mots et à la volonté de coordonner les mouvements nécessaires pour leur articulation. Cette duplicité du siége est plus en rapport avec la loi qui veut que les organes doubles fonctionnent d'une façon synergique, ou se suppléent quand leur action ne peut être concomitante. Reconnaissons seulement, avec M. Bouillaud même, que les lésions de l'aphasie intéressent le plus souvent le lobe frontal gauche (p. 302, note 1). La parole exigerait le concours des deux lobes antérieurs.

leur représentation par des mots et l'acte de volonté motrice. Une altération corticale bornée à un seul hémisphère, et qui aurait comporté la conservation de l'intelligence, est suffisante pour mettre obstacle à la fonction de la parole en rendant impossible le concours des deux parties symétriques. Dans l'état d'intégrité de la couche corticale et des facultés intellectuelles, une altération de la substance blanche, qui forme les moyens d'union des deux hémisphères et les moyens de transmission des déterminations motrices volontaires aux organes musculaires de la parole, peut avoir pour effet de rendre l'articulation impossible. »

(1) *Structure et fonctions de la moelle épinière et allongée*, 1859.

(2) *Gazette hebdomadaire*, 24 juillet et août 1864.

— La perte de la parole peut d'ailleurs reconnaître diverses origines (1), etc. C'est par cette importante esquisse que nous nous empresserons d'en terminer avec ce sujet.

1° *Aphasie proprement dite* (Bouillaud, Broca, de Fleury), oubli du signe avec intégrité du souvenir de la chose signifiée. Il n'y a plus transmission de la volonté pour l'incitation des mouvements indispensables à l'articulation des sons (incitation verbale volontaire de M. Baillarger; action impulsive et déterminante de M. Parchappe). C'est une mutité acquise avec conservation de l'intellect, sans abolition de la liberté de la langue (lésion de transmission de la phrase et de communication du *conamen* central, de Fleury; défaut de transmission de la parole signifiée à l'appareil moteur de l'articulation, Trousseau). L'intelligence se manifestant au dehors, soit par le langage ordinaire, soit par le langage mimique (les gestes) et figuratif (écriture, dessin, calcul), — le langage seul est perdu; le malade peut écrire, mais ne sait pas se lire. Il y a oubli des mouvements coordonnés nécessaires au langage : la formule verbale, conséquence de l'activité intérieure à l'état sain, cesse de lui être incorporée; la parole n'est plus fatalement liée à l'exercice de la pensée; le malade a des idées sans pouvoir les matérialiser par le langage articulé. La parole pensée ou intérieure, subsiste; l'externe ou parlée ou apprise, celle que l'enfant acquiert la dernière fait seule défaut. L'intelligence survit, bien que l'idée intuitive, privée de langage, soit généralement plus bornée, moins abstraite. Comme le dit M. Trousseau, le piano du malade est parfait, mais il n'en peut tirer aucun son.

C'est l'*aphasie simple* (2) avec conception intérieure de phrases régulières, la perte d'une mémoire *spéciale*, celle des mouvements nécessaires au langage articulé, avec conservation de la mémoire des mots.

Elle peut d'ailleurs, comme toute autre affection, se montrer compliquée, soit par la perte d'une ou plusieurs autres facultés spéciales (cas d'hémiplégie, d'épilepsie, de paralysie, etc.).

(1) Voyez pour cette distinction : Bouillaud (*Gaz. des hôp.*, 8 octobre 1861, 1er avril 1862, 3 et 5 janv. 1865 ; *Acad. de méd.*, 1865) ; Trousseau (*Acad. de méd.*, 1865 ; *Journ. de méd. et chir.*, mars 1864), de Fleury (*loc. cit.*), etc. — Sur l'aphasie, consultez encore, outre les mémoires cités dans les pages précédentes ou suivantes : Marcé (*Mém. de la Soc. de biol.*, 1856) ; Cros (*Thèse sur les fonct. des lob. ant.*, 1857), *France médic.* du 27 janv. 1864 ; Gayet (*Soc. des sciences méd. de Lyon*, 7 décembre 1864) ; Perroud (*De la lésion des fonct. qui présid. au lang. artic.*, Lyon, 1864) ; Pécholier (*Montpel. méd.*, mars 1864) ; Letourneau (*Union méd.*, 18 mai 1865) ; de Fleury (*Acad. de méd.*, 30 mai 1865) ; Vulpian (*Revue des cours scient.*, 17 juin 1865) ; Escot (Thèse sur l'aphasie, Paris, 1865) ; Azam (*Journ. de méd. de Bord.*, septembre 1865) ; Delasiauve (*Mouv. méd.*, 1865), Rodet (*Gaz. méd.* de Lyon ; février-mars 1866) ; Falret (*Arch. gén. de méd.*, 1864) ; Archambault (*Union méd.*, 13 février 1866).

(2) Bouillaud, *Gazette hebdomadaire*, 7 juillet 1865.

D'autres fois elle est incomplète : ainsi, le malade prononcera nettement quelques mots, derniers vestiges d'une fonction éteinte; mais les termes de ce vocabulaire restreint seront toujours les mêmes, unis machinalement à contre-sens, souvent avec loquacité. Le sujet pense en général, sans être encore capable d'extériorer ses perceptions par des mots appropriés; l'idée reste, ici également, affranchie du langage comme chez l'enfant ou le sourd-muet : mais le vice de coordination des mouvements d'articulation tend à disparaître (lésion des liens d'association entre les mots et les idées). Enfin l'aphasique peut prononcer la plupart des noms, mais, malgré lui, il les travestit, il entrecoupe sa phrase par des termes sans rapport avec l'idée, incomplets ou incompréhensibles : dissociation entre la pensée et les mots qui doivent l'exprimer; perversion de la faculté du langage articulé par substitution de mots, par erreur dans la transmission de la parole intérieure à l'appareil d'articulation. Les phrases sont incohérentes, mais le malade a souvent conscience de son état; son écriture reste intelligible, il garde la mémoire des objets, des lieux, des faits, etc.

Dans ces trois cas, l'impossibilité ou la difficulté d'articuler, de coordoner les mouvements des muscles phonateurs pour prononcer une syllabe, et d'assembler telles ou telles syllabes pour former un mot, — sans surdité d'ailleurs ni glossoplégie, avec conservation de la mémoire, de la pensée, de la phonation, — est due à l'interruption seule de la transmission volontaire (Jaccoud). Cette perte du sens de la parole, de la faculté de schématiser la pensée, cette paralysie de l'exécution volontaire de la parole externe, répond, pour nous, à une altération portant moins sur le centre moteur de la langue et des lèvres, le système olivaire (Jaccoud), que sur le dépôt mnémonique des mots (Bouillaud, Broca), sur les points d'où s'irradie le *conamen* nécessaire pour transmettre la pensée *fait verbe*, pour la télégraphier à travers le bulbe jusqu'à l'appareil de l'exécution verbale externe.

On pourrait même remarquer que les lésions de la substance blanche (conductrice) des lobes antérieurs, coïncident plus souvent avec la perte des mouvements coordonnés de la bouche, celles de la corticale s'accompagnant plutôt de gêne dans les actes intellectuels d'où dépendent la conception et l'association des mots par l'expression orale.

2° *Aphasie intérieure* (Bouillaud) : perte de la parole intérieure (et le plus souvent de l'extérieure) avec conservation de l'intelligence. C'est l'amnésie verbale (Lordat, Jaccoud), la perte de la mémoire des mots, l'amnémonomie de M. Piorry (1). Il y a conscience de l'infirmité, conservation de la volonté de parler et des gestes (mais non de l'écriture). — Cette seconde espèce aussi pourra se montrer incomplète, le malade ayant perdu seulement la notion de certains noms, surtout des substantifs. Il sera susceptible d'autres fois, comme le perroquet, comme un écho (écholalie), de répéter sur commande quelques mots; ou bien il les écrira sous la dictée. S'il reste sans les comprendre, si la vue de son écriture incorrecte ne rectifie pas sa

(1) *Gazette hebdomadaire*, 21 avril 1865.

diction, il n'a plus le langage, il conserve seulement la liberté de son organe phonateur. Ici donc perte d'une seconde mémoire spéciale, la *mémoire des mots*, localisée, elle aussi, dans les lobes antérieurs.

3° Avec MM. Bouillaud et Broca, nous distinguons ces deux uniques espèces d'aphasie vraie, d'avec l'*amnésie* ou perte de la mémoire générale. Évidemment, ici, il y a une cause formelle d'aphasie, mais ce n'est plus l'aphasie proprement dite, puisqu'il y a désordre de l'intelligence, aliénation. Les sons peuvent encore être produits (phonation), mais non articulés (parole) ; ou, si le malade parle, il n'attache aucun sens à ses phrases incohérentes et il y aura de nouveau écholalie. M. de Fleury (1) fait de cette troisième mutité acquise son *aphasie* (lésion fonctionnelle intéressant l'intelligence, c'est-à-dire les hémisphères cérébraux) (2). Il n'y a plus ou presque plus, aucune matérialisation de la pensée (lecture, écriture, mimique symbolique). Il s'agit souvent de paralysie générale ou de stupeur apoplectique.

Ici (alalie par faiblesse ou par hébétude, de Joseph Franck), il y aura, d'un commun accord, lésion de la substance grise des circonvolutions. Au contraire, dans l'amnémonomie, l'altération portera sur le centre de la mémoire des mots, là où aboutissent sans doute les irradiations et les impressions parties des nerfs optiques et auditifs.

4° Enfin, M. de Fleury reconnaît deux autres mutités acquises. l'*alalie* et l'*aphthongie*, qui ne sont plus également de l'aphasie dans l'acception vraie du mot, car il n'y a plus abolition d'une faculté, mais obstacle à sa manifestation, paralysie. La première est un trouble dans la motilité de la langue, des lèvres, des joues, avec conservation de l'idée comme de la mémoire et de la volonté ; elle répond à une lésion des nerfs périphériques : c'est une lésion d'expression de la parole, une alalie par paralysie de la langue (Jaccoud), une paralysie de l'appareil d'articulation (Trousseau). La seconde (φθεγγομαι, *parler* dans le sens *d'articuler* et de *pousser des cris*), est liée à une paralysie inconsciente (réflexe) de la langue (3), à une hypéresthésie des filets des cinquième et huitième paires transmise au système olivaire et réfléchie sur les nerfs de la motilité.

A ce prix, on pourrait ajouter l'aphasie par congestion transitoire (p. 278) : perte momentanée de la mémoire des mots avec conservation de l'intelligence, des gestes, de l'écriture, observée dans la fièvre typhoïde des enfants (p. 278, note 1), et dans certaines maladies aiguës où elle cesse avec la convalescence.

Mais, si l'on agrandit le cadre pour admettre les trois derniers cas,

(1) *Académie de médecine*, 23 mai 1865.

(2) « La pensée, dit-il, se compose en phrases (d'où aphrasie, de ἀ privatif, φραζειν, construire une proposition), se transmet en mouvements correspondants aux signes (d'où aphasie) et s'exprime par des sons articulés en mots (d'où alalie, p. 301). L'idée s'imprime, se transmet, s'exprime ; tout le langage est là : photographie de l'idée, télégraphie de la phrase, expression de la parole. »

(3) De Fleury, *Journ. de médecine de Bordeaux*, décembre 1864.

la perte de la parole extérieure ne sera plus qu'un symptôme, une conséquence de lésions nerveuses diverses, un phénomène pathologique secondaire, au lieu de s'ériger en maladie distincte comme le fait l'aphasie vraie (première et deuxième espèce). Il en est de même s'il est permis, avec J. Franck, Cullen, Sauvage et M. Jaccoud, de comprendre dans l'aphasie les perversions du langage par origine périphérique, c'est-à-dire dues à une lésion du bulbe ou des nerfs et muscles phonateurs (*défaut de coordination dans le centre moteur*, Jaccoud).

— Toujours est-il que presque tous les auteurs reconnaissent la faculté de la parole comme spéciale et comme devant avoir un siége à part (1). Le langage semble susceptible d'être isolé de l'idée, dont il n'est cependant, en général, que l'extérioration; puisque nous sommes à même de penser sans articuler, cet arrangement des mots et syllabes peut émaner d'une fonction distincte ayant pour mission de coordonner les moyens d'expression, relevant de parties organiques déterminées. Cette concession est importante pour l'organologie phrénologique. Comme le disait, dès 1861, M. Auburtin : « La localisation d'une seule faculté suffit pour faire admettre la vérité du principe ; il n'y a plus de raison pour qu'à la suite d'observations méticuleusement relevées sur le vivant et contrôlées par des recherches nécroscopiques attentives, on ne puisse, surtout quand la majorité des facultés auront paru conserver leur intégrité, investir de même certaines parties du cerveau des autres groupes spéciaux de connaissances, d'actes volontaires, d'idées particulières ou générales. Un organe encéphalique étant malade, si l'abolition d'une fonction cérébrale coïncide avec la lésion organique, la conclusion physiologique sera naturellement que, dans l'état de santé, la région malade préside aux actes qui ont cessé de s'accomplir. » Ainsi prouvera-t-on peut-être un organe législateur, non des fonctions complètes comme la mémoire, de l'écriture, de la mimique, etc.

L'existence d'une faculté qui préside au dessin des lettres et à leur assemblage en syllabes ou en mots réguliers, a été établie dans un

(1) « L'aphasie est-elle simple ; neuf fois sur dix, elle concorde avec une altération, le plus souvent isolée, d'un des lobes antérieurs. Complique-t-elle l'hémiplégie : non moins fréquemment cette altération s'ajoute à celles qui déterminent les phénomènes paralytiques. Les corps striés (p. 295), les couches optiques, les lobes postérieurs, sont-ils, d'autre part, exclusivement atteints : l'articulation orale persiste. Particularité surtout bien surprenante ! Tandis que, dans les trois quarts des cas, la partie postérieure des deuxième et troisième circonvolutions frontales gauches est plus ou moins désorganisée, quatre-vingt-quinze fois aussi sur cent, quand existe l'hémiplégie, elle a lieu à droite. Trouve-t-on un paralytique qui parle : l'hémiplégie siége à gauche... La plupart des faits négatifs sont énoncés en termes généraux, manquent de détails essentiels ou exagèrent les altérations... Le problème n'est pas résolu, mais la voie dans laquelle entre l'observation est raisonnable ». Delasiauve (*loc. cit.*)

mémoire de Marcé (1). Cette faculté du langage écrit peut être abolie sans qu'il y ait aphémie : témoin l'observation de M. Van Abeele (2), qui constate l'amnésie de l'écriture phonique avec conservation de la parole et de l'écriture idiographique (ou rébus), à la suite d'un épanchement dans l'hémisphère gauche. Mais le siége du principe coordinateur de l'écriture est-il le même que pour la parole? C'est aux nécropsies futures à prononcer. Reconnaissons, en attendant, qu'il s'est déjà rencontré des cas de perte isolée du langage écrit ou du langage mimique, sans aphasie, bien que ces trois manifestations de l'intelligence aient entre elles le plus grand rapport.

Si jamais on érige en vérité cette division du cerveau en parties susceptibles d'agir et d'être lésées isolément, cette fragmentation anatomique de notre activité intellectuelle, de notre âme, réputée jusqu'ici indivisible par la plupart des psychologues (3), — ce sera l'œuvre comme le triomphe de la science nécropsique, et c'est en partie à cet effet que nous nous y sommes arrêté. Hâtons-nous cependant d'avouer, sans escompter l'avenir, que cette ingénieuse géographie cérébrale est loin d'être instituée. Le champ des découvertes est encore bien vaste dans la physiologie et la pathologie encéphaliques : le siége de la mémoire des mots n'est même pas acquis définitivement à la biologie positive, comme le montrent M. Vulpian dans sa leçon précitée (p. 299) et M. Cerise dans son discours à l'Académie (1865).

Quoi qu'il en soit, nous sommes convaincus que, si tous les observateurs se faisaient un devoir d'établir, quand il serait possible, consciencieusement et sans parti pris à l'avance, les corrélations paraissant exister entre les lésions encéphaliques relevées sur le cadavre et les symptômes observés pendant la vie, la physiologie psychologique arriverait un jour à ce degré de certitude dont on a, jusqu'ici, contesté la possibilité.

L'APPLICATION DES DONNÉES PHYSIOLOGIQUES ET CLINIQUES au diagnostic des lésions du cerveau ne nous arrêtera pas, parce que nous sortirions encore de notre sujet. Nous prenons seulement quelques exemples, sans complication et parmi les cas récemment étudiés, afin d'indiquer à l'élève que son attention pourra se laisser guider sur la symptomatologie et que, si les caractères paraissent encore insuffisants pour porter toujours un diagnostic assuré, ce sera aux travaux futurs à les fixer, en groupant mieux les faits soigneusement observés.

A-t-on noté violente céphalalgie frontale, délire, embarras de la parole, fièvre, contraction des pupilles suivi plus tard de dilatation ? Il faudra surtout penser à une méningite de la convexité. Le coma

(1) *Mém. de la Soc. de biologie*, 1865, p. 93.

(2) *France médicale*, p. 614 de 1865.

(3) Notamment par M. Falret, dans ses *Maladies mentales*, et par M. Lélut (voy. p. 291), — le même qui (*Démon de Socrate*) ne voit dans les grands hommes que des hallucinés et dans le maître de Platon qu'un « théosophe, un visionnaire, et, pour dire le mot, un fou ».

sans paralysie indiquera encore méningite, plutôt à la base ; les vomissements porracés et les cris hydrencéphaliques alternant avec la somnolence, restent les signes de la méningite dite tuberculeuse. La paralysie ou l'hémiplégie attireront spécialement l'attention sur la pulpe blanche, comme la perte ou l'affaiblissement de l'intelligence sur la substance grise (1). Quand il y aura des signes de compression, d'atrophie ou d'hypertrophie cérébrales (idiotie ou faiblesse d'intelligence, épilepsie, apathie, somnolence ou coma, faiblesse ou résolution des membres, troubles de la sensibilité), on devra chercher plus spécialement l'état des circonvolutions. Ainsi, dans la démence sénile, à l'affaiblissement de l'intellect correspondent l'atrophie de ces plis, l'infiltration graisseuse et l'oblitération des capillaires de la couche corticale, la dégénérescence athéromateuse des cellules et tubes nerveux (voyez plus loin : *Examen microscopique du cerveau*).

L'instantanéité des accidents ne sera pas un signe probant de l'hémorrhagie. Sans doute le ramollissement n'est pas subit ; mais il produit souvent, sans prodromes sensibles, l'asphyxie du cerveau par oblitération vasculaire (2) : ainsi, dans le cours d'une affection cardiaque, surtout des valvules mitrales, l'hémiplégie subite est fréquemment liée à un ramollissement. L'aphasie devient alors un bon signe du ramollissement par embolie de l'artère sylvienne, à gauche surtout et à son origine (3) : dans l'hémorrhagie, la parole ou la mémoire des mots est plus généralement conservée, si bien qu'une hémiplégie subite sans aphasie et surtout sans signes cardiaques, fera à plus juste titre rechercher un épanchement sanguin.

On a remarqué que la perte de connaissance est plus rare, les vertiges et les vomissements plus fréquents, l'intelligence moins troublée, la sensibilité plus atteinte, dans les cas d'obstruction du tronc basilaire ou des artères vertébrales, que dans les oblitérations des carotides ou de leurs branches.

Une paralysie subite, suivie longtemps après de contracture, sans différence de température dans les membres, fera supposer une hémorrhagie ou un ramollissement par oblitération vasculaire. La céphalalgie avec chaleur du membre atteint, douleur, contracture des doigts, donnerait à chercher des néoplasmes conjonctifs (syphilis tertiaire, tubercule, cancer : voy. *dure-mère*).

La paralysie des membres abdominaux pourra *peut être* appeler plus spécialement les investigations (p. 287) sur les corps striés

(1) Telle est l'opinion de la majorité des auteurs, adversaires en ceci de M. Trousseau, qui dit, dans ses Cliniques (*Gaz. des hôp.*, 2 février 1864) que les lésions intéressant l'intelligence portent plus spécialement sur les parties ganglionnaires : corps calleux, corps striés, couches optiques (p. 287), centre ovale, voûte à quatre piliers.

(2) Peut-on expliquer ainsi le fait de mort subite chez une nouvelle accouchée, observé par M. Lebon (p. 248, note 2).

(3) Voy. p. 293 ; et Lancereaux, *Thèse*, 1862.

(Saucerotte, Serres, etc.), celle des membres thoraciques vers les couches optiques. D'ailleurs, l'hémiplégie qui dépend d'une affection de ces deux centres persiste généralement toute la vie.

Le plus souvent, l'hémiplégie franche et les paralysies développées rapidement peuvent être attribuées aux lésions du cerveau, surtout si l'on observe concurremment des désordres dans l'intelligence, la parole, une irrégularité de la bouche, la déviation de la langue, la perte de la sensibilité tactile à la peau des parties hémiplégiées.

Enfin, rappelons l'action croisée des lésions du cerveau sur les mouvements (p. 287). Par exemple, dans l'apoplexie unilatérale, la résolution musculaire, qui est instantanée, intéresse *généralement* le côté du corps opposé à l'hémisphère dans lequel s'est fait l'épanchement (1).

B. — Le cervelet, contrairement au cerveau, a une influence *directe* sur les mouvements des membres : quand il y a hémiplégie croisée dans l'hémorrhagie cérébelleuse, c'est par suite de compression sur la moitié sous-jacente du bulbe ou de la protubérance (p. 311).

Sans action sur les facultés intellectuelles (2), le cervelet ne semble pas présider (3) aux mouvements involontaires, aux sensations et aux volitions instinctives, viscérales (nutrition intime, circulation, etc) (4), car on possède des faits d'absence ou d'atrophie du cervelet avec intégrité des fonctions de la vie organique (Combette, M. Cruveilhier).

(1) Les nerfs moteurs remontent, par la moelle, jusqu'à l'encéphale, et se croisent dans le bulbe rachidien, avant d'arriver au cerveau. Sur ce fait anatomique repose la physiologie classique de l'hémiplégie [M. Cruveilhier (*Anat.*, t. IV, p. 412) croit plutôt à l'entrecroisement, dans le corps calleux, des radiations blanches émanées des deux hémisphères].—Mais l'hémiplégie croisée n'est pas constante. M. Chauveau (*Soc. des sc. médic. de Lyon*, 18 novembre 1863), objecte que, chez les vertébrés, l'excision d'un hémisphère ne détermine pas l'hémiplégie croisée. Le fait est dû à ce que l'entrecroisement des pyramides antérieures n'est pas complet (Philipeaux et Vulpian, 1851) ; M. Vulpian cite un cas d'atrophie de la pyramide antérieure avec lésion de la moitié correspondante de la protubérance sans hémiplégie bien accusée. On pourrait répondre que ce qui échappe à la décussation des pyramides, se croise à la protubérance, puisqu'il y aurait, sous l'épendyme du quatrième ventricule, des fibres entrecroisées (Foville, Valentin) ; mais leur existence ne paraît pas démontrée.

(2) Quoi qu'en dise la *Thèse* de M. Bourillon.

(3) Contrairement à l'opinion de Willis.

(4) Son influence sur la digestion n'est pas certaine ou première, et cependant les vomissements sont fréquents à la suite des lésions du cervelet [Haller, Budge, Valentin, Schiff, Hillairet (*Hémorrh. cérébell.*, *Archiv. gén. de méd.*, 1858)], sans doute par suite de lésions de voisinage portant sur le bulbe. Nous expliquerons de même la

Le cervelet ne paraît pas non plus être un foyer de sensibilité, influencer l'activité des organes des sens. Aux écrits de Lapeyronie, Pourfour du Petit, Saucerotte, Foville, Dugès, Pinel-Grandchamp, on peut objecter les cas de lésions du cervelet avec conservation de la sensibilité, et l'observation précitée de Combette (1). Quand les lésions cérébelleuses s'accompagnent de perte de l'ouïe ou de la vue, c'est sans doute qu'il y a lésion du nerf auditif, ou propagation du mal (par les *processus cerebelli ad testes*) jusqu'aux tubercules quadrijumeaux (p. 314). D'ailleurs, la substance blanche du cervelet étant excitable (contrairement à la grise), sa stimulation provoquant de la douleur, il n'est pas étonnant que les lésions cérébelleuses profondes s'accompagnent d'hypéresthésie et de céphalalgie occipitales.

Gall (2) a placé dans le cervelet « l'instinct du penchant à l'amour physique », ou instinct de la génération, de l'excrétion et de l'éjaculation du sperme. » Aucun de ses faits n'est probant (3) et cependant M. Serres (4) localise encore l'appétit vénérien dans le lobe moyen. Il est permis pour expliquer cette opinion erronée, de penser avec M. Pétrequin que, dans les observations affirmatives, l'érection était due à une compression du bulbe développant l'activité de celui-ci. Sur trente cas de produits accidentels développés dans le cervelet,

respiration stertoreuse et l'irrégularité du pouls notés dans les maladies du cervelet.

Cependant, pour M. Luys, l'influx cérébelleux dominerait non-seulement la motricité animale (p. 289, note), mais les actes moteurs de la vie organique (cœur, respiration). Il avoue d'ailleurs que « les fibres qui soutireraient ainsi, pour les muscles cardiaques et diaphragmatiques, une partie de l'innervation cérébelleuse et viendraient s'amortir au sein de la substance grise de la protubérance, n'ont pas encore été démontrées par le scalpel ; on peut seulement les admettre par induction. » M. Luys explique ainsi que les sujets atteints de désorganisation encéphalique présentent une paralysie isolée des réservoirs pelviens.

(1) La doctrine de M. Renzi n'est pas plus démontrée. D'après ce auteur (*Annali universali di medicina*), le cervelet, appareil de puissance nerveuse à la disposition du cerveau, exerce immédiatement son influence sur les sens et, perfectionnant les sensations, les rend claires, distinctes. Il serait l'organe de l'attention sensitive : quand nous examinons un objet, nous activerions, grâce à l'innervation cérébelleuse, nos sens, qui acquiéreraient ainsi la faculté de recevoir l'impression dans toute sa vivacité.

(2) *Fonctions du cerveau*, 1825, t. III. Dans sa description rudimentaire du cerveau, Alcméon (520 ans avant J.-C.) rattachait à cet organe la pensée et le liquide séminal : on sait que le vulgaire n'est guère plus avancé à ce sujet.

(3) Béraud et Robin, *Physiol.*, t. I, p. 449, 2e édit.

(4) *Anatomie comparée du cerveau*, t. II, et *Journal de Magendie*, 1822-23.

M. Andral (*Clinique*) n'en a vu qu'un seul coïncider avec l'érection permanente du pénis ; il y avait compression de la moelle allongée. Enfin, la castration ne réagit pas sur le cervelet (Leuret, Lélut) et l'ablation ou l'atrophie de cet organe n'entraîne pas la perte des fonctions génitales, du penchant érotique (Flourens, Combette).

Le cervelet est l'organe coordinateur des mouvements de progression. Desmoulins, Magendie, M. Bouillaud, ont établi expérimentalement que la perte ou la lésion des lobes cérébraux, si elle agit sur les manifestations de l'intelligence, n'influe en rien sur la liberté et la régularité des mouvements. « Au contraire, le cervelet possède la propriété de *coordonner* les mouvements voulus par certaines parties du système nerveux, excités par d'autres. Il est le siége exclusif du principe qui coordonne les mouvements de locomotion (1). » Cette influence cérébelleuse sur les mouvements nécessaires à la translation et commandés d'ailleurs par d'autres centres incitateurs, — semble aujourd'hui irrécusable. Quand on enlève successivement les couches profondes de la substance grise du cervelet, la démarche devient proportionnellement incertaine, désordonnée, comme dans l'ivresse (2) : l'ablation totale (p. 296, *note* 3) de l'organe rend les mouvements encore plus incohérents ; la volonté survit impuissante à donner au corps une position stable (3). Les observations pathologiques, surtout les récentes (4), s'accordent ici avec l'expérimentation, pour proclamer cette influence du cervelet sur les manifestations de la motricité volontaire.

Pour M. Luys (*loc. cit.*), le cervelet, partie des fibres convergentes inférieures (p. 287, note 3), sécrète sans cesse en sa substance corticale un influx spécial (un fluide, disait Rolando), déversé continuellement, par les pédoncules, sur les régions motrices de l'axe spinal, également des deux côtés du corps à l'état sain, et dépensé chaque fois qu'un effet moteur, volontaire ou non, se produit. L'innervation cérébelleuse jouerait ainsi un grand rôle dans les phénomènes moteurs quelconques de l'organisme (p. 305, fin de la *note* 4). Dans les lésions cérébelleuses,

(1) Flourens, *Système nerveux*, 1842. Voyez aussi Rolando (1809).

(2) Longet, *Anat. et phys. du syst. nerv.*. t. Ier, p. 740. Nous verrons (p. 308) arriver à la même comparaison ceux qui croient le cervelet organe d'équilibration.

(3) Bouillaud, *Traité de l'encéphalie* ; Flourens ; Longet ; B. Wagner (*Journ. de phys.*, 1861) ; Luys (*Journ. d'anat. de Robin*, 1864 et *Mémoire précité sur le système nerveux*).

(4) Pourf. du Petit (1710, *Lett. sur le cerveau*), Bouillaud, Hilairet, Hérard, Woillez, Combette, Vulpian. — M. Andral (*Cliniq.*, t. V) a cité 92 faits contradictoires, mais plus ou moins bien relevés et ayant souvent trait à des lésions chroniques (p. 276).

M. Ph. Lassana a voulu expliquer cette action sur les mouvements en disant que le cervelet préside à la sensibilité, au sens musculaires ; mais cette interprétation reste à prouver.

l'incertitude de la locomotion serait due à l'inégale distribution de l'influx en question sur les deux moitiés du corps, la juste équilibration de ce courant constant bilatéral établissant seule l'harmonie des actes moteurs. La sphère de l'activité cérébelleuse, le substratum indispensable de sa dissémination, serait la substance grise du corps strié (p. 288, note 2), du *locus niger*, de la protubérance, des olives, et l'excitation de tous ces points produit en effet les mêmes désordres musculaires.

Le cervelet a été considéré par quelques auteurs (Magendie, Gratiolet) comme un centre non de coordination, mais d'équilibration, de station (nous verrons cet organe dans la protubérance). « On ne saurait, disent-ils, regarder le cervelet comme coordonnant les mouvements de locomotion : car ils ne sont pas préalablement désharmoniques, le cervelet n'a pas, dès lors, à les régulariser ; l'incoordination par lésions pathologiques n'est qu'un phénomène secondaire. »

Magendie vit le premier dans cet organe une force poussant l'animal à marcher en avant, l'incitation rétrocessive appartenant, d'après lui, aux corps striés (p. 289) : d'où recul automatique si le cervelet est détruit. Gall lui-même, qui ne songeait guère à voir dans le cervelet un centre d'équilibration, mentionne des observations d'apoplexie ou de tumeurs cérébelleuses établissant l'action du cervelet sur la motilité : tel est le cas de ce comte qui « tendait toujours à tomber en avant comme s'il apercevait un précipice » ; la nécropsie fit reconnaître une tumeur comprimant le cervelet. Lallemand, qui n'avait pas plus idée des fonctions vraies du cervelet, parle (1) d'un sieur Guérin qui mourut après avoir éprouvé depuis quelque temps des vertiges, des difficultés de toutes sortes pour la station debout : à l'ouverture du corps on trouva « du liquide lymphatico-purulent dans le cervelet. » Schiff a cité des résultats identiques.

Des auteurs plus récents (2) ont admis de même que les maladies cérébelleuses s'accompagnent de phénomènes ataxiques, d'ailleurs distincts de l'incoordination, de l'ataxie locomotrice, et consistant en un entraînement irrésistible, inconscient (soit en avant, soit en arrière, soit sur le côté), ou en une titubation consécutive, par suite du défaut de stabilité dans les attitudes successives : le malade ne peut se tenir debout, ses membres s'agitent continuellement, sa tête est renversée sur le dos, etc.

Mais les lésions de la moelle produisent la même force propulsive en arrière. En outre, les mouvements de latéralité ou de rotation sur l'axe du corps, le plus souvent du côté lésé, et la déviation concomitante des yeux, ne sont pas constants dans les altérations ou la soustraction du cervelet (Bouillaud, Flourens, Lafargue) : sur 96 cas, M. Andral ne les note qu'une fois. Enfin, sur les animaux comme

(1) Quatrième de ses *Lettres sur l'anat. et la path. de l'encéphale.*

(2) *Acad. des sc.*, 1860 ; Leven et Ollivier, *Phys. et path. du cervelet* (*Soc. de biologie*, 1862). — Voyez aussi chap. VIII, *Ataxie locomotrice.*

sur l'homme, ils ne coïncident qu'avec des lésions profondes, se rapprochant de la protubérance (p. 313) ou du bulbe ou des pédoncules cérébelleux (surtout moyens). Ce sont spécialement les troubles de ces fibres afférentes du cervelet qui produisent, soit une irritation spasmodique universelle simulant l'épilepsie, l'hystérie, soit un mouvement continu de manége, de giration plus ou moins régulière autour de l'axe vertical du corps ou d'un rayon fictif d'étendue variable.

Quand on pratique une section unilatérale des pédoncules (moyen ou inférieur) au moment de leur émergence du cervelet, « l'animal tourne sur le côté lésé ; la lésion du pédoncule gauche amène la rotation de droite à gauche (1). » Dans les expériences de MM. Flourens et Longet, l'hémiplégie était aussi croisée. Les membres sains (du côté lésé) opéraient un mouvement de progression excentrique autour de la portion du corps frappée d'inertie. « L'animal, emporté immédiatement par cette force prépondérante dans toute une partie de son corps, roule plusieurs fois sur lui-même selon son grand axe, ou s'incurve en formant une courbe dont la concavité répond au côté lésé (2). » D'ailleurs, le sens de la rotation par rapport au côté affecté n'est peut-être pas encore bien précisé (3).

Si les deux pédoncules sont coupés, l'animal reste immobile dans toutes les positions (4).

Dans les désordres unilatéraux des pédoncules cérébelleux, il y a presque toujours déviation des deux axes visuels, en général du côté

(1) Magendie, *Journ. de physiol.*, t. IV, p. 339.

(2) Luys, *loc. cit.* — On peut distinguer les mouvements : 1° *de manége* (l'animal se meut selon une circonférence dont le corps forme l'arc mobile) ; 2° en *rayon de roue* (le corps se meut autour du train postérieur, qui demeure au centre, ou bien autour d'un axe fictif situé en arrière) ; 3° *de roulement* (l'animal tourne sur lui-même comme une boule, autour de l'axe longitudinal du corps).

(3) Il est à remarquer que ces désordres de la motricité intéressent spécialement les membres abdominaux : d'où l'opinion de quelques auteurs, pour lesquels le cervelet aurait sur ces extrémités l'influence attribuée par d'autres corps striés (p. 288). M. Howship Dickinson (*British and foreign medico-chir. Review*, oct. 1865) conclut dans ce sens. Après avoir dit que l'ablation du cervelet est sans action sur la sensibilité générale, sur les sens spéciaux et sur les mouvements involontaires, il établit que la perte ou les lésions du cervelet déterminent un affaiblissement croisé des mouvements surtout dans les extrémités inférieures. « Le cerveau tient sous sa dépendance exclusive les parties innervées par les nerfs crâniens et même exerce un effet prépondérant sur les extrémités supérieures, tandis que le cervelet influence les inférieures. L'influence cérébelleuse est apte à produire des mouvements continus et probablement habituels, qui sont utilisés par le cerveau sans être placés sous sa dépendance. »

(4) Magendie, *Journ. de physiol.*, p. 402.

de l'entraînement giratoire, du côté non paralysé (p. 291) (1). Enfin, M. Cl. Bernard (2) a constaté que la section des pédoncules moyens entraîne l'albuminurie et le diabète.

On retrouve la titubation ou les mouvements giratoires du corps, mais moins nets et moins constants, dans les lésions de toutes les parties voisines, ou recevant quelques fibres, des pédoncules cérébelleux : protubérance, tubercules quadrijumeaux, pédoncules cérébraux, corps mamillaires (3), olives, partie externe des pyramides, portion supérieure de la moelle (cordons postérieurs, Vulpian), origine du facial (Brown-Séquard), du nerf optique (*vertige sensitif*).

On ne sait guère encore la cause de ces mouvements, malgré toutes les hypothèses proposées (Lafargue, Schiff, Brown-Séquard, etc.). Pour M. Liégeois (4), il y a augmentation de la contractilité d'une moitié du corps, par le fait de la paralysie des nerfs vaso-moteurs, presque tous issus de l'isthme de l'encéphale. Magendie admettait une rupture dans la force des diverses parties de l'encéphale, et le mouvement aurait lieu sur un sens ou sur un autre, selon que le côté lésé présente affaiblissement ou excitation fonctionnels. M. Luys opine pour une inégale distribution, un défaut d'équilibration, des courants parallèles, centrifuges, qui émergent des réseaux de cellules du corps dentelé et de la substance grise cérébelleuse ; aussi l'animal succombe-t-il bientôt dans la prostration « par épuisement de l'influx cérébelleux » (5).

Enfin, Henle croit à un vertige résultant de la déviation des yeux : opinion erronée, puisqu'on possède des observations de rotation sans déviation des axes visuels ou réciproquement. Un fait cependant, exact et fort curieux, c'est le *vertige auditif* qui succède aux lésions des conduits demi-circulaires (6). Les mouvements ont lieu selon un sens déterminé, correspondant à la direction des canaux lésés. La blessure du canal horizontal de chaque côté fait tourner l'animal sur lui-même autour de l'axe vertical ; il culbute en arrière ou en avant selon qu'on

(1) Magendie, *loco citato*, t. IV, p. 395. — M. Luys en conclut que l'innervation cérébelleuse influe sur les appareils musculaires intrinsèques et extrinsèques de l'œil : quand elle n'est pas équilibrée des deux côtés, il y a désharmonie de leurs mouvements.

(2) *Soc. de biologie*, 1849.

(3) Soit dit à l'occasion, ces tubercules, dont la substance blanche est l'extrémité des piliers antérieurs de la voûte à trois piliers, ne se ramassent en masse unique qu'au septième mois fœtal, *fait à connaître pour la médecine légale*.

(4) *Gazette hebdomadaire*, 14 juillet 1865.

(5) Nous laissons, ici encore et plus loin, M. Luys parler de son « *influx cérébelleux* », sans qu'il soit cependant possible scientifiquement d'admettre cette hypothèse d'un fluide ou d'un influx nerveux quelconque.

(6) Flourens, *Recherches expérim. sur les propr. et les fonctions du système nerveux*, 1824.

intéresse la canal vertical inférieur ou supérieur. Ces faits ont été confirmés par les travaux de Cesty (1821), de MM. Signol et Vulpian (*Soc. de biologie*, 1862).

Brown-Séquard a produit les mêmes mouvements par la blessure du nerf auditif.

L'*application des données physiologiques et cliniques* au diagnostic des lésions cérébelleuses, nous est actuellement assez facile. On portera surtout les recherches nécroscopiques sur le cervelet, si le malade — tout en conservant l'intelligence (p. 305) et généralement aussi l'état normal de la face et de la sensibilité (p. 306), — a présenté une céphalalgie opiniâtre (surtout occipitale), de l'irrégularité dans les mouvements. On peut même en général ajouter : vomissements (p. 307, *note 4*), contraction des pupilles (1), strabisme croisé (2); enfin, si les désordres siégent dans les couches profondes, quand les pédoncules cérébelleux sont lésés dans leur portion concentrique ou fasciculée (p. 307), titubation, crainte exagérée de tomber (3), tendance au recul, ou entraînement soit en avant soit de côté, ou constance de la chute dans une direction.

Il y a rarement amaurose (4), contracture, convulsion, et surtout paralysie croisée (5) (voy, p. 313, note 3), les affections cérébelleuses ne produisant pas action croisée comme celles du cerveau (Rostan, Marcé, Taillé) (6).

(1) *Archives générales de méd.*, 1862, MM. Ollivier et Leven.

(2) Strabisme à gauche pour une lésion à droite.

(3) Léger, *Gazette des hôpitaux*, 30 nov. 1865.

(4) Voy. p. 314. L'amaurose coïncide parfois avec les lésions ou la compression du cervelet (tubercules, ramollissement), sans cause anatomique bien connue; mais beaucoup d'observations de maladies cérébelleuses ne présentent pas d'affaiblissement ni de perte de la vue. — Voyez, à la fin du chap. VII, *Nerfs optiques*.

(5) Paralysie faciale à droite et paralysie des membres à gauche. On a expliqué ces paralysies alternes par l'entrecoisement des faciaux sur la ligne médiane (Millard, *Bull. de la Soc. anat.*, 1856; Gubler, *Gaz. hebd.*, 1856 et 1859; etc.).

(6) Quand il y a hémiplégie dans une affection cérébrale, il est probable, d'après M. Niemeyer (*Pathologie*, 1865), que le foyer morbide agit sur les parties ambiantes, « le pont de Varole et la bulbe. Si l'œdème occupe la partie de la protubérance où l'entrecroisement des fibres n'a pas encore lieu, l'hémiplégie affectera le côté opposé : s'il s'étend le long des *processus cerebelli ad medullam oblongatam*, ou aux parties latérales et postérieures du pont de Varole, il y aura hémiplégie du côté même qu'occupe la lésion du cervelet. » En résumé, le cervelet n'a pas d'influence croisée et il n'est pas besoin d'admettre, comme on l'a parfois voulu, un défaut de décussation des pyramides pour expliquer l'hémiplégie directe à la suite de lésions unilatérales du cervelet.

Quant aux lésions des canaux demi-circulaires produites, comme exemple, par une fracture, une carie du rocher, — on sait depuis les observations de MM. Ménière (*Gazette médicale*, 1861) et Triquet (1861) qu'elles entraînent la perte de l'équilibre, l'incoordination, la titubation dans la marche (*vertigo ab aure læsa*), des oscillations irrégulières et brusques de la tête, une propulsion en général du côté de la lésion. Si les deux côtés sont malades, l'impulsion du corps a lieu soit en arrière, soit en avant, avec tendance à la culbute (voy. aussi plus loin : *Rocher*).

C. — Protubérance annulaire. — Sise au point de convergence du cerveau, du cervelet et de la moelle, entre le bulbe et les pédoncules cérébraux et cérébelleux, la protubérance, ou mésocéphale, lorsqu'on la galvanise, donne, d'après Todd et contrairement à l'opinion de M. Longet, des accès épileptiformes (l'électrisation de la moelle déterminant, au contraire, des accès tétaniques). Quant à la transmission des excitations, s'il s'agit d'un désordre des parties latérales (1) ou du pont de Varole (2), les effets seront, soit directs, soit croisés, d'où sens varié de la rotation par blessure des pédoncules cérébelleux moyens (p. 309). Les parties moyennes, — dont les fibres, étendues d'un hémisphère cérébelleux à l'autre, ont leur centre trophique dans le cervelet (Vulpian), — produiront aussi, si elles sont lésées, des mouvements de rotation, comme les pédoncules cérébelleux moyens qui en sont la continuation, mais du côté intéressé.

Profondément, le mésocéphale contient de la substance grise et des faisceaux venant de la moelle (f. pyramidaux, sous-olivaires et de renfoncement) pour constituer des phénomènes croisés. M Gubler a montré que les lésions de la partie moyenne de la protubérance déterminent une paralysie directe de la face et croisée des membres (hémiplégie alterne, p. 313, note 3).

La protubérance est un centre nerveux « producteur du principe incitateur des mouvements de locomotion (3). » « C'est là que se lient les uns aux autres les divers mouvements nécessaires au mécanisme de la station et de la locomotion » (4). Ces deux actes s'exécutent en effet presque toujours automatiquement (sauf chez l'enfant) : la volonté n'agit que pour donner l'impulsion ; elle met en jeu, mais sans soutenir l'action. Sur les animaux, les mouvements persistent après l'ablation du cerveau, la volonté ordonnatrice a seule disparu ; mais ils sont abolis, si l'on enlève la protubérance, et chez

(1) Correspondant aux pédoncules cérébelleux moyens, et d'ailleurs en relation avec les faisceaux postérieurs et antérieurs de la moelle, avec des fibres directes et croisées des pyramides.

(2) Que l'on sait aussi en connexion avec les pédoncules cérébelleux.

(3) Longet, *Traité de physiologie*, t. II, p. 403.

(4) Vulpian, Cours du Muséum, 1864. Voy. aussi Ph. Lussana, *Anat. et phys. du mésencéphale*, 1864.

l'homme l'hémiplégie accompagne les tumeurs unilatérales de la protubérance. L'excitation de la partie antérieure de ce centre détermine des convulsions spasmodiques, des secousses irrégulières dans le système musculeux (effet, dit M. Luys, de la soustraction de l'influx cérébelleux).

La protubérance préside également à l'attitude de la tête, comme à la tendance à l'attitude normale : privé de mésencéphale, l'animal mis sur le dos ne se redresse plus.

Le mésocéphale est aussi le siége du *sensorium commune* (1). C'est effectivement là que les *impressions* venues de la périphérie subissent (s'il est permis, dans l'état actuel de la science, de les envisager comme des *entités*) une élaboration qui les spécialise, les transforme en *sensations*, celles-ci d'ailleurs inconscientes en dehors du cerveau (p. 284). Gerdy, M. Bouillaud, Magendie ont admis pour la protubérance une certaine *perceptivité :* elle est le siége de la *sensibilité non perçue* ou des *perceptions obtuses, brutes* (Longet), non susceptibles de donner lieu à des idées, de fixer la douleur par le souvenir, se traduisant seulement par des réactions *sensitivo-motrices* (p. 285). Elle est aussi le centre des sensations du goût et de l'ouïe, dont la perception appartient d'ailleurs au cerveau (2).

La sensibilité est donc un mode d'activité extra-cérébrale en tant qu'elle reste inconsciente. Les volitions sont, au contraire, d'origine purement cérébrale. Mais si l'impression périphérique a besoin, pour devenir complète, pour se changer en *perception*, de subir une modification sur son trajet dans la protubérance, les pédoncules cérébraux et les tubercules quadrijumeaux, — de même la volonté doit, pour que son ordre soit transmis à tel ou tel point de la moelle, puis aux nerfs moteurs, mettre en jeu des parties servant de point central de distribution des excitations motrices. Ce *motorium commune*, Lorry le place dans le bulbe, M. Vulpian dans la protubérance et les pédoncules cérébraux, Wagner dans le *locus niger* de *Sœmmerring*.

Les *affections de la protubérance* sont caractérisées surtout par une paralysie croisée, avec contracture dans les membres et paralysie faciale directe (3), des troubles de la sensibilité, de la rareté dans

(1) Longet, *loc. cit.*, p. 211.

(2) Pour M. Luys, les impressions excito-motrices acoustiques auraient une grande part d'influence dans les mouvements automatiques (déglutition, phonation, articulation des sons) et même généraux (mouvements rhythmés de la danse). Mais alors, comment comprendre la parole acquise chez les sourds-muets ?

(3) Gubler. En effet, s'il y a décussation entre la racine des faciaux dans la protubérance (Philipeaux et Vulpian), elle est incomplète. « L'influence croisée de l'encéphale sur ces nerfs s'explique non par un entrecroisement direct des fibres, mais par les relations qui mettent en rapport une des moitiés de l'isthme avec l'hémisphère cérébral opposé. » (Vulpian.)—Voy. un beau cas de tubercule de la protubérance avec paralysie alterne, dans la 1re *livr.*, 1865, du *Medizinische*

les mouvements respiratoires, enfin, d'après Brown-Séquard, par le rétrécissement de la pupille.

D. — Les PÉDONCULES CÉRÉBRAUX, situés en avant de la protubérance qu'ils font communiquer avec les corps striés, et en partie prolongements des faisceaux de la moelle, se comportent surtout comme des conducteurs chargés de la transmission (croisée) des impressions sensitives au cerveau et des excitations motrices volontaires aux organes de la locomotion. Cependant, par leur substance grise (*locus niger* de Sœmmerring) (1), ils peuvent agir à la façon des centres nerveux ; leur lésion donne des mouvements circulaires ou de manége sur l'axe du côté paralysé, de droite à gauche si la lésion a porté sur le pédoncule droit (Magendie, Lafargue, Longet).

« Une affection de l'un des pédoncules cérébraux s'accompagne presque constamment d'une paralysie de l'oculo-moteur externe du côté opposé ». (Niemeyer, *loc. cit.*).

E. — Les TUBERCULES QUADRIJUMEAUX sont les noyaux d'origine des nerfs optiques (surtout les *nates* ou tubercules optiques), nerfs dont le centre trophique est d'ailleurs la rétine (Waller). Les expériences d'Herbert-Mayo, Flourens, Longet, ont montré l'influence (*croisée*) de ces corps sur les mouvements réflexes de l'iris. La perception visuelle reste au cerveau (p. 285) ; mais ces tubercules sont le centre sensitif de l'impressionnalité à la lumière, étant susceptibles de phénomènes sensitivo-moteurs, de sensations inconscientes analogues à celles de la protubérance (2). Toujours est-il que les lésions des tubercules entraînent la cécité (Magendie, Flourens, Béclard, Longet).

Pour Valentin et Budge, la stimulation de ces éminences provoque des contractions de la vessie, de l'estomac et de l'intestin.

Dans les lésions profondes des tubercules, les faisceaux sous-jacents étant intéressés, l'animal tourne sur lui-même, du côté sain (Flourens).

Enfin, l'influence du cerveau tendant à entraver les mouvements réflexes (chap. VIII), à limiter leur force et leur étendue, ce centre

Jahrbücher. La paralysie double de la face décrite par M. Davaine et dans laquelle il y a symétrie pour l'immobilité et la déformation des traits, paraît coïncider avec une double lésion des centres nerveux (ramollissement, hémorrhagie, fracture des deux rochers ; double périostose syphilitique).

(1) Considérée comme l'expansion irrégulière, terminale, avec cellules pigmentées, des fibres supérieures des pédoncules cérébelleux moyens.

(2) Pour M. Luys (*loc. cit.*), les impressions optiques excito-motrices (réflexes) ne provoqueraient pas seulement les mouvements de l'iris ; mais, une fois disséminées au milieu du réseau des corps quadrijumeaux, iraient susciter, dans les régions spinales antérieures, des réactions qui font que l'œil suit automatiquement à la piste les objets extérieurs et qui président ainsi à l'automatisme de la marche, de la station.

modérateur ou de résistance, capable d'arrêter quelque temps l'action excito-motrice tant qu'il reste en communication avec les nerfs qui la produisent, serait un point situé derrière les *nates*, au moins chez les grenouilles, sujets ordinaires de ces expériences sur les mouvements inconscients.

F.—Le BULBE, ou moelle allongée, partie dominante de tout le système nerveux périphérique, est à la fois un organe de transmission et un centre spécial des plus importants où se lient la plupart des mouvements de conservation.

Il conduit les irritations de la moelle vers l'encéphale et réciproquement, ainsi que les excitations spontanées sensitives et motrices, volontaires ou non. La transmission est à la fois directe et croisée (Calmeil, Longet). Nous avons effectivement déjà vu que la décussation des pyramides est incomplète (p. 305, note 1); les antérieures, qui ne sont pas exclusivement la continuation des faisceaux antérieurs (moteurs) de la moelle, s'entrecroisent seulement dans leur partie interne (Arnold, Longet).

Mais l'attribut le plus important du bulbe est son influence sur la respiration, la déglutition, l'expression de la face, la locomotion, la vie totale de l'individu. Le bulbe est l'organe central des fonctions de conservation.

Galien avait remarqué que la section de la moelle, *post primam aut secondam vertebram*, « anéantit immédiatement la respiration et la vie ». Legallois (1813) précisait en disant que la respiration dépend « d'un endroit assez circonscrit situé vers l'origine des nerfs pneumogastriques (1). » Enfin, M. Flourens (1847, 1862) en arriva à placer *le point central et premier moteur du système nerveux*, du mécanisme respiratoire, immédiatement au-dessus de l'origine de la dixième paire, à la pointe du V de substance grise situé dans l'angle postérieur du quatrième ventricule. Une section pratiquée *en arrière* de ce point presque mathématique (*point* ou *nœud vital*), anéantit les mouvements respiratoires du thorax sans intéresser ceux de la face; le contraire a lieu si la section est faite en avant. On ignore d'ailleurs pourquoi la blessure de ce point (centre excitateur des besoins et des mouvements respiratoires : Flourens, Longet) abolit complétement et de suite la respiration pulmonaire : mais, ce qui est certain, c'est que la mort ne peut être attribuée, malgré l'opinion de M. Brown-Séquard, à la commotion cérébrale ni à l'arrêt du cœur (2).

(1) *Œuvres complètes*, 1830, p. 247.

(2) M. Luys croit à une interruption dans la continuité de son prétendu courant cérébelleux descendant.—Remarquons bien que les vitalistes seraient mal appris de placer dans ce point leur *force vitale*. « Aujourd'hui, sauf ceux qui aiment à vaguer dans les nuages du mysticisme physiologique, personne ne croit plus à l'hypothèse d'un *principe vital*, force unique d'où dépendraient les principaux phénomènes de la vie... Ce que nous devons admettre, c'est l'autonomie des élé-

Comme organe central de la respiration, le bulbe préside aux phénomènes concomitants : cri, éternument, toux, bâillement, effort, etc., dont nous reparlerons à propos des actions réflexes (ch. VIII).

Donnant naissance au pneumogastrique, au glosso-pharyngien, à l'hypoglosse, au facial, au trijumeau (p. 317, note 1), il est le lieu de coalescence des ressorts de la déglutition.

Il coordonne aussi les mouvements d'expression de la face, généralement automatiques et consécutifs aux passions. Il associe les mouvements qui forment la mimique (les gestes). Centre moteur de la langue et des lèvres (Stilling, Schrœder van der Kolk), il relie ceux qui servent à la phonation et à l'articulation des sons, provoquant tel ou tel degré de tension dans les cordes vocales, suscitant l'activité isolée ou synergique des muscles de la langue, etc. Le mécanisme de la parole est ainsi dans le bulbe, origine de l'hypoglosse et des autres nerfs agissant pour l'émission des mots : mais il est mis en jeu par l'excitation motrice volontaire venue du cerveau, sans doute des lobes antérieurs (p. 298). Van der Kolk avait même cru trouver les voies de communication : l'olive, pour lui, coordonnerait surtout les mouvements d'ensemble et serait en rapports anatomiques, par les corps striés et les couches optiques, avec le cerveau, siége de la volonté (p. 285).

La titillation du bulbe détermine l'érection du pénis (Ségalas).

La section du nœud vital abolit les mouvements volontaires non seulement du tronc et des membres (la transmission dans l'axe spinal, des incitations motrices centrifuges se trouve arrêtée), mais même de la face. Les olives surtout serviraient, d'après M. Luys, de foyer récepteur, transformateur et multiplicateur de l'influx cérébelleux régissant le système musculaire.

Enfin le bulbe, surtout le corps restiforme, influence la sensibilité générale (beaucoup moins cependant que ne le font la protubérance et

ments anatomiques. » (Vulpian, *Cours*, 1864.) Nous ne saurions même plus, avec Bichat, représenter la vie supportée par un trépied dont les trois branches sont le cœur, le poumon, le cerveau. « On considérait, dit M. Cl. Bernard (*Revue des cours scient.*, 31 décembre 1864), la vie comme une force localisable en un point circonscrit, dans un organe ou un appareil. Ainsi quand on pique le bulbe dans le point dont la blessure entraîne la mort immédiate, a-t-on chassé la vie qui s'y était cantonnée ? On a simplement rompu un mécanisme essentiel au jeu de l'existence chez l'animal expérimenté, mais qui pourrait ne pas l'être chez d'autres (chez la grenouille, par exemple, qui survit quelque temps grâce à sa respiration cutanée)... La vie réside partout ; son siége véritable est dans les éléments histologiques qui constituent les tissus, et elle n'est en définitive que la résultante de toutes les parties élémentaires. » « Il n'existe nulle part, dit enfin Virchow (*Path. cellul.*, 14e leçon), un point anatomique central dont on puisse déduire toutes les actions de l'organisme. »

le cerveau), surtout celle de la face (par le trijumeau) (1); il agit sur le cœur et il est un centre d'action réflexe : deux faits que nous esquisserons à propos de la moelle épinière. Il contient notamment un centre modérateur des mouvements cardiaques, celui du nerf vague.

Les *affections du bulbe* se reconnaîtront aux symptômes suivants : douleur à la nuque, spasme du pharynx et de la glotte, dysphagie, toux convulsive, paralysie linguale, aphasie (p. 298 et 316), trismus, dyspnée (indépendante d'ailleurs de lésions pulmonaires), paroxysme asphyxique, contraction rhythmique des muscles du cou, oscillations de la tête, souvent coma profond suivi de mouvements convulsifs et de respiration stertoreuse. Pour les affections du bulbe comme pour celles de la protubérance et du cervelet, l'hémiplégie est assez rare et ne présente jamais l'intégrité complète de la mobilité de l'autre moitié du corps (comme il arrive pour le cerveau, p. 305), dans laquelle on observe des troubles fonctionnels du côté des nerfs qui y prennent origine.

Quand la mort a été subite, il sera bon aussi de porter l'attention vers l'origine du pneumogastrique. S'il y avait paralysie labio-glosso-pharyngée (p. 293), il faudrait de même chercher des altérations du côté du bulbe, du pneumogastrique et du spinal.

Nous avons montré que l'étude du système nerveux constitue le couronnement de l'art des nécropsies, il en est certes le point le plus délicat : cette proposition justifie les développements que nous donnons aux chapitres VII et VIII par rapport au reste de notre manuel.

Instruments. — Pour l'étude de l'encéphale, on emploie un couteau particulier, nommé *couteau à cerveau*. La lame, large et mince, a une longueur variant de $0^m,16$ à $0^m,24$, en sorte que les coupes peuvent intéresser en même temps toute l'épaisseur d'un hémisphère (fig. 70, 71, 72). On a proposé de ces instruments avec manches démontants, avec cliquet, etc. ; mais le couteau à lame immuable est préféré.

Le *médullotome* de M. Lud. Hirschfeld sera décrit plus loin.

Il faut encore avoir sous la main une pince fine, des ciseaux effilés, un ou deux petits scalpels, de l'eau, une loupe (fig. 73).

Les diverses parties de l'encéphale, de la moelle ou des nerfs, étant fréquemment soumises à l'examen microscopique, il est

(1) Le bulbe donne naissance à la grosse racine (*r. sensitive*) de la cinquième paire : quand on coupe une moitié du bulbe, il s'en suit une hémiplégie de la sensibilité de la face du côté correspondant, parce qu'il y a section de cette racine descendante du trijumeau, contiguë au corps restiforme. Voyez Philipeaux et Vulpian, *Essai sur l'origine de plusieurs paires de nerfs crâniens*, Paris, 1853.

utile, pour ces recherches, de savoir les conserver et les durcir.

A cet effet, on les plongera plusieurs jours, soit dans de l'eau aiguisée d'acide chlorhydrique ou azotique, soit dans de l'alcool

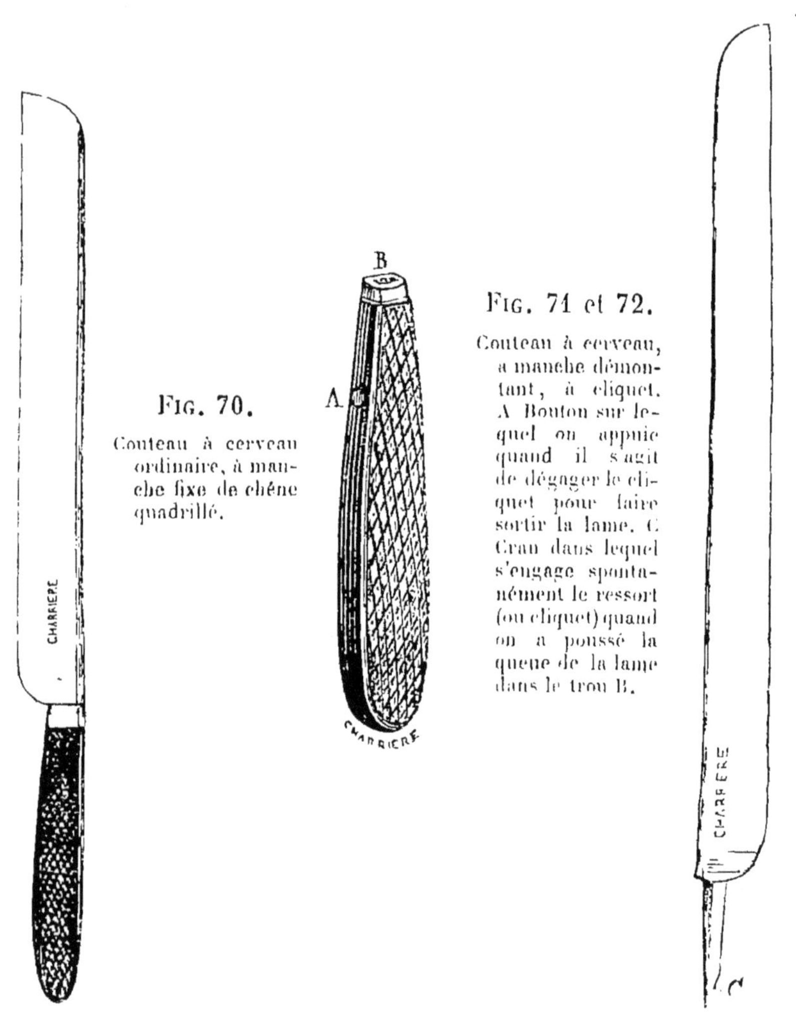

FIG. 70. — Couteau à cerveau ordinaire, à manche fixe de chêne quadrillé.

FIG. 71 et 72. — Couteau à cerveau, à manche démontant, à cliquet. A Bouton sur lequel on appuie quand il s'agit de dégager le cliquet pour faire sortir la lame. C Cran dans lequel s'engage spontanément le ressort (ou cliquet) quand on a poussé la queue de la lame dans le trou B.

fortement étendu (1). Une préparation, actuellement plus usitée encore, consiste à les faire macérer dans l'esprit-de-vin et l'acide

(1) Le durcissement par coction dans l'huile ou l'eau salée, par macération dans l'eau chargée de sublimé ou sel marin (Cruveilhier, *Anat.*), est aujourd'hui abandonné. On fait encore macérer quelquefois la dure-mère dans l'acide azotique jusqu'à transparence, pour voir ses nerfs par exemple.

chromique, puis on colore au moyen d'une solution ammoniacale de carmin. Nous avons aussi employé avec succès la fuchsine et le suc du *Phytolacca decandra*.

Récemment, M. Roudanowski (1) a proposé une nouvelle méthode. « L'emploi de l'esprit-de-vin et de l'acide chromique, ne communiquant pas, dit-il, assez de ténacité au tissu, met dans l'impossibilité de donner aux lamelles qu'on en détache une largeur suffisante et une épaisseur uniforme. De plus il rétrécit ou contracte les éléments nerveux. Enfin le carmin en dissout quelques-uns. » L'auteur russe propose de geler le cerveau à — 12 ou — 18°. Les tranches obtenues avec un couteau à *double tranchant*, sont mises sur un porte-objet refroidi préalablement, colorées par une décoction aqueuse de cochenille (1 partie pour 24 d'eau) (2), lavées, enfin couvertes, après dessiccation à la température de la chambre, avec le baume de Canada (qui les rend plus diaphanes). Nous lui préférons, pour éviter les bulles d'air, une solution un peu chaude d'ichthyocolle (6 à 7 parties) mêlé de glycérine (8 parties). Cette gélatine, qui empêche le verre supérieur d'exercer une pression tout en conservant cependant la préparation hermétiquement fermée, peut-être aussi employée pour les injections.

Les sections destinées au miscroscope devront être soit régulières (transversales ou perpendiculaires, obliques), soit irrégulières.

Incision et examen de la dure-mère. — Nous avons dit (p. 37) que — dans les hôpitaux au moins (pour la médecine légale, il faudrait raser, modifier les coupes d'après les lésions constatées, etc.) — la région cervicale postérieure étant placée sur la concavité d'un billot, on devait pratiquer une incision verticale d'une oreille à l'autre, puis un peu disséquer les téguments et le cuir chevelu, rabattre le double lambeau en avant et en arrière soit par dissection, soit, s'il n'y a pas contre-indication, en le tirant avec violence après avoir immobilisé de la main gauche la face et le cou. Nous supposons aussi qu'on a noté déjà l'état du cuir chevelu, si important à connaître au point de vue médico-légal (3).

(1) *Journal de l'anatomie* de M. Robin, mai 1865.

(2) Quelques gouttes d'acide acétique « rendent la substance fibreuse du tissu nerveux plus distincte ». Pour observer séparément les cellules nerveuses, on emploie le suc de Canneberge (*Vaccinium oxycoccos*, Linné), qui colore exclusivement les cellules.

(3) Voyez notamment Talmouche, *Des lés. du crâne et de l'organe qu'il renferme, au point de vue médico-légal* (*Annales d'hygène*, 1859, t. XII, p. 395, et 1860, t. XIII).

TABLEAU XLVI. PRINCIPALES AFFECTIONS DE LA PEAU CRANIENNE, DU CUIR CHEVELU ET DES OS DU CRANE.

Plaies, cicatrices, déchirures, ecchymoses séro-sanguinolentes du tissu cellulaire sous-cutané, varices artérielles (1), bosses sanguines, céphalématome externe des nouveau-nés (épanchement sanguin entre le péricrâne et les os), œdème, pneumatocèle (2), loupes, phlegmon diffus du cuir chevelu, érysipèle, encéphalocèles (en général aux sutures), etc. (voy. page 38).

Diverses modifications de la boîte crânienne (page 38 et 41) : fractures et fêlures (3), enfoncement des os (4), perforations (5), exostoses,

(1) Ou *anévrysmes cirsoïdes, fongus hématode* artériel : dilatation et flexuosité des artères de la tempe et du cuir chevelu. Voyez Robin, *Mém. sur l'anat. des tum. érect.*, page 4 : « l'augmentation de volume portait sur la tunique jaune élastique, plus rouge et plus molle que dans la temporale à l'état normal ».

(2) Le pneumatocèle du crâne (M. Louis Thomas, 1865) est une collection gazeuse entre le péricrâne et les os, succédant à l'atrophie et, par suite, à la perforation de la lame externe des cellules mastoïdiennes ou des sinus frontaux : il débute donc près du conduit auditif ou vers l'une des apophyses orbitaires externes. L'air atmosphérique s'infiltre sous le péricrâne, la surface externe des os devient irrégulière, leurs dépressions indiquent les points où le péricrâne a cédé dès le début.

(3) Dans les cas de fracture ou de fêlure, il serait préférable d'enlever du premier coup le périoste crânien pour mieux suivre l'effet du traumatisme, et d'ouvrir le crâne, non au marteau mais avec la scie à main (fig. 54, 55), pour ne pas augmenter les désordres, ni déplacer les fragments, surtout si l'on voulait conserver la pièce osseuse. Même avec la scie, on devrait agir avec précaution et sans secousses. Il faudrait aussi chercher la direction, la forme, les rapports de la fracture, si elle est directe ou par contre-coup, si elle s'irradie sur le rocher, le point où le coup a porté, quel pouvait être le corps frappant, si la fracture résulte du coup ou de la chute sur le sol, etc. Une fracture de la voûte orbitaire peut aussi, fait important en médecine légale, provenir non de coups mais de chute sur l'arcade orbitaire, surtout quand il y a plaie de la région sourcilière en dehors, au niveau où le rebord de l'orbite est le plus coupant; ces plaies sont en outre assez nettes souvent pour faire soupçonner à tort l'action d'un instrument tranchant. — Voy. la fin du chap. VII pour les *fractures du rocher*.

(4) Chez les nouveau-nés, par le passage à travers les détroits du bassin rétrécis (p. 217, note 1); chez l'adulte, par violences extérieures.

(5) Page 41, note 2; congénitales peut-être chez les phthisiques Larrey, *Soc. de chir.*, 24 janvier 1866, et *Gaz. des hôp.*, 17 mars; Barth, *Acad. de méd.*, 6 mars 1866.)

ostéophytes et périostoses (1) ; synostose prématurée (épilepsie, crétinisme) ou tardive (hydrocéphalie) ; développement irrégulier, non proportionné à la stature ; déformation, aplatissement non traumatique, augmentation de la circonférence de la base, rondeur du crâne (idiotisme, épilepsie), volume général de la tête exagéré (2) ; ulcérations scrofuleuses de la table externe du frontal (3), grandeur exagérée des fontanelles (fig. 17), etc.

Nous insistons à nouveau sur ces recherches parce qu'elles sont trop souvent négligées de la part des élèves.

Ajoutons encore qu'il y aura à mesurer et à ouvrir avec soin les tumeurs qu'on rencontrerait faisant hernie à travers soit les perforations des os du crâne ou de la région fronto-nasale (Spring, Adams, etc.), soit l'intervalle de leurs points d'ossification. Ces tumeurs, pédiculées ou non, fluctuantes et élastiques en général, à surface transparente ou vascularisée, contiennent ou de la sérosité enveloppée par les méninges distendues (méningocèles) ou plutôt de la pulpe cérébrale (encéphalocèles) (4). La tumeur enlevée,

(1) Pouvant expliquer certaines paralysies.

(2) Il ne faudra pas oublier que le cerveau est représenté fort imparfaitement par la capacité apparente d'un crâne à parois plus ou moins épaisses, à table interne pouvant ne pas correspondre à l'externe, etc. Cependant, en général, à l'état sain, l'encéphale remplit presque exactement la capacité du crâne.

(3) Matière caséeuse, dite tuberculeuse (voyez p. 256-258, et plus loin, *Examen microscopique du cerveau*).

(4) Voyez, comme observation récente d'hydrencéphalocèle, Berend (de Berlin), *Union méd.*, 23 août 1864. — Les hydrocèles crâniennes sont toujours congénitales. Spring n'a pu réunir que dix cas de ces méningocèles. Encore M. Houel (*Archiv. de méd.*, 1859) les considère-t-il comme des encéphalocèles ou plutôt des hydrencéphalocèles. Pour cet auteur, dont nous admettons l'opinion, toutes les tumeurs congénitales du crâne (les céphalématomes exceptés) sont des hydrencéphalocèles. On a dit que les hernies aqueuses du crâne sont consécutives à l'hydrocéphale arachnoïdienne chronique : mais celle-ci semble inadmissible. La vraie hydrocéphalie méningée est l'aiguë, conséquence de la méningorrhagie. Au contraire, l'hydrocéphalie ventriculaire constitue l'origine des tumeurs congénitales du crâne, toujours accompagnées de liquide dans les cavités ventriculaires (nous redirons, à propos du *cervelet*, que les épanchements extra-ventriculaires ne sont pas de vraies hydrocéphales). Ces tumeurs de la région postérieure du crâne contiennent une portion du cerveau (t. sus-occipitales) ou du cervelet (t. sous-occipitales) et la mort suit leur ablation. Il en est de même pour la partie antérieure du crâne : front, racine du nez (cas de M. Dolbeau), partie interne des deux yeux (page 5, note 2, et cas de M. Guersant à la *Soc. de chir.*), par la fente sphé-

on dénuderait le crâne pour trouver le siége de l'orifice, la calotte crânienne serait extraite jusque vers cette ouverture et il faudrait chercher quelles parties de l'encéphale ou des méninges étaient intéressées, quel était le point de départ du liquide (ventricules, méninges, etc.).

Nous avons indiqué déjà (p. 39) comment, le muscle temporal raclé ou coupé, il fallait enlever la calotte osseuse horizontalement à l'union de la face avec le crâne. On emploie généralement le marteau (fig. 27), en se hâtant lentement, surtout au niveau de l'occipital, partie la plus épaisse et la plus résistante ; puis, la main gauche prenant appui sur la poitrine, on détache à l'aide de l'extrémité recourbée de l'instrument (1) cette boîte osseuse qui résiste souvent plus chez l'enfant que chez l'adulte. La scie a, sur le marteau, l'avantage de ne pas produire d'esquilles ; mais elle demande plus de temps, elle peut léser les méninges et le marteau ne donne guère plus qu'elle, si l'on se contente de petits coups secs et répétés, d'ébranlement ou de congestion artificielle.

Avant d'inciser la dure-mère mise à nu, on pourra trouver à noter quelques faits importants : odeur nauséabonde à l'ouverture du crâne, état des os (p. 321) : solidité, fragilité (hydrocéphalie), transparence (id.), amincissement (translucidité) ou épaississement des os (2), injection sanguine du diploé, etc. L'attention se portera notamment sur la portion convexe de la face externe

noïdale. Ces hernies du cerveau par les fosses nasales ont été parfois prises pour des polypes, et, par contre, des polypes nasaux peuvent pénétrer par l'orbite et la fente sphénoïdale.

Les hernies du cerveau sortent-elles à travers les os ou les fontanelles? Malgaigne admet la dernière opinion, mais il est certain qu'elles perforent souvent les os du crâne.

(1) Extrémité qui ne doit pas être coupante, comme la font quelques fabricants ou repasseurs. Nous avons décrit, aux *Addenda*, la *scie crâniotome* des Hollandais.

(2) Louis et Lebert ont signalé l'amincissement des os du crâne dans le cancer de l'utérus, M. Renard dans l'absinthisme. — MM. Gros et Lancereaux (*Affect. nerv. syphilit.* 1861, et *Gaz. hebdom.*, 30 septembre 1864) ont, au contraire, au sujet des syphilitiques, appelé l'attention sur l'hypérostose de ces os, d'ailleurs encore très-fragiles et qui souvent présentent en outre des exostoses, ou bien des ulcérations osseuses caractérisées par la raréfaction du tissu fibro-vasculaire, « des dépressions et des rugosités ressemblant à des vermoulures et correspondant à des cicatrices spécifiques ». (Rayer, *Mal. du rein*, t. II, observ. du nommé Borreman). — On sait combien l'épaississement du crâne est commun chez les idiots.

de la dure-mère, jaune (fièvre jaune, ictère grave), blanche, noire, etc. Dans les cas de fracture, cette face se montrera fréquemment noircie dans une étendue variable par des grumeaux de sang coagulé et plus ou moins adhérents. Chez les syphilitiques, elle peut présenter une matière jaune et grumeuse faite de globules pyoïdes, de granulations adipeuses et de tissu conjonctif (*Giornale ital. del mal. Veneree*, 1866), — ou bien des pseudo-membranes (*endocrânite*), comme l'a montré M. Lancereaux dans ses recherches sur les encéphalopathies syphilitiques (*Syphilis*, 1866). D'autres fois, la méninge sera soulevée par les circonvolutions se dessinant vaguement sous elle, bombée par du sang contenu sous sa paroi interne et la rendent bleuâtre ou brune à la transparence : on sera dès lors averti du soin qu'il faudra apporter à son incision. Du pus, un excès de sérosité dans la cavité arachnoïdienne, amèneraient également cette distension. Au contraire, il n'est pas rare de voir la dure-mère plissée, si bien qu'en la soulevant avec les doigts, on sent un vide au-dessous d'elle.

L'encéphale, de son côté, remplira plus ou moins la boîte crânienne: quelquefois il presse tellement sur son enveloppe fibreuse qu'à l'ouverture du crâne la masse entière semble bondir et faire hernie au dehors, comme si elle était trop ample pour la cavité qui la contenait.

Pour citer encore quelques exemples, on aurait à indiquer la multiplicité ou l'hypertrophie des granulations de Pacchioni (1), les adhérences de la dure-mère avec les os, ayant rendu l'enlèvement difficile (2), les fongus qu'il faudra chercher à distinguer d'avec le cancer des os, l'engorgement des sinus contenus dans l'épaisseur de la méninge, la saillie plus ou moins prononcée des vaisseaux qui

(1) Ces corpuscules blanc jaunâtre, qu'on a pris plus d'une fois pour des granulations de méningite tuberculeuse avec lesquelles ils offrent une certaine analogie, sont situés tout le long du sinus longitudinal supérieur; ils sont plus abondants en arrière, n'existent pas chez le fœtus et se développent de plus en plus avec l'âge. Contenus d'abord dans la pie-mère, ces grains traversent plus tard l'arachnoïde et la dure-mère, pour venir former sur la face interne des os du crâne ces dépressions ou même ces trous qui y sont communs chez le vieillard. M. Ordonez les considère comme des vaisseaux de la pie-mère atrophiés et enroulés les uns sur les autres. Ils sont formés de tissu lamineux, avec un peu de matière calcaire au centre.

(2) Il faudrait ici tenir compte de l'âge; chez les vieillards, l'adhérence est très-fréquente.

rampent à sa surface (artères et veines méningées, voyez plus loin). La perforation de ces vaisseaux, parfois de ceux du diploé, des veines émissaires de Santorini, de l'artère méningée moyenne, est la cause ordinaire des épanchements sous-osseux. Nous renvoyons pour le reste au tableau suivant (t. XLVII).

— Ces observations prises, s'il y a lieu, et les esquilles, nombreuses quand on emploie le marteau, moins coupantes chez l'enfant que chez l'adulte, étant soigneusement enlevées, — la dure-mère sera soulevée avec des pinces tenues de la main gauche, latéralement à la faux : on y pratique, de la main droite, une petite incision ou boutonnière à l'aide d'un scalpel fin, de manière à passer une sonde cannelée, sur laquelle la méninge sera fendue. La pointe de la sonde doit être portée en haut, pour ne pas blesser les parties sous-jacentes. Quelques praticiens préfèrent des ciseaux effilés au scalpel.

La *dure-mère sera incisée le long du sinus longitudinal supérieur*, — qu'il faut respecter et pour ne pas salir les pièces et parce qu'il peut être utile d'examiner à part les sinus (voyez plus loin). La section s'étendra de l'apophyse *crista-galli* à la tente du cervelet, voûte membraneuse horizontale séparant les lobes cérébraux postérieurs d'avec les lobes cérébelleux. Parfois la méninge externe adhère assez aux lobes pour qu'il faille écarter les incisions afin de la détacher de la convexité de l'hémisphère. — La dure-mère de la base du crâne, dont on connaît la forte adhérence aux os, surtout près des apophyses et des trous, n'est donc pas intéressée : on l'examinera après l'extraction de l'encéphale ainsi que les nerfs encéphaliques. Elle n'est pas sujette à la pachyméningite, mais les fibromes n'y sont pas très-rares.

Cette incision, — qui met à jour la cavité arachnoïdienne puisque le feuillet viscéral de l'arachnoïde est un vernis épithélial presque théorique et très-adhérent à la dure-mère, — peut laisser écouler quelques cuillerées ou même une verrée de sang, après l'issue duquel la dure-mère s'affaisse en général. Si le côté opposé de la méninge fait cependant encore saillie, on a la preuve que les deux épanchements ne communiquaient pas. Ce côté opposé est ensuite fendu comme l'a été le précédent, la faux du cerveau est renversée en arrière et les deux lambeaux de la dure-mère, adhérents au crâne entr'ouvert, sont rabattus en dehors, latéralement, pour être étudiés attentivement.

Il faut prendre note, sans plus tarder, des liquides qu'on aurait vu sourdre ou s'écouler à l'incision : sang noir plus ou moins altéré ou coagulé, sérosité compensant, par exemple, la diminution de volume du cerveau, pus. Nous en reparlerons plus loin à propos de l'arachnoïde. On examinera ensuite l'état de la dure-mère qu'on vient de rabattre (facile à déchirer, adhérente à l'arachnoïde, ayant perdu sa transparence, son poli, sa ténacité, etc.), et surtout la face profonde ou interne de la portion convexe de ce périoste crânien (Flourens), susceptible de présenter : 1° des ecchymoses ; 2° des tumeurs sanguines ; 3° des fausses membranes.

Cette méninge, quelquefois injectée, et comme charnue, offre, en effet, dans d'autres cas (cas nommés jadis *épanchements dans la cavité de l'arachnoïde*, et constituant les plus fréquentes des grandes hémorrhagies méningées), sur la surface interne, à la voûte plutôt qu'à la base, — des caillots appendus, s'enlevant plus ou moins facilement, mous ou fermes, que le manche du scalpel peut ou non parcourir en tous sens, assez épais souvent pour aplatir et effiler antérieurement l'hémisphère correspondant, colorant la dure-mère en violet par imbibition hématique. Ou bien ce sont des poches sanguines (1), — un fluide analogue à de la lymphe coagulable, et produit par inflammation (pachyméningite de la méningite rhumatismale, Gintrac), — des enduits et plaques pseudo-membraneuses (pachyméningite proprement dite, Virchow), dédoublés ou non en poches closes, d'apparence soit fibreuse, soit lardacée à l'œil nu, blancs, jaunâtres, violacés, rouillés ou bleuâtres, susceptibles ou non d'être détachés par des tractions ménagées. On cherchera si ces colorations des kystes ou des plaques néo-membraneuses se détruisent par lavage, par macération : elles reconnaissent souvent pour cause l'infiltration d'une certaine quantité de matière colorante du sang à l'état granuleux et amorphe. (Voyez TROISIÈME PARTIE, *Microscope.*)

Les parois des kystes néo-plasmatiques de la dure-mère, uniques ou multiples, sont généralement assez résistantes ; leur surface interne est inégale et légèrement villeuse ; l'externe se montre lisse, ou adhère par des tractus qui peuvent ou non être détachés de la méninge de manière à donner un sac complet. Entre ces diverses couches existent souvent des thrombus, des taches ecchymotiques, de vrais épanchements d'un sang pur ou plus ou moins séreux, selon son ancienneté. Après macération

(1) C'est la *pachyméningite hémorrhagique* de Lancereaux (*hématomes de la dure-mère*, Virchow), dont nous allons parler. En dehors des cas de fracture, on ne trouve pas de sang libre à la convexité, mais à la base.

de quelques jours dans l'alcool, ces enveloppes, dans lesquelles le microscope décèle une trame de tissu conjonctif avec de nombreux corps fusiformes, — sont susceptibles de devenir si fermes, qu'en les étendant brusquement, on produit un bruit de peau sèche. Examiné à contre-jour (par transparence) ou à la loupe, chaque feuillet de la pseudo-membrane présente fréquemment un certain nombre d'arborisations vasculaires : ces vaisseaux, irréguliers, bifurqués ou variqueux çà et là, offrent deux tuniques à leurs parois, et, en quelques endroits, ces parois peuvent être infiltrées de granulations graisseuses, indice d'un commencement d'altération régressive. Dans ces points transformés, le kyste pseudo-membraneux est généralement ramolli ; c'est là qu'il a pu se perforer et occasionner l'épanchement du sang qu'il contenait dans la cavité intra-arachnoïdienne. Quand le néoplasme ne présente pas d'hématome, l'infiltration graisseuse aurait été d'ailleurs susceptible de devenir un mode de résorption du produit morbide. — Au contact de ces pseudo-membranes, l'arachnoïde cérébrale est saine ou bien adhérente, ou teinte en rouge par infiltration d'hématosine (1).

(1) Nous avons insisté quelque peu sur les néo-membranes de la dure-mère et de la grande cavité arachnoïdienne sous-jacente, à cause de leur importance dans la théorie de l'hémorrhagie méningée (et même des hémorrhagies de toute séreuse, car on a voulu établir aussi qu'elles ont souvent une néo-membrane organisée pour point de départ). On sait du reste que la science n'est pas encore tellement fixée sur le rôle pathogénique de ces productions, qu'il n'y ait place pour les chercheurs à même d'observer des faits de ce genre.

MM. Cruveilhier, Calmeil, Virchow, Charcot et Vulpian (*Gaz. hebd.*, 1860), Lancereaux (*Archives de médecine*, 1862; discussion à la *Soc. anat.*, décembre 1861, entre MM. Barth, Aug. Voisin, etc.), Perroud (*Soc. imp. de méd. de Lyon*, 1863), Christian (thèse, Strasbourg, 1864), regardent l'extravasat sanguin intra-arachnoïdien comme ayant pour cause la *pachyméningite*, comme étant postérieur à la formation des néo-membranes vasculaires développées sous l'influence de l'inflammation de la dure-mère (ou pachyméningite), et dont il serait l'effet, la conséquence. Dès lors, si le temps écoulé entre l'attaque et la mort a été rapide, la toile membraneuse n'a pu présenter assez de résistance pour contenir tout le sang épanché ; elle se montrera mince, fragile, etc. — Pour d'autres (M. Brunet), il y a concomitance entre l'exsudation du sang et celle de ces néoplasmes de la face interne de la dure-mère. Enfin, l'ancienne école croit, avec M. Baillarger, l'hémorrhagie des méninges toujours primitive ; les fausses membranes *résulteraient de la transformation du caillot*.

Ces produits blastémiques sont susceptibles d'avoir existé depuis

Après que la dure-mère et le feuillet pariétal de l'arachnoïde qui lui adhèrent, auront été passés en revue, du moins dans la portion de ces méninges accessibles quand la cavité crânienne n'est pas encore à vide, on se disposera à enlever l'encéphale.

Extraction de l'encéphale. — Les auteurs de médecine légale, Devergie entre autres (1), conseillent d'examiner l'encéphale sur

quelque temps sans apparition, sur le vivant, de troubles fonctionnels notables dans la sensibilité, le mouvement ni l'intelligence. D'autre part, certains désordres qui semblent n'avoir eu pour origine que ces exsudations (chez les alcooliques, céphalalgie accompagnée de vertiges, de convulsions fugaces, rapides dans leur retour, avec prédominance de la contracture sur les mouvements cloniques, localisation dans un membre ou un côté du corps, absence de strabisme, etc.) ont pu disparaître très-longtemps avant que la nécropsie vînt révéler la persistance de la lésion matérielle.

D'après M. Kremiansky (*Deutsche Klinik*, n° 26), la prétendue peste de Saint-Pétersbourg (1865) aurait été, en partie, une épidémie de pachyméningite hémorrhagique. A la face interne de la dure-mère, on trouvait un dépôt jaunâtre semé de caillots miliaires, dus à la rupture des vaisseaux de nouvelle formation, dépôt flottant sans forme fibrillaire ou se détachant par le lavage de la méninge. Celle-ci, à l'incision, laissait écouler abondamment un liquide séreux, trouble, contenant des globules sanguins et des cellules épithéliales en dégénérescence graisseuse.

Une curieuse variété de pachyméningite, c'est l'amyloïde (p. 214, note 1). M. Duguet a décrit récemment (*Gaz. des hôp.*, 15 février 1866) un cas de pleurésie tuberculeuse avec dégénérescence amyloïde de la dure-mère, des reins, du foie, de la rate, du cœur. « La méninge se détache des os comme la substance charnue d'une pêche se sépare du noyau. Le crâne est creusé de sillons très-profonds intéressant toute la table interne, et faisant de celle-ci des aiguilles osseuses. La dure-mère présente à sa surface externe des produits de nouvelle formation, gélatino-vasculaires, disposés sous forme de saillies correspondant aux sillons précités. Sur la face interne de la méninge, de fausses membranes organisées se sont développées symétriquement et parallèlement à celles de la face externe... Au microscope, la dure-mère présente, dans toute son épaisseur, une infiltration amyloïde qui donne aux coupes perpendiculaires à la surface un aspect vitreux spécial, de telle sorte que les corpuscules du tissu conjonctif et les bandelettes du tissu fibreux semblent comme gravés sur verre... Les néo-membranes sont composées d'éléments évidents d'organisation, tels que : noyaux embryoplastiques, corps fusiformes, vaisseaux capillaires de dimensions considérables, petits foyers d'extravasation sanguine caractérisés par des globules de sang altérés et des cristaux d'hæmatoïdine (fig. 76).— Les corps amyloïdes sont azotés (voy. 3e Partie).

(1) *Médecine légale*, p. 563.

place, pour mieux juger de la situation des altérations. Mais, dans nos hôpitaux, la dure-mère incisée comme il vient d'être dit, l'habitude est de procéder toujours à l'extraction de la masse encéphalique, après avoir d'ailleurs noté les lésions dont les rapports seraient utiles à connaître : compression par enfoncement traumatique, par épanchement, par tumeurs, compression d'un cerveau normal par synostose prématurée, d'un cerveau hypertrophié par un crâne normal, etc.

Les esquilles osseuses *soigneusement* enlevées, si elles ne l'ont été déjà, il faut introduire la main gauche entre le frontal et les lobes antérieurs, la face palmaire répondant à la partie antérieure de la convexité cérébrale. La main droite, à l'aide d'un scalpel, sectionne les nerfs crâniens à mesure qu'ils se présentent, rase avec précaution la selle turcique en coupant le diaphragme de l'hypophyse, étendu transversalement comme un pont sur cette fosse, et percé d'un trou pour la tige pituitaire comprise entre les deux feuillets de la dure-mère dédoublée. Puis on sectionne la tente du cervelet à son insertion au bord supérieur du rocher et à sa circonférence postérieure (1), tandis que la main gauche continue à renverser la masse encéphalique en arrière. Il ne reste plus qu'à isoler le tout de la moelle épinière, ce qui se fait en plongeant le plus profondément possible la lame du scalpel dans la gouttière basilaire d'abord, puis à travers le trou occipital.

Dans cette extraction, il faut éviter de déchirer le plancher du 3e ventricule, ou d'arracher le pédicule du corps pituitaire entouré par le sinus coronaire (p. 75, n° 14) et par le sinus caverneux logeant l'artère carotide, les plexus nerveux du grand sympathique, quatre nerfs (moteurs oculaires externe et commun, pathétique, ophthalmique de Willis). Enfin, le chiasma et l'origine des nerfs doivent être respectés religieusement. — Quelquefois on cherche à enlever la moelle avec le cerveau en l'attirant doucement à soi par son extrémité bulbaire, de manière à se dispenser d'ouvrir le canal

(1) Il est possible de respecter le sinus droit (fig. 75, n° 7), celui qui, contenu dans l'épaisseur de la base de la faux cérébrale, fait communiquer les deux sinus longitudinaux. Mais la veine de Galien (fig. 75, n° 13), que constituent la veine choroïdienne, la veine du corps strié, les cérébrales médianes inférieures, et qui se jette dans le sinus droit, est nécessairement coupée dans cette préparation. La section forme l'orifice nommé *canal de Bichat*, dans lequel Bichat voyait une communication entre les ventricules et la cavité arachnoïdienne. On enseigne aujourd'hui (sauf M. Hirschfeld) que cette cavité est complétement close.

vertébral (ch. VIII) : mais ce procédé barbare, outre qu'il réussit difficilement, déchire les nerfs rachidiens, et ne donne que des indications fort incomplètes sur l'état de la moelle et de ses méninges.

Dans tous les cas, il faut prendre le bulbe en même temps que l'encéphale (on pourrait cependant laisser momentanément en place le cervelet et la moelle allongée). Or il est difficile de l'avoir intact dans toute sa longueur avec le scalpel ordinaire : celui-ci, ne pouvant pas pénétrer assez bas, sectionne le plus souvent la moelle allongée obliquement, à une profondeur trop restreinte, au-dessus de la décussation des pyramides, partie si importante au point de vue anatomique, physiologique et quelquefois pathologique. Pour obvier à cet inconvénient, M. Lud. Hirschfeld a imaginé un petit couteau articulé (*médullotome*, fig. 73), qui a le double

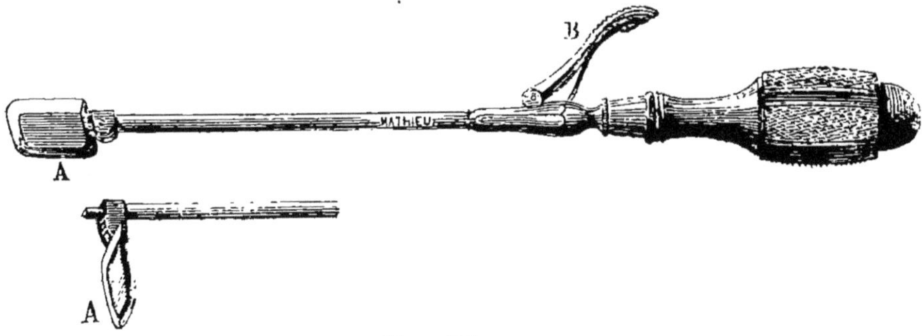

Fig. 73.

avantage de sectionner la moelle perpendiculairement à son axe et beaucoup plus bas que le trou occipital. L'instrument se compose d'une tige d'acier qui, par l'une de ses extrémités, est enchâssée dans un manche, et, par l'autre, s'articule avec un des bords d'une petite lame rectangulaire A, de 1 cent. 1/2 de longueur. Les trois autres bords de cette même lame sont libres et tranchants. A l'aide d'une pression exercée sur un petit levier à ressort B, adapté à la tige, cette lame, dont la direction ordinaire est celle de cette dernière, peut s'incliner plus ou moins et arriver à lui devenir perpendiculaire. Après son introduction dans la partie supérieure du canal rachidien par la cavité crânienne préalablement ouverte, on sectionne d'abord, à l'aide du tranchant latéral, les nerfs et les vaisseaux, puis on imprime à la lame l'inclinaison voulue pour faire la coupe perpendiculaire de la moelle, le plus bas possible, avec le tranchant terminal.

L'encéphale, reçu doucement dans la main gauche, est posé avec précaution à l'endroit le plus éclairé de l'amphithéâtre, sur une des tables ou sur un plat creux. Il doit reposer par sa base.

En enlevant ainsi l'encéphale, on aura souvent à constater, dans les fosses occipitales ou les espaces sous-arachnoïdiens, à *la base* de la boîte crânienne en général, ou à l'entrée du canal rachidien, — entre la dure-mère et l'arachnoïde, ou plutôt dans la cavité même que limitaient les deux feuillets de cette dernière, avant l'ablation de l'encéphale, — des collections séreuses, purulentes ou sanguines (par exemple, dans les fractures du rocher, les caillots de la fosse sphénoïdale, au-dessous desquels la dure-mère peut présenter des solutions de continuité utiles à noter). — Mais on ne devra pas confondre ces liquides avec la sérosité en petite quantité qui entoure un cerveau parfaitement sain d'ailleurs et qui se serait exhalée pendant l'agonie ou *post mortem*. L'excès du liquide ventriculaire peut reconnaître la même origine (1).

Examen extérieur du cerveau recouvert de ses enveloppes. — Le cerveau sera l'objet d'une première étude superficielle, l'arachnoïde (feuillet viscéral) et la pie-mère étant encore en place. On constate s'il s'affaisse ou s'étale sur lui-même (2), s'il s'écrase par son propre poids au point qu'on n'ait pu l'enlever intact de sa boîte osseuse, tant il a la consistance de bouillie, — si l'un des hémisphères est plus aplati, l'un des lobes plus bas que l'autre (p. 357, note 1), s'il paraît ramolli, fluctuant par places, au toucher notamment. La surface convexe des hémisphères peut présenter des dépressions correspondant à des collections liquides recouvertes par la pie-mère ou situées tout à l'heure sous la dure-mère, des taches ecchymotiques, une teinte jaune presque générale due à l'infiltration purulente du tissu cellulaire sous-arachnoïdien : teinte fréquemment plus prononcée au niveau des anfractuosités et se retrouvant à la base dans l'espace perforé antérieur, dans la surface hexagonale limitée par les nerfs opti-

(1) D'autres fois, au contraire, il faudra penser qu'une partie du liquide a pu disparaître depuis la mort, ou peu de temps avant. Ainsi constate-t-on une ampliation exagérée des ventricules, renfermant cependant peu de sérosité, et entourée d'un œdème des parties environnantes produit par une infiltration liquide ? Il sera permis de conclure à la résorption d'une certaine quantité de l'humeur ventriculaire. Nous aurons occasion de parler de ce ramollissement *par macération*, distinct du ramollissement *par obstruction vasculaire* (p. 348, sq.) et *par inflammation* (voyez plus loin, à propos du *trigone*.)

(2) C'est là un signe dont il faut quelquefois se méfier. La température, le temps écoulé depuis la mort, s'il est considérable, peuvent avoir produit un ramollissement *général*, état toujours plus difficile à reconnaître, faute de terme de comparaison, que le ramollissement partiel, c'est-à-dire morbide (voy. p. 360, note 2, et suppuration du cerveau).

ques entrecroisés (fig. 80, n° 15), par la protubérance (fig. 80, n° 22) et les pédoncules cérébraux (fig. 80, n° 21). Nous compléterons ces notions par l'examen extérieur du cerveau dépouillé de ses méninges (p. 357).

Le cerveau émet quelquefois une odeur spéciale qu'il faudra noter [alcoolisme (1), odeur putride dans la gangrène, etc.], surtout si le cadavre n'exhale pas les mêmes émanations ; les caillots qui le compriment peuvent sentir le gaz sulfhydrique.

Enfin, beaucoup de chefs de service ont contracté l'habitude, bonne surtout dans les maisons d'aliénés, de faire prendre le poids de tous les cerveaux examinés, et même, après l'ouverture des ventricules, le poids des deux hémisphères isolés (2).

La mensuration du volume intérieur du crâne pourrait même

(1) L'alcool, que nous croyons en partie brûlé dans l'économie, mais dont le transport à la masse cérébrale est un fait acquis à la science, a été plusieurs fois chimiquement constaté dans le cerveau d'individus morts par le *delirium tremens*. On a de même, pour l'intoxication saturnine, décelé des composés de plomb dans le cerveau, comme dans le foie, la rate. MM. Reynaud et Grassi ont extrait du mercure métallique.

(2) Le poids du cerveau, isolé (au niveau des pédoncules du cervelet et de la protubérance), est de 1150 grammes au moins chez un adulte sain d'esprit. « Il varie de 1000 à 1500 gram. » (Cruveilhier, *Anat.*, t. IV, p. 322). D'après la statistique de Rob-Boyd, le poids moyen de 20 à 40 ans, serait 1325 gram. pour l'homme, et 1221 pour la femme. M. Bischoff (*Acad. de Bavière*, dernière livraison de 1865) trouve 1363gr,5 pour l'homme, 1244gr,5 pour la femme ; différence, 117. A la première enfance, le cerveau est très-volumineux et dans le rapport de 1 à 8 avec le poids du corps : chez l'adulte, le rapport s'élève de 1 à 30 ou 35 en moyenne (Cuvier). Chez le vieillard, le poids moyen du cerveau diminue encore comme celui des autres organes. Sur les variations normales du cerveau avec l'âge, le sexe, les individus, voyez Cruveilhier (*Anat.*, t. IV, p. 323).

Il y a près de deux siècles, le physicien hollandais Musschenbrœck écrivait que la densité du cerveau normal est à celle de l'eau comme 1030 est à 1000 : M. Bischoff (*loc. cit.*) dit 1030 à 1043,7 pour les hommes, 1030,5 à 1047,8 pour les femmes. « Il serait curieux de rechercher si le poids spécifique varie avec les maladies comme avec l'âge. » (Cruv., t. IV, p. 324).

Chez les épileptiques notamment, on a signalé une différence de poids de 110, 140 grammes, et plus, entre les deux hémisphères. MM. Baume et Sollet ont même avancé que l'intensité et la fréquence des attaques sont en raison directe de l'inégalité interhémisphérique, loi peut-être un peu trop radicale. Cette inégalité des hémisphères se retrouve dans l'idiotie. (Voyez p. 357, note 1.)

Le cerveau pèse généralement plus chez les hommes « supérieurs et

donner des indications utiles (1), ainsi que le relevé de la longueur de l'encéphale (d'avant en arrière et à la circonférence), comme de sa largeur.

Méninges internes. — On ne saurait trop conseiller de se faire une règle, dans toute nécropsie, d'enlever les enveloppes avant d'examiner l'encéphale et de le sectionner : c'est le seul moyen de bien apprécier les altérations périphériques des centres nerveux. Les doigts suffisent en général à cet effet ; mais il vaut mieux s'aider d'une pince fine, et, en cas d'adhérence, de l'insufflation (fig. 40) ou d'une injection d'eau. — Cependant cette ablation de l'arachnoïde et de la pie-mère ne doit pas être faite d'emblée sur toute l'étendue de l'encéphale ; il est bon de procéder successivement au fur et à mesure des besoins, de respecter pour le moment les méninges du cervelet et du bulbe ;

à vaste mémoire » (Cruv.). Sans croire aux chiffres relevés par les Anglais (pour Cromwell, 2231 gram. ; pour lord Byron, 2228), il est certain que le cerveau de Cuvier pesait 1861 gram., celui de Gauss 1492, celui de Dupuytren 1439 (Lélut, *Du poids du cerveau dans ses rapports avec le développ. de l'intellig.*, 1837).

Remarquons bien d'ailleurs que ces mensurations ne sont pas des plus probantes. Elles reposent, à vrai dire, ainsi que la mesure de l'angle facial, sur la doctrine surannée qui considérait le cerveau comme un seul organe (p. 287). Les jaugeurs de crânes, aussi arriérés dans leur absolutisme que les vitalistes faiseurs de hiérarchies d'âme, oublient tout au moins que l'intelligence varie non-seulement avec le poids et le volume du cerveau, mais encore avec la surface totale des circonvolutions, l'épaisseur variable et surtout la qualité de la substance grise (« la profondeur des anfractuosités, et par conséquent la hauteur des circonvolutions, m'a toujours paru en rapport direct avec le volume et le poids du cerveau » ,Cruv., *Anat.*, t. IV, p. 342). Ce n'est pas, en un mot, la quantité de la substance cérébrale qui décide de ses virtualités physiologiques ; c'est la nature de cette substance, dont nous n'avons jusqu'ici l'appréciation que par les fonctions dévolues.

Les chiffres ne fournissent donc que des notions incomplètes, et, par exemple, les pesées faites sur des aliénés par Bergmann et Parchappe ont donné comme maximum 1825 et 1750 grammes, alors que, chez quelques aliénés, le cerveau est réduit à 600 grammes.

(1) A condition encore qu'on n'établira pas un rapport fatal entre ce volume et l'intelligence du sujet. Pour mesurer cette capacité, le Dr Jacquard conseille de prendre en plâtre le moule interne de la boîte crânienne ou du cerveau, de rendre ce moule imperméable à l'eau par l'immersion dans l'acide stéarique fondu, de le plonger dans un vase gradué (*endomètre crânien*). D'après le principe d'Archimède, la quantité d'eau déplacée indiquera le volume, et, si l'on veut, le poids du moule.

autrement, on risquerait de détruire certains rapports intéressants, le trou de Magendie par exemple, la communication de la pie-mère avec les ventricules, etc. En outre, on ne saurait agir avec trop de soin au niveau de la base ; à la scissure de Sylvius (fig. 79, n° 1), en amenant à soi l'arachnoïde qui passe dessus comme un pont, on pourrait enlever l'artère sylvienne couchée au fond de cette fente.

Il faut examiner successivement le feuillet viscéral de l'arachnoïde (1), le tissu cellulaire sous-arachnoïdien, la pie-mère, tunique vasculaire (Magendie), plexiforme, qui enveloppe immédiatement les centres nerveux.

On constatera leur injection ou suffusion sanguines, résistant plus ou moins au frottement, au lavage, — leur degré d'amincissement, d'épaississement, de friabilité, d'opacité, de transparence, de décoloration, de coloration anormale, de dépoli, d'inégalité, de distension. En soulevant les méninges avec des pinces fines, on cherchera si leurs replis naturels ont disparu, si elles ne s'enlèvent que par petits fragments, quelle est leur adhérence tant entre elles qu'avec la substance cérébrale, dont elles pourront souvent entraîner des débris : elles sont parfois tellement amalgamées, qu'il est impossible de les distinguer les unes des autres. Dans les fractures du crâne, il n'est pas rare de les trouver flottant en lambeaux.

L'arachnoïde, le tissu cellulaire sous-jacent ou la pie-mère se montreront, chez d'autres sujets, infiltrés de sang (méningorrhagie), à la base s'il est libre, au niveau de l'espace perforé antérieur, dans la scissure sylvienne, etc. Cet épanchement, qui peut s'élever jusqu'à 750 grammes (Bérard), reconnaîtra pour cause une lésion des sinus (p. 339, note 2) ou des artères capillaires (p. 352 et 354) ; il sera liquide et noir dans la variole et les fièvres graves (purpura). D'autres fois il se présentera enkysté à la convexité, et ce kyste, uniloculaire d'abord, aura pu devenir pluriloculaire (p. 325-326). Ou bien, il s'agira de sérosité, de pus (méningites), liquides étendus quelquefois jusque dans les méninges ventriculaires. — Enfin, on aura souvent à se demander si la turgescence veineuse, les sugillations et les extravasats sous-arachnoïdiens, l'infiltration séreuse des enveloppes cérébrales, sont un effet phlegmasique ou le résultat de l'hypostase, de l'agonie, de l'imbibition *post mortem* (p. 330). L'injection des

(1) Le feuillet pariétal de cette membrane rapportée depuis Bichat aux séreuses, et adhérent à la dure-mère, a dû déjà être étudié (p. 324, sq.), ainsi que la cavité comprise entre les deux feuillets.

petits vaisseaux de la pie-mère, c'est-à-dire la congestion des lacis vasculaires qui tapissent les anfractuosités, permet de reconnaître les altérations morbides; et d'ailleurs il ne faudrait pas, tombant dans l'excès, attribuer trop facilement à un travail cadavérique les lésions d'une méningite réelle, mais non purulente: l'épanchement séreux, la congestion et l'injection des membranes à un certain degré, sont la cause et non l'effet de la mort. L'œdème de la pie-mère est notamment commun chez le vieillard, mais coïncide presque toujours avec une altération des vaisseaux de la base du cerveau (p. 355). Il en est de même de l'*apoplexie séreuse*, terme vague impliquant seulement un épanchement intra-crânien (voyez *trigone*), aucun anatomo-pathologiste n'ayant encore fourni la démonstration de la prétendue apoplexie séreuse, pas plus que de l'apoplexie dite nerveuse.

L'*arachnoïde en particulier* (1), — assez transparente et mince à l'état sain pour laisser voir les vaisseaux de la pie-mère, — peut, soit à la convexité (aliénation ; thrombose des sinus, p. 339, note 2), soit le long du bord interne des hémisphères, soit à la base [surtout au niveau de la scissure de Sylvius (2) et des confluents (3)], être soulevée par une sérosité plus ou moins liquide (œdème de la pie-mère, hydrocéphale aiguë ou ? chronique), lui donnant parfois l'aspect d'une gelée tremblotante, ou par du sang comparable à de la gelée de groseille. Elle présentera, sur d'autres sujets, des taches blanchâtres, des néo-membranes jaunes, friables (p. 325), faisant adhérer ses deux feuillets, c'est-à-dire le cerveau et la dure-mère, et analogues à ces exsudations plasmatiques qui, dans la cavité pleurale, relient le poumon aux côtes. Comme nous l'avons dit pour la dure-mère (p. 326), on pourra trouver ces pseudo-membranes devenues graisseuses, altérations susceptibles d'entraîner la rupture des veinules qui se rendent aux sinus : nous avons vu que les hémorrhagies arachnoïdiennes reconnaissent souvent pour cause la pachyméningite (p. 326).

(1) Il s'agit évidemment du feuillet viscéral; le pariétal est un vernis inséparable de la dure-mère, et qui nous a occupé avec elle.

(2) Fig. 79, et p. 295, note 1. — Ce sillon est masqué, sur un cerveau recouvert de ses méninges, par l'arachnoïde, qui passe d'un lobe à l'autre sans présenter de dépression.

(3) Le confluent postérieur (ou espace sous-arachnoïdien postér.) s'ouvre entre le bulbe et la face inférieure du cervelet; l'antérieur correspond à l'hexagone artériel de Willis, limité par la protubérance, les circonvolutions olfactives et la partie antérieure des lobes postérieurs.

Lorsqu'il existe du pus dans le tissu cellulaire sous-arachnoïdien (arachnoïdite ou arachnitis), le feuillet interne ou viscéral

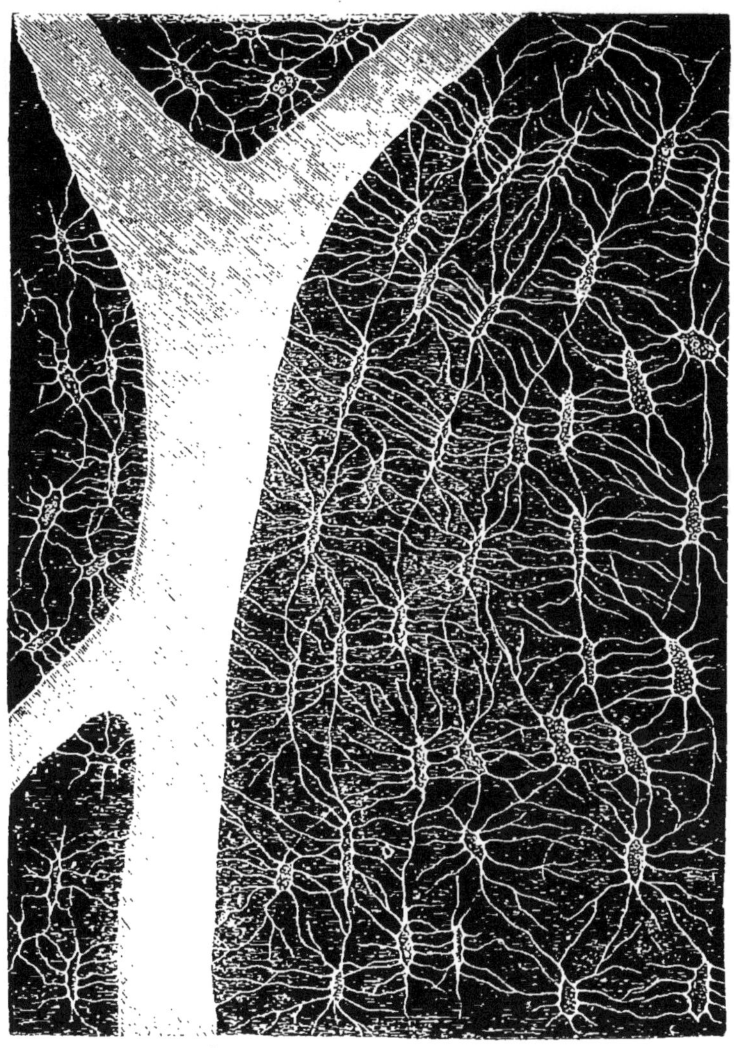

Fig. 74.

Coupe longitudinale d'un fragment d'un os développé dans l'arachnoïde cérébrale et qui présente la structure normale du tissu osseux (350 diamètres). — On voit un canal médullaire (vasculaire) dont les ramifications sont entourées de corpuscules osseux (cavités osseuses, ostéoplastes). Ceux-ci communiquent entre eux et avec le vaisseau par de nombreux canalicules de Havers anastomosés.

de la séreuse se montre jaune (jaune de Naples), spécialement au niveau des anfractuosités et des scissures : l'arachnoïde et la pie-mère se détachent en bloc, soit avec facilité (méningite simple), soit en entraînant quelques parcelles de la pulpe cérébrale (méningo-encéphalite). « Quand, après avoir détaché les membranes, on les étend sur une table par leur face extérieure par rapport au cerveau, les espaces arachnoïdiens, gorgés de pus, les font ressembler à ces cartes de géographie en relief dont on se sert actuellement dans nos colléges (1). »

Une des transformations les plus intéressantes de l'arachnoïde, c'est la pétrification, qui va souvent jusqu'à une véritable ossification partielle, comme l'a montré Virchow dans sa *Pathologie cellulaire* (fig. 74).

Avant d'aborder la pie-mère, il sera souvent utile d'étudier les vaisseaux: nous renvoyons plus loin cette étude (p. 343, s. q.).

Le *tissu cellulaire sous-arachnoïdien* — ou de la pie-mère, normalement très-délié, contient, surtout accumulés à la base au niveau des espaces sous-arachnoïdiens (p. 334, n° 3). 50 à 60 grammes d'un liquide (le céphalo-rachidien, ou sous-arachnoïdien) perspiré des vaisseaux de la pie-mère et distinct de la sérosité contenue dans la cavité de l'arachnoïde. Cette dernière, en effet, ne communique pas avec les cavités intérieurés : aussi, dans l'hydrocéphale intra-arachnoïdienne, n'y a-t-il pas dilatation ventriculaire, tandis que l'hydropisie de l'humeur céphalo-rachidienne amplifie les ventricules et comprime concurremment le cerveau. — Ce tissu sous-arachnoïdien, siége fréquent d'inflammation et d'épanchements, peut être infiltré de pus phlegmoneux (méningite), de sérosité citrine ou trouble (2), de sang coagulé ou fluent (thrombose non inflammatoire des sinus, etc.).

La *pie-mère* proprement dite sera, selon ces divers cas, plus ou moins facile à détacher, ramollie parfois au point qu'on ne saurait la saisir, séparée de l'arachnoïde ou du cerveau par de l'œdème (chez les aliénés, surtout le long du sinus longitudinal, avec dure-mère épaissie, injectée, adhérente au crâne, p. 341), par une infiltration séreuse ou gélatiniforme (ramassée notamment à la base et aux confluents sous-arachnoïdiens), par du sang (traumatisme, sang épandu en nappe dans le ramollissement par thrombose du sinus, p. 349, n° 2), des caillots enkystés ou libres, des fausses membranes denses, jaunâtres, des plaques car-

(1) M. Judée, *Gazette des hôpitaux*, 3 décembre 1862.

(2) Si cette sérosité ne contient pas d'albumine, on admet qu'elle provient d'un excès de liquide céphalo-rachidien. Il n'est pas rare d'observer les hémisphères couverts d'une couche de ce liquide devenu gélatineux.

tilagineuses du volume d'une lentille ou plus. Son réseau veineux se montrera plus ou moins développé, engoué, gorgé de sang (p. 343), maculé de petites ecchymoses dues à des ruptures vasculaires. Dans la méningo-encéphalite aiguë, en enlevant la pie-mère, on aperçoit souvent à la surface du cerveau les orifices béants d'un grand nombre de capillaires congestionnés pénétrant dans la substance corticale.

Le cerveau est, certaines fois, couvert d'un plexus veineux tellement riche, que la pulpe périphérique se voit à peine à travers cette résille vasculaire. Chez d'autres sujets, les mailles de la pie-mère paraîtront, — notamment dans les anfractuosités, le long des vaisseaux principaux, à la scissure de Sylvius, etc., — infiltrées soit de pus blanc ou jaune, liquide ou concret (méningite), soit de granulations miliaires, grisâtres ou jaunâtres, disséminées ou rapprochées en foyers (méningite tuberculeuse, voy. *Examen micr. du cerveau*). Souvent ces exsudats s'observent également à l'hexagone (p. 334, note 3) : les collections de liquide séreux, louche, rosé, etc., sont aussi fréquentes à la base. — Nous insistons parce que trop d'élèves se contentent d'examiner la portion convexe. La méningite siége plutôt à la base, au niveau des pédoncules et de la scissure sylvienne, chez les phthisiques; elle intéresse plutôt la convexité dans l'alcoolisme ; enfin la méningite simple, surtout des enfants, offre des exsudats plastiques moins limités que la granuleuse (ou tuberculeuse).

Nous pourrions multiplier les exemples. Ainsi, quand l'encéphalite se limite à la pulpe corticale, la pie-mère est susceptible de se montrer affaissée, moulée sur les pertes de substance des circonvolutions ramollies : par transparence et au fond de ces dépressions, se voient du pus ou de la sérosité. Dans la méningite cérébro-spinale épidémique, on a trouvé la pie-mère cérébrale ou cérébelleuse infiltrée, soit de liquide trouble, de pus bien lié, soit d'une substance pseudo-membraneuse, opaque, dense, semblable à une couche de beurre étendue à la surface encéphalique, etc.

Nous renvoyons, après le tableau suivant, l'étude des vaisseaux en particulier.

TABLEAU XLVII. — PRINCIPALES ALTÉRATIONS DES MÉNINGES.

A. DURE-MÈRE. — *a. Surface externe.* — Tension (hydrocéphalie, intoxication saturnine, etc.), fluctuation (liquide sous-jacent), proéminence partielle et teinte foncée par transparence (collections sanguines arachnoïdiennes), dépression et plissement, adhérence aux os, décollement, injection, engorgement de ses veines et sinus, arborisations artérielles et veineuses plus marquées, granulations dites tuberculeuses (1) et syphilitiques, détritus organiques, fongus, tumeurs fibro-plastiques et épithéliales, plaies, perforations, kystes dermoïdes (cont. des poils, de la graisse, etc., p. 230), méningocèle et encéphalocèle (p. 321, note 4), corps étrangers, esquilles osseuses enfoncées sur la dure-mère, foyers purulents, épanchements sanguins, plaques ossiformes. — *b. Surface encéphalique.* Vascularisation, ecchymoses, poches sanguines, plaques pseudo-membraneuses, végétations fibreuses, collections purulentes, exsudations séro-gélatineuses, tumeurs cancéreuses se prolongeant vers la pulpe cérébrale, plaques calcaires et pétrification de la faux (2), absence de cette faux, hypertrophie des corpuscules de Pacchioni (démence sénile, affections mentales).

B. Arachnoïde. — Friable, injectée, louche, décolorée, amincie, poisseuse, sèche et dépolie ; distendue ou couverte par de la sérosité, du sang, du pus; adhérente à la dure-mère, ramollie ; présentant des taches blanchâtres, des pseudo-membranes, des plaques cartilagineuses, gangréneuses.

(1) Sur le tubercule miliaire de la dure-mère, voyez notamment Wagner, *Archiv. der Heilkunde*, 1er févr. 1866.

(2) *Traité d'anat. path.* de Vogel ; M. Vulpian, *Bull. Soc. anat.* 1855 ; *Gaz. des hôp.*, 31 mars 1866 (néphrite double avec urémie ; faux complétement ossifiée), etc. Les faces latérales de la faux se montrent alors hérissées de pointes ou de plaques dures, soit de calcaire, soit d'os véritable avec corpuscules osseux et canalicules de Havers (fig. 34 de la *Path. cellul.* de Virchow). M. J. Germain (*Annales de la Société de méd. d'Anvers*, janvier 1865) a cité deux cas de transformation ossiforme de la faux du cerveau. L'un chez un paralytique général : la dure-mère était très-adhérente au crâne ; les deux bords du sinus longitudinal supérieur étaient couverts de granulations ossiformes ; la faux présentait dans toute sa longueur des tubercules ossiformes surmontés de pointes osseuses ; le cerveau était ramolli. L'autre fait se rapporte à une femme atteinte de méningo-encéphalite avec ulcération du cerveau, suite d'excroissances ossiformes situées des deux côtés du sinus longitudinal. Ces transformations ossiformes ont d'ailleurs été rencontrées dans les méninges chez des sujets paraissant sains d'esprit. Cependant on les a signalées surtout dans l'aliénation mentale. Le fait résulte de la statistique de M. Benvenisti, dont nous parlerons plus loin (p. 341), et d'après laquelle elles s'accompagnent d'atrophie ou d'hypertrophie, ou d'adhérence, d'injection de la faux, avec induration de la dure-mère, prolongements osseux dans le cerveau, hypertrophie diploïque ou éburneé des os du crâne, ou hypérémie des cellules de leur diploé, parfois étroitesse des trous déchirés postérieurs, etc. L'auteur italien explique par ces lésions entourant le sinus longitudinal (fig. 75, 6) la céphalalgie persistante de quelques aliénés et la sensation de chaleur s'étendant du sinciput à la nuque.

C. Tissu cellulaire sous-arachnoïdien. — Epaissi, friable, infiltré de sang, de sérosité, de pus caséeux (fig. 66); tumeurs fibro-plastiques.

D. Pie-mère. — Injectée, vermeille (empoisonnement par les vapeurs de charbon), épaissie; isolée de l'arachnoïde ou de la pulpe nerveuse par de la sérosité, du sang, des caillots, des fausses membranes; ramollie, infiltrée de pus, de granulations miliaires; adhérente à l'encéphale (méningo-encéphalite, paralysie progressive, etc.), à l'arachnoïde; moins plissée qu'à l'état normal; déprimée et comblant des pertes de substance cérébrale; végétations (aliénation), tumeurs vasculaires, tumeurs de tissu conjonctif, kystes hydatiques (1).

Sinus de la dure-mère, veines de la pie-mère, artères du crâne. — Nous avons dit que, dans l'incision de la dure-mère, les sinus devaient être respectés. Leur examen est quelquefois utile. On les trouvera rompus dans certaines méningorrhagies. Ouverts avec des ciseaux effilés ou avec le bronchiotome (fig. 42), les sinus (longitudinal supérieur le plus souvent, parfois pétreux, latéral, etc.) peuvent se trouver, notamment au niveau du torcular ou pressoir d'Hérophile (fig. 75, 8), enflammés, oblitérés, obstrués par du sang noir et épais non coagulé (suffocation par séquestration, empoisonnement par la vapeur de charbon, etc.), ou par des caillots soit bruns, soit fibrineux, et alors adhérents (apoplexie, aliénation, typhus, etc.). Dans la thrombose (p. 345) non inflammatoire des sinus, ces vaisseaux, durs, tendus, résistants à la pression, sont obturés par de la fibrine et des brides pseudo-membraneuses; leurs parois se montrent épaissies, friables, parfois en voie de destruction. Le ramollissement qui coexiste avec cette thrombose occupe symétriquement la *périphérie* des parties supérieure et moyenne des deux hémisphères (2).

(1) Contenant souvent, comme ceux du cerveau, des paillettes de cholestérine (fig. 78, *c*) ou des aiguilles de margarine. Il faudrait, à l'incision, recueillir soigneusement le liquide dans un tube à expérience, pour l'examiner plus tard.

(2) La thrombose des sinus a été étudiée par Tonnelé (1829, *Journ. hebd.*), Prillet et Barthez (1853, *Traité des mal. des enf.*, t. I, p. 161), von Dusch (*On the thrombosis of the cerebr. sinuses*, 1861), Lancereaux (*Thèse*, 1862, p. 161, sq.). Avec ce dernier auteur, qui a donné un long historique du sujet, on peut le diviser en *inflammatoire* et *non inflammatoire*. Celui-ci, dont nous venons de parler, et qu'occasionnent parfois des affections cachectiques (phthisie pulmonaire), des masses tuberculeuses comprimant les sinus ou des corps de Pacchioni hypertrophiés, siége surtout *dans le sinus longitudinal supérieur :* il détermine de l'hémorrhagie arachnoïdienne (p. 336) ou de

On a signalé la présence de bulles gazeuses dans les sinus, à l'ouverture de sujets morts par le chloroforme : tel a été du moins le cas de Maria Stock (de Boulogne), fait dont on a cru pouvoir tirer des déductions qui nous paraissent bien hasardées sur ce genre de décès (1).

Dans l'infection purulente, comme dans la thrombose inflammatoire précitée (p. 339, note 2), il n'est pas rare d'observer *ce qui se nomme trop souvent* du pus au milieu des caillots qui remplissent les sinus (voyez *Examen micr. du cerveau*) : on a rencontré aussi la phlébite des sinus (caverneux, coronaire, etc.) chez certains sujets atteints, soit de furoncle à la nuque, à la face avec phlébite des veines faciale, fronto-pariétale, ophthalmique (2), soit d'érysipèle des lèvres et du nez (3), d'otorrhée purulente se propageant au cerveau par les sinus latéraux. La gangrène du cerveau peut être consécutive à cette inflammation des sinus (4). Enfin, les veinules qui se rendent aux sinus présentent quelquefois les mêmes lésions phlébitiques (Tonnelé).

nombreuses apoplexies capillaires du cerveau avec un ramollissement *symétrique* superficiel (de la substance grise), parfois du corps calleux, et hydropisie des ventricules ou des méninges. — La thrombose inflammatoire, suite de blessures, de carie des os crâniens, d'otite interne, ou bien accompagnant les abcès métastatiques des viscères (poumons), occupe plutôt les sinus caverneux ou latéraux : ici le coagulum fibrineux est mêlé de *ce qu'on nomme* pus ; les parois des sinus sont épaissies, friables. La dure-mère est grise ou noire, couverte de fausses membranes ou de pus. Il y a rarement épanchement sanguin, mais méningite et foyers purulents dans la portion (inférieure ou latérale) des hémisphères superficiellement ramollis. — Voyez aussi *Bull. de la Soc. anat.*, 1861, page 135.

(1) Dans la mort par le chloroforme, il paraît y avoir les mêmes lésions que dans l'asphyxie (Sédillot, *De quelq. phénom. psycholog. et de leurs conséq. en méd. légale*, 1864. — Lionnet (*Journ. de chir. de Malgaigne*, 1845) a trouvé des bulles d'air dans les veines cérébrales de femmes mortes à la suite d'accouchement (p. 246 et 247).

(2) Ch. Trüde (*Cas de mort prompte dans les furoncles de la face*, 1859), Nadaud (*Fur. de la face*, thèse, 1864), Ledentu (*Gaz. hebd.*, 26 mai 1865). M. Broca a observé la phlébite du pressoir d'Hérophile (fig. 75, 8) et des sinus latéraux (fig. 75, 9) dans un cas d'anthrax de la nuque (*Gaz. des hôp.*, 7 octobre 1865). — Voyez fin de la note 1 de notre page 129.

(3) Blachez, *Gaz. hebd.*, 1863 ; Dubreuil, *id.*

(4) Voyez notamment un cas de M. Decaisne (d'Anvers) : gangrène de la base de l'encéphale, reconnaissant pour cause une phlébite avec thrombose du sinus latéral droit (*Acad. de méd.*, 3 mars 1863, et avril 1864).

Pour en terminer avec les sinus, il nous faut recommander le travail de M. Benvenisti : *I seni e le vene cerebrale in relazione alle varie forme delle alienazione mentali e delle convulsioni epilettiche* (1). Cet auteur systématise la cause de l'aliénation et de l'épilepsie dans l'obstruction des sinus. Les veines jugulaires et les sinus latéraux seraient le point de départ de l'épilepsie, dont la plupart des auteurs localisent l'origine à la base plutôt qu'à la voûte du crâne. Les autres formes d'aliénation mentale dépendraient de polypes et coagulations sanguines dans le sinus longitudinal, à parois hypertrophiées, indurées ou ulcérées, élargies ou rétrécies, ou moniliformes. Tous les désordres décrits dans l'encéphale des aliénés s'expliqueraient par des troubles de la circulation dans les sinus (hémorrhagie arachnoïdienne, p. 334 ; infiltration séreuse de la pie-mère; ramollissement et œdème du cerveau, p. 339, note 2 ; varices des troncs veineux, dépôts pigmentaires dans les os du crâne, les membranes, la subtance grise, altération inflammatoire des os). Les lésions des sinus s'irradieraient par la dure-mère, ou par les autres méninges et le cerveau, ou enfin par le système veineux et lymphatique. Selon que le mal suivrait l'une ou l'autre de ces trois voies, on aurait des affections différentes : ainsi, dans le sens de la dure-mère, aliénation héréditaire ; dans le sens des autres membranes et du cerveau, aliénation ordinaire ; par le système veinoso-lymphatique, aliénation spécifique. En résumé, une seule lésion somatique constituant la base de toutes les variétés de phrénopathies et expliquant leurs caractères communs.

En laissant de côté cette partie théorique, si séduisante de simplicité, il faut reconnaître que M. Benvenisti a montré la fréquence des lésions des canaux veineux, dont il exalte peut-être un peu l'importance, en ne tenant pas assez compte de l'influence d'un âge avancé ou des états chroniques. Il a appelé l'attention sur la lésion des sinus dont l'examen a peut-être été trop négligé jusqu'à ce jour. En relevant toutes les nécropsies publiées par les anciens, les auteurs italiens, français, anglais et allemands, il établit : 1° que, dans la plupart des cas d'aliénation mentale, on a trouvé un polype dans le sinus longitudinal, avec exsudation ou (p. 338, note 2) ossification de la dure-mère, granulations le long des veines, augmentation des glandules de Pacchioni (p. 323, note 1), souvent polypes du cœur, hypertrophie du foie, gangrène humide du poumon ; 2° que, dans l'épilepsie, il y

(1) Traduit en français dans les *Annales de la Soc. de méd. de Gand*, octobre 1865, p. 537, sq.

a souvent injection de la tente, des membranes du cervelet, des sinus latéraux, transverses, pétreux, des jugulaires ; 3° que les céphalées opiniâtres des épileptiques et des aliénés sont dues à des lésions profondes et isolées d'une ou plusieurs veines cérébrales ; 4° que l'obstruction des sinus caverneux ou coronaires (fig. 75, n° 14) produit les douleurs oculaires, le prolapsus de l'œil, les érysipèles de certaines aliénations ; 5° que, dans la manie, les veinules s'abouchant avec le sinus longitudinal sont souvent gorgées de sang.

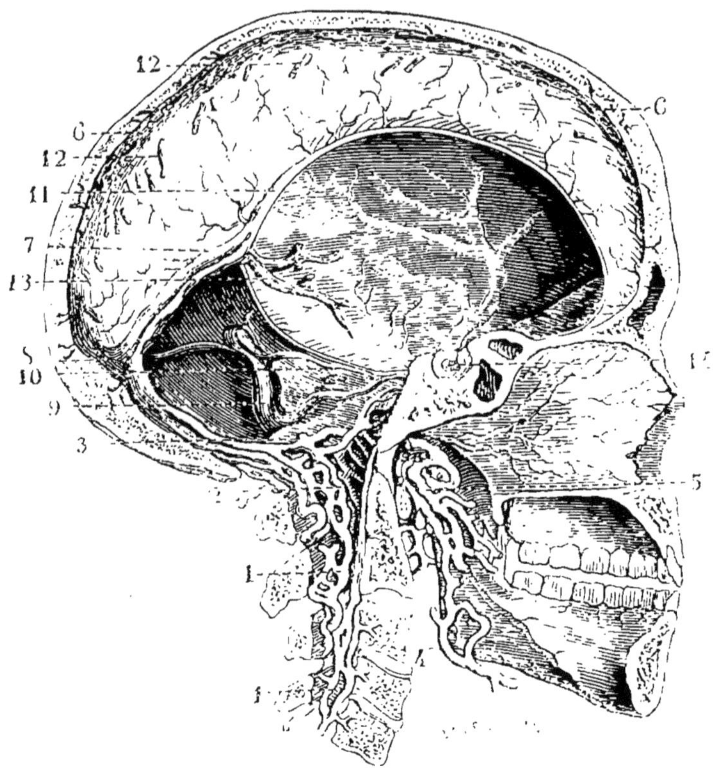

FIG. 75.

Sinus de la dure-mère et veines profondes de la face.

1. Grandes veines rachidiennes, ou sinus vertébraux longitudinaux. — 2. Plexus veineux du commencement du canal rachidien. — 3. Communication de ce plexus avec le golfe de la veine jugulaire interne par le trou condylien antérieur. — 4. Veines qui établissent la communication du plexus pharyngien avec la veine faciale. — 5. Plexus pharyngien. — 6. Sinus longitudinal supérieur. — 7. Sinus droit. — 8. Pressoir d'Hérophile, ou confluent des sinus. — 9. Sinus latéral. — 10. Sinus pétreux supérieur. — 11. Sinus longitudinal inférieur. — 12. Veines de la pie-mère s'ouvrant dans le sinus longitudinal supérieur. — 13. Grande veine de Galien. — 14 Sinus coronaire.

Les *veines* nous ont déjà partiellement occupés à l'occasion des sinus dont elles sont tributaires. Elles peuvent être variqueuses (aliénation, etc.), dilatées, obstruées. Le réseau vasculaire veineux de la pie-mère (p. 337), plus ou moins développé d'ailleurs selon les sujets, et les artérioles qui serpentent entre les circonvolutions, sont susceptibles également d'offrir toutes les altérations mentionnées aux tableaux X, XI et XII. Dans la méningite, ces capillaires sont souvent visqueux au toucher, gonflés, gorgés de sang noir, de caillots partie mollasses, partie fibrineux, entourés d'exsudations opalines, adhérentes ou non au tissu cérébral sous-jacent. Nous parlerons spécialement des capillaires aux pages 353-356. Nous pensons, pour procéder avec méthode, qu'il faut d'abord dire quelques mots des artères crâniennes, et, à cette occasion, des affections qu'entraînent leurs troubles circulatoires. On peut effectivement admettre pour l'encéphale *trois grandes classes de maladies*, selon qu'elles intéressent l'élément vasculaire, nerveux ou cellulaire. Ces trois groupes n'ont pas encore leur bibliographie. L'anatomie pathologique de l'encéphale reste à faire : sans parler des affections simplement indiquées jusqu'à ce jour, il faut bien reconnaître qu'elle ne peut être étudiée dans les livres classiques. Ces traités, il est vrai, contiennent de nombreux points de repère, mais il n'est pas encore aisé de les y débrouiller.

Nous allons en voir comme exemple le groupe des maladies cérébrales vasculaires ; les anciens l'ont à peine soupçonné, faute à eux d'examiner soigneusement les vaisseaux dans toute nécropsie encéphalique.

Artères. — Pour étudier les artères du cerveau, il suffit de placer l'encéphale sur sa face convexe et d'enlever l'arachnoïde ; on voit ainsi les branches terminales de la carotide interne et de la vertébrale.

Les artères du crâne, — carotide interne, vertébrale, tronc basilaire, communicantes, artères de la base du cerveau en général, sylvienne ou cérébrale moyenne, etc., — devront être soigneusement examinées (1). Elles se montrent assez fréquemment, soit hypérémiées, dures, béantes, soit imperméables (chez les vieillards, les alcoolisés, les rhumatisants, ou dans le ramollissement et l'hémorrhagie encéphaliques). Cette obstruction, — qu'on pourra constater en fendant l'artère sur une sonde cannelée, ou même en injectant la carotide interne ou la verté-

(1) Elles présentent normalement, de chaque côté du plan médian, comme les gros vaisseaux du cou, une différence de calibre parfois assez marquée.

brale, — survient quand elles sont, soit athéromateuses, soit pétrifiées, soit obstruées par des caillots. Un mot sur ces trois états, souvent concomitants.

Parlons d'abord de l'obstruction des artères cérébrales par des caillots. Ces caillots, seront ou migrateurs (*embolies*), ou formés sur place (*thromboses*). Ces derniers, gros comme un grain de blé, de chènevis, ayant l'aspect de bouchons fusiformes, sont bruns d'abord, plus tard fibrineux, consistants, *adhérents* aux parois injectées et enflammées, décolorés, blancs au moins au dehors, ou rouillés çà et là par des granulations amorphes ou des cristaux d'hæmatoïdine. « La thrombose et l'embolie cérébrales, dit M. Lancereaux (2), sont les deux modes d'occlusion spontanée des vaisseaux de l'encéphale. Il y a thrombose toutes les fois que l'obstruction existe en même temps qu'une altération de la paroi du vaisseau; embolie, dans tous les cas où des corps calcaires, des fragments de valvule, des végétations verruqueuses, et parfois des caillots fibrineux arrondis et (souvent au moins) *non adhérents*, ont été rencontrés dans un vaisseau *dont les parois étaient d'ailleurs*

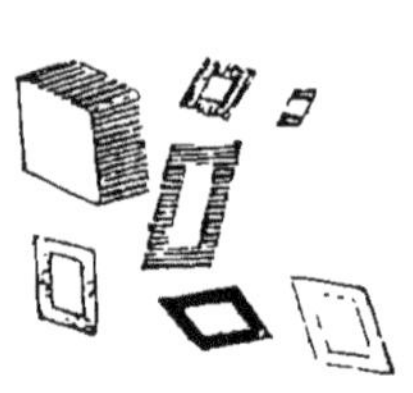

Fig. 76.

Cristaux d'hæmatoïdine (provenant d'une métamorphose de l'hématosine) (1) pris dans un ancien foyer du cerveau (cicatrice colorée de ce foyer). — 300 diamètres.

(1) Nous disons *hématosine*, bien que, d'après Stokes (*the Reader*, 18 novembre 1865), le sang examiné au spectroscope n'en contiendrait pas; sa couleur serait due à la cruorine (Stokes) : l'hématosine serait une substance non préexistante, extraite du sang par les opérations chimiques. — Nous reparlerons, dans notre Troisième Partie, des caractères de l'hæmatoïdine, d'après le mémoire de M. Robin (*Gazette méd. de Paris*, 1855).

Ces cristaux représentent des aiguilles fort nettes (prismes rhomboédriques obliques), parfois des tables larges de 1 à 5 centièmes de millimètre, adhérentes les unes aux autres. Leur couleur est un beau jaune rougeâtre, et, quand les morceaux sont plus gros, un rouge de rubis, de vermillon. Ils sont fréquemment mêlés d'hématies décolorées et d'hæmatoïdine amorphe (en granules arrondis ou irréguliers, rouge brun). Cette dernière teint très-souvent les éléments anatomiques baignés par les épanchements sanguins; on la trouve normalement dans les plexus choroïdes.

(2) *De la thromb. et de l'embr. céréb., considérées principal. dans leurs rapports avec le ramoll. du cerveau*, thèse de Paris, 1862, p. 135. — Voyez aussi Virchow, *Exposé de l'histoire de la phlébite et de la thrombose*.

saines (1). L'embolie peut encore être soupçonnée lorsqu'en l'absence d'un bouchon aussi nettement caractérisé, l'oblitération

(1) Ou altérées consécutivement. Ainsi, dans l'embolie (p. 14, note 2), la masse obstruante est *primitive*, *indépendante de la paroi;* l'*embolus* est un corps détaché de la surface interne de l'arbre circulatoire : on sera surtout en droit d'admettre son existence si la concrétion oblitérante n'adhère pas au vaisseau, et si ce dernier est resté sain (alors elle est récente). Dans la thrombose, l'obstruction reconnaît pour origine des coagulations fibrineuses développées sur le lieu même (caillots autochthones ou thrombus). Les athéromes et la pétrification des parois vasculaires, en favorisant la coagulation de la fibrine par obstacle au cours du sang, peuvent susciter la thrombose; ces inégalités déterminent un coagulum qui devient le point de départ de stratifications successives : la paroi, disent les physiologistes, cesse de détruire la globuline de Schmidt, et le sang, livré au domaine exclusif de la mécanique, se fige, la substance coagulante siégeant dans l'hémato-cristalline des globules rouges.

Nous renvoyons au chap. IX pour les embolies mentionnées chez les opérés ou à la suite d'un traumatisme, et aux *Addenda* pour plus de détails sur les embolies veineuses ou artérielles, sur les embolies dites capillaires (p. 353) que l'on dit la cause des foyers dans la rate, les reins, le cœur, ou des occlusions des vaisseaux de l'œil et du cerveau, avec lésions fonctionnelles rapides (amauroses, apoplexie, ramollissement). — On lira encore avec intérêt, sur l'embolie, l'article *Migration* de Nysten, et lediscours de M. Bouillaud au congrès médical de Bordeaux (1865). M. Bouillaud a cherché à établir que la découverte de la thrombose et de l'embolie « ne sont pas d'origine allemande. » Résumons ses paroles. Avant la génération médicale actuelle, des ouvrages, malheureusement peu lus, — Ribes, Tonnelé (voyez *Addendo*, utérus), Travers, Cruveilhier, Velpeau, etc., — se sont occupés jusqu'à satiété de l'oblitération des artères et des veines par les caillots ou par la compression, et des effets consécutifs (hydropisie, œdème, congestion, ramollissement, sphacèle, etc.). La phlébite y est considérée comme la cause des *coagulum* ou thromboses. On savait que la mort peut survenir par concrétions sanguines dans le cœur, l'aorte, les veines pulmonaires, à la suite d'endocardite, d'arthrite rhumatismale, de phlébite par phlegmasie du poumon : toutes les phases de l'évolution de ces caillots et de leur transformation régressive avaient été minutieusement étudiées. Le seul mérite des Allemands (Virchow) est d'avoir développé les vues de l'école de Paris en donnant des noms nouveaux, et surtout d'avoir eu l'idée de faire voyager ces concrétions, susceptibles d'aller au loin produire les mêmes désordres que les caillots développés sur place. Ils ont opéré ainsi une révolution qui se ressent malheureusement un peu trop de cette fantaisie romanesque des compatriotes de Schiller et de Gœthe, et pour laquelle la génération actuelle, dans son enthousiasme germanique, s'est trop éprise. L'embolie est-elle aussi fréquente que le prétendent les Allemands de Berlin et de Paris?

artérielle coïncide avec les infarctus des viscères (1) ou la gangrène d'un membre. »

M. Bouillaud ne le croit pas, et il voudrait réhabiliter les thromboses, leur restituer une part légitime dans l'étiologie des morts subites, assujettir les caillots migrateurs à un contrôle plus régulier. Pour conduire ces *coagulum* des extrémités du système veineux jusqu'à l'artère pulmonaire, il faut leur faire traverser bien des détroits et franchir bien des passes difficiles. Est-on bien certain que ces prétendues embolies ne soient pas des caillots formés au lieu même où on les rencontre? Ne sait-on pas combien sont autochthones les concrétions sanguines du cœur, de l'artère pulmonaire, des autres parties du système circulatoire artériel ou veineux, concrétions sanguines causées par l'inflammation rhumatismale, par l'endocardite ou la péricardite, par la pleurésie, la pneumonie, la phlegmasie des artères ou des veines? Il faut donc chercher avec la plus grande attention s'il n'existe pas dans le point même où l'on rencontre ces caillots les conditions pathologiques de leur formation. M. Bouillaud a eu l'occasion d'observer chaque année, pendant trente-cinq ans, environ cinq ou six exemples de mort subite à la suite de la formation de ces concrétions sanguines internes dans le cœur ou les gros vaisseaux; et toujours il a pu expliquer cette production par les affections précitées. L'inflammation ne joue pas ici le rôle principal ; c'est la concrétion fibrineuse, conséquence de la phlegmasie, qui, en obstruant la grande ou la petite circulation, détermine ces accidents terribles contre lesquels la science reste trop souvent désarmée. Enfin, une cause moins connue des morts subites, c'est la chloro-anémie, « comparable à une hémorrhagie lente et continue », si bien qu'il faudrait, pour M. Bouillaud, attribuer la plus grande importance, non aux parties solides, mais au sang, « principe générateur de tous les éléments organiques », et au fluide nerveux, « véritable sang nerveux qui est l'âme matérielle de notre corps, principe conducteur du mouvement, du sentiment, de l'intelligence, de la volonté, de la vie dans ce qu'elle a de plus élevé. »

Nous avons cru devoir esquisser ce discours pour montrer combien il ne faudra pas faire trop petite la part de la thrombose, — c'est-à-dire admettre avec trop de confiance l'embolie, — qui, d'ailleurs, surtout dans le cœur et les gros vaisseaux, posséderait, comme M. Verneuil le répliquait à M. Bouillaud, « des caractères fort distincts des caillots autochthones, et qui porte toujours avec elle, pour qui sait le discerner, la marque évidente de son origine réelle » ; identité de couleur, de consistance, d'âge, avec le coagulum des membres ou du cœur, dont ils sont une partie fracturée et transportée.— Il est certain, pour nous, que *la grande majorité de nos embolies sont des concrétions sur place :* l'embolie devrait derrière elle amener la *rétraction des vaisseaux,* comme le fait la ligature ; or, la plupart de ses adeptes les disent pleins, durs, noueux, etc.

(1) Voyez à nos pages 135 et 143. Le *ramollissement du cerveau par lésions vasculaires serait lui-même un véritable infarctus;* ses lésions

« Le ramollissement cérébral, écrivait déjà M. Rostan (1), peut être une destruction sénile ; les artères du cerveau sont ordinairement ossifiées quand cet organe est ramolli. » En 1828, M. Bouillaud (2) signalait les dégénérescences calcaire et athéromateuse des artères comme une des causes des encéphalorrhagies, dont il assimilait le mécanisme à celui des anévrysmes par altération des vaisseaux : « dégénérescences identiques avec celles qu'on trouve dans le cœur, précédées d'un état inflammatoire et causées par lui (3). » Andral (4), Abercrombie (5), Carswell (6), Copland (7). Bright (*Guy's hospital Reports*, n° 1), Cruveilhier, Bouchut (8), comprirent aussi l'importance des lésions artérielles, comparant, pour la plupart, à la gangrène des autres parties du corps le ramollissement consécutif à l'oblitération des artères cérébrales, et attribuant cette aberration de nutrition aux progrès de l'âge. Jusqu'ici et dans les auteurs que j'omets, renvoyant pour l'historique à la thèse précitée de M. Lan-

et sa marche sont les mêmes que dans les infarctus des viscères, qui, eux aussi (Virchow, 1854 ; Senhouse-Kirkes, 1858 ; Fritz, 1857 ; Lancereaux (1862), résultent d'oblitérations artérielles et sont des nécroses, ou, comme on le dit, des nécrobioses (p. 349, et *Addenda*). Les lésions concomitantes du ramollissement sont ces infarctus viscéraux, le rétrécissement mitral, l'endocardite avec végétations valvulaires susceptibles de se détacher, l'endocardite ulcéreuse, les coagulations des veines pulmonaires, les ulcérations athéromateuses de l'aorte, la gangrène des membres.

(1) *Rech. sur le ramolliss. du cerveau*, 1823, p. 169 et 461.

(2) *Société médicale d'émulation.*

(3) *Congrès médical de Bordeaux*, 1865.

(4) « L'oblitération commençante des artères du cerveau est une des conditions qui concourent à la production d'un certain nombre de ramollissements, » (*Clinique*, t. V, p. 526.)

(5) *Des mal. de l'enceph.*, 1828 : « Je considère le ramollissement comme analogue à la gangrène. Comme elle il peut reconnaître deux causes : l'inflammation et la suspension de la circulation par maladie des artères..... L'ossification des artères, très-commune chez le vieillard, paraît fréquemment la cause de l'apoplexie avec extravasation de sang dans le cerveau. »

(6) *The Cyclopædia of pract. Med.*, vol. IV. Il y décrit les altérations des artères par « productions cartilagineuses, osseuses ou fibreuses. *En dissociant sous un filet d'eau la substance ramollie, on trouve parfois malades les artères du foyer même. Pour distinguer le ramollissement par oblitération du ramollissement par inflammation, il suffit de constater l'état des artères.* »

(7) *Diction. of pract. Medic.*

(8) *Actes de la Société des hôp.*, 1850, t. I, p. 43.

cereaux et à celle de M. Proust (1), il n'était question que de thrombose. Virchow, donnant une grande importance à l'embolie, déjà établie, mais sans nom, par William Gould (1684), Van Swieten, Legroux (1827), Charcot (1850), appela l'attention sur le ramollissement cérébral par embolie (2).

L'embolie cérébrale est (*et beaucoup trop*) à l'ordre du jour, depuis que Senhouse-Kirkes (3) établit un rapport entre l'encéphalomalacie et l'obstruction de l'artère sylvienne. Mais à part les travaux de Schutzenberger (4), Oppolzer (5), Cohn (6) et autres dont l'indication se trouve tout au long dans la thèse précitée de M. Lancereaux, il faut surtout mentionner ce dernier observateur, qui a établi classiquement la symptomatologie du *ramollissement cérébral proprement dit* ou par thrombose et embolie des artères crâniennes. Il a montré que ce ramollissement *est d'abord rouge* (*apoplexie capillaire* de Cruveilhier, ou *ramollissement apoplectique*), plus tard *jaune* et caséeux, après plusieurs mois *blanc* et diffluent (*ramoll. chronique* des auteurs). On ne peut donc plus dire aujourd'hui que le ramollissement n'est rouge que s'il a pour origine un travail inflammatoire, blanc et sans une goutte de sang s'il provient d'un défaut de nutrition : les ramollissements rouges sans lésions des artères ni des veines paraissent ne résulter que de recherches vasculaires incomplètes. Il faut rejeter de même cette conclusion de Lallemand (7), que *tout* ramollissement est une encéphalite et résulte d'un travail identique avec celui de la pneumonie ; qu'il y a congestion au début, puis infiltration sanguine, enfin (*ram. blanc* des auteurs) purulente, opinion exclusive encore défendue pas Durand-Fardel (8) et Calmeil (9). Le ramollissement n'est pas plus une gangrène ; il est distinct des vraies gangrènes du cerveau telles que M. Baillarger en a cité des cas (p. 3, 40, note 4, et p. 358, note 2) : c'est une nécrose. Sa couleur rosée n'indique pas, comme le veut aussi Rostan (*loc. cit.*), un processus phlegmasique : c'est un effet de circulation

(1) *Des différ. formes de ramoll. du cerveau*, thèse d'agrég., 1866.

(2) *Archiv für pathol. Anat. und Physiol.*, 1847.

(3) *Des effets qui résultent des concrétions fibrineuses développées dans le cœur et de leur mélange dans le sang*, 1853 ; et *Medico-chir. Transact.*, t. XXXV, p. 281.

(4) *Gazette médicale de Strasbourg*, 1857, p. 50, sq.

(5) *Wien. med. Wochenschr.*, 1859, p. 50-53, et 1860, p. 1-26.

(6) *Klinik der embolisch. Gefasskrankheit.* Berlin, 1860.

(7) *Rech. anat.-path. sur l'encéphale*, 1re lettre, 1820.

(8) *Traité du ramolliss. cérébral*, 1854.

(9) *Maladies inflammat. du cerveau*, 1859.

collatérale, une injection passive souvent plus rouge que dans l'inflammation, une stase sanguine, une conséquence de cette loi que toute obstruction d'un vaisseau (au moins par thrombose) détermine, non pas de l'anémie, mais une injection par cessation de la *vis à tergo*. L'apoplexie capillaire de M. Cruveilhier n'est autre chose que ce premier degré du ramollissement : c'est un caractère anatomique et non une entité pathologique; sa marche graduelle est loin d'être démontrée par les faits.

Depuis ces dernières recherches, le ramollissement a pris dans les cadres nosologiques une place distincte de l'encéphalite. Il est, ou la suite d'une lésion de nutrition vasculaire (sinus, p. 339; artères; capillaires, p. 355), et c'est la forme la plus fréquente, surtout chez les vieillards et les buveurs; — ou bien il est inflammatoire, plus étendu, avec pus (encéphalite aiguë ou traumatique, ou compliquant la méningite, l'érysipèle, ou se développant autour de tubercules et autres produits inflammatoires). Il en est du moins ainsi quand, avec M. Proust (thèse précitée), on ne prend pas le mot *ramollissement* comme indiquant un simple signe physique, un caractère macroscopique, comme comprenant tous les états quelconques caractérisés par la mollesse ou la diffluence du tissu nerveux : sens que lui donnent cependant Rokitansky (1), Hesse (2), M. Jaccoud (3), etc. Nous excluons donc ici le changement de consistance, sans suppuration ni modification dans la couleur, de l'hydrocéphale (*macération* du tissu nerveux), les *ramollissements de voisinage* (imbibition hématique autour des foyers sanguins, sans thrombose ni embolie des artères, dans certaines hémorrhagies causées par une violente congestion; encéphalomalacie autour du cancer, du tubercule), le ramollissement atrophique secondaire ou par abolition fonctionnelle (4). Tel qu'on doit le comprendre, le ramollissement par troubles circulatoires n'est pas une inflammation; il a sa symptomatologie propre, sa lésion distincte. Il est caractérisé, comme nous aurons occasion de le dire à l'*Examen microscopique du cerveau*, par la transformation graisseuse des tubes nerveux; on le dit une *nécrobiose*, en désignant sous ce nom, avec Virchow, toute altération qui, par un travail vital, conduit à la destruction de l'élément. « Quand il y a ramollissement, l'altération nécrobiotique est due à un trouble de l'action sanguine. » (Proust, thèse précitée.)

(1) *Anatomie pathologique*, 1856.
(2) *Krankheiten des Nerven Appar.*, 1855.
(3) *Gazette hebdomadaire*, 1861, 1er mars.
(4) Forme peu connue et rare. (Gubler, *Archiv méd.*, 1859.)

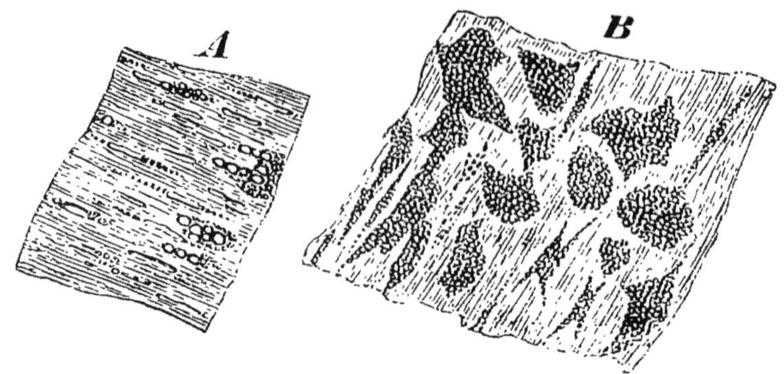

Fig. 77.

Dégénérescence graisseuse des artères cérébrales (300 diam.). — *A*, dans les cellules musculaires de la tunique moyenne; *B*, dans les corpuscules conjonctifs de la membrane interne. De part et d'autre apparaissent dans la cellule de fins granules graisseux (comme dans la fig. 78, *b*); la cellule devient donc *granuleuse* avant de disparaître pour faire place aux *globules granuleux* (ou de Gluge). C'est un phénomène analogue à celui qui se passe dans les cellules de pus en régression graisseuse (fig. 66, *b*) (1). — Dans ces plaques athéromateuses des artères et des capillaires, on observe souvent aussi de grosses gouttes de graisse, trop souvent prises pour des *corps amyloïdes*.

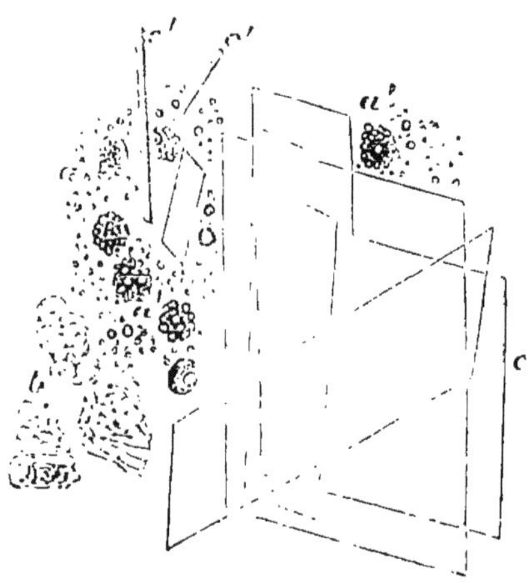

Fig. 78.

Bouillie athéromateuse d'une artère (300 diam.).

a, *a'*. Graisse liquide provenant de la métamorphose graisseuse des cellules de la tunique interne (*a*), qui se transforment en globules granuleux paraissant noirs (*a*,*a'*), puis se décomposent et constituent des gouttelettes huileuses libres (détritus graisseux). — *b*. Amas amorphes, granuleux et plissés, dérivant du tissu ramolli et liquéfié. — *c*, *c*. Plaques (cristaux rhomboïdaux) de cholestérine se recouvrant les unes les autres et très-brillantes. — *c' c'*. Aiguilles rhomboïdales fines de cholestérine. « La réunion de ces trois principes (cholestérine, cellules granuleuses, granules graisseux) et des grumeaux volumineux de substance à moitié ramollie constitue la bouillie des foyers athéromateux. » (Virchow, *Path. cellul.*, p. 302.)

(1) Ces deux figures sont empruntées à la *Pathologie cellulaire* de Virchow.

— Après ces généralités, inédites dans les ouvrages classiques, revenons spécialement sur les altérations que produit le ramollissement par trouble circulatoire. Ce sont des oblitérations (embolies, thromboses) ou des rétrécissements (dégénérescence graisseuse ou calcaire). Voyons d'abord les *artères*.

L'*altération graisseuse* (athéromateuse), commune chez les vieillards et les alcoolisés, rend ces vaisseaux rigides, tortueux; leurs parois sont épaissies, leur calibre se rétrécit ou s'oblitère en certains points (fig. 77 et 78). L'athérome, qui commence souvent par les plus fins capillaires avant d'envahir les artères, est une des conditions les plus habituelles de la production de la thrombose, mais celle-ci survient aussi par artérite (Lancereaux). Dans le premier cas, le thrombus est conique à ses extrémités, brun et stratifié en lamelles au début, gris plus tard et homogène : dans le second, il est toujours adhérent à la paroi. La calcification des artères du cerveau (1) donne aussi du thrombus. Cette incrustation de leurs parois sous forme de grains isolés d'abord, qui se réunissent ensuite en lamelles, est plus fréquente que pour les capillaires : elle est souvent liée à l'infiltration graisseuse de ceux-ci. Elle s'accompagne de solutions de continuité sur la tunique interne (*ulcération des artères*), et produit le ramollissement tout aussi bien que l'infiltration granulo-graisseuse (2). Enfin, la thrombose pourrait (Charcot) se produire sans lésions vasculaires, par suite d'une altération du sang (inopexie) qui le dispose à se coaguler (cachexies cancéreuse, tuberculeuse, paludéenne; état puerpéral, p. 59, note 1, et p. 82, note 4).

L'embolus, plus petit et plus rond que le thrombus, non entièrement fait de fibrine, siége le plus souvent dans la carotide interne et la sylvienne (Lancereaux) (3), secondairement dans le corps strié et les couches optiques, en général d'un seul côté, à gauche. C'est surtout dans le cas où l'occlusion occupe l'une des artères nées du cercle de Villis (p. 334, note 3) qu'elle s'accompagne de ramollissement cérébral, les anastomoses suppléant alors

(1) Rokitansky, *Gazette hebdomadaire*, 1835-54, p. 326.

(2) On dit souvent à tort *ossifiées*. Les fibres-cellules de la paroi s'imprègnent de carbonate calcaire, d'abord sous forme granuleuse, puis d'une manière continue, et elles finissent par se transformer en un fuseau calcaire homogène. Cet encroûtement des vaisseaux par le sel de chaux, qui les rend inattaquables au couteau, rugueux au doigt, n'est pas rare chez les vieillards ou les sujets atteints de carie, de cancer des os.

(3) M. Lancereaux (*loc. cit.*), mettant en regard les lésions des

plus difficilement l'artère obstruée (1). Le ramollissement se limite d'ordinaire à la région qui entoure les vaisseaux envahis, sans occuper les parties extrêmes du département intéressé où se rétablit une circulation collatérale : ainsi, avec l'obstruction de la sylvienne, il y a ramollissement du corps strié et de la substance médullaire voisine, mais non des parois ventriculaires. On devra donc rechercher si le foyer est du même côté qu'une artère oblitérée ou sur le trajet de ses branches.

Réciproquement, existe-t-il une hémorrhagie non traumatique ? Il faudra constater si l'origine en est un ramollissement, une ossification artérielle ayant pu produire la rupture des parois vasculaires ou la déchirure de la pulpe. D'autres fois, l'épanchement paraîtra lié à une maladie du cœur — ayant déterminé ou bien un afflux trop rapide de sang dans le cerveau, ou bien une rétention de ce liquide par obstacle à la circulation, — à une lésion organique du poumon ayant gêné la circulation en retour, etc.

Ces recherches sont de nature à éclaircir les rapports, encore

artères et le siége du foyer ramolli, dans 60 observations, est arrivé au résultat suivant :

ARTÈRES OBTURÉES.	SIÉGE DU RAMOLLISSEMENT.
Carotide cérébrale gauche et ses branches ; sylviennes gauches, 33 fois. .	Hémisphère gauche, 32 fois.
Carotide cérébrale droite et ses branches ; sylviennes droites, 15 fois. . .	Hémisphère droit, 15 fois.
Deux artères sylviennes, 1 fois.	2 corps striés.
Deux carotides, 1 fois.	2 lobes antérieurs et corps strié droit.
Carotide interne droite, 1 fois.	Hémisphère droit.
Tronc basilaire, et 2 vertébrales, 1 fois.	Portion postérieure, hémisphère gauche.
Tronc basilaire et ses branches, 6 fois.	Pont de Varole et moelle, 4 fois. Cervelet, 1 fois. Couche optique, 1 fois.
Tronc basilaire et 2 carotides, 1 fois.	Hypérémie du cerveau.
Vertébrale gauche, 1 fois.	Portion postérieure, hémisphère gauche.

Voyez aussi, pour ces localisations, plusieurs observations de MM. Virchow, Bouchut, Fernet (*Soc. de biol.*, 1863), Blachez (*Soc. de méd. de Paris*, 7 juillet 1865 : embolie de l'art. sylvienne avec ramoll. du lobe cérébral), Oppolzer (*Art médical*, 1865, n° 13), etc.

(1) Voyez Ehrmann, *Des effets produits sur l'encéphale par l'oblitération des vaisseaux artériels qui s'y distribuent*. Paris, 1860.

bien contestés, entre l'encéphalite (1) et le ramollissement (p. 349) ou l'hémorrhagie (voyez plus loin *Hémorrhagie cérébrale*).

Pour en terminer, rappelons qu'on a vu l'amaurose produite par la sclérose des artères cérébrales, qu'il existe des exemples d'état variqueux (2) et d'anévrysme de ces artères (3).

Capillaires.— Nous avons dit (p. 349) que l'obstruction d'une branche artérielle détermine l'injection et la tuméfaction des points correspondants : examinés au microscope, les capillaires des ramollissements rouges (récents, p. 348) sont gorgés de sang (Calmeil), présentent des dilatations anévrysmatiques (Laborde) : le sang est souvent infiltré dans la tunique lymphatique (anévrysme disséquant, Charcot). Cette hypérémie, peut-être mal expliquée par l'hypothèse d'une fluxion collatérale, est habituellement plus prononcée dans les circonvolutions. Entièrement passif, secondaire, non inflammatoire, ce pointillé d'apoplexie capillaire se retrouve dans l'athérome des artères, dans le ramollissement par oblitération veineuse (p. 339, note 2) et, ajoute-t-on, par embolie capillaire.

La *thrombose* et l'*embolie des capillaires* seraient importantes à considérer, car l'échange intime des matériaux nutritifs s'opère dans ces vaisseaux. Malheureusement elles sont très-difficiles à constater, à poursuivre et à discerner l'une de l'autre. On a cependant indiqué dans les capillaires du cerveau : de la matière grasse (athéromateuse) ou calcaire, des granules pigmentaires, des portions de fibrine provenant d'un foyer purulent ou gangréneux (embolies spécifiques). On pourra conclure à l'embolie si, avec une lésion mitrale, il y a intégrité des parois des artères du cerveau, et obstruction des capillaires par une substance identique avec celle qui fait partie de la valvule ulcérée.

L'*embolie* dite *spécifique* n'agirait pas seulement par effet mécanique comme l'embolie ordinaire : ici les parcelles migratoires auraient pris, au lieu de leur développement, des propriétés sep-

(1) Comme résumé récent sur l'encéphalite, voyez la thèse de M. Robertet (Paris, 1865, n° 153). Mais, en dehors des cas cités page 348, l'encéphalite vraie serait, dit-on, presque rare. (Voy. plus loin *Suppuration du cerveau.*)

(2) Spécialement pour les vaisseaux de la base et chez les alcoolisés. Voyez, par exemple, *Gaz. des hôp.*, 26 septembre 1865, M. Coutenot.

(3) Voyez notamment *Medical Times*, avril 1865, M. Watson (femme de 49 ans, mort subite ; anévrysme, gros comme une noisette, de l'artère antérieure du cercle de Willis, avec rupture du sac et épanchement de sang), et *Bull. de la Soc. path. de Londres*, 1865 (femme de 59 ans, anévr. de l'artère cérébrale moyenne droite); Gouguenheim, *Tum. anévrysm. des art. du cerveau.* (Paris, 1866.)

tiques déterminant des foyers purulents ou gangréneux, multiples, du cerveau. Ceux-ci contiennent, comme au poumon, leurs foyers générateurs (Virchow, Lancereaux), une substance gris sale, sèche, faite de détritus granuleux amorphes, de cristaux graisseux, de globules sanguins déformés (fig. 78). Les abcès métastatiques du cerveau se formeraient ainsi, pour Virchow, par le transport de parcelles de fibrine altérée ; l'anatomiste allemand n'admet pas, en effet, l'embolie pyohémique ou transport du pus par le sang. (Voyez TROISIÈME PARTIE.)

Quant à la *dégénérescence athéromateuse* (graisseuse) des *parois des capillaires cérébraux* (voyez *Examen micr. du cerveau*, et 3e PARTIE), fréquente surtout dans l'intoxication alcoolique et chez les vieillards, on la reconnaît comme une des origines fréquentes d'hémorrhagies mortelles, depuis les travaux de Hughes Bennet (1), Paget (2), Todd (3) et M. Robin (4). Ce dernier a montré la *constance* de la transformation granulo-graisseuse sur les capillaires disséminés autour des foyers sanguins (5). Trouvant dans la dégénérescence vasculaire, dans la rupture des tuniques altérées et dans l'épanchement qui en résulte, une explication suffisante des désordres anatomiques visibles sur la pulpe cérébrale autour du foyer hématique, M. Rochard (6) a même nié, comme une hypothèse surannée, l'inflammation ou le ramollissement *hémorrhagipares* de Lallemand et de Rochoux (7), la doctrine du *molimen* inflammatoire et du processus hémorrhagique : il admet que l'état congestif des méninges comme de la substance nerveuse, fréquent chez les sujets succombant à une attaque d'apoplexie, est passif et résulte de la paralysie des capillaires dont l'élément contractile se trouve remplacé par des granulations athéromateuses ou des incrustations calcaires (8).

L'athérome des capillaires peut aussi, quand il occupe une

(1) *Edinburgh med. and surg. Journ.*, 1842, et *Clin. Lectures*, 1858.

(2) *Surgical Path.*, 1853, vol. I, p. 146.

(3) *Clinical Lectures on paralysis.*

(4) *Académie de médecine*, 13 mai 1856.

(5) Pour ce qui est de la vieillesse, — cet âge qui, selon l'expression mélancolique d'A. Paré « est en soi-même une sorte de maladie », la plus organique de toutes et la plus rebelle à la thérapeutique, — on consultera avec intérêt les travaux de M. Laborde : *Rech. sur les modif. imprim. par l'âge aux vaisseaux capillaires de l'encéphale*, 1863, et *Ramoll. du cerveau chez le vieillard*, 1866.

(6) *Congrès médical de Bordeaux*, 1865.

(7) Lallemand, *loc. cit.*; Rochoux, *Rech. sur l'apoplexie*, 1814.

(8) Il faut cependant accorder encore une place à l'hypérémie active et même à l'inflammation dans la pathogénie de certaines hémorrha-

étendue suffisante, déterminer le ramollissement. Distincte du ramollissement par lésions artérielles (p. 348) en ce qu'elle est multiple et non unique, de celui-ci encore et de celui qui suit la thrombose des sinus (p. 339), en ce qu'elle n'a pas un début brusque, mais des prodromes graduels (vertiges, éblouissements, embarras de la parole, affaiblissement dans les membres),—cette nécrose du tissu nerveux par modification organique des capillaires n'est pas non plus, contrairement aux idées encore classiques, un processus inflammatoire, comme dans le traumatisme. M. Laborde (*loc. cit.*, 1866) a montré que le ramollissement, triste apanage de la vieillesse, doit sa rougeur non-seulement à la dilatation des vaisseaux, mais à des extravasations hématiques par rupture des parois; c'est une stase sanguine, non une phlegmasie, correspondant à l'obstruction des capillaires par granulations moléculaires et adipeuses; il n'y a, dans la partie ramollie, ni exsudations plastiques, ni pus. A partir de soixante ans, les capillaires cérébraux, surtout des corps opto-stries et de la substance corticale, présentent une tendance presque physiologique à la dégénérescence athéro-granuleuse avec « dilatation moniliforme » et rupture, et ce, — M. Laborde insiste sur ce point,— indépendamment des altérations adipeuse ou calcaire des artères de l'encéphale. Cet état des capillaires, qu'il ne faudrait pas confondre avec l'accumulation de granulations graisseuses autour de ces vaisseaux déterminée par un ramollissement, puisqu'il *précède* les lésions du cerveau qu'il entraîne, — suscite une nécrobiose spéciale, à marche plus lente, mal circonscrite, non subordonnée aux lésions des gros vaisseaux ni à l'appauvrissement du sang (inopexie, p. 351), non assimilable à la gangrène sénile.

La *calcification des capillaires* est peu connue. On peut en citer le cas de M. Delacour : ces vaisseaux, encroûtés de calcaire, étaient durs, cassants, difficiles à couper; le centre ovale se montrait parsemé d'aspérités rudes; le corps strié était occupé par une masse uniforme (1).

Ces infiltrations calcaires ou granulo-graisseuses pouvant être fréquemment la raison pathogénique des épanchements hématiques ou ramollissements de l'encéphale, il sera bon, quand il y a ramollissement, de chercher s'il est dû à un travail inflammatoire (il y a du pus; c'est aussi le cas du cancer, du tubercule), à des

gies cérébrales, par exemple pour les cas d'apoplexie observés chez les adultes qui n'ont pas encore atteint l'âge des concrétions vasculaires, ou dont la sobriété alcoolique ne comporte pas la dégénérescence graisseuse des vaisseaux encéphaliques.

(1) *Gazette des hôpitaux*, 1850, p. 107.

collections sanguines anciennes (on voit alors de l'hæmatoïdine en cristaux ou en grains amorphes (ce n'est qu'une imbibition), ou s'il reconnaît pour cause l'obturation des artères ou capillaires correspondants, surtout dans la vieillesse et l'alcoolisme, les deux états disposant le plus à l'oblitération des parois vasculaires, par conséquent à l'hémorrhagie et à l'encéphalomalacie (chronique surtout).

Enfin on a vu les capillaires du cerveau infiltrés de pus?, de granulations tuberculeuses, de pigment (thrombose et embolie mélanémiques). Ces corpuscules de pigment, qui donnent une teinte ardoisée au cerveau de certains sujets morts de fièvre intermittente (p. 15), ont été d'abord signalés par Virchow (1849) comme pouvant entraîner le ramollissement, parfois l'hémorrhagie et (Frerichs) (1) l'atrophie des circonvolu-

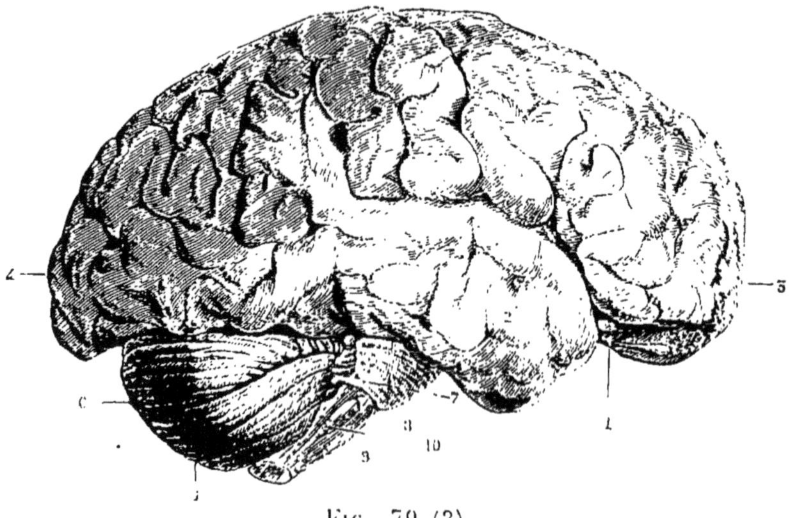

Fig. 79 (3).

Surface externe du cerveau dépouillé de ses méninges (à l'état sain).

1. Scissure de Sylvius, logeant l'artère sylvienne (cérébrale moyenne), et limitée sur ses deux lèvres par la *circonvolution d'enceinte de la scissure* (p. 296, note 1), ou *circ. enveloppante de l'insula.* Ce sillon isole les cornes frontale et sphénoïdale ; il sépare le lobe antérieur, plus étendu en arrière sur la convexité qu'à la base, d'avec les lobes temporo-sphénoïdal (moyen) et occipital, réunis souvent par les auteurs sous le nom de *lobe postérieur.* On voit la scissure se bifurquer en haut : la branche transversale antérieure forme le sillon de Rolando (p. 295), isolant les deux circonvolutions pariétales (ou de perfectionnement) ; à la bifurcation existe profondément, en écartant les deux lèvres de la scissure, un groupe de 3 ou 4 circonvolutions (*C. enveloppées*) en forme de griffe, appelé *insula de Reil* ou *lobule du corps strié.*— 2. Lobe moyen, ou extrémité antérieure (corne sphénoïdale) du postérieur.— 3. Corne frontale du lobe antérieur. — 4. Extrémité postérieure du lobe postérieur (et de la corne occipitale) correspondant au cervelet. — 5. Face inférieure du cervelet. — 6. Sa scissure moyenne.— 7. Lobule du pneumogastrique. — 8. Protubérance annulaire ou mésencéphale. — 9. Bulbe (ou moelle allongée). — 10. Olives.

(1) *Maladies du foie*, p. 659.

tions (1). Viennent-ils de la rate s'arrêter dans les capillaires du cerveau (p. 138)? Ce mode d'altérations appelle de nouvelles recherches.

PULPE CÉRÉBRALE.

Examen extérieur du cerveau dépouillé de ses méninges. — Il faut tout d'abord compléter les observations prises avant d'avoir enlevé l'arachnoïde et la pie-mère (p. 339), et, sans rien couper pour le moment, étudier avec soin la conformation extérieure, en s'aidant seulement d'une pince ou des doigts pour toucher ou écarter. On constatera attentivement l'état superficiel des hémisphères et de leur substance grise : — forme, bombement plus marqué d'un côté que de l'autre, disproportion dans les diverses parties du cerveau vu par sa face antérieure (2); compression et

(1) Charcot, *De la mélanémie* (*Gaz. hebdom.*, 1857). Si le fait est général, le cerveau, surtout la substance grise des circonvolutions, offre alors des taches, des marbrures, un pointillé ardoisé. On devra d'ailleurs se rappeler que, physiologiquement, les cellules nerveuses peuvent devenir pigmentées, spécialement chez les vieillards, la surface du cerveau paraissant brune. Les teintes de la périphérie cérébrale ne sont effectivement pas dues à ses cellules ganglionnaires, mais aux nombreux vaisseaux qui traversent sa substance conjonctive, transparente, vaisseaux gris ou rouges selon leur état de réplétion. Là où se voient les cellules, la pulpe est noire, et cette teinte brune, perceptible à l'œil nu, est due à la pigmentation des ganglions, évidente surtout avec l'âge. — « Au premier abord, dit Virchow (*Path. cell.*, p. 292), il est difficile de distinguer (au microscope) les cellules à granulations graisseuses des cellules à pigment (fig. plus loin). Pour les deux cas, l'aspect est le même. Dans le premier, les cellules ont l'aspect de corpuscules jaune brun, *quoique leurs particules ne possèdent pas de couleur ;* dans l'autre, elles contiennent un pigment évidemment noir, brun ou gris. La distinction est importante dans le cerveau, où nous trouvons les deux cellules les unes à côté des autres. L'accumulation des particules graisseuses peut, *en augmentant la réflexion*, donner à la partie affectée une coloration générale jaune intense : suivant qu'elles sont plus ou moins fines et serrées, la partie présente à l'œil nu une couleur jaune clair ou jaune brun. Ce qu'on nomme *ramollissement jaune* du cerveau n'est qu'une dégénérescence graisseuse dans laquelle l'*apparence* jaunâtre du foyer est due à l'accumulation de graisse finement granulée. Dès qu'on a enlevé cette graisse, *qui n'est pourtant pas jaune*, la couleur disparaît. »

(2) A la nécropsie d'un crétin, Eulenberg et Marsels ont trouvé une asymétrie marquée du crâne et du cerveau, le nerf optique et le corps strié plus développés à droite, la substance corticale plus mince que la médullaire, le côté gauche du cervelet moins mou et plus gros que le droit. Chez les sujets atteints de scoliose, la moitié du crâne corres-

aplatissement par des tumeurs ou des épanchements méningés; atrophie ou hypertrophie, érosions et irrégularités, aspect général rugueux, tomenteux (certains ramollissements avec hémorrhagie); injection noire [fièvre pernicieuse des pays chauds (1), asphyxie par l'oxyde de carbone], et plus souvent hypérémie, piqueté et sablé rouges, disposés par bandes ou par stries, dont la pression fait suinter des gouttelettes de sang (apoplexie capillaire de M. Cruv.; thrombose des sinus, p. 339; encéphalite au début; ramollissement au 1er degré, p. 348); anémie ou décoloration; perte de la blancheur caractéristique de la couche corticale; reflet ou teinte rose, grisâtre, ardoisée (2), violacée, lie de vin, jaunâtre (ictère, fièvre jaune, intoxication saturnine, quelques ramollissements inflammatoires et 2e degré du ramollissement par oblitération vasculaire, p. 348), susceptibles ou non de disparaître par les lavages; poissement au doigt, friabilité, résistance à la pression; consistances diverses (3) variables depuis une

pondant à la convexité est souvent plus petite (Eulenberg). L'asymétrie congénitale a été notée 39 fois sur 43 épileptiques examinés (Müller, de Pforzheim) (voy. fin de la p. 331).—Cette asymétrie pourra d'ailleurs exister à l'état normal (Cruveilhier, *Anat. descr.*, p. 220, t. IV, 1852) : « Il est très-ordinaire de voir une disproportion notable entre les hémisphères, sans que ce défaut de symétrie paraisse exercer sur les facultés l'influence qu'avait soupçonnée l'ingénieux Bichat, dont le cerveau mal symétrique donna un démenti formel à sa doctrine. Il est néanmoins possible que le défaut de symétrie poussé à un certain point puisse influer sur l'intelligence. J'ai vu des cerveaux de plusieurs idiots remarquables sous ce rapport ; la scissure médiane était déviée à droite ou à gauche, formant avec le plan médian un angle de 15 à 20°. » (*Ib.*, p. 326.) L'insymétrie est fréquente aussi chez les aliénés.

(1) Bailly (1825), Maillot pour l'Algérie, Sterwardson pour l'Amérique, Wilson pour la Chine.

(2) M. Baillarger (*Gaz. des hôp.*, 21 mars 1863) a insisté sur la coloration ardoisée du cervelet et du cerveau comme caractère de la gangrène de ces organes (p. 348, et p. 340, note 4) : dans le cas relaté, il y avait des gaz infiltrés sous les méninges, et l'encéphale ayant été placé dans l'eau, il sortit aussi du gaz putride des ventricules. M. Baillarger a constaté la concomitance de ces lésions avec les eschares larges et profondes sur le siége ou les autres parties du corps.

(3) On ne devra pas oublier que la coloration et même la consistance du cerveau varient un peu, normalement, selon les diverses parties examinées et avec les divers âges. Chez l'enfant, le tissu cérébral est moins ferme, la différence est moins tranchée entre les deux substances, et celles-ci se montrent séparées par une légère couche jaune. Dans la vieillesse, la consistance des hémisphères est également moindre (de 1/15 à 1/20, Desmoulins).

simple diminution de densité, une légère augmentation de la fermeté normale, jusqu'au tassement, à l'induration, rappelant plus ou moins celle des cerveaux macérés dans l'alcool, à la mollesse de la cire, du fromage, de la pâte de guimauve, la transformation en une bouillie homogène et épaisse; enfin, une diffluence telle, que le cerveau paraît couler après l'ablation de la pie-mère ou se laisse entamer, déchiqueter, par un filet d'eau projeté d'une faible hauteur (encéphalite, 2e et 3e degrés du ramollissement, p. 348; première période du ramollissement chronique de Durand-Fardel). S'il s'agit d'un épanchement sanguin, le ramollissement (par imbibition) est d'autant plus intense, qu'on s'en rapproche davantage ; il est aussi plus marqué près des vaisseaux, s'il est dû à une obstruction vasculaire (p. 352).

A propos de ce dernier, nous avons montré que la couleur fournit, jusqu'à un certain point, un signe à tenir en sérieuse considération pour établir l'ancienneté des ramollissements non inflammatoires (p. 348) (1). Nous avons vu de même (p. 349) que toute diminution de consistance ne constitue pas un ramollissement, si nous désignons sous ce terme une entité nosologique distincte. Il faut, par exemple, refuser ce titre à la diffluence

(1) « Quand la mort a eu lieu huit ou dix jours après l'attaque apoplectique, dit M. Lancereaux, le ramollissement est *rouge* (p. 348), rosé, parsemé de points ecchymotiques » (apoplexie capillaire, p. 349) ou noirâtres (ramollissement framboisé, amarante), parfois mieux accusés à la périphérie : la substance cérébrale se déchire sous le couteau ; les circonvolutions sont larges, aplaties, sinon effacées. Plus tard il est *jaunâtre* (p. 348), pulpeux, caséeux : à l'examen microscopique, les fibres et cellules nerveuses sont brisées, disloquées, granuleuses, en voie de métamorphose graisseuse; les hématies sont déformées ; les leucocytes, augmentés de volume, sont granuleux et mêlés de corpuscules de Gluge (cellules en voie de régression. pour beaucoup d'auteurs, fig. 77). Enfin, après quelques mois, le ramollissement est *blanc* (p. 348), diffluent; c'est un lait où nagent des grumeaux blancs : les fibres et les cellules nerveuses ont disparu, les capillaires et les corpuscules sont métamorphosés en cellules granulo-graisseuses. — Ainsi on distingue trois degrés ou trois formes de ramollissement cérébral par lésions vasculaires : rouge, jaune, blanc, exactement comme dans les infarctus des viscères. Le ramollissement blanc *dès le début*, ou plutôt sans changement de couleur, est extrêmement rare, et nous n'en connaissons pas encore les conditions d'origine : il se produirait chez quelques vieillards cancéreux (Charcot), quand l'obstruction vasculaire détermine de l'anémie au lieu de l'hypérémie (p. 349). Il affecte de préférence la substance blanche.

produite par l'hydrocéphale (1) ou, en général, par toute imbibition, à la perte de cohésion qu'on observe autour des foyers hémorrhagiques récents dont nous nous occuperons plus loin, à la dissociation des éléments nerveux par commencement de putréfaction, en temps chaud et quand le liquide céphalo-rachidien est abondant. Cette dernière est plus étendue; quand elle se circonscrit, c'est aux parties déclives et sans former encore un foyer limité (2).

On a vu (hydrocéphale) le cerveau susceptible d'être déplissé en membrane, et sembler même, ainsi que ses pédoncules, complétement disparu. — En palpant le cerveau, on percevra d'autres fois une vraie fluctuation, indiquant notamment un épanchement intra-ventriculaire abondant, une réduction considérable des deux substances cérébrales, du pus ou du sang dans le centre ovale, et sur une assez grande étendue, un ramollissement peu profond. Par contre, après l'ablation de la pie-mère, la pulpe cérébrale peut se déprimer en creux, ce qui indique une cavité sous-jacente par suite de résorption d'un ramollissement au 3e degré ou de cicatrisation d'un foyer hémorrhagique.

La base ne devra pas être négligée (fig. 80), et certaines affections réclament *même dès l'abord* l'examen de la base : ainsi l'amaurose avec signes cérébraux. A cet effet, le cerveau sera couché sur sa convexité, le cervelet renversé, au besoin et sauf contre-indication, d'arrière en avant. On a vu le cerveau, reposant ainsi sur sa voûte, se séparer spontanément en deux moitiés selon une déchirure irrégulière sur la ligne médiane, d'avant en arrière, de façon que le trigone disparaisse et que le corps calleux s'éraille dans une bonne partie de son épaisseur : la substance nerveuse peut pourtant ne pas s'en aller alors en

(1) Sur ce sujet consultez Dance, *Arch. méd.*, première série, t. XXII, p. 319-321. Voyez aussi plus loin, à propos du *trigone*.

(2) Nous avons déjà (p. 330) appelé l'attention sur le ramollissement d'effet cadavérique. On a décrit certains ramollissements blancs que la science autorise aujourd'hui à croire postérieurs à la mort ; ils se montraient tellement avancés, que, le cerveau étant sain d'ailleurs, on ne put, quand il s'agissait de dégager le cervelet de sa loge, empêcher les pédoncules cérébraux de se rompre et le cervelet de se séparer du reste de l'encéphale. M. Caresme a publié un exemple de ce genre (*Gaz. des hôp.*, 30 avril 1864). On comprend que le ramollissement ne sera déclaré cadavérique que s'il existe des signes de décomposition du corps (p. 13), infiltration, émanation d'odeur, etc.; en outre, un ramollissement, du moins s'il est aigu (p. 276), ne s'étend pas sans révéler sa présence par des accidents formidables.

deliquium et le doigt ne pas s'y enfoncer sans résistance; c'est plutôt de la fragilité que du ramollissement.

Un des tubercules mamillaires (fig. 80, n° 19, et 81, 16) sera d'autres fois plus petit; le corps pituitaire (fig. 81, n° 17) présentera une hypertrophie pouvant comprimer les nerfs optiques, des traces de déchirure (1), une tumeur congénitale (2), une dégénérescence cancéreuse (3), des concrétions analogues à celles que nous verrons dans la glande pinéale, etc. Quant aux lésions des tubercules quadrijumeaux, souvent accompagnées d'hydropisie ventriculaire, et à celles des nerfs, bandelettes et tubercules optiques, qu'on aurait également à constater dans cette position du cerveau, nous les examinerons à la fin de ce chapitre à propos des *Nerfs crâniens*.

De même nous étudierons à part les pédoncules cérébraux (fig. 80, n° 22) et la coupe de la protubérance (fig. 80, n° 23) qu'on pourrait voir dès l'abord sur cette base du cerveau.

— Il faudra examiner chaque lobe en particulier, à la base comme à la partie convexe, l'insula de Reil (fig. 77, lég. du n° 1) ou lobule du corps strié (Cruv.), la scissure de Sylvius (fig. 79), parfois adhérente, toutes les circonvolutions presque l'une après l'autre (p. 292). Ces plis, qui vont en se multipliant et en s'approfondissant jusqu'à la naissance, mais qui acquièrent leur développement complet seulement vers sept ans, peuvent être quelques-uns absents, plus gros, plus élevés (dans l'aliénation mentale, le long du sinus longitudinal), serrés contre les autres (hydrocéphalie), amincis, atrophiés et comme amaigris (4), séparés par

(1) Robert a constaté la déchirure de la tige pituitaire coïncidant avec une fracture du corps du sphénoïde et permettant au liquide céphalo-rachidien (p. 336) de pénétrer, par le sinus sphénoïdal, dans les fosses nasales.

(2) La pituitaire ou hypophyse proviendrait (Reichert) de la corde dorsale arrivant ainsi jusqu'au cerveau, et son pédicule fibreux aurait pour origine le feuillet, ou moyen ou externe du blastoderme. Pour M. Rindfleisch (*Gaz. hebd.*, 30 décembre 1864), l'hypophyse serait, au contraire, un reste de blastoderme non divisé en feuillets. Sa structure est celle des glandes vasculaires sanguines (M. Luys).

(3) Andral, *Clinique méd.* — Le cancer de l'hypophyse peut entraîner la cécité.

(4) L'atrophie sénile, dans la démence, porte spécialement sur les circonvolutions occipitales (normalement les plus grêles, les plus courtes, les plus inflexueuses). Aussi Neumann, d'après l'examen de

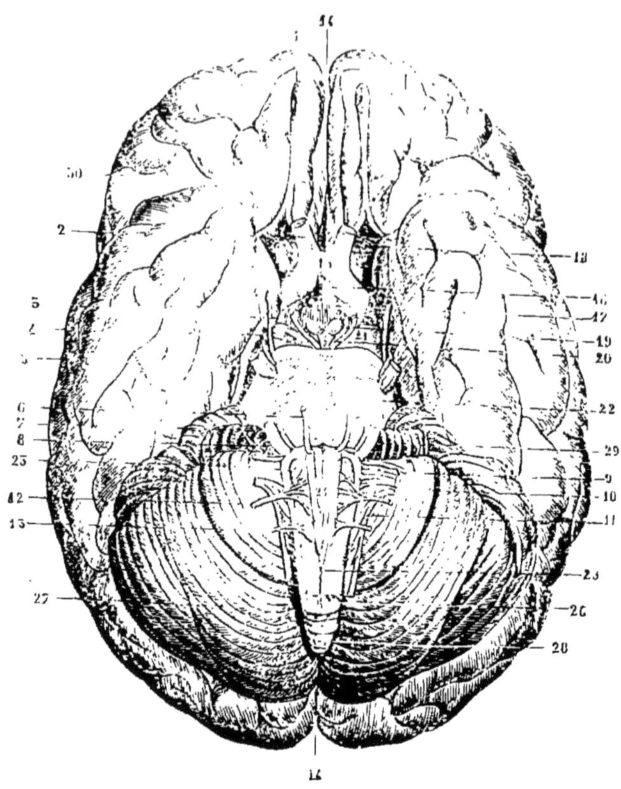

FIG. 80.

Base de l'encéphale (à l'état sain) et origine apparente des nerfs crâniens.

1. Nerf olfactif (sa bandelette blanche) : on voit en avant son bulbe, en arrière ses deux racines blanches, et il repose dans une gouttière entre les circonvolutions olfactives interne et externe (circ. du triangle orbitaire de Foville). — 2. Nerf optique. — 3. Moteur oculaire commun. — 4. Pathétique. — 5. Trijumeau. — 6. Moteur oculaire externe. — 7. Facial. — 8. Auditif (acoustique). — 9. Glosso-pharyngien. — 10. Pneumogastrique (vague). — 11. Spinal (accessoire de Willis). — 12. Grand hypoglosse. — 13. Première paire cervicale. — 14. Extrémités de la grande scissure médiane, primitivement occupée par la faux du cerveau ; l'antérieure était fermée par un pont de l'arachnoïde ; c'est seulement après l'ablation de ce voile séreux qu'on peut voir le genou du corps calleux. — 15. Réunion des deux bandelettes du corps genouillé externe, ou *chiasma* des nerfs optiques : au-devant, quand on renverse le chiasma, se trouve la racine grise de ces nerfs, limitée latéralement par les pédoncules du corps calleux. Au-dessus du chiasma s'ouvre le plancher du troisième ventricule. — 16. Tige pituitaire (*infundibulum*), implantée sur le *tuber cinereum* (17), et, le plus souvent, creusée d'un canal communiquant avec le troisième ventricule

des sillons plus ou moins marqués (1), par de vraies lacunes pleines de caillots, aplatis (par des caillots intra ou sous-arachnoïdiens, ou encore dans le ramollissement cérébral, l'intoxication saturnine, l'hydrocéphalie), presque effacés et déplissés (hydrocéphalie), — comme si la masse cérébrale, devenue lisse et unie, avait été soumise à une forte pression, — luisants, in-

50 aliénés, veut-il que l'intelligence réside surtout dans la portion occipitale, qui va effectivement diminuant chez les animaux (p. 284). On verra dans l'atlas de l'*Anat. path.* de Lebert (fig. 1 et 2) des exemples d'atrophie des circonvolutions chez les idiots. Il n'est pas rare d'observer, chez les idiots, le bord libre de ces plis représenter une surface non pas cylindriques, comme à l'état normal, mais plane. Deux circonvolutions voisines, au lieu d'intercepter un prisme, ne laissent entre elles qu'une simple fente, et semblent des parallélipipèdes juxtaposés.

(1) Chez l'enfant, les anfractuosités sont plus marquées, à l'état normal.

dont elle constitue le sommet : dans la figure, le corps pituitaire (hypophyse) a été coupé. — 17. Amas de substance grise nommé *tuber cinereum*, se reliant au noyau gris extra-ventriculaire du ventricule moyen, et se continuant, sous le chiasma, avec la racine grise des nerfs optiques. — 18. Quadrilatère perforé de Foville, ou substance perforée antérieure, à la partie interne de la scissure de Sylvius (fig. 79, 1): le bord postérieur est la bandelette optique et le pédoncule du corps calleux; l'antérieur, la racine blanche externe de la première paire ; l'interne, le nerf optique ; l'externe, la corne sphénoïdale. — 19. Tubercules mamillaires, d'où naissent les deux piliers antérieurs du trigone. — 20. Espace perforé interpédonculaire, au sommet duquel part le moteur oculaire externe. [16, 17, 18, 19, 20, étaient, avant l'ablation des méninges, compris dans l'espace sous-arachnoïdien antérieur (p. 334, n° 3) et inscrit dans l'*hexagone artériel* constitué : en avant, par la communicante intérieure et les cérébrales antérieures ; en arrière, par les cérébrales postérieures ; sur les côtés, par la communicante de Willis. On dit encore qu'ils constituent un losange limité en avant par les deux bandelettes optiques, en arrière par les deux pédoncules cérébraux (fig. 80, 21). De l'angle antérieur de cet espace hexagonal part la grande scissure médiane (fig. 80, 14); des angles latéraux antérieurs, la scissure de Sylvius (fig. 79, 1); des postérieurs, la grande fente cérébrale (note ci-après) : l'angle postérieur répond à la protubérance.] — 21. Pédoncules cérébraux. [Ici la figure cesse de donner la base du cerveau. Il eût fallu autrement couper la protubérance près des pédoncules cérébraux, et l'on eût vu, en arrière de celle-ci, en soulevant le cervelet, la *grande fente cérébrale de Bichat*, courbe embrassant la protubérance et dont la lèvre supérieure est constituée par le *bourrelet du corps calleux*. Des trois orifices de cette fente, le médian, situé près des tubercules quadrijumeaux, fait communiquer la pie-mère avec le ventricule moyen, où elle forme la toile choroïdienne ; les deux extrêmes ou antérieurs livrent passage aux plexus choroïdes des ventricules latéraux.] — 22. Face antérieure de la protubérance, avec le sillon médian qui reçoit le tronc basilaire. — 23. Olive. — 24. Pyramide antérieure. — 25. Entrecroisement des pyramides. — 26. Moelle épinière coupée à son origine. — 27. Cervelet (face inférieure). — 28. *Vermis inferior*, logé dans la scissure cérébelleuse qui sépare les deux lobes latéraux. — 29. Lobule du pneumogastrique (fig. 79, n. 7) implanté sur le bord inférieur du pédoncule cérébelleux moyen, en avant des filets d'origine du pneumogastrique, sur le côté externe de la valvule de Tarin (repli partant de la luette de Malacarne). — 30. Circonvolutions olfactives.

durés (1), élastiques, ratatinés, décolorés et comme lavés par la sérosité.

« Dans la démence sénile, les circonvolutions atrophiées présentent des changements d'aspect et de couleur qui font présumer de profondes modifications de structure que le microscope met en évidence. Leur surface est dépolie, rugueuse et comme érodée ; au lieu d'être pleines et rénitentes, comme à l'état physiologique, elles sont flétries, ratatinées, moins élastiques : à leur teinte grise normale a succédé une nuance jaune, ambrée, analogue à de la cire ; cet aspect rugueux, cette teinte jaune étant l'indice de la dégénérescence graisseuse des tubes comme des cellules nerveuses et des parois des capillaires (2). »

On cherchera si les lésions des circonvolutions correspondent au siége des altérations constatées sur les méninges (aliénation, p. 339, n° 2, et 341, n° 1) : quand ces membranes sont enflammées, il est rare qu'on ne trouve pas aux mêmes points au moins un léger pointillé de la surface des circonvolutions, quelquefois de petites surfaces rugueuses, comme érodées ou excoriées superficiellement.

— Après ces constatations extérieures, qui pourront souvent mettre sur la voie des recherches à faire plus profondément, il sera bon d'écarter les deux hémisphères (fig. 88, n° 14) pour mieux voir leur face interne (3), ainsi que la face supérieure du corps calleux (fig. 81, 25, 26), — commissure où siége l'âme pour Lapeyronie (4), et qui peut être, par exemple, distendue, refoulée en

(1) On trouve dans la *France médicale* du 7 juin 1864 le cas suivant d'idiotie compliquée d'épilepsie. « Sur chaque hémisphère, il y a cinq ou six circonvolutions se laissant difficilement inciser et donnant la sensation d'un corps fibreux. Le microscope montre une hypertrophie de la substance conjonctive, se traduisant par une végétation active de petits noyaux ovalaires de 1/100 de millim. Mêmes lésions près des corps striés. Entre ceux-ci et les couches optiques, on observe, en effet, un chapelet de petites tumeurs, grosses çà et là comme une lentille, atteintes d'une semblable dégénérescence, quelques-unes appendues le long de la veine sise dans le sillon qui sépare les corps striés des couches optiques. »

(2) Marcé, *Recherches sur la démence sénile*, 1864.

(3) On a vu, chez des idiots-nés, l'adhérence entre les deux hémisphères, dans toute l'étendue du corps calleux. D'autres fois, l'adhérence est due à une soudure des méninges par phlegmasie. — Un des hémisphères peut faire saillie et comprimer l'autre,

(4) *Mémoire sur le siége de l'âme.* La localisation de Lapeyronie sur le siége, sinon des *esprits vitaux*, au moins du *sensorium commune*, a été adoptée par Louis, Chopart, Saucerotte ; mais elle a été démontrée erronée par Flourens, Magendie, Berras, Longet, etc. (p. 313).

haut (hydrocéphalie), amincie et représentée par une lame d'une extrême ténuité, déchirée, enfin, sans troubles fonctionnels constatés, congénitalement absente (Reil, Ferg, Poterin-Dumotel in *Soc. de biol.* 1852, etc.). En ouvrant ainsi antérieurement la scissure interhémisphérique, on pourra regarder le *genou* du corps calleux, c'est-à-dire la courbure antérieure par laquelle cette immense voûte ferme les ventricules latéraux et dont le *bec* se confond avec les racines grises des nerfs optiques (fig 80, n° 15). De même pour trouver le bourrelet du mésolobe (fig. 81, n° 25, et 82, 10), il faudrait écarter la scissure médiane au-dessus du cervelet, au niveau de l'orifice moyen de la fente de Bichat (lég. de la fig. 80, n° 2), près des tubercules quadrijumeaux (fig. 81, n°. 9), de la glande pinéale (p. 376) et de la veine de Galien : mais, à moins d'indications, il vaut mieux réserver pour plus tard cet examen de l'extrémité postérieure du corps calleux.

— Remarquons, en terminant, que les altérations du cerveau affectent souvent sa surface, dessous les méninges (1) Ainsi, on peut rencontrer, dans cet examen extérieur, des plaques rouges ou noires, de la largeur d'une pièce de un franc souvent, constituées par du sang coagulé, de petits foyers sanguins gros comme une tête d'épingle ou une noisette. C'est l'apoplexie capillaire que nous avons vue liée aux lésions vasculaires avec ramollissement (p. 348 et 354) et qui est si commune dans la substance grise : les foyers hémorrhagiques, rares et de faible étendue dans les circonvolutions, nous occuperont plus loin. De même, le ramolllissement siége le plus souvent à la surface (59 fois sur 90 cas, Durand-Fardel) : il est souvent symétriquement disposé le long du sinus longitudinal (thrombose des sinus, p. 339, n° 2), sous forme de foyer unique ou de plaques disséminées (athérome des capillaires, p. 354). L'encéphalite aiguë (ramollissement inflammatoire aigu, rouge ou jaune) est le plus souvent aussi superficielle, variant du gris rosé au rouge et au jaune, avec tissu diffluent, un peu tremblotant, adhérent à la pie-mère, mais sans qu'au microscope les vaisseaux offrent la transformation graisseuse, sans que les éléments nerveux soient histo-

(1) En comparant les nombreuses nécropsies faites sur les aliénés, et bien que l'anatomie pathologique des phrénopathies ne soit pas encore constituée, on peut dire que les lésions les plus importantes et les plus constantes sont ici dans la couche corticale et la pie-mère. Nous avons vu (p. 341) que M. Benvenisti les fait dépendre des altérations des sinus.

logiquement altérés. Il en est de même dans la méningo-encéphalite chronique, qui caractérise la paralysie générale : la consistance est ici moindre, bien que la couleur puisse rester normale, l'écorce grise s'enlève avec la pie-mère, et le grattage à l'aide du scalpel met à nu les saillies que la substance blanche pousse dans les circonvolutions (p. 280, note 1).

La périphérie cérébrale pourra encore offrir des taches inflammatoires correspondant à des adhérences cérébro-méningiennes ; des plaques irrégulières, jaunes, siégeant sur des circonvolutions rétractées et déprimées (encéphalite chronique) (1); des plaques d'adhérence ou cicatricielles (qu'il faudra inciser avec soin), des pseudo-membranes parfois caverneuses, grises, verdâtres, épaisses, coriaces, autour desquelles la pulpe nerveuse est indurée et d'aspect sale; des amas circulaires de granulations, dites tuberculeuses (voyez *Examen microsc. du cerveau*), des ulcérations ; des petites cavernes enkystées ou non par un néoplasme, creusées au sein de la substance corticale, susceptibles d'ailleurs de se prolonger dans la médullaire, et contenant du sang plus ou moins altéré, du pus, de la sérosité. Dans le ramollissement au 3e degré, il est ainsi fréquent de constater une bouillie blanchâtre semi-liquide, facile à entraîner avec le manche d'un scalpel ou avec un filet d'eau, et résultant d'une résorption

(1) Les *plaques jaunes*, si fréquentes, des circonvolutions, et l'infiltration celluleuse des parties centrales (blanches) sont regardées par M. Proust (thèse, 1866) comme une transformation ultime du ramollissement par trouble vasculaire, comme une tendance à sa cicatrisation par prolifération de tissu conjonctif. La matière colorante du sang s'y rassemble en masses jaunes, amorphes ou en cristaux (fig. 76), mêlées à de la graisse, des corpuscules de Gluge (p. 370), des capillaires granuleux, des cellules nerveuses déformées : leur base est du tissu cellulaire. Sous ces plaques jaunes, limitées à la substance grise, adhérentes à la pie-mère, résistantes au scalpel, « il n'est pas rare de trouver un ramollissement blanc (p. 359, note 1) dans la profondeur; s'il est ancien, on peut lui assigner la même époque qu'à la plaque jaune, la coloration de ces parties différant simplement à cause du siége. Mais il peut être récent et être un ramollissement de voisinage (373, n° 4) » Proust. Ces plaques seraient des ramollissements de deux mois environ (Durand-Fardel). « Elles forment une période de guérison, une cicatrice pour la substance grise » (Proust). Malheureusement, nous ne sachions pas qu'on ait suivi la transformation d'un ramollissement jusqu'à cet état de cavités à cloisons en tissu conjonctif ou jusqu'aux plaques jaunes, lésions que nous rattachons plus volontiers à l'hémorrhagie ou à l'inflammation, car elles nous ont paru coïncider avec l'intégrité des vaisseaux (p. 386, note 1).

des éléments nerveux avec dépression du cerveau des vides qu'on a pris souvent pour des foyers de ramollissement guéris (p. 386), mais qui sont rares à la périphérie proprement dite.

Les excavations, ulcérations et pertes de substance de la pulpe corticale peuvent, au reste, quand la résorption s'est faite lentement, se présenter comblées par un tissu cellulaire lâche, gris-jaunâtre (montrant au microscope des noyaux, des cellules plasmatiques, des fibres avec de nombreuses granulations graisseuses et de l'hæmatoïdine), dont les mailles sont gorgées de sérosité et recouvertes par la pie-mère, affaisée, déprimée à ce niveau (1), — ou bien par des cicatrices blanchâtres, linéaires ou étoilées, indices d'encéphalite ou d'hémorrhagie guéries, et susceptibles d'occuper aussi la place d'anciens vides existant dans la pulpe médullaire.

Si l'on peut admettre une reproduction de la matière cérébrale (2), elle serait ainsi précédée par la formation de cette membrane vasculaire sur laquelle Riobé et Marandel ont appelé dès l'abord l'attention des physiologistes, membrane servant en quelque sorte de support aux nouvelles fibres nerveuses qui opéreraient la cicatrisation (Flourens).

— Rappelons enfin, avec M. Luys (*Recherches sur la structure du cerveau*), la coéxistence presque constante des ramollissements superficiels et des ramollissements profonds (3). On ne saurait donc se contenter d'examiner attentivement les circonvolutions et la couche corticale, alors même que des lésions suffisantes pour expliquer les symptômes observés y auraient été rencontrées : il faudra poursuivre ses recherches dans les portions centrales du cerveau.

(1) Dans ce cas, la collection liquide a été l'effet et non la cause de la perte de substance. — Mais disons encore que ces cavités à tractus cellulaires, rares à la surface, paraissent provenir plutôt de foyers hémorrhagiques ou suppurés que de ramollissements anciens.

(2) « Dans le ramollissement jaune du cerveau (p. 359, note 1), le foyer, dit Virchow (*Path. cell.*), une fois produit, le lieu qu'il occupe ne se remplit jamais de substance nerveuse possédant l'activité fonctionnelle de celle qui a disparu. »

(3) M. Laborde (chap. Ier de son *Ram. et cong. du cerv., princip. chez le vieillard*, 1866) a appliqué ce principe en montrant que la lésion caractéristique du ramollissement cérébral existe simultanément dans les couches corticales et dans les corps opto-striés (p. 379). Il y a, pour lui, corrélation et dans la nature du mal et dans le siége : ainsi, toute altération des régions antérieure, moyenne ou postérieure des circonvolutions répond à une altération des parties antérieure,

Examen intérieur. — Le cerveau examiné extérieurement, et placé sur sa base, il faudra le diviser en tranches. Nous supposerons ici qu'aucune indication ne réclame l'étude plus spéciale de telle ou telle partie, et que le temps n'est pas un obstacle.

Souvent on pratique la *coupe du centre ovale de Vieussens*, c'est-à-dire la section horizontale des deux centres blancs, ovalaires, réunis sur la ligne médiane par le mésolobe. Après avoir écarté les hémisphères en entr'ouvrant la grande scissure (fig. 80, n° 14), l'opérateur engage le tranchant du couteau à cerveau au niveau du corps calleux, dans le sinus ou ventricule formé par la face supérieure de cette grande commissure et par la circonvolution de l'ourlet (fig. 81, n° 26); il le conduit transversalement de dedans en dehors, avec la précaution de le relever un peu au point de départ de la coupe, pour reprendre ensuite la direction horizontale. On risquerait, sans ce léger bombement en haut donné à l'incision, de pénétrer dans le ventricule latéral correspondant, vu la convexité antéro-postérieure de la voûte constituée par le mésolobe. Cet écueil sera plus sûrement évité en commençant l'incision à 4 ou 5 centimètres au-dessus du corps calleux. Les deux hémisphères seront ainsi entamés l'un après l'autre.

Le procédé de Foville peut également être employé. Après avoir écarté, comme nous venons de le dire, les deux parties du cerveau, on pratique une double incision horizontale étendue, l'une du genou du corps calleux (convexité de l'extrémité antérieure, fig. 81, n° 25) vers le lobe frontal, l'autre du bourrelet ou partie libre du mésolobe (extrémité postérieure) jusqu'à la corne occipitale. L'index est ensuite introduit dans le sinus ou sillon situé entre le corps calleux et la circonvolution de l'ourlet (fig. 81, n° 26) : on presse doucement en promenant la pulpe du doigt d'arrière en avant et d'avant en arrière. Cette manœuvre, renouvelée plusieurs fois, permet de décoller l'hémisphère et de le renverser en arrière.

Enfin, au lieu de ces préparations, beaucoup d'auteurs préfèrent simplement, à l'aide du couteau à cerveau, diviser dès l'abord la pulpe cérébrale par tranches horizontales successives, de façon à arriver peu à peu jusqu'aux ventricules latéraux (coupes

centrale ou postérieure des corps striés ou optiques. Cet état spécial des circonvolutions, en rapport avec le ramollissement des parties centrales dont dépend leur nutrition (p. 379, n° 5), serait caractérisé par une rougeur hortensia de la circonvolution, avec aspect moniliforme ou rupture des capillaires et légère mollesse du tissu que la pie-mère entraîne avec elle.

dites *centres ovales de Vicq d'Azyr*) (1). *C'est le procédé le meilleur pour les nécropsies*, celui qui laisse le moins échapper les lésions macroscopiques.

En faisant ces coupes, on peut rencontrer la substance blanche ramollie ou bien sablée : par ces sablures suinte du sang noirâtre et les orifices des capillaires dilatés restent béants. Mais nous renvoyons à la fin de ce paragraphe l'énumération des lésions susceptibles dès ici d'être mises à découvert.

— Quand la partie supérieure des hémisphères se trouve de la sorte passée en revue, on aperçoit toute la face supérieure du corps calleux avec ses deux saillies médianes (nerfs de Lancisi ou tractus longitudinaux) et ses lignes transversales (tractus transverses). Après étude (p. 365), il faut le sectionner d'avant en arrière, sur les deux côtés de la ligne médiane, et pénétrer ainsi avec précaution dans les ventricules latéraux (fig. 83, et 81). En le coupant ensuite transversalement, on examinera le *septum lucidum* (fig. 81, n° 24), sorte d'arche creuse de cette voûte immense formée par la face inférieure du mésolobe. Enfin, pour voir le trigone (fig. 81, n° 23), il suffit de continuer à enlever le corps calleux jusqu'au point où il s'y réunit, et le septum qui débordait en avant : on découvre la face supérieure, blanche et triangulaire, de la voûte à trois piliers, si adhérente en arrière au bourrelet du mésolobe qu'il est indispensable d'inciser celui-ci pour la mettre entièrement à nu. Les trois prolongements de chaque ventricule latéral, réunis au niveau de l'extrémité postérieure de la couche optique, seront alors largement mis à jour par une section des hémisphères à ce niveau, si elle n'a pas encore été faite. Pour le cul-de-sac sphénoïdal en particulier, il faudra couper de dedans en dehors et soulever successivement sa paroi supérieure (*tapetum*), en se rappelant qu'il se dirige en bas de manière à décrire une courbe qui contourne la couche optique pour s'ouvrir à la face inférieure du cerveau, aux extrémités de la fente cérébrale (lég. de la fig. 80, note 2). — La section du trigone permet ensuite d'entrer dans le ventricule moyen.

On pourrait encore, dès l'abord, pratiquer sur le corps calleux une incision courbe qui suive la direction du ventricule latéral

(1) A vrai dire, ces diverses préparations sont celles qu'on suit, dans les pavillons de dissection, pour la préparation du corps calleux. Voyez l'*Anatomie* de Cruveilhier (t. IV, p. 355 et 397), celle de M. Sappey (t. II, p. 82). — On consultera fructueusement, sur la splanchnotomie du cerveau, du moins à l'état normal, le *Manuel de l'anatomiste* par Lauth, p. 200, sq.

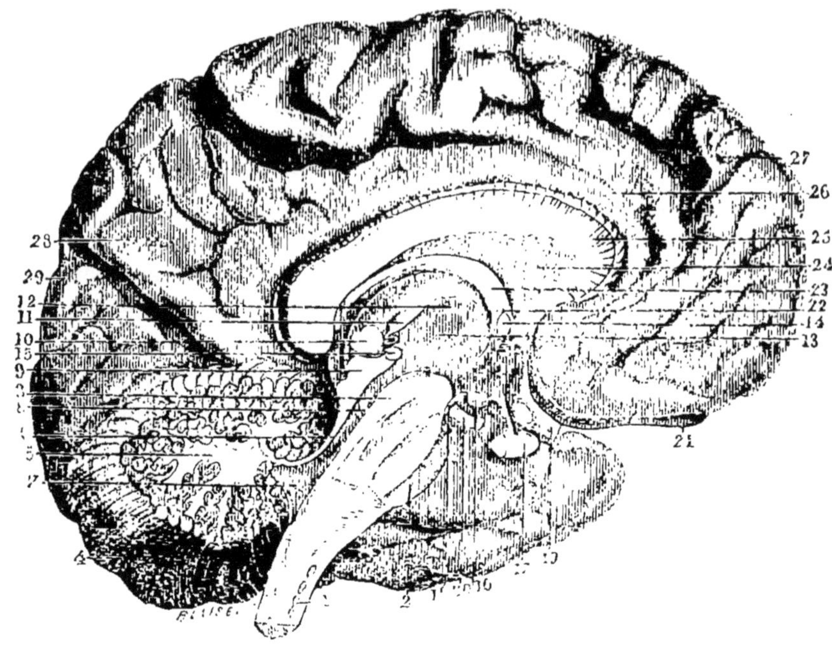

Fig. 81.

Coupe médiane antéro-postérieure de l'encéphale (d'après M. Foville).

1. Bulbe rachidien. — 2. Protubérance. — 3. Pédoncule cérébral. — 4. Cervelet. — 5. Arbre de vie. — 6. Valvule de Vieussens. — 7. *Quatrième ventricule* (circonscrit par le cervelet, la face postérieure du bulbe et de la protubérance ; tapissé de deux plexus choroïdes spéciaux : sur la paroi inférieure, existe un sillon médian limité par les faisceaux innominés du bulbe, et terminé par la fossette d'Arantius ; sur la supérieure et à la partie moyenne, on trouve la luette ; de chaque côté sont les amygdales et les valvules de Tarin). — 8. Aqueduc de Sylvius, faisant communiquer le troisième et le quatrième ventricules. — 9. Tubercules quadrijumeaux. — 10. Corps pinéal. — 11. Freins ou rênes (pédoncule antérieur ou supérieur) de ce corps : saillie passant au-dessus de la couche optique et bordant la base du troisième ventricule, pour se terminer au trou de Monro où elle constitue une des origines du trigone. — 12. Couche optique. — 13. Sa commissure grise (commissure molle du cerveau), étendue de l'une à l'autre des parois lat. du ventricule moyen : elle manque 1 fois sur 4. — 14. Commissure blanche antérieure du cerveau, cordon blanc traversant l'extrém. ant. du corps strié, et formant, avec les deux piliers antérieurs du trigone, une dépression triangulaire dite *vulve*.— 15. Commissure blanche postérieure, sur le bord post. du troisième ventr.; au-dessous d'elle est l'*anus* ou orifice antér. de l'aqueduc de Sylvius. — 16. Tubercules mamillaires : leur écorce blanche est constituée par les piliers antérieurs du trigone. — 17. Corps pituitaire, attaché à l'*infundibulum* (fig. 80, 16), lequel on voit à son tour s'implanter sur le *tuber cinereum* (fig. 80, 17). — 18. Espace perforé interpédonculaire (fig. 80, 20). — 19. Nerf optique (fig. 80, 2). — 20. Moteur oculaire commun (fig. 80). — 21. Olfactif (fig. 80, 1) — 22. Un des deux trous de Monro (faisant communiquer les ventric. lat. entre eux et avec le troisième ventr.; ils sont situés entre les deux pil. ant. du trigone et l'extrémité antérieure des couches opt., devant la saillie blanchâtre de ces dernières dite *corpus album subrotundum* : ils donnent passage aux 2 branches de bifurc. de la toile choroïd., qui se réunissent ensuite au plexus chor.)—23. Trigone.— 24. *Septum lucidum*, lame grise, triang., séparant les ventr.

et en divise la paroi supérieure, mettre ainsi à découvert toute l'étendue de ce ventricule et les organes médians en soulevant cette espèce d'anse que forme le corps calleux réuni au trigone et au septum lucidum. L'ensemble de ces parties étudiées avec leurs connexions, il reste à fendre transversalement l'anse en question dont les deux moitiés seront repliées en avant et en arrière pour laisser voir les parties les plus profondes du cerveau. A moins d'indications spéciales, ces deux méthodes sont préférables à l'examen des parties de bas en haut, sur un cerveau renversé.

De nombreux points importants se présentent dans ces préparations successives: tout en nous réservant de grouper plus loin les lésions de la pulpe centrale en général, examinons en particulier les lésions susceptibles d'être rencontrées dans les quatre ventricules du cerveau ou dans leur voisinage, en suivant l'ordre anatomique indiqué plus haut.

On peut tout d'abord avoir à noter la forme du *ventricule latéral*, son volume, sa dilatation, — aux dépens du corps strié ou des couches optiques résorbés, transformés en kyste ouvert dans le ventricule aux dépens même de toute la substance médullaire réduite à une lame plus ou moins mince que doublent les circonvolutions. N'oublions pas aussi de constater le contenu des ventricules en question : caillot, pus, granulations miliaires, sérosité abondante (1), jaune (ictère grave), coagulable par l'acide azotique à chaud si elle est albumineuse ; ventricules vides (intoxication saturnine, etc.). Les liquides ont d'ailleurs pu se répandre ou arriver par l'un des quatre orifices du ventricule latéral : deux de ces orifices sont antérieurs et forment les trous de Monro (fig. 81, n° 22) dont nous allons parler plus loin, l'autre est l'*anus* (fig. 81, n° 8 et 15) de l'aqueduc de Fallope, le quatrième

(1) Dans l'hydrocéphalie, l'œdème cérébral, la pellagre, le crétinisme (Ferrus, *Mém, sur le goitre et le crét.;* Bull. de l'Acad. de méd. 1850), etc. — L'abondance de sérosité dans les ventricules latéraux peut faire penser à une compression sur le trajet des grosses veines du cou ou de la poitrine.

lat., et contenant, dans son intérieur, le 3e ventricule. 25. Corps calleux ou mésolobe (genou ou extrémité antér. de cette commissure interhémisphérique) : on voit, derrière les tubercules quadrijumeaux, le bourrelet du corps calleux. — 26. Circonvolution de l'ourlet (Foville), ou grande circonv. du corps calleux (Cruv.), la même qui, dans le ventricule latéral, se continue avec la corne d'Ammon (fig. 82) et qui, à la base, devient la circ. de la grande fente cérébrale sur le lobe moyen : elle est séparée du corps calleux par le *sinus* du corps calleux ; l artère cérébrale antérieure la côtoie. — 27. Circonvolutions antérieures de la face interne. — 28. Groupe quadrilatère des circ. de cette face. — 29. Ses circonv. postérieures.

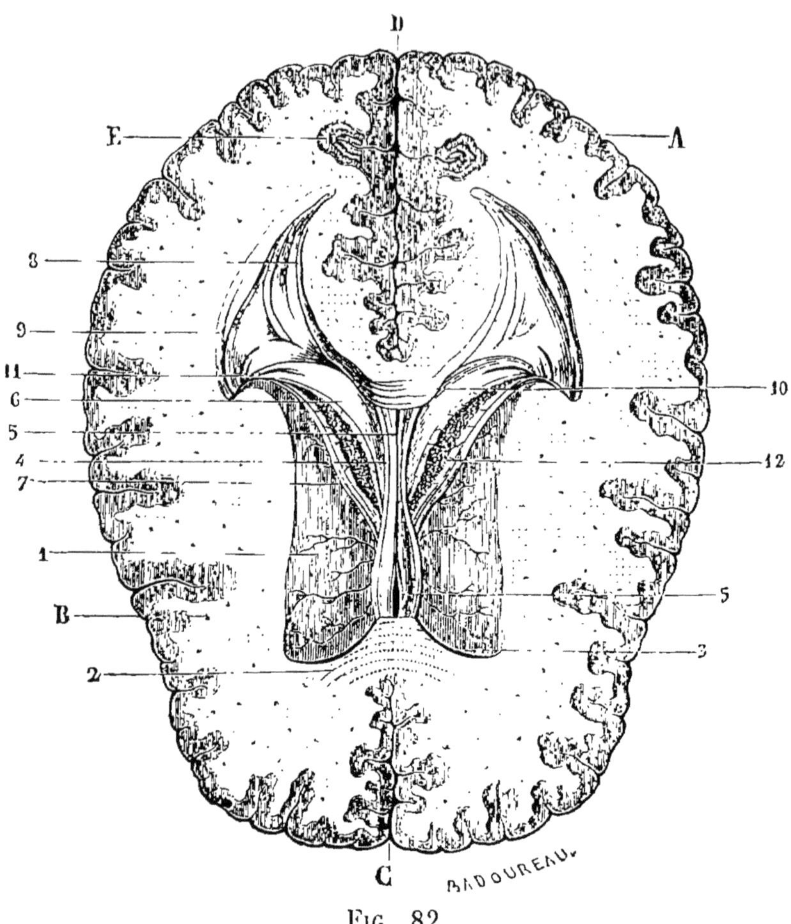

FIG. 82.

Cinquième ventricule et partie antérieure des ventricules latéraux à l'état normal (d'après Vicq d'Azyr).

A. Substance corticale ou grise. — B. Substance blanche ou médullaire, sur laquelle on voit de petits points correspondant aux vaisseaux du cerveau coupés dans la préparation. — C. Sillon isolant les lobes antérieurs. — D. Sillon qui sépare les lobes postérieurs. — E. Lamelles blanches et grises qui entrent dans la structure de toutes les circonvolutions. — 1. Corps striés sur lesquels se dessinent des veinules qui passent sous le *tænia semicircularis* ou bandelette demi-circulaire (cette masse grise est en contact, en dehors, avec les circonvolutions de l'*insula* qui la recouvrent, en dedans avec les couches optiques). — 2. Fibres transversales appartenant au corps calleux. — 3. Prolongements antérieur ou frontal du ventricule latéral. — 4. Parois écartées du *septum lucidum*. — 5. Espace compris entre les deux lames de ce *septum* (ventricule de la cloison, ou cinquième ventricule) : on n'en voit que la moitié inférieure. — 6. Un des deux piliers postérieurs du trigone : ils vont former, sur le bord interne de la corne d'Ammon (11), le corps bordé ou bordant. — 7. Lame cornée située dans le sillon de séparation du corps strié et de la couche optique ; au-dessous se trouve le *tænia semicircularis*. — 8. Ergot de Morand (petit hippocampe). — 9. Cavité digitale ou ancyroïde (prolongement postérieur ou occipital du ventriculaire latéral). — 10. Coupe du bourrelet du corps calleux. — 11. Extrémité supérieure de la corne d'Ammon (pied d'hippocampe), éminence recouverte par les plexus choroïdes. — 12. Ces plexus.

existe sous le bourrelet du corps calleux (fig. 82, n° 10). Un épanchement sanguin du ventricule latéral est susceptible, en traversant le 3e et le 4e ventricule, de gagner le tissu sous-arachnoïdien au niveau du cervelet.

Passons au *cinquième ventricule* (fig. 82, n° 5), enfermé dans le *septum lucidum* (fig. 81, n° 24) et normalement clos de toutes parts (1). Il contient quelquefois du sang, ou bien il est le siége d'une hydropisie, etc. Ses deux lames d'enveloppe se montreront, chez certains sujets, refoulées, perforées (cérébrorrhagie) ou même détruites (hydrocéphalie) : alors les deux ventricules latéraux sont convertis en une tunique et vaste poche, et le trigone comme le corps calleux participe assez souvent à cette destruction.

Dans la partie antérieure (ou supérieure) des ventricules latéraux, il faut aussi examiner soigneusement les *plexus choroïdes* (fig. 82, n° 11), bandelettes situées le long des bords du trigone, sur les couches optiques, et que Bichat considérait, avec les cordons du grand sympathique, comme le siége des passions. Ces prolongements de la pie-mère extérieure, entrés par la fente du bord interne de la corne sphénoïdale du ventricule, sont normalement rougeâtres. Il n'est pas rare de les rencontrer injectés, lie-de-vin, adhérents aux parties environnantes, notamment aux couches optiques sur lesquelles ils se moulent, au *corps frangé* ou *godronné* (bosselure grise du pied d'hippocampe, fig. 82, n° 11) : d'autres fois, leurs vaisseaux sont distendus, variqueux, exsangues, leur tissu cellulaire est gonflé par imbibition, pénétré de granulations (si l'on regarde à contre-jour), de tumeurs hydatiques, érectiles (vasculaires, fongueuses), ossiformes ou même osseuses (2), encéphaloïdes (3).

L'attention se porte ensuite sur la face supérieure du *trigone* de Chaussier ou voûte à trois (ou à quatre) piliers (fig. 82, 23), souvent ramolli par macération (4), détruit par un abcès,

(1) Ceux qui veulent préparer avec soin le *septum lucidum* peuvent consulter les ouvrages précités, notamment M. Sappey (t. II, p. 92) et M. Cruveilhier.

(2) *Bulletin de la Société anatomique*, décembre 1861.

(3) Macrocytes ou grosses cellules, munies chacune de gros noyaux à nucléoles avec corps fusiformes de tissu conjonctif ; voyez M. Drivon, *Gaz. méd. de Lyon*, 16 mars 1866.

(4) Perte de consistance que nous avons distinguée du vrai ramollissement (p. 360, et 330, n. 1, 2). Quand la sérosité abonde dans les ventricules, les parties voisines en sont imbibées : le trigone est alors fort peu résistant, déchiqueté sur place, *tout en conservant sa coloration normale*. Il est facile, dit M. Proust (thèse précitée, p. 31-32),

fluctuant, bombé, etc., — sur les trous de Monro (fig. 81, 22), plus ou moins agrandis ou déformés.

Enfin, sur la paroi inférieure du même prolongement antérieur des ventricules, les *corps striés* (fig. 82, n° 1) et, en arrière d'eux, les *couches optiques*, — dont ils sont séparés par le sillon contenant les plexus choroïdes, la *lame cornée* (fig. 82, n° 7), la veine du corps strié, le *tænia semicircularis* (fig. 82, n° 1), — donnent fréquemment lieu à d'intéressantes remarques. Ces noyaux ganglionnaires, — dont l'étude complète suit plus naturellement, comme nous l'admettrons, celle du ventricule moyen (p. 378, 379), — se montreront, par exemple, colorés en jaune d'ocre par des granules d'hæmatoïdine, seront le siége d'hémorrhagie, se trouveront creusés de cavités qui admettraient une noisette, une noix, pleines de sang, et communiquant souvent avec le ventricue par un canal en tuyau de plume, un pertuis effilé, etc.

Mais il ne faudrait pas négliger les deux autres prolongements du ventricule latéral. Ils peuvent être plus ou moins étendus dans les lobes correspondants, effacés par l'hydropisie, etc.

Le prolongement latéral ou inférieur ou réfléchi (*corne sphénoïdale du ventricule*), dont la voûte est le diverticule sphénoïdal du corps calleux (ou *tapetum* de Reil), décrit une courbe à concavité interne embrassant la couche optique et dont l'extrémité antérieure s'ouvre sur le côté de la protubérance (fig. 79, n° 8, et fig. 80, n° 22). Il convient donc, pour le mettre à nu, d'inciser sa paroi externe, c'est-à-dire d'introduire dans la direction indiquée la pointe du scalpel, et de fendre le tissu cérébral de dedans en dehors, en poursuivant jusqu'à la base du cerveau, là où les

de s'assurer au microscope que ces parties n'ont pas subi de dégénérescence active, qu'elles ont simplement été dissociées par pression excentrique et par imbibition ; leurs éléments sont simplement déchirés, on ne trouve ni régression graisseuse ni altération vasculaire (comme dans le vrai ramollissement). C'est principalement dans le cas de méningite dite tuberculeuse qu'on a l'occasion de rencontrer cet état de diffluence affectant surtout la voûte à trois piliers. Cette imbibition est-elle cadavérique ? MM. Hardy et Béhier croient qu'on ne peut se prononcer. — C'est aussi à la macération qu'il faut attribuer le ramollissement de la voûte à trois piliers qui accompagne les affections nommées *hydrocéphale chronique des vieillards* (Hasse, Geist) et *apoplexie séreuse* (p. 334). — L'atrophie cérébrale sénile s'accompagne fréquemment d'une accumulation de sérosité dilatant les cavités du cerveau et même parfois l'épendyme de la moelle (p. 391, n° 2), dissociant les parois ventriculaires, et ramollissant la voûte à trois piliers. »

plexus choroïdes se relient à la pie-mère. On aperçoit alors, sur la paroi inférieure, un gros relief conoïde et recourbé dit *corne d'Ammon* ou *pied d'hippocampe* ou *grand hippocampe* (fig. 82, n° 11), circonvolution renversée, grise au centre. Sur le bord concave de cette éminence, en dedans, se dessine un relief nommé *corps bordé* ou *bordant* (fig. 82, n° 6), lamelle qui fait suite au pilier postérieur du trigone, puis une autre saillie moins accusée, le *corps godronné* (p. 374).

Enfin, terminant par la partie postérieure des ventricules latéraux, on ouvre leur cul-de-sac occipital (*cavité digitale* ou *ancyroïde, corne occipitale du ventricule :* fig. 82, n° 9), couverte par le diverticule occipital du corps calleux (*forceps major* de Reil), pour examiner, sur son plancher, près du bord interne, l'*ergot de Morand* (fig. 82, 8), saillie parfois très-peu marquée ou même nulle, dédoublée chez d'autres sujets. Cette portion postérieure du ventricule, — variable de volume selon les sujets, voire d'un côté à l'autre, — « est spécialement le siége de l'hydropisie aiguë ventriculaire, probablement par suite du décubitus sur le dos : dans certains cas, le fond n'en est plus séparé de la surface du cerveau que par 2 millimètres. » (Cruveilhier, *loc. cit.*)

Cette étude faite, le trigone cérébral, jusqu'ici laissé autant que possible intact, sera divisé transversalement sur son milieu, partie en avant, moitié en arrière. On rencontre d'abord la toile choroïdienne, dans le dédoublement de laquelle se tient le corps pinéal : puis, cette membrane enlevée, le troisième ventricule apparaît, bordé par les couches optiques. Étudions ces divers organes.

La *toile choroïdienne*, qui double le trigone et constitue la face supérieure du ventricule moyen, se présente la première. Cette membrane cellulo-vasculaire (1), naturellement noirâtre, est parcourue par un grand nombre de veinules (veines de Galien) et d'artérioles pouvant se montrer plus ou moins injectées, congestionnées : d'autres fois elle adhérera anormalement aux parties

(1) Elle est le prolongement de la pie-mère extérieure arrivée dans le cerveau par la grande fente de Bichat (p. 363, note 2), entre le bourrelet du corps calleux et les tubercules quadrijumeaux. Son sommet se bifurque pour se continuer antérieurement, par les deux trous de Monro, avec les plexus choroïdes (fig. 82, n° 11, et p. 374). Ses bords latéraux, épaissis, reposant sur les couches optiques, se relient aussi à ces plexus qu'ils semblent même constituer. Elle est formée de deux feuillets adossés, entre lesquels existent la glande pinéale (p. 376), les veines de Galien et le prétendu canal arachnoïdien de Bichat (p. 328, note 1).

sous-jacentes; entre ses deux feuillets existeront des taches ecchymotiques, de petits caillots, un piqueté jaune dû à des granulations microscopiques d'hæmatoïdine, des plaques purulentes, etc.

Il faut porter son attention sur le bord postérieur (ou base) de cette toile, auquel on arrive en fendant le bourrelet du corps calleux s'il est encore intact. Là se trouve la communication, par la fente de Bichat, de la membrane choroïdienne avec la pie-mère; là aussi existe la glande pinéale. Arrêtons-nous un peu sur cette dernière avant d'aborder le ventricule moyen.

Pour voir le *corps pinéal* (fig. 81, 10), on doit enlever avec précaution, au moyen de pinces, la toile choroïdienne et la rabattre en arrière : il se montre alors avec ses rênes (fig. 81, n° 11), au-dessus des tubercules quadrijumeaux (fig. 81, n° 9), de la commissure blanche postérieure (fig. 81, n° 15) et de l'anus, sous le bourrelet du corps calleux (fig. 82, 10), près de l'origine de la membrane choroïdienne (partie moyenne de la fente de Bichat) dans l'épaisseur de laquelle il est compris et avec laquelle on pourrait l'entraîner. Cette petite masse gris rougeâtre, — dans laquelle le grand philosophe Descartes (article 31) et, d'après lui, Lebrun, cantonnaient l'âme, mais dont on ignore encore les fonctions (1), — donne souvent à la pression un peu de liquide visqueux quand elle est creuse intérieurement, ou bien une sensation de graviers due à des concrétions jaunâtres, visibles à la loupe. Ces calculs (phosphate et carbonate calcaires) sont susceptibles également d'être extérieurs à l'éminence pisiforme et conique (*conarium* de Gallien) dont nous parlons, contenus par exemple dans ses deux pédoncules antérieurs (fig. 81, n° 11). L'existence de ce liquide formant kyste, ou de ces concrétions, n'est généralement accompagnée d'aucun trouble pendant la vie, bien qu'on ait observé plusieurs fois ces calculs chez les aliénés ou (Rayer, *Archiv. de méd.*) comme cause d'amaurose et de paralysie de l'olfaction. Derrière le corps pinéal, au niveau de la fente cérébrale de Bichat, les dépôts plasmatiques ne sont pas rares. Enfin M. Benvenisti a constaté souvent, dans l'aliénation mentale (p. 341), des granulations situées le long des veines, s'irradiant, soit du bord convexe d'un hémisphère sur sa périphérie, soit de la glande pinéale sur l'épendyme des ventricules latéraux qu'elles rendent rude au toucher (p. 391, note 2).

(1) Magendie la considérait, avec les anciens, comme un tampon fermant l'orifice de l'aqueduc de Sylvius, c'est-à-dire la communication entre le ventricule moyen et le ventricule cérébelleux.

Mais arrivons au *troisième ventricule* (v. moyen) (fig. 81), qui se montre au jour, dès qu'on a enlevé la toile choroïdienne, sous forme d'une cavité linéaire, située sur la partie médiane, au-dessus du *chiasma* (fig. 80, n° 15), du *tuber cinereum* (fig. 80, n° 17), de la tige pituitaire (fig. 80, n° 16), des tubercules mamillaires (fig. 80, n° 19), de l'espace perforé postérieur (fig. 80, n° 20), — tous organes de la base du cerveau dont il est séparé par une simple lamelle nerveuse, si bien qu'on arriverait facilement à ce ventricule en ouvrant, par une section antéro-postérieure (l'encéphale reposant sur sa voûte), l'espace compris entre les corps mamillaires et les pédoncules cérébraux.

Le ventricule moyen est susceptible de contenir les mêmes liquides que les deux cavités dont il est séparé par le trigone (p. 371) ; nous ne nous y arrêterons pas. Rappelons seulement que ces liquides ont pu se propager par l'une des trois ouvertures du ventricule moyen : trous de Monro (fig. 81, n° 22) entre le ventricule central et les deux latéraux, orifice moyen de la fente de Bichat (origine de la toile choroïdienne), anus ou pertuis antérieur de l'aqueduc de Sylvius, — canal menant à la cavité du cervelet, creusé dans l'épaisseur de l'isthme, dessous les tubercules quadrijumeaux (fig. 81, n° 9), sur la ligne médiane, et qui peut être plus ou moins élargi.

Nous avons dit également que le ventricule moyen communique généralement avec l'*infundibulum* (fig. 80, n° 16).

Il nous reste encore à appeler les investigations sur les couches optiques et les corps striés, déjà quelque peu étudiés avec la partie supérieure des ventricules latéraux (p. 374).

Les *couches optiques* (fig. 81, 12), entre les faces internes desquelles s'ouvre cette fente nommée ventricule moyen (1), et sur lesquelles reposait le trigone doublé de la toile choroïdienne, sont deux éminences, comparées à un testicule, à un œuf de pigeon, sur lesquelles l'attention doit se porter minutieusement, comme aussi sur les *corps striés* (fig. 82, n° 1), saillies dont la forme rappelle une grosse virgule. Ces quatre renflements nerveux

(1) Nous ne parlerons pas à dessein de la *substance grise intraventriculaire* (Cruveilhier) située sur les parois latérales du troisième ventricule, au-dessous des couches optiques. Ce noyau gris entre dans la constitution de l'espace interpédonculaire (fig. 80, n° 20), du *tuber cinereum* (fig. 80, n° 17), de l'*infundibulum* (fig. 80, n° 16) et de la racine grise des nerfs optiques (fig. 80, lég. du n° 15).

peuvent être pâles (1), humides, secs, aplatis : il n'est pas rare d'y rencontrer des ecchymoses, une injection rouge ou un piqueté sanguin, une dégénérescence graisseuse des capillaires. En général, ils sont le siége de prédilection des hémorrhagies cérébrales (statistiques de Rochoux, d'Andral) et secondairement du ramollissement (2).

Les *corps striés*, en particulier, embrassés en avant par le genou du corps calleux, se montrent quelquefois assez petits pour ne plus former saillie à la surface ventriculaire, assez indurés pour crier sous le scalpel, occupés par une masse ossiforme (p. 355), etc. Leur partie externe constitue un des lieux d'élection des épanchements sanguins du cerveau (p. 352). Dans la fureur épileptique (p. 341), ces noyaux nerveux sont parfois tellement injectés qu'ils semblent zébrés de rouge vineux ou de violet (Calmeil) (p. 289, note). On devra couper obliquement le corps strié d'arrière en avant, pour en examiner la double couche grise, l'une supérieure et visible du côté du ventricule latéral (*noyau gris intraventriculaire*, p. 291, note 1), l'autre inférieure (*noyau gris extraventriculaire*), toutes deux séparées par une substance blanche (*double centre semicirculaire*) provenant de l'épanouissement des fibres blanches des pédoncules cérébraux et dont la dispersion dans les hémisphères forme la *grande couronne rayonnante de Reil.*

Dans la coupe des corps striés, on trouve assez souvent des *lacunes*, petites cavités pisiformes qui paraissent de très-petits foyers de ramollissement (Proust, thèse, 1866, p. 54). Elles semblent coïncider avec un état athéromateux des artères (p. 351 et 355), comme chez les sujets en démence sénile. Ces minimes cavités, parfois anfractueuses, présentant ou non à leur intérieur un revêtement celluleux et un liquide incolore, contiennent des corps granuleux, gros comme une lentille. Dans quelques cas, elles sont assez nombreuses pour donner au corps strié une apparence criblé (*aspect criblé*, Durand-Fardel). Elles semblent résulter, soit de petits foyers d'hémorrhagie ou de ramollissement, soit « d'une désorganisation partielle et progressive. » (Laborde, *loc. cit.*, 1866.)

Une hémorrhagie du corps strié peut, si le sang est diffluent, avoir passé dans les autres ventricules : il faudra rechercher s'il n'y

(1) A l'état normal, les corps striés sont gris, les couches optiques couleur café au lait clair.

(2) Rappelons enfin que, concurremment aux lésions profondes des corps striés, les fibres pyramidales se montrent parfois grises ou atro-

a eu épanchement premier que dans une seule de ces cavités (1).

Quant aux *couches optiques* (*thalami optici*), — auxquelles on aurait pu parvenir par la base du crâne (2), dont l'extrémité antérieure correspond aux trous de Monro et qui se continuent par leur face externe avec les corps striés, reliés eux-mêmes en dehors avec l'*insula* de Reil (fig. 79, n° 1, et p. 275, note), — elles auront parfois perdu leur poli, paraîtront comme macérées, seront érodées par l'hémorrhagie, pénétrées de *lacunes* comme les corps striés (p. 378), ramollies (moins souvent que ces derniers), infiltrées de produits tuberculeux (3), etc. Leurs foyers sanguins sont susceptibles de fuser à travers les pédoncules cérébraux (fig. 81, n° 21), jusqu'à la protubérance (fig. 80, n° 22), ou réciproquement. — « Dans plusieurs cas d'hydrocéphalie chronique congénitale où les hémisphères étaient réduits à un lambeau très-mince, j'ai trouvé les couches optiques atrophiées et les corps striés énormes » (4).

Nous avons vu (p. 367, n° 3), d'après MM. Luys et Laborde, que les lésions des corps opto-striés entraînent souvent celles de l'écorce périphérique, dont le fonctionnement est lié à l'intégrité de ces ganglions (5).

phiées (Cruveilhier, Ludwig-Türk, Vulpian et Charcot), les pyramides antérieures se prolongeant jusque dans ces renflements qui en sont les centres trophiques (287, n° 3).

(1) Sur 86 cas, le ramollissement intéresse 59 fois les circonvolutions, 28 fois le corps strié ou les couches optiques (Durand-Fardel).

(2) Page 365. Il faudrait alors se rappeler que ces noyaux ovoïdes sont sur le trajet des pédoncules cérébraux (fig. 80, n° 21), au devant et un peu en dehors des tubercules quadrijumeaux (fig. 81, n° 9). On trouverait ainsi d'abord la face inférieure des *thalami optici*, avec les deux petites saillies dites *corps genouillés internes et externes* qui sont en rapport avec les bandelettes optiques (fig. 80, n° 15).

(3) Voyez un exemple récent de tubercules des couches optiques chez un phthisique (avec envahissement analogue du poumon, de la trompe utérine) dans la *Gaz. méd. de Lyon*, 1er novembre 1865.

(4) Cruveilhier, *Anat. descript.*, t. IV, p. 399.

(5) D'où les lésions de l'intelligence dans l'apoplexie des corps striés (voyez p. 288), et Marcé avait déjà constaté que la démence se lie parfois aux troubles de ces renflements. « La substance grise des circonvolutions est reliée à la couche optique par une série de fibres convergentes, comme la circonférence d'une roue l'est au moyeu par une série de rayons. Les fibres cortico-striées viennent des circonvolutions ; elles se perdent d'autre part dans les corps striés où se distribuent exclusivement les faisceaux de la moelle affectés au mouvement » (Luys). Ainsi les corps opto-striés sont des centres trophiques pour les

Il resterait à parler des tubercules quadrijumeaux (fig. 81, n° 9) qui séparent la face interne des *thalami optici* dans sa moitié postérieure : nous en renvoyons plus loin l'étude. Il en sera de même pour les pédoncules cérébraux dont les couches optiques paraissent un renflement et auxquels elles adhèrent par la partie antérieure de leur face inférieure, ainsi que pour les corps genouillés internes situés sur cette même face.

— Il ne faut pas négliger ce qui peut rester des deux hémisphères. Avec le couteau à cerveau, on fait des coupes horizontales minces jusque près de la protubérance annulaire (fig. 79, n° 7), soit d'un seul coup, soit peu à peu, en ayant soin de s'arrêter s'il y a lieu, après chaque incision, pour noter l'état de la portion de pulpe mise à découvert. Outre les sections par couches horizontales successives, on en pratiquera encore de perpendiculaires aux premières, de manière à ne rien laisser échapper pour l'observation.

— Les altérations qu'on est exposé à rencontrer dans le cerveau sont fort variées. A l'incision, la pulpe cérébrale peut se déchirer sous le couteau (ramollissement rouge, p. 359, n° 1), se montrer plus ou moins facile à couper (1), friable, ramollie,

cellules de l'écorce, concourent à conserver l'intégrité de ces éléments anatomiques avec lesquels ils sont en rapport de continuité, si bien que toute perturbation fonctionnelle de leur part entraîne l'altération nutritive de la pulpe périphérique (p. 287, note 3, et 288).

M. Laborde croit que la dégénérescence athéro-granuleuse des capillaires (p. 355) produit d'abord le ramollissement des circonvolutions et secondairement celui des corps opto-striés. Mais, avec M. Liégeois (*Gaz. hebdom.*, 6 avril 1866), nous lui objecterons que les capillaires cérébraux formant des réseaux ininterrompus, on ne voit pas pourquoi l'altération de ces vaisseaux n'entraînerait pas des lésions diffuses. En outre, le ramollissement étant plus avancé sur les corps opto-striés que sur des circonvolutions et n'atteignant parfois que les couches profondes de l'écorce, paraît débuter plutôt par ces centres ganglionnaires pour s'irradier vers la surface. Enfin la thrombose et l'embolie peuvent déterminer la même nécrobiose que la régression adipeuse ; dès lors on est en droit de conclure que les troubles, quels qu'ils soient, des corps opto-striés (hémorrhagie, atrophie, etc.) produisent sur la substance périphérique la même désagrégation des éléments, surtout dans la vieillesse, où le tissu nerveux ayant moins de vitalité « subit plus fortement le contre-coup de la suspension de l'influx trophique. » (Liégeois.)

(1) Dans le ramollissement chronique, la coupe, au lieu d'être lisse, à bords nets et aigus, présente une surface inégale, terminée par des angles arrondis (Durand-Fardel, Hardy et Béhier) : au centre, la

nacrée, parsemée de points hémorrhagiques ou de taches ecchymotiques. La substance blanche sera d'autres fois plus ou moins développée, épaisse, élastique ; la grise paraîtra blanchâtre ou confondue avec les couches centrales, d'apparence plus dense que de coutume, réduite d'épaisseur, etc. (p. 281, note 1), au sujet de la paralysie générale.) Nous appellerons plus spécialement l'attention sur la présence au sein de la pulpe cérébrale : *a* du sang, *b* du pus, *c* de la sérosité.

a. En faisant des coupes dans le cerveau, on pourra, nous l'avons déjà dit (p. 369), voir les surfaces de section présenter des orifices vasculaires d'où la pression fait suinter des gouttelettes sanguines; ou bien la substance blanche congestionnée laissera spontanément écouler ce liquide, de ses capillaires dilatés. Le sang sera, sur la tranche, disposé en piqueté ou sablé ou traînées rougeâtres (infiltration de sang, ramollissement rouge, apoplexie capillaire, p. 348), au milieu d'une pulpe comme tuméfiée et plus ferme qu'à l'état normal (induration rouge de M. Cruveilhier) ou déjà ramollie.

Indépendamment de ces grains ou noyaux hémorrhagiques, bien circonscrits, plus ou moins rapprochés, on peut trouver encore dans le cerveau une infiltration sanguine diffuse ou un seul foyer hématique, dans l'hémisphère opposé au côté du corps qui était frappé de paralysie (1). Ces foyers (voyez la pl. V de l'*Atlas de l'Anat. path.* de Lebert), dont le siége précis et les connexions, notamment avec les lésions des méninges et des *vaisseaux* (p. 352), devront être soigneusement indiqués, et qui peuvent, au lieu de rester clos, s'être établi communication avec les ventricules ou la pie-mère, offrent des dimensions variables du volume d'un pois à celui d'un œuf de pigeon, voire même d'un poing (4-16-60 et jusqu'à 250 gr. de liquide). Ils contiennent, soit du sang presque pur, parfois gelée de groseille (épanchement récent), —

substance nerveuse se déchiquette en lambeaux sous un filet d'eau. Assez souvent, dans le foyer, se voient des vaisseaux qu'il est facile de retirer et qui entraînent avec eux une portion de la pulpe accolée à leurs parois.

(1) Nous nous occupons ici surtout de l'adulte : dans l'enfance, l'hémorrhagie et le ramollissement n'existent guère, au moins localisés. S'il y a ramollissement, il est le plus souvent inflammatoire (p. 391), symptomatique d'une méningo-encéphalite, et, comme elle, étendu ; s'il y a hémorrhagie, elle est méningée plutôt que cérébrale. Ces hémorrhagies encéphaliques des premiers âges se rencontrent fréquemment chez les tuberculeux.

soit une matière granuleuse molle, une boue diffluente ou épaisse, rouge noirâtre d'abord et lie-de-vin, mélange de sang vicié et de débris de matière cérébrale altérée. Souvent on y trouve un caillot, dont le poids variera de 2-3 à 250-300 grammes. Si l'accident est plus ancien, le sang se sera transformé en une sérosité rougeâtre ou claire contenant un caillot brun ou déjà

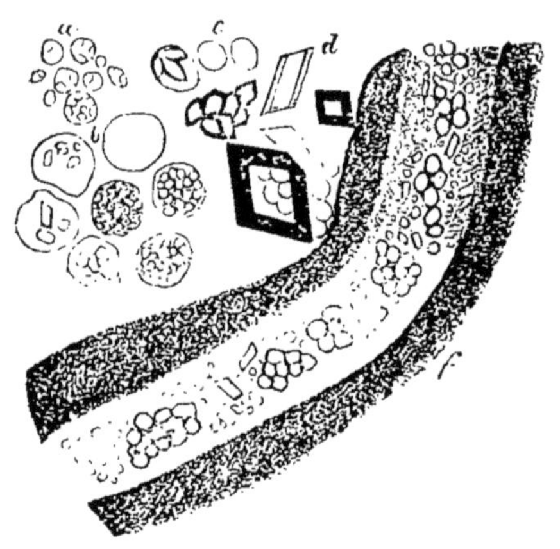

Fig. 83.

Cicatrice apoplectique du cerveau (300 diam.)

a. Globules de sang devenus granuleux commençant à se décolorer. — *b*. Cellules de la névroglie (p. 390), dont une partie possède du pigment granuleux et cristallisé. — *c*. Granules de pigment (p. 356, note 3). — *d*. Cristaux d'hæmatoïdine (fig. 76). — *f*. Vaisseau oblitéré ; son ancienne cavité est remplie de pigment rouge, granuleux et cristallisé (Virchow).

changé en un noyau fibrineux plus ou moins décoloré, dense en général.

Les parois du foyer sanguin peuvent être déchirées, anfractueuses, tomenteuses, comme feutrées (ces déchiquetures examinées sous l'eau paraissent sous forme d'innombrables villosités), imprégnées de sang ou de pus, ramollies jusqu'à la consistance de fromage blanc et s'enlevant en bouillie si on les ratisse avec le manche d'un scalpel, ou enfin (hémorrhagies anciennes) limitées par une fausse membrane déjà plus ou moins complète. D'autre part, s'il y a eu réparation (1), la coupe montrera ou une cavité béante ou non (kyste plein de sérosité citrine ou

(1) Sur cette cicatrisation des foyers hémorrhagiques ; voyez comme ouvrage récent : Gintrac, *Faits relatifs à l'anatomie et à la phys. path. des hémorr. encéph. et rach.*; Congrès des Soc. sav., 1864.

traversé par des filaments cellulaires, à parois souvent affaissées, circonscrites par un néoplasme d'abord couenneux, rouge et vasculaire, plus tard séreux, fréquemment résistant, fibreux, épais, encroûté même de plaques calcaires), ou une cicatrice froncée, colorée d'ailleurs par l'hæmatoïdine en gris ou en brun jaunâtre. Un foyer sanguin ne guérit en effet que par la transformation de la plus grande partie de son contenu en hæmatoïdine : fait utile pour la médecine légale, puisque, les cicatrices persistant, on peut lire le nombre des apoplexies antérieures, que « la matière colorante du sang laisse, dans tous les lieux où elle a été déposée, des traces indélébiles de sa présence, et qu'une coloration jaune orangée ou brunâtre, espèce de tatouage morbide, atteste toujours un épanchement de sang antérieur » (Cruveilhier, *Anath. path. génér.*, t. IV), qui peut, il est malheureusement vrai, résulter d'un ramollissement (p. 348) et non d'une apoplexie proprement dite. Quant à la substance cérébrale avoisinante, elle est, dans les épanchements récents, ramollie (1),

(1) Ce ramollissement précède-t-il l'hémorrhagie, comme le veulent Rochoux (p. 354), Louis, Andral, M. Chatard (*Journ. de méd. de Bordeaux*, mars 1866) ou bien en est-il la suite? MM. Bouillaud, Trousseau, Cruveilhier, Bricheteau, concluent dans ce dernier sens; l'hémorrhagie ne serait pas consécutive à l'altération de la substance cérébrale, l'instantanéité des accidents apoplectiques le prouverait. Ici encore, il faut se rappeler qu'on doit entendre par ramollissement proprement dit celui qui résulte de troubles vasculaires et qu'accompagne si souvent l'apoplexie capillaire (p. 348). L'apoplexie capillaire telle que l'entend M. Cruveilhier, c'est-à-dire simple forme de l'apoplexie par foyer, est tout au moins fort rare; la vraie apoplexie est l'hémorrhagie par rupture ou (p. 354) altération, oblitération des vaisseaux, par foyer ; c'est là le type véritable de l'hémorrhagie du cerveau. Elle peut déterminer une perte de consistance du tissu ambiant, mais il ne s'agit pas de ramollissement proprement dit ni d'encéphalite secondaire; c'est une imbibition (p. 349), une diffluence de voisinage, caractérisée par une désagrégation des éléments cellulaires ou tubulaires, avec déchirure, friabilité et souvent infiltration graisseuse des capillaires (p. 355).

A ce sujet, insistons pour qu'on cherche à distinguer l'apoplexie et l'inflammation proprement dite (cérébrite), encéphalite. « L'apoplexie capillaire (hémorrhagie par infiltration ou ramollissement rouge) n'est, pas plus que le foyer sanguin qui constituait avec elle le second degré d'une seule et même lésion, le début d'une inflammation. A la suite de l'apoplexie capillaire ou par foyer, je n'ai pas rencontré de suppuration ; il ne se fait qu'un travail réparateur d'absorption du sang et de cicatrisation » Cruveilhier (*Anat. path. gén.*, t. IV, p. 215). Tel n'est d'ailleurs pas l'avis de plusieurs ouvrages encore classiques;

congestionnée, jaune et ecchymosée, comparable parfois au fruit des fraisiers parsemé de ses grains, comme dans l'apoplexie capillaire du ramollissement (p. 359). Lorsqu'il y a eu résorption, la pulpe se montre en général, au contraire, notablement indurée.—On trouvera fréquemment des raptus hémorrhagiques de date différente, correspondant à des attaques distinctes.

b. La suppuration de l'encéphale est la conséquence fréquente des encéphalites (1). Le pus, crémeux ou séreux, jaune verdâtre ou vert-olive, inodore ou plus ou moins doué d'une fétidité nauséeuse, à globules mêlés d'hématies déformées (s'il y a eu ramollissement sanguin antérieurement), sera rencontré, soit infiltré à la surface corticale (ce qui est rare) ou dans l'intérieur du cerveau (ramollissement jaune verdâtre, liquide d'odeur spéciale), soit en collections (abcès du cerveau proprement dits, traumatique ou non), diffuses ou enkystées par une membrane pyogénique (voyez Lebert, *Atlas de l'anat. path.*, pl. 3, fig. 6-8), tomenteuse, souvent brunâtre, d'autant plus molle et mince qu'elle est plus récente. Les foyers purulents, multiples ou uniques, affectent de préférence la substance grise. Ils varient du volume d'un pois à celui d'une noix, d'un œuf de poule, d'une orange. Ils sont généralement ovoïdes ou arrondis; quand ils offrent une forme irrégulière, multiloculaire, c'est que plusieurs foyers rapprochés se sont confondus. On les a vus remplir la plus

selon eux, et avec M. Bouillaud, le ramollissement rouge (apoplexie capillaire), qui n'offre jamais, pour M. Cruveilhier lui-même, l'instantanéité des accidents hémorrhagiques, constitue l'inflammation réelle du cerveau, la seule admissible, tout à fait analogue à la pneumonie. Au début, il y a si peu ramollissement dans le ramollissement rouge que la pulpe est indurée comme le poumon au premier degré de la pneumonie; les symptômes ne sont pas non plus ceux d'un ramollissement, mais d'une phlegmasie : engourdissement, douleur des membres, fourmillements, hyperesthésie, contracture. Le ramollissement n'est que consécutif. Dans l'hémorrhagie, il y a perte subite du mouvement et de la sensibilité; levez le membre, il retombe. En fait, il existe un ramollissement rouge aigu inflammatoire; mais ici les vaisseaux dilatés ne sont pas en dégénérescence athéromateuse et les éléments nerveux restent intacts.

L'hémorrhagie paraît résulter de la rupture des artères plutôt que des veines. On pourrait d'ailleurs le vérifier sur le cadavre. « Il suffirait d'une injection faite directement dans la carotide primitive, avant d'ouvrir le crâne. » (Cruveilhier, *loc. cit.*, p. 218.)

(1) M. Gintrac (*Journ. de méd. de Bordeaux*, janvier 1866) dresse le tableau suivant, en ne tenant pas d'ailleurs assez compte de la différence qu'il convient aujourd'hui d'établir entre le ramollissement et

grande partie d'un hémisphère, creuser l'épaisseur des lobes depuis la convexité jusqu'au ventricule, réduisant les deux substances devenues indistinctes en une pulpe d'apparences diverses. Les parois de ces collections, si le pus est en contact immédiat avec la matière cérébrale, sont en général anfractueuses, inégales, tomenteuses, ramollies, rouge sombre ou infiltrées d'une matière mollasse et opaque, verdâtre, jaune, blanchâtre. Un courant d'eau modifiera plus ou moins leur aspect. Quand le pus s'est enkysté, l'enveloppe est le plus ordinairement formée de trois tuniques; l'externe celluleuse, la moyenne cellulo-fibreuse et vasculaire, l'interne de substance muqueuse, tapissée parfois de pus concret. Ce kyste, rarement affaissé (en voie de guérison) comme les kystes hémorrhagiques, est souvent étroitement uni

l'encéphalite (p. 348), entre le pus véritable et la bouillie diffluente des ramollissements au 3e degré.

ENCÉPHALITES.		Avec ramollissement inflammatoire.	Avec formation de pus.
1° A siéges multiples ou très-étendus. . .	56 cas	27	20
2° Dans un seul hémisphère du cerveau . .	37	19	15
3° Dans la substance corticale.	18	14	1
4° — les lobes moyens du cerveau. . . .	53	20	31
5° — les lobes postérieurs	23	7	16
6° — les lobes antérieurs	29	15	12
7° — les régions centrales du cerveau. .	18	8	8
8° — les corps striés et optiques	34	22	0
9° — le cervelet.	29	5	18
10° — le mésocéphale.	27	19	6
11° — le bulbe.	1	1	0
12° Encéphalites avec altération (non traumatique) des os, spécialement du rocher	85	11	74
	410 cas	175	206

L'auteur déduit de ces chiffres les remarques suivantes :

1° La suppuration et le ramollissement sont les modes d'altération par lesquels se termine ou sous lesquels se présente le plus souvent l'encéphalite, puisque, sur 410 cas, il n'y en a que 29 dans lesquels ils n'aient pas été constatés; 2° le ramollissement est notablement plus fréquent dans la substance corticale, les lobes antérieurs, les corps striés et optiques, le mésocéphale; la suppuration a été plus souvent observée dans les lobes moyens et postérieurs au cerveau et dans le cervelet. C'est aussi la terminaison la plus ordinaire de l'inflammation cérébrale ou cérébelleuse qui coïncide avec les altérations des os du crâne et principalement du rocher. Pour Lebert (*Anat. pathol.*, t. II) l'hémisphère gauche est le plus souvent affecté (p. 297, note 1), ce qui n'est pas démontré (M. Gintrac cite 93 cas dans l'encéphale droit, 85 à gauche).

à la substance cérébrale, ramollie (p. 360) ou indurée, jaune ou grise, dans le voisinage. Enfin, les abcès cérébraux peuvent s'être ouverts dans les ventricules, plus exceptionnellement à la surface des ventricules ou même (voy. fin de ce ch. VII) dans l'oreille.

C'est ici le lieu de parler de nouveau du ramollissement blanc pulpeux (p. 359, n° 1, et 348), dans lequel le tissu cérébral est blanchâtre, non infiltré de pus, ou verdâtre. Mais il faut se défier des prétendus ramollissements pulpeux de tout un lobe ou des parois d'une cavité ventriculaire, car la sérosité d'une hydrocéphale a pu s'infiltrer et produire l'imbibition (p. 360); l'état des vaisseaux constituera un bon signe de diagnostic. La mollesse d'un hémisphère entier peut aussi n'être qu'un effet cadavérique (p. 360, n° 2): quand un enfant est mort avant l'accouchement, son cerveau est diffluent, et si l'on pratique une ouverture à travers les os qui chevauchent ici les uns sur les autres, il coule comme de la crème.

Dans l'encéphalite chronique, la substance médullaire est fréquemment remplacée localement par un tissu lâche, plexiforme, laissant entre ses mailles des vides irréguliers que comble un liquide lactescent plein de débris floconneux de substance cérébrale (infiltration celluleuse du cerveau, Durand-Fardel) (1). Ces cavités à trame cellulo-vasculaire, avec ou sans liquide, peuvent aussi appartenir à d'anciens foyers hémorrhagiques (p. 367).

c. D'autres fois, il existe un simple épanchement de sérosité dans le cerveau; le *septum lucidum* peut alors être déchiré, les ventricules latéraux formant avec le troisième venticule une cavité unique. La quantité de liquide variera de 60 grammes jusqu'à deux verrées; dans certains cas, on n'a trouvé qu'une grande cavité au centre du cerveau, à laquelle la substance cérébrale très-amincie formait une poche enkystante.

Il faudra dans tous les cas se demander si ces imbibitions et épanchements ont été primitifs ou consécutifs. Nous avons déjà dit (p. 373, n° 4) qu'en raison des propriétés hygrométriques de la substance cérébrale (Nat. Guillot), une portion du liquide a pu

(1) M. Proust (thèse, 1866) admet que cette infiltration cellulaire remplaçant les éléments nerveux détruits succède aux ramollissements non inflammatoires, et, se comportant à la façon du tissu inodulaire, constitue, comme les plaques jaunes des circonvolutions (p. 366), leur période de cicatrisation, de guérison. On aurait ainsi, deux mois après l'accident, des cavités anfractueuses, limitées par une trame cellulaire blanche ou grise, pleines de tractus cellulaires et d'un liquide blanc

être absorbée par le cerveau qui paraît alors infiltré de sérosité.

— Enfin, signalons quelques autres altérations de la masse cérébrale Et d'abord il n'est pas rare d'y rencontrer des tubercules miliaires isolés ou réunis en des masses atteignant jusqu'au volume du poing (notamment dans les corps striés et les couches optiques), masses parfois enchâssées (enkystées d'une membrane d'enveloppe et énucléables), ou environnées d'une gangue nerveuse ramollie et friable. — Dans le cerveau généralement induré, jaunâtre et ferme, des sujets atteints de cachexie syphilitique, il a été signalé, soit une inflammation interstitielle [hyperplasie partielle de la substance conjonctive interstitielle (ou névroglie) du cerveau] appréciable seulement au microscope (1), soit des gommes analogues à celles que nous avons citées pour le foie (p. 120) et comprimant ou altérant les éléments ambiants, soit des dépressions cicatricielles souvent étoilées (fig. 48, 49, 50), formées au microscope de tissu fibroïde, de noyaux embryoplastiques apparents surtout après l'addition de l'acide acétique, soit enfin des membranes d'apparence kystique ayant succédé à la résorption des tumeurs spécifiques. Plusieurs cas d'infiltration celluleuse ne reconnaissent pas d'autre origine

mêlé de flocons de substance cérébrale en régression graisseuse. Le contenu ressemble parfois à du *lait de chaux* (Cruveilhier et Dechambre) avec petits grains « qu'on n'aperçoit souvent qu'en plaçant le liquide, recueilli dans un flacon, entre l'œil et la lumière » (Durand-Fardel).

Pour M. Lancereaux (thèse, p. 33) cette infiltration par une matière amorphe mêlée d'éléments conjonctifs est plutôt le résultat d'un processus inflammatoire à marche lente (parfois dans la syphilis).

Dans les corps striés, continue M. Proust (p. 71), les parois de ces anciens foyers de ramollissement sont souvent jaunes et ocrées. « *Il est parfois impossible alors de déterminer si l'on a affaire à un ancien ramollissement ou à une hémorrhagie*... On peut cependant dire que le foyer d'une ancienne hémorrhagie présente une teinte plus ocrée, que ses parois sont plus denses, plus résistantes, plus susceptibles de se rapprocher l'une de l'autre en cicatrices linéaires, que l'on remarque à son intérieur moins de tractus fibreux. »

(1) Les corpuscules du tissu conjonctif sont augmentés de volume, granuleux, plus ou moins déformés. Les éléments nerveux de la substance grise (cellules ou noyaux, p. 283) se montrent altérés ou détruits; les tubes nerveux de la blanche, détruits ou cassés, apparaissent sous forme de débris presque méconnaissables. D'autres fois il y a abondance plus qu'ordinaire de l'élément conjonctif (fibres). Lancereaux, *Gaz. hebd.*, 1864. Voyez p. 390, note 1.

(p. 386, note 1) (1). Le cerveau des syphilitiques tertiaires peut même être infiltré presque entièrement d'une matière plastique, amorphe, jaunâtre (Ch. Robin, Wirchow), caséeuse, constituée au microscope par des granulations moléculaires et graisseuses abondantes, des corpuscules granuleux provenant des cellules du tissu conjonctif altérées : les capillaires présentent parfois la même dégénérescence. M. Robin a trouvé aussi (1855) chez les syphilitiques, sous la pie-mère, dans la substance grise et dans la blanche, des granulations faites de myélocytes (2) et de matières amorphes. Reconnaissons toutefois que *les altérations syphilitiques siègent de préférence dans les méninges* (p. 323).

On a cité des cysticerques dans le cerveau (3), des encéphalo-

(1) Dans le cerveau syphilitique, nous avons trouvé : des tumeurs gommeuses anciennes, en partie transformées en substances grasses. . . . . 2 fois.

Une membrane d'apparence kystique, avec cloisons nombreuses occupant la plus grande partie du lobe antérieur droit, ayant amené l'atrophie consécutive de la pyramide antérieure correspondante et du faisceau antéro-latéral du côté opposé . . . . 1 »

Cicatrices de la surface de l'une des circonvolutions, et bande fibreuse cicatricielle à la limite des substances grise et blanche. . . . . 1 »

Dégénérescence amyloïde de l'épendyme et ramollissement de la protubérance. . . . . 1 »

Lancereaux (*Acad. de méd.*, février 1864, et *Gaz. hebd.*, 23 septembre 1864).

(2) Les myélocytes, un des éléments anatomiques de la substance grise (p. 284), surtout dans le cervelet (dans la deuxième couche ou couche des noyaux de rétine), sont, soit des noyaux sphériques ou ovoïdes, à contours foncés, insensibles à l'action de l'acide acétique (dans le tubercule, les corpuscules pâlissent par cet acide, sans s'y dissoudre et sans présenter de noyaux), soit des cellules pâles à noyaux semblables aux noyaux libres. Ils participent à la constitution de certaines tumeurs du cerveau prises souvent pour cancéreuses, tuberculeuses ou fibro-plastiques. Leur hypergenèse produit les tumeurs molles, grises ou rouges de la rétine, nommées *cancer*. Les tubes nerveux disparaissent par le fait de cette hypogenèse (*Diction. de Nysten*, p. 982, 12e édit.).

(3) Fischer, Treutler, Bréra, rapportent des exemples de cysticerques des plexus choroïdes. Chomel, Ruysch, Calmeil, ont trouvé ces entozoaires dans la pulpe cérébrale même. Nous avons observé nous-mêmes, dans le lobe occipital d'un sujet âgé de cinquante-trois ans, une cavité contenant trois hydatides chacune du volume d'un œuf de pigeon. A propos d'une poche à échinocoque rencontrée dans le lobe

lithes (concrétions de l'encéphale), etc. Le tableau XLVII nous dispense de mentionner certaines autres affections de la pulpe cérébrale.

Examen microscopique. Si le microscope rend d'incontestables services à la suite des autopsies cadavériques, s'il sert à la solution des questions les plus controversées, c'est avant tout, comme nous avons déjà eu l'occasion de le voir, pour l'encéphale, la moelle et les nerfs. Seul, il permettra de constater les lésions intimes de toutes ces fibres du cerveau si merveilleusement distinctes et rangées avec tant d'artifice, selon l'expression de Sténon. Bien souvent, un cerveau déclaré sain à l'œil nu, du moins par un observateur peu exercé à ces constations attentives, est atteint de très-graves modifications de structure. Encore qu'il n'ait été rien trouvé à l'examen microscopique, il ne faudrait pas dire que le résultat de la nécropsie est négatif, car tout symptôme permanent suppose une lésion permanente : on mettra de côté la couche optique, le corps strié, l'hémisphère pour l'étude au microscope, ne se contentant pas de chercher sur un point, d'après une idée préconçue, surtout dans les affections chroniques dont l'action ne se limite pas à un seul département de l'axe cérébro-spinal. Nous avons également montré (p. 277) au sujet des prétendues *névroses*, tout le secours qu'on est en droit d'attendre encore du microscope pour débrouiller le chaos des maladies nerveuses dites *sine materia*.

D'ailleurs reconnaissons que ces recherches sont des plus délicates. Aussi pour voir, serait-ce à l'état normal, les cellules (fig. du ch. VIII) communiquer entre elles, il faut surmonter des difficultés extrêmes de patience et d'assiduité. De même, la substance grise présente tant d'obstacles à l'étude des micrographes qu'elle est encore à peine connue. La caractéristique morphologique des cellules nerveuses n'est pas tellement fixée qu'on ne puisse les confondre, quand elles se dégradent, avec d'autres cellules. Néanmoins, depuis quelque temps, l'anatomie histologique s'occupe du système nerveux avec un soin tout particulier.

Le microscope dira si l'affection constatée intéresse la pulpe

postérieur, M. Koster, le savant anatomiste d'Utrecht, fait remarquer (*Nederlandsche Archief voor Genees en Natuurkunde*, 1865) que les Échinocoques se présentent sous deux formes : l'*Echinococcus scoleciipariens* (*E. veterinorum*) et l'*E. altricipariens*. A cette dernière forme appartenaient les Echinocoques qu'il a recueillis ; il n'y en avait pas dans le reste du corps. Voyez aussi Kuchenmeister, *Zeitschrift für practische Heilkunde*, mars et avril 1866.

ou le tissu interstitiel (*Névroglie*, p. 387 et n° 1) (1), si elle est parenchymateuse ou, comme la plupart des dégénérescences, interstitielle : distinction de première importance.

Au microscope, les tubes et les cellules nerveuses pourront paraître déformés, atteints de dégénérescence graisseuse (paralysie progressive, démence sénile, p. 355, ramollissement non-inflammatoire, etc,) envahis par les éléments d'une néo-vascularisation, d'une exsudation plastique perspirée autour de la paroi adventive des capillaires (paralysie progressive).

D'autres fois, les tubes seront brisés, variqueux, séparés des cellules nerveuses, non reliés les uns aux autres, mêlés de granulations ; de nombreux corpuscules de Gluge (p. 350) se montreront au milieu des préparations. Tel est le cas du ramollissement proprement dit (p. 348) : il intéresse surtout les tubes. Ceux-ci, dès le premier degré (r. rouge), sont rompus, déformés comme leurs cellules; leur myéline est déjà atteinte de transformation graisseuse. Les granulations graisseuses se voient isolées et entourent des capillaires pleins de sang coagulé, ou bien moniliformes, rompus pour produire les ecchymoses et foyers d'apoplexie capillaire. Près d'elles, on remarque des amas d'autres granules graisseux, paraissant noirs au microscope, grenus et comme framboisés : décrits d'abord par Gluge qui les prenait pour des produits d'inflammation, ils ont été longtemps désignés sous le nom de *corps granuleux de l'inflammation ;* M. Robin les croit des leucocytes en dégénérescence graisseuse; on les prétend des cellules en régression (p. 359, 1) : ils ont des contours irréguliers souvent même anguleux et n'offrent pas de membrane enveloppante. A la seconde période (r. jaune), la bouillie caséeuse présente des tubes et cellules granuleuses (p. 356, note 3); la paroi des capillaires est couverte ou pénétrée (2) de globules adipeux gris; dans leur intérieur, les éléments sanguins sont en voie

(1) La névroglie de Virchow est précisément le tissu conjonctif dont nous avons parlé (p. 284) comme constituant, avec les noyaux (myélocytes, p. 388, note 2) et surtout avec les tubes (ou fibres) et les cellules, la pulpe nerveuse. Sur l'infiltration graisseuse des cellules de la névroglie et des cellules nerveuses, Virchow (*Wiener medicinische Wochenschrift*, 19 janvier 1861).

(2) Deux cas peuvent être distingués. Si la régression athéromateuse de la paroi des capillaires préexiste, le ramollissement en est l'effet. Au contraire, quand les capillaires n'étaient pas primitivement altérés, ils n'offrent qu'une apparence athéromateuse due à un dépôt *à leur surface* de granules graisseux consécutifs à la nécrobiose même des éléments nerveux.

d'altération. Plus tard enfin (r. blanc), la matière diffluente est un lait grumeleux où fibres et cellules sont en voie de disparition.

A une période plus avancée, on trouverait, d'après M. Proust, du tissu cellulaire de nouvelle formation (infiltration celluleuse et plaques jaunes des circouvolutions). Nous nous sommes déjà expliqués à ce sujet (p. 386). Dans les plaques jaunes, les tubes sont aussi détruits; quant aux cellules, elles persistent, mais remplies de granulations jaunes ou noires, fortement réfringentes, résistant aux dissolvants de la graisse qui font disparaître les corps granuleux. Ce sont sans doute des dépôts pigmentaires.

Dans le ramollissement rouge aigu, inflammatoire (encéphalite aiguë), on trouve une matière amorphe, finement granuleuse, parsemé de nombreux myélocytes et de leucocytes qui, dans le ramollissement jaune inflammatoire, sont devenus granuleux; les éléments nerveux et les vaisseaux sont intacts (Proust).

La méningo-encéphalite chronique présente les vaisseaux de la pie-mère avec leur enveloppe celluleuse notablement épaissis et leurs noyaux multipliés.

Dans cette induration de la pulpe grise ou blanche nommée *cérébro-sclérose* (ou sclérome) (1), les parties indurées, diminuées de volume, demi-transparentes, grises, présentant de la résistance au scalpel, sont pénétrées de matière amorphe, granuleuse, grisâtre, striée, fibroïde, très-dense, riche en myélocytes et en corps amyloïdes (p. 214, 1), souvent parcourue par de véritables fibres lamineuses, et par des granulations calcaires microscopiques : les capillaires ont leurs noyaux multipliés.

En général, pour étudier les tumeurs du cerveau, on les disséquera avec des aiguilles, après durcissement dans l'acide chromique, on en fera des coupes longitudinales et perpendiculaires destinés au microscope (v. 3e PARTIE).

Depuis ces derniers temps, on a recherché avec soin les lésions de l'épendyme (2) : épaississement (on le constate en faisant

(1) Robin, *Société de biologie*, 1854 et 1855 (chez les idiots).

(2) Membrane formant le plancher des ventricules cérébraux et tapissant le canal central de la moelle (fin de la page 376, et 374, note). Située sous l'épithélium cylindrique, elle diffère du tissu conjonctif (ou lamineux) vrai (par exemple, du névrilème), parce qu'elle est partout très-molle et friable, ce qui, joint à sa minceur, fait son étude très-difficile; le plus léger tiraillement la rend granuleuse, striée, réticulée. Elle est traversée de capillaires nombreux et mêlée de fibres nerveuses, de manière qu'elle se continue avec la masse interstitielle du cerveau. Virchow nomme l'une et l'autre *névroglie* (p. 390, 1).

macérer dans de l'eau additionnée d'acide chromique), vascularisation et inflammation (épendymite), hémorrhagie, etc.

Nous pourrions donner bien des exemples pour prouver l'utilité du microscope dans les recherches cadavériques sur l'encéphale. Le microscope a permis à Marcé de compléter les lésions de la démence sénile qu'avaient déjà tracées MM. Parchappe et Cruveilhier, par la description des modifications de structure intéressant les circonvolutions, modifications que nous avons en partie esquissées à propos du ramollissement sénile ou par athérome des capillaires (p. 355 et 364) :

« Les tubes et les cellules offrent à un degré variable la dégénerescence athéromateuse. Les cellules déchiquetées sur leurs bords, irrégulières, méconnaissables, offrent une coloration jaune ambrée ; leurs prolongements sont rompus : elles sont couvertes de granulations graisseuses jaunâtres, et finissent par disparaître, laissant à leur place des amas athéromateux. Les tubes, déformés, rétractés, se couvrent d'abord de granulations ; plus tard, le contenu a disparu, et il ne reste plus qu'un cylindre d'aspect nerveux, jaune ambré, qui fait place, à un degré plus avancé, aux parois de la gaîne revenue sur elle-même : en dernier lieu, tubes et gaînes ont disparu. — La paroi interne des capillaires apparaît incrustée de granulations graisseuses jaunâtres qui la recouvrent complétement, s'accumulent de manière à faire saillie dans l'intérieur du vaisseau, et parfois même remplissent toute sa cavité. Cette infiltration graisseuse (fig. 77) est très-commune et se présente à divers degrés. Souvent on rencontre, juxtaposés aux granulations graisseuses, des granulations et des cristaux d'hæmatoïdine (fig. 76), ou des incrustations calcaires, cristallisant par l'addition d'acide sulfurique, qui contribuent à diminuer la perméabilité du vaisseau ou même à l'oblitérer parfaitement. Des varicosités, des ruptures qui donnent naissance à des hémorrhagies capillaires et à des exsudations hématiques, se rencontrent sous le microscope à côté de ces altérations. Cet état remarquable des capillaires, dont le calibre se rétrécit de plus en plus et qui, progressivement, deviennent imperméables au

Elle s'enflamme à la manière des séreuses et cependant les altérations des plexus choroïdes et de la toile choroïdienne sont distinctes de celles de la surface ventriculaire. Ajoutons que l'épendyme contient comme la prostate, — comme les couches optiques (Lancereaux, *Gaz. hebd.*, 23 septembre 1865, *Syphilis tertiaire*) et les corps striés, dans certaines affections, — de ces corps dits *amyloïdes* colorables par l'iode en bleu gris ou en violet, et que M. Robin croit non amylacés mais azotés (p. 214).

sang, est l'élément générateur de la plupart des lésions de la démence sénile : atrophie, ramollissement, disparition des tubes et des cellules. C'est la reproduction, pour tout le système capillaire cérébral et jusque dans les dernières ramifications vasculaires, de ce qu'on observe dans quelques cas de ramollissement bien limité (p. 348).

» Cette dégénérescence favorise la rupture des parois vasculaires ainsi que les hémorrhagies ; elle amène le ramollissement, qui n'est que son expression la plus élevée ; elle fait comprendre par sa généralité pourquoi ces diverses affections semblent solidaires l'une de l'autre, pourquoi la couche corticale finit toujours par s'altérer quand des lésions graves se sont produites dans les parties centrales (voyez notre p. 379, note 5).

» Ces altérations microscopiques coïncident toujours, lorsqu'elles sont anciennes et portées à un très-haut degré, avec l'atrophie et l'aspect jaunâtre des circonvolutions. Mais lorsqu'elles ne datent que de quelques mois, elles peuvent ne pas changer d'une manière notable l'aspect des circonvolutions, et il serait impossible alors de les soupçonner sans le secours du microscope » (1).

— Un dernier exemple sur l'application du microscope. Nous avons vu (p. 340) que bien des auteurs parlent de *pus* dans les sinus atteins de phlébite. Il s'agit cependant d'observateurs usant du microscope, mais qui ne savent pas demander à ce précieux instrument toutes les indications qu'il fournit, faute en général d'avoir étudié au préalable l'anatomie normale. Le prétendu pus des sinus est ce que M. Robin (2) a nommé *pseudo-pus fibrineux* ; c'est de la fibrine ramollie, finement grenue, gris jaunâtre, n'ayant du pus que la teinte. On prend la couleur pour la nature.

Malheureusement, comme nous l'avons déjà constaté p. 256 sq., les micrographes ne sont pas seulement en désaccord sur ce point d'interprétation. Prenons les petits corps globuleux, arrondis, demi-transparents, gris, de la méningite granuleuse. Deux opinions sont ici en présence. Pour la majorité des auteurs, ce sont des tubercules, il y a lieu de dire *méningite tuberculeuse.* Tel n'est pas l'avis de MM. Robin et Empis.

Laennec a établi que la matière tuberculeuse (tissu tuberculeux) se développe sous deux formes; corps isolés (ou tubercules mi-

(1) *Gazette des hôpitaux*, 27 février 1864. Voyez aussi Meschede, *Rech. sur la démence paralytique et ses altér. anat.* (*Archiv für path. Anat.*, sept. et oct. 1865).

(2) *Chimie anatomique*, t. III.

liaires, ou granulations *grises*), et infiltration. Ces grains grossissent de plus en plus, deviennent *jaunes* et opaques, d'abord au centre, bientôt dans toute leur étendue; ils se réunissent en se développant, et forment des masses ovoïdes ou sphéroïdales du volume d'un pois à celui d'un œuf, isolées ou agglomérées, jaune pâle, de consistance de fromage dur : on les nomme alors *tubercules crus.* Plus tard, ils arrivent à la période de ramollissement (tubercules ramollis). Quant au tubercule infiltré, on le rencontre le plus souvent à l'état de tissu dense, humide, imperméable à l'air, gris plus ou moins foncé. — Or, la plupart des cliniciens en sont encore à voir dans les granulations grises le premier degré d'évolution du tubercule, comme l'avait établi Leudet (1). M. Virchow, de son côté, n'admet histologiquement pour tubercule que ces seules granulations fibro-plastiques à l'état récent, sans globules graisseux, sans corpuscules tuberculeux de Lebert (fig. 66, *a*), en un mot sans trace de matière caséeuse. Il récuse comme tubercule les cavernes pulmonaires, les masses ramollies ou en crudité caractérisant ce qu'Andral, Louis et tant d'autres ont décrit comme tubercule : ce sont là, pour lui, des produits scrofuleux (p. 259, note) ou d'origine variable, n'indiquant jamais qu'une dégénérescence des cellules et dus indistinctement à la métamorphose caséeuse, soit des cellules constituant normalement un organe, soit d'une néoplasie telle que la granulation grise, le cancer, le pus (voy. p. 258) (2).

« Le dogme régnant en France, depuis Lebert, déclare le corpuscule tuberculeux un corps solide, non cellulaire; or, il existe ici des cellules complétement conservées.... Les corpuscules produits par l'inflammation, tels qu'on les rencontre chez les tuberculeux, ne constituent pas le tubercule. Il y a une cellule tuberculeuse, non pas, il est vrai, spéciale comme l'ancienne cellule cancéreuse, mais ayant la plus grande analogie avec les éléments des ganglions lymphatiques. C'est un nodule néoplasique qui provient, comme toute néoplasie (3), du tissu

(1) *Recherches sur la phthisie aiguë chez l'adulte*, Paris, 1851.

(2) « Alors même, répond M. Empis (*Gaz. des hôp.*, 1er mai 1866) que le microscope ne saurait caractériser la métamorphose caséeuse propre à la phthisie, il ne faudrait pas conclure à la non-spécificité de la cause, de même qu'on ne saurait récuser la diphthérite par suite de l'identité histologique de ses néo-membranes et de celles d'autres affections. »

(3) Nous avons dit que cette hypothèse est récusée par M. Robin (p. 273, note 2, et fig. 67). A la page 397, on voit que M. Robin re-

conjonctif, et possède, *au moment de son premier développement* la forme cellulaire : plus tard, elle se montre une petite nodosité saillante, composée de petites cellules à un ou plusieurs noyaux. Ce qui la caractérise surtout, c'est sa *richesse en noyaux* » (1).

Ces vues spéculatives, — basées sur la théorie cellulaire tout à fait opposée aux lois de l'évolution embryonnaire (Robin), et plus regrettables encore que l'engouement pour les embolies dont nous parlions p. 345 — exercent une influence fâcheuse sur l'idée qu'on cherche à se faire du tubercule (comme aussi du cancer, légende de la fig. 68). D'après Virchow, la phthisie pulmonaire n'est plus la tuberculisation comme nous la comprenons en France, et, — remarque M. Empis (*Gaz. des hôp.*, 1er mai 1866), —la nouvelle tuberculisation des Allemands ne produit la phthisie qu'à la condition de ne plus rester soi, c'est-à-dire qu'au moment où la granulation grise subit la métamorphose caséeuse, et devient ce que Laennec nomme *tubercule cru.*

De son côté M. Vulpian (2) a cru démontrer que les granulations miliaires, de la pie-mère par exemple, offrent les mêmes éléments que le tubercule (granulations moléculaires, corpuscules à contours irréguliers). D'après lui, si elles présentent *parfois* en plus grande abondance l'épithélium (3) et les corps fibro-plastiques que M. Robin envisage comme caractéristiques des granulations grises, c'est que ces éléments *adventices* s'ajoutent aux éléments fixes ou tuberculeux (4) des granulations dont ils occupent le seul pourtour. « La rapidité de la marche, la gravité de la diathèse (dans la phthisie aiguë) résulte surtout de la généralisation »

fuse également à l'élément tuberculeux l'état de cellules et surtout de cellules riches en noyaux. On ne saurait donc écrire avec Virchow (*Pathologie cellulaire*, p. 333), pour les prétendus tubercules de la pie-mère : « Ce sont des amas de corpuscules fusiformes, étoilés (fig. 67), à noyaux brillants, dus à l'hypertrophie et à la multiplication des noyaux et des cellules normales ; quand les éléments se détruisent, ils forment une substance caséeuse, sans matière amorphe. » — Ce désaccord entre deux grands histologistes est vraiment regrettable.

(1) Virchow, *Pathologie cellulaire*, 20e leçon. — Voyez aussi notre page 257.

(2) *Société des hôpitaux*, mai 1861.

(3) M. Robin nous dit n'avoir jamais parlé d'épithélium dans les granulations des méninges ; il en a seulement constaté dans une forme de ces productions au poumon (voy. Bouchut, *Traité des maladies de l'enfance*, p. 357, 1862).

(4) On sait maintenant que le tubercule n'a pas d'éléments à lui propres (voy. TROISIÈME PARTIE),

(Woillez). « La mort survient non par consomption et suppuration comme dans la phthisie chronique, mais par la suffocation qui résulte d'une hématose imparfaite » (Graves, *Clinique*). Enfin, on ajoute que la rapide gravité du tubercule des méninges est due au siége même, à ce qu'il se localise surtout à la base du cerveau, d'où la vie relève plus directement peut-être que du poumon.

D'autre part, nous avons vu (p. 57, note 1) M. Empis faire de la meningite granuleuse une localisation spéciale de sa *granulie* (1), à laquelle il rattache la phthisie aiguë ou asphyxique ou galopante de Laennec, Louis, Andral, Waller (de Prague), Walshe, Fournet, Leudet, Trousseau, Colin. Cette nouvelle entité nosographique s'accompagne, comme manifestation anatomique, du développement de *granulations grises* dans les divers organes, et comme symptômes, d'un état aigu simulant, soit une affection typhoïde, soit un embarras gastrique prolongé, soit un catarrhe suffocant. « L'image d'un état de consomption causée par le poumon, est, dit-il (2), inséparable de l'idée de phthisie. Une phthisie qui tue en dix jours sans consomption, sans fièvre hectique et sans aucun symptôme pulmonaire, n'en est pas une dans l'acception clinique du mot... On ne saurait dire que ces granulations du poumon, de la tête, du ventre, soient des *tubercules à l'état naissant...*, comme l'avait cru Laennec. Ce sont des produits pathologiques *distincts*, dont les caractères histologiques ont été très-bien décrits par M. Robin. S'il n'est pas rare de les trouver en voie de tuberculisation chez un sujet tuberculeux, c'est qu'ils sont susceptibles de devenir du tubercule, comme les ganglions lymphatiques et le tissu conjonctif de nouvelle formation. »

Nous nous rallions ici, contrairement à ce que nous avons dit p. 57, à la synthèse nouvelle introduite par M. Empis dans les cadres nosologiques. Bien avant lui d'ailleurs, Bayle avait admis une *phthisie granuleuse* et considéré les granulations grises comme un produit accidentel très-différent du tubercule pulmonaire. M. Robin surtout avait nettement établi que la méningite dite tuberculeuse est, le plus souvent au moins, mal nommée. Pour lui, c'est une inflammation de la pie-mère, — coïncidant souvent avec la présence de granulations grises dans le poumon, les reins, les séreuses du tronc, — caractérisée par des granules *gris*,

(1) *De la granulie ou maladie granuleuse, connue sous le nom de fièvre cérébrale, de méningite granuleuse, d'hydrocéphale aiguë, de phthisie galopante, de tuberculisation aiguë*, par M. G. S. Empis.

(2) *Gazette des hôpitaux*, 31 mai 1865.

demi-transparents, existant parfois avant l'apparition des accidents aigus précipités (M. Empis croit (1) même qu'elles en sont le produit), pouvant guérir ; distincts du tubercule par l'uniformité de leur volume et leur couleur : quelque petits qu'ils soient, les tubercules sont toujours *jaunâtres*. Seulement, il faut reconnaître qu'au poumon comme aux méninges le tubercule, quand il se développe, envahit de préférence les amas de granulations grises : le plus souvent, d'ailleurs, ces granulations tuent le malade par méningite ou par les accidents de la phthisie aiguë, avant que le tubercule ait compliqué la granulation (2). Les

(1) « Cette inflammation, dit-il (*Gaz. des hôpit.*, 1866), — dont la prédominance vers l'encéphale constitue la fièvre cérébrale des auteurs, et la dissémination du côté des trois cavités, la forme typhoïde de la phthisie galopante, — *est le phénomène initial et constant de l'affection granulique, au lieu de la suivre*. Cette affection aiguë se caractérise anatomiquement bien plus par l'inflammation des séreuses que par les granules qui lui succèdent, et qui, l'inflammation une fois éteinte, persistent souvent longtemps avant de provoquer de nouveaux troubles fonctionnels. Ceux-ci ne réapparaissent, et *sous une autre forme*, qu'au moment de la métamorphose caséeuse des granulations, c'est-à-dire de leur tuberculisation. La granulie ne devient phthisie qu'à la condition expresse que la production granuleuse dégénère ; d'autre part beaucoup de phthisiques meurent avec cette même dégénérescence caséeuse de leur poumon, sans granulie... Les granulations manquent parfois ; ce qui existe toujours, c'est l'inflammation. »

(2) *Dictionn. de Nysten*, p. 923, 12e éd. — Voyez aussi nos *Addenda* de page 56. — Dans la thèse de M. Liégard (Paris, 1854, p. 304), *Considérations pratiques sur la nature et le traitement de la fièvre cérébrale*, M. Robin écrit (p. 16, sq.) : « Les granulations des méninges sont des productions spéciales, présentant une organisation propre, bien distincte du tubercule. Sous le rapport de leur structure, on doit les diviser en deux variétés. La première comprend celles qui sont *jaunâtres*, assez molles au toucher et friables ; les neuf dixièmes de leur masse se compose de matière amorphe, finement granuleuse, remarquable par l'uniformité du volume de ses granules ; le reste est formé de cytoblastions. La seconde variété, *grise, et qu'on rencontre habituellement dans les méninges avec la précédente*, est la plus fréquente dans le poumon, le rein, la rate, les séreuses du tronc. Il y a généralement coexistence de ces granules gris dans plusieurs organes, quand on en trouve dans les méninges, et *vice versâ*, si bien que nulle observation sur les maladies dans lesquelles on trouve de ces produits au sein d'un organe ne peut être complète, si l'examen des différents viscères n'a pas été fait avec soin. *Il est malheureusement très-fréquent qu'on examine les méninges à l'exclusion des poumons, et* vice versâ, *en sorte que l'on considère comme exclusivement propres à l'un ou à l'autre de ces organes ces granulations qui se déve-*

23

cytoblastions de ces granules deviennent foncés par l'acide acétique, qui rend transparente la matière amorphe ambiante; au contraire, cet acide pâlit les corpuscules tuberculeux.

Quant aux tubercules du cerveau, ils sont formés, d'après Virchow (1), « de plusieurs milliers de tubercules, car le grain tuberculeux n'augmente jamais. La tubérosité s'accroît parce que de nouveaux foyers se forment à la périphérie du foyer primitif. La nodosité, blanc jaunâtre, sèche, est entourée d'une couche molle et vasculaire de tissu conjonctif, qui la sépare de la substance cérébrale voisine et où se trouvent les nodules plus jeunes. Le tubercule reste toujours miliaire: lorsqu'il a atteint un certain volume, quand sont devenues nombreuses les générations d'élémens nouveaux qui résultent de la division successive des anciens, elles se gênent dans leur évolution mutuelle, oblitèrent leurs vaisseaux nourriciers, se détruisent, et sont remplacées par un détritus, une matière décomposée, ratatinée, caséeuse. C'est à cet état, trop souvent nommé *amorphe*, que se présente en général le centre des gros noyaux tuberculeux du cerveau avec des débris de fibres, des amas de granulations disposées parfois linéairement : à la périphérie on trouve encore des noyaux isolés, des corps fusiformes, des fibres entières, des granulations, le tout entouré d'une pulpe nerveuse ramollie, avec des fibres

loppent rarement sur un seul à la fois. Cette seconde variété, plus consistante que l'autre, a surtout mérité le nom de *granulations grises* ou *demi-transparentes*; elle paraît la phase la plus avancée de la granulation précédente. Ici la matière amorphe précitée ne représente plus guère que la moitié de la masse; les cytoblastions sont plus abondants, et se mêlent, surtout dans le péritoine et quelquefois le poumon, d'éléments fibro-plastiques. Les cytoblastions (on ne sait pas trop ce que sont ces éléments qu'on retrouve dans les plaques muqueuses, les gommes syphilitiques, les polypes de la vessie, etc.) diffèrent des corpuscules du tubercule, car : 1° ces derniers sont non sphériques, comme les premiers, mais polyédriques, à bords un peu dentelés; 2° leur diamètre est en moyenne de 7 à 9 millièmes de millimètre, celui des autres variant de 4 à 6; 3° ils sont pâlis (mais non dissous) par l'acide acétique, ainsi que leurs granules intérieurs, alors que cet acide fonce la périphérie des cytoblastions; 4° ces derniers sont parsemés de granulations répandues uniformément, et non de préférence à la périphérie; 5° bien que dénués de nucléoles, ils appartiennent au groupe des cellules, et offrent habituellement l'état de noyau libre, alors que jamais l'élément tuberculeux ne présente l'état de cellule, c'est-à-dire une masse fondamentale contenant un ou plusieurs noyaux. »

(1) *Pathologie cellulaire*, p. 400.

entières, des noyaux, des cellules et des tubes nerveux, des capillaires nombreux, des corps granulés par l'inflammation. » (Conf. de Gluge, p. 390 et fig. 77.)

Mais, ici encore, nous ne saurions, avec M. Robin, accepter l'opinion de Virchow. Le tubercule n'est pas une entité ; bien des lésions sont entassées sous ce même nom, lorsqu'elles arrivent à se montrer jaunâtres, arrondies, molles et friables, qu'elles ont acquis par degrés la consistance et l'aspect du pus caséeux (1). On peut seulement dire que le tubercule est la phase d'évolution appelée *phymatoïde*, portant sur les éléments constituants des diverses tumeurs et donnant à ceux-ci une certaine analogie qui les a fait considérer comme *corpuscules propres du tubercule*. « L'analogie porte non sur leur nature anatomique et physiologique, mais sur leur altération qui leur donne une forme anguleuse, à angles mousses, de diamètre à peu près égal en tous sens, ne dépassant pas 7 à 8 millièmes de millimètre. En outre, ces corpuscules sont alors pâlis par l'acide acétique, sans présenter de noyaux ou de nucléoles (contrairement au dire de Virchow; voyez nos p. 257 et 398) avant plus qu'après cette action. Leur masse est parsemée de fines granulations foncées, à contours diffus, toutes à peu près d'égal volume, pâlies par l'acide acétique (2). »

On sait qu'il n'y a pas solidarité nécessaire entre le développement des tubercules pulmonaires et ceux du cerveau (3) ; ces derniers n'ont d'ailleurs pas de symptômes autres que les signes de la lésion cérébrale dont ils s'accompagnent (Romberg).

XLVIII. — Principales affections des méninges ou du cerveau, et maladies ou symptomes (4) réclamant plus spécialement l'examen de cette partie de l'encéphale.

Hémorrhagie méningée; méningites simple, cérébro-spinale (épidémique, p. 337), granuleuse (p. 314, sq.). Congestion et hémorrhagie cérébrales; encéphalite (cérébrite) aiguë ou chronique; méningo-

(1) Figure 66. Voyez Troisième partie, *Microscope et classification des tumeurs*.

(2) *Dictionnaire de Nysten*, 12e édition, art. Tubercule.

(3) Nous avons déjà vu d'autres exceptions à cette loi de Louis, d'ailleurs souvent applicable au moins chez l'adulte : « Quand il existe des tubercules dans un organe, on en trouve concurremment dans le poumon. »

(4) Nous insistons pour qu'on parte de ce principe rappelé p. 277, note 2, et p. 280 : Une modification dans la fonction s'accompagne

encéphalite chronique (paralysie générale, aliénation) ou aiguë; ramollissement (p. 347, sq.) aigu ou chronique (1); induration et cérébrosclérose; concrétions ossiformes, dégénérescence athéromateuse ou graisseuse, thrombose et embolie des artères; abcès métastatiques; tubercules (p. 398); kystes hydatiques (p. 388, note 3); tumeurs cartilagineuses, osseuses; cancer (2) encéphaloïde, colloïde, mélanique, épithélial, squirrheux; gangrène du cerveau (p. 358, note 2). Atro-

d'une modification dans l'organe, mais cette dernière doit avoir acquis une certaine importance avant de tomber sous nos sens, ce qui explique comment certains cas de phrénopathies ou maladies mentales n'ont pas présenté de désordres nécroscopiques. La rapidité avec laquelle s'effacent les traces fugaces de certaines lésions a fait admettre, bien à tort, une apoplexie nerveuse : *ce sont surtout les réplétions vasculaires qui disparaissent après la mort.*

(1) Le chronique peut débuter sans passer par la phase aiguë, surtout chez les vieillards, où il est possible de suivre symptomatiquement ses progrès plusieurs années avant la mort.

(2) Le cancer de la substance cérébrale est très-rare. M. Luys (*Recherches sur le système nerveux*, 1864) en a réuni quelques cas. Ce sont des masses marronnées, fermes par places, grisâtres, vasculaires, souvent implantées sur le confin des deux substances ou sur la dure-mère, riches en noyaux ovoïdes ou irréguliers, remplies de nombreuses granulations flottant dans une substance hyaline et mélangées de globules graisseux, de tubes nerveux altérés ou infiltrés de globules protéiques (voyez aussi p. 388, note 2). M. Maurice Raynaud (*Union médicale*, 16 novembre 1865) rapporte un cas intéressant de tumeurs cancéreuses multiples (sarcomes colloïdes) des deux hémisphères, avec magmas identiques dans le poumon, la plèvre, la rate, néoplasme histologiquement analogue dans le rein droit, l'intestin grêle, le testicule gauche. Voyez aussi Geoffroy (*Bull. méd. de l'Aisne*, juin 1864). M. Koster (*Nederlandsche Archief voor Natuurkunde*, 1865, t. I, p. 429-451, et *Ann. d'oculistique*, 1866, p. 31, sq.) donne une observation intéressante d'amaurose par cancer au cerveau (sarcome et gliome), avec aplatissement des nerfs optiques. La masse cérébrale semble soumise à une forte compression; sa surface est lisse, unie; les sillons et les plis sont peu marqués; la pulpe a peu de consistance. Dans le lobe postérieur gauche, au sein de la substance blanche, une tumeur grosse comme un petit citron fait saillie dans le ventricule latéral. Elle paraît gorgée de sang et de sérosité; sa consistance est celle du cancer médullaire. Le microscope montre une structure analogue à celle de tumeurs fibro-plastiques (*sarcome fuso-cellulaire* de Virchow) : belles cellules allongées en fuseau (corps fibroplastiques, fig. 68), juxtaposées l'une près de l'autre, à prolongements entrelacés. Quelques taches dues à de petites cellules rondes, renfermées dans une trame de fibres déliées, rappellent ce que Virchow nomme *glio-sarcome*.

phie partielle (crétins, etc.) ou générale (1), avec capacité normale de la boîte crânienne ou anormale; hypertrophie; distension du cerveau par épanchements, par tumeur, par synostose prématurée : hydrocéphalie; encéphalocèle et méningocèle (p. 321); atélencéphalies ou vices de conformation (2), nosencéphalie (3). Corps étrangers dans le cerveau (débris d'armes, projectiles, etc.); productions hétéroplastiques et inclusion fœtale (4); plaies de l'encéphale ou de ses enve-

(1) Sur la microcéphalie, voyez Cruveilhier, *Anat. path. gén.*, 3e vol., p. 163, sq.

(2) Idiots, crétins, pseudencéphales, anencéphales. Voyez le tableau XXXVII. Dans un mémoire à l'Académie des sciences (4 avril 1864), M. Gintrac a groupé, sous le titre *Atélencéphale*, toutes les atrophies, agénésies et atélies, c'est-à-dire les lésions congénitales ou malformations, par insuffisance ou par irrégularité, des principales parties de l'appareil encéphalo-rachidien. Il distingue.

1° *Atélies méningiennes*, absence de la faux du cerveau (Carliste, Shaw), de la dure-mère de la base du crâne (Coles).

2° *Atélies cérébrales générales ou multiples*, altérations de volume, de forme, de consistance, de couleur, entraînant l'idiotisme ou des imperfections sensoriales et locomotrices notables.

3° *Atélies cérébrales centrales*, corps calleux (p. 365), septum lucidum, trigone.

4° *Atélie cérébrale latérale*, atrophie d'un hémisphère, d'un lobe, d'une ou plusieurs circonvolutions.

5° *Atélie cérébrale antérieure*, imperfection ou absence des deux lobes antérieurs du cerveau, avec manque de la parole (p. 293, sq.) et de l'intelligence (p. 284).

Voyez Gratiolet (*Observations sur un cas d'absence presque complète des hémisphères coïncidant avec une conformation régulière du crâne*), un cas intéressant d'anencéphalie (absence du cerveau), le cervelet remplissant la boîte crânienne, in *Société de biologie*, 1862 (M. Mauricet), etc. — Citons encore la *diastématencéphalie* (scission congénitale du cerveau jusqu'à sa base, sur la ligne médiane).

(3) Monstres chez lesquels l'encéphale est remplacé par une tumeur vasculaire, le crâne largement ouvert dans les régions frontale et pariétale, le trou occipital restant distinct.— Voyez notamment Joly et Guitard, *Mémoire sur un enfant nosencéphale né vivant à Toulouse, et adhérent à son placenta* (*Mém. de l'Acad. des scienc. de Toulouse*, 1850). — Sur l'*exencéphalie*, voyez *Addenda*.

(4) La *Gazette hebdomadaire* a publié (30 décembre 1864) un cas remarquable de ces inclusions, dû à MM. Breslau et Rindfleisch. — Dans les tumeurs hétéroplastiques (dites encore hétérotopiques ou organopoiétiques ou dermoïdes) il y a, par exemple, « des poils de tous points semblables aux poils cutanés » (Virchow, *Pathol. cellul.*, p. 56). — Voyez pages 251, note 2 (où il est renvoyé au tableau XLVII, chiffre que devrait porter le présent), page 230, peut-être page 170, note 1, enfin TROISIÈME PARTIE, *Microscope*.

veloppes (1); commotion et compression du cerveau (2), contusion, meurtrissure ou attrition des méninges et de la pulpe nerveuse. Fongus de la dure-mère; lésions organiques et fractures des os du crâne. Paralysie faciale et paralysies en général; chorée, convulsions, épilepsie (3), tétanos; délire aigu des aliénés (piqueté de la pie-mère et de la pulpe cérébrale); contracture des extrémités; vertige et céphalalgie opiniâtre; migraine habituelle (dilatation des artères du côté douloureux, p. 343, note 1); éclampsie et fièvre puerpérale (4); urémie;

(1) On trouvera de nombreuses observations nécroscopiques de plaies traumatiques du cerveau dans les *Mém. de chir. milit.* Consultez aussi *Archiv. de méd. navale,* notamment le fait de hernie, avec sphacèle, des hémisphères, de M. Dufour (oct. 1864). Le cerveau a pu subir de graves mutilations sans qu'il en résultât un trouble notable dans l'intelligence.— Voyez le cas de Ph. Bérard : cerveau mis à nu, lobes antérieurs presque détruits; le sujet raconte son accident. — Lisez Delasiauve, *Abeille méd.*, 26 févr. 1866.

(2) La première avec assoupissement profond immédiat, allant ensuite disparaissant; dans la seconde, l'étourdissement ou coma et l'insensibilité ne se produisent qu'un peu plus tard (le troisième ou le quatrième jour) et vont augmentant progressivement. Même symptôme dans la contusion. Dans ces deux derniers cas il y a épanchement de sang, méningite ou encéphalite.

(3) Ramollissement, méningo-encéphalite chronique, épaississement de la dure-mère, infiltration du tissu sous-arachnoïdien, injection, etc. Voyez fin de la p. 331, p. 378 et surtout, pour les trois dernières affections, le tableau du cervelet (p. 418, note 3). L'encéphale et la moelle allongée sont congestionnés : reste à savoir si l'attaque est la suite ou la cause de cette congestion, alors que les sujets atteints de congestion cérébrale présentent des accès épileptiformes? Pendant l'accès, il peut y avoir eu rupture du cœur (M. Lunier), d'où mort subite (voyez *Addenda* de la page 81.)

(4) Page 248. On connaît quelques faits relatifs à la mort presque subite chez les femmes en couches, par apoplexie cérébrale, l'épanchement sanguin siégeant dans les couches optiques, les corps striés, le *septum lucidum*, les ventricules (*Mémoires* de madame Lachapelle; Schédel; Maynier, *Mort subite chez les accouchées*; Leloutre; Garland, *thèse*). Enfin M. Hervieux (*Gazette des hôpitaux*, 28 novembre 1865) cite un cas de mort presque foudroyante par hémorrhagie à la base du cerveau, dans l'espace sous-arachnoïdien moyen (hémorrhagie méningée ou de la cavité arachnoïdienne, 500 à 600 grammes de liquide), avec destruction du corps strié gauche, du *septum lucidum*, distension sanguine du quatrième ventricule et du ventricule latéral gauche, noyau apoplectique de la protubérance, athérome des artères cérébrales. Ajoutons que l'état puerpéral, comme les cachexies (cancer, tubercule), en favorisant la coagulation spontanée du sang (inopexie, p. 351), est, dit-on, une cause de ramollissement par embolie. Simpson (*Obstetric Works*, t. II, p. 67-70)

albuminurie (1), goutte ; fièvre typhoïde (2), typhus (abcès du cerveau), fièvre jaune (p. 124 ; épanchements séro-sanguins dans l'arachnoïde), peste (épanchements ventriculaires), suette miliaire, fièvre cérébrale des enfants (3), fièvre intermittente à forme cérébrale et mélanémie (p. 356 et 138) ; formes ataxique et adynamique des maladies ; choléra (4) ; érysipèle, scarlatine ou variole avec complications cérébrales ; otite profonde avec mêmes complications, carie et fracture du rocher (voyez fin du chap. VII) ; pellagre (5) ; démence sénile (6),

paraît établir que le ramollissement cérébral, chez les accouchées, est embolique par endocardite végétante liée au rhumatisme puerpéral.

(1) Le professeur Traube (de Berlin) a insisté (*Berliner klinische Wochenschrift*, 1864, n° 33) sur l'œdème cérébral et l'anémie du cerveau dans l'urémie (p. 152 et 154), suite de l'hypertrophie du ventricule gauche et de l'excès de tension dans le système artériel. Il rapporte à la même cause les petits foyers apoplectiques du cerveau et l'amaurose par rétinite hémorrhagique chez les urémiques. Rilliet (de Genève) attribue aussi les accidents convulsifs de l'urémie à un épanchement méningé. Or, bien souvent il paraît y avoir intégrité du cerveau (Christian, Gregory, Frerichs, Axenfeld, Piberet, Charcot, Sée, Alfred Fournier, in *Union méd.* du 21 juin 1865). Le coma, les convulsions, le délire semblent, — même dans les formes dites par Aran comateuse, convulsive, délirante, — indépendants de lésions nerveuses. Faut-il donc admettre que l'épanchement séreux méningé ou ventriculaire a été résorbé depuis la mort (p. 373, n. 4)? ou bien, avec M. Sée, que les lésions parfois observées dans les centres nerveux des urémiques sont accidentelles, que tout est dans l'intoxication humorale ?

(2) Pour n'être pas constantes, les lésions du cerveau et de ses enveloppes dans la fièvre typhoïde n'en restent pas moins fréquentes. Ce sont, en général, les altérations de la méningite, parfois un piqueté du cerveau ou du cervelet, une tendance au ramollissement cadavérique. Dans la forme typhoïde de la phthisie galopante, M. Empis a fait ressortir l'importance de la méningite encéphalo-rachidienne (p. 397, sq.).

(3) La fièvre cérébrale des enfants (arachnoïdite, méningite ; irritation encéphalique de M. Piorry, 1823) peut-elle exister indépendamment des granulations de la méningite dite tuberculeuse décrites p. 396, sq.?

(4) La cyanose s'accompagne toujours d'apoplexie méningée veineuse. Voy. *Bulbe, grand sympathique* et *Addenda* des p. 83, 90, 108.

(5) On a signalé dans la pellagre l'injection des méninges, le ramollissement ou l'induration du cerveau, des épanchements séreux dans les ventricules, etc. Les anatomistes italiens ont trouvé les mêmes lésions que dans l'aliénation mentale (p. 420, note 1).

(6) M. Marcé, dans ses *Recherches cliniques et anatomo-pathologiques sur la démence sénile et sur les différences qui la séparent de la paralysie générale* (1864), a démontré que les troubles de la mobilité et de l'intelligence chez les vieillards ne constituent pas un fait

paralysie générale (p. 280, note 1, et p. 390), et affections mentales en général (p. 279); hystérie (p. 324), nymphomanie; rage (1); hypochondrie (2); alcoolisme aigu ou chronique et absinthisme (3) (*delirium tremens* ou tremblement ébrieux, dypsomanie, folie alcoo-

normal, mais résultent de lésions matérielles de l'encéphale. Le plus souvent il existe dans les corps striés, les couches optiques, la protubérance, le cervelet, quelquefois aussi dans la substance blanche du cerveau, des tumeurs, de vastes ramollissements, des cicatrices d'anciens foyers hémorrhagiques qui ont détruit une portion plus ou moins considérable des fibres cérébrales, et dont la situation, l'étendue expliquent toujours le siége et l'intensité de la paralysie. On trouve en outre, dans la démence sénile, l'atrophie des circonvolutions (p. 364) avec altérations des capillaires, des cellules et des tubes nerveux (p. 392).

(1) La *Gazette des hôpitaux* du 4 octobre 1864 publie un cas de rage avec lésions encéphaliques marquées : substance corticale se désagrégeant sous un filet d'eau, rosée, injectée, surtout au fond des circonvolutions; sur la membrane du quatrième ventricule, petites sugillations ecchymotiques.

(2) Voyez p. 341, 280 et 281. Il s'agit le plus souvent de méningo-encéphalite diffuse. Il y a fréquemment asymétrie cérébrale (p. 357, note 1), et par suite crânienne, car la lésion siége le plus souvent à droite (Calmeil), avec atrophie de l'hémisphère gauche (Baillarger); les circonvolutions cérébrales voisines du sinus longitudinal sont, ou plus élevées que les autres, ou atrophiées, etc.

(3) Chez les buveurs de profession — présentant à la nécropsie, de la gastrite, un foie cubique et gras (p. 116), des muscles décolorés, un cœur chargé de graisse (voyez aussi p. 180 et *Addenda* des p. 96 et 109), on rencontre fréquemment des néomembranes intra-arachnoïdiennes (voyez p. 326 et note), des épanchements séreux dans les méninges épaissies, opaques, ou dans le cerveau, un ramollissement périphérique ou profond avec régression graisseuse des éléments nerveux, consécutif à la dégénérescence athéromateuse des capillaires (p. 354); d'autres fois une induration avec décoloration de la pulpe nerveuse, un amincissement des os crâniens, etc. Voyez notamment (*Gaz. hebd.*, 14 juill. 1865) le mémoire de M. Lancereaux, un des auteurs qui ont le plus contribué à faire de l'alcoolisme une unité pathologique distincte : « Il y a ressemblance des altérations de l'alcoolisme avec celles qu'entraîne le progrès des années. Chez l'ivrogne comme chez le vieillard, atrophie progressive de l'encéphale, augmentation du liquide céphalo-rachidien, altération granulo-graisseuse des petits vaisseaux, des fibres musculaires du cœur, dilatation des vésicules pulmonaires, etc. L'alcoolisme produit une sénilité anticipée. » Dans l'un et l'autre cas, ces transformations peuvent ne pas se manifester tant que l'individu reste dans de bonnes conditions physiologiques : survienne une maladie, un traumatisme, elles signaleront brusquement leur présence. C'est ainsi que le *delirium tremens* reconnaît toujours quelque cause

lique, épilepsie des ivrognes, paralysie alcoolique, etc.); mort par ivresse, par chloroforme (p. 340, note 1), éther, sulfure ou oxyde de carbone, strychnine (1) et autres alcaloïdes, sels de plomb (2), ergotisme; asphyxies (3); morts subites (4); fièvre jaune, ictère grave (5); rhumatisme (formes apoplectique, délirante, hydrocéphalique de M. Marrotte, méningitique d'Abercrombie (1835), convulsive et choréique de M. Trousseau) (6); surdité et surdi-mutité (7); amauroses (fin du chap. VII); diplopie; ataxie locomotrice (8); compression de

occasionnelle, et présente des désordres bien peu en rapport avec l'acuité des symptômes.

Malgré le peu d'accord des opinions émises récemment sur l'absinthe, il paraît probable que, produisant l'ivresse plus vite, elle exerce sur le système nerveux, mais plus promptement, les effets de l'eau-de-vie.

(1) *Gaz. hebd.*, 18 novembre 1864.

(2) Dans l'état actuel de nos connaissances, il sera bon, quand il existe de l'encéphalopathie saturnine, de rechercher si les accidents cérébraux paraissent dus à l'influence du plomb sur les centres nerveux, ou s'ils dépendent de l'affection rénale albuminurrhéique concomitante (p. 145, n. 1), et, dans cette dernière hypothèse, si ces accidents ne seraient pas plutôt urémiques (p. 403, note 1) que saturnins.

(3) Dans la suffocation par séquestration, on trouve un aspect sablé du cerveau, avec plénitude des sinus, face tuméfiée et violacée; la congestion cérébrale est moins fréquente dans la suffocation par occlusion des voies respiratoires, par compression du tronc, etc.

(4) Page 248. La mort subite pourrait aussi survenir, chez l'homme comme chez la femme, par la syncope, suite d'une chloro-anémie « ayant amené l'insuffisance des qualités plastiques d'un sang appauvri. L'individu succombe comme s'éteint une lampe, faute d'éléments combustibles» (Bouillaud, Congrès médical de Bordeaux, 1865).— Sur la mort subite par embolie, voyez chap. IX et *Addenda* des p. 58, 87.

(5) Voyez notamment *Clinique* de Graves, t. II, p. 372 et 376.

(6) Liquide purulent dans la pie-mère ou l'arachnoïde (p. 325), congestion du cerveau. — Sur la méningite rhumatismale (ou rhumatisme cérébral), consultez Gubler, *Archiv. de méd.*, mars 1857; Gintrac, *Journal de médecine de Bordeaux*, janvier et février 1865. — En déterminant des affections cardiaques, surtout des endocardites végétantes, le rhumatisme favorise, en outre, la production de caillot dans les cavités gauches du cœur, et devient ainsi, d'après les idées actuelles du moins, une source d'embolie, surtout chez l'adulte, où le ramollissement cérébral est souvent accompagné de lésions cardiaques de nature rhumatismale (*Addenda* de la p. 82).

(7) Voyez quelques nécropsies intéressantes de sujets sourds-muets, dans les *Archiv für patholog. Anatomie*, t. XXXI, première livraison, 1864.

(8) Surtout s'il y a eu amblyopie ou amaurose, cas où sont intéressés les tubercules quadrijumeaux ou la protubérance annulaire (voyez

la veine cave supérieure, par des ganglions bronchiques notamment; aphasie (p. 293 sq.); hypertrophie du cœur (1); lésions mitrales, surtout avec infarctus de la rate, du foie ou du rein (p. 346, note 1); goître exophthalmique et lésions du corps thyroïde (2), polysarcie avec lésions cardiaques ou avec asphyxie (3); syphilis tertiaire (p. 388); lésions des sinus osseux, notamment des frontaux (rétention de mucosités, etc.).

B. Cervelet.

L'examen du cerveau doit être complété par celui du cervelet (fig. 85; fig. 81, 4; fig. 80, 27; fig. 79, 5; fig. 88). — Il sera d'ailleurs aisé d'isoler ces deux organes, s'il était utile, en coupant les pédoncules cérébraux (fig. 80, 21) au ras de la protubérance annulaire (fig. 80, 22), et les pédoncules cérébelleux supérieurs. On ne devra toutefois pas séparer tout de suite le cervelet d'avec l'isthme de l'encéphale (4), à moins que ce dernier n'ait

Bulbe et *Nerfs crâniens*). C'est pour la même cause que nous appellerons l'attention sur les tubercules et les nerfs optiques chaque fois qu'il y aura eu une de ces affections nerveuses de la fonction visuelle désignées du mot vague de névroses : hémiopie, héméralopie, nyctalopie, daltonisme, chrupsie, etc. (voyez *Nerfs optiques*).

(1) L'hémorrhagie cérébrale a été considérée comme liée à l'hypertrophie du cœur (Bouillaud, Legallois, Bricheteau et Barrier, Piorry).

(2) Forneris (*Gaz. hebd.*, 1858, p. 709), Luschka (*Anatomie des Menschen*, Tübingen, 1862, t. II, p. 308), Schrœder van der Kolk (*Die Pathologie und Therapie der Geisteskrankheiten*, etc., Braunschweig, 1863), Liebermeister (*Prager Vierteljahrschrift*, 1864, t. III, p. 1), ont montré la relation existant entre la circulation cérébrale et celle du corps thyroïde. — Voyez *Grand sympathique* pour le goître exophthalmique, p. 479.

(3) Voyez l'observation de M. Dodeuil dans la thèse de M. Dubourg (*Thèses de Paris*, 1864, n° 43). M. Richet a fait remarquer (*Anat. médico-chir.*, 1860, p. 23) qu'il ne se dépose jamais de graisse dans la cavité crânienne, mais qu'on en rencontre abondamment, à l'état presque fluide, dans le canal rachidien.

(4) L'espace losangique qui sépare le bulbe et le cervelet constitue en effet le *quatrième ventricule* (fig. 81, 7), une des portions encéphaliques les plus dignes d'attention (p. 414). — Rappelons ici que le cervelet se trouve rattaché dans tous les sens aux autres départements du système nerveux cérébro-spinal, grâce à ses trois paires de processus antéro-postérieurs, « conducteurs ou bras multiples à l'aide desquels il embrasse ou enserre les fascicules spinaux antérieurs pour se combiner avec eux, et propage son action jusqu'aux corps striés » (Luys). Il se continue avec le bulbe par ses pédoncules inférieurs (partis des

été déjà examiné. — Inutile de remarquer que certaines indications (tableau XLIX) pourront réclamer l'examen du cervelet dès l'extraction de l'encéphale, et qu'on devra chercher à se rendre bien compte si le côté intéressé est droit ou gauche, si la lésion d'un hémisphère (hémorrhagie, par exemple) comprime l'autre, etc.

Méninges cérébelleuses. — *Dure-mère.* — Quand, après avoir incisé la base ou circonférence postérieure de la tente cérébelleuse, le long des sinus latéraux (p. 328), on a introduit la main dans les fosses occipitales pour enlever le cervelet, les doigts ont pu être arrêtés par une union anormale des lobes à la membrane périostique. Il aurait fallu, dans ce cas, avoir la précaution de détacher cette méninge de l'occipital, afin d'enlever le tout en ménageant les adhérences. La tente cérébelleuse peut également se montrer intimement reliée au cervelet par une exsudation couenneuse.

Ces néoplasmes de la dure-mère cérébelleuse sont importants à constater; ils s'accompagnent le plus souvent d'épanchement sanguin dans l'arachnoïde (p. 325) : cependant il n'est pas rare également de trouver sur la méninge externe des plaques fibro-vasculaires rouges, servant de substratum à autant de productions dites tuberculeuses, qui se dirigent d'autre part vers la pulpe du cervelet.

Cet organe, après l'incision de la tente, peut faire immédiatement saillie, comme s'il était trop à l'étroit dans sa loge.

Pour le reste, les altérations mentionnées aux p. 324, sq., et dans le tableau XLVII, s'appliquent entièrement ici.

Arachnoïde et pie-mère cérébelleuse. — Entre la face inférieure du cervelet et le bulbe, l'arachnoïde jette un pont séreux constituant l'*espace sous-arachnoïdien postérieur* ou *confluent postérieur du liquide céphalo-rachidien :* les lésions susceptibles d'être rencontrées ici sont celles du confluent antérieur (p. 334, note 3)

corps restiformes, ou extrémité supérieure des cordons postérieurs de la moelle), — avec la protubérance par ses pédoncules moyens (issus des fibres transverses de ce mésocéphale), — avec le cerveau par ses pédoncules supérieurs (ou antérieurs ou *processus ad testes*, de Pourfour du Petit). L'entrecroisement de ces derniers sous les tubercules quadrijumeaux explique peut-être la relation croisée constatée entre le cerveau et le cervelet : quand, par exemple, il y a atrophie de l'hémisphère cérébral droit, si le cervelet s'atrophie consécutivement c'est à gauche, et *vice versâ* (voyez Turner, *Thèse*, 1856). De même, le pédoncule inférieur mettant en communication l'olive avec la partie opposée du cervelet, on comprend que l'atrophie unilatérale de celui-ci à droite puisse entraîner une lésion identique de l'olive gauche.

avec lequel cet espace communique. Ce pont incisé, on pourrait arriver tout de suite au quatrième ventricule (p. 413) : dans le confluent postérieur s'ouvre en effet l'angle inférieur (ou postérieur) de ce ventricule, angle constituant le *trou de Magendie*. Ce trou est parfois oblitéré, ce qui explique comment l'hydrocéphalie vraie ou des ventricules ne flue pas toujours dans la cavité médullaire ; d'autre part, à travers cet orifice de communication entre la pie-mère extérieure et intérieure, les hémorrhagies de la surface encéphalique ont pu pénétrer dans la cavité du cervelet et, par elle, jusqu'aux ventricules moyen ou latéraux.

Nous devons faire remarquer en général qu'au moment où l'on enlève l'arachnoïde et surtout la pie-mère, il est nécessaire de procéder avec beaucoup de soin, car on pourrait détacher en même temps des lambeaux plus ou moins étendus de la substance grise. Pour comprendre cette déchirure de la couche corticale, il suffit de se rappeler que celle-ci est toujours plus ou moins ramollie, même en dehors des cas pathologiques, au point qu'on l'aurait vue parfois à l'état de putrilage, sans apparence d'origine morbide. « Il est difficile, dit M. Cruveilhier, (*Anat.*, t. IV, p. 293), d'avoir un cervelet dont la substance grise soit à l'état normal. » Cette altération rapide de la pulpe périphérique est due, et à ce que la substance grise formant l'élément principal du cervelet n'a pas la consistance de celle du cerveau (le centre médullaire étant au contraire plus ferme), et surtout à la position déclive de l'organe, que baigne la sérosité formée toujours en plus ou moins grande quantité après la mort.

Les lésions à noter sur l'arachnoïde et la pie-mère sont encore ici celles que nous avons indiquées aux pages 332, sq., et au tableau XLVII : adhérences entre elles et le cervelet, épaississement, induration, coloration, injection sanguine et engorgement des vaisseaux superficiels, etc. C'est de préférence au niveau du bord cérébelleux et du *vermis superior*, que la pie-mère se montre louche, verdâtre, infiltrée de produits plastiques ou purulents, chargée de tumeurs dures, irrégulières, grosses souvent comme un noyau de cerise, gris blanchâtre, se laissant écraser sous le doigt (granulations grises dites tubercules miliaires) (1); l'éminence vermiculaire supérieure est parfois aussi voilée par des pseudo-membranes jaunes, dures, situées sur la pie-mère. Dans la méningite cérébro-spinale épidémique, le cervelet est souvent recouvert d'une substance pseudo-membraneuse semblable à du beurre.

(1) Voy. p. 394, sq., et Allo, *Essai sur les tubercules du cervelet*, thèse de Paris, 1864. Voyez aussi, à propos de l'œil, l'une des figures données.

Examen extérieur du cervelet dépouillé de ses enveloppes. — Comme pour le cerveau, il faudra constater d'abord le volume, le relief plus ou moins arrondi des lobes, les changements de forme, la symétrie des deux hémisphères, parfois le poids (1), la coloration, la consistance, etc. Commençant généralement par la face supérieure, que surmontait la tente du cervelet, on regarde l'éminence vermiculaire supérieure (fig. 88, 1), qui recouvre la valvule de Vieussens (fig. 88, 9, et 81, 5) et les tubercules quadrijumeaux (fig. 81, 9). L'attention s'arrête ensuite quelque temps sur la face inférieure : hémisphères, scissure médiane, éminence vermiculaire inférieure (fig. 85, 1), formant par sa continuation avec la supérieure le lobe moyen, devront être successivement passés en revue. On examine enfin la circonférence du cervelet dont l'échancrure antérieure loge la protubérance, forme la lèvre inférieure de la fente de Bichat (p. 363, légende), — et aussi les sillons, lobules, segments, lames, lamelles (2). Un des lobules les plus importants est celui du bulbe (ou amygdales ou lobules tonsillaires (fig. 85, 7), séparé de son homologue par le *vermis inferior* : au devant de lui et implanté sur le pédoncule moyen, est le lobule du pneumogastrique (fig. 85, 5) correspondant au trou occipital.

Cette inspection extérieure est susceptible de faire constater l'une ou l'autre des lésions indiquées pour le cerveau p. 381, sq. : ramollissement des couches superficielles ; vides comblés par de

(1) Le cervelet, l'isthme de l'encéphale, le bulbe, séparés du cerveau, pèsent 150 grammes. — Le cervelet seul pèse en moyenne 125 grammes à l'état normal. Rappelons que le cervelet normal est la septième à la neuvième partie du cerveau chez l'adolescent, l'adulte et le vieillard. Chez le nouveau-né, le rapport est d'un vingtième ; il est alors proportionnellement très-petit, puis il devient plus volumineux à partir de huit à douze ans (Chaussier, Carus, Cruveilhier, Gall, Sœmmerring, Ackermann, Wenzel, Lelut, etc.) : voyez p. 331, note 2, et *Mémoire* de M. Parchappe *sur le poids du cerveau et du cervelet suivant les âges et les sexes*. Le volume moyen du cervelet est pour l'homme 58,5, pour la femme 44,8 (Bischoff, *Académie royale de Bavière*, 1865). Chez les castrats, le développement se fait comme chez les autres individus (p. 306). — « L'appréciation exacte du poids du cervelet comparé au cerveau pourrait servir à mesurer et à spécifier certaines aptitudes de races au point de vue de l'énergie, du courage et de la force brutale. » (Luys, *loc. cit.*, note de la page 289.)

(2) Malacarne a trouvé 800 lamelles à l'état normal, et seulement 324 chez un aliéné. On sait que les lamelles constituent les ramifications des circonvolutions ou *lames* du cervelet : quand on écarte les sillons, on voit ces lamelles dans leur profondeur.

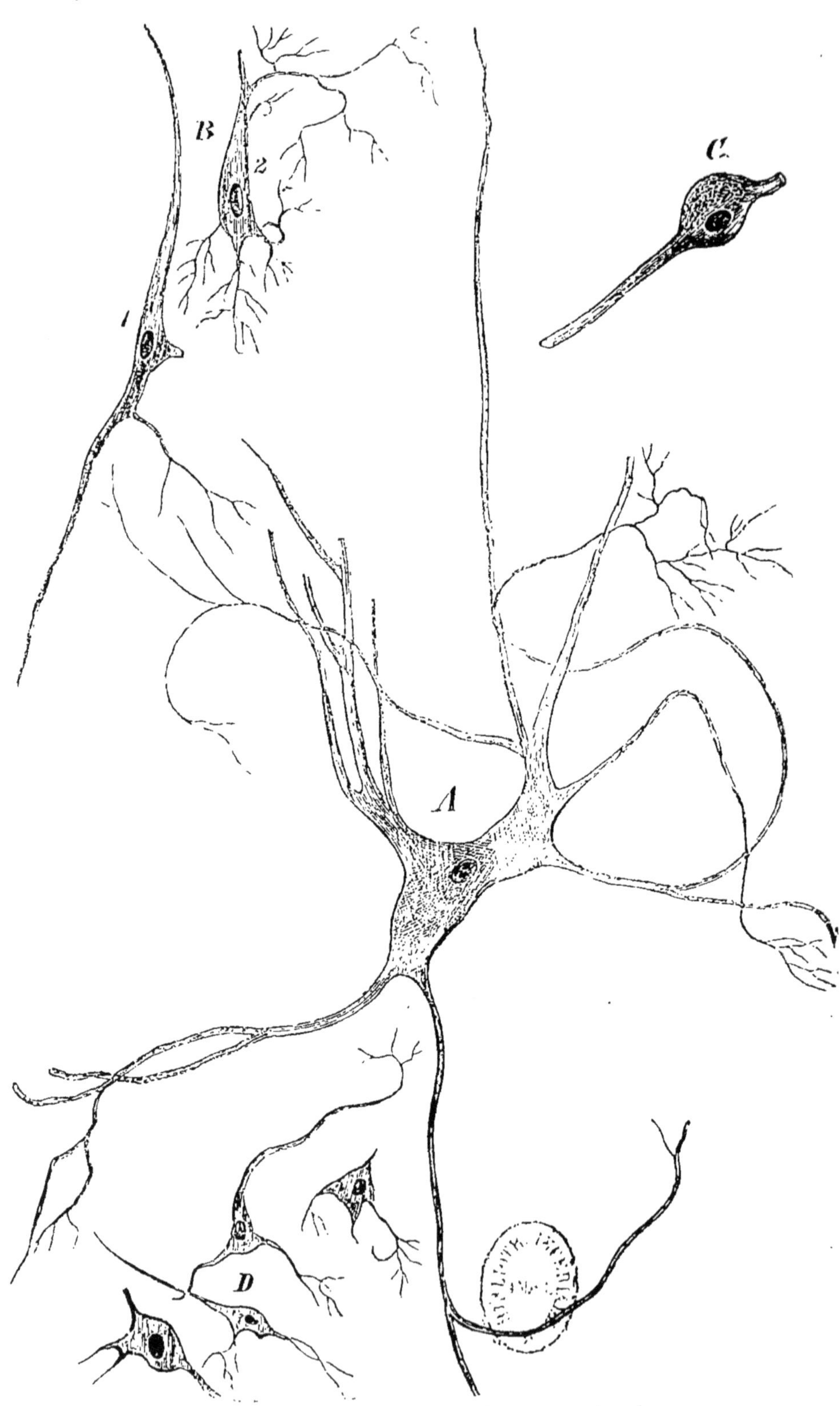

Fig. 84. — *Voyez note 1, à la page suivante.*

la sérosité ou des cicatrices ; abcès contenant du pus crémeux et bien lié ; concrétions hématiques noires ou jaunes, selon que l'épanchement était récent ou ancien ; piqueté violacé ou taches hémorrhagiques, injection sanguine des hémisphères; caillots, effacement des replis transversaux, etc. L'un des lobes du cervelet peut se montrer affaissé sur lui-même, aplati, interrompu en plusieurs points par des déchirures à bords déchiquetés.

Examen intérieur. — Nous devrons supposer ici, comme pour le cerveau (p. 368), qu'il n'y a pas lieu dès l'abord d'étudier telle partie avant telle autre. Dans ces conditions, et pour rechercher les altérations profondes du cervelet, plusieurs coupes seront praticables.

On peut commencer par une section antéro-postérieure, médiane et verticale, qui, si le bulbe n'a pas été isolé, partira du milieu du corps restiforme (fig. 94, 5) pour séparer les deux tiers externes du cervelet de son tiers interne. Elle montrera les pyramides postérieures, et, dans le lobe moyen, l'arbre de vie (fig. 81, 5), — formé par les prolongements intrinsèques de la substance blanche (ou intérieure) dans l'écorce grise, — les dimensions, la cohésion, la couleur de cette pulpe blanche (constituée par l'épanouissement des pédoncules), comme de la couche corticale : atrophie ou hypertrophie des irradiations lamelleuses de la substance grise, etc.

Une seconde coupe, attaquant la pulpe périphérique du cervelet vers la protubérance, parallèlement au pédoncule moyen (fig. 94, 7), permettrait de voir la profondeur des sillons, et surtout, au centre de la substance blanche de chaque hémisphère ou lobe latéral, le corps rhomboïdal de Vieussens (c. dentelé ou festonné, Vicq d'Azyr ; ganglion du cervelet, Gall et Spurzheim ; olive cérébelleuse, Cruveilhier). C'est ce noyau gris jaunâtre, ovoïde, d'où partent, comme autant de bras, ces prolongements blancs extrinsèques (ou pédoncules) que le cervelet envoie au bulbe, au

(1) Empruntée à la *Pathologie cellulaire* de Virchow (comme la fig. 93), cette figure aurait dû être placée p. 284 ou 390, et il eût fallu en rapprocher les fig. 86, 87.

Cellules ganglionnaires du cerveau (*D*) et de la moelle (*A*, *B*, *C*) à l'état normal, d'après les préparations de MM. Gerlach et Virchow (300 diamètres). — *A*. Cellules multipolaires (polyclones), volumineuses, à quatre rayons, provenant des cornes antérieures de la moelle (cellules de mouvement). — *B*. Cellules plus petites, avec trois prolongements plus volumineux, prises aux cornes postérieures (cellules de sentiment). — *C*. Cellules arrondies, à deux rayons (bipolaires ou diclones), enlevées au voisinage de la commissure postérieure de la moelle (cellules sympathiques). — (Complétez par la légende des figures 86, 87, 89, 91, 92.)

cerveau, à la protubérance ; il est circonscrit par ces pédoncules avant leur épanouissement (fig. 94, 6 et 7 ; fig. 88, 2 et 5).

Une troisième coupe, menée horizontalement au niveau de la valvule de Vieussens (fig. 88, 9), aboutirait à la voûte (paroi supérieure ou postérieure) du quatrième ventricule que cette valvule concourt à former. La section de la voûte montre la cavité cérébelleuse (fig. 85, 4), avec la luette de Malacarne (fig. 85, 1) ou mamelon terminal du *vermis inferior*, libre dans cet espace losangique, et des deux côtés duquel part un pilier dit valvule de Tarin (fig. 85, 2), repli étendu du *vermis inferior* aux amygdales. — Pour pratiquer cette coupe, si nous supposons les ventricules cérébraux ouverts, il faut prendre avec des pinces la toile choroïdienne, là où elle recouvre la glande pinéale et les tubercules quadrijumeaux, dans la fente de Bichat (p. 363, légende) ; puis, tirant cette toile en arrière, inciser sur la ligne médiane, antéro-postérieurement, la partie supérieure du cervelet. Vous apercevez alors la valvule de Vieussens comme une lamelle triangulaire, grise, située entre deux prolongements blancs (pédoncules supérieurs) qu'elle unit, sur lesquels elle s'insère, et donnant naissance, par son sommet, à un petit nerf (*nerf pathétique*, 4e paire) (1). Il reste à couper la valvule et les pédoncules cérébelleux supérieurs, ou à les rejeter en arrière.

D'ailleurs, il y a bien des moyens d'arriver au quatrième ventricule, par cela même qu'il est intermédiaire entre le cervelet, le bulbe et la protubérance. La coupe du *vermis superior*, en divisant verticalement le lobe médian, met à découvert la paroi anté-

(1) En enlevant peu à peu, par une coupe horizontale, la partie antérieure du *vermis superior*, on pourrait arriver directement à cette lame dont la face antérieure, convexe, constitue la face postérieure de l'aqueduc de Sylvius (fig. 81, 8). — Quant au ventricule cérébelleux, rappelons qu'il a pour paroi antérieure (ou inférieure) la face postérieure du bulbe et de la protubérance : c'est sur cette paroi qu'est le sillon nommé *calamus* (p. 414). Sa paroi postérieure (ou supérieure) présente : en haut, les *processus cerebelli ad testes* (pédoncules supérieurs) et la valvule de Vieussens ; en bas, le cervelet, qui offre à ce niveau trois éminences, deux latérales (les tonsilles, fig. 85, 7) et une moyenne (la luette, d'où partent les valvules de Tarin). A son angle supérieur (ou antérieur), cette cavité communique avec le ventricule moyen par l'aqueduc de Sylvius (fig. 81, 8) creusé sous la valvule de Vieussens. Les angles latéraux se prolongent jusqu'au corps rhomboïdal et correspondent à la réunion des trois pédoncules. L'angle inférieur montre le trou de Magendie (p. 408) faisant communiquer le liquide céphalo-rachidien avec les cavités des ventricules.

rieure. Par la section de la protubérance (si cette dernière a déjà été examinée, p. 423), la paroi postérieure est mise à jour. En écartant le bulbe et le cervelet (fig. 85), c'est-à-dire en procédant par le trou de Magendie ou angle postérieur du ventricule, on trouve directement le plancher ou extrémité inférieure. Quand

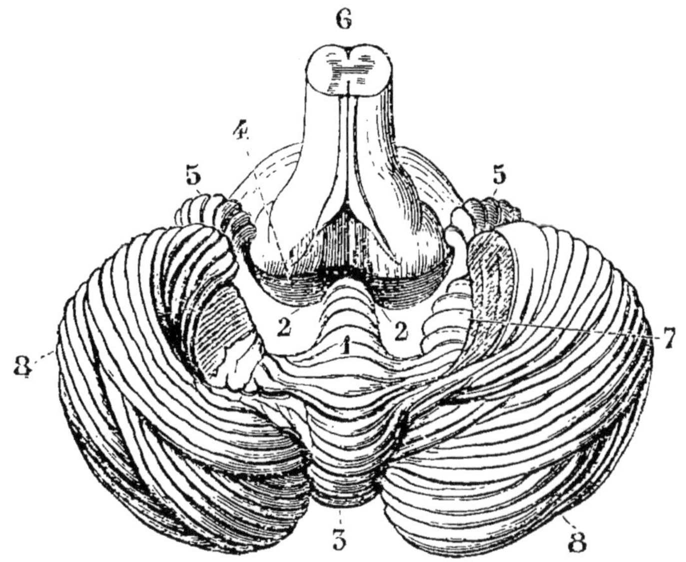

Fig. 85.

Cervelet vu par sa face inférieure. On a fendu le pont arachnoïdien du confluent postérieur ; le bulbe a été écarté pour montrer la cavité du quatrième ventricule. — 1. Extrémité antérieure du *vermis inferior* ou *luette*, libre dans le quatrième ventricule : de chaque côté du vermis on voit partir un prolongement ; l'ensemble du vermis et de ces prolongements constitue une saillie cruciale nommée *pyramide de Malacarne*. — 2. Valvules de Tarin, repli se dirigeant de la luette vers le lobule du nerf vague : il a fallu couper les tonsilles pour les apercevoir. — 3. Réunion du vermis supérieur et de l'inférieur. — 4. Cavité du quatrième ventricule. — 5. Lobule du pneumogastrique (ou du nerf vague). — 6. Coupe de la moelle au collet du bulbe. — 7. Coupe des tonsilles ou amygdales, lobule saillant de chaque côté du bulbe.

les investigations doivent spécialement porter sur le ventricule (diabète), il est simplement d'usage, le cerveau encore intact et retourné sur sa face convexe, de commencer tout d'abord par couper le cervelet avec soin, peu à peu, d'avant en arrière, jusqu'à la rencontre de l'espace cherché.

Enfin quelques praticiens arrivent par l'aqueduc de Sylvius (fig. 81, 8) à l'angle antérieur du ventricule (1). A cet effet, on in-

(1) Cet aqueduc peut être fermé, d'où défaut de communication entre le troisième ventricule, atteint, par exemple, d'hydropisie, et le quatrième (p. 377).

suffle la cavité au préalable. Le tube insufflateur (p. 55) sera placé dans l'orifice antérieur (anus) de l'aqueduc, l'air agitera la valvule. Une sonde cannelée menée jusqu'au ventricule cérébelleux permettra facilement alors d'inciser la paroi supérieure de celui-ci pour en étudier le contenu. En prolongeant cette incision un peu en arrière dans la substance du cervelet, on verrait la valvule de Tarin (ou repli de la luette, situé au-dessus et en arrière du quatrième ventricule).

— Le quatrième ventricule sera examiné surtout chez les diabétiques (1) : il est fréquent, dans ce cas, de le trouver dilaté, épaissi ; ses plexus choroïdes se montrent volumineux, consistants ; ses parois grises, ramollies ; son plancher est injecté, brunâtre, etc. On a rencontré également sur les glycosurrhéiques la congestion des veines contenues dans l'épaisseur des pédoncules cérébelleux, ou des parties sous-jacentes du bulbe. Le *calamus scriptorius* (2) est d'autres fois presque effacé. Concurremment enfin le foie

(1) Voyez *Exemples d'autopsie cadavérique*. Voyez aussi : *Observation de diabète symptomatique d'une tumeur du quatrième ventricule*, Recklinghausen (*Archiv für patholog. Anat.*, t. XXX), etc. — Il est bien acquis à la science que l'exagération morbide de la fonction glycogénique du foie peut avoir pour point de départ organique local des troubles du cervelet, ou plutôt de la portion du bulbe sus-jacent à la racine du pneumogastrique (trisplanchnique, vague). Là se trouve le centre du système grand sympathique du foie, et en irritant ce point par des courants induits (intermittents), comme en sectionnant les filets du même nerf à leur entrée dans la glande hépatique, M. Claude Bernard a pu produire la glycosurie (voyez p. 128, et plus loin, *Bulbe, Grand sympathique*).

Toutefois, depuis la belle découverte de notre grand physiologiste, — confirmée notamment par les expériences de M. Poincarré et par celles de M. Saikowsky (*Centralblats*, 1865) opérant par la curarine ou la piqûre du quatrième ventricule sur des lapins empoisonnés à l'acide arsénieux, et dont le foie ne contient plus dès lors de substance glycogène, — certains cas observés de lésions traumatiques de l'encéphale, avec troubles dans la sécrétion rénale (polyurie, polydypsie, glycosurie), paraissent établir la coexistence possible du diabète avec les altérations les plus diverses du cerveau et même de la moelle (*Gaz. hebdom.*, 1859, M. Fritz; MM. Fischer, Larrey, etc.). Pour M. Mialhe (*Acad. de méd.*, 1er mai 1866), le diabète ne serait pas une affection nerveuse limitée au pneumogastrique, mais une névrose chronique de tous les nerfs présidant aux sécrétions.

(2) La face postérieure du bulbe (paroi antérieure ou inférieure du ventricule) semble s'ouvrir sur la ligne médiane pour mettre à nu la substance grise sous forme d'un V. Les deux moitiés de cette divi-

présente souvent des traces de congestion qu'il sera bon d'étudier attentivement (1). (Voyez page 419, note 1.)

On a cité des granulations tuberculeuses du quatrième ventricule, des fibroïdes dans ses plexus, etc. De l'extrémité latérale de la cavité cérébelleuse part la racine postérieure du nerf auditif, et ce point devra, par suite, appeler parfois l'attention. Enfin, on pourra se rappeler fructueusement que le noyau d'origine *réelle* du nerf facial fait saillie sous la membrane ventriculaire, entre le *locus cæruleus* et le sillon médian (Stilling, Van der Kolk, Kölliker, Vulpian) (2).

— Il faudrait utiliser ce qu'il reste du cervelet pour le couper par tranches verticales et horizontales.

Nous ne nous étendrons pas ici sur les altérations du cervelet, altérations qui lui sont communes avec celles du cerveau décrites plus haut en détail. La suppuration est assez fréquente ici, surtout dans la substance grise (p. 385, note de M. Gintrac), et parfois à la suite de lésions du rocher (voyez fin de ce chapitre). Les hémorrhagies, comme celles de la protubérance, siégent du *côté paralysé même* (p. 305) ; le ramollissement est plus rare que dans le cerveau.

Examen microscopique (3). — Comme pour le cerveau, le micros-

sion constituent le sillon dit *calamus scriptorius* d'Hérophile, dont les barbes sont des stries blanches constituant la racine postérieure du nerf auditif, et dont le bec aboutit à la fossette du quatrième ventricule, ou *ventricule d'Arantius* (fig. 81, 7), origine du canal central de la moelle, canal du diamètre d'une aiguille à tricoter (fig. 89, C). En arrière de cet enfoncement, est un petit triangle de substance grise, servant de point de repère pour le nœud vital (p. 315).

(1) A la page 129, une erreur d'impression nous fait nier ces lésions, mises cependant en évidence par M. Cl. Bernard, et dire que « le diabète est certainement une diathèse », — opinion de l'école humoriste, qu'un passage omis cherchait au contraire à combattre (voyez *Addenda*). D'ailleurs plus d'un auteur déclare le foie des diabétiques sain, au moins en apparence (Cruveilhier, *Anat. path. gén.*, t. IV, p. 138).

(2) Une incision superficielle suivant le sillon longitudinal du quatrième ventricule abolit le synchronisme du clignement bilatéral, par suite de la section des fibres commissurales entre les deux faciaux (p. 311, note 5, et 313, note 3).

(3) La substance blanche du cervelet est formée de tubes nerveux parallèles, à contours foncés, plus minces que les tubes des nerfs. La pulpe grise du corps rhomboïdal renferme de grosses cellules ovoïdes et triangulaires, à noyau nucléolé, multipolaires, pigmentées (p. 356,

cope pourra compléter souvent avec intérêt les lésions observées à l'œil nu. On rencontrera, par exemple : atrophie, disparition, dissociation, dégénérescence des éléments nerveux normaux

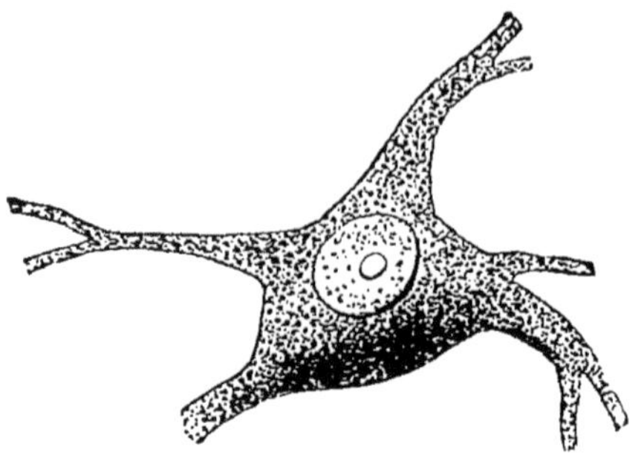

Fig. 86.

Cellule nerveuse multipolaire (0mm,05) avec son noyau transparent (à nucléole brillant), au sein d'une matière amorphe semi-fluide, et ses prolongements ou pôles ou *cylinder axis*, se subdivisant parfois. — Les cellules du névraxe (*encéphale et moelle épinière*), quelle que soit leur forme, n'ont pas (Robin, *Journal d'anatomie*, novembre 1866) d'enveloppe, contrairement à ce que disent plusieurs auteurs (Leydig et M. Luys entre autres); seules les cellules des ganglions périphériques en offrent une, qui est le prolongement de la paroi des tubes périphériques y attenant. Les cellules constituent la substance grise avec la matière amorphe, des capillaires et des myélocytes (p. 388); ces derniers parfois assimilés à tort aux corps fibro-plastiques du tissu lamineux (conjonctif).

(tubes et cellules); présence de fibrilles de tissu conjonctif (sclérose ou hypertrophie du tissu conjonctif : dans certains cas d'alcoolisme, par exemple) ou de corpuscules amyloïdes (p. 392, note), etc.

note 3, fig. 84, 86, 87), jaunâtres, « semblables d'aspect à celles des olives, et jouant vis-à-vis des fibres cérébelleuses un rôle analogue à celui des couches optiques vis-à-vis des fibres blanches cérébrales » (Luys). Enfin, la substance grise corticale est composée de deux zones (M. Luys en distingue trois) : la profonde ou *rouillée*, faite de fibres venues de la pulpe blanche et aussi de petits noyaux ; la *grise* ou superficielle, contenant des fibres nerveuses, des noyaux libres et des cellules (de divers diamètres, en forme de bouteilles, de poires, donnant des prolongements vers la périphérie du cervelet et vers la substance blanche; leur arrangement est analogue à celui des éléments de la rétine. — Voyez figure de cette dernière). Nous avons déjà parlé des myélocytes de la périphérie du cervelet (p. 388), qui, pour M. Luys, se continueraient avec les cylindres-axes des cellules multipolaires: fait encore discutable.

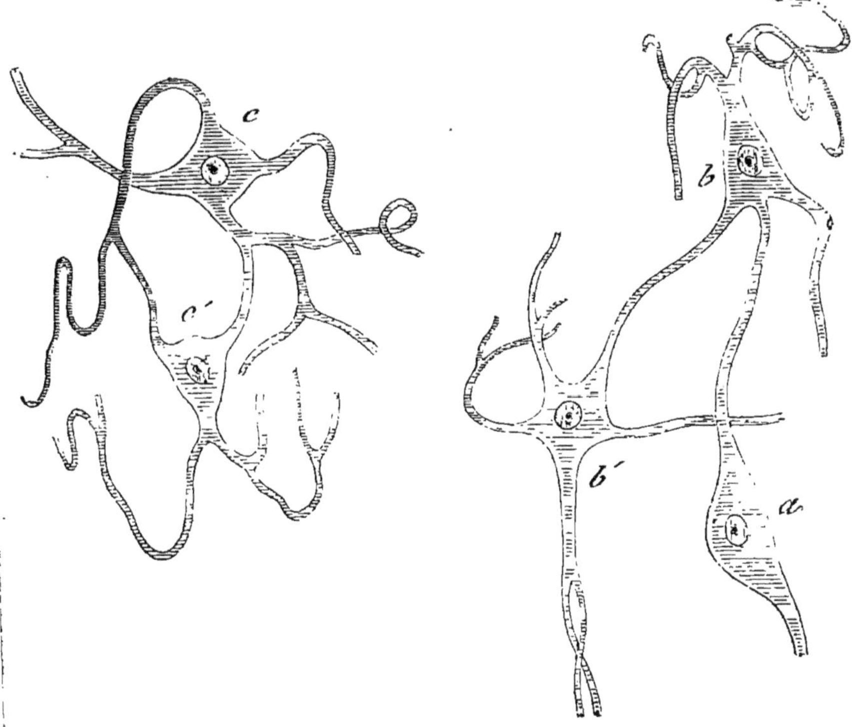

FIG. 87 (*Histologie* de Leydig).

Cellules de la moelle épinière. — Schéma montrant les communications multipliées des cellules à diverses hauteurs de l'axe rachidien, au moyen de cylindres-axes non entourés de myéline, comme le sont ceux des tubes à moelle constituant les racines nerveuses. Ces plexus ont été découverts par Gratiolet, 1852, et confirmés par Stelling, Van der Kolk, Lockhart, Clark.

TABLEAU XLIX. — PRINCIPALES AFFECTIONS DU CERVELET ET MALADIES OU SYMPTOMES RÉCLAMANT PLUS SPÉCIALEMENT L'EXAMEN DE CET ORGANE.

Hémorrhagie, ramollissement, abcès, induration (sclérose), masses dites tuberculeuses des méninges ou de la pulpe, gangrène (coloration ardoisée, p. 358), gommes syphilitiques (1), tumeurs fibro-plastiques (2), cancer, cysticerques, hernie à travers l'écartement des os (3)

(1) Voyez notamment Scarenzio, tumeur gommeuse du lobe gauche du cervelet (*Annali univ. di medicina*, 1864).

(2) Voyez Vigla, *Gazette des hôpitaux*, 21 juin 1866.

(3) Les hernies du cervelet ne sont pas rarissimes. On les prend souvent pour des hydrocéphales (p. 321, note 4). Voyez notamment au musée Dupuytren (n° 6) une tumeur que Lallemand coupa par suite de cette erreur de diagnostic.

ou le trou occipital, atrophie et absence d'un des lobes (atélie cérébelleuse) (1). Commotion cérébelleuse (2), épilepsie symptomatique (3), méningite cérébro-spinale épidémique, tétanos, glycosurie, diabète

(1) Sur l'atrophie congénitale et sur l'absence du cervelet, voyez Combette, Cruveilhier (*Anat. path. gén*, t. III, p. 175, sq.), et dans Gintrac (*loc. cit.*, à notre p. 401), Hyde, Salters, Albert, Greene, Puelluri, Crisp. Voyez aussi Turner, *Thèses de Paris*, 1856 : *De l'atrophie partielle ou unilatérale du cervelet*. L'*atrophie descendante*, par dégénération granulo-graisseuse des tubes nerveux, à la suite du ramollissement cérébral, porte sur les irradiations pédonculaires et se fait dans le sens centrifuge : pédoncules cérébraux, protubérance, cervelet, bulbe, moelle. Cruveilhier signalait déjà, à la suite des anciens foyers de ramollissement ou d'apoplexie, une atrophie du pédoncule de l'hémisphère malade, un aplatissement de la protubérance du même côté, et une atrophie avec teinte gris jaunâtre de la pyramide antérieure correspondante. En 1852, MM. Charcot et Turner présentèrent à la Société biologique un fait d'atrophie d'une moitié du cervelet en rapport avec une atrophie, avec destruction partielle, de l'hémisphère cérébral opposé. M. Turner, dans sa thèse, a montré l'influence que chaque moitié du cerveau exerce sur la nutrition de l'hémisphère cérébelleux opposé, surtout quand la lésion est considérable et survient dans les premières années de la vie (p. 407, note 1).

(2) Ferry de la Belle, *De la commotion du cervelet au point de vue de la médecine légale*, thèse de Paris, 1864.

(3) Voyez page 341. Dans la relation de deux nécropsies faites sur des femmes atteintes d'épilepsie symptomatique, dans le service de M. Moreau (de Tours), nous trouvons les principaux détails suivants (*Gazette des hôpitaux*, 3 janvier 1863). Le cervelet ne pèse que 75 grammes. Les lames des faces supérieure et inférieure ont une couleur blanc jaunâtre ; elles sont petites et serrées, ont une consistance ligneuse. A la coupe, diminution de volume du corps rhomboïdal, et de la couche corticale, coïncidant avec une cohésion suffisante pour opposer une certaine résistance à la traction. — Au microscope, la substance blanche, très-dense, ne contient plus qu'un très-petit nombre de tubes nerveux ; elle est constituée en très-grande partie par un tissu filamenteux à fibrilles très-fines. Ces fibrilles font saillie sous forme de touffes sur les bords de la préparation, et l'on a sous les yeux un aspect analogue à celui de l'épithélium de la langue couvert de filaments du cryptogame désigné par M. Ch. Robin sous le nom de *Leptothrix buccalis*. Outre ces filaments, on trouve une assez faible quantité de matière finement granuleuse, et quelques noyaux allongés paraissant appartenir à des éléments de tissu conjonctif en voie de développement. — Les vaisseaux traversant cette substance blanche altérée sont, ainsi que les rares tubes nerveux qu'on y rencontre, à l'état normal. Enfin, on reconnaît, disséminés au milieu du tissu filamenteux d'assez nombreux corpuscules amyloïdes. — Quant

insipide (1), albuminurie, alcoolisme (2), danse de Saint-Guy, convulsions, éclampsie urémique des enfants, ataxie locomotrice (3) et défauts de coordination des mouvements (ivresse cérébelleuse, p. 307),

à la substance grise qui revêt la substance blanche, elle paraît n'être plus formée que par la couche interne, et encore cette couche a-t-elle une épaisseur moindre que dans l'état normal. On y trouve les noyaux libres qui font partie de la structure normale; ils sont très-nombreux et non altérés. Il y a aussi des noyaux allongés, mais bien moins nombreux que les précédents. — On ne distingue pas un seul tube nerveux dans la plupart des préparations, pas une seule cellule nerveuse nettement reconnaissable. Il y a dans chaque préparation une assez grande quantité de tissu fibrillaire semblable à celui de la substance blanche, moins abondant toutefois, et des corpuscules amyloïdes à peu près en même nombre.

En résumé, il existe là une sclérose (atrophie avec induration) du cervelet, fréquente dans l'épilepsie.

De son travail précité (p. 341), M. Benvenisti conclut aussi que, si les lésions cérébelleuses sont rares dans l'aliénation mentale, par contre les cas d'épilepsie sans aliénation présentent surtout des altérations du côté du cervelet (ramollissement), de la tente, des sinus latéraux, des jugulaires et du quatrième ventricule. — On a signalé la présence du sucre dans l'urine de certains épileptiques à la suite des accès convulsifs. (Voyez aussi p. 402, note 3.)

(1) On peut citer comme exemple le cas relaté dans la *Revue des hôpitaux*, 25 mai 1861. Il s'agissait d'un diabète insipide suivi de phthisie. Les parois du quatrième ventricule sont vascularisées, de gros troncs se dessinent à la surface; en y regardant de près, on voit des taches fauves, disséminées. Des taches semblables se montrent dessous les points d'insertion des branches de l'auditif. Par une section transversale, M. Luys constate que toute la substance grise est le siége d'une vascularisation insolite, donnant un aspect rosé. Le microscope montre que les taches sont dues à la dégénérescence graisseuse de toutes les cellules nerveuses des régions correspondantes.

(2) M. Lancereaux a insisté sur la fréquence des points et plaques blanchâtres (ou colorés par l'hématine) à la partie supérieure du cerveau et à la grande circonférence du cervelet, chez les buveurs de profession (*loc. cit.*, p. 404). A ce niveau jaune ou brique, il s'est produit, par suite d'altérations des vaisseaux (p. 354), de petites hémorrhagies, et la matière colorante du sang, au lieu de se changer en pigment comme dans la teinte noire de la muqueuse stomacale ou duodénale, s'est prise en beaux cristaux d'hématoïdine (fig. 76). Sur les mêmes points, les cellules de la substance grise sont infiltrées de granulations protéiques ou graisseuses (fig. 78).

(3) Page 426, note 3. Les symptômes de l'ataxie locomotrice coïncident parfois avec l'atrophie de la substance médullaire du cervelet et des fibres transversales de la protubérance (fibres commissurales

démence sénile (p. 403, note 6), maladies mentales (p. 289, note), paralysie pellagreuse (1), vertige dyspeptique (2), rage.

C. Isthme de l'encéphale.

Sous ce terme, avec Ridley et M. Cruveilhier, nous admettons la partie rétrécie et cuboïde de la masse encéphalique intermédiaire au cerveau, au cervelet, à la moelle, comprenant la protubérance annulaire ou mésocéphale (fig. 79, 8 ; fig. 80, 22), les pédoncules cérébelleux moyens (fig. 88, 5, et 94, 7), dont nous parlerons à propos de la protubérance (p. 423), les pédoncules cérébraux (fig. 94, 8 ; 81, 3), les tubercules quadrijumeaux (fig. 81. 9) (3). On devra examiner les deux premières de ces parties avant de passer au cervelet, ou concurremment; les pédoncules

entre les deux moitiés du cervelet). Voyez Meynert (*Medizinische Jahrbücher*, 1864, 4e livre). — Sur l'ataxie locomotrice, voyez surtout notre chapitre VIII, et quelques lignes au paragraphe du *Bulbe*, des *Nerfs crâniens*.

(1) Dans cette affection, décrite notamment en France par Landouzy, on observe de la faiblesse dans la déambulation, de la chancelance, de la titubation, un défaut d'équilibration avec conservation de l'énergie musculaire, un peu comme dans l'ataxie locomotrice. — On sait au reste que les lésions essentielles de la pellagre sont loin d'être connues : pyo-méningite chronique, etc. (p. 403, note 5).

(2) Inutile de rappeler la tendance de ce vertige à entraîner le sujet vers un côté, en sorte que, si l'étourdissement survient pendant la marche, le malade est obligé de se roidir pour empêcher ce côté de fléchir.

(3) Avec la plupart des auteurs, nous appliquerons le terme *moelle allongée* comme synonyme de *bulbe rachidien*. Toutefois il faut dire que cette expression a souvent reçu une plus grande extension. Elle comprendrait le *plan inférieur* de l'isthme de l'encéphale, dans lequel on fait rentrer le bulbe, la protubérance, les pédoncules cérébelleux moyens, les pédoncules cérébraux : « On a comparé cette moelle allongée à un animal sans tête, dont la protubérance représenterait le corps, le bulbe la queue, les pédoncules moyens les cuisses, les pédoncules cérébraux les bras. » (Fort, *Anat. descript.*, p. 490.) Le *plan supérieur* de l'isthme, situé entre le ventricule moyen et le cervelet, serait formé par les tubercules quadrijumeaux, la valvule de Vieussens, les pédoncules cérébelleux supérieurs, enfin le ruban blanc de Reil (fig. 88, 3), petit triangle donnant naissance au nerf pathétique (fig. 80, 4) et situé entre le sillon latéral de l'isthme (qui sépare les deux plans de l'isthme) et les tubercules quadrijumeaux postérieurs.

cérébraux sont étudiés généralement en même temps que le cerveau, ainsi que les éminences *testes* et *nates*.

Les *pédoncules cérébraux* — deux cordons blancs, très-épais, continuant les pyramides antérieures du bulbe, et qui, nés en apparence de la face supérieure (ou antérieure) de la protubérance, vont s'enfoncer dans les couches optiques du cerveau après 12 millimètres de trajet, — seront préparés comme les tubercules quadrijumeaux qui recouvrent leur face supérieure. On les étudiera avec les corps genouillés ou les bandelettes optiques (voyez *Nerfs crâniens*), qui limitent et embrassent leur face interne en dehors, et avec l'espace interpédonculaire (rempli par les tubercules mamillaires, fig. 80, 19, et le *tuber cinereum*, fig. 80, 17, et p. 361). A cet effet, il faudra enlever la pie-mère, en cherchant, s'il se peut, à ne pas entraîner avec elle le moteur oculaire commun issu de la face interne des pédoncules (1). En coupant ceux-ci, on sépare le cerveau du reste de l'encéphale.

Ces pédoncules, parfois atrophiés d'un côté (atrophie descendante, p. 418), peuvent présenter des ecchymoses, — correspondant, sur des coupes transversales ou verticales, à des foyers capillaires hémorrhagiques, — une vascularisation exagérée, des points purulents ou tuberculeux. Sur un épileptique, M. Cornil a trouvé (*Gaz. des hôpit.*, 20 sept. 1864) une atrophie du pédoncule gauche avec tumeur formée de fibrilles fines, flexueuses, à noyau ovoïde nucléolé, à fibres élastiques et vaisseaux, sans éléments nerveux, comme dans les parties sclérosées du cervelet des épileptiques (p. 418, note 3).

Les *tubercules quadrijumeaux* (fig. 81, 9), situés au-dessus des pédoncules cérébraux et de l'aqueduc de Sylvius, en arrière des couches optiques et du troisième ventricule, sont souvent examinés après ablation de la pie-mère, quand le cerveau est encore intact, en plaçant ce dernier sur sa face convexe (p. 361), et le cervelet étant renversé d'arrière en avant, s'il n'a pas encore été entamé. Ces quatre éminences (les antérieures, ou *nates*, plus

(1) On pourrait étudier les pédoncules avec le ventricule moyen, en examinant la commissure grise des couches optiques (fig. 81, 31), qui est assez souvent encore sujette à des anomalies, qui peut manquer ou être double. — Dans la coupe des pédoncules, on devra prêter attention à la tache gris foncé, dite *locus niger* (*crus cerebri, tache de Sœmmerring :* page 314, note 1 ; fin de la page 313 ; page 308, page 288, note 2). On l'a dite plus foncée dans la mélanémie des fièvres palustres, alors que les circonvolutions se montrent plus grises par amas pigmentaires (p. 356, note 3).

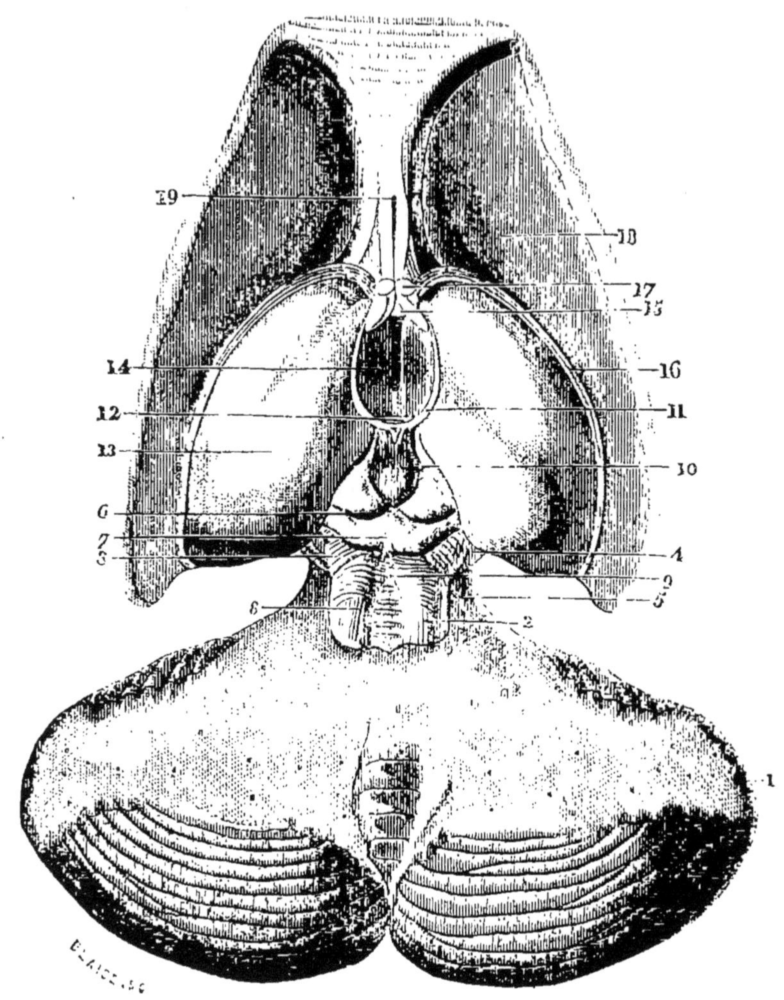

FIG. 88.

Tubercules quadrijumeaux ; pédoncules cérébelleux supérieurs ; valvules de Vieussens (d'après Vicq d'Azyr).

1. Face supérieure du cervelet présentant sur la ligne médiane (lobe cérébelleux médian) le *vermis superior*. — 2. Pédoncules cérébelleux supérieurs réunis sur leur bord interne par la valvule de Vieussens ; le bord externe de ces *processus cerebelli ad testes* se confond avec le pédoncule moyen. — 3. Faisceau triangulaire latéral de l'isthme (ou ruban de Reil) aboutissant aux éminences *testes* et se continuant en dedans avec le faisceau innominé (ou de renforcement) de la protubérance. — 4. Partie supérieure du pédoncule cérébral. — 5. Partie supérieure du pédoncule cérébelleux moyen. — 6. Partie postérieure du sillon séparant les deux tubercules quadrijumeaux antérieurs (*nates*) et dans lequel est couché le corps pinéal. — 7. Frein de la valvule de Vieussens, à l'extrémité antérieure de cette valvule, au niveau du sillon qui sépare les deux tubercules quadrijumeaux postérieurs ou éminences *testes*. — 8. Partie postérieure de la valvule recouverte de lamelles de substance grise appartenant à la partie supérieure du *vermis superior*. — 9. Valvule de Vieussens. — 10. Corps pinéal (glande pinéale). — 11. Ses freins (fig. 81, 11). —

grosses normalement et plus oblongues que les postérieures, ou *testes*) se montrent quelquefois le siége d'inflammation (chorée, etc.), d'un piqueté jaune d'ocre produit par l'hæmatoïdine, de petites tumeurs hémorrhagiques, les érodant et susceptibles d'intéresser simultanément les couches optiques, ou la glande pinéale (p. 376), qu'on sait reposer dans la dépression séparant les *nates* des *testes*. L'induration (chorée) et la suppuration sont ici assez rares. L'atrophie d'un des tubercules a été observée dans certaines amauroses (voyez *Nerfs crâniens*). M. Gintrac (voyez p. 401) a réuni, sous le nom d'*atélie mésocéphalique*, des anomalies congénitales de forme ou de volume de la protubérance annulaire et des renflements quadrijumeaux, accompagnées, pendant la vie, par des phénomènes spasmodiques, quelques lésions sensoriales et la paralysie du côté opposé à la lésion (p. 312).

La *protubérance annulaire* sera étudiée d'abord extérieurement, le cerveau placé comme pour l'inspection des pédoncules cérébraux, et après l'ablation de la pie-mère, qui peut être à ce niveau injectée, opaque, infiltrée d'épanchements ou de productions diverses comprimant le mésocéphale, le rendant moins saillant d'un côté que de l'autre. La face postérieure (dite parfois supérieure), constituant la paroi antérieure du quatrième ventricule, doit être examinée avec celui-ci et avec les pédoncules cérébraux qui la relient en avant aux couches optiques Les faces latérales, fictives, origines du trijumeau (p. 317, note 1), se confondent avec les *pédoncules moyens du cervelet* (fig. 88, 51, et 94, 7), — ceux-ci parfois plus aplatis d'un côté, ramollis au point qu'il est difficile d'enlever les méninges, etc. (1). — A la base (face inférieure ou mieux antérieure), l'attention se portera notamment sur les deux ou trois plans de faisceaux blancs transversaux superficiels (*pont de Varole* proprement dit). L'importance des connexions et des lésions (p. 313 et *Addenda*) du mé-

(1) Pour voir les pédoncules moyens, on pourrait également partir de la face inférieure (ou antérieure) de la protubérance, et couper un peu le cervelet latéralement à ce mésocéphale.

12. Commissure postérieure. — 13. Couche optique. — 14. Traces de la commissure grise du ventricule moyen (fig. 81, 13). — 15. Commissure blanche antérieure (fig. 81, 14). — 16. Lame cornée (épaississement de la séreuse du ventricule latéral) située dans le sillon intermédiaire au corps strié et aux couches optiques. — 17. Piliers antérieurs du trigone formant l'écorce blanche des tubercules mamillaires, et s'écartant ensuite des deux côtés de la commissure blanche. — 18. Corps strié représenté en noir et situé en dehors de la couche optique (on a omis de mettre le nº 18) : entre ces deux renflements se voit le sillon intermédiaire, contenant, de haut en bas, les plexus choroïdes, la lame cornée, la veine du corps strié, le *tænia semi-circularis*. — 19. *Septum lucidum*.

socéphale explique le soin qu'il faudra concéder à son étude : des apoplexies très-limitées, qui auraient un retentissement médiocre dans le cerveau, sont susceptibles d'offrir ici les plus graves conséquences.

Pour l'examen intérieur, on pratiquera des coupes verticales antéro-postérieures et transversales. Elles peuvent montrer dans la protubérance, isolément ou en communication avec les organes voisins, des foyers hémorrhagiques, des *lucunes* analogues à celles des corps striés (p. 378), du ramollissement (assez rare),

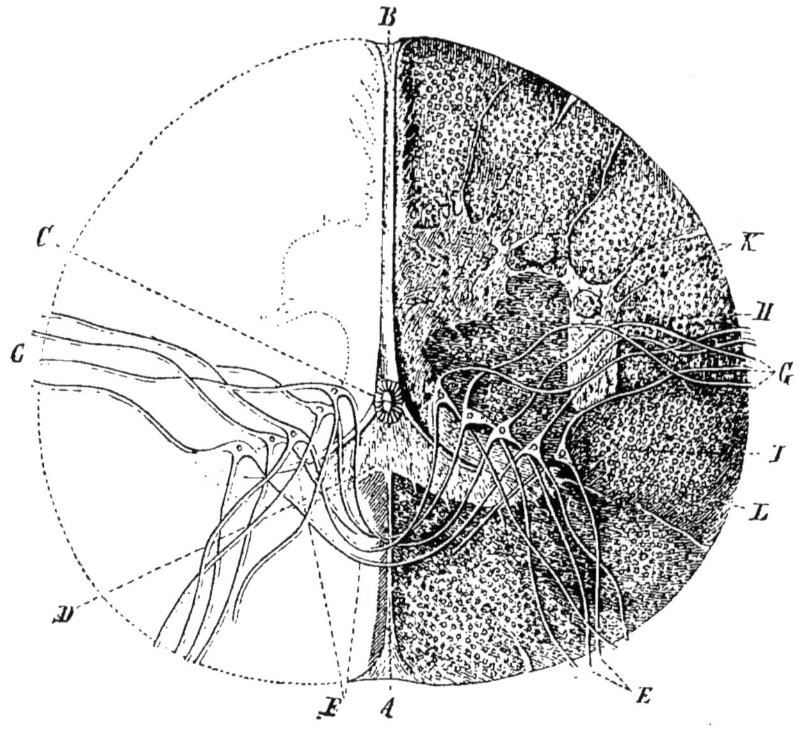

FIG. 89.

Coupe transversale de la moelle (schéma d'après Owsjannikow). — A. Sillon antérieur. — B. Le postérieur. — C. Canal central revêtu de l'épendyme (p. 391) avec épithélium à cellules rondes. — D. Tissu conjonctif entourant ce canal, puis envoyant des prolongements dans les sillons A et B. — E. Fibres de la racine antérieure, pénétrant dans la moelle comme la postérieure, qu'on devrait voir aboutir à des cellules de mouvement, généralement multi- ou quadripolaires, volumineuses. Bidder et Volkmann les croient à tort plus grosses que les fibres sensitives. — F. Fibres commissurales. — G. Fibres de la racine postérieure se rendant à des cellules de sensibilité, généralement tripolaires, petites, fusiformes. — H. Tissu intermédiaire, amorphe et à noyau, dit à tort conjonctif (voyez *Ataxie*) à propos du bulbe). — I. Fibres nerveuses de la substance blanche coupées transversalement. — K. Capillaires coupés de même. — L. Cellules ganglionnaires de la substance grise.

des abcès avec perte de substance plus ou moins étendue. Chez les enfants, les productions dites tubercules ramollis ou crétacés y sont assez communes, et elles empiètent fréquemment sur le bulbe : le plus souvent on a une tumeur grise, bosselée, dure et résistante dans quelques points, fluctuante sur d'autres, parfois à

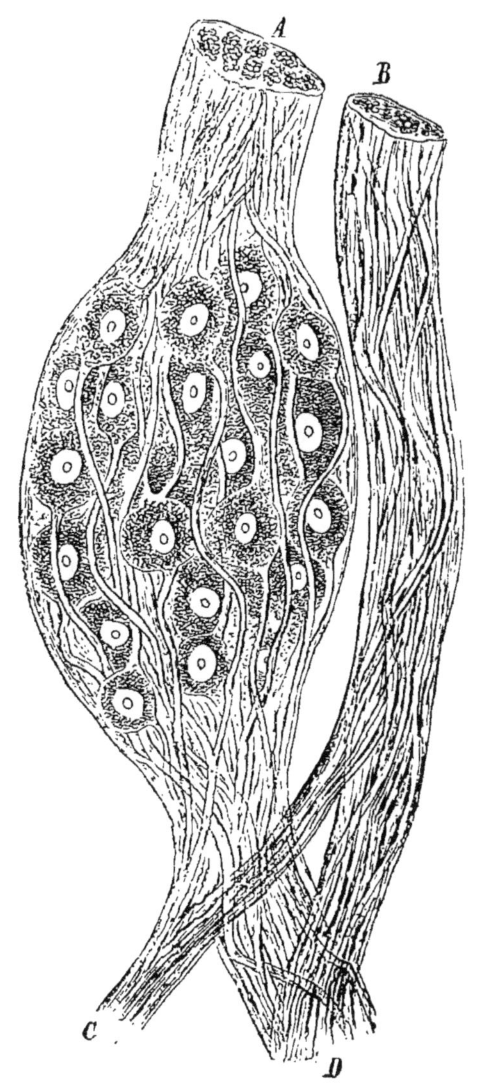

FIG. 90.

Un ganglion spinal vu à un fort grossissement. — A. Racine sensitive, et sur elle un ganglion avec les globules ganglionnaires bipolaires. — B. Racine motrice. — C. Rameau postérieur du nerf de la moelle. — D. Rameau antérieur. (D'après Leydig.)

l'état de granulations jaunes. Au microscope, on trouve des cellules arrondies ou ovoïdes, à contours obscurs, sans noyaux (*myélocytes* de M. Robin ; p. 388, note 2).

On a signalé des tumeurs de tissu conjonctif (hyperplasie conjonctive) au niveau de la protubérance et du bulbe (1), des anévrysmes capillaires (2).

Enfin, le mésocéphale, comme le bulbe, devra être examiné chez les sujets morts d'ataxie locomotrice (3), de paralysie glosso-labio-pharyngée (paral. de la langue, du voile du palais, de l'orbiculaire des lèvres, p. 293 ; et plus loin, *Bulbe* et *Nerfs*) (4),

(1) Piedvache, *Bullet. de la Soc. anat.*, 1864. Voyez aussi la monographie des tumeurs de la protubérance par M. Ladame (de Neufchâtel), le mémoire de M. Seux (*Union méd. de la Provence*, 1866).

(2) Sur ces anévrysmes capillaires, voyez le travail de Heschl (*Wiener medizinische Wochenschrift*, 1865, n°s 71, 72). Il s'agit d'anévrysmes vrais, ampullaires le plus souvent, d'autres fois fusiformes ou cylindroïdes, mais toujours très-différents des anévrysmes disséquants des petites artères cérébrales. Décrits par Virchow (*Archiv für pathol. Anatomie*, t. III, p. 440) sous le nom de *nævi vasculosi*, rapprochés plus tard par lui (*ibid.*, t. XXX) des téléangiectasies cutanées, ces anévrysmes ont surtout attiré l'attention depuis les travaux de Schrœder van der Kolk, qui leur a fait jouer un rôle considérable dans l'histoire de l'épilepsie. M. Heschl, se basant sur l'analyse de seize faits, dont il donne les principaux détails, soutient que ces deux opinions sont également erronées, et qu'il s'agit simplement d'une altération sénile des capillaires, ne donnant lieu à aucun trouble fonctionnel connu, contrairement à ce que nous avons dit page 355.

(3) Dans l'observation d'ataxie locomotrice de MM. Charcot et Vulpian (*Société de biologie*, 1862), il existait dans la protubérance des taches grises, irrégulières, au bord desquelles les faisceaux transversaux du pont de Varole étaient interrompus. Ces taches, qui se voyaient aussi sur les pédoncules cérébelleux moyens et le bulbe, semblaient, à l'œil nu, indiquer de la sclérose, mais étaient constituées par une matière amorphe, finement granuleuse, parsemée d'un grand nombre de cellules tri- ou quadripolaires (fig. 84, 86), contenant des granules et un noyau assez gros, nucléolé. Il s'agissait donc de la substance grise normale de la protubérance, mise à nu par une disparition des fibres blanches à ce niveau. Les altérations de la protubérance et du bulbe, dans l'ataxie, paraissent d'ailleurs des lésions de continuité. (Voy. p. 419, chap. VIII, et p. 434, 446, 448.)

(4) « Lorsque le premier malade dont je vous ai entretenus a succombé à cette paralysie, nous avons examiné avec soin le cerveau, regardé la moelle, les cordons, les racines avec la plus minutieuse attention, et nous n'avons rien pu trouver. Il en sera probablement de cette maladie comme de l'ataxie locomotrice. Il doit y avoir, il y a certainement quelque chose. Il faut que la loupe vienne aider les

de *paralysis agitans* (voy. *Bulbe*), de sclérose en plaques de la moelle épinière (1). (Voyez, pour cette dernière, le paragraphe du *Bulbe*, p. 437, et le chap. VIII).

yeux, et si la loupe ne suffit pas, il faut en appeler au microscope. — Il est impossible qu'un trouble fonctionnel grave et permanent ne réponde pas à des troubles graves dans la texture. Dans quel endroit saisirons-nous enfin cette trace matérielle si obscure? Nous croyons que ce sera là où prennent naissance les nerfs qui animent les parties altérées dans leurs fonctions; ce sera au pont de Varole que se fera la découverte. Une première fois nous n'avons rien vu; une seconde, il nous sera permis d'entrevoir; une troisième, nous verrons clairement, sûrement, indubitablement. Nous saisirons la première occasion qui se présentera pour examiner avec le plus grand soin tous les cordons nerveux émanant du bulbe, ainsi que les plus petites portions des pyramides antérieures; nous comparerons la matière nerveuse de ces parties à celle prise sur un sujet sain, et il faudra bien peut-être qu'enfin nous reconnaissions l'altération qui devra constituer un caractère de plus pour l'espèce pathologique que nous étudions. » (Trousseau, *Clinique*.)

(1) Nous résumerons une des observations fort intéressantes publiées sur cette affection par M. Vulpian (*Union méd.*, 14 juin 1866). Il s'agit d'une femme de quarante-trois ans (hémiplégie *à droite*, contracture dans les membres *droits*). Cerveau normal, ainsi que la substance grise même de la moelle. Sur la face antérieure de la protubérance, à 5 centimètres *à gauche* du sillon médian, tache superficielle gris cendré, arrondie (5 millim. de diam.), un peu plus foncée que la substance cérébrale périphérique. Même tache s'enfonçant dans le sillon qui sépare le bulbe de la protubérance (1 cent. de hauteur sur 2 de largeur). Sur le pédoncule cérébelleux moyen, tache molle, grise, mi-transparente, en saillie. — Au bulbe, entre l'olive *gauche* et le sillon antérieur, cette teinte grise se continue. La pyramide *gauche* est plus étroite que l'autre. Le moteur externe émerge de ces parties sclérosées (ce qui explique le strabisme interne et la diplopie observés). — A la moelle, l'altération de la pyramide *gauche* se termine à l'entrecroisement. *A droite*, une bande grise descend le long du faisceau antéro-latéral jusqu'au renflement brachial, et envahit le cordon postérieur. — Dans la pyramide gauche et dans la partie sclérosée (sur la caractéristique de la sclérose, voyez *Bulbe*) de la moelle, le tissu morbide est gris, mollasse, gélatineux. Il n'a qu'un millimètre d'épaisseur, sauf à la pyramide gauche, profondément transformée. Fibres nerveuses disparues; substance amorphe, finement granuleuse, avec noyaux allongés; quelques éléments fusiformes et amyloïdes. — Quant aux taches de la protubérance et du pédoncule, elles seraient dues à une atrophie des faisceaux blancs transversaux et superficiels de ces parties, avec mise à nu de la substance grise sous-jacente, comme dans l'observation d'ataxie précitée (page 426, note 3 et p. 436, note 1).

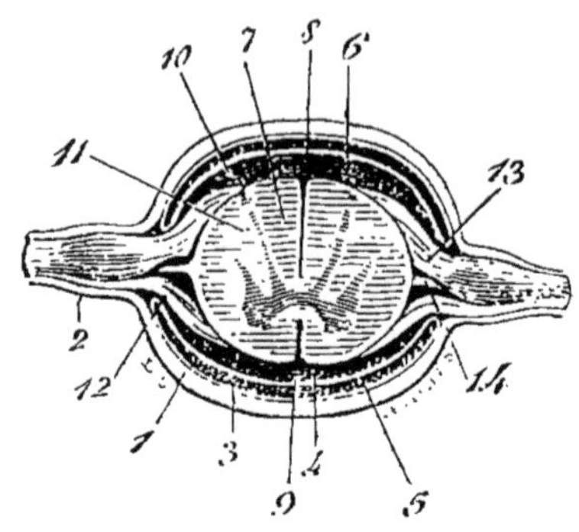

FIG. 91.

Coupe transversale de la moelle et de ses enveloppes à l'état normal. (D'après L. Hirschfeld et Léveillé.)

1. Dure-mère. — **2.** Son prolongement sur les nerfs spinaux. — **3, 4, 5.** Arachnoïde. — **3.** Son feuillet pariétal. — **4.** Son feuillet viscéral. — **5.** Cavité intra-arachnoïdienne. — **6.** Tissu cellulaire sous-arachnoïdien et pie-mère.— **7.** Cordon postérieur. — **8.** Sillon médian postérieur. — **9.** Sillon médian antérieur. — **10.** Prolongement de la substance grise qui correspond aux racines postérieures. — **11.** Cordon antéro-latéral. — **12.** Racines antérieures. — **13.** Racines postérieures. — **14.** Coupe du ligament dentelé.

Chaque moitié de la moelle est divisée en deux parties : l'une, comprenant les trois quarts antérieurs, répond aux *faisceaux* (ou *cordons*) *antéro-latéraux* ; le quart postérieur aux *faisceaux* (ou *cordons*) *postérieurs*. Les faisceaux *médians postérieurs* (ou *intermédiaires*) de la région cervicale sont deux dépendances des faisceaux postérieurs, qui, des côtés du bec du *calamus* (p. 414), se portent en bas, côtoient la ligne médiane et se perdent insensiblement vers la région dorsale. — On voit que la substance grise de la moelle (semi-transparente, gris nuancé de rose, moins consistante que la blanche, qui est d'un blanc franc uniforme) a presque la forme d'un H. La réunion des deux jambages est la *commissure grise*. Les deux branches antérieures (courtes et renflées) sont les *cornes antérieures*. La partie blanche interceptée entre les deux cornes postérieures (longues et atteignant la surface) forme les cordons postérieurs. Le reste constitue les cordons antéro-latéraux. On voit que les racines postérieures, plus volumineuses, surtout au cou, que les motrices, ont un ganglion leur servant de centre nutritif (Waller place ce centre, pour les antérieures, dans la moelle); elles ne se réunissent aux antérieures qu'au delà de ce ganglion, en dehors du repli formé par la dure-mère. (Ce ganglion est représenté grossi, fig. 90.)

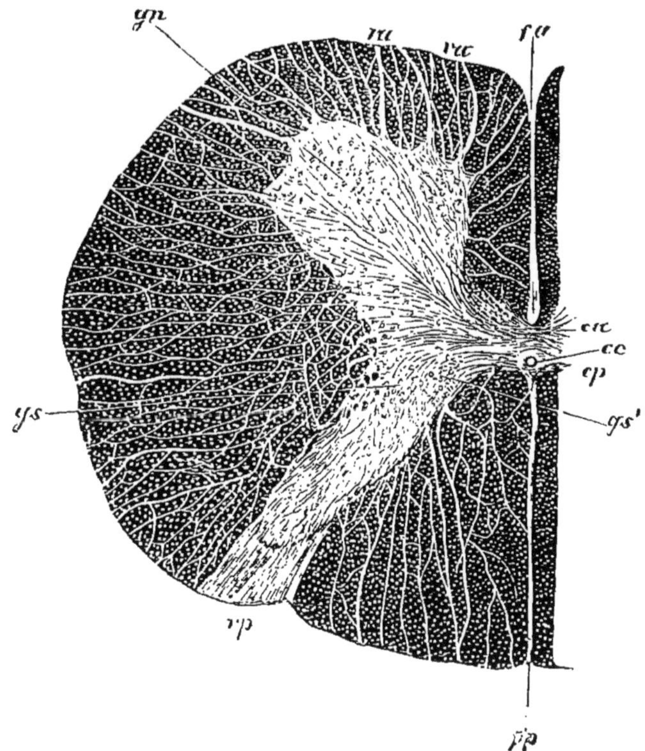

FIG. 92.

Moitié d'une coupe transversale de la moelle (portion cervicale, Leydig).

fa. Sillon médian antérieur. — *fp*. Sillon médian postérieur. — *cc*. Canal central avec le *filamen* central de l'épendyme. — *ca*. Commissure antérieure avec les fibres nerveuses entrecroisées. — *cp*. Commissure postérieure. — *ra*. Racines antérieures. — *rp*. Racines postérieures. — *gm*. Amas de cellules motrices (fig. 84) dans les cornes antérieures. — *gs*. Cellules sensitives (fig. 84) des cornes postérieures. — *gs'*. Cellules sympathiques (fig. 84). — La masse ponctuée en noir représente la section transversale de la substance blanche (fibres nerveuses des cordons antéro-latéraux et postérieurs) de la moelle avec ses divisions lobulaires. (12 diamètres.)

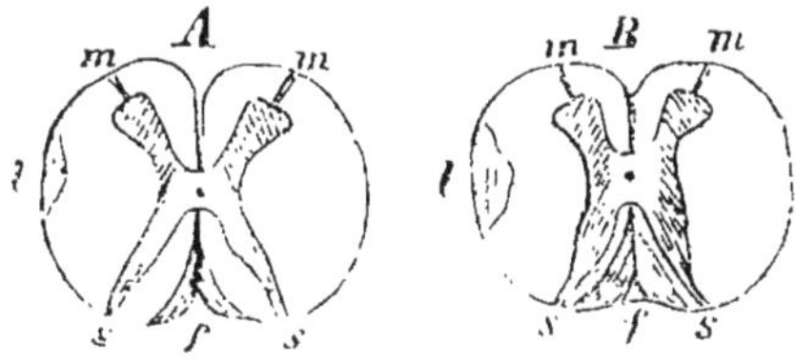

FIG. 93.

Coupe transversale de la moelle dans l'atrophie partielle (dégénérescence lobulaire) grise ou gélatineuse.

f. Sillon médian postérieur. — *ss*. Racines postérieures. — *mm*. Les antérieures s'insérant dans la substance grise des cornes. — *A*. Atrophie peu avancée, plus marquée en *B*, visible dans les cordons latéraux, autour du sillon postérieur en *f*, et dans les cordons latéraux en *l* (Grandeur naturelle.)

D. Bulbe rachidien.

Par des raisons topographiques surtout, nous avons, avec Haller, Boyer, Meckel, pris pour limite supérieure de la moelle le trou occipital et le collet du bulbe, alors que sa limite réelle est le sillon qui sépare le bulbe d'avec la protubérance. Si nous avons placé le renflement supérieur (moelle allongée de Haller) de l'axe rachidien dans le chapitre même de l'isthme de l'encéphale, c'est parce qu'il se rapproche de celui-ci par sa conformation intérieure, ses fonctions spéciales, ses lésions, et qu'on l'examine presque toujours quand l'autopsie cadavérique porte sur les organes contenus dans la boîte crânienne sans être prolongée sur la moelle. Il est, en effet, intimement lié à la protubérance, en haut par sa *base*, au cervelet en arrière, en bas à la moelle (le *collet* ou *sommet* du bulbe est au-dessous de l'entrecroisement des pyramides antérieures, au niveau des condyles de l'occipital). Il n'est libre que par sa face antérieure (ou inférieure), sur laquelle on voit le *sillon médian* (remplacé parfois par des fibres transversales ou *arciformes* entourant les pyramides et les olives) (1). En fait, la limite physiologique de la moelle n'est pas déterminée.

(1) De chaque côté de ce sillon, qui se continue avec celui de la moelle (fig. 91, 9, et 92, *fa*) et se termine au niveau de la protubérance par le *trou borgne de Vicq d'Azyr*, on décrit neuf points de repère, en allant jusqu'au sillon médian de la face postérieure : 1° pyramide antérieure (p. 305, note 1, et fig. 94, 90, 24), donnant en haut naissance au moteur oculaire externe; 2° un sillon d'où sort, par dix ou douze racines, le grand hypoglosse; 3° l'*olive*, au-dessous de laquelle se voit la tache grise nommée *tubercule cendré de Rolando* (fig. 94, 4; 80, 23), tandis qu'au-dessus est la fossette sus-olivaire; 4° un sillon; 5° le *faisceau triangulaire* (ou *latéral*) ou intermédiaire du bulbe, se continuant avec le faisceau innominé de la protubérance : il est l'origine des *racines bulbaires* du spinal; au-dessus de lui se montre la *fossette latérale du bulbe*, point d'émergence du facial et de l'auditif; 6° le *sillon latéral du bulbe*, faisant suite au sillon collatéral postérieur de la moelle, et d'où partent le glosso-pharyngien en haut, le pneumogastrique en bas; 7° consécutif au cordon postérieur de la moelle, le *corps restiforme* (fig. 94, 5), qui se bifurque supérieurement pour constituer, d'une part le pédoncule cérébelleux inférieur, de l'autre pour se porter à la protubérance et au cerveau; 8° le *renflement mamelonné du bulbe* ou *pyramide postérieure*, limitant en haut le plancher du quatrième ventricule; 9° le sillon médian postérieur, formant supérieurement le *calamus* (p. 414), inférieurement le sillon postérieur de la moelle (fig. 91, 8 et 92, *fp*). Chez les enfants, les saillies et dépressions du bulbe sont généralement plus marquées.

On devra quelquefois rechercher si la moelle allongée, ou les nerfs qui en émanent (quatre moteurs, trois sensitifs), sont déviés, aplatis, comprimés par des épanchements sanguins (pouvant notamment provenir des sinus latéraux), par des tumeurs cérébelleuses ou autres, s'ils étaient, dans la gouttière basilaire, baignés par une couche purulente, etc.

Les lésions de la superficie bulbaire sont assez rares; elles portent principalement sur la coloration, la consistance. On

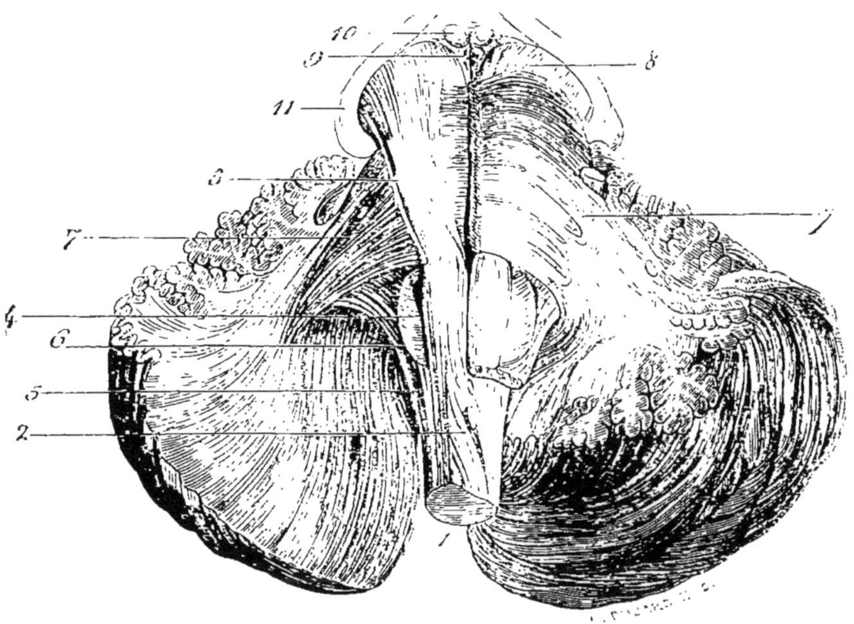

FIG. 94.

Bulbe rachidien et pédoncules du cervelet (d'après Arnold).

1. Bulbe (face antérieure et collet) embrassé plus haut et latéralement par le cervelet, et se terminant à la protubérance. — **2.** Entrecroisement des pyramides antérieures (continuation des faisceaux latéraux de la moelle) sur la face antérieure du bulbe, au-dessus du sillon qui se continue en bas avec le sillon médian de la moelle (voyez aussi fig. 80, 25). — **3.** Pyramide se prolongeant dans l'épaisseur de la protubérance et se rendant aux pédoncules cérébraux. — **4.** Olive séparée de la pyramide correspondante par un sillon d'où partent les racines du grand hypoglosse (12ᵉ paire): en haut, entre l'olive et la protubérance, est une dépression dite *fosse de l'éminence olivaire* (Vicq d'Azyr); au-dessous et en arrière de l'olive est le *tubercule cendré de Rolando*. — **5.** Corps restiforme, colonne blanche située sur les faces postérieure et latérale du bulbe, continuant les fibres postérieures de la moelle, circonscrivant avec son similaire l'espace triangulaire dit *calamus scriptorius* (p. 414), et constituant plus haut les pédoncules cérébelleux inférieurs (le pneumogastrique et le glosso-pharyngien naissent entre le prolongement supérieur du corps restiforme et le faisceau innominé du bulbe. — **6** et **7.** Pédoncules cérébelleux inférieurs (6) et moyens (7). — **8.** Pédoncules cérébraux. — **9.** Espace ou lame perforée interpédonculaire. — **10.** Tubercules mamillaires en avant, desquels serait le *tuber cinereum* surmonté de l'*infundibulum* (fig. 80, 16). — **11.** Bandelette optique contournant le pédoncule cérébral, et allant avec son opposée former en avant le chiasma.

commencera par examiner la face antérieure : pyramide antérieure (fig. 80, 24, et 94, 3) (1), trou borgne, éminences olivaires (fig. 80, 23, et 94, 4). La face latérale, — comprenant, outre l'olive, le tubercule cendré de Rolando, et les bandelettes blanches transversales, dites *arciformes supérieures* (avant-pont ou *ponticule*, en arrière de la protubérance) et *inférieures* (*fibres arciformes de l'olive*), le faisceau latéral et le sillon latéral, — est rarement le siége d'altérations périphériques. Quant à la face postérieure, elle a déjà dû être étudiée avec le quatrième ventricule (p. 414), dont elle forme en partie la paroi antérieure, ou avec la face correspondante de la protubérance annulaire, qui la continue sans ligne de démarcation : nous avons effectivement mentionné plus haut le *calamus scriptorius* (p. 414), les corps restiformes (fig. 94, 5) et leurs prolongements antéro-supérieurs ou pédoncules cérébelleux inférieurs (fig. 94, 6). Le sillon limité entre le corps restiforme et le faisceau innominé du bulbe (placé sous l'olive) devra souvent appeler plus spécialement l'attention, par cela même qu'il laisse émerger le pneumogastrique et le glosso-pharyngien (2). Pour les lésions de ces nerfs, voyez plus loin, *Nerfs crâniens*.

(1) La partie externe de chaque pyramide antérieure non entrecroisée (p. 305, note 1, et p. 315) fait suite aux faisceaux (ou cordons) antérieurs de la moelle (Arnold, Longet) ; les trois quarts internes, qui s'entrecroissent avec les fibres du côté opposé, sur la ligne médiane, continuent les cordons latéraux (Rosenthal) ; enfin, d'après M. Vulpian, ces pyramides contiendraient encore de la substance grise et des fibres des faisceaux postérieurs. Elles sont douées de motricité comme le faisceau moyen (faisceau latéral ou intermédiaire) du bulbe. Elles se rendent en grande partie aux corps striés : aussi s'atrophient-elles secondairement (atrophie descendante, p. 418) comme les cordons de la moelle, dans les lésions de ces corps (Cruveilhier, Ludwig Turck, Vulpian et Charcot). — Quant aux corps restiformes, ils sont, bien que sensibles (Longet, Vulpian), constitués en partie seulement par les cordons postérieurs de la moelle, et l'atrophie de ces derniers dans l'ataxie locomotrice (voy. plus loin) les respecte généralement : ils reçoivent encore des faisceaux nés du bulbe au-dessous des olives (*fibres de renforcement* ou *innominées*) et les racines descendantes des trijumeaux. Ils contiennent, comme les olives, des amas de substance grise. — Les petites cellules, pigmentées en jaune, de la substance grise du bulbe, seraient sensitives (Jacubowitch).

(2) Nous avons dit, et l'on ne saurait trop se rappeler, vu l'importance de ces faits, que le bulbe renferme encore les noyaux d'autres nerfs : oculo-moteur externe, facial (p. 415), auditif (id.), hypoglosse, une portion du spinal, racine sensitive ou descendante (la plus importante) du trijumeau (p. 317, note 1). L'origine *réelle* ou profonde de

Le bulbe dépouillé de ses enveloppes sera, pour l'examen intérieur, coupé en tranches minces, transversalement et verticalement. Ainsi, on pratiquera une section au niveau de sa jonction à la protubérance, pour intéresser le plancher du quatrième ventricule ; une autre, 5 millimètres plus bas, au sommet du bec du *calamus* (page 414), portera sur le faisceau restiforme et l'olive ; une troisième, au-dessus de l'entrecroisement des pyramides, montrera les faisceaux sous-olivaires ; une dernière sera menée au-dessous de cet entrecroisement (1).

L'atrophie descendante (pages 407, 416, note 1, 378, note 2, et page 388, note 1), consécutive aux lésions de l'encéphale, porte souvent sur les olives, ou sur les pyramides comme sur les cordons de la moelle. Ludwig Turck, MM. Charcot et Vulpian ont montré que, dans les lésions étendues des corps optiques et surtout striés, la dégénérescence se propage sur le pédoncule cérébral, la protubérance, la pyramide antérieure du côté correspondant et une partie du faisceau antérieur. Dans l'épilepsie symptomatique (page 418), on a signalé en particulier une atrophie avec induration (sclérose) du bulbe, notamment des pyramides, montrant, sous le microscope : atrophie des tubes nerveux, disparition de la substance médullaire, dilatation des capillaires, prolifération de ce qu'on nomme (page 436, note 1) tissu conjonctif, et production de nombreux corpuscules amyloïdes (page 392, note) (2).

ces paires, bien décrites par Stilling, existe du même côté que l'*apparente* ou superficielle. Les *noyaux d'origine* des deux nerfs sont reliés ensemble par des fibres commissurales qui assurent leur synergie fonctionnelle. La pathologie porte à croire à un entrecroisement dont on ne connaît pas le siége précis.

(1) M. Cruveilhier (*Anat.*, t. IV, p. 249) conseille aussi, à l'exemple de Rolando, quatre coupes pour l'étude anatomique du bulbe : la première au-dessous de l'entrecroisement des pyramides, la seconde sur le milieu de cette décussation, la troisième au niveau de la partie moyenne des olives (section triangulaire des pyramides et section festonnée des olives), la dernière sous la protubérance. « Un filet d'eau facilite l'intelligence de ces coupes, en avivant leur couleur. »

(2) Toujours est-il que, chez les épileptiques, il faudra examiner le bulbe et la partie supérieure de la moelle : de là émergent les racines du ganglion cervical supérieur (grand sympathique), celui qui régit la circulation cérébrale ; or, on admet l'anémie du cerveau dans l'attaque d'épilepsie, et l'anémie du bulbe, bien décrite par Kussmaul et Tenner (Moleschott, *Unters. zur Naturlehre*, III, 1857), est suivie d'accès épileptiformes. M. Delasiauve (*Gaz. des hôpit.*, 19 oct. 1866)

Nous avons déjà rappelé que M. Claude Bernard, — en piquant le bulbe en arrière, à égale distance des racines des nerfs optique, acoustique et pneumogastrique, — est parvenu à sursaturer le sang de glycose, au point que cet excès du sucre est alors excrété par les urines. Le bulbe sera donc examiné, avec le quatrième ventricule, chez les diabétiques, et surtout chez les individus qui sont devenus glycosuriques à la suite de chute sur la tête à la renverse ou de fracture des os crâniens (voyez pneumogastrique et grand sympathique). La mort subite dans ces mêmes conditions (voyez fin du § *Rocher*), ou quand on ne peut découvrir à la nécropsie aucune lésion susceptible de l'expliquer (page 141), devra également appeler l'attention sur la moelle allongée. Chez les pendus, l'apophyse odontoïde de l'axis peut s'être brisée, d'où lésion du nœud vital : ce même point se montrera comprimé chez les sujets atteints de tumeur blanche cervicale et morts subitement dans un mouvement brusque, *en se donnant le coup du lapin.*

Nous ne devons pas non plus oublier les sujets atteints d'ataxie locomotrice progressive (Duchenne, de Boulogne), ou asynergie musculaire, ou ataxie musculaire (Jaccoud, 1865), ou *tabes dorsalis* de Romberg (1851), paralysie spinale progressive de Wunderlich (1852), paralepsie (Remak), myélite scléreuse des cordons postérieurs, dégénérescence grise de ces cordons, myélophthisie ataxique de M. Marius Carre (1865). Cette ataxie loco-

cite à la nécropsie d'un épileptique : ramollissement chronique à la troisième période de Durand-Fardel (p. 388), avec foyer dans le corps strié, atrophie secondaire d'une pyramide antérieure. Dans ces cas, dit M. Ch. Bouchard, « l'inspection directe permet souvent de saisir certaines particularités qui peuvent mettre sur la voie de l'altération. Ainsi, dans les dégénérations descendantes, suite d'affection ancienne de l'encéphale, il n'est pas rare de trouver le pédoncule du côté malade plus petit que l'autre; on remarque alors, après avoir arraché ses enveloppes, que sa couleur est modifiée. Il présente, à sa face inférieure, une traînée d'un gris jaunâtre, dirigée dans le sens de ses fibres, plus ou moins large, située tantôt à la partie interne, tantôt à la partie externe, suivant le siége qu'occupe dans l'hémisphère l'altération primitive. Il n'est pas rare non plus que la protubérance présente, du même côté, un aplatissement plus ou moins notable. Le bulbe, dépouillé de ses enveloppes, montre aussi une différence tranchée entre les deux pyramides antérieures : celle du côté malade est, comme le pédoncule, petite et jaunâtre. Cette atrophie rend alors l'olive du même côté plus saillante, et pourrait faire croire à une maladie de cet organe. » (*Des dégénérations secondaires de la moelle épinière*, p. 19.)

motrice d'origine médullaire « est, dit M. Topinard (1), un désordre de la fonction qui préside à la progression, à l'équilibration et autres actes de musculation volontaire (2), désordre non causé par la paralysie, l'atrophie musculaire, une déformation du squelette, et différent du tremblement, de la chorée et des convulsions générales ou partielles ». Cet ensemble symptomatologique, dont la marche est rémittente, bien que lentement progressive, pendant un à vingt ans, offre pour lésion anatomique constante une dégénérescence spéciale aux cordons postérieurs (légende de la fig. 91), surtout dans leur diamètre antéro-postérieur, remontant sous forme de deux bandes grises, du bulbe inférieur (renflement sacro-lombaire) jusqu'au bec du *calamus* (page 414) et à la moitié inférieure du quatrième ventricule, parfois au delà, à la protubérance (pages 419 et 426). La plus constante de ces bandes de la *sclérose rubanée* (3) longe les faisceaux intermédiaires (légende de la fig. 91), l'autre suit la ligne d'implantation des racines postérieures. Ces racines elles-mêmes sont grises jusqu'aux ganglions, au moins à l'œil nu, car au microscope les filets nerveux se montrent altérés jusque dans les membres (sciatique, crural, plexus brachial, grand sympathique); elles sont ramollies, atrophiées, réduites au quart du volume des antérieures, c'est-à-dire au huitième de leur diamètre normal. Bien que le bulbe ne soit guère atteint par rapport à la moelle rachidienne, on peut observer souvent la même transformation des pyramides antérieures, des olives, des corps restiformes (obs. 118 de Topinard), ainsi que des racines nerveuses (hypoglosse, glosso-pharyngien, pneumogastrique) (p. 446 et 448). La coloration de toutes ces parties est grise,

(1) *De l'ataxie locomotrice*, 1864. — Voyez aussi Todd, 1847; Duchenne, *Arch. de méd.*, 1858; Leyden, *Dégénérescence des cordons postérieurs*, 1863; Charcot et Vulpian, *Atrophie des cordons postérieurs*, *etc.* Consultez enfin la note 3 de nos pages 419 et 426.

(2) L'ataxie locomotrice n'est qu'un symptôme de lésions diverses; seule, l'ataxie locomotrice de nature médullaire ou progressive paraît une entité morbide définie. Dans l'ataxie locomotrice cérébelleuse, il existe aussi des désordres de la fonction de locomotion, mais sans troubles musculaires simultanés, comme dans l'ataxie progressive; il y a mouvements insolites, titubation vertigineuse, trouble du sens d'équilibration (p. 308), mais non titubation asynergique, défaut de coordination des mouvements des membres (voyez l'ouvrage de Topinard, *loc. cit.*, *Diagnostic*, p. 383, et Duchenne, *Gaz. hebdom.*, 29 juillet 1864).

(3) Bouchard, *Journal de médecine de Lyon*, nov. 1864.

demi-transparente, vitreuse, nuancée çà et là de jaune ambré ; la consistance est gélatineuse. Au microscope (p. 437), les tubes nerveux (fig. 95) sont atrophiés, présentent une série de dilatations et d'étranglements ; ils sont granuleux, vides, privés de leur *cylinder axis*. La coupe montre une foule de petits points disséminés sur un fond clair formé par la substance intermédiaire, dite généralement *conjonctive* (1), qui est hypertrophiée

(1) Aussi dit-on *sclérose spinale postérieure*. Dans presque toutes les observations de ce genre, on lit « la substance nerveuse est infiltrée par une matière amorphe parsemée de noyaux de tissu conjonctif » (Charcot, *Gaz. des hôpit.*, 25 février 1865). « Il y a, dit-on, dégénérescence granuleuse d'abord, puis atrophie des éléments nerveux, enfin hyperplasie de la substance conjonctive. » — Il existe là, ce nous semble, une double erreur. Premièrement, par amour du néologisme actuel, on mésuse du mot *sclérose*, qui devrait se réserver à l'infiltration de la substance nerveuse par une matière fibroïde, grisâtre (tissu lamineux à l'état embryonnaire), avec *vraies fibres lamineuses*, d'ailleurs dense, tenace : d'où l'induration du tissu réellement sclérosé, comme chez certains syphilitiques et épileptiques (p. 387, 391, 418), est bien distincte de l'état gélatineux de toutes ces diverses scléroses dont nous parlons d'après les auteurs à propos de bulbe et de la moelle. En second lieu, M. Robin a suffisamment montré que, dans la substance blanche de la moelle et de l'encéphale, la matière séparant les faisceaux de tubes nerveux, formant de minces cloisons entre ces faisceaux, n'est pas du tissu lamineux (ou conjonctif). Grisâtre, molle, finement grenue, semblable à celle qui, dans la substance grise, s'interpose aux cellules multipolaires, elle n'est pas, comme l'élément connectif, gonflée ni rendue hyaline par l'action des acides acétique ou azotique froid, de l'acide tartrique chaud ; elle ne se dissout pas dans les alcalis concentrés et froids. A aucune époque de son évolution, elle ne passe par l'état de corps fibro-plastiques ou étoilés, comme le tissu lamineux jeune ; enfin elle n'est jamais fibrillaire comme ce tissu complétement développé (*Journal d'anat.* de Robin, nov. 1866). En étudiant l'évolution du système nerveux central, on voit dans cette matière amorphe, nommée fort à tort *conjonctive*, apparaître des cellules nerveuses, des *cylinder axis*, des myélocytes ; elle s'atrophie normalement à mesure que se multiplient ces éléments figurés : mais que ceux-ci s'atrophient à leur tour, comme dans toutes les prétendues scléroses médullaires, elle viendra reprendre leur place, et l'on conclura à son hypertrophie, hyperplasie, etc.

La névroglie, dont nous avons parlé page 390, note 1, p. 387 et note 1, n'est encore que ce tissu amorphe se continuant avec le tissu réellement lamineux, à épithélium polyédrique, de la membrane des ventricules. — M. Ordoñez (*Journ. de l'anat.*, 1866, n° 5) divise l'évolution du tissu conjonctif vrai en six phases : blastème primordial, noyaux embryoplastiques, allongement de ces noyaux, leur mul-

avec noyaux libres, à nucléoles. Les capillaires ont leur paroi granuleuse, hypertrophiée, en dégénérescence athéromateure (Ordoñez) ; le long d'eux se voient des corpuscules amyloïdes (p. 214, note 1), — colorables en bleu par l'iode, en bleu foncé par l'iode et l'acide sulfurique, — des granules graisseux, des corpuscules de Gluge (p. 390) et des myélocytes (p. 388, note 2). Mais les cordons antéro-latéraux (légende de la fig. 91) restent opaques au microscope, car ils sont sains, ainsi que les racines antérieures, la substance grise, le cervelet.

La *sclérose des cordons latéraux* (1), ou sclérose en plaques de la moelle (2), attaque souvent le bulbe. Il faut alors pratiquer un certain nombre de tronçons, les laisser quelques jours dans l'acide chromique, qui colore les parties saines en gris verdâtre, les sclérosées en jaune ; faire ensuite des coupes extrêmement fines, et passer sur les préparations un pinceau imbibé de solution de carmin ou de fuchsine, ce qui colore plus vivement les parties altérées. Au microscope, il y a atrophie, les fibres nerveuses (fig. 95) ont disparu ; on voit des corpuscules amyloïdes, des vaisseaux en granulations graisseuses (fig. 77) ; seule la substance intermédiaire, dite conjonctive (p. 48), est hypertrophiée. En prenant de ces parties altérées et les traitant, après dilacération à l'aiguille, par la soude caustique (3), on trouve un certain

tiplication par scission ou interposition, formation des corps fusiformes fibro-plastiques, atrophie du noyau et développement des appendices fusiformes, fibrilles de tissu conjonctif et fibreux. A aucune de ces phases n'appartient la substance amorphe précitée.

(1) Türck, *Acad. des sc. de Vienne*, 1856.

(2) Charcot, *Union méd.*, 11 mars 1865 ; Vulpian, *Union méd.*, 1866, p. 541 et 571. « Les membres sont envahis peu à peu par de la faiblesse faisant place progressivement à une contracture permanente, considérable, des quatre membres, avec accès de roideur spasmodique, sans symptômes de lésions de l'encéphale, avec conservation de la sensibilité. » — Voyez notre page 427.

(3) La potasse et la soude conservent au contenu des tubes sa fluidité, mais ne permettent pas de bien voir le *cylinder axis* et la quantité de myéline du tube (p. 445, et fig. 95). Pflüger a conseillé le collodion pour rendre manifeste le cylindre-axe. M. Sappey (*Gazette des hôpitaux*, 20 janv. 1863) propose de coaguler la myéline pour en mieux apprécier la quantité ; il fait bouillir le segment attaqué dans un mélange de 4 d'eau et 1 d'acide azotique : après quelques instants, on le retire, il est devenu jaune ; la trame dite de tissu conjonctif (p. 436) est détruite, il est vrai, mais la myéline est coagulée. Un tronçon mis sur le porte-objet (grossissement de 100 à 300) est traité par quelques gouttes d'acide acétique ou d'alcool pour dissocier les tubes nerveux.

nombre de tubes sains, non encore granuleux. A la moelle, ce sont les cordons latéraux, droit et gauche (légende de la fig. 91) et les racines antérieures qui sont atrophiés, du bulbe au renflement lombaire : témoin le cas de la femme hystérique de M. Charcot. Les cordons antérieurs et postérieurs sont respectés.

Dans la paralysie essentielle de l'enfance, ce sont au contraire les cordons antérieurs qui deviennent gris, avec prolifération de la matière intermédiaire, dite conjonctive (1). Les cordons antérieurs sont aussi frappés dans l'atrophie musculaire progressive. Ici, outre l'envahissement graisseux des muscles (myélomalacie ou malacie musculaire par dégénérescence nécrobiotique, comme dit Virchow), il y a dégénérescence grise non-seulement des cordons antérieurs, mais aussi (cas de Ludwig Meyer) du bulbe et même (2) du grand sympathique cervical (voyez plus loin). L'affection est-elle primitivement nerveuse ? C'est l'opinion de M. Duménil et la nôtre, bien que Friedberg (1858), avec Wachsmuth et William Roberts (3), rejette l'influence de l'altération des racines spinales sur l'atrophie des muscles, suite de ce qu'il nomme une inflammation parenchymateuse, et localise ainsi le mal dans le système musculaire.

Il faudrait aussi examiner le bulbe chez les sujets atteints d'une affection bien proche de la dernière, la paralysie glosso-labio-pharyngienne (page 427) : ils ont présenté quelquefois la sclérose du bulbe (4).

M. Serres a, de longue date, parlé des lésions du bulbe dans le choléra (5). Peut-être dans l'empoisonnement par la digitale

(1) Laborde, *Paralysie essentielle de l'enfance*. — Duchenne fils, *Paralysie atrophique graisseuse progressive* (thèse, 1864).

(2) Jaccoud, *Union méd.*, 10 janv. 1864 ; et Duménil, *Union méd. de la Seine-Inférieure*, 1866.

(3) *Paralysie atrophique*, Will. Roberts, 1858.

(4) La paralysie glosso-laryngée (Duchenne, *Archiv. de méd.*, 1860) paraît actuellement sous la dépendance de l'atrophie des nerfs crâniens (Duménil, *Gaz. hebdom.*, 1861, p. 38, et *Union méd. de Rouen*, 15 octobre 1866 ; Trousseau, *Union méd.*, 1863).

(5) Le choléra peut être considéré comme une sidération du système nerveux organique (plexus de l'abdomen, de la poitrine) et de relation. Cette perturbation est susceptible, avec ou sans les pustules psorentériques du tube digestif, d'expliquer les cas foudroyants et les perversions fonctionnelles accompagnant ordinairement le diluvium fécal des cholériques, selon l'expression de M. Cloquet (*Acad. des sc.*, 23 octobre 1865). Ce sont surtout les phénomènes ataxiques de la période de réaction qui appelleront l'attention sur l'axe cérébro-

pourra-t-on examiner le bulbe et le pneumogastrique. Il en serait de même dans l'angine de poitrine, l'asthme (parfois compression du bulbe), la coqueluche, car du bulbe partent les nerfs cardiaques et respiratoires : nous reparlerons de ces cas à propos du pneumogastrique. On aurait également à porter son attention sur le bulbe et la protubérance, chez les sujets atteints de *paralysis agitans* (*shaking palsy* de Parkinson, 1817 ; Romberg ; Charcot et Vulpian, 1861), c'est-à-dire de tremblement dans un membre avec affaiblissement de la force musculaire. Trois nécropsies ont montré, dans cette affection encore peu connue, des lésions

spinal. « Dès 1832, je signalais chez les sujets morts pendant la réaction un pointillé rouge extrêmement prononcé de la plus grande partie des centres nerveux. En 1849 et 1854, de nouvelles autopsies me révélèrent dans la même période un afflux considérable de sang dans tout le système veineux qui entoure l'axe cérébro-spinal. Les sinus du corps des vertèbres sont également gorgés de sang. Il y a, en quelque sorte, apoplexie méningée du cerveau et de la moelle, *mais celle-ci est surtout manifeste dans les environs du centre respiratoire*. Cette altération du bulbe a-t-elle quelque relation, par l'intermédiaire de la fonction respiratoire, avec la fluidité du sang, son défaut de plasticité, ainsi qu'avec la vacuité des artères observées dans le choléra ? Il y a là un champ de recherches encore inexploré, et qui promet peut-être une riche moisson pour la physiologie et pour la médecine, c'est-à-dire pour l'humanité. » (Serres, *Acad. des sc.*, 30 octobre 1865.) Dans le choléra, il y a « constamment injection violacée de la pie-mère, et, à la surface des coupes, un piqueté très-foncé. » (Parrot, *Gaz. hebdom.*, 8 décembre 1865.) — D'autre part, M. de Vauréal (*France méd.*, sept. 1866), — après avoir constaté chez les cholériques l'engorgement noir des poumons, du foie, des reins, des sinus, les ecchymoses de la pie-mère, la teinte rouge des ganglions nerveux, la lividité des muscles devenus friables, la rougeur du liquide intestinal et céphalo-rachidien, la plénitude de l'oreillette et du ventricule à droite, la presque vacuité des artères, etc., en un mot les désordres de l'asphyxie accompagnés d'une lésion spéciale du sang et de la psorenterie, — invoque avant tout, comme M. Marey (voyez notre § *Grand sympathique*, physiologie), la congestion du grand sympathique, expliquant l'hypercrinie du tube digestif, la sueur avec algidité. — D'autres enfin mettent au premier rang l'engorgement de la rate, d'où septicémie et empoisonnement miasmatique du sang (Barbier, *Acad. de méd.*, 18 septembre 1866). —V. *Addenda* des p. 90, 108, 83.

M. Potain (*Soc. méd. des hôpit.*, 11 septembre 1866) a présenté le cerveau d'une cholérique ayant présenté des contractures intermittentes des extrémités, et dont le bulbe offrait un fort ramollissement des seules pyramides antérieures ; le quatrième ventricule était sillonné d'arborisations, ainsi que la pie-mère.

(induration) du bulbe, du pont de Varole, de la partie supérieure de la moelle. — Nous en dirons autant de la *chorea festinans* de Sauvages, dans laquelle le malade obéit à une irrésistible obligation de se porter en avant et de courir (*chorea procursiva* de Bernt, *sclerotyrbe festinans*) (1).

Nous avons dit ailleurs (pages 316 et 298) le rôle attribué par Schrœder van der Kolk à la moelle allongée comme centre coordinateur des mouvements nécessaires à la parole et à la déglutition. Enfin, il existe quelques exemples de cysticerques du bulbe.

E. NERFS CRANIENS ET GRAND SYMPATHIQUE.

Les recherches nécroscopiques sur les nerfs crâniens, soit à l'amphithéâtre, soit après macération dans l'eau aiguisée d'acide azotique ou chromique, devraient être plus multipliées qu'elles ne le sont dans nos hôpitaux. Il est vrai que ces préparations sur le cadavre même exigent un soin et un temps dont on ne peut toujours disposer, qu'il s'agisse de disséquer le sinus caverneux ou qu'il faille suivre les nerfs jusque dans leurs pertuis osseux, soit à l'aide du marteau et de la gouge, soit en sculptant l'os avec le ciseau (2). Mais il y aurait certainement de ce côté bien des faits nouveaux à relever.

En enlevant l'encéphale, on aura dû couper successivement les douze paires crâniennes (nous adoptons la classification de Sœmmering). Pour les étudier, il faut avoir conservé intacte la dure-mère de la base du crâne que perforent tous ces troncs, et souvent aussi une partie des autres méninges (les bandelettes optiques et le chiasma sont entourés par la seule pie-mère : Virchow rapporte (3) le cas d'un homme dont l'arachnoïde basi-

(1) Il y a souvent ici tremblement des membres, comme si les deux affections n'en faisaient qu'une, et M. Topinard (*Gaz. des hôpit.*, 20 février 1866) a signalé en outre des illusions optiques, de la glycosurie, des douleurs à la nuque, l'intégrité de la force musculaire, de l'intelligence et des fonctions recto-vésicales de nutrition, de sensibilité. Il faudrait peut-être distinguer de ces deux affections la *chorée* (ou tremblement) *sénile :* tremblement, diminution des forces, conservation de l'intelligence, accès paroxystiques ; quand l'affection se généralise, les muscles du cou se prennent, la tête devient branlante, l'intelligence s'altère.

(2) Les mêmes soins sont d'ailleurs indispensables lorsqu'il faut suivre certaines artères crâniennes. Quant à la méningée moyenne (sphéno-épineuse), elle sera étudiée sous la dure-mère, dans l'épaisseur de laquelle elle est contenue.

(3) *Die Krankhaften Geschwülste*, 1853, p. 121.

laire présentait des tumeurs mélanotiques (1) entourant le nerf optique, le ganglion de Gasser et plusieurs autres nerfs encéphalo-rachidiens). Enfin, il est nécessaire de se rappeler que les trous de cette base, sur lesquels il est toujours bon de jeter un coup d'œil, sont tout autrement répartis dans ce cas que sur une tête de squelette privée de sa méninge externe. Il n'est, par exemple, pas possible d'arriver au ganglion de Gasser (ou du trijumeau) sans fendre la dure-mère, car elle recouvre la dépression que tous les traités d'anatomie signalent sur la face antérieure du rocher.

Le microscope deviendra, dans ces études délicates, d'un secours indispensable. Nous parlerons donc un peu de la physiologie, de l'histologie et (p. 444) des préparations des nerfs, renvoyant aussi, pour ce dernier sujet, à l'*Anatomie* de M. Sappey (t. II, p. 39), parce qu'elle est entre toutes les mains.

Nous croyons à peine utile de rappeler le rôle des nerfs crâniens moteurs. Parmi ceux de l'œil, le pathétique (4ᵉ paire) anime le grand oblique, et sa paralysie donne le strabisme interne ; l'oculo-moteur (6ᵉ paire) fournit au droit externe ; le commun (3ᵉ paire) se distribue à tous les autres muscles de l'orbite. Quant au spinal (11ᵉ paire), il va au pharynx, par le récurrent aux muscles du larynx (si bien que sa section abolit la voix), enfin au sterno-mastoïdien et au trapèze ; le grand hypoglosse (12ᵉ paire) donne le mouvement aux muscles de la langue et de la région sous-hyoïdienne. Reste le facial (7ᵉ paire), dont dépendent tous les peauciers situés au-dessus de la clavicule et les muscles qui protégent les organes des sens ; il est sensible par le nerf de Wrisberg. — Pour ce qui est des nerfs de sensibilité générale, le trijumeau (5ᵉ paire) régit la sensibilité de la peau faciale et le mouvement des muscles masticateurs ; du glosso-pharyngien (9ᵉ paire) relève la sensibilité du tiers postérieur de la muqueuse linguale; quant au pneumogastrique (10ᵉ paire), nous en parlerons plus loin à part. Ces nerfs ont sur leur trajet un ganglion : ainsi le ganglion de Gasser sur le trajet des racines sensitives ou

(1) Sous ce nom de *mélanome* les Allemands confondent toutes les tumeurs à granulations colorées, sans s'occuper si ces granules diffèrent du pigment cutané et choroïdien par leur composition immédiate, leur mode de production, leur rôle physiologique. Les granulations rouillées qu'on trouve chez les sujets âgés, dans les grosses cellules ganglionnaires et dans les cellules nerveuses en général (p. 357, note 1), sont insolubles dans les alcalis et les acides concentrés, colorables en bleu par l'acide sulfurique, décolorables par l'acide nitrique, solubles dans l'éther, l'alcool absolu, le chloroforme ; elles paraissent être une graisse non saponifiable, rouge (R. Buchholz).

grosses de la 5e paire. — Restent enfin les trois nerfs de sensibilité générale : olfactif (1re paire), optique (2e paire), auditif (8e paire).

Chaque nerf est formé d'une enveloppe extérieure, le névrilème, se continuant avec la pie-mère, en tissu lamineux, c'est-à-dire susceptible de faire gelée avec l'acide acétique, — plus de faisceaux de tubes. Tout faisceau est entouré d'un périnèvre, qui n'est pas plus (Robin) de nature lamineuse que le myolemme des fibres musculaires, contrairement à l'assertion de Virchow (1) et de la majorité des auteurs (2). Ce périnèvre manque autour des tubes (ou fibres) du du névraxe et des trois nerfs de sensibilité spéciale. Ces derniers d'ailleurs ont un névrilème, envoyant, comme pour les autres nerfs,

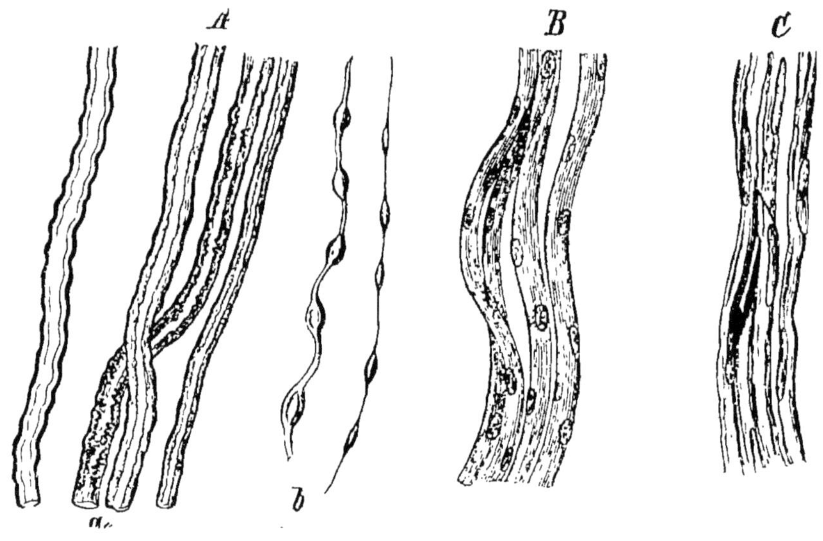

FIG. 95.

A, *a*. Fibres à bords foncés, larges, ou de la vie animale. — *b*. Les mêmes, devenues variqueuses par résorption de leur myéline. — B. Fibres à bords pâles, ou de Remak (voyez *Grand sympathique*), à enveloppe homogène, nucléaire et à masse intérieure finement granuleuse. — C. Degré d'évolution intermédiaire entre ces deux genres de fibres (3).

des prolongements conjonctifs dans sa cavité; mais celui de l'olfactif est très-peu dense, d'où la faible consistance de ce nerf rappelant celle de l'auditif et de la pulpe encéphalique : la gaîne de l'optique est très-épaisse, au contraire, ainsi que les cloisons le divisant en lobules;

(1) *Pathologie cellulaire*, p. 234. Voyez page 436, note sur la nature non conjonctive de la névroglie, d'après M. Robin.

(2) C'est une substance homogène, à noyaux allongés et finement granuleux, se gonflant et devenant plus claire avec les acides acétique et sulfurique, se plissant et paraissant plus ferme avec l'acide nitrique.

(3) D'après Leydig, *Traité d'histologie*, comme les fig. 90 et 92.

elle est même doublée d'une tunique externe, prolongement de la dure-mère qui, topographiquement au moins, se continue avec la sclérotique. Enfin, chaque tube nerveux large ou à double contour ou des nerfs de la vie animale, se compose (fig. 95, A) : 1° d'une enveloppe externe, finement plissée, à tort dite lamineuse et parfois nommée gaîne de Schwann, bien qu'elle ait été indiquée avant cet auteur ; 2° de myéline ou substance médullaire, ou substance de Schwann, graisseuse, s'échappant en ruban quand on coupe ou déchire le nerf, se striant dans l'eau en absorbant ce liquide, visqueuse, opaque et réfléchissant fortement la lumière ; d'où le double contour du nerf dessiné par les faces externe et interne de la myéline, et son aspect blanchâtre, devenant (p. 427 et 436) gris et transparent, gélatineux, quand, par atrophie, diminue ou disparaît son contenu amorphe; 3° d'un filament central ou *cylinder axis*, noyé dans la myéline, non réfringent, albuminoïde, continu.

Les fibres du nerf olfactif sont pâles et finement granuleuses; elles perdent souvent de la myéline à leur terminaison périphérique, pour se rapprocher des fibres de Remak (fig. 95, C). Elles naissent, comme celles des deux autres nerfs sans périnèvre, l'optique et l'auditif, de petites cellules à fines granulations. Quant aux autres nerfs crâniens, issus de grosses et petites cellules, ils ont chacun de leurs fascicules (ou faisceaux primitifs de fibres) entourés, comme pour les autres nerfs de la vie animale, par un périnèvre qui commence à l'origine apparente et cesse au niveau des ganglions (1). Ces ganglions, annexés uniquement aux nerfs de sensibilité générale et leur servant de centre nutritif (les nerfs cardiaques sont les seuls moteurs en présentant sur leur trajet), sont caractérisés par la présence de cellules nerveuses (fig. 84, 85 et 90) servant de modificateur à l'influx nerveux, cellules dont l'enveloppe se relie à celle du tube et où se perd le *cylinder axis* de celui-ci pour reparaître à l'autre extrémité (dans les cellules bipolaires, fig. 84, C, et 90, A). La gaîne générale se continue avec le névrilème et envoie des prolongements intérieurs.

On étudiera les nerfs, soit sur le frais, soit après macération de plusieurs jours dans l'acide chromique ou le perchlorure de fer dilués, en portant au microscope des coupes longitudinales et trans-

(1) Les nerfs, purs conducteurs, ne présentent aucune différence histologique importante, qu'ils soient moteurs ou sensitifs ; ils sont également influencés par les excitants et les poisons; mêmes phénomènes électro-moteurs, mêmes lois de la dégénération et de la régénération ; l'excitation des uns peut se transmettre librement aux autres. Leur neurilité (Leeves; Vulpian, *Cours*, 1864), ou modification spéciale subie par l'excitation, reste distincte de leur motricité ou de leur sensitivité ; elle n'est liée qu'à l'intégrité de leur structure et de leur nutrition, indépendante de l'axe cérébro-spinal. Les nerfs ne diffèrent donc que par leur fonction, et ces différences sont dues à leurs diverses connexions centrales ou périphériques.

versales faites avec un discotome (fig. 96-99), ou mieux encore avec

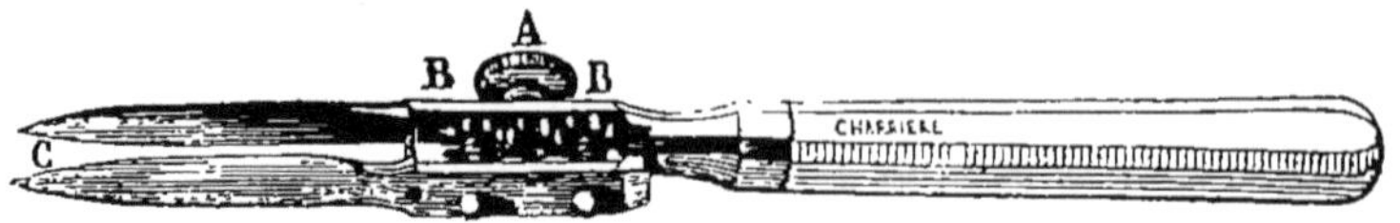

FIG. 96.

Discotome de Lebert, ou couteau à double tranchant de Valentin (note 1 de la p. 229). Les deux lames s'ouvrent parallèlement et peuvent, par la vis A, être écartées ou rapprochées graduellement. Manche d'ivoire uni.

une sorte de rasoir nommé *tranchoir* (fig. 100), ou enfin avec un microtome quelconque (pour ces soins, voyez § du *Grand sympa-*

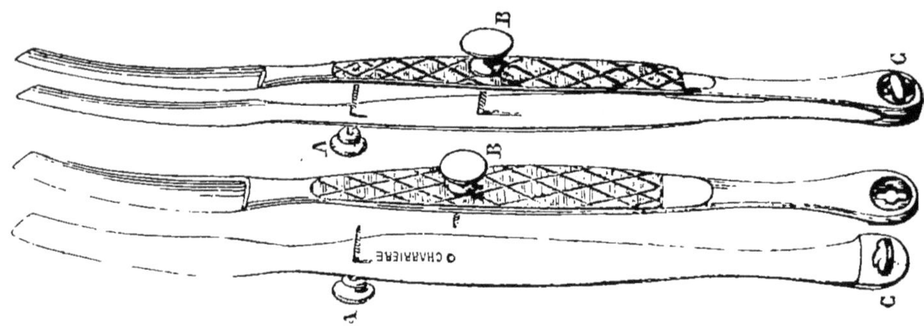

FIG. 97 et 98.

Discotome dont les deux tiges sont assemblées à tenon, en C, et peuvent affecter un écartement gradué à volonté, grâce aux vis de pression A et B.

thique). Les matières colorantes employées pour faciliter l'étude sont :

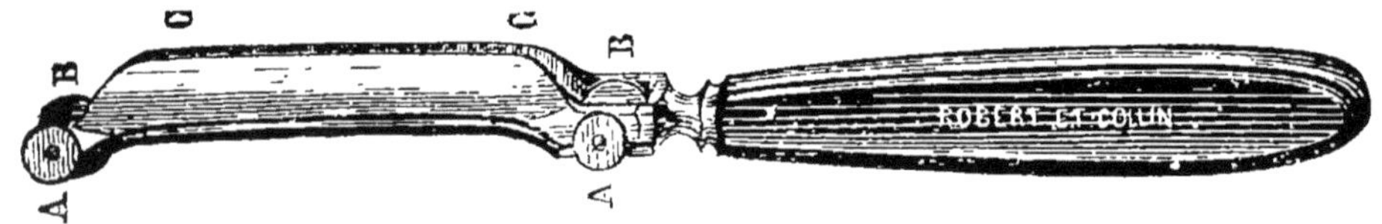

FIG. 99.

Discotome de MM. Robert et Colin. Entre les deux lames existent deux disques mobiles ou écrous A, A, ayant pour but d'écarter les lames et ensuite de les fixer à l'écartement voulu. En dehors de la lame mobile, il y a des boutons, si bien que cette lame est fixée entre l'écrou interne et le bouton externe. L'avantage de cet instrument est l'immobilisation de la lame aux deux bouts, d'où perfection de la coupe, qui ne saurait présenter de biseau. Une fois l'écartement des lames obtenu, on peut faire un nombre de coupes illimité. L'écartement summum est un centimètre ; le maximum de rapprochement est le contact immédiat.

l'acide chromique, qui colore en jaune les matières albuminoïdes, et isole, comme le sublimé corrosif, le cylindre-axe d'avec la myéline ; la solution d'iode dans l'eau contenant de l'iodure de potassium ; le soluté ammoniacal de carmin (p. 448), qui fait ressortir le *cylinder axis* et ne colore pas la myéline, matière qui prend par contre l'aspect amorphe et grenu dans les pièces préparées au baume de Canada (Mauthner, de Vienne, prétend que la cochenille colore différemment le noyau des cellules motrices et des sensitives); la fuchsine dissoute dans la glycérine et teignant en lie de vin le cylindre-axe (p. 437) ; la préparation alcoolique d'aniline, qui fait virer au bleu.

Quant aux agents chimiques employés pour aider la dilacération à l'aiguille, ce sont les acides sulfurique concentré, azotique, acétique, les alcalis, le sublimé et l'alcool. Par le premier, les tubes et les

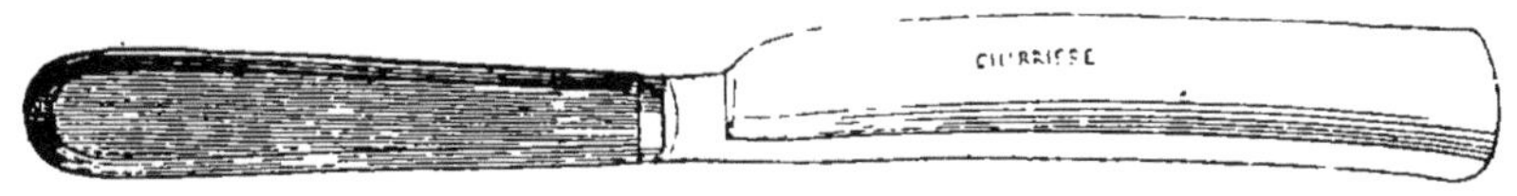

FIG. 100.

Tranchoir de Strauss, avec manche d'ébène.

cellules se gonflent ; celles-ci deviennent transparentes, leurs noyaux disparaissent ; ceux-là se montrent variqueux (fig. 95, *b*), plus volumineux et se colorent en jaune, puis en brun. L'acide nitrique, déjà mentionné page 437, note 3, rétracte la paroi des globules et des tubes, en chasse la myéline, sans attaquer le cylindre-axe. L'acide acétique gonfle les éléments lamineux, les transforme en gelée. La potasse et la soude gonflent et pâlissent les éléments ganglionnaires ; le sublimé et l'alcool durcissent l'enveloppe des éléments nerveux et rétractent le contenu.

On a signalé, dans les ganglions des nerfs crâniens affectés à la sensibilité générale (ganglion de Gasser, etc.), des corps amyloïdes, des productions cancéreuses, etc. ; mais ces lésions sont peu connues encore.

Pour ce qui est des nerfs eux-mêmes, ils peuvent être tous ou à peu près simultanément affectés. Témoin l'observation précitée de Virchow et celle de M. Nélaton (1). Dans cette abolition graduelle de la coordination des mouvements accompagnée de divers troubles de la sensibilité et de l'intelligence,

(1) *Bulletins de la Société anatomique*, 1833. Il s'agit d'un homme ayant perdu progressivement tous les sens : à la nécropsie, on constate des petites tumeurs de 2 à 3 millimètres de diamètre à l'origine de la plupart des nerfs encéphaliques.

que nous esquissions plus haut (p. 435) sous le nom d'*ataxie locomotrice progressive*, presque tous les nerfs crâniens sont attaqués, œdématiés, fragiles, atrophiés, gris (pages 443 et 448), bien que la lésion porte plus fatalement sur l'optique, puisque l'amaurose est ici permanente, alors que le strabisme, la diplopie, la paralysie de la paupière supérieure, l'embarras de la parole peuvent se montrer temporairement. On a noté chez les ataxiques la dégénérescence grise du grand hypoglosse (obs. 200 de Topinard, *loc. cit.*), des moteurs oculaires externe et commun, du pathétique (obs. 190). Le microscope a montré l'olfactif, sain à l'œil nu, criblé de corps amyloïdes (obs. 300). Il serait bon, pour ce nerf, de regarder les extrémités périphériques, alors qu'on se contente généralement d'examiner le bout central : en effet, ces lésions, qui se développent sur place dans le nerf, laissent longtemps intacte l'insertion médullaire. Le facial, l'auditif, le trijumeau, le glosso-pharyngien, le spinal, présentent sans doute aussi des altérations, puisqu'ils offrent des troubles fonctionnels sur le vivant.

Les nerfs qui naissent, soit de la base du cerveau, soit du bulbe, peuvent être rompus traumatiquement, plus ou moins altérés dès leur origine, atrophiés (atrophie des principaux nerfs de la base crânienne dans la paralysie générale progressive, l'ataxie locomotrice progressive, etc., et p. 357, note 2), réduits à leur névrilème, atteints d'inflammation de cette enveloppe (névrite rhumatismale), ramollis surtout à leur émergence, comprimés vers leur point de départ par des exostoses ou des tumeurs (1), siége eux-mêmes de tumeurs ou névromes analogues à ceux des nerfs rachidiens (2), absents congénitalement, etc. Ainsi, Schneider, Haller, Valentin, Rosen-Müller, Cerreti, Pressat, ont constaté, sur des individus privés d'odorat depuis leur enfance, l'absence congénitale de la première paire (3) : la

(1) Les nerfs peuvent au reste traverser intacts des parties enflammées ou dégénérées, à cause de la résistance et du peu de vitalité de leur névrilème.

(2) Voyez *Journ. d'anat.* de M. Robin, mars 1864, mémoire de M. Cornil sur les névromes encéphaloïdes ou tumeurs épithéliales des nerfs : productions d'alvéoles cancéreux visibles à l'œil avec leurs papilles vasculaires (*cylindroma*), aux dépens du névrilème et du périnèvre. Sur les névromes en général, voyez *Anat. pathol. gén.* de Cruveilhier, t. III, p. 753, sq. : ce sont le plus souvent des tumeurs fibreuses ou fibro-plastiques dissociant et comprimant les filets nerveux.

(3) Il y a alors anosmie congénitale. On a vu de même le nerf auditif

destruction ou la compression de ces nerfs expliqueraient l'abolition de ladite faculté : ainsi l'observe-t-on assez souvent dans les amauroses cérébrales (p. 449). De même, les oculo-moteurs présenteront parfois leurs tubes parsemés de granulations grisâtres ou n'offrant plus leur double contour normal, les muscles qu'ils animent auront perdu leur coloration rouge. Nous allons prendre, comme principal exemple, le facial, l'optique, le pneumogastrique ou vague, par cela seul qu'ils ont été l'objet d'observations intéressantes. Quant au grand sympathique, nous en renvoyons l'étude à la fin de ce paragraphe VII, comme appendice.

Facial. — Les lésions de la septième paire sont importantes à constater dans beaucoup de cas de paralysie faciale, rapportés tous indistinctement à une altération matérielle de la pulpe encéphalique avant la découverte des fonctions du facial par Ch. Bell. Elles siégent principalement, soit sur le trajet du nerf dans le bulbe (1) ou dans l'aqueduc de Fallope, soit à sa sortie par le trou stylo-mastoïdien (voyez § du *Rocher*).

Une tumeur de nature dite tuberculeuse ou autre, développée dans le cerveau, est également susceptible (2) de comprimer le nerf à son origine, avant son entrée dans l'aqueduc, et d'entraîner ainsi une hémiplégie faciale (voyez aussi § du *Rocher*).

Nerf optique. — De tous les nerfs crâniens, c'est la seconde

manquer chez les sourds-muets de naissance (Nuhn, *Dissertatio de vitiis quæ surdo-muti subesse solent*, Heidelberg, 1841). — Les anomalies des nerfs se lient presque toujours à des malformations congénitales. Ainsi le cas de MM. Robin et Davaine (*Soc. de biol.*, 1849) : monstre rhinocéphale, deux yeux dans une seule orbite, un seul nerf optique, un lobe cérébral unique au lieu de deux hémisphères, pas de mâchoire inférieure ni de langue.

(1) Le facial tire son origine *apparente* de la partie la plus externe de la fossette sus-olivaire (p. 432, note 2), en dedans du nerf acoustique. Pour trouver le facial dans l'aqueduc, il faut fendre le rocher avec la gouge (fig. 30-33) et le marteau (fig. 34); un moyen plus commode, mais plus long, consiste à faire macérer l'os dans l'acide azotique étendu. Toutes ces préparations sont fort difficiles et délicates : la mise à nu de la corde du tympan demande une macération de plusieurs mois, qu'on abrégerait d'ailleurs en introduisant un tube dans la carotide interne et en faisant tomber d'une certaine hauteur de l'acide azotique dilué.

(2) Voyez notamment H. Roger, *Gazette des hôpitaux*, 7 mai 1863.

paire qui est le plus constamment lésée dans l'ataxie locomotrice progressive (10 cas sur 12, d'après Topinard, p. 326), et, dès la première période, on note déjà l'amblyopie, qui deviendra bientôt amaurose. Le travail morbide décrit page 435, et dont les trois phases sont ici encore, déformation, dissociation, transformation grise (régression), commence même souvent par ce nerf avant de se déclarer dans les cordons postérieurs, puis dans les racines postérieures. Le nerf est vascularisé, ramolli, atrophié, transformé en cordon fibreux. A la coupe, il se montre gris, semitransparent, surtout à la périphérie. Il y a hypergenèse de la matière amorphe (dite tissu *conjonctif* ou lamineux, p. 436) séparant les tubes nerveux, et abondance de corps amyloïdes (état cirrhotique des Allemands, p. 214, et *Addenda* de p. 135). La lésion commence à la papille, gagne la rétine, et marche alors vers le chiasma, sans dépasser généralement les bandelettes optiques : il y a simplement hypérémie des tubercules quadrijumeaux (1). Pour constater ces lésions, on peut, comme le conseille à propos de la moelle M. Bouchard (2), faire macérer le nerf quelques semaines dans l'acide chromique étendu, pratiquer des coupes perpendiculaires à l'axe, et verser sur les surfaces de section quelques gouttes d'une solution ammoniacale de carmin. Presque immédiatement les parties sclérosées se teignent en beau violet, les saines conservant leur teinte première. Enfin, sur les segments durcis, on enlève de minces lamelles qui, examinées dans la glycérine, même à un faible grossissement, montrent en clair les parties malades, avec des points opaques là où les tubes n'ont pas été détruits encore. On plonge ensuite les préparations dans le baume de Canada.

Quant aux bandelettes optiques (fig. 94, n° 11, 80, et p. 451), elles peuvent être comprimées, dissociées, ramollies. Le nerf optique apparaît dans quelques cas injecté à sa surface (3), gris rosé, jaune d'or, coloration que nous avons constatée une fois sur le nerf olfactif. Il sera, chez d'autres sujets, ramolli, des corps genouillés (fig. 101, *d*) jusqu'à son entrée dans l'orbite; ou bien, sur une étendue plus ou moins grande de son parcours, il se montrera ratatiné, presque réduit à son névrilème par la disparition de la pulpe intérieure, aplati sous la compression exercée

(1) Bourdon, *Ataxie locomotrice*, 1863.

(2) *Journ. de méd. de Lyon*, nov. 1864.

(3) Gayet, *Journ. de méd. de Lyon*, févr. 1865 : amaurose par méningite, rougeur des deux nerfs depuis leur entrée dans l'orbite jusqu'à la rétine.

par quelques petites granulations grises, grosses comme des pois, de nature encéphaloïde ou (p. 396) tuberculeuse (p. 400, note 1) (1), atteint lui-même de tumeur, par exemple de myxomes (cellules très-grandes, claires, à noyau rond, dispersées dans un tissu gélatineux), de tumeurs cancéreuses ou mélanotiques (p. 441, note 1) implantées sur sa gaîne, etc. Les altérations histologiques peuvent porter sur ses éléments nerveux ou sur son tissu cellulaire interstitiel : d'où la variété des amauroses avec la lésion et la cause ; d'où également les faits d'altération évidente des nerfs optiques sans amaurose (Duménil, Charcot, Vulpian), et d'amaurose complète avec lésions du nerf paraissant insuffisantes, par cela que, dans le premier cas, les couches périphériques sont uniquement atteintes et que le centre est seul altéré dans le second.

C'est principalement dans l'amblyopie (affaiblissement de la vision) et l'amaurose (perte complète) cérébrales (symptomatiques de lésions du nerf optique ou du cerveau, du *delirium tremens*, parfois aussi produites par les narcotiques, peut-être par l'abus du tabac à fumer, bien que Carter et Huber nient cette étiologie, etc.), que la deuxième paire s'est montrée atrophiée, ramollie, convertie en une matière jaune, quelquefois transparente et assez analogue à de la gelée de pomme (2). Au

(1) Pour de Graefe, la névro-rétinite compliquant les tumeurs cérébrales est due à la compression du sinus caverneux, d'où amaurose par gêne de circulation dans les veines rétiniennes. Cette hypérémie mécanique paraît produire également l'inflammation de la papille. M. Bouchut admet aussi que, dans les maladies du cerveau ou des méninges, tout obstacle à la circulation sanguine empêche le sang noir de l'œil de revenir au sinus caverneux : d'où lésions de circulation, de sécrétion et de nutrition constituant une nouvelle séméiotique des maladies de l'encéphale, dont nous parlerons plus loin et qui tend à permettre de voir à travers l'œil certains états pathologiques du cerveau comme à faire enfin rentrer l'étude des maladies de l'œil dans la pathologie proprement dite. — On lira avec intérêt l'examen nécropsique de l'œil fait par M. Derby dans un cas de névro-rétinite (*Boston med. and. surg. Journal*, vol. LXXII, p. 21); le cas d'amaurose par tumeur de la base du crâne, rapporté dans le *Med. Times and Gaz.*, 1865, p. 626 ; le fait d'amaurose par néoplasme tuberculeux du pont de Varole et des tubercules quadrijumeaux, relaté dans *Klinische Monatsblätter für Augenheilkunde*, 1865, p. 159-164 ; celui du *Journal de médecine de Lyon*, janvier 1866 (fille aveugle de naissance, tumeur par myélocytes sur le plancher du troisième ventricule ; chiasma détruit, nerf optique dégénéré).

(2) On trouvera une observation de ce genre dans les *Bulletins de la Société anatomique*, 1853. Nous rappellerons surtout le mémoire

microscope, on a vu (Lancereaux) l'épaississement de sa trame conjonctive, l'adhérence de son névrilème à la pulpe, ses tubes, granuleux et friables, remplacés par des granulations longitudinalement disposées; ou bien les bandelettes optiques, se déchirant sous la plus faible traction, présentaient des globules granuleux, des fibres nerveuses petites, brisées pour la plupart.

Par les corps genouillés (1), le nerf optique est en relation avec les tubercules quadrijumeaux, qui sont ses noyaux d'origine

de M. Lancereaux (1864) : *De l'amaurose liée à la dégénérescence des nerfs optiques dans les cas d'altération des hémisphères cérébraux* (*Archives générales de méd.*, 1864). Il montre que l'amaurose se rattache à des lésions organiques de l'appareil optique orbitaire (papille petite, vaisseaux papillaires disparus, etc.) et cérébral. Il établit la coexistence de l'amaurose avec des kystes dans les lobes antérieurs, les corps striés, les couches optiques, avec l'atrophie *consécutive* des corps genouillés, des tubercules quadrijumeaux, des bandelettes et nerfs optiques, du pédoncule cérébral et de la protubérance (sur le même côté que l'hémisphère lésé), enfin du faisceau médullaire antéro-latéral (sur le côté opposé) : au microscope, diminution du volume, avec état régressif (granuleux) de l'élément nerveux et exubérance de la trame conjonctive.

(1) M. Longet a montré que chaque nerf optique prend naissance par trois racines, une grise (fig. 80, n° 15), et deux blanches distinctes, provenant des corps genouillés, petits tubercules situés sur la face inférieure de la couche optique. De ces deux dernières, l'une, externe, vient du corps genouillé externe; l'autre, interne, plus grêle, part du corps genouillé interne. Les racines blanches se réunissent ensuite pour former la bandelette optique (fig. 80), — ruban aplati, blanchâtre, contournant le pédoncule cérébral qui lui envoie des filets de renforcement, et venant concourir avec la bandelette opposée, au devant du *tuber cinereum*, au bas du plancher antérieur du troisième ventricule, pour former le *chiasma*. Dans cette dernière commissure quadrilatère, les fibres de chaque bandelette se divisent en deux moitiés (Wollaston, Béclard) : l'une, externe, se rendant directement à la partie externe de la papille et de la rétine dans l'œil *correspondant*; l'autre, interne, allant, après l'entrecroisement, à la partie interne de l'œil *opposé*. La décussation, qui rappelle tout à fait celle des pyramides, n'est donc que partielle, n'ayant lieu que pour les faisceaux internes (fig. 101, *c*). Une affection siégeant dans le corps genouillé externe d'un côté n'atteindra dès lors que l'œil du même côté, et seulement même la partie externe de la rétine et de la papille, en sorte que le champ visuel sera restreint en dedans. L'entrecroisement explique cependant l'action croisée des tubercules quadrijumeaux. — Vésale, Valsalva, Lœsel, disent que les nerfs optiques ne s'entrecroisent pas chez les sujets doués d'une excellente vue.

et dont il n'est que le conducteur (1). Nous avons vu que les

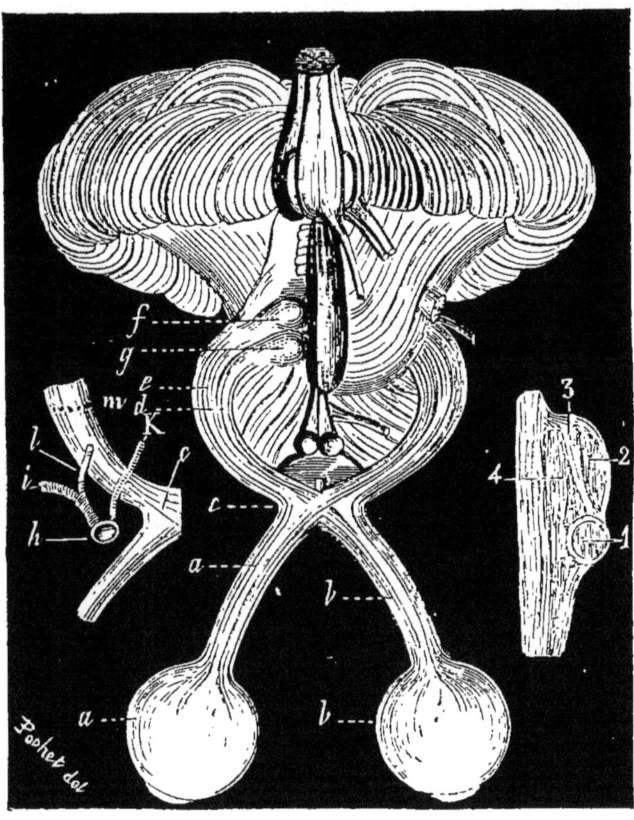

Fig. 101.

a. Fibres externes du nerf optique et de la rétine provenant de l'hémisphère correspondant. — *b*. Fibres internes, issues de l'hémisphère opposé. — *c*. Chiasma, avec indication de la direction des fibres. — *d*. Corps genouillé interne. — *e*. L'externe. — *f*. Tubercules quadrijumeaux postérieurs (*testes*). — *g*. Les antérieurs (*nates*). — **1**. Structure des tubercules *testes* : noyau rond, gris rougeâtre, plus solide que la substance blanche corticale. — **2**. Noyau gris du tubercule antérieur, oblong. — **3**. Partie grise servant de communication entre les tubercules du côté opposé. — **4**. Bandelette blanche isolant cette partie grise d'avec les noyaux. Au-dessous de la partie grise **4**, on voit des stries blanches parallèles, qui sont la continuation du *processus cerebelli ad testes*. — *h*. Artère carotide interne, origine des vaisseaux cérébraux de la papille. — *i*. Cérébrale moyenne ou sylvienne (p. 293). — *k*. Communicante postérieure. — *l*. Branche allant de la cérébrale moyenne *i* à la bandelette optique. — *m*. Points où pénètrent dans les bandelettes optiques, au niveau du bord postérieur des pédoncules cérébraux, quatre vaisseaux qui séparent ainsi les corps genouillés d'avec les bandelettes optiques : deux sont des artères et proviennent du plexus choroïdien (2).

(1) Le corps genouillé externe reçoit un faisceau de fibres du tubercule antérieur, l'interne du postérieur ; si bien qu'en accouplant la première lettre de ces quatre mots, on a A.E., P.I., comme pour les ligaments croisés du genou, moyen mnémonique pour se rappeler quel tubercule fournit à tel ou tel corps genouillé.

(2) La figure 115 est extraite des *Maladies de la rétine* de M. Gale-

troubles de ces organes centraux de la vision entraînent la cécité croisée (1). L'amaurose *peut* de même coïncider avec les lésions des corps pituitaire (hypertrophie et cancer, Rayer : page 361) et pinéal (page 376), — sans doute quand il y a compression des bandelettes optiques sur les os du crâne, — comme aussi avec les affections du cervelet (page 311, note 4), de la protubérance (Lebert, Calmeil, Gubler, Barth, Friedrich, Ladame), des pédoncules cérébraux, à cause du voisinage de ces organes et des tubercules quadrijumeaux, par inflammation consécutive. La même compression des nerfs optiques explique la cécité dans les tumeurs quelconques de l'encéphale ou de la boîte crânienne (fongueuses, syphilitiques, mélanotiques, fibro-plastiques et cancéreuses, kystiques ; caillots sanguins ; tumeurs du rocher, de l'apophyse basilaire, de la selle turcique, collections de pus dans l'espace sous-arachnoïdien antérieur, transformation fibreuse de la dure-mère à ce niveau) (voyez page 454).

L'atrophie des corps genouillés entraîne généralement celle des nerfs optiques (2), mais l'une et l'autre paraissent indépendantes des désordres isolés des couches optiques (p. 288) : celles-ci pourraient seulement propager leur altération, surtout quand elle est superficielle et postérieure (cas de J. Hunter jeune, d'Eisemann, de Beck), jusqu'aux bandelettes optiques, appuyées sur leur face inférieure (3).

zowski, 1863 ; celle-ci l'est des *Altérations du nerf optique*, par le même auteur.

(1) Page 314. Magendie, Flourens, Serres, Lelut. M. Jobert (*Étude sur le système nerveux,* 1838) cite aussi des cas de cécité par compression de ces tubercules.

(2) L'existence d'un centre gris dans les corps genouillés (centre qui est un amas de cellules multipolaires avec lequel se combinent la majorité des fibres optiques) et bien des considérations pathologiques feraient penser que ces renflements ont une action active sur la vision.

(3) On a voulu, d'après Gratiolet (*Acad. des sc.*, 1854), donner au nerf optique une *troisième* racine, venant de l'écorce blanche du *thalamus opticus*, et se propageant jusqu'aux circonvolutions du lobe postérieur où s'opérerait la perception de l'impression lumineuse. Mais cette hypothèse n'a pu encore être vérifiée anatomiquement : les apoplexies, par cela qu'elles siégent généralement dans la substance grise, n'entraînent le plus souvent pas l'amblyopie ou l'amaurose ; il en est de même pour le corps strié et le centre de la couche optique. La majorité des auteurs admet que les bandelettes optiques s'accolent aux couches optiques sans entrer en relation avec elles, et se perdent dans la substance grise des *nates* (cependant, dans sa *Physiologie*, Power prétend les suivre

La symptomatologie et les observations faites à l'ophthalmoscope mettront souvent sur la voie des recherches nécropsiques à tenter sur l'œil. Depuis même que de Graefe (1) a montré. il y a six ans, les rapports des tumeurs cérébrales avec certaines altérations de la rétine, depuis les travaux de Stellwag, Schneller (2), Jackson (3), Bouchut (4), Galezowski (5), Gillet

jusque dans les couches optiques). — Pour Waller, la rétine serait le centre trophique du nerf de la deuxième paire.

(1) *Ueber Complication von Sehnervenentzündung* (*Archiv für Augenheilkunde*, 1860, III, 70, et *Gazette hebdom.*, 1860, oct., p. 707).

(2) *Beitr. zur Kenntniss der ophthalm. Befunde bei extraocularen Amblyopien und Amaurosen* (*Arch. für Augenheilk.*, 1860, III, 70).

(3) *Klinische Bemerkungen über Gesichtsstörungen bei Krankheiten des Nervensystems* (*Med. Times and Gazette*, 1864, n° 722).

(4) Ouvrages cités à notre page 466, note 2.

(5) Thèse, *Études ophthalmoscopiques sur les altérations du nerf optique et sur les maladies cérébrales dont elles dépendent*, 1865, n° 239, publiée à nouveau en 1866. — Seuls de ceux de l'œil, les vaisseaux de la papille appartiennent au système circulatoire de l'encéphale : M. Galezowski a montré que ces capillaires ne se relient pas tous aux vaisseaux ophthalmiques ; une partie, la plus fine, celle qui donne une teinte rosée à la papille normale, vient du cerveau et constitue avec la pie-mère un réseau vasculair econtinu (Galezowski, *Acad. des sc.*, 11 décembre 1865). L'existence de ces *vaisseaux cérébraux* de la papille explique pourquoi l'atrophie de celle-ci et du nerf optique (par affections cérébrales) laisse intactes l'artère et la veine centrales, tout en faisant disparaître le réseau capillaire ; pourquoi les tumeurs cérébrales agissent de même, en produisant un développement exagéré des capillaires; comment les vaisseaux centraux peuvent s'atrophier et même disparaître (par exemple dans l'atrophie papillaire par rétinite pigmentaire et dans les affections oculaires non cérébrales), sans que la papille perde sa teinte rosée. M. Galezowski conclut, à l'ophthalmoscope, qu'il y a atrophie des vaisseaux des bandelettes optiques, quand la papille est atrophiée ; ramollissement rouge du cerveau ou tumeur, si le nerf optique présente un développement considérable des vaisseaux capillaires. Mais il ne faudrait pas croire que dans aucune affection de l'encéphale, l'ophthalmoscope ne saurait passer muet : M. Galezowski cite des faits de périencéphalite chronique (paralysie générale progressive) où la vue est restée intacte ; c'est presque la règle dans l'hémorrhagie cérébrale ; les congestions chroniques déterminent seules des congestions papillaires, les aiguës peuvent amener la cécité sans désordres à la papille. Les données de l'ophthalmoscope ne sont pas pathognomoniques ; elles complètent seulement les autres symptômes, mais elles n'accompagnent pas fatalement toute maladie cérébrale (voyez aussi plus loin, note 2 de la page 466).

de Grammont, Meunier (1), quelques maladies cérébrales peuvent être (doctrine dite *cérébroscopique*, par M. Bouchut) diagnostiquées pendant la vie, grâce à l'état de la vascularisation capillaire du nerf optique, c'est-à-dire de la papille. Cette émanation directe du cerveau, la seule que nous puissions contempler sur le vivant, est susceptible de présenter des altérations identiques avec celles de la substance nerveuse et nous permettant de reconnaître le siége, l'espèce, la période des processus intracrâniens produisant les troubles visuels. Ainsi la névrite optique (œdème inflammatoire de la papille, avec artères rétrécies, veines dilatées et flexueuses) est regardée par presque tous les auteurs comme constante dans les tumeurs de l'encéphale (p. 449, note 1); elle a d'ailleurs été constatée également avec l'encéphalite et l'encéphalo-méningite (2), avec l'apoplexie siégeant près de l'origine des nerfs optiques, dans les tumeurs comprimant le nerf au sein même de l'orbite, ou avoisinant le chiasma, ou qui aplatissent tout un hémisphère cérébral (tumeurs et hypertrophies de la glande pituitaire, page 452; tumeurs du rocher et de l'apophyse basilaire; tumeurs du cervelet, soit voisines des pédoncules supérieurs, soit ayant atteint les *processus cerebelli ad testes* ou les *testes*). — Voyez les figures 102, 103, 112, 113, 115, 116, 117.

(1) J. E. Meunier, *De l'atrophie des nerfs et des papilles optiques dans ses rapports avec les maladies du cerveau*, thèse de Paris, 1865.

(2) M. Bouchut (*Union médicale*, 1866, p. 7 et 8) en cite un cas soigneusement étudié chez une enfant. A l'ophthalmoscope, sur les deux yeux, papille masquée par une infiltration gris perle (fig. 3 de M. B., sans légende ici); dans cette gangue se perdent les veines devenues flexueuses. Les artères ne sont pas apparentes. A l'autopsie cadavérique, pie-mère de la convexité rouge-livide; veines méningées pleines de sang liquide, comme les sinus. Injection de la substance corticale dont la surface est villeuse, après l'ablation de la pie-mère. Nerfs optiques, en avant du chiasma, canaliculés au centre et entourés d'une substance blanche. A la loupe, la papille est presque invisible; près d'elle, une saillie jaunâtre, formée par la *macula* hypertrophiée, du volume d'un grain de blé. Au microscope (d'après M. Cornil), en étalant sur une lame de verre la plaque ovoïde, jaune et saillante, de chaque rétine, à 200 diamètres, on voit des granulations graisseuses réunies dans une enveloppe commune ou sans enveloppe, avec lacis de capillaires très-serrés (comme à l'état normal), et parties jaunes, finement pigmentées, provenant d'épanchements sanguins. Les bâtonnets sont granuleux et déformés (modification cadavérique) et la rétine a sa structure normale. Dans le nerf optique, la zone centrale jaune, observée à l'œil nu, offre une simple congestion.

On devrait ici, — comme dans l'amaurose, l'urémie (amaurose par rétinite hémorrhagique chez les urémiques, p. 403, note 1), la leucémie (p. 137, note 4), et en **général** chaque fois que des désordres graves ont été constatés dans la vision, — *enlever*

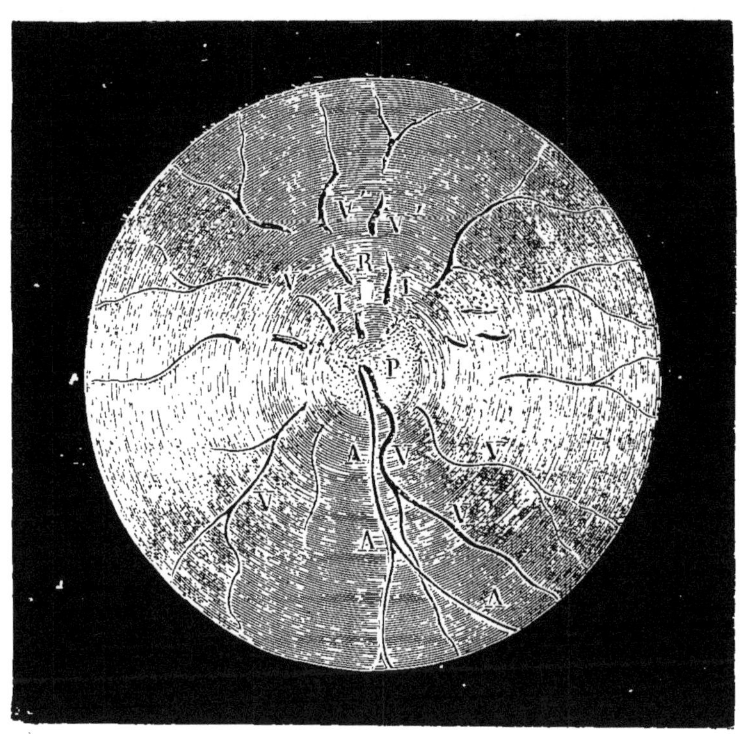

Fig. 102.

Examen à l'ophthalmoscope de l'œil d'une enfant de quatre ans atteinte d'encéphalite chronique partielle avec atrophie de l'hémisphère gauche, hémiplégie droite, envahissement du nerf optique par le tissu conjonctif (noyaux embryoplastiques), infiltration granuleuse de la papille (d'après M. Bouchut, *Gaz. des hôpit.*, 31 juillet 1866). — P. Papille à demi voilée par l'infiltration. — I. Infiltration granulo-graisseuse cachant la partie supérieure de la papille. — V. Veines de la rétine. — V'. Ces veines interrompues par l'infiltration. — A. Artère du nerf optique et de la rétine. — R. Granulation graisseuse miliaire. Ces lésions ont été confirmées par l'examen microscopique de M. Ordoñez.

l'œil par la voûte orbitaire, pour voir au microscope la papille ou les divers éléments des couches rétiniennes (mal délimitées, rendus opaques par des granulations solubles dans la glycérine additionnée d'acide acétique, etc.), ou vérifier (1) de la sorte les données ophthalmoscopiques : papille blanche ou injectée, à contours effacés ; infiltration séreuse de la papille, sa congestion dans les affections du cœur et les congestions cérébrales ; apoplexie rétinienne, unioculaire, artérielle, ou, plus souvent, veineuse ; infiltration pigmentaire ou rétine tigrée, avec stries

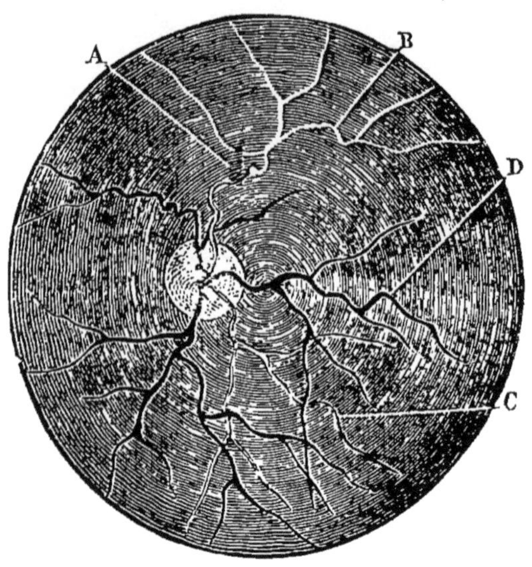

Fig. 103.

Examen ophthalmoscopique d'une apoplexie de la papille et de la rétine (2). — La papille est atrophiée, blanche, avec son centre grisâtre : les vaisseaux centraux sont sensiblement diminués de volume. Dans la partie supérieure et externe (image renversée), on voit un épanchement de sang A, sur le trajet de l'artère, et à côté une tache exsudative. A partir de cette tache apparaît un vaisseau blanc B qui a la forme, la direction et le volume d'une artère ramifiée : c'est une artère atrophiée. — C. Artère saine sur le reste de la figure. — D. Veines saines.

noires vers l'*ora serrata ;* décollement de la rétine ; choroïdite, cholesteritis, etc. Combien d'obscurités et d'incertitudes disparaîtront ainsi par les études nécropsiques et ophthalmoscopiques combinées avec soin et persévérance.

On pourrait en outre constater, par cet examen direct de l'œil, si les veines ophthalmiques sont enflammées, contiennent

(1) Cette vérification demande souvent grand soin : sur le cadavre il est plus difficile qu'à l'ophthalmoscope de retrouver une tache apoplectique de petite dimension.

(2) Galezowski, *Observations sur les maladies des yeux*, 1862.

un mélange de pseudo-pus (page 393) et de sang coagulé (phlébite de ces veines dans les furoncles de la face, les abcès du rocher, la méningite granuleuse, susceptible de se poursuivre jusqu'aux sinus caverneux, page 340); si le tissu cellulo-graisseux des orbites est infiltré de sérosité, de cancer; s'il y a exostose, tumeur érectile, abcès, anévrysme de l'orbite (1); quelle était la cause de l'exophthalmie (2), de l'amau-

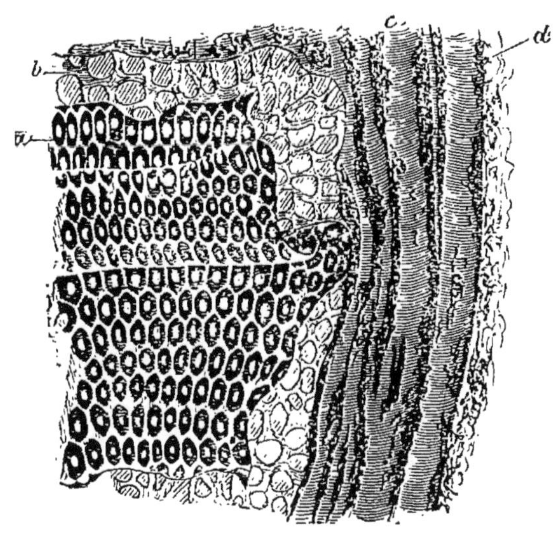

FIG. 104.

Fragment de la choroïde normale, vu à un grossissement modéré. — *a* Lames de pigment ressemblant à un épithélium; elles sont en partie détachées et enroulées. — *b*. Membrane ruyschienne ou chorio-capillaire ou des vaisseaux choroïdiens. — *c*. Les gros vaisseaux de la choroïde (artères et veines ciliaires) résidant dans le tissu conjonctif pigmenté, ainsi que les nerfs ciliaires. — *d*. La *lamina fusca* des auteurs (3).

(1) Dupont (thèse, 1865, n° 184), *Des tumeurs de l'orbite formées par du sang en communication avec la circulation veineuse intra-crânienne*.

(2) Cette protrusion est due soit à des tumeurs de l'orbite (kystes hydatiques, mélanomes et autres précitées) ou de l'œil (encéphaloïde du bulbe oculaire chez les enfants), soit à des tumeurs intracrâniennes (anévrysme de la carotide à son entrée dans le crâne, ou de l'artère ophthalmique près de la selle turcique, in *Ann. d'oculistique*, 1866, p. 176, — sang traumatiquement épanché dans ou près du sinus caverneux, tumeur de ce sinus) ou du cou (saillie des yeux dans le goître exophthalmique, les maladies du cœur, l'emphysème, la bronchite chronique, l'asthme confirmé).

(3) Cette figure est tirée du *Traité d'histologie* de Leydig.

26

rose foudroyante (1); en quel état est le ganglion ophthalmique, etc.

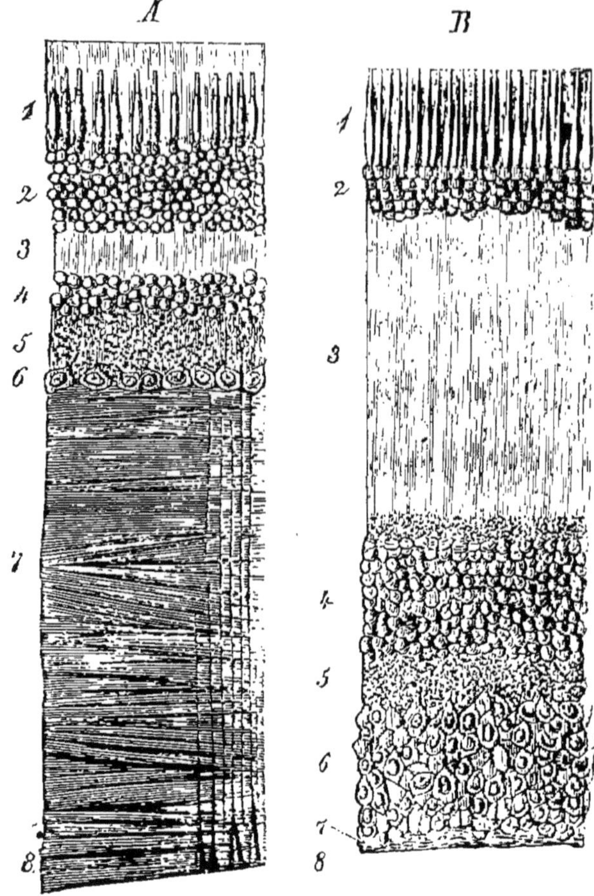

Fig. 105.

A. *Coupe perpendiculaire de la rétine* (normale) près du point d'entrée des nerfs optiques. — 1. Membrane de Jacob, couche des bâtonnets et des cônes. — 2. Couche externe des granulations, faite de myélocytes (p. 388). — 3. Couche intermédiaire, composée de matière amorphe granuleuse. — 4. Couche interne des granulations, faite de myélocytes. — 5. Couche granuleuse grise. — 6. Couche des cellules nerveuses multipolaires (fig. 86 et 84). — 7. Couche des tubes nerveux, ou d'épanouissement du nerf, très-vasculaire. — 8. Membrane limitante ou interne, amorphe, d'où partent les fibres de H. Muller traversant toute la rétine.

B. *Coupe faite sur la tache jaune (macula lutea) de la rétine*, où la vision est le plus distincte, au centre optique de l'œil. — Mêmes notations (suivant H. Müller).

(1) L'amaurose subite reconnaît souvent pour cause l'embolie de l'artère ophthalmique ou centrale de la rétine, avec atrophie consécutive du nerf et de la papille (de Graefe, Liebreich); quand elle n'est pas instantanée, on accuse une dégénérescence graisseuse des artères capillaires de la rétine, ou leur inflammation interne avec prolifération des cellules épithéliales.

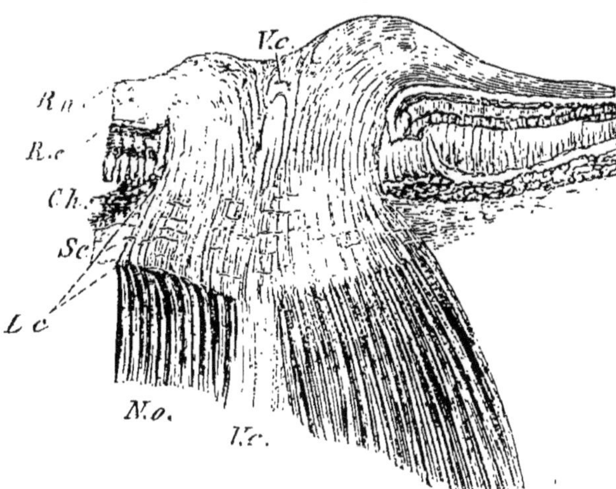

FIG. 106.

Papille normale, mais dont la convexité est très-accusée ; on voit sa dépression centrale, qui paraît, sur le vivant, en manière de tache blanche luisante (fig. **112**). — *No.* Nerf optique. — *Sc.* Sclérotique. — *Ch.* Choroïde. — *Re.* Couche externe de la rétine. — *Rn.* Couche des fibres nerveuses de la rétine.

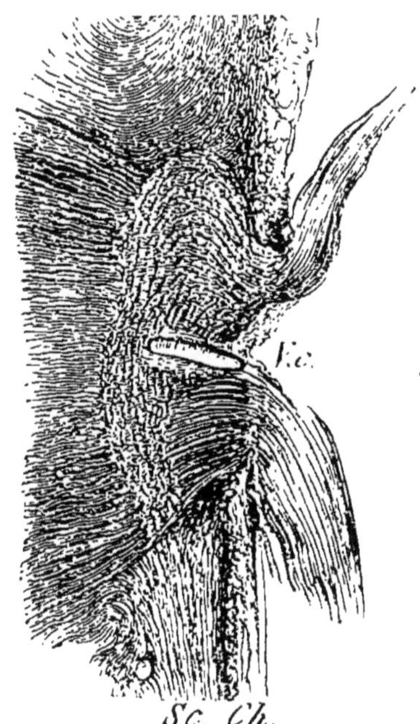

FIG. 107.

État remarquable, mais normal, de la lame criblée, membrane élastique qui tamise le nerf à son entrée dans le trou scléroticαl. Cette lamelle tranche nettement sur la sclérotique, mais à gauche elle forme une espèce de sinuosité sous le bord choroïdal. — Sc. Sclérotique. — *Ch.* Choroïde. — *Vc.* Vaisseaux centraux.

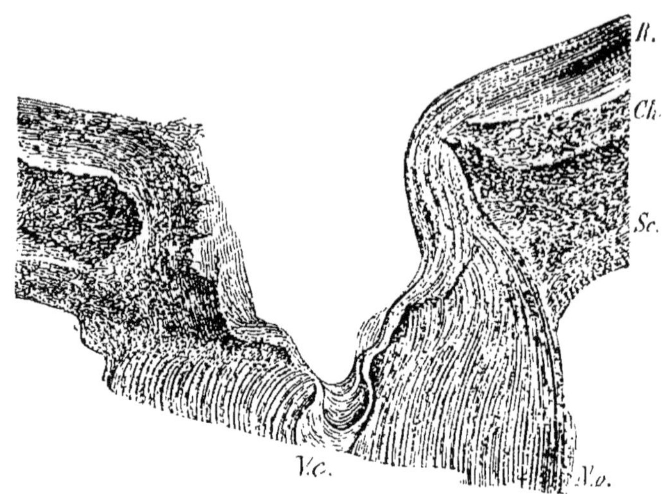

FIG. 108.

Excavation pathologique profonde de la papille dans une atrophie du nerf optique par tumeur cérébrale. — *No.* Nerf optique. — *Sc.* Sclérotique. — *Ch.* Choroïde. — *R.* Rétine. — *Vc.* Vaisseaux centraux avec leur canal très-dilaté.

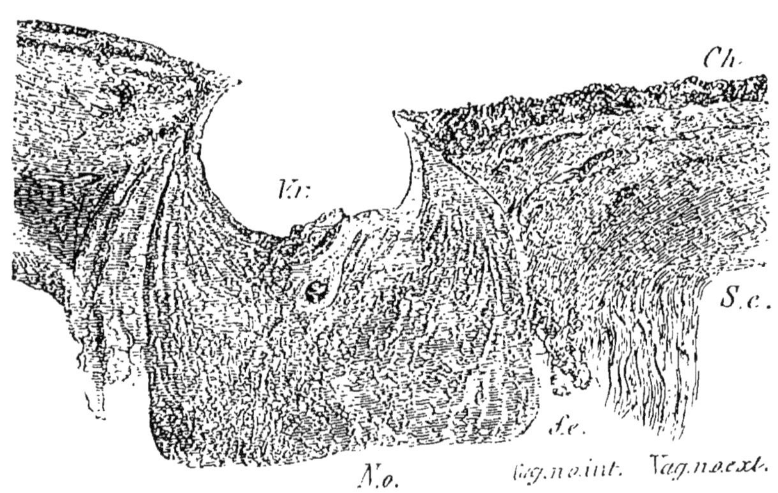

FIG. 109.

Excavation pathologique profonde de la papille (la rétine et les débris de la papille ont été enlevés pour montrer la forme de l'excavation). — *No.* Nerf optique. — *Vag. no. int.* Sa gaine interne. — *Vag. no. ext.* Sa gaine externe. — *Fe.* Tissu élastique entre les deux gaines. — Au-dessous de *Vr.*, et à peu de distance du fond de l'excavation, on trouve un vaisseau coupé obliquement.

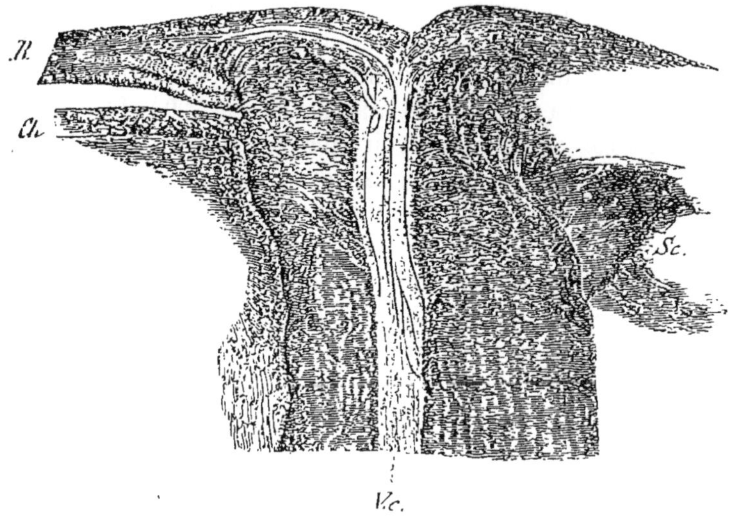

FIG. 110.

Nécro-rétinite par tumeur cérébrale. — *No.* Nerf optique. — *Sc.* Sclérotique. — *R.* Rétine. — *Vc.* Tracé des vaisseaux centraux. — *Vr.* Ramifications des vaisseaux de la rétine.

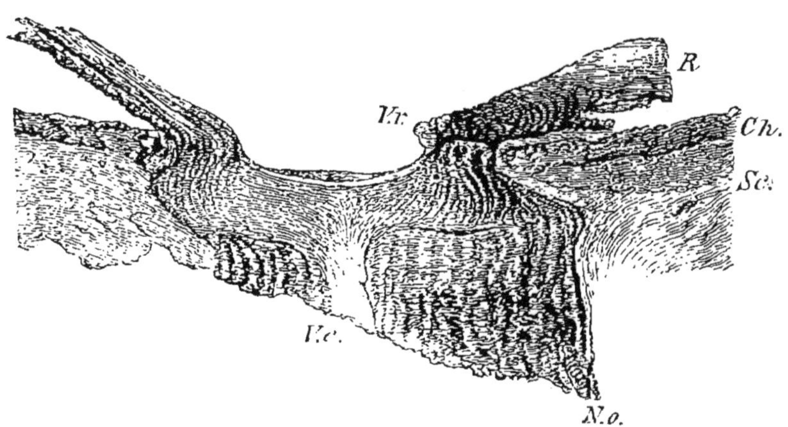

FIG. 111 (1).

Atrophie du nerf optique dans une tumeur cérébrale. — *No.* Nerf optique. — *Sc.* Sclérotique. — *Ch.* Choroïde. — *R.* Rétine. — *Vc.* Ramifications des vaisseaux de la rétine.

(1) Les figures 106-111 sont extraites de Schweigger, *Leç. d'ophth.*

A cet effet, après avoir décollé la dure-mère et fracturé la voûte orbitaire à l'intérieur du crâne, on saisira avec des pinces l'enveloppe du nerf optique (1), enfin on détruira les adhérences avec des ciseaux mousses introduits sous les paupières, en avant de l'œil. L'œil sera examiné au microscope (fig. 104-111) d'abord à l'état frais (on pourra déjà voir que les taches blanches sont composées de granulations graisseuses, que les éléments des couches de la rétine ont plus ou moins disparu, que les capillaires sanguins sont hémorrhagiés ou sans globules, leurs parois étant parsemées de granulations graisseuses, que la choroïde est dépigmentée, etc.), ensuite durci à l'acide chromique, ou mieux encore, selon le conseil de Henri Müller (de Wurtzbourg), avec :

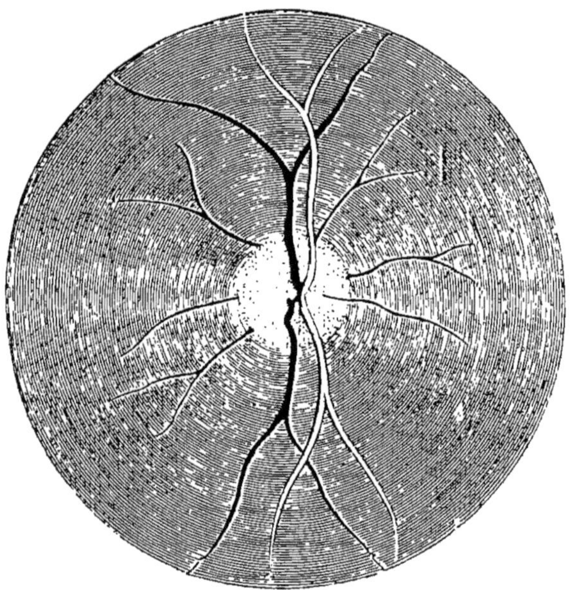

FIG. 112.

Papille normale d'un enfant de deux ans (M. Bouchut), avec ses vaisseaux normalement peu nombreux.

(1) Cette enveloppe peut elle-même être lésée. Dans l'observation précitée de M. Koster (page 400), elle était distendue par une infiltration séreuse de tissu cellulaire unissant entre elles les deux lames de la gaîne, avec cellules ellipsoïdales, transparentes, sans noyau. — On peut ainsi distinguer deux sortes d'inflammations du nerf optique : ou bien il s'agit de la partie concentrique de la papille, et alors la lésion porte sur le périnerf, il y a périnévrite ; ou bien c'est la substance du nerf qui est atteinte, il existe une névrite optique essentielle (page 449).

eau distillée (1000 parties), sulfate de soude sec (100 parties), bichromate de potasse (250 parties).

Depuis les récents travaux sur la pathologie cérébro-oculaire, une des affections qui réclament les recherches les plus minutieuses sur le cerveau, c'est l'albuminurie, quand elle s'accompagne d'amaurose par dégénérescence graisseuse de la rétine. Il serait

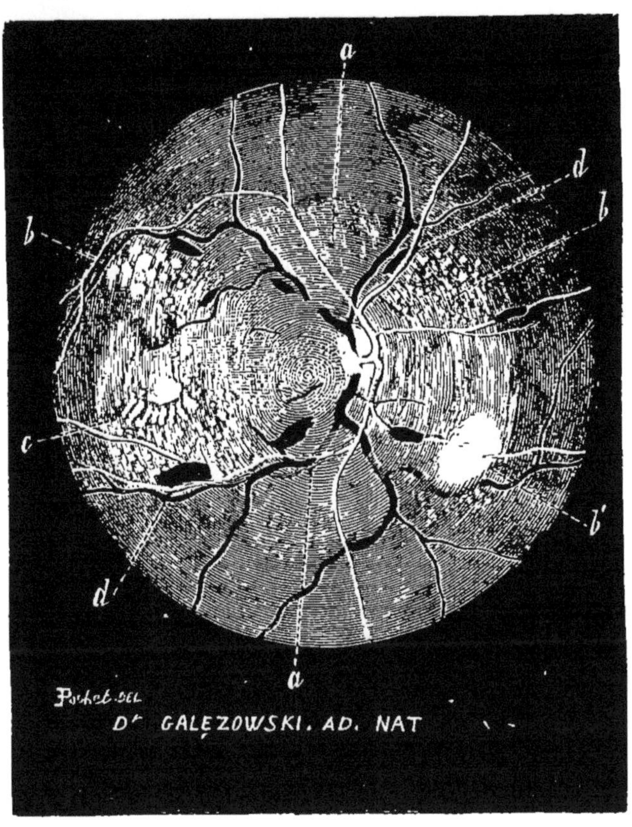

Fig. 113.

Examen à l'ophthalmoscope (sur le vivant) de la rétine en dégénérescence graisseuse, dans l'albuminurie. — *a*, *a*. Artères voilées par l'exsudation. — *b*, *b*. Taches blanches dues à la dégénérescence graisseuse. — *b'*. Même tache, plus étendue. — *c*. Tache blanche centrale dans la *macula*, avec irradiations. — *d*. Taches rouge foncé le long des veines (apoplexie rétinienne).

bon, dans ce cas surtout, de soumettre l'œil à l'examen histologique. En outre, le cerveau placé sur sa convexité, et le cervelet enlevé avec assez de soin pour que les tubercules quadrijumeaux fussent respectés, on devrait extraire les nerfs optiques, le chiasma, les bandelettes optiques, les corps genouillés, les *nates* et les *testes*. Le tout serait réservé à une étude microscopique minutieuse, l'inspection à l'œil nu pouvant faire croire à l'intégrité de cet appareil visuel, alors que des modifications importantes existeraient dans les éléments anatomiques. Avouons cependant que, si les lésions de la papille et de la rétine, dans l'amblyopie albuminurique, ont été déjà bien étu-

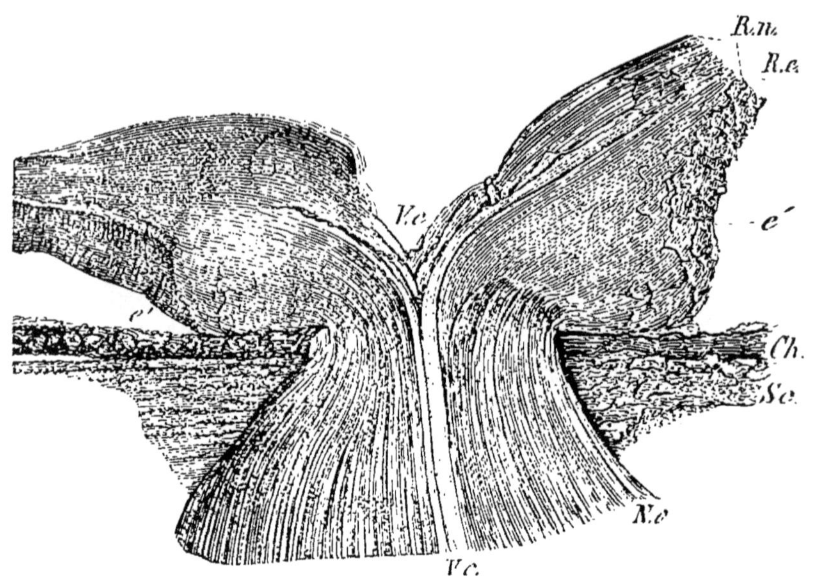

FIG. 114.

Tuméfaction considérable de la rétine, de la papille et de la lamelle criblée scléroticale dans une rétinite albuminurique (Schweigger). — *R.* Rétine. — *e.* Refoulement de ses couches externes dont les éléments nerveux sont dissociés et le tissu conjonctif hypertrophié. — *Vc.* Vaisseaux.

diées au microscope sur le cadavre (1), surtout par Virchow (2), Turck, Müller (3), Lecorché (4), Wagner, Schweigger (5), —

(1) Altération des tubes nerveux sur les deux yeux, granules graisseux dans les cellules nerveuses ; dégénérescence graisseuse là ou existent les taches blanches. A l'ophthalmoscope (fig. 43), congestion et infiltration de la papille avec plaques rouges le long des vaisseaux ; plus tard traînées blanches augmentant en nombre le long des vaisseaux ; à la troisième période, réunion des taches graisseuses en une seule plaque blanche. — Dans la rétinite glycosurique, atrophie des deux papilles sans trace d'infiltration rétinienne ; épanchements sanguins peu nombreux, disséminés (fig. 115).

(2) *Archiv für pathol. Anat.*, t. X, p. 170.

(3) Müller, *Archiv für Ophthalm.*, t. IV, 2e part., p. 41 et 287.

(4) *De l'altération de la vision dans la néphrite album.*, 1858.

(5) *Archiv für Ophthalm.* von Graefe, t. VI, 2e part., p. 287.

on n'a guère encore constaté des désordres équivalents sur la partie intracrânienne de l'appareil visuel (1).

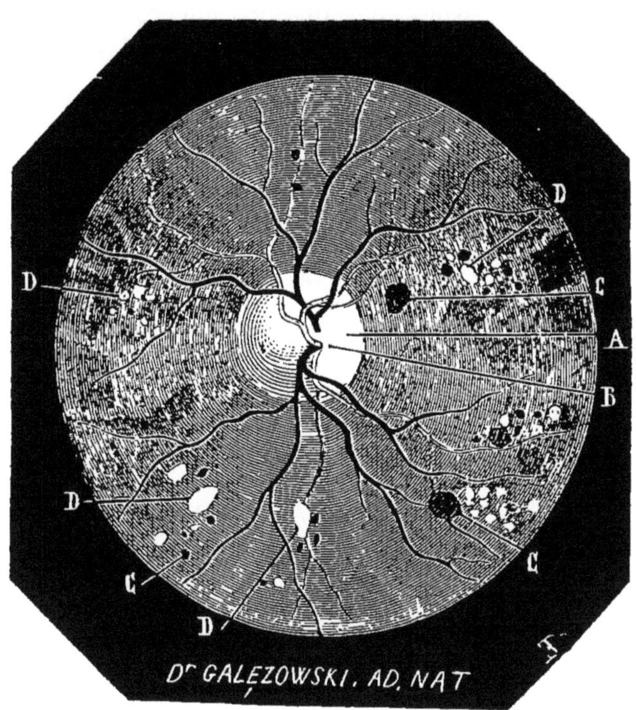

Fig. 115.

Altérations ophthalmoscopiques de la rétinite glycosurique, d'après M. Galezowski : — A. Papille atrophiée dans sa partie externe, et luisante. — B. Les artères capillaires atrophiées. — C. Taches rouges apoplectiques près des artères. — D. Plaques blanches graisseuses.

Ajoutons aussi les recherches de M. Bouchut sur l'état anatomique de la papille (dilatation, et plus tard flexuosité des veines rétiniennes, suivie d'hémorrhagie rétinienne ou de congestion

(1) Voyez cependant *Union méd.*, 27 mai 1865. M. Galezowski a rencontré : anémie du cerveau, globules graisseux et tissu conjonctif dans le chiasma, la bandelette optique et les tubercules quadrijumeaux droits. Quant aux yeux, on voyait à l'œil nu, sur la rétine, des taches, les unes apoplectiques, les autres blanches (fig. 113) ; ces dernières correspondant, au microscope, à des amas graisseux dus à la dégénération du tissu interstitiel : les fibres nerveuses avaient perdu à ce niveau leur transparence ; la couche des bâtonnets (fig. 105) présentait vers la *macula* des granulations adipeuses, etc.

péripapillaire ou d'infiltration séreuse des contours de la papille) dans les méningites granuleuse ou simple (fig. 116, 117), surtout quand elles sont basilaires et accompagnées de coagulums dans les sinus caverneux (1). Nous conseillerions encore la nécropsie de

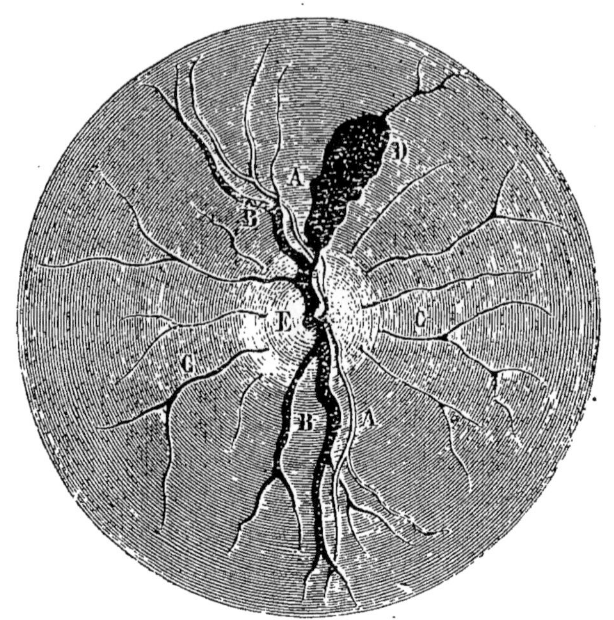

Fig. 116.

Œdème papillaire avec flexuosités et thromboses des veines (*phlébectasie rétinienne*), chez un enfant de deux ans atteint de méningite granuleuse du cervelet, d'après l'examen ophthalmoscopique de M. Bouchut, confirmé à la nécropsie. — A. Artère centrale de la rétine. — B. Veines pleines de caillots. — C. Veinules de la rétine encore perméables. — D. Hémorrhagie de la rétine grosse comme un grain de blé. — E. Papille voilée par une infiltration séreuse.

(1) Bouchut, *Gaz. des hôp.*, avril 1862 ; *Gaz. méd. de Paris*, 1865 ; *Diagnostic des maladies du système nerveux par l'ophthalmoscope*, 1865. Déjà en 1860, M. Stellwag von Carion (*Die Ophthalmologie*, 1856, B. abt. I, p. 570) avait décrit la névrite optique dans la méningite dite tuberculeuse. — La question est cependant en litige : « Il est faux, dit M. Wecker, qu'on puisse diagnostiquer ainsi la méningite, et notamment la forme tuberculeuse. Nous avons, sur l'invitation de M. Roger, examiné à cet effet, pendant un an, tous les enfants se présentant avec des symptômes cérébraux. Dans les cas de méningite vraie, confirmée par l'autopsie, l'examen ophthalmoscopique n'a relevé, à part une ampleur douteuse des vaisseaux rétiniens, aucune altération significative. Quand il y a une production abondante de

l'œil, beaucoup trop négligée des élèves, s'il y avait rétinite syphilitique(1), et dans toutes ces prétendues névroses sur lesquelles

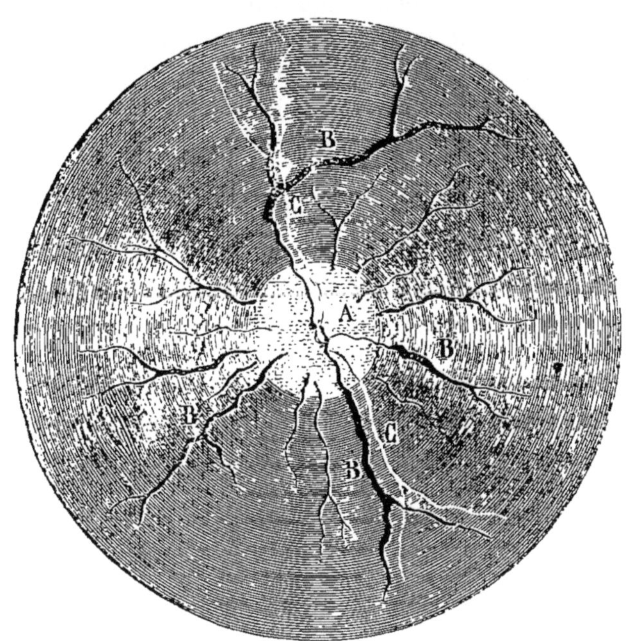

Fig. 117.

Infiltration séreuse péripapillaire et thrombose des veines de la rétine chez un enfant de onze ans atteint de méningite granuleuse par abcès du rocher, d'après M. Bouchut (examen ophthalmoscopique et nécropsique). — A. Papille voilée. — B. Veines rétiniennes, dilatées en dehors seulement de la papille. — C. Artère centrale de la rétine.

tubercules dans le cerveau et le cervelet, nous avons, dans quelques cas, reconnu de la névro-rétinite; mais à une époque où les autres symptômes étaient tellement complets, que les données ophthalmoscopiques restaient d'une valeur secondaire. » C'est dans la méningite simple principalement qu'il peut ne pas y avoir adultération de la vue, névrite optique. Cette méningite, chez les adultes notamment, se borne souvent à la convexité des hémisphères, où elle peut se localiser même assez; elle est plus rare à la base, et là encore faut-il qu'elle se rapproche du chiasma ou des bandelettes optiques pour intéresser la vision. M. Jacobi a décrit récemment une épidémie de méningite cérébro-spinale sans désordres oculaires (*Erkrankung des Augapfels bei Meningitis cerebro-spinalis epidemica in Danzig. — Archiv für Ophthalm.*, XI, 3).

(1) Sur les lésions de cette rétinite, voyez Sichel, *Gaz. hebd.*, 1859,

on a si peu de renseignements anatomiques, la chroopsie, l'achromatopsie ou daltonisme, qui nous paraît cependant liée à une lésion du cerveau, des lobes antérieurs surtout (1), l'héméralopie, ainsi que les amauroses dites sans lésions (amaurose hystérique), etc. Je puis citer aussi les recherches sur la cataracte (2), et les autres maladies du globe de l'œil sans aucun rapport avec les affections cérébrales (glaucôme, hydrophthalmie, etc.), enfin les tumeurs intra-orbitaires (3). D'après M. Galezowski (4), ces dernières sont divisibles en trois groupes, selon qu'elles naissent dans la rétine ou le nerf, dans la choroïde, enfin au dehors de la coque oculaire, qu'elles envahissent ultérieurement. Les plus fréquentes des tumeurs de la rétine (5) sont les gliomes (hyperplasie du tissu cellulaire, affectant les couches externes de la membrane, p. 400, note 1), les gliosarcomes (cellules plus volumineuses, fusiformes, à plus forts noyaux), puis les encéphaloïdes (fongus hématodes de Wardrop, 1809), naissant le plus souvent du nerf. Parmi les tumeurs primitivement développées dans la choroïde (spécialement au cercle ciliaire), dominent les fibro-sarcomes et les cancers mélaniques de Laennec (avec cellules de pigment brun).

PNEUMOGASTRIQUE OU VAGUE. — Il n'est pas inutile d'esquisser en quelques mots sa physiologie, car elle est loin d'être incontestée. Depuis Weber, la majorité des auteurs considère le vague comme *modérant* les mouvements du cœur; ce serait le type des nerfs dits *suspensifs* ou *frénateurs*, ou *modérateurs*. Contrairement aux autres moteurs, il ralentirait les battements cardiaques, il serait le frein du

De l'amaurose cérébrale et de l'amaurose syphilitique; Quaglino et Scarenzio, *Gazette méd. de Paris*, 11 novembre 1865.

(1) Voyez sur ces deux affections : *De la perceptivité normale et surtout anormale de l'œil pour les couleurs, notamment de l'achromatopsie*, par E. Goubert, 1866, chez Delahaye (chapitre *diagnostic* et *pronostic*, et notre p. 406, note 1). — Le docteur Quaglino (de Pavie) a déjà observé, dans l'héméralopie, des altérations constantes : teinte blanc grisâtre de la rétine, congestion des veines et artères, coloration rouge de la papille.

(2) Robin, dans *Archives d'ophthalmologie*, novembre et décembre 1855, et *Iconographie ophthalmologique* de M. Sichel, 1855.

(3) Demarquay, *Des tumeurs de l'orbite*, 1853; Mackenzie, etc.

(4) *Gazette des hôpitaux*, 14 juin 1866, et Sichel, *loc. cit.*

(5) Virchow, *Die Krankhaften Geschwülste*, t. II, liv. 1, p. 151, 1864.

cœur (1). Son excitation arrête en effet le cœur en diastole. Cependant cette opinion classique nous paraît incertaine. Schiff, et d'après lui Moleschott, ont établi que le vague diffère seulement des autres moteurs en ce qu'il est plus facilement épuisable par les excitants. L'illustre professeur de Florence (2) montre à qui veut le visiter dans son laboratoire qu'un courant faible appliqué à la dixième paire produit le même effet moteur qu'avec les autres nerfs. En appliquant graduellement et avec patience divers degrés de galvanisation sur le tronc cervical du pneumogastrique, au moyen de la pile de du Bois-Reymond, le savant professeur de physiologie de Berlin, en procédant millimètre par millimètre, il y a d'abord accélération du pouls et des battements cardiaques. Mais rapprochez-vous successivement les deux bobines, on dépasse bientôt l'irritation faible, et c'est alors que le nerf épuisé, paralysé, laisse le cœur s'arrêter en diastole. Moleschott a répété nombre de fois ces expériences avec le rhéostat. Le vague n'est donc pas suspensif : à vrai dire, il n'y a pas de nerf réellement modérateur, pas même le laryngé supérieur, dont nous parlerons plus loin (3) : ces nerfs sont seulement plus épuisables que les autres; l'effet de leur surexcitation a été pris à tort pour leur action physiologique. Tous les moteurs, par exemple le sciatique, quand on les rend épuisables par des irritations convenables, au moyen d'un courant interrompu, acquièrent des propriétés suspensives dues à leur tétanisation (Schiff, Pflüger). M. Cl. Bernard explique l'accélération première du cœur par une augmentation de tension du sang, mais celle-ci est la conséquence même de l'accélération cardiaque (4).

(1) Küthe, Pflüger, Funcke, Berold, Sée, *Leçons de physiologie clinique* (*Gaz. des hôp.*, 14 et 16 février 1865, et numéros suivants). De Sousa-Martins, *Le pneumogastrique préside à la tonicité de la fibre musculaire du cœur*, thèse (1865).

(2) Voyez son excellente *Physiologie*, et *Académie des sciences*, 12 août 1861.

(3) Il n'y a pas non plus, pour Schiff, de centre modérateur de l'action réflexe. Le grand physiologiste de Saint-Pétersbourg, M. Seczenow, dans ses *Études sur les mécan. modér. de l'action réflexe de la moelle épinière* (Berlin, 1863), et à l'Académie de Saint-Pétersbourg (1865), place ces centres dans les couches optiques et (p. 315) au niveau des corps quadrijumeaux (sans doute dans les pédoncules cérébraux, car les tubercules ne sont pas moteurs). Mais M. Al. Herzen, dans ses *Centres modér. de l'action réflexe* (Turin, 1864), a montré que «l'irritation d'une partie quelconque du système nerveux, central ou périphérique, produit une dépression ou une exaltation de l'action réflexe dans tout le reste du système. »

(4) Pour Brown-Séquard, le vague serait non un modérateur, mais le moteur des vaisseaux cardiaques. Malheureusement, M. Sauveur a montré que la galvanisation du nerf arrête le cœur avant qu'il se manifeste aucune action sur les vaisseaux.

Valsalva, Petit, Dupuy, Broughton, Mayer (de Bonn), ont montré que la section du tronc du vague entraîne l'accélération énorme des mouvements du cœur, qui deviennent tremblotants, inégaux, moins énergiques qu'à l'état normal. On sait que cette résection ne paralyse point les fibres ultimes, qui ne participent pas à la dégénérescence du bout coupé, et si l'on irrite ce dernier, le pouls remonte brusquement.

S'il faut admettre la théorie de Schiff, il devient difficile de dire avec M. Sée, que « les palpitations résultent de la suppression ou de la paralysie du nerf phrénateur. » (Sée, *Leçons de physiol.*, 1865.)

Le pneumogastrique ne se contente pas de fournir au cœur des rameaux constituant le plexus cardiaque avec les filets venus des trois ganglions cervicaux du sympathique. Il donne encore la sensibilité au poumon, à l'œsophage, à l'estomac, au foie (plexus solaire), au pharynx et au larynx, envoyant à ce dernier organe le laryngé supérieur et, de concert avec le spinal, qui est moteur, l'inférieur ou récurrent. Aussi la section du vague détermine-t-elle, outre l'accélération précipitée du pouls, qui devient dichrote, un ralentissement marqué de la respiration (1), une paralysie de l'œsophage (2) et de l'estomac (3), enfin une exagération de la fonction glycogénique du foie (4).

M. Oehl a conclu de ses expériences que le vague exerce une action motrice réflexe sur la vessie : les points d'immersion des fibres

(1) L'excitation du laryngé supérieur arrête tout à fait la respiration, détermine la suspension de l'action du diaphragme ou une diminution tout au moins du nombre des inspirations (Rosenthal, *Acad. des sc.*, 15 avril 1861), sans d'ailleurs qu'il y ait là, d'après M. Schiff (*Acad. des sc.*, 11 août 1861), action réflexe, et que le nerf puisse être appelé *suspensif*. Le même effet s'observe *quand le nerf est comprimé par une tumeur* ou un obstacle quelconque (chez les pendus). Il se produit des foyers d'engorgement pulmonaire consécutif.

(2) *Du pneumogastrique comme agent excitateur et coordinateur des contractions œsophagiennes pendant la digestion*, par M. Chauveau (*Comptes rendus de la Soc. de biol.*, 1862, et Vulpian, *Revue des cours*, 1866).

(3) La section du nerf retarde ou amoindrit les effets de l'empoisonnement par la strychnine introduite dans l'estomac, par suite des entraves qu'apporte à l'absorption le trouble circulatoire consécutif ; au contraire elle détermine les effets toxiques résultant de la présence simultanée de l'amygdaline et de l'émulsive de l'estomac, parce que la production d'acide cyanhydrique par ces deux corps, impossible en présence de l'acidité gastrique, s'opère après l'arrêt de la sécrétion stomacale. (Lussana, *Acad. des sc.*, 15 février 1864.)

(4) Voyez p. 434. En piquant l'origine du vague, l'animal devient diabétique (Cl. Bernard). Le nerf cependant ne porte pas au foie l'irritation de la piqûre, car si on ne l'excite qu'après l'avoir coupé, il y a encore glycosurie. Le mécanisme de cette hypersécrétion est loin d'être fixé. (Voyez *Grand sympathique*, page 476.)

chargées de transmettre cette action réflexe aux centres seraient situés tout près des origines du nerf, dans la moelle allongée ou le pont de Varole, et leur émersion se ferait à la région lombaire.

Le vague devra être examiné, soigneusement, surtout quant à ses branches respiratoires, au niveau de récurrence du laryngé inférieur. Nous citerons les sujets qui ont succombé à des dyspnées asthmatiques, qui ont présenté les troubles de la voix décrits par M. Longet après la section du laryngé, de l'aphonie, une altération du timbre de la voix (voix rauque et couverte) ou de la toux. Le pneumogastrique (et en particulier le récurrent) peut alors se montrer comprimé par quelque tumeur, goître, tumeur médiastine (anévrysme de l'aorte; hypertrophie, dégénérescence cancéreuse ou tuberculeuse des ganglions bronchiques : p. 494). Il peut cheminer sur des ganglions tuberculeux, y adhérer par son névrilème, se perdre au milieu d'eux (1), être atrophié ainsi que le système musculaire du larynx. (Thèse de Leblond, 1824 ; Becker, de Berlin, 1826 ; Tonnelé, Andral, Barthez, etc.)

Les mêmes lésions pourraient expliquer la toux spasmodique, le spasme de la glotte, — cette apnée ou suspension momentanée de la respiration suivie d'une inspiration sifflante, — certaines paralysies laryngées (2), peut-être la coqueluche.

Nous terminerons en appelant, avec Desportes et Chapman, l'attention sur le plexus cardiaque dans l'angine de poitrine, cette soi-disant névrose (p. 277) dont les causes sont encore si obscures. Nous citerons pour exemple le cas célèbre de ce ma-

(1) Récemment, chez un sujet ayant présenté de l'aphonie avec accès de suffocation, nous avons trouvé le récurrent perdu dans une tumeur ganglionnaire de la trachée. En cherchant à le poursuivre, on le brisa ; mais il recommençait à l'autre extrémité de la tumeur.

(2) Voyez, par exemple, *Union méd.*, 6 déc. 1865, M. Sottas : paralysie laryngée symptomatique d'une lésion du pneumogastrique. Au devant de la racine du poumon, au milieu de ganglions suppurés et tuberculeux, le vague se montre disséqué par le pus ; son volume et celui du récurrent ont augmenté ; les tubes nerveux dissociés offrent autour d'eux une épaisse couche de tissu « lamineux », plusieurs sont réduits à leur périnèvre, sont transparents, granuleux. Ainsi s'expliquent les prétendues paralysies dynamiques, sans altération de texture. Dans la paralysie diphthéritique du voile du palais, MM. Charcot et Vulpian (*Soc. de biol.*, 1862) ont rencontré les fibres des muscles palatins pleines de granulations graisseuses, quelques nerfs vides de myline ou devenus granuleux.

lade dont le cœur, au fort de l'accès, ne battait plus, d'où une angoisse inexprimable : à la nécropsie, on trouva le vague enfermé dans une tumeur tuberculeuse (1). Si l'*angor pectoris* est si fréquent dans les affections de l'aorte, n'est-ce pas à cause des relations des plexus cardiaques avec la crosse de ce vaisseau, dont les altérations (dilatation, extension anévrysmatique) retentissent sur l'innervation du cœur (2)? Enfin M. Lancereaux a signalé concurremment le rétrécissement des artères coronaires, avec plaques saillantes à rebord festonné, « en tissu conjonctif de nouvelle formation », interposées aux tuniques interne et moyenne de l'aorte entre les orifices rétrécis de ces artères cardiaques (3). — *Sur les lésions du vague dans l'ostéite du rocher*, voyez page 486.

GRAND SYMPATHIQUE, OU NERF VASO-MOTEUR OU TRISPLANCHNIQUE de Chaussier. — Ce nerf orme, on le sait, le long et en avant de la colonne vertébrale, deux chaînes se réunissant en haut dans les profondeurs de la face, en bas dans le bassin, et présentant de distance en distance des renflements (ou centres) ganglionnaires, d'où partent d'une part des filets internes allant constituer des plexus autour des divers organes, de l'autre des rameaux anastomotiques reliant ce système aux nerfs du rachis et des sens. Les ganglions sont, de chaque côté, l'ophthalmique (p. 458), celui de Meckel, l'otique, le sous-maxillaire et le sublingual, les trois cervicaux (le supérieur latéral au pharynx, l'inférieur près du col de la première côte, le moyen

(1) Landois de Greyswald, *Analyse physiol. des symp. compris sous le nom d'angine de poitrine*, traduit dans le *Mouvement médical*, 1866.

(2) Dans le cas de M. Duménil (*Union méd. de la Seine-Inférieure*, 15 janv. 1865), les nerfs cardiaques droits, entre l'aorte et l'artère pulmonaire, sont énormément hypertrophiés ; l'un d'eux, offrant le volume du brachial cutané interne à la partie supérieure du bras, est rouge foncé et son tissu présente une densité remarquable.

(3) *Société de biologie*, 1864. « Le plexus cardiaque, qui repose, on le sait, sur cette portion du vaisseau artériel, participait à la vascularisation de l'aorte, et quelques-uns de ses filets se trouvaient compris dans une sorte de gangue ou plasma appliqué à la tunique externe épaissie du vaisseau. A l'examen microscopique des filets nerveux et des ganglions, de nombreux noyaux ronds, en amas, se montraient interposés aux éléments tubuleux qu'ils comprimaient : la gaîne médullaire était grisâtre et grenue. Les valvules aortiques étaient à peine altérées, le cœur était sain. Un tubercule calcaire, provenant sans doute d'un ganglion, se trouvait au point de récurrence du laryngé inférieur. » (*Gaz. hebd.*, avril 1863.) La presse médicale a mentionné les mêmes lésions au niveau des artères coronaires, dans trois cas d'angine de poitrine (*Union méd.*, 1866).

inconstant), d'où partent les filets formant avec le pneumogastrique le plexus cardiaque (p. 470), les douze thoraciques qui fournissent les nerfs splanchniques, les abdominaux par lesquels le grand sympathique se termine en formant le ganglion semi-lunaire, sur les piliers du diaphragme, et autour du tronc cœliaque, le plexus solaire.

Les faisceaux radiculaires communiquant avec la moelle (1) se composent d'un faisceau blanc et d'un ou deux gris. La racine blanche est faite de tubes *minces* (ou sympathiques ou à simple contour) et de quelques tubes *larges* (de la vie animale), sensitifs, chacun avec un périnèvre, tous réunis par un névrilème commun. Les racines grises, plus minces, sans névrilème ni périnèvre, sont constituées par quelques tubes minces et par beaucoup de fibres de Remak (plusieurs centaines pour un ou deux tubes à moelle). Ces fibres (ou fibres sans moelle, fibres à noyaux, fibres gélatiniformes), élément caractéristique des cordons gris du grand sympathique, n'ont ni moelle ni cylindre-axe ; leur diamètre est plus grand ; elles sont grisâtres, pâles, à bords nets et réguliers, aplaties, parsemées de noyaux allongés : bien que distinctes du tissu lamineux, elles pâlissent par l'acide acétique. Au cou, le périnèvre enveloppe les fibres de Remak en même temps que les tubes nerveux (fig. 95, B).

Le cordon de communication des ganglions sur les côtés du rachis est constitué par des faisceaux blancs, côtoyant les ganglions sans y entrer, et des faisceaux gris, sans fibres de Remak. Quant aux filets qui, du côté des ganglions opposé à l'insertion des *rami-communicantes*, vont se rendre à l'enveloppe musculaire des vaisseaux ou des canaux des glandes, ainsi qu'aux organes, certains sont composés de fibres blanches sans fibres de Remak (quelques nerfs cardiaques et le grand splanchnique); d'autres, gris, ont la texture des racines grises (filets de l'abdomen, la plupart des cardiaques, plexus carotidien).

Enfin, les ganglions eux-mêmes, enveloppés d'une tunique lamineuse qui se continue avec le névrilème, offrent des cellules plus petites que celles des ganglions de la vie animale (fig. 84 et 118). Ces cellules, que M. Jacubowitsch a constatées (1856) dans tout le trajet

(1) Ces *rami-communicantes* ne sont pas les origines du sympathique ; ce sont des fibres émergeant de ce nerf, ayant leur centre trophique dans ses ganglions et se rendant simplement à la masse cérébro-spinale (Ch. Bell, Bidder et Volkmann, Waller), mêlées à quelques fibres venues de la moelle, notamment des cellules sympathiques de cet axe (fig. 84). Winslow, Reil, Bichat, voient dans le grand sympathique un système à part, relativement indépendant (comme l'aurait établi aussi M. Cl. Bernard en montrant que les ganglions jouent ici le rôle de centre des mouvements réflexes), contractant de simples rapports avec le système nerveux de la vie animale par des envois réciproques de fibres, — indépendance niée par MM. Piégu, Sappey et autres, pour qui le sympathique naît de toute la longueur de la moelle.

de la moelle (fig. 84), ce qui infirme un peu l'indépendance du grand sympathique, sont rondes ou ovales, rarement apolaires, plus souvent bipolaires (communiquant latéralement deux à deux par un prolongement) ou même multipolaires. Leur enveloppe n'est pas du tissu lamineux, car elle n'en a pas les réactions chimiques (p. 436, note 1). Leur contenu est de la matière grasse et protéique, avec un noyau à nucléole. Elles sont séparées par de la matière amorphe, mi-opaque, non conjonctive, par des cloisons conjonctives provenant de l'enveloppe du ganglion, par des fibres sympathiques (de 0^{mm},002 à cylindre-axe) et de Remak. Deux sortes de tubes y aboutissent, des larges et des minces, les premiers, ou de la vie animale, en rapport avec les gros corpuscules, les autres avec les petits. Quant aux tubes,

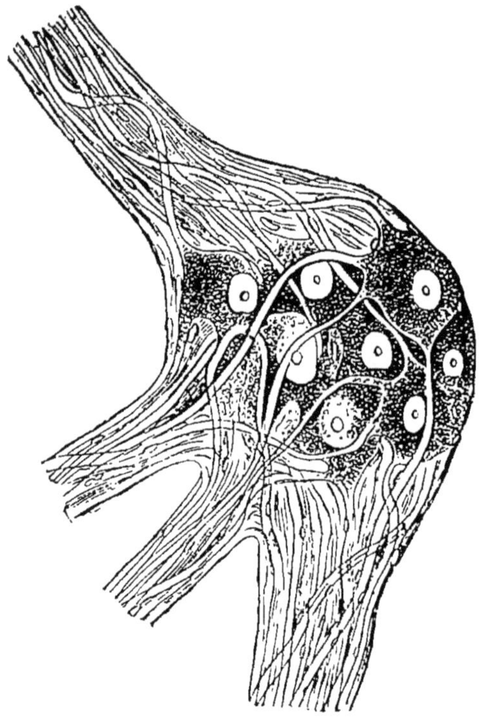

Fig. 118.

Schéma d'un ganglion du grand sympathique avec ses cellules multipolaires.

également larges, émanés des racines antérieures (motrices) de la moelle, ils ne se rendent pas aux globules ganglionnaires (Robin, *Acad. des sc.*, 25 juin 1847).

Dans les ganglions cervicaux inférieur et moyen, les cellules ne présentent (Duchenne, de Boulogne) qu'un noyau central avec nucléole ; elles sont pigmentaires ; leur gaîne est simple et sans noyau en général ; les pôles et le tissu ambiant sont aussi dépourvus de noyaux. Pour le ganglion supérieur, le noyau est entouré par un grand nombre de petits noyaux qui envahissent même la gaîne des cellules ; la pigmentation est ainsi masquée ; les prolongements sont semés de petits noyaux, ainsi que la substance ambiante. Le ganglion semi-lunaire a une structure analogue à celle du cervical supérieur. Ainsi les ganglions centraux et latéraux du grand sympathique n'ont pas la même structure (Duchenne), et le ganglion cervical supérieur joue en quelque sorte le rôle de ganglion central pour le système grand sympathique. M. de Bezold a montré récemment qu'une action accélératrice est exercée sur les mouvements cardiaques par la portion cervicale du grand sympathique.

— Les soins et les réactifs employés pour l'examen micrographique du grand sympathique (1) sont à peu près les mêmes que pour les autres parties du système nerveux (p. 443). On peut étudier les ganglions sur le frais en les dilacérant dans un liquide inerte (eau sucrée ou glycérine). Il vaut mieux les faire macérer deux ou trois jours dans l'acide chromique dilué ($\frac{1}{100}$), ou pendant un mois, dans le perchlorure de fer au $\frac{1}{20}$ (Vulpian). Puis la préparation est fixée par divers encollages sur du liége, et coupée au microtome (p. 444) en segments très-minces, longitudinaux et transversaux, qui sont trempés douze heures dans l'eau distillée ou les liquides colorants précités. Enfin on dilacère sous le microscope (100 grossissements), tout en soumettant aux agents chimiques colorés.

— Le grand sympathique, en communication avec la moelle et le pneumogastrique, est le nerf de la vie nutritive, de la sensibilité inconsciente, bien que cette distinction entre nerfs de la sensibilité consciente (système cérébro-spinal) et inconsciente ne soit pas toujours possible. Il reste étranger aux phénomènes de conscience, de vie relative ou animale, de mouvements directs, phénomènes intermittents, tandis que son action est continue. C'est lui qui, coordonnant tous les viscères, entourant de ses filets les moindres ramifications vasculaires, le cœur, les intestins, préside aux mouvements involontaires (contraction du cœur, des vaisseaux, de l'utérus, des vésicules séminales, etc.) et à la sensibilité obtuse ou organique. Aussi lui distingue-t-on des tubes minces moteurs, dépourvus de cellules sur leur trajet (rameaux carotidiens), et des tubes minces sensitifs, passant par les ganglions (grand splanchnique). L'irritation du splanchnique arrête le mouvement intestinal, ce nerf étant suspensif, sauf pour M. Schiff, qui admet ici la même explication que pour le vague (p. 467).

Quand on coupe les rameaux du grand sympathique (comme l'a fait au cou Pourfour du Petit en 1727, et d'après les résultats obtenus par Cl. Bernard en sectionnant le filet carotidien qui se rend à la glande sous-maxillaire), la sensibilité et la motricité animales restent intactes, mais la température augmente immédiatement et d'une ma-

(1) Voyez Polaillon, *Journal d'anatomie* de M. Robin, 1866.

nière constante dans la région (Cl. Bernard) (1), contrairement à ce qui a lieu avec la résection des nerfs cérébro-spinaux. La vascularisation s'exagère aussi (rougeur due aux émotions). En effet les nerfs vaso-moteurs, que le sympathique envoie à la tunique musculaire des vaisseaux, se trouvent alors frappés d'inertie, et le sang stagne. Il stagne aussi dans les gros vaisseaux (Goltz); il y a diminution de la tension artérielle (Ludwig, Thiry), et le cœur se contracte irrégulièrement (d'où les palpitations nerveuses par émotions). Cette influence du sympathique sur le cœur est encore peu déterminée (2), bien que, chez les fœtus amyencéphales et anencéphales, elle suffise à l'entretien des contractions cardiaques, les ganglions étant alors plus développés (Breschet, Lallemand).

Le grand sympathique est donc considéré, en France au moins, comme le *modérateur* (p. 469) des vaisseaux, comme le régulateur de la vitesse de la circulation ; son action produirait un resserrement par contraction de la tunique musculaire, d'où entrave à la circulation, pâleur et refroidissement, alors qu'au contraire l'excitation du système cérébro-spinal provoque la dilatation des vaisseaux par paralysie de leurs fibres musculaires. M. Marey (3) explique ainsi qu'on trouvera tantôt le pouls faible, les artères petites et dures, l'amaigrissement et le froid des extrémités, enfin l'état algide (du choléra, des fièvres intermittentes), les organes, traversés par moins de sang dans un temps donné, se laissant refroidir par l'air ambiant ; tantôt, si tous les vaisseaux du corps sont *relâchés* par inaction du vaso-moteur, rougeur de la peau, bouffissure des extrémités et de la face, fièvre (second stade des fièvres pernicieuses). — Des théories analogues permettent à M. Cl. Bernard de comprendre la glycosurie produite par la section du trisplanchnique au foie ou au bulbe (p. 128 et 434). Ce nerf agirait « par son absence », serait paralysé sous l'action des centres cérébro-spinaux ; dès lors le sphincter des capillaires ne serait plus fermé, et le sang, au lieu de passer du système porte dans la veine cave, affluerait dans les cellules du foie, où sa diastase transformerait l'amidon hépatique en sucre.

Le centre d'action du système, spécialement de son influence sur le foie, serait au-dessus de l'origine du vague. Le grand sympathique agirait de même sur les vaisseaux de chaque glande, alors que le névraxe dilaterait leur tunique musculaire pendant l'activité glandu-

(1) *Recherches expérim. sur les nerfs vascular. et calorif. du grand sympathique.*

(2) Cl. Bernard, comme Bezold, croit que le trisplanchnique, empruntant d'ailleurs son action à la moelle, détermine, quand on l'excite, une accélération des battements cardiaques. Pour Wagner, il y a ralentissement. Weber et Ludwig veulent qu'il n'y ait rien. Moleschott, admettant l'uniformité d'action des nerfs moteurs (p. 469), pense qu'une irritation faible accélère, et qu'un excès de stimulation ralentit le cœur.

(3) *Physiologie médicale de la circulation du sang*, 1863.

laire en paralysant ce nerf (Cl. Bernard). Pour la glande sous-maxillaire, les filets de la corde du tympan (nerf moteur) seraient dilatateurs, contrairement aux filets venus du ganglion cervical supérieur ; la sécrétion salivaire se produirait par action réflexe, ce que prouve l'excitation du lingual (nerf de sensibilité). Ces expériences classiques de M. Cl. Bernard sont partout citées pour montrer que les ganglions sympathiques (le sous-maxillaire au moins) peuvent se comporter comme des centres distincts d'action réflexe, comme la moelle, ce que supposait aussi Bichat. Mais M. Schiff récuse, sinon ces conclusions, au moins l'expérience : d'après lui, notre grand physiologiste n'aurait pas coupé tous les filets du lingual chez les chiens mis en expérience ; en les sectionnant, il n'y aurait plus trace de salivation.

Des expériences de MM. Cl. Bernard et Schiff, il résulte que les lésions du vaso-moteur entraînent, dans les organes correspondants, de la congestion, de l'hypérémie, de l'hypertrophie, conséquences premières de la paralysie des parois vasculaires, puis un arrêt de la nutrition, une cirrhose en quelque sorte, car il semble que la trame de l'organe disparaisse étouffée par le tissu cellulaire. Le sympathique a donc une grande influence sur la nutrition en général et sur celle de chaque organe en particulier ; nerf nutritif, il veille aux phénomènes d'assimilation et de désassimilation, il entretient la rénovation organique incessante.

Ajoutons enfin que, si l'on coupe au cou le grand sympathique, il y a rétrécissement de la pupille du côté correspondant, et, quand on galvanise le bout supérieur, dilatation, toujours avec augmentation de la vascularisation et de la calorification de l'œil (symptômes oculo-pupillaires). Ici le trisplanchnique ne serait que conducteur, car l'action sur les fibres radiées de l'iris aurait pour centre le centre cilio-spinal, région de la moelle étendue de la première à la sixième dorsale (Waller et Budge, 1851).

Nos connaissances sont peu avancées sur les altérations du grand sympathique (1). Virchow (2) parle de la pigmentation des cellules ganglionnaires de ce système dans la fièvre typhoïde, pigmentation normale chez le vieillard quand elle est faible (p. 857, note 1). On a mentionné des névromes du plexus solaire (3), du ganglion cervical supérieur, etc. Nous conseillerons les recherches sur le trisplanchnique dans les fièvres intermittentes, le choléra, l'atrophie musculaire progressive, l'ataxie locomotrice progressive, le goître exophthalmique (ou

(1) Peut-être paraîtra-t-il à la fin de cette année quelque beau travail en réponse à cette question posée par l'Académie de médecine pour le prix Portal : *Faire l'anatomie pathologique des nerfs dans les principales affections viscérales*.

(2) *Pathologie cellulaire*, p. 88.

(3) Robin, *Société de biologie*, 1854 (avec figures).

maladie de Graves, de Basedow). Nous avons déjà appelé l'attention sur les plexus cardiaques pour l'angine de poitrine (p. 471).

Dans ces derniers temps, on a fait jouer au système nerveux de la vie organique un rôle pathogénique important. Nous citions à l'instant (p. 476) l'opinion de M. Marey (1) sur les troubles des filets vaso-moteurs dans les fièvres pernicieuses. Nous avons vu (p. 439, note, et 476) le même auteur attribuer (2), après Chossat, Scipion-Pinel, M. Auzoux (1832), les désordres de la calorification, dans le choléra, aux mêmes nerfs qui régissent la contractilité des petits vaisseaux et de l'intestin ; l'algidité serait due à l'action exagérée du trisplanchnique, et la réaction (stade de chaleur) à l'épuisement de ce nerf produisant un relâchement des tissus qu'il anime. La diarrhée serait sous la même influence, ainsi que la psorenterie ; celle-ci d'ailleurs, effet souvent de la diarrhée, n'a pas toujours un rôle principal, car on l'a notée avec des flux non cholériques. et elle peut manquer dans le choléra. Déjà, dans l'épidémie de 1832, les médecins de Vienne, cherchant à la nécropsie l'état des nerfs et des ganglions du sympathique, y rencontraient plusieurs fois des épanchements sanguins.

Nous avons vu (p. 438) que, dans l'atrophie musculaire progressive, il peut y avoir des lésions du grand sympathique (Schneevogt de la Haye, Jaccoud, Duménil). Dans les cas de M. Jaccoud (3), on trouva, concurremment à l'atrophie des racines antérieures de la région cervicale, le cordon cervical du trisplanchnique transformé en « tissu fibro-conjonctif étalé en lames plus ou moins larges constituant des anses, des faisceaux ondulés : il y avait prolifération de tissu conjonctif, dépôt de graisse, atrophie des tubes. Le ganglion cervical supérieur en était à la première phase de ce travail morbide ». Dans cette affection, où l'on tend à voir aujourd'hui une lésion primitive de l'innervation, le grand sympathique peut être atteint, soit dans ses racines intra-spinales, soit dans ses rameaux anastomotiques, soit encore dans le cordon limitrophe ou dans les rameaux efférents. Il faudra examiner, non-seulement les gan-

(1) *Physiologie*, 1863. Dans ses *Liçāo clinica sobre alguns symptomas da diabete*, le professeur Jordão (de Lisbonne) explique aussi (1863) le diabète et les fièvres intermittentes par la paralysie du sympathique.

(2) Même *Physiologie*, et *Gazette hebdom.*, 24 novembre, 1er décembre 1865.

(3) *Gaz. des hôpit.*, 14 janv. 1865. Voyez *Union méd. de la Seine-Inférieure*, 15 janv. 1866, art. de M. Duménil.

glions cervicaux, mais aussi les dorsaux et les nerfs vaso-moteurs qui en partent pour se rendre au membre supérieur.

Dans l'ataxie locomotrice progressive (p. 435), M. Duchenne (de Boulogne) a montré (1) que « la portion cervicale du grand sympathique est quelquefois le siége d'un travail morbide, expliquant le resserrement ou la dilatation de la pupille avec vascularisation et calorification de l'œil. Si cet état pathologique était constant, il justifierait l'étrange symptomatologie de cette affection, et tiendrait sous sa dépendance la lésion des cordons ou racines postérieurs de la moelle, considérée comme caractéristique. »

Le goître exophthalmique, que M. Trousseau considère comme une asthénie de l'appareil nerveux vaso-moteur, comme une névrose du grand sympathique, se caractérise sur le cadavre par des désordres du trisplanchnique. Il faut mentionner avant tout une augmentation de volume du ganglion cervical inférieur, avec prédominance de l'élément conjonctif et diminution des éléments nerveux, altération de structure produisant pendant la vie des effets analogues à ceux qu'entraîne l'ablation de ce ganglion (2). Dans ces délicates et longues nécropsies, on devrait également examiner les deux autres ganglions cervicaux, l'ophthalmique, les thoraciques, les plexus cardiaque, hépatique, splénique, rénal. Concurremment, on peut trouver le cœur hypertrophié, l'œil et le nerf optique sains (3), ou bien un excès de tissu adipeux dans l'orbite avec dégénérescence graisseuse des muscles

(1) *Académie des sciences*, 18 janvier 1864.

(2) M. Trousseau (*Gaz. des hôpit.*, 8 mars 1864) a vu ce ganglion volumineux, injecté, avec cellules rares, petites et déformées, tubes rétrécis, vaisseaux multipliés, abondance de tissu conjonctif et de granules graisseux. M. Peter (*Soc. de méd. de Paris*, 1er février 1865) a trouvé le même ganglion hypertrophié, rouge, présentant au microscope de nombreux capillaires, un abondant feutrage de tissu conjonctif, au milieu duquel se voyaient des noyaux et des cellules fusiformes ; les cellules nerveuses étaient rares, petites, mûriformes ; les tubes nerveux, peu nombreux, paraissaient, sur une coupe transversale, comme étranglés par le tissu connectif hypertrophié. On lit dans un cas relaté au *Med. Times and Gazette* (11 nov. 1865) : Après dissection des nerfs sympathiques du cou, le tronc nerveux et les ganglions (supérieur et moyen) sont considérablement augmentés de volume ; des deux côtés, le cervical inférieur est induré comme du cartilage, le tissu cellulaire ambiant est épaissi et induré ; au microscope, ce ganglion rappelle l'aspect des ganglions lymphatiques tuberculeux. — Geigel, en Allemagne, envisage tout autrement la maladie de Basedow ; elle aurait son point de départ dans les parties supérieures de la moelle.

(3) *Medical Times and Gazette*, 11 nov. 1865.

de cette cavité devenus jaunes (1), les ganglions lymphatiques du cou hypertrophiés et indurés, les troncs veineux de la même région presque exsangues, une injection des *vasa vasorum* des artères, l'appareil veineux de l'encéphale gorgé de sang, enfin l'augmentation de volume des lobes du corps thyroïde (p. 67) comprimant ou non les vaisseaux et nerfs. Le pneumogastrique et le sang sont généralement intacts.

Nous avons dit (p. 159) que la maladie d'Addison, dont quelques modernes cherchent la cause dans les glandes hémato-poétiques, dépendrait, pour Habershon et pour Mattei (de Vienne), d'une lésion des ganglions semi-lunaires et du grand sympathique abdominal.

Terminons en ajoutant que *l'étude des nerfs pourra être utile dans beaucoup d'autres maladies.* Parmi les affections dont l'histoire symptomatique est encore entourée d'un voile, il faut mettre en première ligne celles du système nerveux. Certains phénomènes de paralysie, de constriction du thorax, de douleur névralgique généralisée s'irradiant de la colonne vertébrale, sont susceptibles de faire croire à des lésions de la moelle, alors que ce cortége de troubles fonctionnels peut être le résultat de la mise en jeu des actions réflexes. Si la compression des plexus lombaire, sciatique, cœliaque, peut expliquer la paralysie des membres inférieurs, la compression du plexus œsophagien entraîne la gêne de la déglutition et la dyspnée. On admet, depuis les travaux de Cl. Bernard, que, par l'intermédiaire des nerfs vaso-moteurs, des contractions réflexes des muscles des vaisseaux diminuent l'apport du sang et peuvent par suite abolir les sécrétions. Le voisinage d'un ganglion lymphatique engorgé suffit à déterminer par compression l'atrophie d'une partie des fibres du trisplanchnique, d'où troubles vasculaires concomitants. « Les paralysies permanentes des nerfs vaso-moteurs de la face doivent reconnaître des lésions, permanentes aussi, des filets vaso-moteurs du grand sympathique, siégeant dans les points où elles peuvent altérer facilement les fibres vaso-motrices sans intéresser les fibres oculo-papillaires, peut-être sur le filet qui longe la colonne vertébrale entre la seconde et la troisième paire. Cette question ne peut actuellement être résolue que par des autopsies bien faites (2). »

(1) Traube, *Deutsche Klinik*, 1863, p. 286. Quelques muscles du tronc étaient aussi graisseux. — Voyez aussi sur ce goître p. 136 (3).
(2) Perrond, *Gaz. méd. de Lyon*, 1er mai 1864.

F. ROCHER ET OREILLE.

Nous avons indiqué déjà (page 42) la manière d'extraire le rocher. Nous parlerons un peu des maladies des trois cavités de l'ouïe, car on est loin de connaître le dernier mot à leur sujet, par cela peut-être qu'on n'étudie pas assez l'anatomie de cet appareil ni sa pathologie.

L'*oreille externe* est rarement l'objet d'examen nécroscopique. Il peut cependant être utile de constater, comme contrôle des recherches faites sur le vivant avec le spéculum et le réflecteur : les polypes fibreux ou les tumeurs osseuses du conduit externe (exostoses), les othématomes ou tumeurs sanguines (Virchow, *Pathol. des tumeurs*, p. 133); — l'injection ou les érosions de la muqueuse, parfois dépouillée de son épiderme ; — les désordres produits par les otites (dans la fièvre typhoïde des enfants, chez les catarrheux, les scrofuleux, les rhumatisants, les goutteux, les dartreux, les buveurs, les syphilitiques et même? les fumeurs) ou par les corps étrangers, les concrétions cérumineuses ; — enfin les déformations du pavillon, les anomalies du tympan ou ses affections pathologiques (1).

TABLEAU L. — VICES DE CONFORMATION ET AFFECTIONS DU TYMPAN. — Absence congénitale, brièveté de ses diamètres, diminution de sa courbure. Relâchement ou tension, inflammation (myringite avec ou sans suppuration et ramollissement) simple, chronique, arthritique (goutte et rhumatisme), syphilitique, scrofuleuse ; parcheminement ou épaississement des lames, changements de couleur (nuages, leucomes, opacités), granulations, polypes, fongus ; destruction (érysipèle, rougeole, scarlatine, variole) ; perforations, blessures, déchirures (en étoile chez les artilleurs), rupture (chez les pendus souvent); ulcérations, fistules, adhérences.

Quand cette membrane présente des plis bien accusés, c'est l'indice assez certain de la soudure des osselets. Il serait bon également d'enlever le pavillon de l'oreille, et de disséquer la peau pour constater avec soin les lésions produites par la carie dans le conduit auditif externe : celui-ci sera, par exemple, devenu noir, inégal, rugueux ; il communiquera avec le crâne par de nombreux pertuis, etc.

(1) Triquet, *Gaz. des hôp.*, 12 et 17 octobre 1865. — Wreder, *Maladies de l'oreille*, 1864. — Bonnafont, *Traité des maladies de l'oreille.* — Voyez en général les traités des médecins auristes.

La *caisse du tympan*, dont la muqueuse est souvent épaissie chez les sourds, se trouve assez fréquemment aussi, quand il y a ostéite du rocher, remplie par un liquide roussâtre, visqueux, purulent, susceptible d'infiltrer les parois osseuses, ou au milieu duquel les osselets de l'ouïe se montreront, pour ainsi dire, flottants. Ces osselets seront, chez d'autres sujets, ankylosés ou bien disparus et entraînés par la suppuration (chute des osselets dans la scrofule, les dartres, la syphilis ; on a même décrit des tumeurs blanches de ces osselets et des luxations de l'étrier sur l'enclume comme cause de surdité (Toynbee, *Med. Press and Circular*, juin 1866). Les parois de la caisse peuvent être dénudées, privées de muqueuse, frappées d'ostéite. Le muscle interne du marteau a été vu quelquefois détruit, rompu (Saissy, Beck) par l'éternument, comme le plantaire grêle dans une violente contraction : il est animé (Triquet, 1850) par un filet du ganglion otique, et les lésions de ce nerf, dans les otites, peuvent expliquer la surdité par suite du relâchement du tympan. La dysécée (dureté d'ouïe) non congénitale et la surdité acquise reconnaîtront ailleurs pour cause le rétrécissement ou l'oblitération de la trompe d'Eustache, son obstruction dans le catarrhe de l'oreille muqueuse (mucus durci, gonflement chronique, hypertrophie des amygdales), la pression par des polypes naso-pharyngiens, ces fibromes de la base crânienne adhérant aux os par de nombreux points d'implantation et pouvant pousser leurs processus, soit à l'intérieur du crâne, soit dans les diverses cavités de la face.

Pour l'*oreille interne* ou labyrinthe, dont les lésions entraînent aussi la surdité (1), nous avons déjà indiqué (page 311) les recherches délicates à faire dans les canaux demi-circulaires : on a pu voir ces canaux remplis de matières rouges plastiques, sorte d'exsudation sanguine (2), ou bien du pus véritable répandu

(1) A ce sujet, rappelons que la branche limacienne (cochléenne ou antérieure) du nerf auditif paraît avoir plus spécialement pour usage de transmettre les sensations acoustiques (Flourens) : nous avons vu au contraire l'action sur la sensibilité et les mouvements (page 310) du rameau vestibulaire ; rameau existant non dans les canaux demi-circulaires, mais dans leur ampoule, qui appartient plutôt au vestibule, d'après les recherches récentes de M. Malinin (*Centralblatt*, n° 43, et *Mouvement médical*, 4 novembre 1866). La seule fonction des canaux semi-circulaires serait d'absorber les ondes sonores qui ont déjà impressionné les extrémités nerveuses du saccule et des ampoules, qui n'ont plus d'utilité : ils joueraient un rôle analogue à celui du pigment choroïdien.

(2) Ménière, *Gaz. médic.*, 1861. Voyez aussi *The medical Mirror*,

aussi dans le vestibule ou les cavités labyrinthiques et provenant de l'oreille moyenne à travers les fenêtres ronde ou ovale agrandies et dépourvues de diaphragme (p. 484, note 1, et 486, note 2). Pour constater ces lésions, *il faut enlever la dure-mère, puis le rocher, et scier celui-ci suivant son axe longitudinal*, pour tomber dans les cavités, ou bien le fendre (1).

Dans le *rocher* proprement dit, on aurait, surtout si quelques lésions ont été constatées pour la caisse du tympan, à considérer, outre les pertes de substance, l'état des cellules mastoïdes (phlegmon, carie et nécrose, fongus, etc.), cellules qui ne se creusent pas avant l'adolescence (Murray) et qui sont à leur maximum de développement chez le vieillard. L'apophyse mastoïde elle-même, qui se rattache à l'oreille moyenne avec laquelle elle communique à dix-sept ans seulement (Arnemann), est quelquefois le siége d'abcès fistuleux, de phlegmasie suppurative propagée au rocher et jusqu'aux méninges.

D'autre part, tel rocher, qui paraissait sain à la face interne du crâne avant l'ablation de la dure-mère, pourra à l'œil nu, ainsi que le corps du sphénoïde, de prime abord ou sur des fragments détachés par des traits de scie menés suivant son axe, se montrer carié (avec sinus sphénoïdaux pleins de pus), infiltrés de matière purulente, sanieuse, grisâtre, caséeuse.

Ces lésions du rocher et celles du labyrinthe sont susceptibles, — par suite des connexions intimes entre l'oreille interne et la base du cerveau, — d'avoir entraîné une phlébite des sinus de la dure-mère propagée aux veines de la pie-mère et point de

1865, M. Edwards : abcès du cervelet avec carie du rocher ; pus dans la caisse du tympan, dans le vestibule, les canaux demi-circulaires ; le malade tournait de droite à gauche, l'intelligence était conservée. — Voyez aussi note 2 de la page 486.

(1) On ne devra pas perdre l'occasion d'étudier la structure du limaçon, encore obscure, comme se l'avouent dans l'intimité les professeurs d'anatomie, surtout pour ce qui a trait au sommet (ou coupole) de ce limaçon, malgré les travaux les plus récents de Corti, Huschke, Reissner, Böttcher, Löwenberg (1866), etc. La finesse de l'ouïe serait en rapport avec le développement de la lame des contours. — L'oreille interne ne peut être détachée du rocher, sauf chez le fœtus, qu'en la sculptant avec soin. On a proposé de plonger le temporal dans de l'alliage d'imprimerie en fusion ; l'os se calcine, tout en conservant sa forme, mais les parties organiques se détruisent, ce qui permet la communication des trois cavités ; le métal se solidifie en épousant fidèlement leurs contours, et si vous brisez l'os, il reste un moule exact des canaux demi-circulaires, du limaçon, etc.

départ consécutif d'épanchements purulents dans les méninges, surtout au niveau de l'apophyse pétrée et de la fosse occipitale postérieure, avec dénudation du temporal, décollement de la dure-mère ou désordres dans la pulpe cérébrale (pages 340 et 385, note, et figure 117). Les abcès de la base de l'encéphale n'ont quelquefois pas d'autre origine (1); la suppuration de l'os s'est communiquée à la cavité crânienne (tableau de la p. 385) de même que les suppurations vertébrales se communiquent à la moelle. Sur trente-neuf cas de thrombose inflammatoire des sinus (page 339), le temporal est vingt-quatre fois carié par otite interne. Le golfe de la jugulaire peut aussi s'enflammer, la carotide interne s'ulcérer, consécutivement aux abcès du rocher (2).

(1) Lallemand (*Recherches anatomo-pathologiques sur l'encéphale*) avait déjà éveillé l'attention à ce sujet. — Ribière, *Abcès de l'encéphale consécutifs à la carie du rocher*, thèse de Paris, 1866, n° 225. — « Dans la plupart des cas d'oto-cérébellite, le conduit auditif, le tympan, les cellules mastoïdiennes, le vestibule, les canaux demi-circulaires, le limaçon, contiennent une matière liquide, plus ou moins épaisse, grise ou noire, très-fétide. La membrane du tympan et celle de la fenêtre ronde sont rompues ; les osselets de l'ouïe ont disparu. Quelquefois une production polypeuse ou mollusciforme remplit l'oreille externe et la moyenne. Le nerf labyrinthique et le facial ne se retrouvent que rarement au milieu de la désorganisation ; des trajets fistuleux plus ou moins larges conduisent vers l'abcès cérébral ou cérébelleux. » (Gintrac, *Journal de médecine de Bordeaux*, janvier 1866.)

(2) La science possède environ huit faits d'hémorrhagies par le conduit auditif, consécutivement à la carie du rocher. Nous résumerons le cas de M. Broca (*Société de chirurgie*, 1866, 25 avril). Malade de quarante-sept ans, phthisique : écoulement de pus, ensuite hémorrhagies graves par le conduit auditif ; ligature de la carotide. Mort un mois après, par tuberculisation. A l'autopsie cadavérique, on enlève le tronc brachio-céphalique, les carotides, le temporal et le condyle du maxillaire inférieur : le conduit auditif est carié, la membrane du tympan détruite, et un petit abcès a décollé les muscles pour se loger entre l'apophyse styloïde et le col du condyle. Il comprend, dans son épaisseur, l'artère maxillaire interne et la stylo-mastoïdienne. Un trait de scie détache toute la partie interne, qui est saine ; l'adhérence de la dure-mère à ce niveau est normale. Un stylet introduit dans la carotide, par l'orifice interne du canal carotidien, vient heurter la paroi de ce canal, indiquant ainsi une ulcération de l'artère à ce niveau. Scalpant alors avec la gouge le canal carotidien, on arrive jusqu'à l'oreille moyenne. La caisse du tympan est cariée, la chaîne des osselets détruite, un ou deux seulement de ces petits os

M. H. Roger a récemment insisté (1) sur la méningite consécutive aux maladies aiguës ou chroniques de l'oreille interne (otites profondes), de l'apophyse mastoïde (que l'on sait en rapport,

restent encore. Le stylet introduit dans l'artère pénètre librement dans cette caisse en soulevant une petite lamelle d'os carié, dernier vestige du canal carotidien. Trois stylets portés, l'un par la carotide, l'autre par le conduit auditif, le troisième par la trompe d'Eustache, viennent se rencontrer dans la caisse du tympan. En résumé, la carotide interne est perforée, au niveau de son trajet dans le canal carotidien, par une lamelle détachée de la lame compacte qui sépare ce canal de la caisse du tympan : elle est ainsi en communication avec l'oreille moyenne, près de l'embouchure du conduit osseux de la trompe d'Eustache. — Nous renvoyons aussi à la séance du 2 mai 1866 de la *Société de chirurgie*. Hémorrhagie du conduit auditif. A l'autopsie cadavérique, sur la dure-mère un énorme caillot dans les fosses cérébrales antérieure et moyenne. La partie supérieure du rocher est cariée. Un stylet introduit par le bout supérieur de la carotide interne vient sortir par le point carié de l'os. Il en est de même pour un stylet poussé par l'orifice inférieur du vaisseau dans sa portion cervicale. Une rupture de la carotide interne s'est donc produite en un point correspondant à la carie. Le doigt passe à la surface du cerveau, sent une crépitation semblable à celle que fait éprouver le contact du poumon. On voit une grande quantité de bulles d'air ou de gaz sous les enveloppes, dans le tissu cellulaire sous-arachnoïdien (page 336). — M. J. Jolly (*Ulcération de la carotide interne, consécutive à la carie du rocher*, dans *Gaz. hebd.*, 3 août 1866) écrit : « La perforation peut se faire de deux manières : par déchirure mécanique dans un violent effort (un fait); par ulcération sous l'influence combinée du séjour dans un foyer purulent, et surtout de l'usure que fait subir la pression continue du séquestre... Dans les deux cas, c'est à sa situation dans un canal osseux que la carotide interne doit l'espèce de préférence que l'ulcération a pour elle. Toutes les observations se rapportent à des hommes, et, sauf celle de M. Porter, à des hommes avancés en âge. Chaque fois on a signalé la tuberculisation des poumons, mais on n'a pas trouvé de tubercules dans le rocher, ce qui est conforme aux recherches de M. Lebert. Les deux oreilles sont également exposées... Dans quatre cas il existait, en même temps que l'écoulement par le conduit auditif, un abcès au voisinage de l'apophyse mastoïde et du col du condyle. »

(1) *Union médicale*, 3 et 12 octobre 1865. « Les altérations sont localisées à la face postérieure du *rocher* et à la fosse occipitale inférieure correspondante. Une nappe de pus verdâtre, épais et fétide, recouvre les surfaces osseuses ; la dure-mère qui tapisse le rocher est ramollie, infiltrée de pus, en partie décollée ; la pointe du scalpel rencontre la substance osseuse dénudée. Le bord droit du *cervelet* qui correspond à ces lésions (il s'agissait d'une fille de quatorze ans atteinte

chez l'enfant, avec le cerveau, plus tard avec le cervelet : p. 485, note 1), de l'oreille moyenne, voire de l'externe, à cause des anastomoses des vaisseaux du conduit auditif externe avec ceux du diploé, et par suite avec les sinus du crâne. Il faut cependant reconnaître que cette propagation jusqu'au cerveau des phlegmasies de l'oreille externe est rare ; il en est même ainsi pour celles de la caisse du tympan (carie, nécrose, ostéites), bien qu'ici la continuité de la phlogose soit susceptible de s'établir par la portion pierreuse, par perforation fistuleuse de l'os, par l'aqueduc de Fallope, par la fenêtre ovale, enfin par les communications vasculaires avec les sinus.

Par contre, mais exceptionnellement, l'otorrhée peut être la suite d'une affection des centres nerveux, le pus ayant fusé le long du nerf auditif ou facial (Itard, Bonnafond). Les maladies du cerveau se communiquent surtout à l'oreille interne qui, par son développement, se rattache intimement au système nerveux central, ou réciproquement : celles de la caisse du tympan s'étendent plus rarement à l'oreille interne ou à l'encéphale (1), et les trois cavités de l'ouïe conservent une certaine indépendance pathologique aussi bien qu'anatomique.

Pour en revenir à l'ostéite du rocher, elle peut avoir réagi sur

d'otite profonde) est adhérent à la dure-mère ; l'arachnoïde est décollée par une suppuration peu abondante, mais très-épaisse ; la substance nerveuse sous-jacente est ramollie, presque diffluente ; les vaisseaux sont plus abondants et remplis de sang ; les couches corticales seules sont malades, les parties centrales sont parfaitement saines. Le *sinus* latéral droit et les sinus pétreux sont remplis de caillots noirâtres, non adhérents aux parois ; en certains points, la fibrine s'est coagulée séparément sous forme de cordons jaunâtres, presque translucides, infiltrés de sérosité ; ces caillots ne se prolongent pas dans la veine jugulaire interne. La même lésion, à un degré plus prononcé, se retrouve du côté sain. Nulle part, d'ailleurs, il n'y a de trace de suppuration ni de fausses membranes ; les parois des sinus sont sans altération ; on n'y constate aucune injection. Les *veines jugulaires*, disséquées avec soin au cou, sont remplies, à leur moitié inférieure seulement, de coagulations molles, noirâtres, effilées en pointe à leur extrémité supérieure, et qui sont la terminaison des caillots qui remplissent les cavités droites du *cœur*. Ce dernier organe est, du reste, très-sain. » — Voyez aussi : Sentex, *De l'écoulement purulent du conduit auditif et de la phlébite consécutive des sinus méningiens*, thèse de Paris, 1865. Il n'admet pas l'otorrhée cérébrale. — Les lésions du cerveau peuvent être aussi consécutives à une carie des os ou à une phlegmasie purulente de la cavité orbitaire.

(1) Philipeaux, *Soc. de méd. de Lyon*, 7 novembre 1864.

le pneumogastrique (1) et plus encore sur le nerf facial, détruit (p. 484, note 1) ou comprimé en un point quelconque de son trajet osseux (2). Dans ce cas on devrait, ou faire la coupe précitée du rocher (p. 483), ou bien ouvrir le canal de Fallope dans tout son trajet, du trou auditif interne au trou stylo-mastoïdien, pour voir s'il a diminué de calibre par hypertrophie des lamelles osseuses (ostéite condensante). On pourrait aussi constater de la sorte s'il y a atrophie du nerf auditif.

Enfin, le rocher sera l'objet de recherches sur un sujet mort à la suite d'une chute sur le crâne (voyez p. 434, et *Exemples d'autopsies cadavériques*), surtout s'il y avait eu écoulement

(1) Notre ami Causit a recueilli chez M. Triboulet le cas suivant, fort remarquable, de gangrène de l'oreille droite, et de la bouche, consécutive à une rougeole, chez une fille de sept ans atteinte depuis cinq ans d'otorrhée par carie du rocher (*Gaz. des hôpit.*, 27 novembre 1866). Le pavillon et la région parotidienne sont sphacélés ; la fosse temporale et la branche du maxillaire sont dénudés ; les jugulaires sont saines ; un caillot (sans doute *post mortem*) remplit les carotides jusqu'aux parties putrilagineuses sans adhérer aux parois d'ailleurs normales. Le pneumogastrique, près du trou déchiré postérieur, est noir, ramolli ; ses tubes sont granuleux (mais ces lésions sont peut-être cadavériques) ; son lobule (fig. 85, 5) est diffluent et jaune. Le reste du cerveau et les méninges paraissent intacts. Les sinus latéraux se montrent pleins de caillots fibrineux, mais leurs parois et les artères de la base crânienne n'offrent pas de lésions. Au niveau du rocher droit, la dure-mère est seulement injectée. Les faces encéphaliques du rocher sont noires, ainsi que l'intérieur du conduit auditif interne (nécrose). Au niveau du trou stylo-mastoïdien, on voit les débris gangréneux du facial et de l'artère mastoïdienne ; à l'orifice inférieur du canal carotidien, l'artère carotide est sphacélé. Le rocher fendu (p. 483), on voit que les cavités communiquent par la destruction de leurs diaphragmes membraneux ; les osselets sont dissociés au sein d'un putrilage noir qui remplit aussi les canaux demi-circulaires. Le rocher est carié, avec parties éburnées et blanc jaunâtre nécrosées ; à la portion mastoïdienne existe une perte de substance ulcéreuse. La surface de la coupe montre, dans l'aqueduc de Fallope, le facial complétement gangrené. Au poumon, pneumonie double au second degré, développée secondairement.

(2) Page 447. « La cause incontestablement la plus fréquente de l'hémiplégie faciale dans l'enfance, c'est la compression du nerf en un point quelconque de son trajet à travers le rocher, depuis le trou auditif interne jusqu'au stylo-mastoïdien. Il peut être comprimé par suite du gonflement des parties dures, osseuses ; éraillé, déchiré, détruit même par son contact avec les os ; par sa macération dans la matière purulente. » (H. Roger, *Gaz. des hôp.*, 7 mai 1863.)

par le nez ou l'oreille de sang ou bien d'un liquide séreux (1) reconnaissable pour l'humeur céphalo-rachidienne à l'absence presque complète d'albumine et de chlorure de sodium.

La dure-mère arrachée de la base du crâne et le rocher mis à jour, il faudrait alors suivre avec soin la fêlure esquilleuse ou la fracture jusqu'au point où elle cesse, constater si les fragments jouissent d'une certaine mobilité. On enlèverait ensuite le temporal à la scie à main (p. 196), afin d'examiner avec plus de soin qu'à l'amphithéâtre le trajet de la fracture dans la profondeur du rocher, ses rapports avec les cellules mastoïdiennes, le canal de Fallope, la trompe d'Eustache, et, surtout s'il y avait eu titubation (p. 318 et 312), les canaux demi-circulaires. On peut retrouver dans l'oreille trace de la stillation sanguine observée pendant la vie.

(1) « *Aliqua sanies subtilis exsudat a fissura cranii.* » (Bérenger de Carpi, *De fractura cranii liber aureus*. Lugduni Batavorum, 1715.) M. Laugier a appelé surtout l'attention sur ces symptômes des fractures de la base du crâne.

FIN.

FIGURES SUPPLÉMENTAIRES.

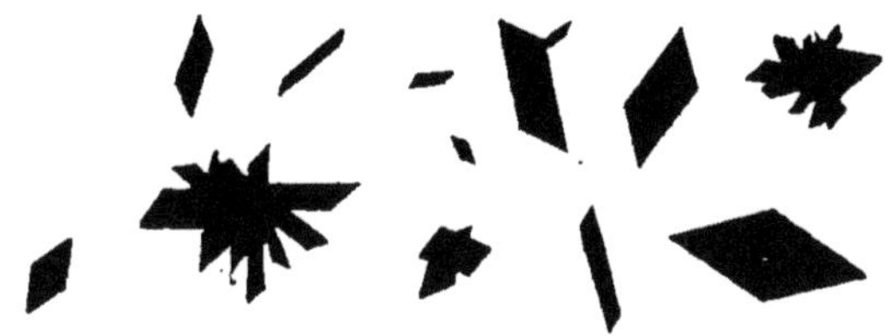

Fig. 119.

Page 20, note 4. — *Cristaux d'hémine obtenus artificiellement du sang et vus à 300 diamètres.* (Virchow, *Path. cellul.*) — Il suffit de mélanger la tache de sang avec du sel marin sec et en poudre, de verser du vinaigre, d'évaporer, pour voir apparaître ces cristaux bruns, en tables rhomboïdales aplatis, ne changeant pas, comme ceux d'hæmatoïdine (fig. 76-83), leur couleur en présence des acides. «Cette réaction est extrêmement fidèle et sûre.» Voyez le mémoire de M. Blondlot (de Nancy), sur les taches de sang reconnues par les réactions de l'hémine, 1866.

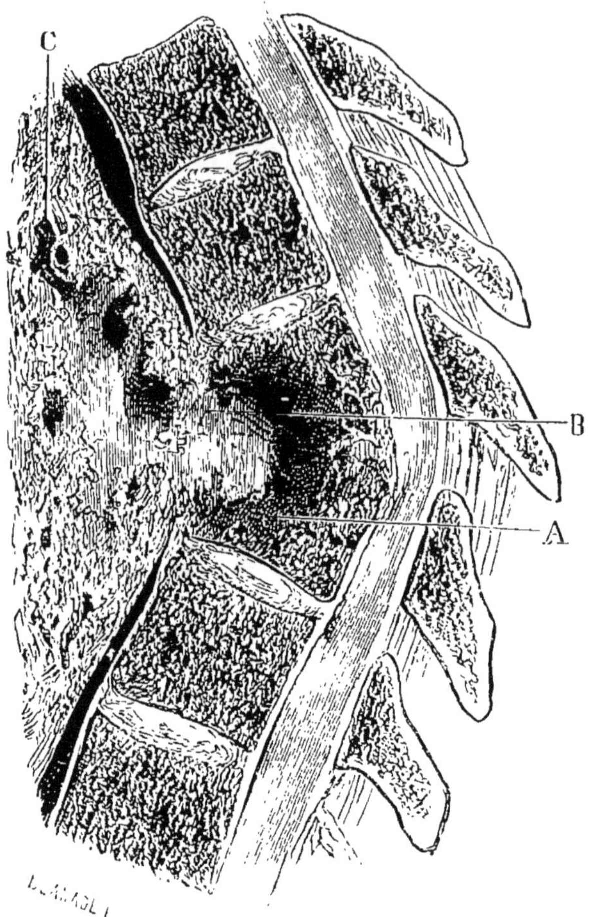

FIG. 120.

PAGE 54, dernière ligne du texte. — *Caverne vertébrale mélanique communiquant avec une caverne mélanique du poumon, dans le mélanome généralisé.* (D'après MM. Anger et Worthington, *Mélanomes*, 1866.) Coupe, sur la ligne médiane, des vertèbres dorsales : A. Paroi de la caverne osseuse infiltrée de mélanose. — B. Intérieur de la caverne mélanique du poumon. — C. Bronche s'ouvrant dans la caverne.

La mélanose hématique, due à une transformation du sang, contient du fer ; elle est soluble dans la potasse et détruite par l'acide sulfurique (Robin et Verdeil, *Chimie anat.*, t. III, p. 508 et 511) ; Brusch a démontré que le chlore la décompose ; au microscope, enfin, on n'a pas les parcelles noires du poumon des charbonniers et mineurs, irrégulières, anguleuses. — Sur la fausse mélanose, ou *anthracosis* des houilleurs, voyez le résumé de M. Dechambre, *Gaz. hebd.*, 7 et 21 sept. 1866. — Sur la cirrhose pulmonaire des tailleurs de pierre, consultez Feltz, *Dictionn. de Garnier*, 1865 ; et *Gazette hebdomadaire*, 21 avril 1866.

FIGURES 121, 122, 123, 124.

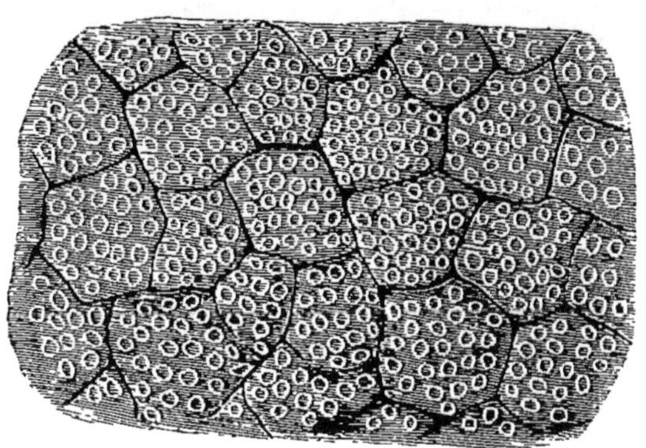

PAGE 58, 4e §, fig. 1. — *Fragment d'un poumon d'enfant ayant respiré*, rosé, brillant, vésiculeux et spongieux. — Les lobules sont remplis de vésicules arrondies, distinctes, toutes dilatées par l'air. Ces cellules, pleines de gaz, sont visibles même sous la plèvre : elles ont 1 à 2 millimètres de diamètre. (Grossissement de 5 diamètres par la loupe de la fig. 13.)

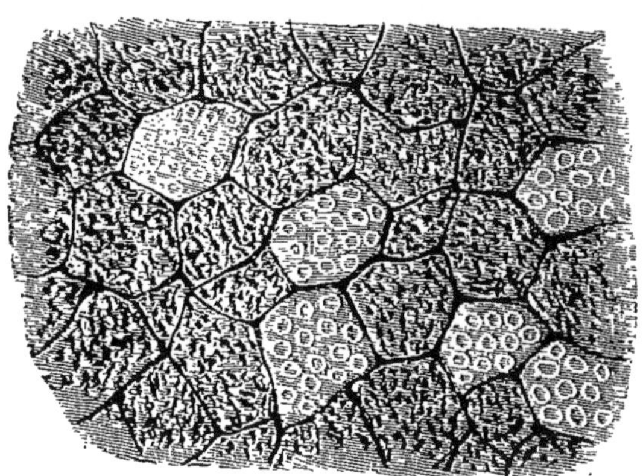

Fig. 2. — *Morceau d'un poumon de nouveau-né ayant incomplétement respiré.* — Il est marbré de taches brunes là où il n'y a pas eu pénétration d'air. On y voit des lobules compactes, rouge foncé, sans vésicules dilatées, et çà et là des lobules ayant respiré, dont les vésicules contiennent de l'air. (Même grossissement.)

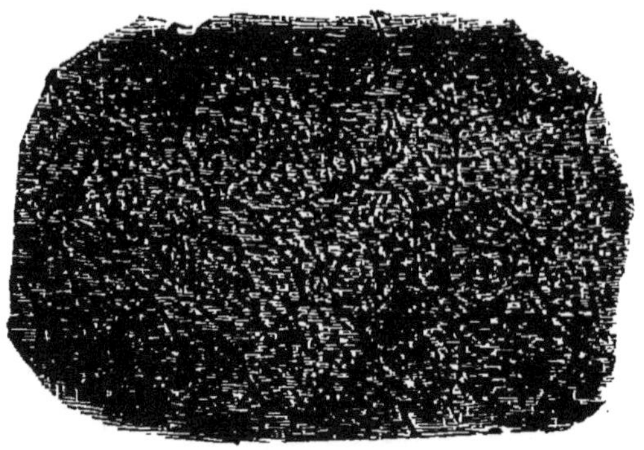

Fig. 3. — *Partie d'un poumon de fœtus n'ayant pas respiré.* — Le tissu est compacte comme de la chair ferme, il est hépatisé : on reconnaît les lignes celluleuses qui séparent les lobules; absence de vésicules aériennes. L'aspect est souvent identique dans la pneumonie. (Même grossissement.)

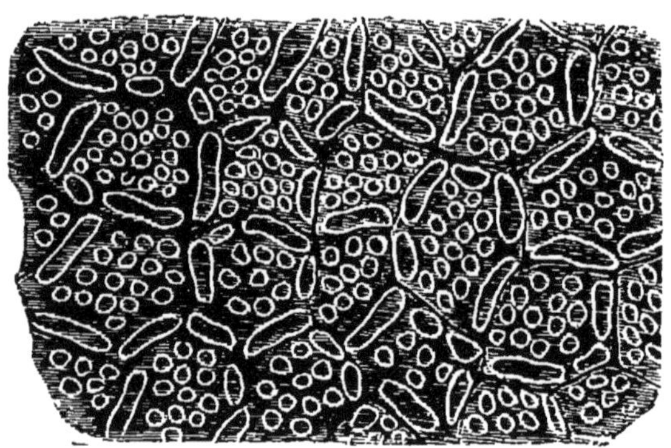

Fig. 4. — *Poumon insufflé.* — Outre les vésicules gonflées d'air, on aperçoit les lobules séparés les uns des autres par des bulles d'air allongées, produites sous l'influence de l'insufflation. L'aspect est souvent identique dans l'emphysème interlobulaire et sous-pleural. (Même grossissement.)

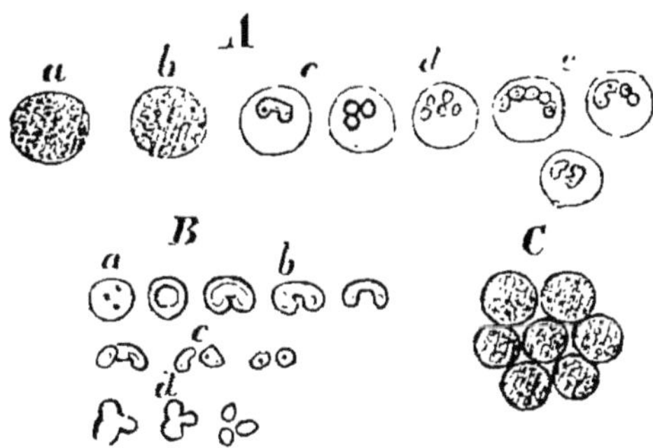

Fig. 125.

Page 83, dernière ligne du tableau. — Comme il s'agit dans notre texte non de vrai pus, mais de foyers d'aspect purulent, comme pour l'*endocardite ulcéreuse* liée aux infarctus viscéraux et aux embolies capillaires, — nous représentons ici les éléments du pus, vus à 500 diamètres, d'après Virchow. — A. *Corpuscules du pus : a*, frais ; *b*, après addition d'un peu d'eau ; *c*, traités par l'acide acétique qui rend le contenu plus clair. Les noyaux commencent à se diviser et les noyaux déjà invisibles sont isolés. En *c*, ils présentent une légère dépression de leur surface. — B. *Noyaux des corpuscules de pus dans la blennorrhagie : a*, noyaux simples avec vésicule ; *b*, division commençante, dépression du noyau ; *c*, division avançante en deux parties ; *d*, en trois. — C. *Corpuscules du pus* dans leurs rapports habituels les uns avec les autres. — Quant au pus caséeux, dont le sérum intercellulaire disparaît, ainsi qu'une partie du liquide contenu, voyez notre figure 65, page 257.

FIG. 126.

PAGE 92, 2e §. — Les ganglions peuvent être simplement hypertrophiés (*adénie* de Trousseau; maladie de Hodgkin; pseudo-leucémie de Wunderlich, *Archiv der Heilk.*, 1866; lymphadénome multiple; *leucémie lymphatique* de Virchow, distincte de la leucémie splénique ou liénale, indiquée p. 137); il n'y a alors qu'hypergenèse des cellules et noyaux, qui restent d'ailleurs normaux. Il en serait de même dans la fièvre typhoïde qu'on tend à envisager maintenant comme une affection de tout le système lymphatique, en rattachant à celui-ci les plaques de Peyer et les follicules intestinaux (Ranvier, His et Recklinghausen). Plus tard ces éléments, s'il y a scrofule et phthisie, se détruisent en fournissant les éléments d'une matière caséeuse récusée comme du tubercule par M. Villemin (*Du tubercule*, 1861) et par M. Virchow. Dans cette *phthisie bronchique* ou médiastine, les ganglions peuvent comprimer la trachée, les poumons, la veine cave, le vague et le récurrent (p. 471). Voyez Fonssagrive, *Archiv. de méd.*, 1865; Daga, *Recueil de méd. et de chir. militaires*, avril 1866.— Les ganglions atteints de cancer mélanique (Woillez, *Gaz. des hôpit.*, 10 nov. 1864), d'anthracosis des mineurs, de dégénérescence amyloïde avec sympexions (Virchow, *Path. cell.*, p. 321 et note page 138), d'enchondrome (*Gaz. heb.*, 5 octobre 1866), peuvent exercer des compressions analogues. Il en est de même pour le cancer. Témoin cette figure représentant des GANGLIONS LOMBAIRES CANCÉREUX PÉNÉTRANT DANS LA VEINE CAVE INFÉRIEURE. — a. *Un ganglion hypertrophié, cancéreux, adhérent à la paroi veineuse qu'il repousse vers la lumière du vaisseau.* — b. *Coupe d'un ganglion identique, d'où part une excroissance ramifiée qui pend dans la cavité même de la veine.*

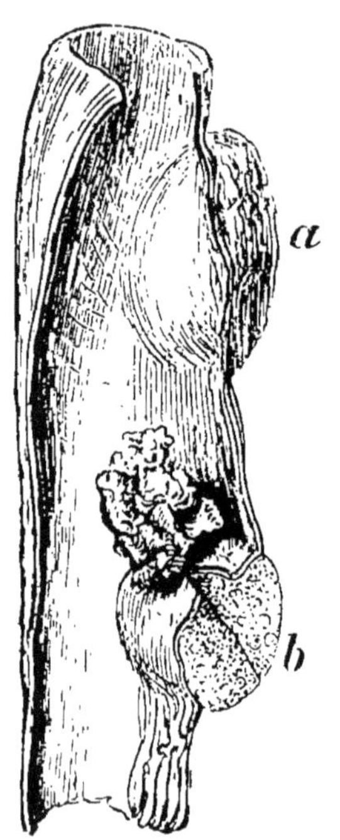

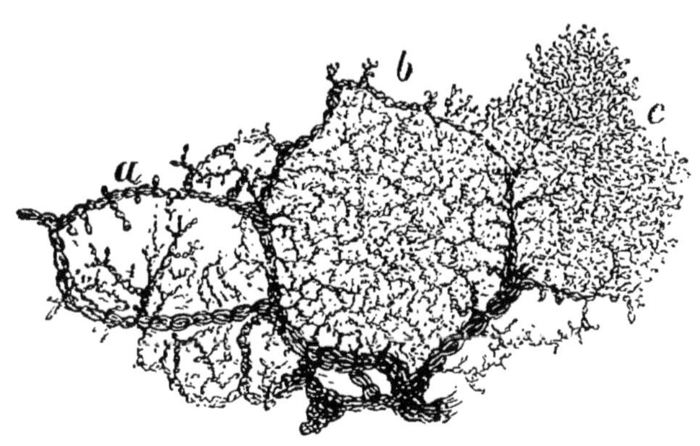

Fig. 127.

Il est rare que les ganglions, bronchiques par exemple, soient cancéreux (p. 239) ou tuberculeux (p. 108, note 2) primitivement et sans lésion analogue dans les autres organes (Paget, Förster; Hayem, *Gaz. hebdom.*, 10 février 1865). Le contraire est impossible pour Virchow (*Revue des cours scientif.*, 11 août 1866). Selon lui, le cancer d'un organe ne se propage que par transport d'un produit vicié dans les voies lymphatiques, et le cancer d'un ganglion lymphatique suppose, si l'on cherche attentivement, une dégénérescence identique ailleurs. Il y a même souvent plus que simple passage de sucs dans les lymphatiques. Virchow admet que la lumière du vaisseau peut être obstruée, et il en cite pour exemple le cas d'un cancroïde pultacé de l'utérus où les vaisseaux lymphatiques du péritoine et des ganglions bronchiques se montraient remplis de masses cancroïdes cylindriques vermiformes. C'est ce que montre la figure 127.

Cancer des lymphatiques de la surface pulmonaire tributaires des ganglions bronchiques. — *a.* Un lobule pulmonaire avec infiltration complète du grand vaisseau périphérique; les réseaux centraux, plus fins, commencent à se remplir. — *b.* Un plus grand lobule, où tout le réseau est presque entièrement rempli. — *c.* Farcissement complet et élargissement croissant du réseau. (Grandeur naturelle.)

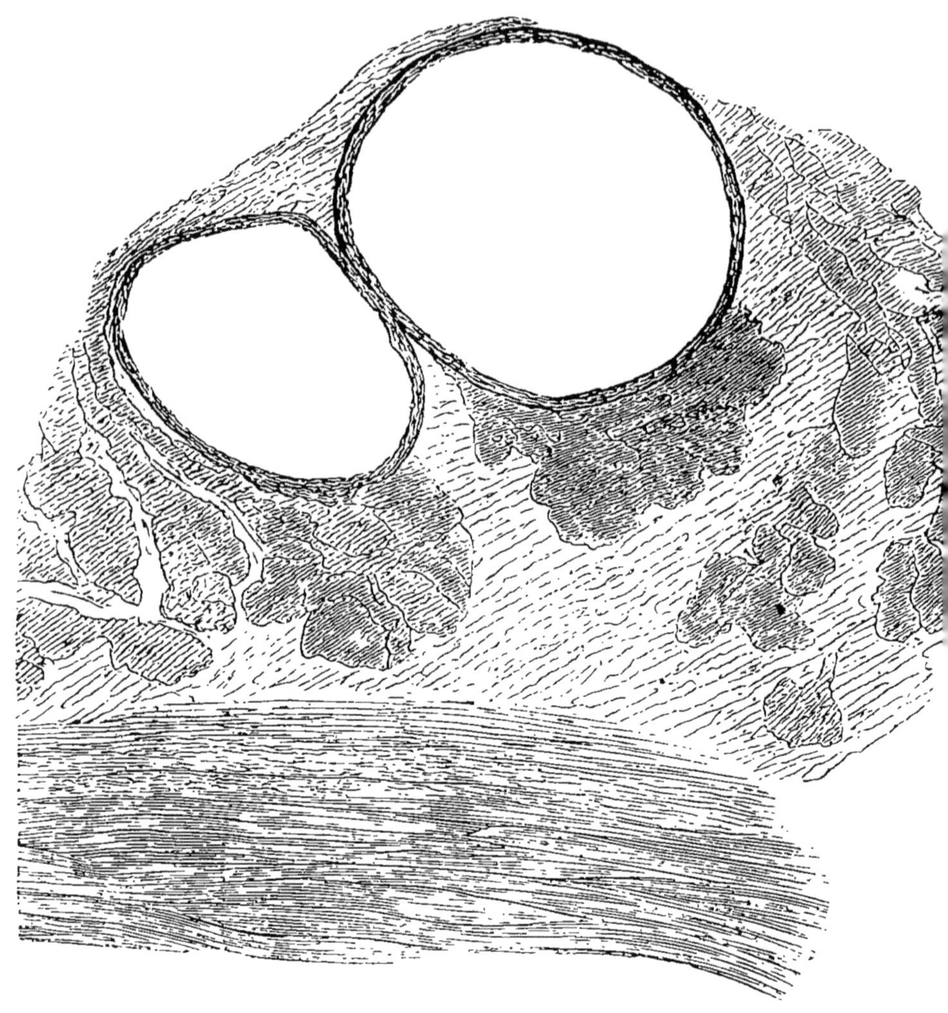

Fig. 128.

Page 96, note 1. — *Kyste muqueux superficiel de la muqueuse stomacale* (d'après Virchow, *Pathologie des tumeurs*). 150 diamètres. — On voit inférieurement le tissu sous-muqueux, puis toute l'épaisseur de la muqueuse avec ses glandes en grappe ; enfin deux kystes arrondis qui font proéminer la surface et dévier les glandes voisines. — Sur les polypes muqueux de l'estomac et de l'intestin (du rectum spécialement), analogues aux œufs de Naboth du col utérin, consultez, outre l'ouvrage de Virchow, le mémoire de M. Cornil (*Journal de l'anat.* de M. Robin, sept. 1865). Ils résultent de l'hypertrophie et de l'hypergenèse des éléments normaux de la muqueuse, et s'observent dans la gastrite catarrhale chronique notamment, à la région pylorique.

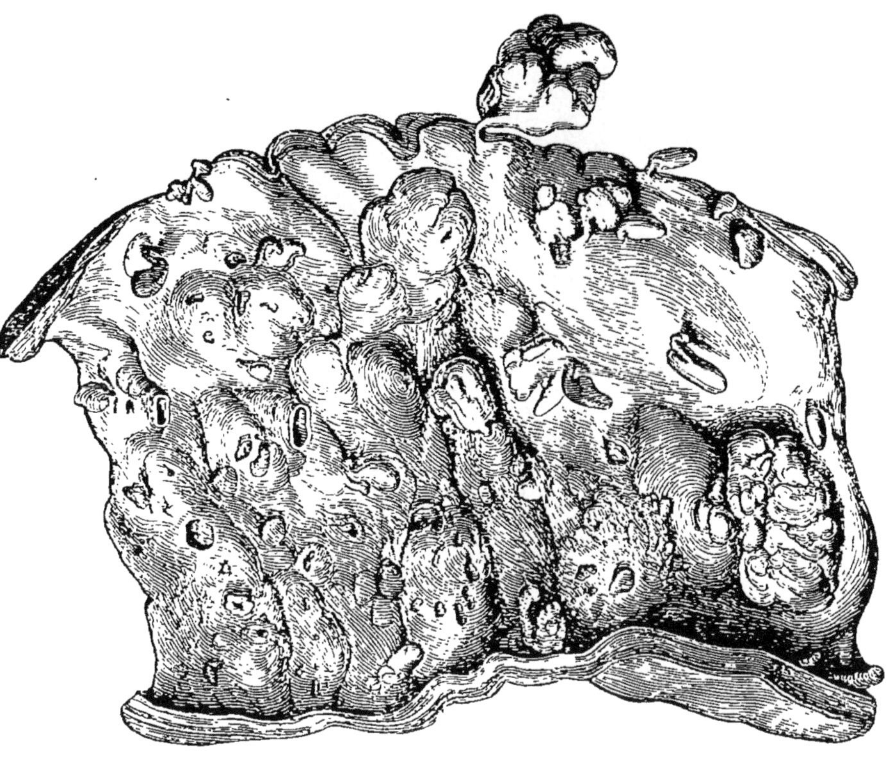

Fig. 129.

Page 110, ligne 4. — *Colite cystique polypeuse*, à la suite de la dysenterie chronique, avec cirrhose du foie et hydropisie. — On voit des kystes muqueux (fig. 128), de nombreux molluscums et des polypes en rapport avec eux. En examinant avec soin ces saillies arrondies ou aplaties, fluctuantes, closes ou munies d'orifice, surmontées d'appendices simples ou ramifiés, on trouva qu'elles étaient dues à une accumulation de mucus dans les glandes de Lieberkühn. (Virchow, *Pathologie des tumeurs*.)

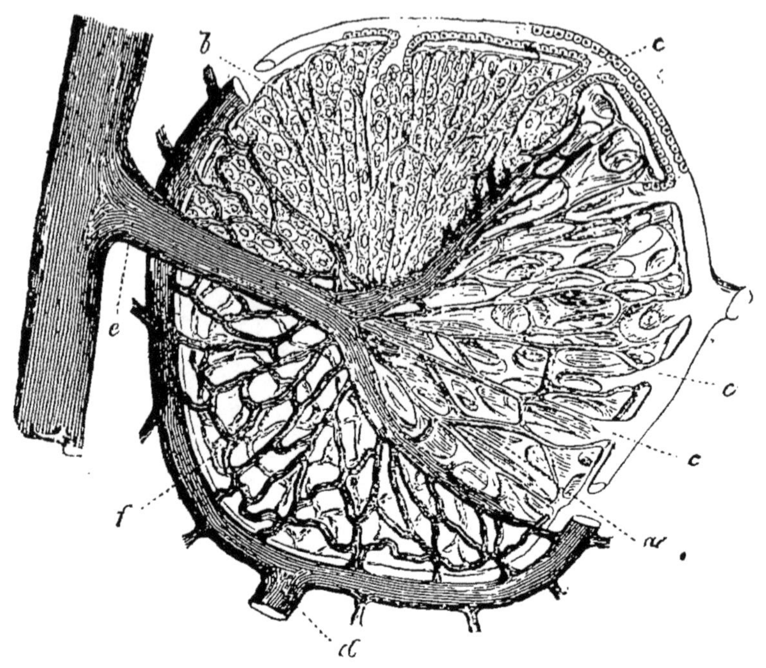

Fig. 130.

Page 123. — *Schéma d'un lobule du foie à l'état normal.* — *a*. Espace caverneux du réseau conjonctif après qu'on a fait disparaître les cellules. — *b*. Une portion de cet espace remplie par les cellules. — *c*. Origine du conduit hépatique communiquant ouvertement avec les cavités. — *d*. Veine interlobulaire (ramifications ultimes du système porte). — *e*. Veine intra-lobulaire (racine de la veine hépatique). — *f*. Réseau capillaire lobulaire. (D'après Leydig.)

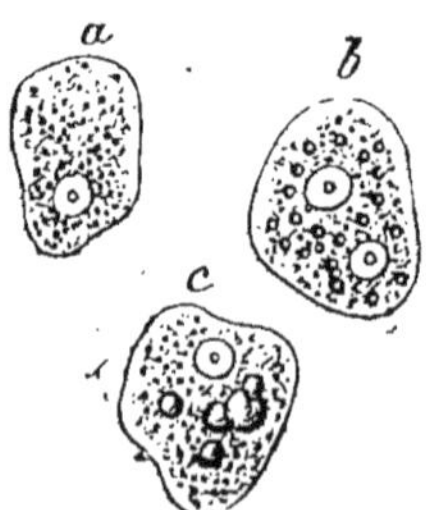

Fig. 131.

Cellules hépatiques normales vues à un fort grossissement. — *a*. Avec un contenu de pâles granulations. — *b*. Avec des granules jaunâtres. — *c*. Avec quelques gouttelettes graisseuses. (Leydig.)

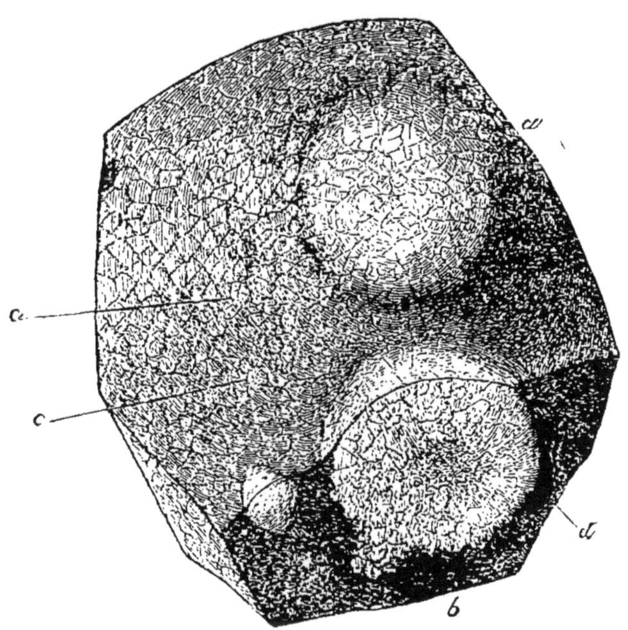

Fig. 132.

Page 130. — *Éruptions secondaires multiples du cancroïde du foie, vues à la surface et sur la coupe.* — En c, tout petits foyers récents. — Les gros noyaux *a*, *b*, sont formés de nombreux petits noyaux. — *d*. Une veine coupée (Virchow, *Pathol. des tumeurs*). Les gros *nodus* encéphaloïdes rappellent assez l'aspect extérieur des *tumeurs adénoïdes* du foie, décrites par Griesinger (*Arch. der Heilkunde*, t. V, p. 385), et constituées par de nouvelles formations de l'élément propre du parenchyme hépatique, enkystées dans une enveloppe fibreuse, énucléables, molles à l'incision.

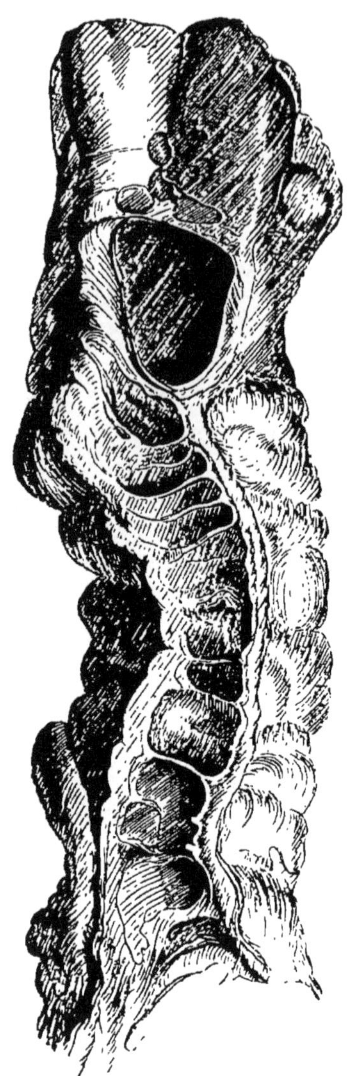

Fig. 133.

Page 132. — *Grenouillette pancréatique.* — Dilatation considérable, en partie kystiforme, du canal de Wirsung, à la suite d'une oblitération de l'orifice par une tumeur molle, villeuse, du duodénum. Il y avait concurremment une ectasie très-marquée des conduits biliaires, avec atrophie du foie (Virchow, *Path. des tumeurs*). Le docteur Recklinghausen, de Berlin, a mentionné aussi une dilatation considérable du canal pancréatique chez un glycosurique (*Gaz. des hôpit.*, 15 juillet 1865). Nous avons observé le même fait sur un pancréas atteint d'hypertrophie d'aspect colloïde.

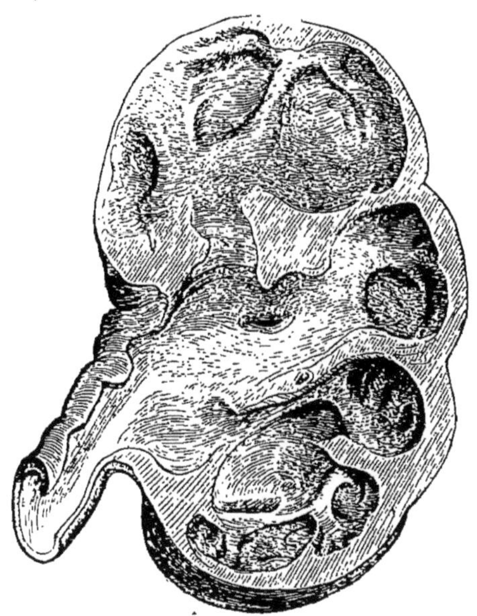

FIG. 134.

PAGE 143. — *Hydronéphrose avec atrophie granulaire presque complète du parenchyme rénal.* — On n'a plus guère qu'une poche fibreuse à plusieurs loges faites par les calices. Il existait une hyperplasie compensatrice de l'autre rein (Virchow). Il faut distinguer l'hydronéphrose d'avec l'hydropisie enkystée des reins, localisée dans la substance même de l'organe (fig. 135).

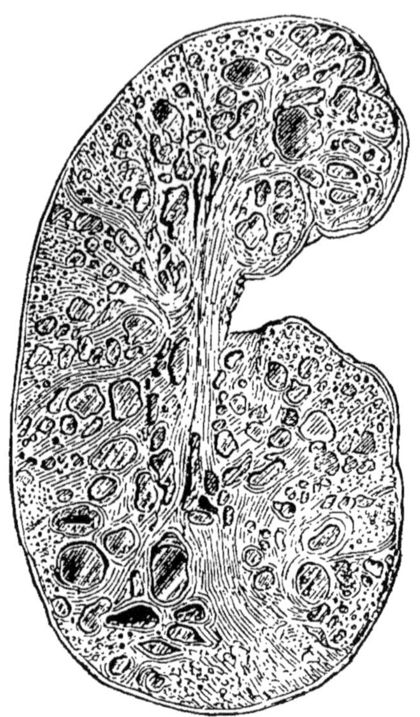

FIG. 135.

Hydropisie enkystée congénitale du rein chez un nouveau-né. — Des kystes, de la grosseur d'une tête d'épingle à celui d'un pois, farcissent le parenchyme ; ils contenaient des urates, de l'acide hippurique, etc. A la place des calices, on trouvait du tissu connectif dense. (Virchow.) Depuis les travaux de Beckmann, on admet que les kystes du rein se forment aux dépens des canalicules comprimés par le développement du tissu conjonctif ; Joh, Klein en a observé dont le point de départ était dans les glomérules. (*Gaz. hebd.*, 18 janvier 1867.)

Fig. 136.

Page 144. — *Canalicules urinifères recourbés (canaliculi contorti)*, provenant de la substance corticale d'un rein atteint de maladie de Bright. — *a*. Epithélium à peu près normal. — *b*. Etat de tuméfaction, trouble. — c. Métamorphose graisseuse commençante, et destruction des cellules du canalicule, qui devient plus large en *c* et en *b*. — 300 diamètres. (Virchow.)— Virchow admet trois formes histologiques de la maladie de Bright : néphrite parenchymateuse, néphrite amyloïde, néphrite interstitielle. La première, inflammatoire, comprend pour lui quatre degrés : tuméfaction trouble (fig. 135, *b*), métamorphose graisseuse de l'épithélium des canalicules, détritus graisseux, atrophie des cellules et des tubes. Dans le premier, la cellule des *tubuli* de la substance corticale s'agrandit ; ils deviennent plus larges et se courbent ; puis l'épithélium passe à l'état d'une masse laiteuse finement émulsionnée. Sur le tissu grisâtre fondamental, au milieu duquel les étoiles de Verheyen se dessinent, on voit de petites taches troubles, jaunes à la lumière directe, noires par transparence et sous de forts grossissements, etc. (*Pathologie cellulaire*). Telle est à peu près la classification de M. Cornil (*Journ.* de Robin, janv. 1865). Il admet trois formes : 1° simple ; 2° avec altération granulo-graisseuse des vaisseaux et de la substance corticale ; 3° avec dégénérescence amyloïde. Dans la première, due au rhumatisme, à la scrofule, à la phthisie, à l'alcoolisme, à la goutte, on a pour premier degré de l'hypérémie et de l'exsudation ; les glomérules paraissent en points rouges ; second degré : infiltration graisseuse, etc. Seconde forme (quatrième degré de Rayer) : le processus athéromateux débute par les plus fins vaisseaux, alors que dans l'atrophie sénile il commence par les grosses branches artérielles. Forme amyloïde (ou lardacée de Rokitansky, cholestérique de Meckel); les glomérules sont d'abord plus saillants, transparents ; ensuite les vaisseaux ne peuvent plus être injectés, tant ils sont rétrécis. Une solution iodée les dessine en brun, et, si l'on ajoute quelques gouttes d'acide sulfurique, en vert, bleu, violet rouge. Il en est ici comme dans la rate atteinte de la même dégénérescence (p. 135) et offrant au microscope des grains semblables à du sagou (d'où le terme *sagomilz*), grains nommés *sympexions* (p. 138) par M. Robin ; dans cette rate aussi les artérioles comme les glomérules sont envahis de la même matière transparente et albumineuse.

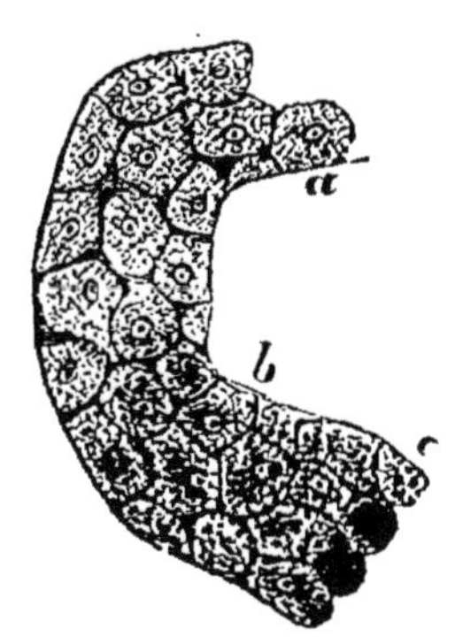

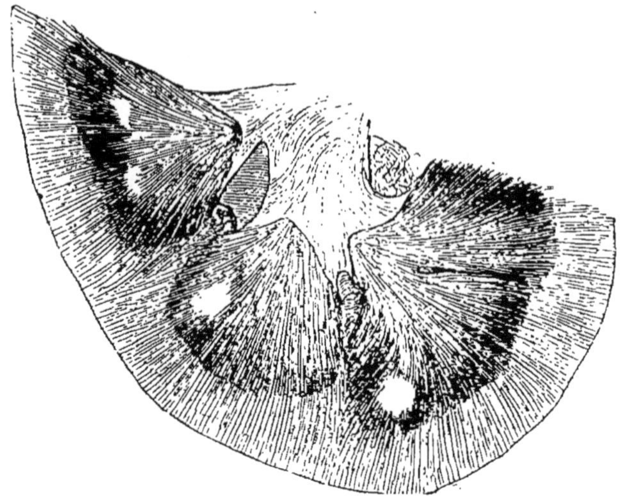

Fig. 137.

Page 152. — *Fibromes du rein,* durs, blanc grisâtre, isolés au milieu des cônes médullaires, sur un sujet atteint de néphrite interstitielle diffuse. — L'hyperplasie du tissu interstitiel a entraîné l'atrophie des canaux urinifères. La lésion est analogue aux fibromes (ou cirrhose, ou dégénérescence granuleuse) du sein, plus volumineux d'ailleurs. Ici ils ont le volume d'un pois. (Virchow.)

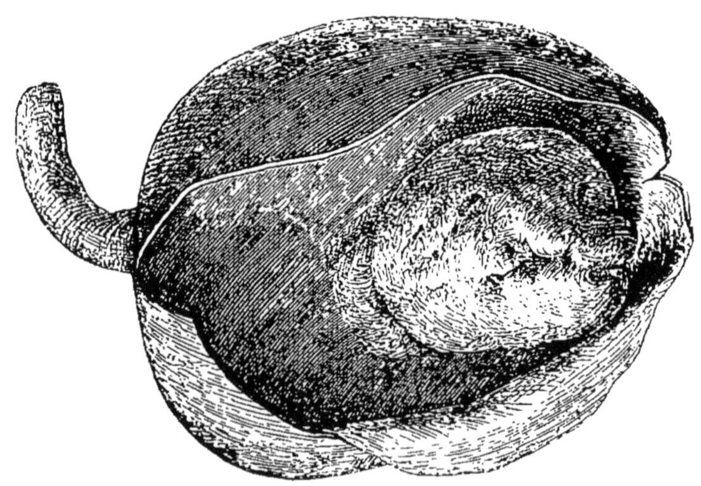

Fig. 138.

Page 174. — Ancienne hydrocèle avec sclérose rugueuse de l'albuginée, qui est cartilagineuse à l'aspect, par suite de production d'un tissu conjonctif très-dense. L'épididyme est atrophié par compression. (Virchow, *Pathol. des tumeurs.*)

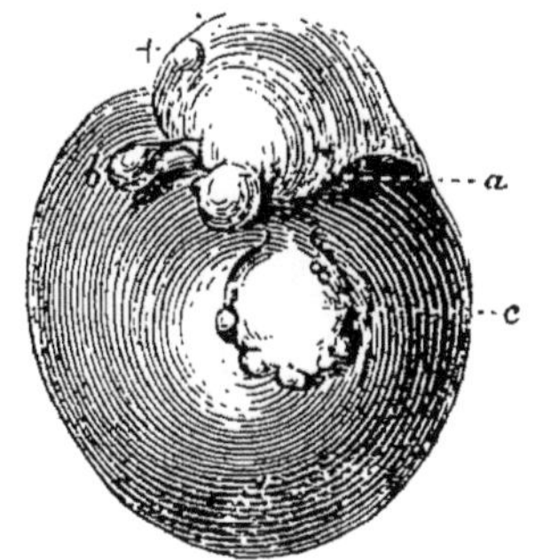

Fig. 139.

Périorchite proliférante. — *c.* Excroissance polypeuse de l'albuginée, avec petits noyaux demi-cartilagineux, en partie pédiculés, en partie aplatis. — *a.* Hydatide de Morgagni, vésicule *normale,* en appendice à la tête de l'épididyme. — *b.* Vésicule pédiculée de même nature, se détachant quelquefois pour constituer les *corps flottants de la tunique vaginale.* — + Petit kyste de l'épididyme profondément situé.

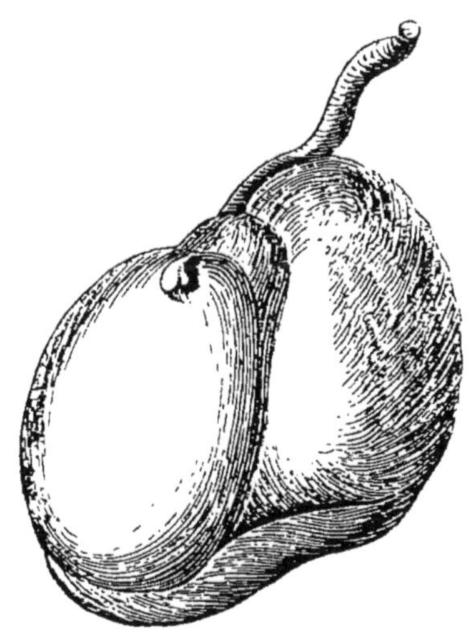

Fig. 140.

Page 184, ligne 12. — *Spermatocèle cystique* (dilatation des conduits spermatiques) qui faisait saillie dans la cavité de la vaginale. — On voit, derrière la tête de l'épididyme, la tumeur vésiculeuse, dans laquelle était contenu du sperme. Ce kyste séminal s'étendait en partie supérieurement dans le cordon, inférieurement vers la cavité vaginale. Il avait une paroi très-mince et ne contenait que peu de spermatozoïdes.

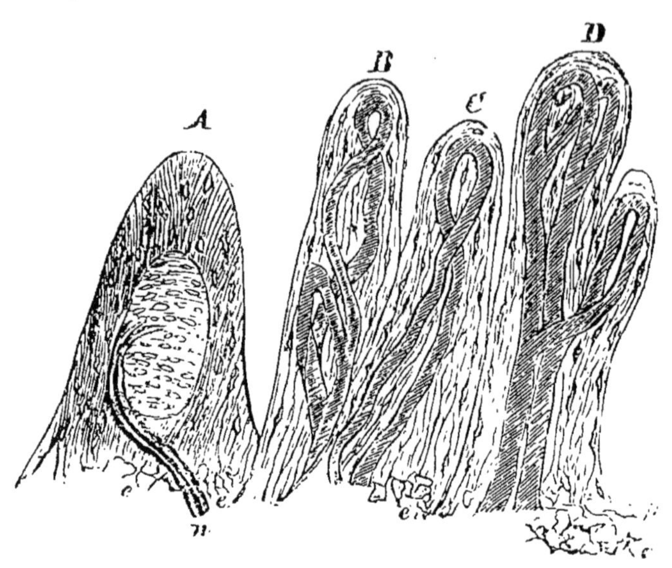

FIG. 141.

PAGE 207, note 4. — Les papilles de la muqueuse de l'urèthre, du gland, du vagin, des grandes lèvres, sont vasculaires, non accomgnées de papilles nerveuses comme celles de la peau, auxquelles elles ressemblent à cela près, et que représente notre figure. — *Papilles vasculaires et nerveuses de la peau, dans la pulpe des doigts, à l'état normal :* l'épiderme et le réseau de Malpighi ont été enlevés. — A. Papilles nerveuses avec un corpuscule du tact ou de Meissner, dans lequel se perdent deux fibres nerveuses primitives *n*. Au bas de la papille, on voit de fins réseaux élastiques *e*, desquels partent des fibres fines. Entre ces dernières et au milieu d'elles s'observent des corpuscules de tissu conjonctif. — BCD. Papilles vasculaires, simples en C, avec anses anastomosées en B et en D. A côté de ces vaisseaux, on remarque des fibres élastiques fines et des corpuscules de tissu conjonctif. — E. Corps papillaire ayant la direction horizontale; *e*, éléments étoilés du derme. — 300 diamètres. (Virchow, *Pathologie cellulaire.*)

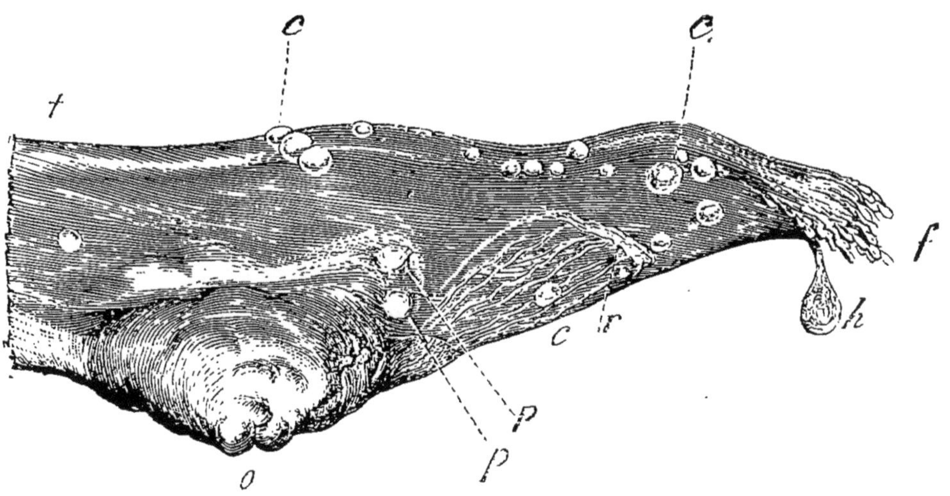

Fig. 142.

Page 225. — *Kystes de l'aile du ligament large.* — *o.* Ovaire ratatiné et induré. — *t.* La trompe avec ses franges *f*, dans le voisinage desquelles s'insère l'*hydatide terminale*, vésicule pédiculée normale, mais inconstante, répondant à la vésicule de Morgagni dans l'épididyme (fig. 139). — *r.* Organe de Rosenmüller, ou épididyme ovarique ou parovarium (fig. 65). — *c.* Petits kystes clos, gros comme un grain de chènevis ou un pois, en partie dans le revêtement de la trompe, en partie dans la trompe même, en partie dans le résidu *r* du corps de Wolff. — *p.* Deux phlébolites dans une veine ovarique tortueuse. — Grandeur naturelle. (Virchow.)

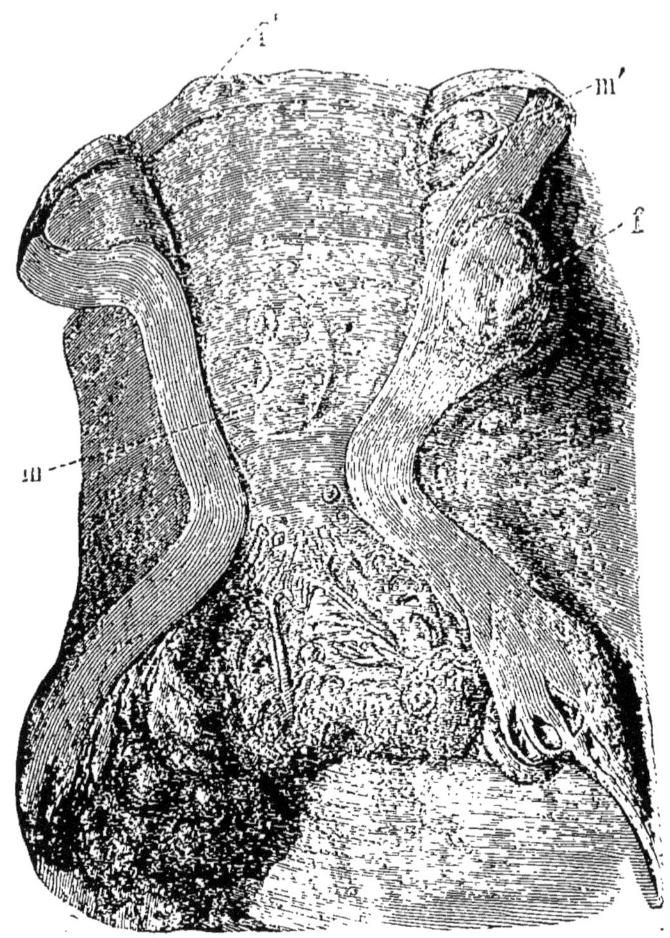

FIG. 143.

PAGE 254. — *Endométrite chronique cystique polypeuse.* — L'orifice externe est dilaté en entonnoir, et les deux lèvres sont le siége d'un gonflement considérable. De nombreux œufs de Naboth (kystes muqueux), semblables à des perles, isolés ou groupés, proéminent au-dessus du tissu gonflé et hypérémié (*acné utérin, molluscum cystique de l'utérus*). A droite, on voit sur la coupe que ces kystes n'appartiennent pas seulement à la surface, mais qu'ils s'étendent jusqu'à une assez grande profondeur. Plus haut, dans le canal cervical, les replis palmés sont fortement accusés, et ils donnent naissance à toute une série de polypes vésiculeux ou charnus, notamment à gauche où s'en trouve un volumineux, pédiculé, piriforme, qui atteint presque l'orifice externe. On trouve encore quelques petits kystes muqueux dans l'orifice interne. Puis vient la cavité un peu dilatée du corps, qui était remplie de liquide et dont la muqueuse est lisse (*hydrometra levis*). Un peu au-dessus de l'orifice interne se trouve, à gauche, à plat sur la paroi, un gros *molluscum* renfermant des kystes muqueux qui, avant l'incision, bouchaient presque entièrement l'orifice interne. Plus haut, en *m'*, on en voit un plus petit, semblable, près d'un des orifices des trompes. La paroi utérine, en général, est plutôt amincie ; mais en *f* et *f'*, elle contient deux *myxomes interstitiels* (corps fibreux) de petite dimension. Un troisième, un peu plus volumineux, cause la saillie indiquée par la place luisante, sur la paroi postérieure non incisée. (Virchow, *Pathol. des tumeurs.*)

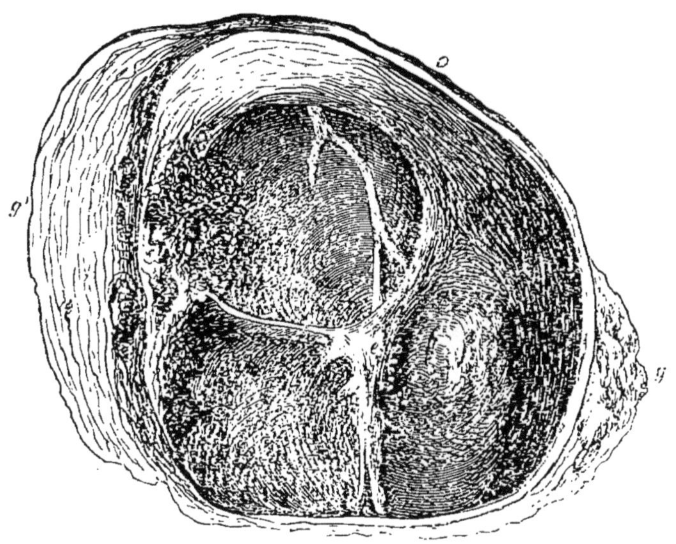

FIG. 144.

PAGE 274. — *Dernière ligne du tableau.* — Quand la dilatation des canaux galactophores se produit rapidement, on a le *galactocèle.* Autrement il se forme de simples kystes (ectasie cystique) de ces conduits, confondus souvent avec les kystomes (kystes hydatiques) et les cysto-sarcômes. Ils siégent, en général, près du mamelon, dans les gros conduits confluents vers les sinus lactés ; ils contiennent du lait d'abord, plus tard de la sérosité ou des masses colloïdes. Telle est l'origine de cette figure 144. — *Cystoïde multiple, proliférant*, du sein d'une femme, à contenu séreux. On voit sur la coupe verticale (partant de la peau) trois grandes poches *o*, qui ont conflué par l'usure progressive de leurs parois. Plusieurs éperons et trabécules montrent que ces cavités résultent elles-mêmes de la confluence de plusieurs petites cavités antérieures. — En *g* et *g'*, on voit encore des restes de l'ancienne glande, très-comprimée, il est vrai, et indurée. En *g'*, se montrent en particulier certains restes du parenchyme qui s'étend en partie jusqu'à la poche voisine et y proémine en *c*. (Virchow.)

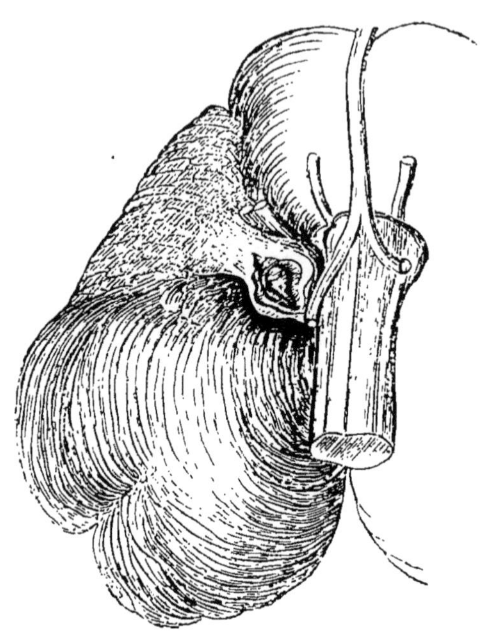

Fig. 145.

Page 414. — *Hydrocèle kystique partielle du quatrième ventricule.* — Il envoie un prolongement entre la moelle et le cervelet ; à ce niveau, il forme un kyste gros comme un noyau de cerise, comprimant le facial (qui était paralysé). Au fond du kyste, on voit les restes du plexus choroïde. Il existait une hyperplasie de la protubérance et de l'hémisphère cérébelleux gauche. (Virchow, *Pathologie des tumeurs*, t. Ier.)

TABLE DES MATIÈRES.

INTRODUCTION.

CONSIDÉRATIONS PRÉLIMINAIRES.

PREMIÈRE PARTIE.

OUVERTURE DES CAVITÉS SPLANCHNIQUES.

DEUXIÈME PARTIE.

SPLANCHNOTOMIE ET EXAMEN DES ORGANES.

FIN DE LA TABLE DES MATIÈRES.

TABLE DES FIGURES.

FIGURES.

FIGURES.

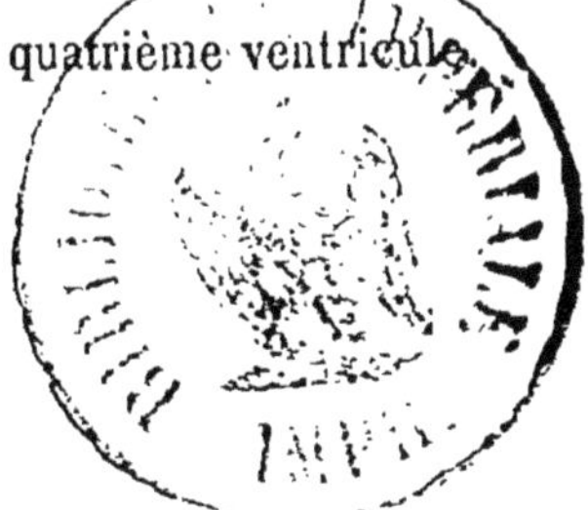

FIN DE LA TABLE DES FIGURES.

Paris. — Imprimerie de E. MARTINET, rue Mignon, 2.

LIBRAIRIE GERMER BAILLIÈRE

17, RUE DE L'ÉCOLE-DE-MÉDECINE, 17

PARIS

EXTRAIT DU CATALOGUE

BIBLIOTHÈQUE DE PHILOSOPHIE CONTEMPORAINE

Volumes in-18 à 2 fr. 50

—

Ouvrages parus.

H. TAINE. **Le Positivisme anglais**. Étude sur Stuart Mill.
— **L'Idéalisme anglais.**
— **Philosophie de l'art.**
— **Philosophie de l'art en Italie.**
PAUL JANET. **Le Matérialisme contemporain**. Examen du système du docteur Büchner.
— **La Crise philosophique** : MM. Taine, Renan, Vacherot, Littré.
— **Le Cerveau et la Pensée**.
ODYSSE-BAROT. **Lettres sur la philosophie de l'histoire**.
ALAUX. **La Philosophie de M. Cousin.**
AD. FRANCK. **Philosophie du droit pénal.**
— **Philosophie du droit ecclésiastique.**
— **La Philosophie mystique au XVIIIe siècle** (Saint-Martin et don Pasqualis).
E. SAISSET. **L'Ame et la Vie**, suivi d'une Étude sur l'esthétique française.
— **Critique et histoire de la philosophie** (fragments et discours).
CHARLES LÉVÊQUE. **Le Spiritualisme dans l'art.**
— **La Science de l'invisible**. Études de psychologie et de théodicée.
AUGUSTE LAUGEL. **Les Problèmes de la nature.**
— **Les Problèmes de la vie.**
CHALLEMEL-LACOUR. **La Philosophie individualiste**, étude sur Guillaume de Humboldt.

CHARLES DE RÉMUSAT. **Philosophie religieuse.** De la théodicée naturelle en France et en Angleterre.

ALBERT LEMOINE. **Le Vitalisme et l'Animisme de Stahl**

— **De la physionomie et de la parole.**

MILSAND. **L'Esthétique anglaise**, étude sur John Ruskin.

A. VÉRA. **Essais sur la philosophie hégélienne.**

BEAUSSIRE. **Antécédents de l'Hégélianisme dans la philosophie française.**

BOST. **Le Protestantisme libéral.**

FRANCISQUE BOUILLIER. **Du plaisir et de la douleur.**

ED. AUBER. **Philosophie de la médecine.**

LEBLAIS. **Matérialisme et Spiritualisme**, précédé d'une Préface par M. E. LITTRÉ (de l'Institut).

AD. GARNIER. **De la morale dans l'antiquité**, précédé d'une Introduction par M. PRÉVOST-PARADOL (de l'Académie française).

SCHŒBEL. **Philosophie de la raison pure.**

BEAUQUIER. **Philosophie de la musique.**

TISSANDIER. **Du Spiritisme et des sciences occultes.**

J. MOLESCHOTT. **La Circulation et la Vie.** Lettres sur la physiologie en réponse aux Lettres sur la chimie de Liebig. 2 vol.; traduit de l'allemand par M. le docteur Cazelles.

L. BUCHNER. **Science et Nature**, traduit de l'allemand par Aug. Delondre. 2 vol.

ATHAN. COQUEREL FILS. **Origines et transformations du christianisme.**

JULES LEVALLOIS. **Déisme et Christianisme.**

CAMILLE SELDEN. **La Musique en Allemagne.** Étude sur Mendelssohn.

FONTANES. **Le Christianisme moderne.** Étude sur Lessing.

SAIGEY. **La Physique moderne**, étude sur l'unité des phénomènes naturels.

ÉDITIONS ÉTRANGÈRES.

ÉDITIONS ANGLAISES.

H. TAINE. **The Philosophy of art.** 1 vol. in-18 relié. 3 shill.

PAUL JANET. **The Materialism of the present day.** A critique of Dr Büchner's system, translated by prof. Gustav. Masson. 1 vol. in-18 relié. 3 shill.

ÉDITIONS ALLEMANDES.

H. TAINE. **Philosophie der Kunst.** 1 vol. in-18. 1 thal.

PAUL JANET. **Der Materialismus unzerer Zeit in Deutschland**, unberzezt von Prof. Reichling-Meldegg, mit einem Vorwort von Dr von Fichte. 1 vol. in-18. 1 thal.

BIBLIOTHÈQUE

D'HISTOIRE CONTEMPORAINE

Volumes in-18 à 3 fr. 50

Volumes parus.

CARLYLE. **Histoire de la Révolution française**, traduite de l'anglais par M. Élias Regnault. Tome Ier : LA BASTILLE. Tome II : LA CONSTITUTION.

VICTOR MEUNIER. **Science et Démocratie**. 2 vol.

JULES BARNI. **Histoire des idées morales et politiques en France au XVIIIe siècle**. 2 vol.

Tome Ier (Introduction. — L'abbé de Saint-Pierre. — Montesquieu.—Voltaire).

Tome II (Jean-Jacques Rousseau.—Diderot.—D'Alembert).

AUGUSTE LAUGEL. **Les États-Unis pendant la guerre** (1860-1865). Souvenirs personnels. 1 vol.

DE ROCHAU. **Histoire de la Restauration**, traduite de l'allemand par M. Rosenwald. 1 vol.

EUG. VÉRON. **Histoire de la Prusse** depuis la mort de Frédéric II jusqu'à la bataille de Sadowa. 1 vol.

HILLEBRAND. **La Prusse contemporaine et ses institutions**. 1 vol.

Volumes à paraître.

CARLYLE. **Histoire de la Révolution française**. Tome III : LA GUILLOTINE.

CHALLEMEL-LACOUR. **Histoire de Louis-Philippe**. 1 vol.

FRÉDÉRIC MORIN. **Les Historiens du XIXe siècle**. 1 vol.

EUGÈNE DESPOIS. **Le Vandalisme révolutionnaire**. 1 vol.

EUG. YUNG. **La Révolution italienne**. 1 vol.

ED. HERVÉ. **Histoire de l'Europe sous le second empire**. 1 vol.

ÉLIAS REGNAULT. **Histoire économique et politique de la Révolution de 1848**.

ÉDITIONS ÉTRANGÈRES.

AUGUSTE LAUGEL. **The United States during the war**. 1 beau vol. in-8 relié. shill. 6 d.

OUVRAGES

De M. le professeur VÉRA

Professeur à l'Université de Naples.

INTRODUCTION

A LA

PHILOSOPHIE DE HÉGEL

1 vol. in-8, 1864, 2e édition.... 6 fr. 50

LOGIQUE DE HÉGEL

Traduite pour la première fois, et accompagnée d'une Introduction et d'un commentaire perpétuel.

2 volumes in-8............ 12 fr.

PHILOSOPHIE DE LA NATURE

DE HÉGEL

Traduite pour la première fois, et accompagnée d'une Introduction et d'un commentaire perpétuel.

3 volumes in-8. 1864-1866........ 25 fr.

Prix du tome II... 8 fr. 50.— Prix du tome III... 8 fr. 50

PHILOSOPHIE DE L'ESPRIT

DE HÉGEL

Traduite pour la première fois, et accompagnée d'une Introduction et d'un commentaire perpétuel.

1867. Tome Ier, 1 vol. in-8. 9 fr.

L'Hégélianisme et la Philosophie. 1 vol. in-18. 1861. 3 fr. 50

Mélanges philosophiques. 1 vol. in-8. 1862. 5 fr.

Essais de philosophie hégélienne (de la *Bibliothèque de philosophie contemporaine*). 1 vol. 2 fr. 50

Problème de la certitude. 1 vol. in-8. 3 fr. 50

Platonis, Aristotelis et Hegelii, de medio termio doctrina. 1 vol. in-8. 1845. 1 fr. 50

Paris. — Imprimerie de E. MARTINET, rue Mignon, 2.

LIBRAIRIE GERMER BAILLIÈRE.

BERTON. **Guide et questionnaire de tous les examens de médecine** et des concours de l'internat, de l'externat et de l'école pratique avec les réponses des examinateurs eux-mêmes, aux questions les plus difficiles, et suivi des grands tableaux synoptiques inédits d'anatomie et de pathologie. 1863, 1 vol. in-18. 2 fr. 50

BILLROTH. **Traité de pathologie chirurgicale générale,** traduit de l'allemand par MM. Culmann et Sengel, précédé d'une introduction par M. Verneuil. 1 vol gr. in-8 avec 150 fig. (*Sous presse.*)

BOCQUILLON. **Manuel d'histoire naturelle médicale.** 1867, 1 fort vol. in-18 avec 300 figures dans le texte. 12 fr.

BOUCHUT et DESPRÉS. **Dictionnaire de thérapeutique médicale et chirurgicale,** comprenant le résumé de la médecine et de la chirurgie, les indications thérapeutiques de chaque maladie, la médecine opératoire, la matière médicale, les eaux minérales et un choix de formules thérapeutiques, par E. Bouchut et A. Després. 1867, 1 vol. gr. in-8 de 1600 pages à deux colonnes, avec 600 fig. intercalées dans le texte. 23 fr.

GRÉHANT. **Manuel de physique médicale,** 1 vol. in-18. (*Sous presse.*)

HÉRARD et CORNIL. **De la phthisie pulmonaire,** étude anatomo-pathologique et clinique. 1867, 1 vol. in-8 avec figures dans le texte et planches coloriées. 10 fr.

JAMAIN. **Manuel de petite chirurgie** contenant les pansements, les médicaments topiques, les bandages, les appareils de fractures, etc. 1864, 4e édition, refondue. 1 vol. gr. in-18 de 716 pages, avec 344 figures. 7 fr.

JAMAIN. **Manuel de pathologie et de clinique chirurgicales.** 1867, 2e édition, 2 vol. in-18. 14 fr.

JAMAIN. **Nouveau traité élémentaire d'anatomie descriptive et de préparations anatomiques,** par M. le docteur Jamain, chirurgien des hôpitaux, suivi d'un **Précis d'embryologie,** par M. Verneuil, agrégé et chirurgien des hôpitaux, 3e édition. 1867, 1 vol. gr. in-18 de 900 pages avec 250 fig. intercalées dans le texte. 12 fr.

MALGAIGNE. **Manuel de médecine opératoire.** 1851, 7e édition, 1 vol gr. in-18. 7 fr.

TARDIEU. **Manuel de pathologie et clinique médicales.** 1864, 3e édit., corrigée et augmentée, 1 vol. gr. in-18. 7 fr.

VIRCHOW. **Traité des tumeurs,** traduit de l'allemand par le docteur Aronssohn, agrégé à la Faculté de médecine de Strasbourg. Tome 1er, 1 vol. in-8 avec 100 figures dans le texte 12 fr.

Paris. — Imprimerie de E. MARTINET, rue Mignon, 2.

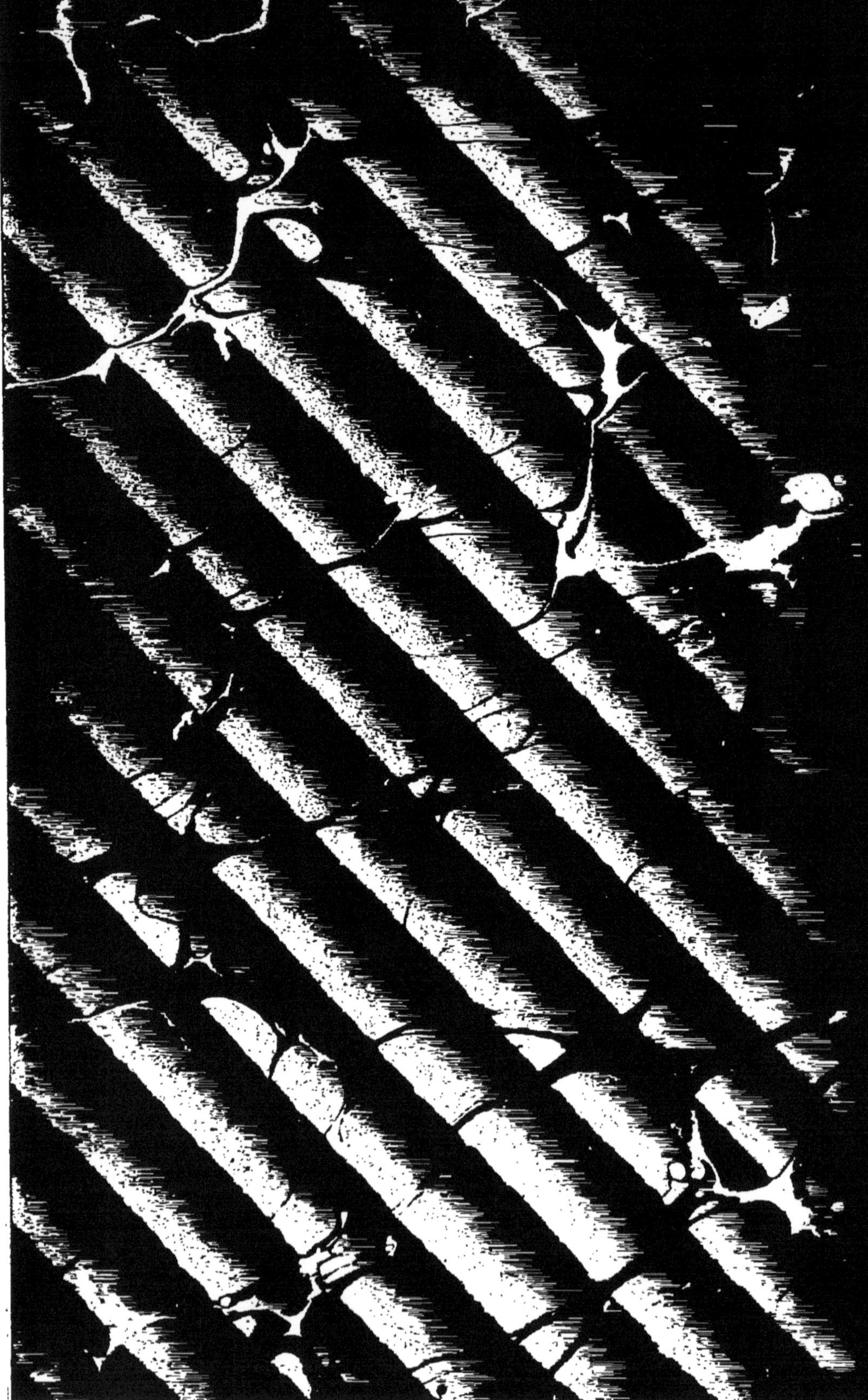

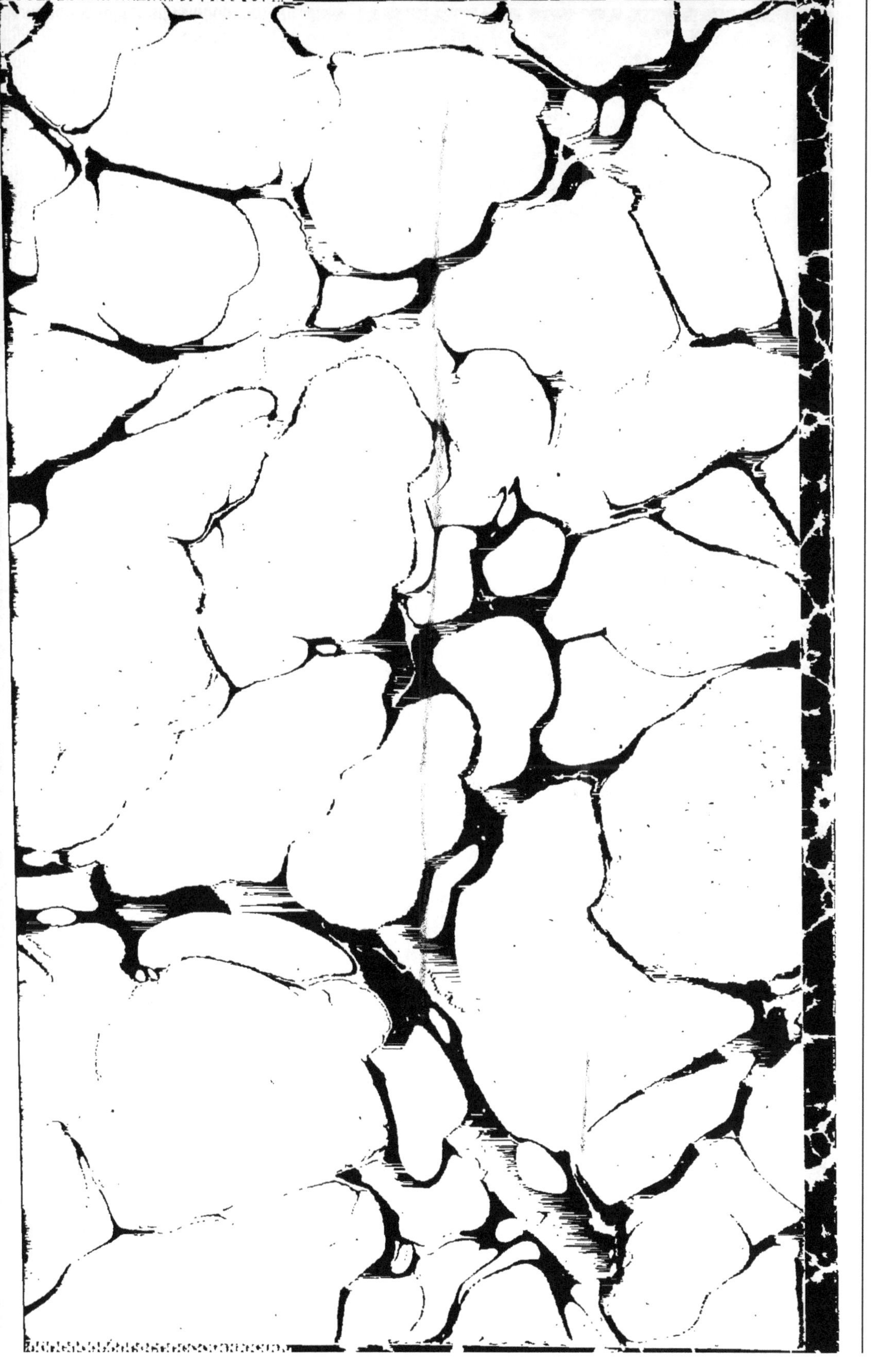

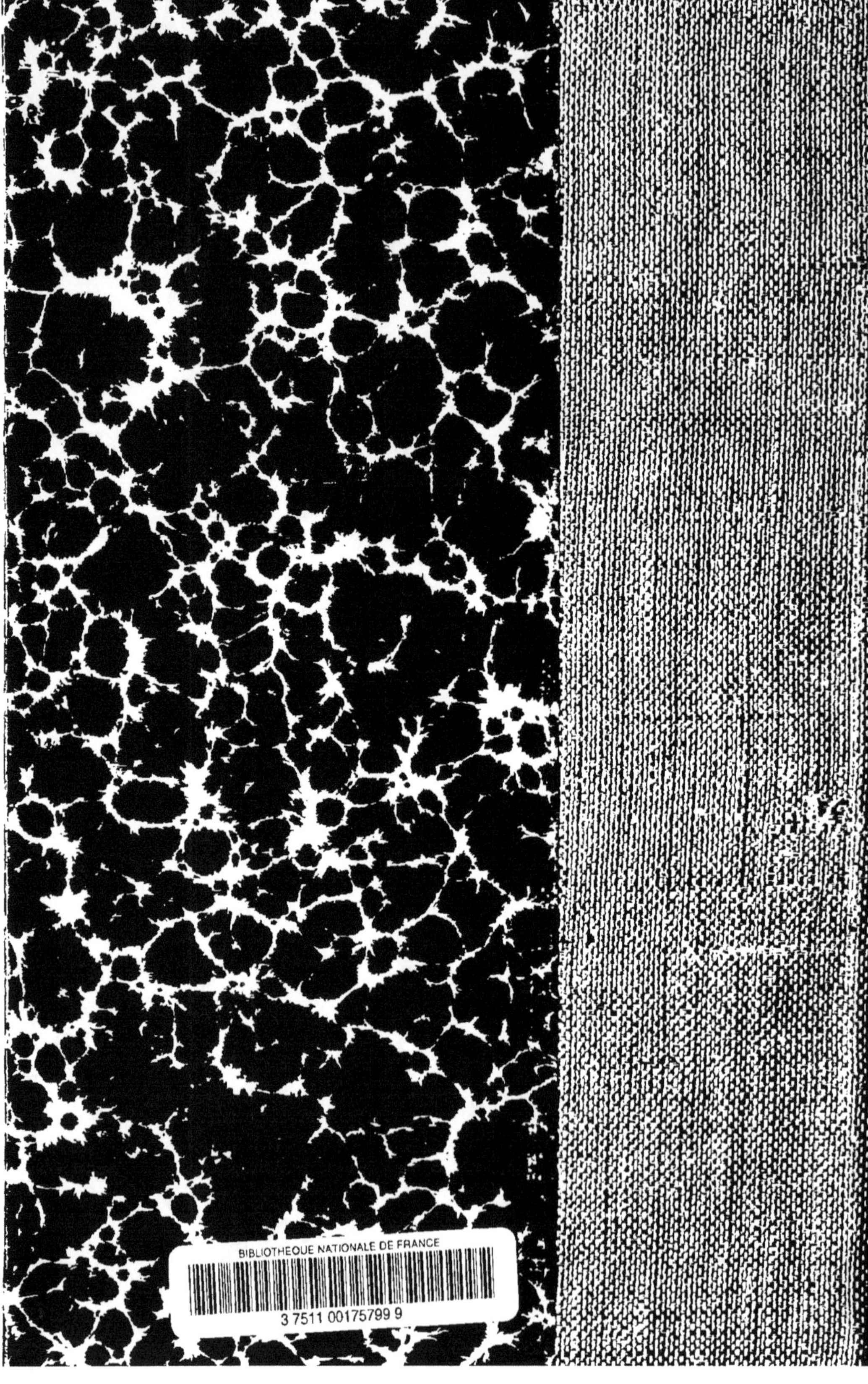
BIBLIOTHEQUE NATIONALE DE FRANCE
3 7511 00175799 9

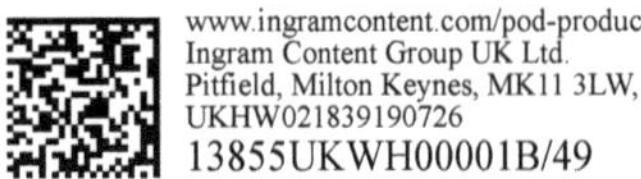
www.ingramcontent.com/pod-product-compliance
Ingram Content Group UK Ltd.
Pitfield, Milton Keynes, MK11 3LW, UK
UKHW021839190726
13855UKWH00001B/49